全科用药指南（第2版）

主　编　张抗怀

副主编　席枝侠　王清晖　王　娜　刘　娜
　　　　蔡　艳

编　委　（按姓氏笔画排序）
　　　　王　娜　王海涛　王清晖　毛文彬
　　　　刘　娜　李　亚　余静洁　张　莉
　　　　张抗怀　张丽娜　赵　宇　赵文娜
　　　　席枝侠　董卫华　鲍　和　蔡　艳
　　　　薛小荣　爨伟新

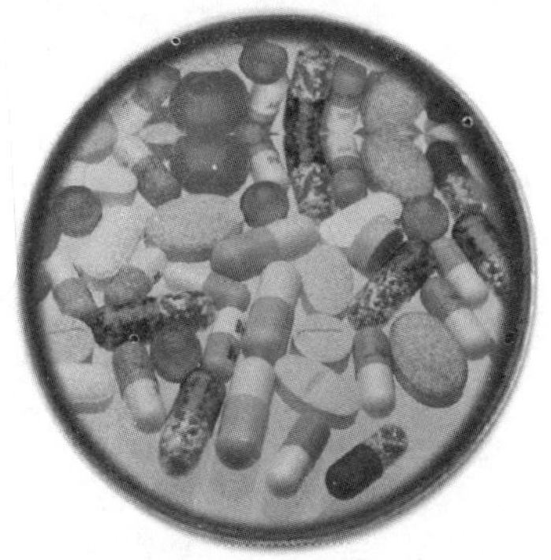

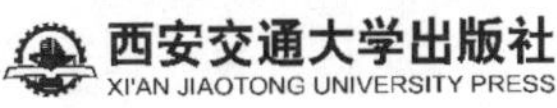

图书在版编目(CIP)数据

全科用药指南/张抗怀主编. —2 版. —西安:西安交通大学出版社,2017.1

ISBN 978-7-5605-9405-7

Ⅰ.①全… Ⅱ.①张… Ⅲ.①临床药学-指南 Ⅳ.①R97-62

中国版本图书馆 CIP 数据核字(2017)第 025593 号

书　　名 全科用药指南(第 2 版)
主　　编 张抗怀
责任编辑 问媛媛　赵丹青　黄　璐

出版发行 西安交通大学出版社
(西安市兴庆南路 10 号　邮政编码 710049)
网　　址 http://www.xjtupress.com
电　　话 (029)82668357　82667874(发行中心)
(029)82668315(总编办)
传　　真 (029)82668280
印　　刷 西安明瑞印务有限公司

开　　本 787mm×1092mm　1/32　**印张** 21.75　**字数** 800 千字
版次印次 2017 年 3 月第 2 版　2017 年 3 月第 1 次印刷
书　　号 ISBN 978-7-5605-9405-7
定　　价 64.00 元

读者购书、书店添货、如发现印装质量问题,请与本社发行中心联系、调换。
订购热线:(029)82665248　(029)82665249
投稿热线:(029)82668803　(029)82668804
读者信箱:med_xjup@163.com

再版前言

为了向医务人员和社会大众提供一部可靠实用、内容全面、小巧便捷的药物参考书，我们于2011年组织西安市多名药师编写了《全科用药指南》一书。该书出版上市后得到了很多医师和药师朋友的肯定，一些非医学专业人士将其作为床头书以备需要时查阅，基本达到了我们的初衷。

从开始编写第1版到现在，已经过去了近5年的时间，这期间，一些新药上市了，一些药品由于安全性、有效性等原因逐渐被淘汰，一些药品的属性（如医保类型）发生了变化。还有一些热心读者对本书提出了进一步完善的建议。基于以上原因，我们决定对本书进行修订。全书整体编排结构仍延续第1版的思路，即按照固定的项目顺序依次说明药品的关键使用信息，但对每个项目的内容做了一些调整，包括：在"药品名称"项中删除了常用商品名，不再突出个别企业的品牌；在"作用类别"项中删除了有关作用机制的内容；在"用法"项中增加了服药时间与饮食的关系，以指导读者掌握正确的用药时机；删除了"制剂"项；新增了"相互作用"项，列出了与本药有重要相互作用的药物和食物；新增"贮藏"项，以指导大众正确储存药品。本版新增药品244种（西药158种，中成药86种）；删除临床少用或市场淘汰的药品89种（西药81种，中成药8种）；累计收录西药1399种，中成药765种，共2164种。

在编写过程中，我们坚持精益求精、与时俱进、服务社会的原则，以专业、严谨的态度收集相关权威资料，编排好每一种药品的使用信息。尽管如此，由于时间仓促，疏漏之处在所难免，在使用中如有异议，请以说明书为准。本书不作为医疗纠纷的依据。希望本书第2版能够继续得到广大读者的喜爱，并提出宝贵意见，以便我们进一步改进和完善。

编　者

2016年10月

使用说明

本书正文中药品的使用信息包括如下内容：

药品名称 本项说明药品的名称和类别。

西药的药品名称包括规范的中文通用名、英文通用名和俗名，后两者在中文通用名后面的括号中注明。西药的药品类别以中文通用名的上标形式注明，包括基本药物（以上标[基]表示）、麻醉药品（以上标[麻]表示）、第一类精神药品（以上标[精1]表示）、第二类精神药品（以上标[精2]表示）以及兴奋剂（以上标[兴]表示）。

中成药的药品名称由中文通用名和常用剂型组成，其他剂型在后面括号中注明。中成药的药品类别以中文通用名的上标形式注明，基本药物以上标[基]表示，兴奋剂以上标[兴]表示，如标注在括号后面则表示所有剂型均是基本药物或兴奋剂。

作用类别 本项阐述药物作用类别，必要时简述药物作用特点。中成药无此项。

组成 本项阐明了中成药的方剂组成。西药无此项。

适应证 本项列出了西药的所有临床适应证。中成药无此项。

功能主治 本项说明了中成药的功效及临床应用。西药无此项。

用法 本项详细说明了成人及儿童的用药方法，包括给药途径、给药剂量、给药频率、最大剂量、口服给药时间与饮食的关系等。用法用量可因剂型或临床适应证而异。

不良反应 本项简要列出了常见和重要的药品不良反应。

禁忌 本项指明了禁忌使用该药品的情况。所有药物均存在"对本品过敏者禁止使用"的情况，正文中不再单独说明。

注意 本项补充了药品的其他关键信息，包括使用注意事项、特殊人群用药注意事项等。

相互作用 本项分别列出了与该药品存在相互作用的药物和食物，在用药过程中应避免同时使用这些药物或食物。中成药无此项。

贮藏 本项说明了药物的特殊贮藏条件如避光、冷藏等。其他储存要求(如阴凉处等)不再单独说明。

妊娠分级 本项参考美国 FDA 药物妊娠期危险性分级以及《中国医师药师临床用药指南》(第 2 版)等资料对西药的妊娠分级情况进行了说明。中成药无此项。

医保 本项参考《国家基本医疗保险、工伤保险和生育保险药品目录》(2009 年版)，说明了每种药物的医保类型，包括甲类、乙类和非医保。

目录

CONTENTS

西药部分

中成药部分

西药部分

抗微生物药

抗生素

β-内酰胺类药物

青霉素类

青霉素[基]（Benzylpenicillin，青霉素G）

作用类别 天然青霉素类，对多数革兰阳性菌和革兰阴性球菌、个别阴性杆菌、螺旋体、放线菌有抗菌活性。**适应证** 敏感细菌所致的各种脓肿、菌血症、肺炎和心内膜炎等，尤其是溶血性链球菌、肺炎链球菌、不产青霉素酶葡萄球菌、梭状芽胞杆菌导致的感染以及炭疽、白喉、回归热、钩端螺旋体病、草绿色链球菌心内膜炎（与氨基糖苷类联用）；也可用于流行性脑脊髓膜炎、放线菌病、淋病、樊尚咽峡炎、莱姆病、鼠咬热、李斯特菌感染、除脆弱拟杆菌以外的厌氧菌感染；风湿性心脏病或先天性心脏病患者进行口腔、牙科、胃肠道或泌尿生殖道手术和操作前，可用青霉素预防感染性心内膜炎发生。**用法** 成人：肌内注射，一日80万～200万U，分3～4次给药；静脉滴注，一日200万～2000万U，分2～4次给药。小儿：肌内注射，按体重2.5万U/kg，一日2次；静脉滴注，每日每千克体重5万～20万U，分2～4次给药。新生儿：每次每千克体重5万U，肌注或静滴，每日2～4次。早产儿：每次每千克体重3万U，每日2～4次。**不良反应** 过敏性休克、皮疹、荨麻疹、发热、静脉炎、嗜酸性粒细胞增多等。**禁忌** 对本类药物过敏或皮试阳性者。**注意** 用药前应详细询问药物过敏史，并进行青霉素皮试；使用时需新鲜配制；肾功能损害严重者需调整剂量；使用钠盐注射时可使血钠值升高；大剂量给予钾盐时可出现高钾血症或钾中毒反应。**相互作用** 氯霉素、红霉素、四环素、磺胺类、丙磺舒、阿司匹林、吲哚美辛、保泰松、华法林。**妊娠分级** B。**医保** 甲类。

青霉素V（Phenoxymethylpenicillin）

作用类别 天然青霉素类；抗菌谱与青霉素相同，对多数敏感菌株的活性较青霉素弱。**适应证** 青霉素敏感菌株所致的轻、中度呼吸道感染和皮肤软组织感染，螺旋体感染，作为风湿热复发和感染性心内膜炎的预防用药。**用法** 口服。成人：链球菌感染，每次0.125～0.25g，每6～8小时1次，疗程10天；肺炎球菌感染，每次0.25～0.5g，每6小时1次，疗程至退热后至少2天；葡萄球菌感染、螺旋体感染，每次0.25～0.5g，每6～8小时1次；预防风湿热复发，每次0.25g，每日2次；预防心内膜炎，在拔牙或上呼吸道手术前1小时口服本品2g，6小时后再服1g（27kg以下儿童剂量减半）。小儿：按体重一次2.5～9.3mg/kg，一日6次；或一次3.75～

14mg/kg,一日 4 次;或一次 5～18.7mg/kg,一日 3 次。不良反应 过敏性休克、皮疹、荨麻疹、发热、静脉炎、嗜酸性粒细胞增多等。禁忌 青霉素类药物有过敏史者及青霉素皮试阳性反应者,传染性单核细胞增多症患者。注意 使用本品前,必须做青霉素皮肤试验;有过敏性疾病史者慎用;老年人可能需调整剂量;肾功能减退者应根据血浆肌酐清除率调整剂量或给药间期;长期或大剂量服用本品者,应定期检查肝、肾、造血系统功能和检测血清钾或钠;治疗链球菌感染时疗程需 10 日,治疗结束后宜做细菌培养,以确定链球菌是否已清除;对怀疑为伴梅毒损害之淋病患者,在使用本品前应进行暗视野检查,并至少在 4 个月内,每月接受血清试验一次。相互作用 别嘌醇、双硫仑、口服避孕药。余同青霉素。妊娠分级 B。医保 甲类。

苄星青霉素[基](Benzathine Benzylpenicillin, 长效西林)

作用类别 青霉素的二苄基乙二胺盐,抗菌活性成分为青霉素。适应证 预防风湿热复发,控制链球菌感染的流行。用法 临用前加注射用水配制为混悬液,肌内注射。成人一次 60 万～120 万 U,小儿一次 30 万～60 万 U,2～4 周 1 次。不良反应 皮疹、过敏性休克、二重感染等。禁忌 对本类药物过敏或皮试阳性者。注意 用药前应详细询问药物过敏史,并进行青霉素皮试;有过敏性疾病者慎用;使用时需新鲜配制;仅供肌内注射,严禁静脉注射。相互作用 丙磺舒、阿司匹林、吲哚美辛、保泰松、磺胺药、华法林。医保 乙类。

普鲁卡因青霉素(Procaine Benzylpenicillin)

作用类别 本品为青霉素的普鲁卡因盐,其抗菌活性成分为青霉素。本品血药浓度较低。适应证 青霉素高度敏感菌所致的轻、中度感染,钩端螺旋体病,回归热和早期梅毒。用法 肌内注射:临用前加适量灭菌注射用水使成混悬液,每次 40 万～80 万 U,每日 1～2 次。不良反应 荨麻疹、过敏性休克、赫氏反应和治疗矛盾、二重感染等。禁忌 有青霉素类药物或普鲁卡因过敏史者以及青霉素或普鲁卡因皮试阳性者。注意 用药前应详细询问药物过敏史,并进行青霉素、普鲁卡因皮试;有过敏性疾病者慎用;本品不宜用于治疗严重的急性感染。相互作用 参照苄星青霉素。妊娠分级 B。医保 乙类。

氟氯西林(Flucloxacillin)

作用类别 耐青霉素酶青霉素类;抗菌谱同青霉素,对产青霉素酶葡萄球菌有良好的杀菌活性,对各种链球菌及不产青霉素酶的葡萄球菌活性较青霉素差。适应证 耐青霉素的葡萄球菌感染;葡萄球菌和链球菌所致的混合感染,包括骨和关节感染、心内膜炎、腹膜炎、肺炎、皮肤软组织感染、手术及伤口感染、中毒性休克等。用法 成人每次 0.25g,一日 4 次,饭前至少 30 分钟服用。重症感染,剂量可加倍。不良反应 过敏、斑疹、腹泻、恶心、消化不良等。禁忌 青霉素过敏者或青霉素皮试阳性者。注意 用药前应详细询问药物过敏史，并进行青霉素皮试；有过敏性疾病者慎用；食物可减少本品的口服吸收。相互作用 参照青霉素。妊娠分级 B。医保 非医保。

苯唑西林[基]（Oxacillin，新青Ⅱ）

作用类别 耐青霉素酶青霉素类，抗菌活性与氟氯西林相似。适应证 产青霉素酶葡萄球菌感染；化脓性链球菌或肺炎球菌与耐青霉素酶葡萄球菌所致的混合感染，包括败血症、心内膜炎、肺炎和皮肤、软组织感染等。用法 肌内注射：成人一日 4～6g，分 4 次给药。静脉滴注：成人一日 4～8g，分 2～4 次给药，严重感染每日剂量可增至 12g。小儿，40kg 以下者，每 6 小时给予 12.5～25mg/kg，超过 40kg 者给予成人剂量。新生儿，每次按体重给予 25mg/kg，一日 2～4 次。不良反应 皮疹、发热、静脉炎、嗜酸性粒细胞增多、转氨酶升高、癫痫发作等。禁忌 对本类药物过敏或皮试阳性者。注意 用药前应详细询问药物过敏史，并进行青霉素皮试；轻、中度肾功能减退者不需调整剂量；大剂量静脉滴注可引起抽搐等中枢神经系统反应。相互作用 参照青霉素。妊娠分级 B。医保 甲类（注射剂），乙类（口服常释剂型）。

氯唑西林（Cloxacillin，邻氯青霉素）

作用类别 耐青霉素酶青霉素类，耐酸、耐青霉素酶，抗菌活性与氟氯西林相似。适应证 参照苯唑西林。用法 肌内注射：成人每日 2g，小儿每日按体重 25～50mg/kg，分 4 次。静脉滴注：成人一日 4～6g，分 2～4 次；小儿一日按体重 50～100mg/kg，分 2～4 次；新生儿按体重一次 25mg/kg，一日 2～4 次。口服：成人一次 0.5g，一日 4 次；小儿每日按体重 25～50mg/kg，分 4 次服用。不良反应 皮疹、白细胞减少、间质性肾炎、哮喘发作、过敏性休克、恶心、呕吐、转氨酶升高、抽搐等。禁忌 青霉素过敏者或青霉素皮试阳性者。注意 用前详细询问药物过敏史并进行青霉素皮试；有过敏性疾病者慎用；本品降低患者胆红素与血清蛋白结合的能力，新生儿尤其是有黄疸者慎用。相互作用 参照青霉素。妊娠分级 B。医保 甲类。

萘夫西林（Nafcillin，新青霉素Ⅲ）

作用类别 耐青霉素酶青霉素类；耐酸耐酶，可口服给药，对青霉素酶稳定；抗菌活性与氟氯西林相似。适应证 耐青霉素的葡萄球菌感染及其他对青霉素敏感的细菌感染，如败血症、心内膜炎、脓胸、肝脓肿、肺炎、骨髓炎等。用法 肌内注射或静脉滴注：成人一日 2～6g，儿童一日 50～100mg/kg，分 4～6 次给药。不良反应 血栓性静脉炎、皮疹、药物热、中性粒细胞减少、嗜酸性粒细胞增多、凝血酶原时间延长等。禁忌 有青霉素过敏史或青霉素皮试阳性患者。注意 使用前详细询问过敏史并进行青霉素皮试；本品主要经肝脏代谢，肝病患者慎用；过敏性疾病患者慎用。相互作用 参照青霉素。贮藏 避光保存。妊娠分级 B。医保 非医保。

氨苄西林[基]（Ampicillin）

作用类别 广谱半合成青霉素类，对肺炎链球菌、溶血性链球菌、不产青霉素酶葡萄球菌、肠球菌、李斯特菌属等阳性球菌以及大肠埃希菌、奇异变形菌、沙门菌属、流感嗜血杆菌、奈瑟菌等需氧革兰阴性菌的不产β-内酰胺酶菌株有良好抗菌活性。适应证 敏感菌所致的呼吸道感染、胃肠道感染、尿路感染、软组织感染、心内膜炎、脑膜炎、败血症等。用法 口服：成人一次0.25～0.75g，每6小时1次；儿童每日按体重25mg/kg，一日2～4次。肌内注射：成人一日2～4g，分4次给药；儿童，每日按体重50～100mg/kg，分4次给药。静脉滴注或注射，一日4～8g，分2～4次给药，一日最高剂量为14g；儿童每日按体重100～200mg/kg，分2～4次给药，一日最高剂量为按体重300mg/kg。不良反应 发热、皮疹、中性粒细胞减少、嗜酸性粒细胞增多、凝血酶原时间延长、恶心、呕吐、腹泻等。禁忌 有青霉素过敏史或青霉素皮试阳性者。注意 用药前应询问过敏史并进行青霉素皮试；传染性单核细增多症、巨细胞病毒感染、淋巴细胞白血病、淋巴瘤患者使用本品时易发生皮疹，宜避免使用。相互作用 别嘌醇，参照青霉素。妊娠分级 B。医保 甲类。

巴氨西林（Bacampicillin）

作用类别 氨苄西林甲戊酯，在体外无抗菌活性，在体内吸收过程中被肠壁的非特异性酯酶水解为氨苄西林而发挥其抗菌作用。适应证 敏感菌引起的呼吸道感染、泌尿系统感染及皮肤软组织感染。用法 口服：成人常用量一次0.4g，一日2次。重症者，一次0.8g，一日2次。单纯性淋病：本品1.6g加丙磺舒1g单剂量口服。小儿常用量一次12.5mg/kg，一日2次。重症者，剂量加倍。不良反应 斑丘疹、荨麻疹、皮肤瘙痒、剥脱性皮炎、过敏性休克、腹泻、稀便、恶心、腹痛、贫血、血小板减少、嗜酸性粒细胞增多、血清氨基转移酶和血清胆红素增高、二重感染等。禁忌 青霉素皮试阳性反应者、对本品及其他青霉素类药物过敏者，传染性单核细胞增多症、巨细胞病毒感染、淋巴细胞白血病、淋巴瘤患者。注意 服用本品前必须先进行青霉素皮试；有过敏性疾病史者慎用；肾功能减退者应根据血浆肌酐清除率调整剂量或给药间期；对怀疑为伴梅毒损害之淋病患者，在使用本品前应进行暗视野检查，并至少在4个月内，每月接受血清试验一次；长期或大剂量服用本品者，应定期检查肝、肾、造血系统功能和检测血清钾或钠。相互作用 参照青霉素。妊娠分级 B。医保 非医保。

阿莫西林[基]（Amoxicillin，羟氨苄青霉素）

作用类别 广谱半合成青霉素类；抗菌谱与氨苄西林相同，口服吸收良好。适应证 可用于治疗伤寒、伤寒带菌者及钩端螺旋体病，亦可与克拉霉素、兰索拉唑三联用药根除胃、十二指肠幽门螺杆菌。余参照氨苄西林。用法 口服：成人一次0.5g，每6～8小时1次，一日剂量不超过4g；小儿一日剂量按体重20～40mg/kg，每8小时1次；3个月以下婴儿一日剂量按体重30mg/kg,每12小时1次。肌内注射或静脉滴注:成人一次0.5～1g,一日3～4次;儿童一日剂量按体重50～100mg/kg,分次给药。不良反应 发热、皮疹、中性粒细胞减少、嗜酸性粒细胞增多、凝血酶原时间延长、恶心、呕吐、腹泻等。禁忌 青霉素皮试阳性者对本品及其他青霉素类过敏者,传染性单核细胞增多症患者。注意 使用前应进行青霉素皮试,老年人及肾功能减退者应调整剂量,有过敏性疾病史者慎用。相互作用 :参照青霉素。贮藏 避光保存。妊娠分级 B。医保 甲类(口服常释剂型),乙类(口服液体剂、颗粒剂,限儿童及吞咽困难者)。

哌拉西林[基](Piperacillin,氧哌嗪青霉素)

作用类别 广谱半合成抗假单胞菌青霉素;抗菌谱较羧苄西林更广,活性更强,包括脆弱拟杆菌在内的许多厌氧菌对本品敏感。适应证 铜绿假单胞菌和敏感阴性杆菌引起的尿路感染、呼吸道感染、胆道感染、腹腔感染、盆腔感染以及皮肤、软组织感染等,与氨基糖苷类联用于有粒细胞减少症免疫缺陷患者的感染。用法 静脉滴注或静脉注射。成人:中度感染,一日8g,分2次静脉滴注;严重或复杂感染,一次3～4g,每4～6小时1次;一日最大剂量24g。婴幼儿和12岁以下儿童:每日按体重100～200mg/kg,分2～4次。新生儿:一次按体重50mg/kg,一日2～4次。不良反应 静脉炎、发热、皮疹、血清病、中性粒细胞减少、嗜酸性粒细胞增多、血细胞减少、凝血酶原时间延长、恶心、呕吐、腹泻、肝功能异常、肾功能异常等。禁忌 对本品过敏者,青霉素皮试阳性者。注意 中、重度肾功能不全者应减量,可导致凝血障碍,与肝素、香豆素类抗凝药和溶栓药合用时可使出血危险增加。相互作用 氨基糖苷类、甲氨蝶呤、非去极化肌松剂。妊娠分级 B。医保 甲类。

阿洛西林(Azlocillin)

作用类别 广谱半合成抗假单胞菌青霉素;抗菌谱与哌拉西林相似,对肠杆菌科细菌的体外活性弱于哌拉西林和美洛西林。适应证 敏感的革兰阳性菌及包括铜绿假单胞菌在内的阴性菌所致的败血症、脑膜炎、心内膜炎、腹膜炎以及下呼吸道、消化道、泌尿生殖道、骨及软组织感染等。用法 静脉滴注:成人一日6～10g,严重病例可增至10～16g,分2～4次滴注;儿童按体重一次75mg/kg,婴儿及新生儿按体重一次100mg/kg,分2～4次滴注。不良反应 瘙痒、荨麻疹、腹泻、恶心、呕吐、发热、出血时间延长、白细胞减少等。禁忌 对青霉素类过敏者,青霉素皮试阳性者。注意 用药前须做青霉素皮试,有过敏性疾病史者慎用,肾功能减退者适当减量,应用大剂量时应定期检测血清钠,静脉滴注时滴速不宜太快。相互作用 参照青霉素。妊娠分级 B。医保 乙类。

磺苄西林(sulbenicillin)

作用类别 广谱半合成抗假单胞菌青霉素,抗菌谱和抗菌活性与羧苄西林相似。适应证 敏感的铜绿假单胞菌及其他阴性菌所致的肺炎、尿路感染、复杂性皮肤软组织感染和败血症等。用法 静脉滴注或注射：成人一日4～8g，重度感染或绿脓杆菌感染时剂量可增至一日20g，分4次给药；儿童每日剂量按体重80～300mg/kg，分4次给药。不良反应 皮疹、发热、过敏性休克、恶心、呕吐、转氨酶一过性升高、白细胞减少等。禁忌 有青霉素过敏史及青霉素皮试阳性者。注意 使用前应询问药物过敏史并进行青霉素皮试；过敏性疾病患者及严重肝肾功能不全患者慎用；缺乏孕妇使用本品的安全性资料，仅在必要时使用。贮藏 避光保存。妊娠分级 B。医保 乙类。

美洛西林（Mezlocillin）

作用类别 广谱半合成抗假单胞菌青霉素；抗菌谱与哌拉西林相似，对铜绿假单胞菌的作用弱于哌拉西林及阿洛西林。适应证 包括铜绿假单胞菌在内的阴性菌所致的败血症、化脓性脑膜炎、腹膜炎、骨髓炎、皮肤及软组织感染及眼、耳、鼻、喉科感染等。用法 肌内注射、静脉注射或静脉滴注：成人一日2～6g，严重感染者可增至8～12g，最大15g。儿童一日按体重0.1～0.2g/kg，严重感染可增至0.3g/kg。一般分2～4次给药，严重者可分4～6次给药。不良反应 食欲不振、恶心、呕吐、肌注局部疼痛、腹泻、皮疹等。禁忌 对青霉素类过敏者及青霉素皮试阳性者。注意 用药前须做青霉素皮试，有过敏性疾病史患者慎用，肾功能减退者适当减少剂量。相互作用 参照青霉素。贮藏 避光保存。妊娠分级 B。医保 乙类。

羧苄西林（Carbenicillin，卡比西林）

作用类别 广谱半合成抗假单胞菌青霉素；抗菌谱较青霉素为广，对革兰阴性菌尤其是铜绿假单胞菌有较强活性。适应证 铜绿假单胞菌和其他敏感肠杆菌科细菌引起的败血症、尿路感染、呼吸道感染、腹腔、盆腔感染以及皮肤、软组织感染等。用法 静脉滴注和静脉注射：中度感染，成人一日8g，分2～3次肌注或静脉注射，儿童每6小时按体重12.5～50mg/kg注射；严重感染，成人一日10～30g，分2～4次静脉滴注或注射，儿童每日按体重100～300mg/kg，分4～6次注射。不良反应 皮疹、白细胞减少、间质性肾炎、哮喘发作、血清病型反应、恶心、呕吐、转氨酶及肌酐升高、二重感染、出血等。禁忌 有青霉素类药物过敏史或青霉素皮肤试验阳性患者。注意 本品含钠量较高，限制钠盐摄入的患者应慎用本品；用前需详细询问药物过敏史并进行皮试；肾功能不全患者应用本品可导致出血，应注意随访凝血时间、凝血酶原时间；浓度较高的羧苄西林钠溶液可形成多聚体，注射液须新鲜配制；大剂量本品与肝素等抗凝药、血栓溶解药、水杨酸制剂、苯磺唑酮或血小板聚集抑制药合用可增加出血危险；本品因用药大，已少用。相互作用 参照青霉素。贮藏 避光，2～10℃保存。妊娠分级 B。医保 非医保。

呋布西林（Furbucillin，呋苄西林）

作用类别 广谱半合成抗假单胞菌青霉素，对流感嗜血杆菌、肠杆菌科细菌、铜绿假单胞菌等阴性菌有良好抗菌活性。适应证 参照羧苄西林。用法 静脉滴注：成人一日 4～8g，儿童每日按体重 50～150mg/kg，分 4 次给药。不良反应 皮疹、药物热、过敏性休克、恶心、呕吐、腹部不适、转氨酶升高、全身麻木感、静脉炎等。禁忌 有β－内酰胺类过敏史及皮试阳性者。注意 使用前应做青霉素皮试，本品不宜静脉推注或肌内注射。贮藏 避光保存。妊娠分级 B。医保 非医保。

头孢菌素类

头孢唑啉[基]（Cefazolin，先锋霉素Ⅴ）

作用类别 第一代头孢菌素；对革兰阳性菌、淋病奈瑟菌、部分大肠埃希菌、奇异变形菌和肺炎克雷白菌有良好抗菌活性，对金黄色葡萄球菌的作用较差。适应证 敏感菌所致的呼吸道感染、尿路感染、皮肤软组织感染、骨和关节感染、败血症、感染性心内膜炎、肝胆系统感染及眼、耳、鼻、喉科等感染，也可作为外科手术前的预防用药。用法 静脉推注、滴注或肌内注射：成人，一次 0.5～1g，一日 2～4 次。严重感染可增加至一日 6g，分 2～4次静脉给药。儿童，一日 50～10mg/kg，分 2～3 次给药。不良反应 静脉炎、药疹、药物热、中性粒细胞减少、血小板减少、伪膜性肠炎、转氨酶升高、血清肌酐或尿素氮升高等。禁忌 对头孢菌素过敏者，有青霉素过敏性休克或即刻反应者。注意 使用前仔细询问药物过敏史，本品与强效利尿剂、氨基糖苷类合用有增加肾毒性的可能，严重肾功能减退者应减量。相互作用 强利尿药、氨基糖苷类抗生素、丙磺舒。贮藏 避光保存。妊娠分级 B。医保 甲类。

头孢氨苄[基]（Cefalexin，先锋霉素Ⅳ）

作用类别 第一代头孢菌素；抗菌谱与头孢唑啉相似，流感嗜血杆菌对本品敏感性较差。适应证 敏感菌引起的呼吸道、泌尿生殖道和皮肤软组织感染。用法 成人：一次口服 0.25～0.5g，一日 4 次；一日最大剂量 4g；单纯性膀胱炎、皮肤软组织感染及链球菌咽峡炎，每 12 小时口服 0.5g。儿童：一日按体重 25～50mg/kg，分 4 次口服；皮肤软组织感染及链球菌咽峡炎，每 12 小时口服 12.5～50mg/kg。不良反应 皮疹、血清病、中性粒细胞减少、嗜酸性粒细胞增多、恶心、呕吐、肝肾功能异常、头晕等。禁忌 对头孢菌素过敏者、有青霉素过敏性休克或即刻反应者。注意 使用前仔细询问药物过敏史；胃肠道疾病史者慎用；肾功能减退者使用本品应减量，本品不宜用于重症感染。相互作用 考来烯胺（消胆胺）。妊娠分级 B。医保 甲类。

头孢羟氨苄（Cefadroxil）

作用类别 第一代头孢菌素；抗菌谱与头孢氨苄相同，对革兰阳性菌有较好的抗菌作用。适应证 参照头孢氨苄。用法 口服：成人，一次 0.5～1g，一日 2 次；儿童，一次按体重 15～20mg/kg，一日 2 次。不良反应 皮疹、血清病、中性粒细胞减少、伪膜性肠炎、肝功能异常等。禁忌 对头孢菌素过敏者，有青霉素过敏性休克或即刻反应者。注意 使用前应仔细询问药物过敏史，有胃肠道疾病史者慎用，肾功能减退者使用本品应减量，本品不宜用于重症感染。相互作用 丙磺舒。妊娠分级 B。医保 乙类。

头孢拉定[基]（Cefradine，先锋霉素Ⅵ）

作用类别 第一代头孢菌素，抗菌性能与头孢氨苄相似。适应证 敏感菌所致的呼吸道感染、泌尿生殖道感染及皮肤软组织感染。用法 口服：成人，一次 0.25～0.5g，一日 4 次，一日总量不超过 4g；小儿，按体重一次 6.25～12.5mg/kg，一日 4 次。静脉或肌内给药：成人一次 0.5～1g，一日 4 次，一日最大剂量 8g；儿童（1 周岁以上）按体重一次 12.5～25mg/kg，一日 4 次。不良反应 恶心、呕吐、腹泻、药疹、白细胞减少、注射部位疼痛、血尿等。禁忌 对头孢菌素过敏者，有青霉素过敏性休克或即刻反应者。注意 使用前应仔细询问药物过敏史；肾功能减退者须减少剂量或延长给药间隔；使用本品可能导致血尿，儿童是疾病的易感人群，肾功能减退者和儿童患者应用本品时应谨慎；本品与强效利尿药、部分抗肿瘤药、糖肽类和氨基糖苷类合用有增加肾毒性的可能。相互作用 参照头孢唑啉。贮藏 避光保存。妊娠分级 B。医保 甲类（口服常释剂型），乙类（注射剂）。

头孢硫脒（Cefathiamidine）

作用类别 第一代头孢菌素；对革兰阳性球菌和部分阴性菌有抗菌活性，对革兰阳性球菌的作用尤强。适应证 敏感菌引起的呼吸系统、肝胆系统、五官、尿路感染及心内膜炎、败血症。用法 肌内注射：成人一次 0.5～1g，一日 4 次，小儿按体重一日 50～100mg/kg，分 3～4 次给药。静脉给药：成人一次 2g，小儿按体重一日 50～100mg/kg，分 2～4 给药。不良反应 荨麻疹、皮肤瘙痒、血管神经性水肿、转氨酶升高等。禁忌 对头孢菌素类过敏者，有青霉素类过敏性休克或即刻反应史者。注意 使用前应仔细询问药物过敏史，有胃肠道疾病史者慎用，肾功能减退者适当减量。相互作用 参照头孢唑啉。贮藏 避光，2～10℃保存。妊娠分级 B。医保 乙类（限二线使用）。

头孢噻吩（Cafalotin，先锋霉素Ⅰ）

作用类别 第一代头孢菌素，对革兰阳性菌和部分阴性菌有较强的抗菌活性。适应证 耐青霉素金黄色葡萄球菌（甲氧西林耐药者除外）和敏感阴性菌所致的呼吸道感染、软组织感染、尿路感染、败血症等。用法 肌内或静脉注射：成人，一日 2～6g，分 4～6 次，一日最大剂量 12g；小儿，一日按体重 50～100mg/kg，分 4 次给药。不良反应 注射局部疼痛、血栓性静脉炎、皮疹、嗜酸性粒细胞增多、药物热、血清病样反应、肾毒性等。禁忌 有头孢菌素过敏和青霉素过敏性休克史者。注意 使用前仔细询问药物过敏史；肾功能不全者慎用，肾功能减退者应酌情减量；肝功能损害者慎用；有胃肠道疾病史者慎用；本品与强效利尿药、氨基糖苷类和其他具肾毒性药物合用有增加肾毒性的可能。相互作用 参照头孢唑啉。贮藏 避光保存。妊娠分级 B。医保 非医保。

头孢替唑(Ceftezole)

作用类别 第一代头孢菌素,抗菌性能与头孢噻吩相似。适应证 敏感菌所致的呼吸系统感染、泌尿系统感染、败血症、腹膜炎等。用法 静脉给药或肌内注射:成人一次 0.5～2g,小儿按体重一次 10～40mg/kg,一日 2 次。重症感染剂量可适当增加。不良反应 休克、皮疹、荨麻疹、皮肤发红、瘙痒、发热、血肌酐升高、恶心、呕吐、腹泻等。禁忌 对本品或其他头孢菌素类抗生素过敏者,对利多卡因或酰基苯胺类局部麻醉剂有过敏史者禁用本品肌注。注意 用药前应详细询问患者过敏史;肾功能不全者慎用;静脉内大量注射,偶尔可引起血管痛、血栓性静脉炎,故要注意调整注射部位和注射方法,注射速度要尽量缓慢;本人或直系亲属中有过敏体质者慎用;对不能很好进食或需接受静脉营养的患者,老年患者,体弱者需严密监测,警惕出现维生素 K 缺乏症的可能;肌内注射时可发生注射部位疼痛、硬结,故不可在同一部位反复注射;肌内注射时使用的溶剂不能用于静脉注射和静脉点滴;孕妇及哺乳期妇女慎用。相互作用 参照头孢唑啉。贮藏 避光保存。妊娠分级 B。医保 非医保。

头孢西酮(Cefazedone)

作用类别 第一代头孢菌素。适应证 用于敏感菌所致的呼吸系统、消化系统、泌尿生殖系统、皮肤与软组织、骨与关节感染,也可作为外科手术前的预防用药。用法 静脉注射或静脉滴注:成人一日 1～4g,分 2～3 次,严重感染时可增加至一日 6g。4 周以上儿童一日 50mg/kg,分 2～3 次。不良反应 休克、皮疹、红斑、恶心、呕吐、头晕等。禁忌 对本品或其他头孢菌素类抗生素过敏者,早产儿及新生儿。注意 用药前应详细询问患者过敏史,最好任用药前进行皮肤敏感试验;对青霉素类抗生素有过敏既往史者、本人或父母易引起变态反应性疾病体质者、肝肾功能障碍者、血友病、血小板减少者、胃肠道溃疡者、经口摄取不良的患者或采取非经口营养的患者、高龄、全身状态不佳者因可能出现维生素 K 缺乏症,要充分进行观察。相互作用 氨基糖苷类、多黏菌素 B、多黏菌素 E、大剂量利尿药、大剂量口服抗凝血药。贮藏 避光保存。妊娠分级 B。医保 非医保。

头孢呋辛[基](Cefuroxime,头孢呋肟)

作用类别 第二代头孢菌素;对革兰阳性球菌与第一代头孢菌素相似或略差,对流感嗜血杆菌有较强活性,大肠埃希菌、奇异变形菌等对本品敏感。适应证 敏感菌引起的各种感染,包括败血症和脑膜炎;预防手术后伤口感染。用法 肌内注射或静脉给药:成人,一次 0.75～1.5g,一日 3 次,严重者可每 6 小时 1.5g;儿童,一日 50～100mg/kg,分 3～4 次给药;预防手术感染,术前 0.5～1.5 小时静脉注射 1.5g,若手术时间过长,则每隔 8 小时静脉注射或肌内注射 0.75g。口服:成人每次 0.25～0.5g,每日 2 次;儿童每次 0.125～0.25g,每日 2 次。不良反应 静脉炎、恶心、呕吐、腹泻、伪膜性肠炎、转氨酶升高、嗜酸性粒细胞增多、血细胞减少等。禁忌 对头孢菌素过敏者，有青霉素过敏性休克或即刻反应者。注意 用药前应详细询问患者过敏史，青霉素过敏者慎用；肾功能减退者适当减量；使用期或期后发生严重腹泻者，应疑为伪膜性肠炎，可考虑停药；驾驶或操作机器时慎用。相互作用 参照头孢唑啉。贮藏 避光保存。妊娠分级 B。医保 甲类。

头孢孟多（Cefamandole，头孢羟唑）

作用类别 第二代头孢菌素；对多数革兰阳性球菌的活性与头孢唑啉相仿，对大肠杆菌、奇异变性杆菌、肺炎克雷白菌核流感嗜血杆菌的活性较头孢唑啉为强。适应证 敏感菌引起的肺部感染、尿路感染、胆道感染、皮肤软组织感染、骨和关节感染以及败血症、腹腔感染等。用法 肌内注射或静脉给药：成人一日剂量 2～8g，分 3～4 次给药。一日最高剂量 12g。不良反应 注射部位疼痛、血栓性静脉炎、药疹、嗜酸性粒细胞增多、肝酶升高、低凝血酶原血症、出血倾向等。禁忌 对头孢菌素类过敏者以及有青霉素过敏性休克或即刻反应者。注意 胃肠道疾病，特别是溃疡性结肠炎、局限性肠炎或抗生素相关性结肠炎者慎用；肾功能减退者应减少剂量；大剂量应用偶可发生低凝血酶原血症，治疗期间应监测出血时间；治疗期间及停药一周内避免饮酒和含酒精饮料；与氨基糖苷类、多黏菌素类、呋塞米、依他尼酸等合用，可增加肾毒性发生的可能。相互作用 参照头孢唑啉。贮藏 避光保存。妊娠分级 B。医保 非医保。

头孢替安（Cefotiam）

作用类别 第二代头孢菌素；抗菌活性与头孢孟多相似，对革兰阳性菌和阴性菌有广泛的抗菌作用。适应证 敏感菌所致的败血症、皮肤软组织感染、呼吸系统感染、泌尿生殖系统感染、骨关节感染和腹腔内感染。用法 静脉注射：成人一日 0.5～2g，分 2～4 次，一日最大剂量可增至 4g；小儿一日 40～80mg/kg，分 3～4 次，一日最大剂量可增至 160mg/kg。不良反应 休克、皮疹、荨麻疹、急性肾损害、一过性肝酶升高、恶心、腹泻、嗜酸性粒细胞增多、低凝血酶原血症、出血倾向等。禁忌 对头孢菌素过敏者，有青霉素过敏性休克史及即刻反应史者。注意 用药前应详细询问药物过敏史，并做皮肤敏感试验；对青霉素过敏者慎用；本人或家族有过敏体质者慎用；严重肾功能障碍者慎用；治疗期间应监测肝功能、肾功能和血液。相互作用 参照头孢唑啉。贮藏 避光保存。医保 乙类。

头孢丙烯（Cefprozi）

作用类别 第二代口服头孢菌素；抗菌谱广，对大多数的革兰阳性菌和阴性菌有抗菌作用。适应证 敏感菌引起的上、下呼吸道感染和皮肤软组织感染。用法 口服：成人，一次 0.25～0.5g，一日 1～2 次。儿童，一次 7.5～20mg/kg，一日 1～2 次。不良反应 发热、皮疹、血小板减少、嗜酸性粒细胞增多、腹泻、恶心、呕吐、肝酶升高等。禁忌 对头孢菌素过敏者，有青霉素过敏性休克史或其他严重过敏反应者。注意 用药前仔细询问药物过敏史，青霉素过敏者慎用；治疗期间应密切观察，注意发生继发腹泻；胃肠道疾病患者慎用。相互作用 参照头孢唑啉。贮藏 避光保存。妊娠分级 B。医保 乙类。

头孢克洛（Cefaclor，头孢氯氨苄）

作用类别 第二代口服头孢菌素；对阳性菌的活性与头孢羟氨苄相同，对大肠埃希菌、肺炎克雷白菌的作用强于头孢氨苄，对奇异变形杆菌、沙门菌属和志贺菌属的活性较头孢羟氨苄强。适应证 敏感菌引起的中耳炎、鼻窦炎、下呼吸道感染、皮肤软组织感染和尿路感染。用法 口服常释制剂：成人，一次 0.25～0.5g，一日 3 次，一日最大剂量 4g；小儿，一日剂量 20～40mg/kg，分 3 次服用，一日总量不超过 1g。缓释制剂：肺炎，一次 0.75g，一日 2 次；其他感染，一次 0.375g，一日 2 次。不良反应 发热、皮疹、中性粒细胞减少、血小板减少、恶心、呕吐、腹泻、肝肾功能异常、头痛等。禁忌 对头孢类过敏者。注意 青霉素或头霉素类过敏者慎用；肾功能减退及肝功能损害者慎用；有胃肠道疾病史者慎用；长期使用可引起继发性感染；食物可延迟本品的吸收，宜空腹服用；牛奶不影响本品的吸收；与其他肾毒性药物合用有增加肾毒性的可能。相互作用 参照头孢唑啉。贮藏 避光保存。妊娠分级 B。医保 乙类。

头孢噻肟[基]（Cefotaxime，头孢氨噻肟）

作用类别 第三代头孢菌素；抑制细菌细胞壁合成；抗菌谱广，对大肠埃希菌、奇异变形杆菌、克雷白菌属和沙门菌属等肠杆菌科细菌有强大活性。对铜绿假单胞菌和产碱杆菌无活性。适应证 敏感菌所致的肺炎及其他下呼吸道感染、尿路感染、脑膜炎、败血症、腹腔感染、盆腔感染、皮肤软组织感染、生殖道感染、骨和关节的感染等。用法 静脉注射或静滴：成人一日 2～6g，分 2～3 次给药，一日最高剂量不超过 12g；新生儿日龄小于 7 日者每 12 小时 50mg/kg，大于 7 日者，每 8 小时 50mg/kg；治疗脑膜炎，患者剂量可增至每 6 小时 75mg/kg。不良反应 静脉炎、皮疹、腹泻、碱性磷酸酶或转氨酶轻度升高、凝血酶原时间延长、中性粒细胞减少、嗜酸性粒细胞增多等。禁忌 对头孢菌素过敏及有青霉素过敏性休克和即刻反应史者。注意 肾功能减退者应在减少剂量情况下慎用，有胃肠道疾病者慎用。相互作用 参照头孢唑啉。贮藏 避光保存。妊娠分级 B。医保 甲类。

头孢曲松[基]（Ceftriaxone，头孢三嗪）

作用类别 第三代头孢菌素；抗菌谱与头孢噻肟相似；静脉使用后能迅速弥散至间质液中，并保持对敏感菌的杀菌浓度达 24 小时。适应证 脓毒血症，脑膜炎，播散性莱姆病腹部感染，骨关节、皮肤软组织、肾脏及泌尿生殖系统、呼吸系统感染，免疫机制低下患者之感染。用法 静脉给药或肌内注射：成人，一日 1～2g，分 1 次或 2 次给药，一日最大剂量 4g；单纯性淋病，单剂 0.25g 肌内注射；婴儿及 50kg 以下儿童（15 天至 12 岁），按体重一日 20～80mg/kg，一日 1 次；新生儿（14 天以下），一日最大剂量不超过 50mg/kg。不得以含钙溶液稀释。不良反应 皮疹、静脉炎、中性粒细胞减少、嗜酸性粒细胞增多、凝血酶原时间延长、腹泻、伪膜性肠炎、肝功能异常等。禁忌 对头孢菌素过敏及有青霉素过敏性休克和即刻反应史者，高胆红素血的新生儿和早产儿。注意 肾功能不全者肌酐清除率大于 5ml/min，每日剂量小于 2g 时，不需调整剂量；应用本品期间应避免饮酒或服用含酒精的药物；本品不能加入哈特曼以及林格等含钙溶液中使用；本品与含钙剂或含钙产品同时使用有可能导致致死性结局的不良事件。相互作用 参照头孢唑啉。贮藏 避光保存。妊娠分级 B。医保甲类。

头孢唑肟（Ceftizoxime，头孢去甲噻肟）

作用类别 第三代头孢菌素；抗菌谱与头孢噻肟相同，对流感嗜血杆菌、淋病奈瑟菌、肠杆菌科细菌有良好抗菌活性。各种链球菌对本品高度敏感。假单胞菌属和不动杆菌属对本品敏感性差。适应证 下呼吸道感染、尿路感染、腹腔感染、盆腔感染、败血症、皮肤软组织感染、骨和关节感染、肺炎链球菌或流感嗜血杆菌所致脑膜炎和单纯性淋病。用法 静脉注射或静脉滴注：成人，一次 1～2g，每 8～12 小时 1 次；严重感染者剂量可增至一次 3～4g，每 8 小时 1 次；治疗非复杂性尿路感染，一次 0.5g，每 12 小时 1 次；6 个月及以上婴儿及儿童，按体重一次 50mg/kg，每 6～8 小时 1 次。不良反应 静脉炎、发热、皮疹、中性粒细胞减少、嗜酸性粒细胞增多、血小板减少、凝血酶原时间延长、肝功能异常等。禁忌 对本品及其他头孢菌素过敏者，有青霉素过敏性休克和即刻反应史者。注意 ：胃肠道疾病史者、过敏性体质者、不能很好进食或非经口摄取营养者、高龄者、恶病质患者等慎用，大剂量静脉注射可引起血管痛、血栓性静脉炎，宜减慢注射速度。相互作用 参照头孢唑啉。贮藏 避光保存。妊娠分级 B。医保乙类。

头孢他啶[基]（Ceftazidime）

作用类别 第三代头孢菌素；抗菌谱广，对铜绿假单胞菌以及其他阴性杆菌有高度抗菌活性。对大多数 β-内酰胺酶高度稳定。适应证 由敏感细菌所引起的单一感染或混合感染，全身性的严重感染，呼吸道感染，耳、鼻和喉感染，尿路感染，皮肤及软组织感染，胃肠、胆及腹部感染，骨骼及关节感染，敏感的革兰阴性杆菌或铜绿假单胞菌所致中枢神经系统感染。用法 静脉注射或静脉滴注：成人每日 1～6g，分 2～3 次。小儿，按体重每日 30～100mg/kg，分 2～3 次静滴。不良反应 皮疹、静脉炎、恶心、腹泻、腹痛、转氨酶升高、凝血酶原时间延长、中性粒细胞减少、血小板减少、嗜酸性细胞增多、头痛等。禁忌 对头孢菌素过敏者，有青霉素过敏性休克和即刻反应者。注意 有胃肠道疾病史者慎用，肾功能明显减退者减量应用。相互作用 参照头孢唑啉。贮藏 避光保存。妊娠分级 B。医保 乙类。

头孢哌酮[基]（Cefoperazone）

作用类别 第三代头孢菌素；抗菌谱广，对大多数肠杆菌科细菌和铜绿假单胞菌有良好抗菌活性，对多数β-内酰胺酶的稳定性较差。适应证 敏感菌所致的呼吸系统感染、尿路感染、胆道感染、皮肤软组织感染、败血症、腹膜炎、盆腔感染等，后两者宜与抗厌氧菌药联合应用。用法 肌内注射、静脉注射或静脉滴注：成人，一次1～2g，每12小时1次，严重感染可增至一日8g；小儿，每日50～200mg/kg，分2～3次给药。不良反应 皮疹、腹泻、腹痛、嗜酸性粒细胞增多、中性粒细胞减少、血小板减少、凝血酶原时间延长、双硫仑样反应等。禁忌 对头孢菌素类过敏者，有青霉素过敏性休克和即刻反应史者。注意 严重胆道梗阻、严重肝脏疾病或同时合并肾功能障碍时，可能需要调整剂量；本品可引起维生素K缺乏症和低凝血酶原时间血症，用药期间应进行出血时间、凝血酶原时间监测；在用药期间和停药后5天内不能饮酒、口服或静脉输入含乙醇的药物。相互作用 参照头孢唑啉。妊娠分级 B。医保 非医保。

头孢匹胺（Cefpiramide）

作用类别 第三代头孢菌素；抗菌谱与头孢哌酮相似，对革兰阳性菌、绿脓杆菌等有较强的抗菌活性。适应证 敏感菌所致的败血症、呼吸系统感染、腹腔内感染、泌尿生殖系统感染、骨关节感染和脑膜炎。用法 静脉注射或静脉滴注：成人每日1～2g，分2次给药，难治性或严重感染时，可增至每日4g，分2～3次；儿童按体重一日30～80mg/kg，分2～3次，难治性或严重感染时，可增至一日150mg/kg，分2～3次。不良反应 腹泻、恶心、皮疹、白细胞减少、嗜酸性粒细胞增多、肌酐升高、转氨酶升高等。禁忌 有青霉素过敏性休克史者或即刻反应史者，对本品或头孢菌素类过敏者。注意 用药前仔细询问药物过敏史，对青霉素类过敏者慎用；本人或双亲、兄弟姐妹中有过敏体质者慎用；严重肝肾功能障碍的患者慎用；进食不良的患者或非经口摄取营养的患者、全身状态欠佳者慎用；长期使用本品可能导致伪膜性结肠炎，引起严重腹泻；用药期间和用药后一周不宜饮酒；同服抗凝药可能会产生协同作用，导致出血。相互作用 利尿药、酒精。贮藏 避光保存。妊娠分级 B。医保 非医保。

头孢地嗪（Cefodizime）

作用类别 第三代头孢菌素；抑制细菌细胞壁合成；抗菌活性与头孢噻肟相似，对多种革兰阳性菌、阴性菌、厌氧菌有效。对类杆菌属、不动杆菌属、绿脓杆菌、李斯特菌属等无效。适应证 敏感细菌引起的泌尿道感染，下呼吸道感染，淋病等。用法 静脉注射、静脉滴注、肌内注射：成人一次1～2g，分1～2次给药，一日最大剂量4g。妇女无合并症，下泌尿道感染单剂1～2g，淋病单剂0.25～0.5g。不良反应 荨麻疹、药物热、恶心、呕吐、腹泻、血清肝酶及胆红素升高、血小板减少、嗜酸性粒细胞增多等。禁忌 有青霉素过敏性休克史者或即刻反应史者，对头孢菌素类过敏者；妊娠期和哺乳期妇女。注意 肾功能损害患者应调整剂量。相互作用 参照头孢唑啉。贮藏 避光保存。医保 非医保。

头孢甲肟（Cefmenoxime，头孢氨噻肟唑）

作用类别 第三代头孢菌素；抗菌活性与头孢噻肟相似，对革兰阳性菌和阴性菌均有较强抗菌作用。适应证 敏感菌引起的呼吸系统感染、泌尿生殖系统感染、腹腔内感染、皮肤软组织感染、败血症和脑膜炎。用法 静脉滴注：成人，一日 1～2g，分 2 次给药；中、重度感染，可增至一日 4g，分2～4 次。小儿，按体重每日 40～80mg/kg，分 3～4 次；中、重度感染可增至一日 160mg/kg；脑膜炎可增至一日 200mg/kg。不良反应 皮疹、荨麻疹、贫血、嗜酸性粒细胞增多、血小板减少、肝酶升高、低凝血酶原血症、出血倾向等。禁忌 对本品或头孢菌素类过敏者，有青霉素过敏性休克史及即刻反应史者。注意 青霉素过敏史患者慎用；本人或有家族性过敏体质患者慎用；注意静脉给药方法，防止给药引起的血管痛、血栓性静脉炎；使用期间定期监测肝功能、肾功能和血液；用药期间及停药一周内避免饮酒。相互作用 利尿剂、酒精。贮藏 避光保存。妊娠分级 B。医保 非医保。

头孢克肟（Cefixime）

作用类别 口服第三代头孢菌素；抗菌谱广，对肺炎链球菌、化脓性链球菌、流感嗜血杆菌、卡他莫拉菌、大肠埃希菌、奇异变形杆菌、克雷白菌属均具有良好抗菌活性，对葡萄球菌作用差，对绿脓杆菌、肠杆菌属、脆弱拟杆菌、梭菌属等无抗菌作用。适应证 敏感所致的呼吸系统、泌尿系统、胆道感染、猩红热。用法 口服：成人及 30kg 以上儿童，一次 100～200mg，一日 2 次。儿童，按体重一次 1.5～3mg/kg，一日 2 次。不良反应 皮疹、恶心、呕吐、腹泻、腹痛、转氨酶升高、碱性磷酸酶升高、肌酐及尿素氮升高等。禁忌 对头孢菌素类过敏者，有青霉素过敏性休克史和即刻反应史者。注意 有药物过敏史及过敏体质患者慎用，本人或父母、兄弟中有过敏体质者慎用，严重肾功能障碍患者慎用，本品与卡马西平合用可引起卡马西平水平升高，本品与华法林和抗凝药物合用时增加凝血酶原时间。相互作用 香豆素类。妊娠分级 B。医保 乙类。

头孢地尼（Cefdinir）

作用类别 口服第三代头孢菌素；抗菌谱与头孢克肟相似，对革兰阳性菌和阴性菌均有抗菌活性，对金黄色葡萄球菌作用较强。适应证 敏感菌所致的呼吸系统感染，眼、耳，鼻，喉感染，泌尿生殖系统感染和皮肤软组织感染。用法 口服：成人，一次 100mg，一日 3 次；儿童每日 9～18mg/kg，分 3 次；一日剂量不超过 600mg。不良反应 恶心、呕吐、腹泻、伪膜性肠炎、肝酶升高、头痛等。禁忌 对本品或头孢菌素类过敏者，有青霉素过敏性休克史和即刻反应史者。注意 用前应详细询问过敏史，本人或家族有过敏体质者慎用，严重肾功能障碍者慎用，不能很好进食或非经口摄取营养、高龄者、恶病质者慎用；避免与铁剂合用，抗酸药可降低本品的口服吸收，应在服用本品 2 小时后使用抗酸药。相互作用 铁剂、华法林、抗酸药。妊娠分级 B。医保 乙类。

头孢特仑新戊酯（Cefteram Pivoxil，头孢特仑酯）

作用类别 口服第三代头孢菌素；本品在体内代谢成头孢特仑后发挥抗菌活性，抗菌谱广，对革兰阳性菌和阴性菌均有抗菌作用，对 β-内酰胺酶稳定。适应证 敏感菌所致的呼吸系统感染、泌尿生殖系统感染、中耳炎、副鼻窦炎、牙周炎等。用法 饭后口服：成人，一次 50～100mg，一日 3 次。一日最大剂量可增至 600mg。不良反应 腹泻、皮疹、食欲不振、胃部不适、肝功能异常、嗜酸性粒细胞增多等。禁忌 对头孢特仑或本制剂其他成分过敏者。注意 下列情况慎用对青霉素或头孢菌素类过敏者、本人或直系亲属中有过敏体质者、严重肾功能不全者、老年患者、口服吞咽困难或非经口摄取营养、全身状态恶化者；本品可抑制肠道菌群，导致维生素 K 合成下降，必要时可同服维生素 K。相互作用 抗凝剂、香豆素类。妊娠分级 B。医保 非医保。

头孢他美酯（Cefetamet Pivoxil）

作用类别 口服第三代头孢菌素；本品在体内转变为头孢他美而发挥作用，抗菌活性与头孢克肟相似，对多数革兰阳性菌和阴性菌有较强的抗菌活性。适应证 敏感菌所致的耳、鼻、喉部感染，泌尿系统感染，下呼吸道感染。用法 饭前或饭后 1 小时内口服：成人及 12 岁以上儿童，一次 0.5g，一日 2 次；12 岁以下儿童，一次按体重 10mg/kg 给药，一日 2 次。不良反应 腹泻、恶心、呕吐、伪膜性肠炎、肝酶升高、皮疹、一过性血细胞异常等。禁忌 对头孢菌素类过敏者。注意 对青霉素过敏者慎用。医保 非医保。

头孢泊肟酯（Cefpodoxime Proxetil）

作用类别 口服第三代头孢菌素；本品进入体内后经水解为头孢泊肟后发挥抗菌作用，抗菌活性与头孢克肟相似，对金黄色葡萄球菌作用较强。适应证 敏感菌引起的呼吸系统、泌尿生殖系统、皮肤软组织感染、中耳炎和副鼻窦炎。用法 饭后口服。成人：呼吸道及泌尿道感染，一次 0.1～0.2g，一日 2 次；皮肤及软组织感染，0.2～0.4g，一日 2 次；急性单纯性淋病，单剂 0.2g。儿童：急性中耳炎，一次 5mg/kg，一日 2 次，一日不超过 0.4g；扁桃体炎、鼻窦炎，一次 5mg/kg，一日 2 次，一日不超过 0.2g。不良反应 恶心、呕吐、腹泻、皮疹、嗜酸性粒细胞增多、血小板减少、肝酶升高、肌酐及尿素氮升高等。禁忌 对青霉素或 β-内酰胺类抗生素过敏者，对头孢泊肟过敏者。注意 被诊断为伪膜性肠炎的腹泻患者慎用，过敏体质者慎用，应用利尿剂的患者慎用；抗酸药或 H_2 受体拮抗剂可减少本品的吸收，与食物同服可增加本品的吸收。相互作用 抗酸药、丙磺舒、肾毒性药物。妊娠分级 B。医保 非医保。

头孢妥仑匹酯（Cefditoren Pivoxil，头孢托仑酯）

作用类别 口服第三代头孢菌素；本品在肠壁代谢成头孢妥仑而发挥抗菌作用，抗菌活性与头孢克肟相似，抗菌谱广，对金黄色葡萄球菌有活性。适应证 敏感菌引起的皮肤软组织、呼吸系统、泌尿生殖系统、消化系统、耳鼻喉、眼部和牙周感染。用法 饭后口服。成人：一次 0.2g，一日 2 次。不良反应 皮疹、瘙痒、荨麻疹、恶心、呕吐、腹泻、嗜酸性粒细胞增多症、白细胞减少症、肝酶升高等。禁忌 对本品成分有休克既往史者。注意 用药前仔细询问过敏史；饭后给药吸收良好，有报道可降低血清中肉毒碱。相互作用 抗酸药、丙磺舒。妊娠分级 B。医保 非医保。

头孢吡肟（Cefepime）

作用类别 第四代头孢菌素；抗菌谱广，对大多数革兰阳性菌和包括铜绿假单胞菌在内的阴性菌有强大抗菌活性。适应证 敏感菌引起的中、重度感染，包括下呼吸道感染、尿路感染、皮肤软组织感染、复杂性腹腔内感染（包括腹膜炎和胆道感染）、妇产科感染、败血症，以及中性粒细胞减少伴发热患者的经验治疗；也可用于儿童细菌性脑脊髓膜炎。用法 静脉滴注或深部肌内注射：成人和 16 岁以上儿童或体重在 40kg 及以上儿童患者，一次1～2g，每 12 小时 1 次；严重感染可增至每日 6g，分 3 次给药。2 月龄至 12 岁儿童，一次剂量不超过 2g。大于 2 个月及体重低于 40kg 的儿童，一次 50mg/kg，一日 2～3 次。不良反应 药物热、皮疹、静脉炎、恶心、呕吐、腹泻、伪膜性肠炎、肝肾功能异常、头痛等。禁忌 对头孢菌素、L-精氨酸、头孢菌素类药物、青霉素类或其他 β-内酰胺类有即刻过敏反应者。注意 有药物过敏史者慎用；治疗期间如出现腹泻，应考虑伪膜性肠炎发生的可能性；胃肠道疾病患者，尤其肠炎患者慎用；肾功能不全患者应调整剂量；与氨基糖苷类及强效利尿剂合用时应监测肾功能。相互作用 参照头孢唑啉。贮藏 避光保存。妊娠分级 B。医保 乙类（限重度感染）。

头孢匹罗（Cefpirome）

作用类别 第四代头孢菌素；抗菌谱同头孢噻肟，对葡萄球菌、肠球菌、部分肠杆菌科细菌、铜绿假单胞菌的作用较头孢噻肟强，对 β-内酰胺酶稳定。适应证 敏感菌引起的下呼吸道感染、泌尿道感染、皮肤及软组织感染、中性粒细胞减少患者的感染、败血症。用法 静脉滴注或推注，一次 1～2g，一日 2 次。不良反应 皮疹、荨麻疹、药物热、恶心、呕吐、腹泻、一过性肝酶升高、血小板减少、嗜酸性粒细胞增多、中性粒细胞减少等。禁忌 对头孢菌素过敏者；儿童。注意 青霉素过敏患者慎用；肾功能损害患者应调整剂量；治疗期间如出现腹泻，应考虑伪膜性肠炎发生的可能性；与氨基糖苷类或利尿剂合用时应监测肾功能；疗程超过 10 天应监测血象。相互作用 丙磺舒。贮藏 避光保存。医保 乙类（限重度感染）。

头孢噻利(Cefoselis)

作用类别 第四代头孢菌素;抗菌谱广,对常见的革兰阳性菌和革兰阴性菌均有强的抗菌作用,对细菌产生的β-内酰胺酶稳定且亲和性低。**适应证** 敏感菌引起的败血症、皮肤软组织感染、骨关节感染、呼吸系统感染、泌尿生殖系统感染、腹腔内感染、角膜溃疡、中耳炎等。**用法** 静脉滴注:成人每日1~2g,分2次给药,滴注时间30~60分钟;重症及难治感染可增至一日4g。**不良反应** 休克、呼吸困难、全身潮红、水肿、荨麻疹等。**禁忌** 对本制剂的成分有过敏史的患者,含透析患者在内的肾功能不全患者,高龄患者。**注意** 避免急速静注或短时间的点滴静注,1次0.5~1g应在30分钟至1小时,1次2g时应在1小时以上点滴静注;对肾功能障碍的患者,应减小剂量,加大给药间隔时间;为防止产生耐药性,原则在确定敏感性后,在疾病治疗上必需的最小期限内使用;给药前进行皮内试验;对青霉素有既往过敏史者慎用;本人或父母、兄弟中有过敏体质者慎用;有中枢神经障碍的既往史或痉挛的患者慎用;经口摄食不良或不经口维持营养的患者以及全身症状严重的患者慎用。**相互作用** 华法林、速尿。**贮藏** 避光保存。**妊娠分级** B。**医保** 非医保。

氧头孢烯类

拉氧头孢(Latamoxef)

作用类别 氧头孢烯类抗生素;对β-内酰胺酶极稳定,对革兰阴性菌和厌氧菌有强大的抗菌活性,对革兰阳性菌作用弱。**适应证** 敏感菌引起的如败血症、脑膜炎、呼吸系统感染、消化系统感染、腹腔内感染、泌尿系统及生殖系统感染、皮肤及软组织感染、骨、关节感染及创伤感染。**用法** 静滴、静注或肌注:成人一日1~2g,分2次给药。小儿一日40~80mg/kg,分2~4次给药。难治性或严重感染,成人增加至一日4g,小儿一日150mg/kg,分2~4次。**不良反应** 皮疹、荨麻疹、恶心、呕吐、腹泻、腹痛、转氨酶升高、低凝血酶原血症、出血等。**禁忌** 对本品及头孢菌素类过敏者。**注意** 对青霉素过敏者、肾功能损害者慎用;静脉内大量注射时,应选择合适部位,缓慢注射,以减轻对管壁的刺激及减少静脉炎的发生;本品与抗凝药物如肝素等以及影响血小板聚集药物如阿司匹林等合用可增加出血倾向;本品不宜与强效利尿剂合用,以免增加肾毒性;用药期间及停药一周内避免饮酒。**相互作用** 利尿剂、抗凝血药物。**贮藏** 避光保存。**妊娠分级** B。**医保** 乙类。

氟氧头孢(Flomoxef)

作用类别 氧头孢烯类抗生素;抗菌活性与拉氧头孢相似,对革兰阳性球菌(除肠球菌外)与多数肠杆菌科细菌有高度活性。对厌氧菌包括脆弱拟杆菌有良好作用。淋球菌对本品高度敏感。对多数β-内酰胺酶高度稳定。**适应证** 敏感菌所致的败血症、感染性心内膜炎、手术伤口感染、呼吸道感染、泌尿生殖系统感染、腹腔内感染。**用法** 静脉注射或滴注:成人,一日 1～2g,分 2 次给药;重度感染,可增至一日 4g,分 2～4 次给药。小儿,一日 60～80mg/kg,可增至一日 150mg/kg,分 3～4 次给药。点滴时间至少 30 分钟以上。不良反应 休克、皮疹、发热、全血细胞减少、无粒细胞症、血小板减少、溶血性贫血、一过性肌酐、尿素氮或血清转氨酶升高、恶心、腹泻、代凝血酶原血症、出血倾向等等。禁忌 对本剂成分有发生休克反应史的患者禁止使用。注意 对青霉素类过敏及过敏体质者慎用;严重肾功能障碍者、依靠静脉营养者、高龄者及全身状态恶化者均应慎用;本人或父母、兄弟中有过敏体质者慎用;与氨基糖苷类抗生素或呋塞米等强利尿剂同用时,可出现肾功能异常或增加肾毒性;使用期间定期检查肝功能、肾功能、血液等。相互作用 利尿剂。妊娠分级 B。医保 非医保。

头霉素类

头孢西丁(Cefoxitin)

作用类别 头霉素类抗生素;抗菌活性与第二代头孢菌素类似,对厌氧菌(尤其是脆弱拟杆菌)的作用较强,对 β-内酰胺酶稳定。适应证 敏感菌引起的上下呼吸道感染、泌尿道感染、腹腔内感染、败血症(包括伤寒)、妇科感染、骨、关节软组织感染、心内膜炎,尤其是需氧菌和厌氧菌的混合感染以及对本品敏感的产 β-内酰胺酶菌株引起的感染。用法 肌内注射、静脉推注或滴注:成人,一次 1～2g,一日 3～4 次;严重感染,一日剂量可增至 12g。3 个月以上儿童,一次 13.3～26.7mg/kg,6 小时 1 次;或一次 20～40mg/kg,8 小时 1 次。不良反应 发热、皮疹、中性粒细胞减少、嗜酸性粒细胞增多、凝血酶原时间延长、腹泻、恶心、呕吐、肝酶升高、肌酐及尿素氮升高等。禁忌 对本品及头孢菌素类过敏者,3 个月以内婴儿。注意 青霉素过敏者慎用,肾功能损害者及胃肠道疾病史者慎用,本品与氨基糖苷类合用可增加肾毒性。贮藏 避光保存。妊娠分级 B。医保 乙类。

头孢美唑(Cefmetazole)

作用类别 头霉素类抗生素,抗菌活性与头孢西丁类似。适应证 治疗和预防厌氧菌、混合细菌感染,尤其腹腔及盆腔感染。用法 静脉注射或静滴:成人,每日 1～2g,分 2 次给药。小儿,每日 25～100mg/kg,分 2～4 次给药。难治性或严重感染,成人每日剂量可增至 4g,小儿增至 150mg/kg,分 2～4 次给药。不良反应 皮疹、荨麻疹、发热、粒细胞减少、嗜酸性粒细胞增多、血小板减少、肝酶升高、呕吐、腹泻、低凝血酶原血症、出血倾向等。禁忌 对本品成分有过敏性休克史者,对本品成分或头孢菌素类过敏者。注意 青霉素过敏者慎用;过敏体质者慎用;经口摄食不足患者或非经口维持营养患者、全身状态不良患者慎用;高龄者慎用;严重肾损害者慎用,并应调整剂量;用药期间及停药一周内避免饮酒;使用本品可导致低凝血酶原血症,增加出血可能;本品与呋塞米等合用时,有可能增强肾损害。贮藏 避光保存。妊娠分级 B。医保 乙类。

头孢米诺(Cefminox)

作用类别 头霉素类抗生素;抗菌活性与头孢西丁相近,对阴性菌和厌氧菌有较强的作用。适应证 敏感菌引起的呼吸系统、泌尿系统、腹腔感染、盆腔感染、败血症。用法 静脉注射或滴注:成人一次 1g,一日 2 次。儿童一次 20mg/kg,一日 3～4 次。成人一日可增至 6g,分 3～4 次给药。不良反应 皮疹、发热、血肌酐值升高、BUN(血尿素氮)上升、肝酶升高、胆红素升高、恶心、呕吐、腹泻等。禁忌 对本品或头孢烯类抗生素过敏者。注意 对 β-内酰胺类抗生素过敏者慎用;有过敏体质家族史者慎用;肾功能不全者应调整剂量,严重肾功能损害者慎用;可能出现维生素 K 缺乏引起的出血倾向;用药期间及停药后一周内避免饮酒;妊娠期及哺乳期妇女慎用;新生儿、早产儿用药安全性尚未确立。相互作用 参照头孢唑啉。贮藏 避光保存。妊娠分级 B。医保 乙类。

β-内酰胺酶抑制剂及其复方制剂

克拉维酸(ClavulaniC Acid,棒酸)

作用类别 β-内酰胺酶抑制剂;仅有微弱的抗菌活性,具有强力而广谱的抑制 β-内酰胺酶作用。适应证 单独应用无效。常与青霉素类药物联合应用以克服微生物产 β-内酰胺酶而引起的耐药性,提高疗效。

舒巴坦(Sulbactam,青霉烷砜钠)

作用类别 β-内酰胺酶抑制剂;对金黄色葡萄球菌和多数革兰阴性菌产生的 β-内酰胺酶有强的不可逆的竞争性抑制作用;对奈瑟菌和不动杆菌有较强抗菌活性,对其他细菌的作用很差。适应证 本品与青霉素类或头孢菌素类联合,用于治疗敏感菌所致的各类感染。用法 本品与氨苄西林以 1∶2 剂量比应用。一般感染,成人剂量为一日舒巴坦 1～2g,氨苄西林 2～4g,分 2～3 次静滴或肌内注射;轻度感染,也可一日舒巴坦 0.5g,氨苄西林 1g,分 2 次静滴或肌内注射;重度感染,可增大剂量至一日舒巴坦 3～4g,氨苄西林 6～8g,分 3～4 次静滴。不良反应 注射部位疼痛、静脉炎、腹泻、恶心、皮疹等。禁忌 对青霉素类过敏者。注意 本品必须和内酰胺类抗生素合用,单独使用无效;用药前必须做青霉素皮试,阳性者禁用;肾功能减退者应根据血浆肌酐清除率调整剂量。妊娠分级 B。医保 乙类(限重度感染)。

三唑巴坦(Tazobactam,他唑巴坦)

作用类别 β-内酰胺酶抑制剂;抗菌作用微弱,具有较广谱的抑酶作用,作用比克拉维酸和舒巴坦为强。适应证 临床上常与 β-内酰胺类抗生素联合应用。医保 非医保。

氨苄西林/舒巴坦(Sultamicillin,舒他西林)

作用类别 本品为氨苄西林与舒巴坦按 2∶1 比例组成的复方制剂;舒巴坦为半合成 β-内酰胺酶抑制剂,与氨苄西林联合不仅保护后者免受酶的水解破坏，而且还扩大其抗菌谱，对葡萄球菌产酶株、不动杆菌属和脆弱拟杆菌等具有良好的抗菌活性。**适应证** 适用于产β-内酰胺酶菌株或需氧菌与厌氧菌混合感染所致的呼吸系统和泌尿系统感染。**用法** 深部肌内注射、静脉注射或静脉滴注：成人一次1.5～3g，每6小时1次。肌内注射一日剂量不超过6g，静脉给药一日剂量不超过12g（舒巴坦一日剂量不超过4g）。儿童，按体重一日100～200mg/kg，分次给药。**不良反应** 静脉炎、发热、皮疹、过敏反应、中性粒细胞减少、嗜酸性粒细胞增多、凝血酶原时间延长、恶心、呕吐、腹泻、肝功能异常等。**禁忌** 对青霉素类过敏者，青霉素皮试阳性者，传染性单核细胞增多症、巨细胞病毒感染、淋巴细胞白血病、淋巴瘤患者。**注意** 本品不宜用于绿脓杆菌、枸橼酸杆菌、普罗威登菌、肠杆菌属、莫根菌属和沙雷菌属所致的感染；用药前须做青霉素皮试，有过敏性疾病史者慎用；肾功能减退者应调整剂量。**相互作用** 参照氨苄西林。**贮藏** 避光保存。**妊娠分级** B。**医保** 乙类（限重度感染）。

阿莫西林/克拉维酸[基]（Amoxicillin and Clavulanate Potassium）

作用类别 本品为阿莫西林与克拉维酸组成的复方制剂；除阿莫西林的抗菌谱外，对产和不产β-内酰胺酶菌株的甲氧西林敏感的金黄色葡萄球菌、大肠杆菌、流感嗜血杆菌及卡他莫拉菌等也有效。**适应证** 敏感细菌引起的呼吸系统感染、泌尿系统感染、皮肤软组织感染和其他感染如中耳炎、骨髓炎、败血症、腹膜炎等。**用法** 口服：剂量参照阿莫西林。静脉注射或静滴：成人一次1.2g，一日3～4次；小儿每次按体重30mg/kg，一日3～4次（新生儿2～3次）。**不良反应** 发热、皮疹、中性粒细胞减少、嗜酸性粒细胞增多、恶心、呕吐、腹泻、转氨酶升高、头痛等。**禁忌** 青霉素皮试阳性者对本品及其他青霉素类过敏者以及传染性单核细胞增多症。**注意** 使用前应进行青霉素皮试；有过敏性疾病史者慎用；肾功能减退者应调整剂量；严重肝功能减退者慎用；本品不宜肌内注射；本品可空腹或餐后服用，可与牛奶等食物同服。**相互作用** 参照阿莫西林。**贮藏** 避光保存。**妊娠分级** B。**医保** 甲类（口服常释剂型），乙类（注射剂：限重度感染；口服液体剂、颗粒剂：限儿童及吞咽困难者）。

阿莫西林/舒巴坦（Amoxicillin and Sulbactam）

作用类别 本品为阿莫西林与舒巴坦按2∶1比例组成的复方制剂。**适应证** 产β-内酰胺酶菌引起的口腔脓肿、呼吸系统感染、泌尿生殖系统感染和严重系统感染如脑膜炎、心内膜炎、腹膜炎、败血症等。**用法** 静脉滴注：成人每次0.75g，每日3～4次；中、重度感染一日4.5～6g；严重感染一日9g或150mg/kg，分2～3次给药。舒巴坦一日最大剂量4g。**不良反应** 皮疹、荨麻疹、腹泻、恶心、呕吐、一过性转氨酶升高等。**禁忌** 对青霉素类过敏者及皮试阳性者。**注意** 使用前应详细询问过敏史并做青霉素皮试，长期治疗时应监测肝肾功能和血象，接受别嘌醇或双硫仑治疗的患者不宜使用本品，妊娠期及哺乳期妇女不推荐使用。**相互作用** 参照阿莫西林。贮藏 避光保存。妊娠分级 B。医保 乙类(限重度感染)。

替卡西林/克拉维酸(Ticarcillin and Clavulanic Acid)

作用类别 本品为替卡西林与克拉维酸按 15∶1 比例组成的复方制剂,对革兰阳性菌、革兰阴性菌具有广谱杀菌作用。适应证 败血症、菌血症、腹膜炎、腹内脓毒症、特殊人群(继发于免疫系统抑制或受损)的感染、术后感染、骨及关节感染、皮肤及软组织感染、呼吸道感染、严重或复杂的泌尿道感染、耳鼻喉感染。用法 静脉点滴:一次 1.6～3.2g,每 6～8 小时 1 次。不良反应 静脉炎、发热、皮疹、过敏反应、血清病、中性粒细胞减少、嗜酸性粒细胞增多、凝血酶原时间延长、恶心、呕吐、腹泻、肝功能异常、癫痫发作等。禁忌 有 β-内酰胺类过敏史及皮试阳性者。注意 使用前应做青霉素皮试;孕妇慎用,肝功能严重受损者慎用,中、重度肾功能不全者须调整剂量。相互作用 参照替卡西林。贮藏 避光保存。妊娠分级 B。医保 乙类(限重度感染)。

哌拉西林/他唑巴坦(Piperacillin and Tazobactam)

作用类别 本品为哌拉西林与他唑巴坦按 8∶1 比例组成的复方制剂;他唑巴坦是多种 β-内酰胺酶的强效抑制剂,增强和扩展了哌拉西林的抗菌谱;本品对革兰阳性菌、阴性菌具有高度活性。适应证 产 β-内酰胺酶菌引起的各种感染,尤其是病原菌不明的严重感染和混合感染,包括下呼吸道感染、泌尿道感染、腹腔内感染、皮肤及软组织感染、败血症、妇科感染、骨与关节感染、与氨基糖苷类药物联合用于患中性粒细胞减少症的患者的细菌感染。用法 静脉滴注:一次 2.25～4.5g,一日 2～4 次。不良反应 静脉炎、发热、皮疹、血清病、中性粒细胞减少、嗜酸性粒细胞增多、血细胞减少、凝血酶原时间延长、恶心、呕吐、腹泻、肝功能异常、肾功能异常、头痛等。禁忌 对 β-内酰胺类抗生素或 β-内酰胺酶抑制剂过敏者,青霉素皮试阳性者。注意 用药前应详细询问药物过敏史并做青霉素皮试,有过敏史、出血史、溃疡性结肠炎、局限性肠炎或抗生素相关性肠炎者慎用,肝、肾功能不全者应适当减量,肾功能减退患者使用本品期间应监测凝血时间。相互作用 参照哌拉西林。贮藏 避光保存。妊娠分级 B。医保 乙类(限重度感染)。

哌拉西林/舒巴坦(Piperacillin and Sulbactam)

作用类别 本品为哌拉西林与舒巴坦按 4∶1 比例组成的复方制剂。适应证 产 β-内酰胺酶菌引起的各种感染,包括病原菌不明的严重感染和混合感染,如呼吸系统感染和泌尿系统感染。用法 静脉滴注:成人一次 2.5～5.0g,每 12 小时 1 次;严重或难治性感染,一次 2.5～5g,每 8 小时 1 次。不良反应 静脉炎、发热、皮疹、血清病、中性粒细胞减少、嗜酸性粒细胞增多、血细胞减少、凝血酶原时间延长、恶心、呕吐、腹泻、肝功能异常、肾功能异常、头痛等。禁忌 对 β-内酰胺类抗生素或 β-内酰胺酶抑制剂过敏者,青霉素皮试阳性者。注意 用药前需做青霉素皮试;肾功能不全者慎用；用药期间应监测肾功能，如发现肾功能异常应及时调整剂量；本品可能引起出血，有出血倾向应检查凝血功能；本品与肝素、香豆素、非甾体抗炎药、血小板聚集抑制剂合用时可增加出血的危险；本品与溶栓剂合用可发生严重出血，不宜同时使用。相互作用 参照哌拉西林。贮藏 避光保存。妊娠分级 B。医保 乙类（限重度感染）。

美洛西林/舒巴坦（Mezlocillin and Sulbactam）

作用类别 本品为美洛西林和舒巴坦按 4∶1 比例组成的复方制剂，对多种革兰阳性菌和阴性菌（包括需氧菌和厌氧菌）均有杀菌作用。适应证 产酶耐药菌引起的呼吸系统感染、泌尿生殖系统感染、腹腔感染、皮肤及软组织感染、盆腔感染、脑膜炎、细菌性心内膜炎、腹膜炎、脓毒症等。用法 静脉滴注：成人一次 3.75g，一日 2～3 次。不良反应 腹泻、恶心、呕吐、皮疹、白细胞减少、血小板减少等。禁忌 对青霉素类药物或舒巴坦过敏者，青霉素皮试阳性者。注意 参见美洛西林。相互作用 参照美洛西林。贮藏 避光保存。妊娠分级 B。医保 乙类（限重度感染）。

头孢哌酮/舒巴坦[基]（Cefoperazone and Sulbactam）

作用类别 本品为头孢哌酮与舒巴坦以 1∶1 或 2∶1 比例组成的复方制剂；舒巴坦对多数 β-内酰胺酶具有不可逆的抑制作用，对头孢哌酮产生明显的增效作用，复方制剂对临床多种重要致病菌具有抗菌活性。适应证 敏感菌所致的呼吸道感染、泌尿道感染、腹腔内感染、败血症、脑膜炎、皮肤软组织感染、骨关节感染、妇科感染等。用法 肌内注射、静脉注射或静脉滴注。1∶1 比例：成人，一日 2～4g，严重或难治性感染可增至一日 8g，分 2 次给药；儿童，一日 40～80mg/kg，分 2～4 次滴注，严重或难治性感染可增至一日 160mg/kg，分 2～4 次滴注；新生儿出生第一周内，每 12 小时给药 1 次。2∶1 比例：用法参考 1∶1 比例中头孢哌酮的剂量。不良反应 参见头孢哌酮。禁忌 对头孢菌素类或本品任一成分过敏者，有青霉素过敏性休克和即刻反应史者。注意 病情需要时，接受 1∶1 头孢哌酮舒巴坦治疗的患者可另外单独增加头孢哌酮的用量；成人舒巴坦每日最高剂量不超过 4g，儿童舒巴坦每日最高剂量不超过 80mg/kg；肾功能明显降低者，应调整剂量，肌酐清除率为 15～30ml/min 时，舒巴坦的一日最高剂量为 1g，小于 15ml/min 时，舒巴坦的一日最高剂量为 500mg；其余同头孢哌酮。相互作用 参照头孢哌酮。贮藏 避光保存。妊娠分级 B。医保 乙类。

碳青霉烯类抗生素及其他 β-内酰胺类

亚胺培南/西司他丁（Imipenem/Cilastatin）

作用类别 本品是由亚胺培南和西司他丁按 1∶1 比例组成的复方制剂亚胺培南为碳青霉烯类抗生素，通过抑制细菌细胞壁的合成而发挥抗菌作用，为广谱强效杀菌剂，可杀灭大部分革兰阳性菌、阴性菌、需氧菌以及厌氧菌；西司他丁钠为一种特异性酶抑制剂，阻断亚胺培南在肾脏代谢，从而提高泌尿道中亚胺培南的浓度。适应证 敏感菌所致的严重感染、混合感染，如腹腔内感染、下呼吸道感染、妇科感染、败血症、泌尿生殖道感染、骨关节感染、皮肤软组织感染、心内膜炎；或感染病原菌确定前的早期经验治疗。用法 静脉滴注。成人：一日 1～2g，分 3～4 次滴注；每日最大剂量 4g 或 50mg/kg，按较低剂量使用。儿童：体重大于 40kg，按成人剂量给药；儿童和婴儿体重小于 40kg，一次 15mg/kg，每 6 小时 1 次，每日总剂量不超过 2g。本品的推荐剂量是以亚胺培南的使用量表示。不良反应 静脉炎、发热、皮疹、过敏反应、血清病、中性粒细胞减少、嗜酸性粒细胞增多、血小板减少、恶心、呕吐、腹泻、伪膜性肠炎、血象异常、肝功能异常、肾功能异常、幻觉、癫痫发作等。禁忌 对本品任何成分过敏者。注意 对 β-内酰胺类过敏者慎用；结肠炎患者慎用；治疗过程中出现腹泻时，应考虑诊断伪膜性肠炎的可能；有癫痫病史或中枢神经系统疾病患者慎用；本品不适用于脑膜炎的治疗；体重很轻或中重度肾功能不全患者应减小剂量；本品与更昔洛韦同时滴注可能引起癫痫发作，不宜伴随使用。使丙戊酸浓度降低，增加癫痫发作风险。相互作用 丙戊酸、更昔洛韦。妊娠分级 C。医保 乙类（限其他抗生素治疗无效的重度感染）。

美罗培南（Meropenem）

作用类别 碳青霉烯类抗生素；抗菌谱极广，对大部分临床常见的革兰阳性菌、阴性菌和厌氧菌有很强的抗菌活性，对人体的肾脱氢肽酶-Ⅰ稳定。适应证 敏感菌引起的严重感染及混合感染，如肺炎、尿路感染、腹腔内感染、妇科感染、皮肤软组织感染、脑膜炎、败血症；中性粒细胞减少的发热患者的经验治疗。用法 静脉滴注。成人：肺炎、尿路感染、妇科感染、皮肤及附属器感染，一次 0.5g，每 8 小时 1 次；院内获得性肺炎、腹膜炎、推定有感染的中性粒细胞减少的患者及败血症，一次 1g，每 8 小时 1 次；脑膜炎，一次 2g 每 8 小时 1 次。3 个月至 12 岁儿童：一次 10～20mg/kg，每 8 小时 1 次；治疗脑膜炎的推荐剂量为一次 40mg/kg，每 8 小时 1 次；体重大于 50kg 的儿童，按成人剂量给药。不良反应 静脉炎、皮疹、过敏反应、中性粒细胞减少、嗜酸性粒细胞增多、血小板减少、恶心、呕吐、腹泻、伪膜性肠炎、转氨酶升高、头痛等。禁忌 对本品及其他碳青霉烯类过敏者，使用丙戊酸钠者。注意 对 β-内酰胺类过敏者慎用；严重肾功能障碍者宜减量；严重肝功能障碍患者，有可能加重肝功能障碍；老年患者慎用；有癫痫病史或中枢神经系统疾病患者慎用；不得随意延长给药疗程。使丙戊酸浓度降低，增加癫痫发作风险。相互作用 丙戊酸。妊娠分级 B。医保 乙类（限其他抗生素治疗无效的重度感染）。

比阿培南（Biapenem）

作用类别 碳青霉烯类抗生素；抗菌活性与亚胺培南相似，对人肾脱氢肽酶-Ⅰ稳定。适应证 敏感菌引起的严重感染及混合感染，包括败血症、肺炎、肺部脓肿、慢性呼吸道疾病引起的二次感染、难治性膀胱炎、肾盂肾炎、腹膜炎、妇科附件炎等。用法 静脉滴注：一次 0.3g，一日 2 次；一日总剂量不得超过 1.2g。不良反应 皮疹、恶心、呕吐、腹泻、转氨酶升高等。禁忌 对本品过敏者，正在服用丙戊酸类药物者。注意 对 β-内酰胺类过敏者慎用，本人或直系亲属中有过敏体质者慎用，严重肾功能不全者慎用，有癫痫病史者或中枢神经系统疾病患者慎用。相互作用 丙戊酸。贮藏 避光保存。医保 乙类(限其他抗生素治疗无效的重度感染)。

帕尼培南/倍他米隆（Panipenem/Betamipron）

作用类别 本品是由帕尼培南和倍他米隆按 1∶1 比例组成的复方制剂，抗菌活性与亚胺培南相同。适应证 敏感菌所致的如肺炎、尿路感染、腹腔内感染、妇科感染、皮肤软组织感染、脑膜炎、败血症、感染性心内膜炎、中耳炎、鼻窦炎、眼内炎等。用法 静脉滴注。成人：每日 1g，分 2 次给药，每次静脉滴注 30 分钟以上；重症或难治性感染，可增至每日 2g，分 2 次给药。儿童：按体重每日 30～60mg/kg，分 3 次给药；重症或难治性感染可增至每日 100mg/kg 体重，分 3～4 次给药，一日总剂量不超过 2g。本品的推荐剂量是以帕尼培南的使用量表示。不良反应 转氨酶升高、嗜酸性粒细胞增多、休克、肾功能损害、伪膜性肠炎、惊厥、意识障碍、血栓性静脉炎等。禁忌 对本品所含成分有休克史者，正在使用丙戊酸钠的患者，对本品所含成分有过敏史者原则上不用。注意 用药前充分询问病史及药物过敏史，有药物过敏史者慎用；严重肾功能障碍者及肝功能障碍慎用；口服摄取不良或经非口服途径摄取营养的患者、全身状况很差的患者以及老年患者慎用；孕妇慎用；哺乳期妇女避免使用。相互作用 丙戊酸。医保 乙类(限其他抗生素治疗无效的重度感染)。

厄他培南（Ertapenem）

作用类别 碳青霉烯类抗生素；抗菌谱较亚胺培南窄，对需氧革兰阳性菌和革兰阴性菌以及厌氧菌有效，对不动杆菌和铜绿假单胞菌无效。适应证 敏感菌所致的中、重度感染，包括继发性腹腔感染、复杂皮肤软组织感染、肺炎、尿路感染、盆腔感染和菌血症等。用法 成人常用量 1g，一日 1 次。本品可通过静脉输注给药，最长可使用 14 天，静脉输注时间应超过 30 分钟；或通过肌内注射给药，最长可使用 7 天。不良反应 静脉炎、发热、皮疹、过敏反应、中性粒细胞减少、嗜酸性粒细胞增多、恶心、呕吐、腹泻、肝功能异常、头痛等。禁忌 对本品中任何成分或对同类的其他药物过敏者，对酰胺类局麻药过敏的患者、伴有严重休克或心脏传导阻滞的患者禁止肌内注射。注意 用药前仔细询问药物过敏史；本品只可用于治疗或预防已经明确或高度怀疑由敏感菌引起的感染；用药期间出现腹泻时，应注意伪膜性肠炎的可能；肌内注射本品应谨慎，避免误将药物注射到血管中；中枢神经系统疾病患者及肾功能损害者慎用；重度肾损害患者需调整剂量为每日 0.5g；妊娠期及哺乳期妇女慎用；不推荐 18 岁以下患者使用。相互作用 丙磺舒、丙戊酸。妊娠分级 B。医保 非医保。

法罗培南（Faropenem）

作用类别 青霉烯类口服抗生素；对需氧革兰阳性菌、革兰阴性菌以及厌氧菌具有广谱抗菌作用，对各种细菌产生的β-内酰胺酶稳定。适应证 敏感菌所致的泌尿生殖系统感染、呼吸系统感染、皮肤软组织感染、眼、耳鼻喉和牙周感染。用法 口服：成人，一次150～300mg，一日3次。不良反应 腹泻、腹痛、稀便、皮疹、恶心、肝酶升高、嗜酸性粒细胞增多等。禁忌 对本品过敏者。注意 过敏体质者慎用；服用本品可能发生休克，应予以充分诊察；出现腹泻和稀便时应立即采取中止用药等适当处置措施；口服摄取不良或经非口服途径摄取营养的患者、全身状况很差的患者慎用；老年患者应从小剂量开始；孕妇慎用；哺乳期妇女使用期间应避免哺乳。相互作用 呋塞米、丙戊酸。妊娠分级 B。医保 乙类（限其他抗生素治疗无效的重度感染）。

氨曲南（Aztreonam）

作用类别 单酰胺环类抗生素；抑制细菌细胞壁的合成；抗菌谱窄，对大多数需氧革兰阴性菌有高度抗菌活性，对阳性菌及厌氧菌无抗菌活性。适应证 敏感需氧革兰阴性菌所致的尿路感染、下呼吸道感染、败血症、腹腔内感染、妇科感染、术后伤口及烧伤、溃疡等皮肤软组织感染等。用法 静脉给药或肌内给药。成人：尿路感染，一次0.5～1g，一日2～3次；全身中重度感染，一次1～2g，一日2～3次；全身危重感染，一次2g，一日3～4次。一日最大剂量8g。小儿：轻、中度感染，一次30mg/kg，一日3次；中重度感染，一次30mg/kg，一日3～4次。9个月龄以上，一日最大剂量120mg/kg。不良反应 静脉炎、发热、皮疹、光过敏、过敏反应、血清病、中性粒细胞减少、嗜酸性粒细胞增多、血小板减少、肝功能异常、头痛、意识模糊、癫痫发作等。禁忌 对氨曲南或L-精氨酸有过敏史者。注意 过敏体质或对其他β-内酰胺类有过敏反应者慎用，使用期间发生腹泻时应注意伪膜性肠炎的可能，使用本品可能会促进革兰阳性菌和真菌在内的不敏感菌蔓延，中重度肾损害患者应减少剂量。贮藏 避光保存。妊娠分级 B。医保 乙类。

氨基糖苷类抗生素

庆大霉素[基]（Gentamicin）

作用类别 氨基糖苷类抗生素，对各种肠杆菌科细菌、铜绿假单胞菌以及大多数甲氧西林敏感葡萄球菌有良好作用。适应证 敏感菌所致的败血症、下呼吸道感染、肠道感染、盆腔感染、腹腔感染、皮肤软组织感染、复杂性尿路感染等，与抗厌氧菌药物合用治疗腹腔感染及盆腔感染，与青霉素合用治疗肠球菌感染、敏感菌所致中枢神经系统感染。用法 肌内注射或静脉滴注：成人，一次80mg或按体重一次1.0～1.7mg/kg，每8小时1次，或一次5mg/kg，每24小时1次；小儿，一次2.5mg/kg，每12小时1次，或一次1.7mg/kg，每8小时1次。鞘内及脑室给药：成人一次4～8mg，小儿(3 个月以上)一次 1～2mg,每 2～3 日 1 次。口服,成人一次 80～160mg,一日 3～4 次;小儿按体重一日 5～10mg/kg,分 3～4 次给药。滴眼,滴入眼睑中,每次 1～2 滴,每日 3～5 次。**不良反应** 听力减退、耳鸣、耳部饱满感、步履不稳、眩晕、血尿、排尿次数减少、尿量减少、口渴等。**注意** 失水、第八对脑神经损害、重症肌无力、帕金森病及肾功能损害者慎用;用药前、用药期间应定期进行尿常规和肾功能测定,必要时做听力和前庭功能检查;有条件时应监测血药浓度,并据以调整剂量;不能测定血药浓度时,应根据测得的肌酐清除率调整剂量;给予首次饱和剂量后,有肾功能不全、前庭功能或听力减退者的维持量应酌减;治疗期间补充足够水分,以减少肾小管的损害;不宜用于皮下注射;不得静脉推注;与神经肌肉阻滞剂合用,可加重神经肌肉阻滞作用,导致肌肉软弱、呼吸抑制等症状;本品不宜与其他药物同瓶滴注;妊娠期妇女、哺乳期妇女、老年患者及儿童慎用。**相互作用** 有耳毒性和(或)肾毒性药物如卷曲霉素、顺铂、呋塞米、万古霉素、头孢噻吩等。**妊娠分级** C。**医保** 甲类(注射剂),乙类(口服常释剂型)。

阿米卡星[基](Amikacin, 丁胺卡那霉素)

作用类别 氨基糖苷类抗生素;抗菌谱与庆大霉素相似,抗菌活性较庆大霉素略弱,对氨基糖苷类钝化酶稳定。**适应证** 敏感菌所致的严重感染,如菌血症或败血症、细菌性心内膜炎、下呼吸道感染、骨关节感染、胆道感染、腹腔感染、复杂性尿路感染、皮肤软组织感染等;对卡那霉素、庆大霉素或妥布霉素耐药菌株所致的严重感染。**用法** 肌内注射或静脉滴注。成人:单纯性尿路感染病原体对常用抗菌药耐药者,每 12 小时 0.2g;其他全身感染,每 12 小时 7.5mg/kg,或每 24 小时 15mg/kg;一日不超过 1.5g,疗程不超过 10 天。小儿:首剂按体重 10mg/kg,继以每 12 小时 7.5mg/kg,或每 24 小时 15mg/kg。**不良反应** 发热、听力减退、耳鸣、耳部饱满感、步履不稳、眩晕、血清肌酐及尿素氮升高、血尿、排尿次数减少或尿量减少等。**注意** 参见庆大霉素。**相互作用** 参照庆大霉素。**贮藏** 避光保存。**妊娠分级** D。**医保** 甲类。

妥布霉素(Tobramycin)

作用类别 氨基糖苷类抗生素;抗菌谱与庆大霉素近似,对铜绿假单胞菌的作用较强。**适应证** 敏感菌所致的泌尿系统感染、呼吸道感染、皮肤软组织感染、骨关节感染、腹腔感染、革兰阴性杆菌尤其是绿脓杆菌所致的败血症、革兰阴性杆菌脑膜炎、亚急性细菌性心内膜炎,滴眼液用于眼部感染。**用法** 肌内注射或静脉滴注。成人:按体重一次 1～1.7mg/kg,每 8 小时 1 次。小儿:早产儿或出生 0～7 日小儿,按体重一次 2mg/kg,分 2～4 次,每 12～24 小时 1 次;其他小儿,一次 2mg/kg,每 8 小时 1 次。滴眼:轻、中度感染,一次 1～2 次,每 4 小时 1 次;重度感染,一次 2 滴,每小时 1 次。本品用于铜绿假单胞菌脑膜炎或脑室炎时可鞘内注射给药,用于支气管及肺部感染时可同时吸入给药作为辅助治疗。不良反应 步履不稳、眩晕、听力减退、耳鸣、耳部饱满感、血清肌酐及尿素氮升高、血尿、排尿次数减少或尿量减少，全身给药合并鞘内注射可能引起腿部抽搐、皮疹、发热和全身痉挛等。禁忌 本人或家族中有人因使用链霉素引起耳聋或其他耳聋者，肾衰竭者。注意 参见庆大霉素。相互作用 参照庆大霉素。妊娠分级 D。医保 乙类。

卡那霉素（Kanamycin）

作用类别 氨基糖苷类抗生素；对多数肠杆菌科细菌有良好抗菌作用，对铜绿假单胞菌无效。对葡萄球菌属和结核分枝杆菌有一定作用。溶血性链球菌、肺炎链球菌、肠球菌等对本品耐药。适应证 敏感肠杆菌科细菌引起的严重感染，如肺炎、败血症、腹腔感染等，后两者常需与其他抗菌药物联合应用；口服用于腹部术前准备。用法 肌内注射或静脉滴注：成人一次 0.5g，一日 2 次；或按体重 7.5mg/kg，一日 2 次，每日用量不超过 1.5g。小儿按体重一日 15～25mg/kg，分 2 次给药。口服：成人一次 0.75～1.25g，一日 3～4 次；小儿，一日 25～50mg/kg，分 4 次服用。腹部术前准备：口服，一次 1g，1 小时 1 次，服 4 次后，改为 6 小时 1 次，连服 36～72 小时。不良反应 发热、听力减退、耳鸣、耳部饱满感、步履不稳、眩晕、血清肌酐及尿素氮升高、血尿、排尿次数减少或尿量减少等。注意 参见庆大霉素。相互作用 参照庆大霉素。妊娠分级 D。医保 非医保。

大观霉素（Spectinomycin，壮观霉素）

作用类别 氨基糖苷类抗生素；对淋病奈瑟菌有高度抗菌活性，对许多肠杆菌科细菌有中度抗菌活性。适应证 耐药淋病奈瑟菌株所致的尿道炎、前列腺炎、宫颈炎和直肠感染。用法 仅供肌内注射，每 2g 加入 0.9%苯甲醇注射液 3.2ml 中，振摇，使呈混悬液。成人，用于宫颈、直肠或尿道淋病奈瑟菌感染，单剂一次肌内注射 2g；用于播散性淋病，一次肌内注射 2g，每 12 小时 1 次，共 3 日，一次最大剂量 4g。小儿，体重 45kg 以下者，按体重单剂一次肌内注射 40mg/kg；45kg 以上者，单剂一次肌内注射 2g。不良反应 注射部位疼痛、短暂眩晕、恶心、呕吐、失眠等。禁忌 新生儿，孕妇。注意 本品不得静脉给药，应在臀部肌肉外上方做深部肌内注射，注射部位一次注射量不超过 2g；本品可使碳酸锂在个别患者身上出现毒性作用。相互作用 碳酸锂，余参照庆大霉素。妊娠分级 B。医保 乙类。

奈替米星（Netilmicin）

作用类别 氨基糖苷类抗生素；抗菌谱与庆大霉素相似，对革兰阴性杆菌属和葡萄球菌属有较强活性。适应证 敏感阴性杆菌所致复杂性尿路感染、败血症、皮肤软组织感染、腹腔内感染、下呼吸道感染，与其他抗菌药物联合用于治疗葡萄球菌感染。用法 肌内注射或静脉滴注：成人复杂尿路感染，一次 1.5～2mg/kg，每 12 小时 1 次；全身严重感染，1.3～2.2mg/kg，每 8 小时 1 次，或 2～3.25mg/kg，每 12 小时 1 次。婴儿(6 周以上)至 12 岁儿童,每日用药总量为 5.5～8mg/kg,分 2～3 次给药。不良反应 血清肌酐及尿素氮升高、尿量减少、听力改变、前庭异常、头晕、眩晕、肝酶升高等。禁忌 对本品有严重毒性反应者。注意 本品不是单纯性尿路感染、上呼吸道感染及轻度皮肤软组织感染的首选药,其余注意参见庆大霉素。相互作用 参照庆大霉素。妊娠分级 D。医保 乙类(限二线用药)。

依替米星(Etimicin)

作用类别 氨基糖苷类抗生素;对大肠埃希菌、肺炎克雷白杆菌、沙门菌属、肠杆菌属、沙雷菌属、奇异变性杆菌、流感嗜血杆菌及葡萄球菌属有较高活性,对部分假单胞杆菌、不动杆菌属具有一定活性。适应证 敏感菌所致的呼吸道、泌尿生殖道和皮肤软组织感染。用法 静脉滴注:成人,一次 0.1～0.15g,一日 2 次。不良反应 尿素氮升高、肝酶升高、电测听力减退、耳鸣、眩晕等。注意 肾功能受损者,不宜使用本品,必要时应调整剂量;其余注意参见庆大霉素。相互作用 肾毒性药物。医保 乙类(限二线用药)。

异帕米星(Isepamicin)

作用类别 氨基糖苷类抗生素;对大肠杆菌、枸橼酸杆菌属、克雷白杆菌属、肠杆菌属、沙雷菌属、变形杆菌属及绿脓杆菌有较强的抗菌作用。对引起氨基糖苷类失活的各种酶稳定,与同类药物的交叉耐药性少。适应证 敏感菌引起的外伤、烧伤、手术等引起创口感染、肺炎、慢性支气管炎、肾盂肾炎、膀胱炎、腹膜炎及败血症等。用法 成人以硫酸异帕米星计,1 日400mg,分 1～2 次肌内注射或缓慢静脉滴注。不良反应 休克、耳鸣、听力减退、急性肾衰竭、尿素氮及肌酐升高、少尿、肝酶升高、白细胞减少、血小板减少等。禁忌 本人或家族中有因使用本类药物引起听力障碍者,肾衰竭者,孕妇,早产儿、新生儿、婴幼儿。注意 参见庆大霉素。相互作用 参见庆大霉素。医保 乙类(限二线用药)。

核糖霉素(Ribostamycin)

作用类别 氨基糖苷类抗生素;抗菌谱与卡那霉素相似,抗菌作用较弱,对铜绿假单胞菌无效。适应证 敏感肠杆菌科细菌所致各种严重感染,肺炎、败血症、胆道感染等。用法 本品仅供肌内注射。成人一日 1～2g,儿童按体重每日 20～40mg/kg,分 2 次给药。不良反应 听力减退、眩晕、维生素 K 或 B 族维生素缺乏、血尿素氮和血氨基转移酶升高等。禁忌 孕妇、婴幼儿、肾功能低下者。注意 参见庆大霉素。相互作用 神经肌肉阻滞剂、肾毒性药物。医保 非医保。

小诺霉素(Micronomicin)

作用类别 氨基糖苷类抗生素;抗菌谱与庆大霉素相似,对大肠埃希菌、铜绿假单胞菌等阴性菌有抗菌作用,金黄色葡萄球菌对本品敏感,链球菌、厌氧菌、结核杆菌等对本品耐药。适应证 敏感革兰阴性菌引起的败血症、支气管炎、肺炎、腹膜炎、肾盂肾炎、膀胱炎等。用法 肌内注射或稀释后静脉滴注：成人肌内注射，一次 60～80mg，必要时可增至 120mg，一日 2～3 次；静脉滴注，一次 60mg，加入氯化钠 100ml 中恒速滴速，于 1 小时滴完。小儿按体重 3～4mg/kg，分 2～3 次给药。口服成人一次 80mg，一日 3 次。滴眼一次 1～2 滴，一日 3～4 次。不良反应 听力减退、耳鸣、耳部饱满感、步履不稳、眩晕、恶心、呕吐、血清肌酐及尿素氮升高、血尿、排尿次数减少或尿量减少等。禁忌 本人或家族中有人因使用链霉素引起耳聋或其他耳聋者，肾衰竭者，孕妇，高龄患者。注意 参见庆大霉素。相互作用 参照庆大霉素。贮藏 避光保存。医保 非医保。

西索米星（Sisomicin，西索霉素）

作用类别 氨基糖苷类抗生素；抗菌谱与庆大霉素相似，对金黄色葡萄球菌、大肠杆菌、克雷白杆菌、变形杆菌、肠杆菌属、铜绿假单胞菌、痢疾杆菌等有效。适应证 敏感菌所致的呼吸系统感染、泌尿生殖系统感染、胆道感染、皮肤和软组织感染、感染性腹泻及败血症等。用于上述严重感染时宜与青霉素或头孢菌素等联合应用。用法 肌内注射或静脉滴注。成人：轻度感染，一日 0.1g，分 2～3 次给药；重度感染，一日 0.15g，分 2～3 次给药。小儿：按体重一日 2～3mg/kg，分 2～3 次给药。疗程均不超过7～10 日。不良反应 听力减退、耳鸣、血尿、蛋白尿、管型尿、排尿次数减少或尿量减少、食欲减退、极度口渴、耳部饱满感、步履不稳、眩晕、恶心、呕吐等。禁忌 本人或家族中有人因使用链霉素引起耳聋或其他耳聋者，肾衰竭患者，孕妇。注意 参见庆大霉素。相互作用 参照庆大霉素。贮藏 避光保存。医保 非医保。

新霉素（Neomgcin）

作用类别 氨基糖苷类抗生素；对葡萄球菌属、棒状杆菌属、大肠埃希菌、克雷白菌属、变形杆菌属等有良好抗菌作用，对铜绿假单胞菌无效。适应证 肠道感染，结肠手术前肠道准备或肝性脑病时作为辅助治疗，敏感菌所致的结膜炎、泪囊炎、角膜炎、眼睑炎、皮肤黏膜感染等。用法 口服：成人一次 0.25～0.5g，一日 4 次。肝性脑病的辅助治疗一次 0.5～1g，每 6 小时 1 次，疗程 5～6 天。结肠手术前准备每小时 0.5g，连用 4 次，继以每 4 小时 0.5g，共 24 小时。小儿按体重一日 25～50mg/kg，分 4 次服用。滴眼一次 1～2 滴，一日 3～5 次。软膏局部涂擦或包裹患处，一日 1～2 次。不良反应 食欲不振、恶心、腹泻、吸收不良综合征、皮疹、瘙痒、药物热等。注意 本品全身用药有显著肾毒性和耳毒性，仅限于口服或局部应用；本品不宜用于全身性感染的治疗；其余参见庆大霉素。相互作用 参照庆大霉素。妊娠分级 D。医保 乙类。

巴龙霉素（Paromomycin）

作用类别 氨基糖苷类抗生素；抗菌谱与新霉素和卡那霉素相似，对志贺菌属和金黄色葡萄球菌的作用显著，对阿米巴原虫、利什曼原虫、隐孢子虫、丝虫有良好作用。适应证 肠阿米巴病，肠道隐孢子虫病，结肠手术前准备及肝性脑病等。用法 口服。肠阿米巴病：成人一次 0.5g，一日 3 次，共 7 日；儿童一日 30mg/kg，分 3 次服用。隐孢子虫病：成人一次 0.5～0.75g，一日 3 次。结肠手术前准备及肝性脑病：成人一次 1g，一日 3 次。不良反应 食欲减退、恶心、呕吐、腹泻等。注意 参见庆大霉素。相互作用 参照庆大霉素。医保 非医保。

四环素类抗生素

四环素（Tetracycline）

作用类别 四环素类抗生素；广谱抑菌剂，除了常见的革兰阳性菌、革兰阴性菌以及厌氧菌外，多数立克次体属、支原体属、衣原体属、非典型分枝杆菌属、螺旋体也对本品敏感。适应证 本品作为首选或选用药物应用于立克次体病、支原体属感染、衣原体属感染、回归热、布鲁菌病、霍乱、兔热病、鼠疫和软下疳等疾病；也可用于对青霉素类过敏患者，治疗破伤风、气性坏疽、雅司病、梅毒、淋病和钩端螺旋体病、放线菌病、单核细胞增多性李斯特菌感染；用于治疗局部感染。用法 空腹口服：成人一次 0.25～0.5g，每 6 小时 1 次。8 岁以上小儿，一日 25～50mg/kg，分 4 次服用。疗程一般为 7～14 日，支原体肺炎、布鲁菌病需 3 周左右。不良反应 恶心、呕吐、上腹不适、腹胀、腹泻、脂肪肝变性、食管溃疡、斑丘疹、光敏反应、溶血性贫血、血小板减少、中性粒细胞减少和嗜酸性粒细胞减少、牙齿黄染、头痛、视神经乳头水肿、血尿素氮和肌酐升高、酸中毒、二重感染、口干、咽炎、口角炎、舌炎、舌苔色暗等。禁忌 妊娠期妇女及 8 岁以下小儿不宜使用，原有肝病者不宜使用，已有肾功能损害不宜应用。注意 长期用药应随访血常规以及肝、肾功能；应用本品时应饮用足量水，避免食管溃疡和减少胃肠道刺激症状；本品宜空腹服用，即餐前 1 小时或餐后 2 小时服用，以避免食物对吸收的影响；治疗性病时，如怀疑同时合并螺旋体感染，用药前须行暗视野显微镜检查及血清学检查，后者每月 1 次，至少 4 次；老年患者需慎用；哺乳期妇女应用时应暂停授乳。相互作用 制酸药、含钙、镁、铁等金属离子的药物、考来烯胺或考来替泊、甲氧氟烷、强利尿药、其他肝毒性药物、避孕药、抗凝药。贮藏 避光保存。妊娠分级 D。医保 甲类。

土霉素[基]（Oxytetracycline，地霉素）

作用类别 四环素类抗生素，抗菌谱与四环素相同。适应证 与四环素相同。用法 空腹口服：成人一日 1.5～2g，分 3～4 次；8 岁以上小儿一日 30～40mg/kg，分 3～4 次。不良反应 参见四环素。禁忌 妊娠期妇女及 8 岁以下小儿不宜使用，原有肝病者不宜使用，已有肾功能损害不宜应用。注意 参见四环素。相互作用 参见庆大霉素。贮藏 避光保存。医保 甲类。

多西环素[基]（Doxycycline，强力霉素）

作用类别 四环素类抗生素；广谱抑菌剂，对化脓链球菌、肠球菌、诺卡菌属及各种厌氧菌的作用强于四环素。适应证 同四环素。还可用于中、重度痤疮患者作为辅助治疗。用法 口服。抗菌及抗寄生虫感染：成人，第一日 100mg，每 12 小时 1 次，继以 100～200mg，一日 1 次，或 50～100mg，每 12 小时 1 次。淋病奈瑟菌性尿道炎和宫颈炎：一次 100mg，每 12 小时 1 次。共 7 日。非淋病奈瑟菌性尿道炎，由沙眼衣原体或解脲脲原体引起者，以及沙眼衣原体所致的单纯性尿道炎、宫颈炎或直肠感染：均为一次 100mg，一日 2 次，疗程至少 7 日。梅毒：一次 150mg，每 12 小时 1 次，疗程至少 10 日。8 岁以上小儿第一日按体重 2.2mg/kg，每 12 小时 1 次，继以按体重 2.2～4.4mg/kg，一日 1 次，或按体重 2.2mg/kg，每 12 小时 1 次。体重超过 45kg 的小儿用量同成人。不良反应 参见四环素。禁忌 孕妇及 8 岁以下小儿。注意 应用本品时可能发生耐药菌的过度繁殖，一旦发生二重感染，即停用本品并予以相应治疗；治疗性病时，如怀疑同时合并梅毒螺旋体感染，用药前须行暗视野显微镜检查及血清学检查，后者每月 1 次，至少 4 次；长期用药时应定期随访检查血常规以及肝功能；肾功能减退患者可应用本品，不必调整剂量；本品可与食品、牛奶或含碳酸盐饮料同服。相互作用 参见四环素。妊娠分级 D。医保 甲类。

米诺环素（Minocycline，二甲胺四环素，美满霉素）

作用类别 四环素类抗生素；抗菌谱与四环素相近，具高效和长效性。对耐四环素的金黄色葡萄球菌、链球菌、淋病耐瑟菌均有很强的作用，对沙眼衣原体和溶脲支原体亦有较好的抑制作用。适应证 敏感的病原体引起的败血症、皮肤软组织感染、呼吸系统感染、腹腔内感染、泌尿生殖系统感染、中耳炎等。用法 口服：成人首次剂量为 0.2g，以后每 12 小时服用本品 0.1g，或每 6 小时服用 50mg。不良反应 菌群失调、食欲不振、恶心、呕吐、腹痛、腹泻、口腔炎、舌炎、肛门周围炎、食管溃疡、恶心、呕吐、黄疸、脂肪肝、血清氨基转移酶升高、牙齿黄染、皮疹、荨麻疹、药物热、光敏性皮炎、眩晕、耳鸣、共济失调伴恶心、呕吐、溶血性贫血、血小板减少、中性粒细胞减少、嗜酸性粒细胞增多、皮肤或组织色素沉着等。禁忌 孕妇及 8 岁以下小儿。注意 肝肾功能不全、食管通过障碍者、老年人、口服吸收不良或不能进食者及全身状态恶化患者慎用；由于具有前庭毒性，本品已不作为脑膜炎奈瑟菌带菌者和脑膜炎奈瑟菌感染的治疗药物；从事机器操作及高空作业者应避免服用；服用时应多饮水，尤其临睡前服用时；急性淋病奈瑟菌性尿道炎患者疑有初期或二期梅毒时，通常应进行暗视野检查，疑有其他类型梅毒时，每月应进行血清学检查，并至少进行 4 个月；严重肾功能不全患者的剂量应低于常用剂量，如需长期治疗，应监测血药浓度；用药期间应定期检查肝、肾功能；用药后应避免日晒；本品可与食品、牛奶或含碳酸盐饮料同服；哺乳期妇女用药期间应暂停哺乳。相互作用参见四环素。贮藏 避光保存。妊娠分级 D。医保 乙类。

酰胺醇类抗生素

氯霉素[基]（Chloramphenicol）

作用类别 酰胺醇类抗生素；广谱抑菌剂，对需氧革兰阴性菌和革兰阳性菌、厌氧菌、立克次体属、螺旋体和衣原体属均有杀灭或抑制作用。适应证 伤寒和其他沙门菌属感染；耐氨苄西林的B型流感嗜血杆菌脑膜炎或对青霉素过敏患者的肺炎链球菌、脑膜炎奈瑟菌脑膜炎、敏感的革兰阴性杆菌脑膜炎；脑脓肿，尤其是耳源性；严重厌氧菌感染；无其他低毒性抗菌药可替代时治疗敏感菌所致的各种严重感染；立克次体感染；局部感染。用法 静脉滴注：成人一日2～3g，分2次给药；小儿按体重一日25～50mg/kg，分3～4次给药；新生儿一日不超过25mg/kg，分4次给药。滴眼每次1～2滴，一日3～5次。外耳炎滴入耳道，一次2～3滴，一日3次。不良反应 骨髓抑制、贫血、中性粒细胞和血小板减少、再生障碍性贫血、出血倾向、溶血性贫血、灰婴综合征、周围神经炎、视神经炎、二重感染、恶心、呕吐、腹泻、发热、皮疹、皮炎、头痛、意识模糊等。禁忌 妊娠期及哺乳期妇女、新生儿、肝肾功能损害者避免使用。注意 避免重复疗程使用；沙门菌属感染的胃肠炎一般不宜使用本品；老年患者慎用；治疗期间应定期检查周围血象，长程治疗者须查网织细胞计数，必要时做骨髓检查，以便及早发现与剂量有关的可逆性骨髓抑制；相互作用 其他骨髓抑制剂、抗癫痫药、降糖药、含雌激素的避孕药、维生素 B_6、维生素 B_{12}、林可霉素类、大环内酯类。妊娠分级 C。医保 甲类。

甲砜霉素（Thiamphenicol，甲砜氯霉素）

作用类别 酰胺醇类抗生素，抗菌活性与氯霉素相仿。适应证 敏感菌如流感嗜血杆菌、大肠埃希菌、沙门菌属等所致的呼吸道、尿路、肠道等感染。用法 口服：成人一日1.5～3g，分3～4次服用；儿童按体重一日25～50mg/kg，分4次服用。不良反应 腹痛、腹泻、恶心、呕吐、皮疹、可逆性红细胞生产抑制、白细胞减少、血小板减少、头痛、嗜睡、头晕、周围神经炎、视觉减退等。禁忌 妊娠期妇女、新生儿避免使用。注意 参见氯霉素。相互作用 参照氯霉素。贮藏 避光保存。医保 非医保。

大环内酯类抗生素

红霉素[基]（Erythromycin）

作用类别 大环内酯类抗生素，敏感菌包括革兰阳性菌、流感嗜血杆菌、百日咳鲍特菌、厌氧菌（脆弱拟杆菌、梭杆菌除外）、支原体、衣原体、军团菌属、某些螺旋体等。适应证 青霉素过敏者的替代用药，军团菌病，肺炎支原体肺炎，肺炎衣原体肺炎，其他衣原体属、支原体属所致泌尿生殖系感染，沙眼衣原体结膜炎，淋球菌感染，厌氧菌所致口腔感染，空肠弯曲菌肠炎，百日咳，敏感菌所致的其他感染。用法 静脉滴注：成人，一次0.5～

1g，每日2～3次，治疗军团菌病，剂量可增至一日3～4g，分4次，一日不超过4g；小儿每日按体重20～30mg/kg，分2～3次。口服：成人一日1～2g，分3～4次，军团菌病，一日2～4g，分4次服用；小儿按体重一日30～50mg/kg，分3～4次服用。**不良反应** 皮疹、过敏、恶心、呕吐、腹泻、肝功能异常、黄疸、听力减退、意识模糊、癫痫发作、心律失常等。**注意** 本类药物对葡萄球菌属、肺炎链球菌的耐药率较高，临床选用时需注意；溶血性链球菌感染治疗至少需持续10日，以防止急性风湿热的发生；肾功能减退者一般无需减量；用药期间应随访肝功能，肝病患者及严重肾功能损害者的剂量应适当减少；本品与其他肝毒性药物合用可能增强肝毒性；**相互作用** 卡马西平、丙戊酸、环孢素、华法林、氨茶碱、阿司咪唑、特非那定、洛伐他汀、咪达唑仑、三唑仑、耳毒性药物、氯霉素、林可霉素。**妊娠分级** B。**医保** 甲类。

琥乙红霉素[基]（Erythromycin Ethylsuccinate，红霉素琥珀酸酯）

作用类别 大环内酯类抗生素；本品为红霉素的琥珀酸乙酯，抗菌谱同红霉素；在胃酸中较红霉素稳定，生物利用度高，血液和组织浓度增高。**适应证** 同红霉素。**用法** 口服：成人一日1.6g，分2～4次服用。军团菌病，一次0.4～1.0g，一日4次。成人一日不超过4g。预防链球菌感染，一次0.4g，一日2次。衣原体或溶脲脲原体感染，一次0.8g，每8小时1次，共7日；或一次0.4g，每6小时1次，共14日。小儿，按体重一次7.5～12.5mg，一日4次；或一次15～25mg/kg，一日2次；严重感染每日剂量可加倍，分4次服用；百日咳患儿，一次10～12.5mg/kg，一日4次，疗程14日。**不良反应** 恶心、乏力、呕吐、腹痛、皮疹、发热、肝功能异常、黄疸、过敏、腹泻、听力减退等。**禁忌** 慢性肝病患者、肝功能损害者及孕妇。**相互作用** 避孕药，余参照红霉素。**贮藏** 避光保存。**注意** 参见红霉素。**妊娠分级** B。**医保** 乙类。

阿奇霉素[基]（Azithromycin，阿奇红霉素）

作用类别 大环内酯类抗生素；抗菌谱与红霉素相似，对阳性菌的作用弱于红霉素，对流感嗜血杆菌、卡他莫拉菌等阴性菌以及沙眼衣原体和某些分枝杆菌的体外活性强于红霉素。**适应证** 敏感菌引起的需要首先采取静脉滴注治疗的社区获得性肺炎，沙眼衣原体、淋病奈瑟菌、人型支原体引起的需要首先采取静脉滴注治疗的盆腔炎。**用法** 口服：成人第一日0.5g顿服，第2～5日，0.25g顿服；或一日0.5g顿服，连用3天；衣原体引起的尿道炎或宫颈炎，杜克嗜血杆菌引起的软下疳均为1g单剂口服；淋球菌性尿道炎和宫颈炎，2g单剂口服；预防鸟分枝杆菌复合体感染，每周1.2g顿服；鸟分枝杆菌复合体感染的治疗，一日0.6g口服，与乙胺丁醇合用。小儿，第一日10mg/kg顿服，第2～5日一日5mg/kg顿服。治疗社区获得性肺炎及盆腔炎，成人每次0.5g，一日1次静滴，然后根据临床反应转为口服。**不良反应** 恶心、呕吐、腹泻、肝酶升高、注射部位疼痛、局部炎症、皮疹、瘙痒、肌酐及尿素氮升高等。注意 肝功能不全者慎用；孕妇、哺乳期妇女慎用；每次滴注时间不少于60分钟，滴注液浓度不高于2mg/ml；本类药物对葡萄球菌属、肺炎链球菌的耐药率较高，临床选用时需注意。相互作用 地高辛、三唑仑、卡马西平、特非那定、环孢素、苯妥英。妊娠分级 B。医保 甲类(口服常释剂型、颗粒剂)，乙类(注射剂)。

克拉霉素[基] (Clarithromycin，甲基红霉素)

作用类别 大环内酯类抗生素；抗菌谱与红霉素相似，体外对金黄色葡萄球菌、链球菌、卡他莫拉菌、军团菌属等的抗菌活性较强。适应证 敏感菌所致的鼻咽感染、肺部感染、皮肤软组织感染、急性中耳炎、肺炎支原体肺炎、沙眼衣原体引起的尿道炎及宫颈炎、军团菌感染、与其他药物联合用于鸟分枝杆菌感染和幽门螺杆菌感染等。用法 口服：成人，一次0.25g，每12小时1次；重症感染一次0.5g，每12小时1次。儿童，6个月以上的儿童按体重一次7.5mg/kg，每12小时1次。不良反应 口腔异味、腹痛、腹泻、恶心、呕吐、头痛、转氨酶升高、皮疹、肝毒性、伪膜性肠炎等。禁忌 孕妇、哺乳期妇女，严重肝功能损害者、水和电解质紊乱者、服用特非那丁治疗者，某些心脏病(包括心律失常、心动过缓、Q-T间期延长、缺血性心脏病、充血性心力衰竭等)患者。注意 肝功能损害、中度至严重肾功能损害者慎用，肾功能严重损害者须调整剂量，本品与食物同服不影响其吸收，血液或腹膜透析不能降低本品的血药浓度。相互作用 卡马西平、阿司咪唑、西沙必利、特非那丁、地高辛、氟康唑。妊娠分级 C。医保 乙类。

罗红霉素(Roxithromycin)

作用类别 大环内酯类抗生素；抗菌谱与抗菌活性与红霉素相似，对嗜肺军团菌的作用较红霉素强。适应证 敏感菌所致的上、下呼吸道感染、耳鼻喉感染、泌尿生殖系统感染、皮肤软组织感染、儿科感染；支原体、衣原体及军团菌感染。用法 空腹口服。成人每次0.15g，每日2次；儿童，一次2.5～5mg/kg，一日2次。不良反应 腹痛、腹泻、恶心、呕吐、皮疹、皮肤瘙痒、头昏、头痛、肝酶升高等。注意 肝、肾功能不全者慎用；轻度肾功能不全者不需调整剂量，严重肾功能不全者给药间隔延长一倍；用药期间定期随访肝功能；孕妇、哺乳期妇女慎用；禁忌与麦角胺、二氢麦角胺、溴隐亭、西沙必利、酮康唑、特非那定等合用；本品对氨茶碱的代谢影响小，对卡马西平、华法林、雷尼替丁及其他制酸药基本无影响。相互作用 麦角胺、二氢麦角胺、溴隐亭、西沙必利、酮康唑、特非那定。妊娠分级 B。医保 乙类。

地红霉素[基] (Dirithromycin)

作用类别 大环内酯类抗生素，抗菌谱与红霉素相似。适应证 适用于12岁以上患者，用于敏感菌引起的轻、中度感染慢性支气管炎急性发作、急性支气管炎、社区获得性肺炎、咽炎、扁桃体炎、单纯性皮肤和软组织感染等。用法 口服。慢性支气管炎急性发作：一日1次，一次0.5g，疗程5～7天。急性支气管炎：一日1次，一次0.5g，疗程7天。社区获得性肺炎：一日1次，一次0.5g，疗程14天。咽炎和扁桃体炎：一日1次，一次0.5g，疗程10天。单纯性皮肤和软组织感染：一日1次，一次0.5g，疗程5～7天。不良反应 头痛、腹痛、腹泻、恶心、消化不良、眩晕、皮疹、呕吐、血小板计数增多、嗜酸性粒细胞增多、中性粒细胞增多等。禁忌 不宜用于可疑或潜在菌血症患者。注意 本品应与食物同服或饭后1小时内服用，不得分割、压碎、咀嚼；严重肝功能不全者慎用；孕妇、哺乳期妇女慎用；老年患者使用时不必调整剂量。相互作用 抗酸药或H_2受体拮抗剂。妊娠分级 C。医保 乙类。

螺旋霉素（Spiramycin）

作用类别 大环内酯类抗生素；抗菌谱与红霉素类似，对革兰阳性菌、部分革兰阴性菌、立克次体、大型病毒等有良好抗菌作用。适应证 参照红霉素。用法 口服：成人一日450万～600万U，分2～3次给药；儿童，一日15万～30万U/kg，分次给药。不良反应 胃肠道不适如恶心、腹泻等。禁忌 孕妇及哺乳期妇女。注意 对肝细胞色素P450同工酶的影响较小。医保 非医保。

乙酰螺旋霉素（Acetylspiramycin）

作用类别 大环内酯类抗生素；本品为螺旋霉素的乙酰化衍生物，抗菌谱与螺旋霉素相似。适应证 敏感葡萄球菌、链球菌属和肺炎链球菌所致的轻、中度感染，也用于隐孢子虫病及妊娠期妇女弓形体病。用法 口服：成人一次0.2～0.3g，一日4次，首次加倍；小儿，一日剂量按体重20～30mg/kg，分4次服用。不良反应 腹痛、恶心、呕吐、药疹等。注意 本品主要通过肝胆系统排泄，严重肝功能不全者慎用；轻度肾功能不全者不需调整剂量，严重肾功能不全者慎用；目前无本品与麦角类发生相互作用的报道；孕妇及哺乳期妇女慎用；本品不影响氨茶碱等药物的体内代谢。医保 乙类。

交沙霉素（Josamycin，角沙霉素）

作用类别 大环内酯类抗生素；抗菌谱与红霉素相仿，本品不诱导葡萄球菌对大环内酯类的耐药性。适应证 敏感菌所致的咽炎、扁桃体炎、鼻窦炎、中耳炎、急性支气管炎、口腔脓肿、肺炎、皮肤软组织感染等。用法 口服：成人一日0.8～1.2g，重症感染可增至1.6g，分3～4次；儿童一日30mg/kg，分3～4次服用。不良反应 腹泻、恶心、呕吐、腹痛、发热、肝功能异常、听力减退（大剂量时）等。注意 肾功能减退者一般无需调整剂量；服用期间应定期随访肝功能；肝病患者和严重肾功能损害者应适当减少剂量；本品不影响肝脏药物代谢酶作用，与茶碱、口服避孕药和环孢素等无配伍禁忌。医保 非医保。

麦迪霉素（Medecamycin）

作用类别 大环内酯类抗生素；抗菌性能与红霉素相似，对革兰阳性菌和支原体有很强的活性，对部分革兰阴性菌如脑膜炎奈瑟菌、淋病奈瑟菌等有抗菌作用。适应证 金黄色葡萄球菌、溶血性链球菌、肺炎球菌等所致的呼吸道、皮肤、软组织和胆道感染，也可用于支原体肺炎。用法 口服：成人一日 0.8～1.2g，小儿按体重一日 30～40mg/kg，分 3～4 次服用。不良反应 胆汁淤积、暂时性转氨酶升高、药物热、药疹、荨麻疹、恶心、呕吐、上腹不适等。注意 肝肾功能不全者慎用；本品在 pH≥6.5 时吸收差，故胃溶衣片较肠溶衣片有利于吸收。相互作用 茶碱。医保 非医保。

麦白霉素（Meleumycin，麦迪霉素/吉他霉素）

作用类别 多组分大环内酯类抗生素，主要成分为麦迪霉素 A_1 和吉他霉素 A_6；抗菌性能与红霉素相似，对革兰阳性菌和支原体有很强的活性，对部分革兰阴性菌如脑膜炎奈瑟菌、淋病奈瑟菌等有抗菌作用。适应证 敏感菌所致的呼吸道、皮肤、软组织、胆道感染和支原体肺炎等。用法 口服：成人一日 0.8～1.2g，小儿按体重一日 30mg/kg，分 3～4 次服用。不良反应 胆汁淤积、暂时性转氨酶升高、药物热、药疹、荨麻疹、恶心、呕吐、上腹不适、食欲不振等。注意 肝肾功能不全者慎用，本品在 pH≥6.5 时吸收差。相互作用 茶碱。医保 非医保。

乙酰吉他霉素（Acetylkitasamycin，乙酰柱晶白霉素）

作用类别 大环内酯类抗生素；抗菌谱与红霉素相似，对革兰阳性菌，特别是阳性球菌有较强的抗菌作用。适应证 革兰阳性菌所致的各种感染，特别是金黄色葡萄球菌、肺炎链球菌及表皮葡萄球菌引起的上、下呼吸道感染及皮肤软组织感染。用法 口服：成人一日 0.8～1.2g，分 3～4 次服用；小儿一日按体重 25～50mg/kg，分 3～4 次服用。不良反应 胃部不适、皮疹等。注意 用药期间如出现皮肤发红、皮疹等症状，应停药；注意监测肝脏功能；孕妇及哺乳期妇女慎用。医保 非医保。

糖肽类抗生素

万古霉素（Vancomycin）

作用类别 糖肽类抗生素，可有效杀灭葡萄球菌（包括耐甲氧西林金黄色葡萄球菌）、化脓性链球菌、肺炎链球菌、无乳链球菌、肠球菌、艰难梭菌、假白喉菌等阳性菌。适应证 适用于对青霉素、头孢菌素过敏或上述药物无效以及对万古霉素敏感而对其他抗生素耐药的细菌引起的感染，如败血症、感染性心内膜炎、骨髓炎、关节炎、灼伤、手术创伤等浅表性继发感染、肺炎、肺脓肿、脓胸、腹膜炎、脑膜炎；口服用于治疗难辨梭状芽胞杆菌引起的伪膜性肠炎及葡萄球菌引起的结肠炎。用法 静脉滴注：每日 2g，每 6 小时 500mg 或每 12 小时 1g，每次静滴在 60 分钟以上。不良反应 皮疹、荨麻疹、颜面潮红、肌酐及尿素氮升高、中性粒细胞减少、嗜酸性粒细胞增多、血小板减少、腹泻、肠炎、发热等。注意 快速推注或滴注本品可促组胺释放出现红人综合征、低血压等副作用，应缓慢给药；每次剂量应至少用200ml 5%葡萄糖或氯化钠溶液溶解后缓慢滴注，滴注时间宜在1小时以上；肾功能损害及老年患者应调整剂量；用药期间最好监测血药浓度；可引起血栓性静脉炎，应注意药液的浓度和静滴速度，再次静滴时应更换静滴部位；药液渗漏于血管外可引起坏死，给药时应慎重；肌内注射可伴有疼痛，不能肌注；孕妇、哺乳期、老年人及儿童慎用；相互作用 氨基糖苷类、含铂抗肿瘤药。妊娠分级 B(胶囊)/C(注射剂)。医保 乙类(限耐甲氧西林金葡球菌感染)。

去甲万古霉素(Norvancomycin)

作用类别 糖肽类抗生素，抗菌活性与万古霉素相似。适应证 MRSA所致的系统感染和难辨索状芽胞杆菌的肠道感染和系统感染；青霉素过敏者不能采用青霉素或头孢菌素，或经上述抗生素治疗无效的严重葡萄球菌感染；对青霉素过敏者的肠球菌心内膜炎、棒状杆菌属心内膜炎；血液透析患者发生葡萄球菌属所致动、静脉分流感染。用法 静脉缓慢滴注：成人每日0.8～1.6g，分2～3次静滴。小儿按体重每日16～24mg/kg，分2次静滴。不良反应 皮疹、恶心、静脉炎、耳鸣、听力减退、肾功能损害、一过性白细胞降低、血清氨基转移酶升高等。注意 本品不可肌内注射，也不宜静脉推注；静脉滴注速度不宜过快，每次剂量(0.4～0.8g)应至少用200ml 5%葡萄糖或氯化钠溶液溶解后缓慢滴注，滴注时间宜在1小时以上；肾功能不全患者慎用；治疗期间应定期检查听力、尿常规及肾功能；妊娠期患者避免使用，哺乳期妇女慎用；老年患者使用时适当减量。相互作用 参照万古霉素。贮藏 避光保存。医保 乙类(限耐甲氧西林金葡球菌感染)。

替考拉宁(Teicoplanin)

作用类别 糖肽类抗生素，抗菌活性与万古霉素相似。适应证 各种严重的革兰阳性菌皮肤和软组织感染、泌尿道感染、呼吸道感染、骨和关节感染、败血症、心内膜炎及持续不卧床腹膜透析相关性腹膜炎。用法 骨科手术预防感染：单剂静脉注射0.4g。中度感染：负荷量，第一天静脉注射0.4g，单次；维持量，静脉或肌内注射0.2g，一日1次。重度感染：负荷量，前三剂静脉注射0.4g，每12小时一次；维持量，静脉或肌内注射0.4g，一日1次。2月以上儿童：严重感染和中性粒细胞减少者，一次10mg/kg，前三剂负荷剂量每12小时静脉注射1次，随后剂量为10mg/kg，静脉或肌内注射，每日1次；中度感染，一次10mg/kg，前三剂负荷剂量每12小时静脉注射1次，随后维持剂量为6mg/kg，静脉或肌内注射，每日1次。小于2月的婴儿：第一天的推荐负荷剂量为16mg/kg，单次，随后一次8mg/kg，一日1次。肾功能受损患者，前三天仍按常规剂量，第四天开始调节剂量。不良反应 红斑、注射局部疼痛、皮疹、瘙痒、发热、支气管痉挛、过敏反应、恶心、呕吐、腹泻、中性粒细胞减少、白细胞减少、血小板减少、肝酶升高、血清肌酐升高、听力丧失、耳鸣等。注意 本品较少发生“红人综合征”；本品可能导致血小板减少，大剂量使用时应监测血常规；避免与其他耳肾毒性药物同时或相继使用；长期使用时，应定期检查听力以及肝、肾功能；肾功能损害者应调整剂量；本品不应用于已确证妊娠或可能妊娠的妇女。相互作用 氨基糖苷类、两性霉素 B、环孢素、呋塞米。贮藏 避光保存。医保 乙类(限耐甲氧西林金葡球菌感染)。

林可酰胺类抗生素

林可霉素(Lincomycin，洁霉素)

作用类别 林可酰胺类抗生素，对常见的革兰阳性菌和厌氧菌有良好的抗菌活性。适应证 敏感革兰阳性菌及厌氧菌所致的呼吸道感染、皮肤软组织感染、女性生殖道感染和盆腔感染及腹腔感染等，对青霉素过敏或不宜使用青霉素的替代治疗药物。用法 肌内注射：成人一日 0.6～1.2g，小儿每日按体重 10～20mg/kg，分次注射。静脉滴注：成人一次 0.6g，每 8 小时或 12 小时 1 次，小儿每日按体重 10～20mg/kg。静脉滴注时每 0.6g 溶于不少于 100ml 的溶液中，滴注时间不少于 1 小时。口服：成人一日 1.5～2g，分 3～4 次服用；小儿每日按体重 30～60mg/kg，分 3～4 次服用。本品应空腹服用。不良反应 恶心、呕吐、腹痛、腹泻、肠炎、假膜性肠炎、白细胞减少、中性粒细胞减少、血小板减少、皮疹、瘙痒、血栓性静脉炎等。禁忌 小于 1 个月的婴儿不宜使用。注意 下列情况慎用肠道疾病或有既往史者、肝功能减退、肾功能严重减退等；用药期间需密切注意大便次数，如出现排便次数增多，应注意假膜性肠炎的可能，需及时停药并做适当处理；为防止急性风湿热的发生，用本类药物治疗溶血性链球菌感染时的疗程至少为 10 日；疗程长者，需定期监测肝、肾功能和血常规；本品不宜作为外科手术后的感染预防，尤其是腹部外科手术患者；孕妇及哺乳期妇女慎用；老年患者使用时需密切观察。相互作用 红霉素、吸入性麻醉药、神经肌肉阻滞药、抗蠕动止泻药、白陶土类药、阿片类。妊娠分级 C。医保 甲类(注射剂)，乙类(口服常释剂型)。

克林霉素[基](Clindamycin，氯林可霉素)

作用类别 林可酰胺类抗生素，对革兰阳性菌及厌氧菌有良好抗菌活性。适应证 链球菌属、葡萄球菌属及厌氧菌所致的呼吸系统感染、皮肤软组织感染、泌尿生殖系统感染和骨髓炎、败血症、腹膜炎等。用法 肌注或静滴：成人，一日 0.6～1.2g，分 2～4 次给药；严重感染，一日 1.2～2.4g。4 周及以上小儿，一日 15～25mg/kg，分 3～4 次给药，严重感染一日 25～40mg/kg。肌内注射，一次不能超过 0.6g。静脉给药速度不宜过快，每 0.6g 溶于不少于 100ml 的溶液中，滴注时间不少于 20 分钟。1 小时内输入的药量不超过 1.2g。口服一次 0.15～0.3g，一日 3～4 次，小儿每日 10～20mg/kg，分 3～4 次服用。不良反应 恶心、呕吐、腹泻、肠炎、伪膜性肠炎、发热、皮疹、静脉炎、光过敏、血细胞计数异常、肝功能异常、头痛等。禁忌 出生4周以内的婴儿。注意 胃肠道疾病史者、肝肾功能损害者以及肾功能严重减退者慎用；用药期间需密切注意大便次数，防止伪膜性肠炎的可能；本品不能通过血脑屏障，不能用于脑膜炎；与红霉素、氯霉素呈拮抗作用，不宜合用；本品不宜与抗蠕动止泻药、含白陶土止泻药合用；本品具有神经肌肉阻滞作用，应避免与其他神经肌肉阻滞药合用；与阿片类合用时，应密切观察患者；孕妇及哺乳期妇女慎用；老年患者慎用；4岁以内儿童慎用，儿童使用时应监测肝肾功能。相互作用 参见克林霉素。贮藏 避光保存。妊娠分级 B。医保 甲类。

其他类抗生素

磷霉素[基]（Fosfomycin）

作用类别 抗菌谱广，对革兰阳性菌和阴性菌均有较强的抗菌活性。适应证 敏感菌所致的呼吸道感染、下尿路感染、肠道感染以及皮肤软组织感染。用法 静脉滴注：成人一日4～12g，严重感染增至16g，分2～3次给药；儿童一日0.1～0.3g/kg，分2～3次给药。口服：磷霉素钙片，成人每日2～4g，小儿按体重50～100mg，分3～4次服用；磷霉素氨丁三醇散，成人一次1包(含磷霉素3g)，一日1次。不良反应 恶心、腹部不适、腹泻、皮疹、血细胞减少、注射部位静脉炎等。注意 静滴速度宜缓慢，时间应在1～2小时以上；肝肾功能减退者慎用；妊娠期及哺乳期妇女、老年人、低体重初生儿、新生儿慎用；治疗严重感染及金黄色葡萄球菌感染，宜与其他药物联用；本品不宜肌注；应用大剂量时应监测肝功能。妊娠分级 B。医保 甲类(注射剂)，乙类(口服常释剂型、口服散剂)。

夫西地酸（Fusidic Acid）

作用类别 对各种革兰阳性菌(包括MRSA)有抗菌作用。适应证 敏感细菌尤其是葡萄球菌引起的各种感染。用法 静脉滴注：成人，一次0.5g，一日3次；儿童及婴儿，20mg/(kg·d)，分3次给药。用氯化钠注射液或5%葡萄糖注射液稀释至250～500ml静脉输注，滴注时间不少于2～4小时。不良反应 血栓性静脉炎、静脉痉挛等。注意 本品输入时宜选择血流良好、直径较大的静脉或中心静脉插管输入，以减少发生静脉痉挛和血栓性静脉炎的危险；本品不得肌内注射或皮下注射，以避免局部组织损伤；本品在肝脏代谢，主要经胆汁排出，肝功能不全和胆道异常患者应定期检查肝功能；肾功能不全及血液透析患者使用本品无需调整剂量；早产儿、黄疸、酸中毒及严重病弱的新生儿慎用；本品不可与全血、氨基酸溶液或含钙溶液混合；当溶液的pH低于7.4时，本品会沉淀。相互作用 香豆素类、他汀类、蛋白酶抑制剂、环孢素。医保 乙类(限重度感染)。

杆菌肽（Bacitracin）

作用类别 多肽类抗生素；对革兰阳性菌特别是金黄色葡萄球菌和链球菌属有杀菌作用，对奈瑟菌属、某些螺旋体、放线菌属、阿米巴原虫也有一定作用。适应证 脓疱疮等化脓性皮肤病及烧伤和溃疡面的感染，革兰阳性菌引起的细菌性结膜炎、麦粒肿及细菌性眼睑炎。用法 局部外用：涂于患处，每日 4～5 次。眼部感染涂于结膜囊内，每 3～4 小时 1 次。不良反应 皮肤局部瘙痒、皮疹、红肿、局部刺激等。禁忌 对本品过敏者。注意 本品常与新霉素、多黏菌素 B 等联合使用，局部使用可致皮肤过敏。相互作用 肾毒性及耳毒性药物。医保 非医保。

利福昔明（Rifaximin）

作用类别 利福霉素类抗生素；抗菌谱广，对多数革兰阳性菌和阴性菌，包括需氧菌和厌氧菌有杀菌作用。适应证 敏感病原体引起的肠道感染，包括急性和慢性肠道感染、腹泻综合征、夏季腹泻、旅行者腹泻和小肠结肠炎等。用法 口服：成人及 12 岁以上儿童，一次 0.2g，一日 3～4 次；6～12 岁儿童，一次 0.1～0.2g，一日 4 次。不良反应 腹胀、腹痛、恶心、荨麻疹、头痛、血清钾和血清钠轻度升高等。禁忌 肠梗阻者，严重肠道溃疡病变者。注意 本品口服不被肠道吸收，通过杀灭肠道中的病原体而在局部发挥抗菌作用；长期大量服用或肠道黏膜受损时，会有极少量药物被吸收，导致尿液呈粉红色；妊娠期和哺乳期妇女慎用；儿童连续服用本药不能超过 7 日。妊娠分级 C。医保 非医保。

黏菌素（Colisticin，多黏菌素 E，抗敌素）

作用类别 多黏菌素类抗生素；窄谱抗生素，大肠埃希菌、克雷白菌属、肠杆菌属等阴性菌对本品敏感，革兰阳性菌对本品耐药。适应证 肠道手术前准备或用于大肠杆菌性肠炎和对其他药物耐药的菌痢。用法 空腹口服。成人每日 100 万～300 万 U，分 3 次服；儿童一次 25 万～50 万 U，一日 3～4 次。肌注成人，100 万～300 万 U，一日 1 次；儿童，50 万～100 万 U，一日 1 次。不良反应 食欲不振、恶心、呕吐、皮疹、瘙痒等。禁忌 对本品过敏者。注意 肾功能损害者慎用，磺胺药、TMP（甲氧苄啶）、利福平和半合成青霉素可增强本品的抗菌作用，孕妇慎用。相互作用 其他肾毒性药物。医保 乙类。

替加环素（Tigecycline）

作用类别 甘氨酰环素类抗菌药，对多种革兰阳性菌（包括 MRSA）、革兰阴性菌（不含铜绿假单胞菌）、厌氧菌均有抑制作用。适应证 18 岁以上患者由敏感细菌引起的复杂性腹腔内感染。用法 静脉滴注：首剂 100mg，然后，每 12 小时 50mg。不良反应 恶心、呕吐、血栓性静脉炎、转氨酶升高、凝血时间延长等，罕见急性胰腺炎。注意 应监测肝功能，服用替加环素期间怀疑出现胰腺炎的患者应考虑停止替加环素治疗，妊娠妇女应用本品时可导致胎儿受到伤害，在牙齿发育期间（妊娠后半期、婴儿期以及 8 岁以下儿童期）使用本品可导致牙齿永久性变色，可能存在与四环素类抗生素相似的不良反应如光敏感性、假性脑瘤、胰腺炎以及抑制蛋白合成作用（后者导致 BUN 升高、氮质血症、酸中毒和高磷酸盐血症）。相互作

用 华法林。妊娠分级 D。医保 非医保。

合成抗菌药

磺胺类抗菌药

磺胺甲噁唑（Sulfamethoxazole，SMZ）

作用类别 中效磺胺类抗菌药。适应证 敏感菌所致的急性单纯性尿路感染，星形奴卡菌病，对氯喹耐药的恶性疟疾的辅助治疗，与乙胺嘧啶联合治疗弓形虫病，治疗沙眼衣原体所致宫颈炎和尿道炎的次选药物，治疗杜克雷嗜血杆菌所致软下疳的次选药物，治疗由沙眼衣原体所致的新生儿包涵体结膜炎的次选药物，预防敏感脑膜炎奈瑟菌所致的流行性脑脊髓膜炎。用法 口服：成人，首剂 2g，以后每日 2g，分 2 次服用；2 个月以上小儿，首剂按体重 50～60mg/kg，以后每日按体重 50～60mg/kg，分 2 次服用，一日总剂量不超过 2g。不良反应 药疹、渗出性多形红斑、剥脱性皮炎、大疱表皮松解萎缩性皮炎、中性粒细胞减少或缺乏、血小板减少、再生障碍性贫血、溶血性贫血、血红蛋白尿、高胆红素血症、新生儿黄疸、肝功能减退、肝坏死、结晶尿、血尿、管型尿、恶心、呕吐、腹泻、头痛、乏力、精神错乱、定向力障碍、幻觉等。禁忌 孕妇、哺乳期妇女；小于 2 个月以下婴儿；巨幼红细胞性贫血患者。注意 下列疾病不宜选用本品治疗或预防：A 组溶血性链球菌所致的扁桃体炎或咽炎、志贺菌感染、立克次体病、结核病、放线菌病、支原体感染、真菌感染、病毒感染等；下列情况应慎用：缺乏葡萄糖-6-磷酸脱氢酶葡(G-6-PD)、肝功能不全、肾功能不全、血卟啉症、失水、艾滋病、休克和老年患者；对呋塞米、砜类、噻嗪类利尿药、磺脲类、碳酸酐酶抑制剂等过敏的患者，对磺胺类也可过敏；服用期间应保持充足进水量，成人每日尿量至少维持在 1200～1500ml，疗程长、剂量大时除多饮水外宜同服碳酸氢钠；治疗期间需定期进行全血象检查、尿液检查以及肝肾功能检查；不可任意加大剂量、增加用药次数或延长疗程，以防蓄积中毒；使用超过一周以上，应同时给予 B 族维生素以预防其缺乏。相互作用 对氨基苯甲酸以及对氨基苯甲酰基的局麻药、口服抗凝剂、口服降糖药、甲氨蝶呤、苯妥英、硫喷妥钠、骨髓抑制剂、避孕药。妊娠分级 C。医保 非医保。

甲氧苄啶（Trimethoprim，TMP，甲氧苄氨嘧啶）

作用类别 乙胺嘧啶类抗菌药。适应证 敏感菌所致的急性单纯下尿路感染初发病例。本品很少单用，一般与磺胺药联合使用。用法 口服：成人，一次 0.1g，每 12 小时 1 次；或一次 0.2g，一日 1 次，疗程 7～10 日。静脉滴注：一次 30～100mg，一日 80～200mg。不良反应 白细胞减少、血小板减少、高铁血红蛋白性贫血、瘙痒、皮疹、多形性红斑、恶心、呕吐、腹泻等。禁忌 新生儿、早产儿及 2 个月以下婴儿，严重肝肾疾病患者，白细胞减少、血小板减少、紫癜症等血液疾病患者，对本品过敏者。注意 下列情况慎用：肝功能损害者、肾功能损害者、由于叶酸缺乏的巨幼红细胞性贫血或其他血液系统疾病；用药期间应定期进行周围血象检查；本品可空腹服用，如有胃肠道刺激时，也可与食物同服；如因本品引起叶酸缺乏时，可同时服用叶酸制剂；妊娠期及哺乳期妇女慎用；老年患者应减量。相互作用 骨髓抑制剂、抗肿瘤药、2,4-二氨基嘧啶类药物、叶酸拮抗剂、苯妥英、普鲁卡因胺、华法林、环孢素。医保 乙类。

复方磺胺甲噁唑[基]（Compound Sulfamethoxazole，SMZ-TMP，复方新诺明）

作用类别 本品为SMZ与TMP按5∶1比例组成的复方制剂。适应证 敏感菌所致的下列感染：尿路感染，儿童急性中耳炎，成人慢性支气管炎急性发作，肠道感染、志贺菌感染，卡氏肺孢子虫肺炎的首选治疗，卡氏肺孢子虫肺炎的预防，旅行者腹泻。用法 口服：成人，细菌性感染，一次TMP 160mg和SMZ 800mg，每12小时1次；卡氏肺孢子虫肺炎，一次TMP 3.75～5mg/kg，SMZ 18.75～25mg/kg，每6小时1次；成人，预防用药，初予TMP 160mg和SMZ 800mg，一日2次，继以相同剂量一日服1次，或一周服3次。儿童：细菌感染，2个月以上体重40kg以下的婴幼儿按体重口服一次SMZ 20～30mg/kg及TMP 4～6mg/kg，每12小时1次；体重≥40kg的小儿剂量同成人常用量。肌内注射：成人及体重40kg以上儿童，一次TMP 80mg和SMZ 400mg，一日1～2次；2个月以上体重40kg以下的婴幼儿，按体重一次SMZ 8～12mg/kg及TMP 1.6～2.4mg/kg，每12小时1次。不良反应 参见SMZ与TMP。禁忌 巨幼红细胞性贫血患者；孕妇及哺乳期妇女；新生儿及2月以下婴儿；重度肝肾功能损害者；本品注射液中含有苯甲醇，禁止用于儿童肌内注射。注意 参见SMZ与TMP。相互作用 参见SMZ与TMP。妊娠分级 C/D(足月妊娠)。医保 甲类(口服常释剂型)，乙类(注射剂)。

磺胺嘧啶（Sulfadiazine）

作用类别 短效磺胺类抗菌药。适应证 敏感脑膜炎球菌所致的流行性脑脊髓膜炎的治疗和预防，与TMP合用可治疗对其敏感的流感嗜血杆菌、肺炎链球菌和其他链球菌所致的中耳炎及皮肤软组织等感染，星形奴卡菌病，对氯喹耐药的恶性疟疾治疗的辅助用药，治疗沙眼衣原体所致宫颈炎和尿道炎的次选药物，治疗由沙眼衣原体所致的新生儿包涵体结膜炎的次选药物。用法 一般感染：口服，成人，一次1g，一日2次，首剂加倍；2个月以上婴儿及小儿，口服，按体重一次25～30mg/kg，一日2次，首剂加倍。预防流行性脑脊髓膜炎：成人，口服，一次1g，一日2次，疗程2日；2个月以上婴儿及儿童，口服，每日0.5g，疗程2～3日。静脉滴注或缓慢静脉注射：本品需用无菌注射用水或氯化钠溶液稀释成5%的溶液，缓慢静脉注射；成人治疗严重感染如流行性脑脊髓膜炎，首剂50mg/kg，继以每日100mg/kg，分3～4次给药；2个月以上儿童，一般感染，每日50～

75mg/kg,分 2 次应用,流行性脑脊髓膜炎,每日 100～150mg/kg,分 3～4 次给药。不良反应 参见磺胺甲噁唑。禁忌 孕妇、哺乳期妇女,小于 2 个月以下婴儿,肝、肾功能不良者。注意 本品在尿中溶解度低,出现结晶尿机会增多,一般不推荐用于尿路感染的治疗;其余参见磺胺甲噁唑。相互作用 参见磺胺甲噁唑。妊娠分级 C。医保 甲类。

复方磺胺嘧啶(Co－Trimazine, Sulfadiazine/Trimethoprim, SD－TMP)

作用类别 本品是由磺胺嘧啶(SD)和 TMP 按 8∶1 比例组成的复方制剂。适应证 大肠埃希杆菌、克雷白菌属、肠杆菌属、奇异变形杆菌、普通变形杆菌和莫根菌属敏感菌株所致的尿路感染,肺炎链球菌或流感嗜血杆菌所致的急性中耳炎,肺炎链球菌或流感嗜血杆菌所致的成人慢性支气管炎急性发作。用法 口服:成人,一次 960mg,一日 2 次;2 个月以上体重 40kg 以下的婴幼儿,按体重口服 SD 20～30mg/kg 及 TMP 4～6mg/kg,每 12 小时 1 次;体重 40kg 以上的儿童,剂量同成人常用量。禁忌 孕妇、哺乳期妇女,2 个月以下婴儿、早产儿,肝肾功能不良者、血液病患者(如白细胞减少、血小板减少、紫癜症等)。注意 下列情况不宜使用本品:中耳炎的预防或长程治疗、A 组溶血性链球菌扁桃体炎和咽炎;其余注意事项参见 SMZ 和 TMP。相互作用 参见 SMZ 和 TMP。医保 非医保。

联磺甲氧苄啶(Trimethoprim/Sulfamethoxazole/Sulfadiazine)

作用类别 本品是由 SMZ、磺胺嘧啶、TMP 三种成分按 5∶5∶2 比例组成的复方制剂。适应证 呼吸道感染、肠道感染、急慢性泌尿系统感染、流行性脑膜炎、败血症、骨髓炎、蜂窝织炎及化脓性感染等各种感染。用法 口服:成人,常用量,一次 960mg,一日 2 次,首次剂量加倍;慢性支气管炎急性发作疗程至少 10～14 日;尿路感染疗程 7～10 日;细菌性痢疾 5～7 日;急性中耳炎 10 日。禁忌 巨幼红细胞性贫血患者;孕妇及哺乳期妇女;小于 2 个月的婴儿;肝肾功能损害者。注意 参见 SMZ、磺胺嘧啶、TMP。相互作用 参见 SMZ、磺胺嘧啶、TMP。妊娠分级 C。医保 乙类。

磺胺醋酰(Sulfacetamide, SA)

作用类别 局部应用的磺胺类抗菌药。适应证 主要用于治疗敏感菌所致浅表性结膜炎、角膜炎、睑缘炎、沙眼等,也可用于眼外伤、慢性泪囊炎、结膜、角膜及眼内手术的感染预防。用法 外用:滴于眼睑内,一次 1～2 滴,一日 3～5 次。不良反应 眼睑、球结膜红肿,眼睑皮肤红肿、痒、皮疹等。注意 使用中如发现眼睛发红、疼痛等应立即停药。妊娠分级 C。医保 非医保。

磺胺嘧啶银(Sulfadiazine Silver, SD－Ag)

作用类别 磺胺类抗菌药。适应证 预防或治疗Ⅱ、Ⅲ度烧伤继发创面感染。用法 外用:直接涂敷创面,厚度约 1.5mm,或以混悬剂制成油纱布敷用,1～2 天换药 1 次。不良反应 局部刺激;局部吸收后可发生各种不良反应，参见磺胺嘧啶。禁忌 孕妇及哺乳期妇女，小于2个月的婴儿，肝肾功能损害者。注意 参见磺胺嘧啶。相互作用 参见磺胺嘧啶。妊娠分级 B/X。医保 非医保。

喹诺酮类抗菌药

吡哌酸（Pipemidic Acid，PPA）

作用类别 第二代喹诺酮类抗菌药。适应证 敏感革兰阴性杆菌所致的尿路和肠道感染。用法 口服：成人，一次0.5g，一日1～2次。不良反应 恶心、嗳气、上腹不适、食欲减退、稀便、便秘、皮疹、全身瘙痒、眩晕、头痛等。禁忌 孕妇、哺乳期妇女及18岁以下患者。注意 本品可与饮食同服，以减少胃肠道反应；哺乳期妇女使用时应暂停哺乳；长期使用，应监测血常规和肝肾功能；有中枢神经系统疾患者避免使用；严重肝肾功能减退者慎用。相互作用 丙磺酸、咖啡因、茶碱。医保 甲类。

诺氟沙星[基]（Norfloxacin，氟哌酸）

作用类别 第三代氟喹诺酮类抗菌药。适应证 敏感菌所致的尿路感染、淋病、前列腺炎、肠道感染、伤寒及其他沙门菌感染。用法 口服：尿路感染，一次0.4g，一日2次；单纯性淋球菌性尿道炎，0.8～1.2g，单剂；急、慢性前列腺炎，一次0.4g，一日2次，疗程28天；肠道感染，一次0.3～0.4g，一日2次，疗程5～7天；伤寒沙门菌感染：一日0.8～1.2g，分2～3次服用，疗程14～21天。滴眼：一次1～2滴，一日3～6次。不良反应 腹部不适、疼痛，腹泻，恶心，呕吐，头昏，嗜睡，皮疹，皮肤瘙痒，光敏反应等。禁忌 孕妇、哺乳期妇女及18岁以下患者。注意 哺乳期妇女应用时应暂停哺乳；本品宜空腹服用，并同时饮水；大剂量应用或尿pH值在7以上时可发生结晶尿，宜多饮水，保持24小时尿量在1200ml以上；肾功能减退者，需根据肾功能调整剂量；用药期间应可能避免阳光暴晒；葡萄糖-6-磷酸脱氢酶缺乏者服用本品，偶可发生溶血反应；重症肌无力患者、中枢神经系统疾病者应避免应用；尿碱化剂可减少本品在尿中的溶解度，导致结晶尿和肾毒性。相互作用 尿碱化剂、茶碱、环孢素、华法林、丙磺舒、咖啡因、含金属离子的制剂。妊娠分级 C。医保 甲类。

环丙沙星[基]（Ciprofloxacin）

作用类别 第三代氟喹诺酮类抗菌药。适应证 敏感菌引起的各类感染。用法 静脉滴注，0.2～0.4g，每12小时一次。静滴时间应至少60分钟。口服，一日0.5～1.5g，分2～3次。不良反应 腹部不适、疼痛，腹泻，肝功能异常，头痛，意识模糊，皮疹，红斑等。禁忌 孕妇、哺乳期妇女及18岁以下患者。注意 参见诺氟沙星。相互作用 药物：茶碱、咖啡因、环孢素、苯妥英、磺酰脲类药物、华法林、丙磺舒、甲氨蝶呤、非甾体抗炎药（不包括乙酰水杨酸）；食物：乳制品、矿物质饮料。妊娠分级 C。医保 甲类。

氧氟沙星[基]（Ofloxacin）

作用类别 第三代氟喹诺酮类抗菌药。适应证 敏感菌所致的各种感染。用法 口服或静脉给药：一日 0.2～0.6g，分 1～2 次给药；较重感染可增至一次 0.4g，一日 2 次。不良反应 腹泻、恶心、呕吐、头昏、头痛、嗜睡、失眠、皮疹、皮肤瘙痒等。禁忌 孕妇、哺乳期妇女及 18 岁以下患者。注意 同诺氟沙星。相互作用 药物：茶碱、环孢素、华法林、咖啡因、丙磺舒。妊娠分级 C。医保 甲类（注射剂），乙类（口服常释剂型）。

左氧氟沙星[基]（Levofloxacin）

作用类别 第三代氟喹诺酮类抗菌药。适应证 敏感菌所致各种感染。用法 静脉滴注：成人，一日 0.4g，每日一次给药；每日最大剂量可增至0.6g，每日一次给药；稀释于 5％葡萄糖或 0.9％氯化钠注射液 250～500ml 中静脉滴注。口服：成人，一日 0.3～0.4g，每日一次给药；最大剂量可增至 0.6g，每日一次给药。滴眼：一次 1～2 滴，每 2～4 小时一次。不良反应 腹泻、恶心、呕吐、头昏、头痛、嗜睡、失眠、皮疹、皮肤瘙痒等。禁忌 孕妇、哺乳期妇女及 18 岁以下患者。注意 不宜与其他药物同瓶混合静滴或在同一根输液管内进行静滴；本品可能导致跟腱炎或跟腱断裂，如有发生应立即停用。相互作用 螯合剂、华法林、抗糖尿病药物、非甾体抗炎药、茶碱。妊娠分级 C。医保 甲类。

洛美沙星（Lomefloxacin）

作用类别 第三代喹诺酮类抗菌药。适应证 敏感菌所致的各种感染。用法 静脉滴注：一次 0.2g，稀释于 5％葡萄糖或 0.9％氯化钠注射液 250ml 中，一日 2 次。口服：一日 0.6g，分 2 次服用；严重感染可增至一日 0.8g；单纯性尿路感染，一次 0.4g，一日 1 次，疗程 7～10 日；复杂性尿路感染，一次 0.4g，一日 1 次，疗程 14 日；单纯性淋病，一日 0.6g，分 2 次服用。不良反应 腹部不适、腹痛、腹泻、恶心、呕吐、头晕、头痛、嗜睡、失眠、皮疹、光敏反应等。禁忌 孕妇、哺乳期妇女及 18 岁以下患者。注意 本品每次静滴时间应不少于 60 分钟；本品光敏反应较其他喹诺酮类药物多见，至少在光照后 12 小时才可接受本品治疗，治疗期间及治疗后数天内应避免长时间暴露在明亮光照下，出现光敏反应时应停止治疗；其余参见诺氟沙星。相互作用 碱性注射液。妊娠分级 C。医保 乙类。

芦氟沙星（Rufloxacin）

作用类别 第三代喹诺酮类抗菌药。适应证 敏感菌所致的下呼吸道和泌尿生殖系统感染。用法 口服：一次 0.2g，一日 1 次，首次剂量 0.4g。疗程 5～10 日。不良反应 腹部不适、腹痛、恶心、呕吐、头昏、头痛、嗜睡、失眠、皮疹、皮肤瘙痒等。禁忌 孕妇、哺乳期妇女及 18 岁以下患者。注意 本品的消除半衰期长，约为 35 小时；其余参见诺氟沙星。相互作用 氢氧化铝、氢氧化镁、非甾体抗炎药。医保 非医保。

司帕沙星（Sparfloxacin）

作用类别 第三代喹诺酮类抗菌药。适应证 敏感菌所致的各种轻、中度感染。用法 口服：成人，一次0.1～0.3g，最大0.4g，一日1次，疗程一般5～10日。不良反应 恶心、呕吐、食欲不振、腹部不适、腹泻、腹胀、皮疹、发热、局部发红、水肿、瘙痒、水疱、头痛、头晕、烦躁、失眠、肝酶升高、嗜酸性粒细胞增多、白细胞减少等。禁忌 孕妇、哺乳期妇女及18岁以下患者。注意 用药期间避免阳光暴晒，如有光敏症状发生，应立即停药并给予适当治疗；肝、肾功能异常者应慎用或适当降低剂量；有癫痫史或其他中枢神经系统疾病患者慎用；可能有Q－T间期延长的患者，如心脏病患者、低钾血症、低镁血症、服用抗心律失常药物者慎用；高龄患者慎用。相互作用 非甾体抗炎药、吩噻嗪类药物、三环类抗抑郁药、抗心律失常、含金属离子制剂。妊娠分级 C。医保 非医保。

依诺沙星（Enoxacin）

作用类别 第三代喹诺酮类抗菌药。适应证 敏感菌所致的各种感染。用法 避光静脉滴注：成人，一次0.2g，一日2次；重症感染一日不超过0.6g。口服：一次0.2～0.4g，一日2次；单纯性淋病奈瑟菌性尿道炎，一次0.4g，单剂。不良反应 腹部不适、腹痛、腹泻、恶心、呕吐、头昏、头痛、嗜睡、失眠、皮疹、瘙痒等。禁忌 孕妇、哺乳期妇女及18岁以下患者。注意 参见诺氟沙星。相互作用 尿碱化剂、茶碱类药物、环孢素、丙磺舒、咖啡因、氢氧化铝、氢氧化镁、芬布芬。妊娠分级 C。医保 非医保。

培氟沙星（Pefloxacin）

作用类别 第三代喹诺酮类抗菌药。适应证 敏感菌所致的各种感染。用法 缓慢静脉输注：一次0.4g，一日2次；静滴时间不少于60分钟。口服：成人，一次0.2～0.4g，一日2次。不良反应 恶心、呕吐、食欲减退、腹泻、光敏反应、头晕、头痛、眩晕、失眠、皮疹、转氨酶升高、白细胞减少等。禁忌 18岁以下患者、孕妇、哺乳期妇女及6－磷酸葡萄糖酸脱氢酶不足者。注意 参见诺氟沙星。相互作用 尿碱化剂、茶碱类药物、环孢素、华法林、丙磺舒、咖啡因。医保 非医保。

氟罗沙星（Fleroxacin）

作用类别 第三代氟喹诺酮类抗菌药。适应证 敏感菌所致的各种感染。用法 避光缓慢静脉滴注：一次0.2～0.4g，一日1次，稀释于5%葡萄糖250～500ml注射液中。口服：一日0.2～0.4g，分1～2次服用。不良反应 腹部不适、腹痛、腹泻、恶心、呕吐、头晕、头痛、兴奋、嗜睡、失眠、皮疹、皮肤瘙痒、肝酶升高、白细胞减少等。禁忌 孕妇、哺乳期妇女及18岁以下患者。注意 本品可致光敏反应，至少在光照后12小时才可接受本品治疗，治疗期间及治疗后数天内应避免长时间暴露在明亮光照下，出现光敏反应时应停止治疗；肾功能减退者慎用；肝功能不全者慎用；原有中枢神经系统疾病患者应避免使用;使用期间饮水量必须充足,每日尿量保持在1200～1500ml以上。相互作用 氢氧化铝、氢氧化镁。医保 乙类(限二线用药)。

加替沙星(Gatifloxacin)

作用类别 第四代氟喹诺酮类抗菌药。适应证 敏感菌引起的中、重度感染。用法 静脉滴注:一次0.2g,一日2次;口服:每次0.4g,一日1次。根据症状的严重程度或临床反应决定疗程。不良反应 恶心、呕吐、腹泻、头痛、眩晕、心律失常等。禁忌 孕妇、哺乳期妇女及18岁以下患者,糖尿病患者。注意 本品可引起血糖异常,包括症状性低血糖和高血糖,应注意监测;本品可使Q-T间期延长,Q-T间期延长、低血钾或急性心肌缺血患者应避免使用;本品不宜与ⅠA类或Ⅲ类抗心律失常药物合用;患有或疑有中枢神经系统疾患的患者慎用;使用期间避免过度日光或人工紫外线照射;肾功能不全患者使用本品应注意调整剂量。相互作用 丙磺舒、地高辛、西沙必利、红霉素、三环类抗抑郁药。妊娠分级 C。医保 非医保。

莫西沙星(Moxifloxacin)

作用类别 第四代氟喹诺酮类抗菌药。适应证 成人上呼吸道和下呼吸道感染;皮肤和软组织感染。用法 口服或静脉滴注:一次0.4g,一日1次;静脉输注0.4g的时间应为90分钟;根据症状的严重程度或临床反应决定疗程。不良反应 恶心、呕吐、腹泻、头晕、头痛、Q-T间期延长等。禁忌 妊娠期、哺乳期妇女和18岁以下患者,肝功能严重损伤者和转氨酶高于正常值5倍的患者。注意 已知或怀疑患有可导致癫痫发作或降低癫痫发作阈值的中枢神经系统疾病患者慎用;不推荐用于肝功能严重损伤患者;避免用于Q-T间期延长患者、患有低钾血症患者及接受ⅠA类或Ⅲ类抗心律失常药物治疗的患者;治疗期间有可能出现肌腱炎和肌腱断裂,特别是老年患者和使用皮质激素治疗的患者,一旦出现肌腱疼痛或炎症,需要停药并休息患肢;治疗期间如出现严重腹泻时,应考虑伪膜性肠炎的可能;用药期间避免紫外线及日光下过度暴露。相互作用 西沙必利、红霉素、抗精神病药、三环类抗抑郁药、抗酸药、抗逆转录病毒药、含镁或铝制剂、含铁或锌的矿物质。妊娠分级 C。医保 乙类(限二线用药)。

吉米沙星(Gemifloxacin)

作用类别 第四代氟喹诺酮类抗菌药。适应证 敏感菌所致的下列感染:慢性支气管炎急性发作、社区获得性肺炎、急性鼻窦炎等。用法 口服:一次320mg,一日1次;疗程5～7天。不良反应 药疹、恶心、腹泻、呕吐、肝功能异常、眩晕、头痛、心律失常等。禁忌 孕妇、哺乳期妇女及18岁以下患者。注意 本品可能引起眩晕,如果发生,患者应当避免开车或操作机器或从事精神警惕或协调的活动;治疗期间有可能出现肌腱炎和肌腱断裂,特别是老年患者和使用皮质激素治疗的患者,一旦出现肌腱疼痛或炎症,需要停药并休息患肢；给予喹诺酮药物的患者有发生惊厥的报道，如果有曾发生这种历史的，请在服用此药前告知你的医生。相互作用 西咪替丁、丙磺舒。妊娠分级 C。医保 乙类(限二线用药)。

硝基咪唑类抗菌药

甲硝唑[基] (Metronidazole，灭滴灵)

作用类别 第一代硝基咪唑类抗微生物药。适应证 厌氧菌感染，手术预防用药，肠道及肠外阿米巴、阴道滴虫病、小袋虫病、麦地那龙线虫病、贾第虫病。用法 厌氧菌感染：静滴，成人，首次按体重15mg/kg，维持量按体重7.5mg/kg，每6～8小时一次；儿童，剂量成人。口服，成人，一次0.2～0.4g，一日3次，疗程7～10日；儿童，每日按体重20～50mg/kg，分次给药。肠道阿米巴病：成人，一次0.4～0.6g，一日3次，疗程7日。肠道外阿米巴病：成人，一次0.6～0.8g，一日3次，疗程20日。儿童，阿米巴病，一日按体重35～50mg/kg，分3次口服，10日为一疗程。贾滴虫病：成人，一次0.4g口服，一日3次，疗程5～10日；儿童，一日按体重15～25mg/kg，分3次口服，连服10日。麦地那龙线虫病：成人，一次0.2g口服，一日3次，疗程7日。小袋虫病：成人，一次0.2g口服，一日2次，疗程5日。皮肤利什曼病：成人，一次0.2g口服，一日4次，疗程10日，间隔10日后重复一疗程。滴虫病：成人，一次0.2g口服，一日4次，疗程7日，可同时使用栓剂，每晚0.5g置入阴道内，连用7～10日。儿童麦地那龙线虫病、小袋虫病、滴虫病的剂量同贾滴虫病。不良反应 光过敏、恶心、呕吐、腹泻、食欲不振、头晕、头痛、感觉异常、肢体麻木、共济失调、多发性神经炎、抽搐、口中金属味、白细胞减少等。禁忌 有活动性中枢神经系统疾病和血液病患者。注意 原有肝脏疾病患者剂量应减少；本品可抑制乙醇代谢，用药期间应避免饮酒或饮用含酒精的饮料。相互作用 华法林、口服抗凝药、苯妥英钠、苯巴比妥、西咪替丁。妊娠分级 B。医保 甲类。

苯酰甲硝唑(Benoylmetronidazole)

作用类别 本品口服后在肠道中水解为甲硝唑后发挥作用。适应证 各种厌氧菌感染，肠道及肠外阿米巴病(如阿米巴肝脓肿、胸腔阿米巴病等)、阴道滴虫病、小袋虫病、皮肤利什曼病、麦地那龙线虫病、贾第虫病等。用法 厌氧菌感染：每次0.64g，每日3次，7日为一疗程。阿米巴病：肠阿米巴病，一次1.28g，一日3次，连服5天；慢性阿米巴肝炎，一次0.64g，一日3次，连服5～10天；阿米巴肝脓肿及其他形式的肠外阿米巴病，每日3次，一次0.64g，连服5天。滴虫病：每日3次，每次0.64g，7日为一疗程；或单次3.2g顿服。不良反应 腹部不适、味觉改变、口腔金属味、感觉异常、肢体麻木、共济失调、癫痫发作等。禁忌 有活动性中枢神经疾病和血液病患者，孕妇及哺乳期妇女。注意 使用中发生中枢神经系统不良反应时，应及时停药；用药期间不应饮用含酒精的饮料；肝肾功能减退者应减量使用；急性病例的开始治疗，应慎用本品；服用本品后，尿液可能呈暗色。相互作用 华法林、土霉素。妊娠分级 B。医保 非医保。

替硝唑[基]（Tinidazole）

作用类别 第二代硝基咪唑类抗微生物药。适应证 治疗厌氧菌感染，预防厌氧菌感染，肠道及肠外阿米巴、阴道滴虫病、贾第虫病、加德纳菌阴道炎等的治疗，幽门螺杆菌感染。用法 厌氧菌感染：口服，一次 1g，一日 1 次，首剂量加倍；静脉缓慢滴注，一日 0.8g，1 次或分 2 次；一般疗程 5～6 日给药。外科预防用药：口服，手术前 12 小时 1 次顿服 2g；静脉滴注，总量 1.6g，1 次或分 2 次滴注，第一次于手术前 2～4 小时，第二次于手术期间或术后 12～24 小时内滴注。阴道滴虫病、贾滴虫病：单剂 2g 顿服，小儿 50mg/kg 顿服，间隔 3～5 日可重复 1 次。肠阿米巴病：一次 0.5g，一日 2 次，疗程 5～10 日；或一次 2g，一日 1 次，疗程 2～3 日；小儿一日 50mg/kg，一次顿服，疗程 3 日。肠外阿米巴病：一次 2g，一日 1 次，疗程 3～5日。不良反应 恶心、呕吐、上腹痛、食欲下降、口腔金属味、头痛、眩晕、皮肤瘙痒、皮疹、便秘、全身不适、血管神经性水肿、中性粒细胞减少、双硫仑样反应、黑尿、静脉炎、癫痫发作、周围神经病变等。禁忌 有活动性中枢神经疾病和血液病者；妊娠 3 个月内；12 岁以下患者。注意 本品滴速应缓慢，静滴 400mg 应不少于 20 分钟；治疗中发生中枢神经系统不良反应时，应及时停药；用药期间应禁酒；肝功能减退者应减量。相互作用 华法林、苯妥英钠、苯巴比妥、西咪替丁。妊娠分级 C。医保 乙类。

奥硝唑[基]（Ornidazole）

作用类别 第三代硝基咪唑类抗微生物药。适应证 治疗和预防厌氧菌所致的各种感染，治疗消化系统阿米巴病，治疗男女泌尿生殖道毛滴虫、贾第虫感染。用法 口服：①厌氧菌感染：成人，一次 0.5g，一日 2 次；儿童，每次 10mg/kg，一日 2 次。②预防手术感染：剂量同治疗厌氧菌感染。③毛滴虫和贾第虫病：成人，一次 1～1.5g，一日 1 次；儿童，每次 25～40mg/kg，一日 1 次。④治疗阿米巴虫病：成人，一次 0.5g，一日 2 次；儿童，一次 25mg/kg，一日 1 次；疗程 5～10 日。静脉滴注：①预防术后感染：成人术前 30 分钟静滴 1g。②厌氧菌感染：成人起始剂量 0.5～1g，然后每 12 小时静滴 0.5g，连用 3～6 天。③严重阿米巴病：成人起始剂量 0.5～1g，然后每 12 小时 0.5g，连用 3～6 天；儿童每日 20～30mg/kg。不良反应 胃部不适、胃痛、口腔异味、头痛、困倦、眩晕、颤抖、四肢麻木、痉挛、精神错乱、皮疹、瘙痒等。禁忌 脑和脊髓发生病变的患者、癫痫及各种器官硬化症患者，造血功能低下、慢性酒精中毒患者。注意 肝损伤患者用药每次剂量与正常用量相同，但用药间隔时间要加倍，以免药物蓄积；使用中如有异常神经症状反应即停药，并进一步观察治疗；妊娠早期和哺乳期妇女慎用；儿童慎用；与其他硝基咪唑类药物不同，本品对乙醛脱氢酶无抑制作用。相互作用 华法林。医保 乙类。

硝基呋喃类抗菌药

呋喃妥因[基]（Nitrofurantoin，呋喃坦啶）

作用类别 硝基呋喃类抗菌药。适应证 敏感菌所致的泌尿系感染，也用于尿路感染的预防。用法 口服：成人，一次 50～100mg，一日 3～4 次；1 月以上小儿，每日按体重 5～7mg/kg，分 4 次服。疗程至少一周，或用至尿培养转阴后至少 3 日；预防尿路感染，成人，一日 50～100mg，睡前服，儿童，一日 1mg/kg。不良反应 恶心、呕吐、食欲不振、腹泻、皮疹、药物热、粒细胞减少、肝炎、头痛、嗜睡、肌痛、胸痛、肺部浸润、嗜酸性粒细胞增多、急性肺炎、间质性肺炎、肺纤维化等。禁忌 新生儿、足月孕妇、肾功能减退及对呋喃类过敏者。注意 本品宜与食物同服，以减少胃肠道刺激；长期应用有发生弥漫性间质性肺炎或肺纤维化的可能，应严密观察；葡萄糖-6-磷酸脱氢酶缺乏症、周围神经病变、肺部疾病患者慎用。妊娠分级 B。相互作用 导致溶血的药物、肝毒性药物、丙磺舒、丙磺唑酮。医保 甲类。

呋喃唑酮[基]（Furazolidone）

作用类别 硝基呋喃类抗菌药。适应证 敏感菌所致的细菌性痢疾、霍乱、肠炎，也可以用于伤寒、副伤寒、贾第鞭毛虫病、滴虫病等，与制酸剂等合用于幽门螺杆菌所致的胃窦炎。用法 口服：成人，一次 0.1g，一日 3～4 次；儿童，按体重一日 5～10mg/kg，分 4 次服用；肠道感染疗程 5～7 日，贾第鞭毛虫病疗程 7～10 日。不良反应 恶心、呕吐、腹泻、头痛、头晕、药物热、皮疹、肛门瘙痒、哮喘、直立性低血压、低血糖、肺浸润、溶血性贫血、黄疸、多发性神经炎等。禁忌 孕妇及哺乳期妇女，新生儿。注意 一般不宜用于溃疡病或支气管哮喘患者；服药期间和停药 5 天内，禁止饮酒；葡萄糖-6-磷酸脱氢酶缺乏者可致溶血性贫血。相互作用 药物：三环类抗抑郁药、左旋多巴、拟交感胺、食欲抑制药、单胺氧化酶抑制剂；食物：富含酪氨酸食物。妊娠分级 C。医保 甲类。

硝呋太尔（Nifuratel）

作用类别 硝基呋喃衍生物。适应证 细菌、滴虫、霉菌和念珠菌引起的外阴、阴道感染，泌尿系统感染，消化道阿米巴病及贾第虫病。用法 阴道感染：阴道片，每晚休息时将一枚置于阴道深部，连续使用 10 天，如外阴同时有感染，可用 2～3g 油膏涂于外阴和肛门周围；口服，每次 0.2g，每日 3 次，连续口服 7 天。饭后服用。建议夫妻同时服用。泌尿系统感染：成人，每日 0.6～1.2g，连续服用 1～2 周；儿童，每日按体重 10～20mg/kg，分 2 次服用，连续服用 1～2 周。消化道阿米巴病：成人，每次 0.4g，一日 3 次，疗程 10 天；儿童，每次 10mg/kg，一日 2 次，连续服用 10 天。消化道贾第虫病：成人，一次 0.4g，一日 2～3 次，连服 7 天；儿童，每次 15mg/kg，一日 2 次，连服 10 天。不良反应 不良反应少见。注意 为获得良好疗效，请尽量将阴道片置入阴道深部，第二天清晨应进行阴道清洗；为防止阴道片拆碎，请小心拿放，并用剪刀沿线剪开包装材料；治疗期间应避免性生活；治疗期间请勿饮用酒精饮料。医保 非医保。

噁唑酮类抗菌药

利奈唑胺（Linezolid）

作用类别 噁唑酮类抗菌药。适应证 万古霉素耐药的屎肠球菌引起的感染，包括伴发的菌血症；由金黄色葡萄球菌或肺炎链球菌引起的院内获得性肺炎；复杂性皮肤和皮肤软组织感染，包括未并发骨髓炎的糖尿病足部感染，有金黄色葡萄球菌、化脓性链球菌或无乳链球菌引起的复杂性皮肤和皮肤软组织感染；由金黄色葡萄球菌（仅为甲氧西林敏感的菌株）或化脓性链球菌引起的非复杂性皮肤和皮肤软组织感染；有肺炎链球菌或金黄色葡萄球菌（仅为甲氧西林敏感的菌株）引起的社区获得性肺炎。用法 成人或青少年（12 岁及以上），静脉注射或口服，每次 600mg，每 12 小时 1 次；儿童（出生至 11 岁），静脉注射或口服，每日按体重 10mg/kg，每 8 小时分 1 次。不良反应 腹泻、头痛、恶心、呕吐、失眠、便秘、皮疹、头晕、发热、贫血、血小板减少。禁忌 正在或两周内使用任何抑制单胺酶氧化酶 A 或 B 的药物的患者；高血压未控制者、嗜铬细胞瘤、甲状腺功能亢进的患者和（或）使用以下任何药物的患者：直接或间接交感神经药物、血管加压药物、多巴胺类药物、5－羟色胺再摄取抑制剂、三环类抗抑郁药、5－羟色胺 5－HT_1 受体激动剂、哌替啶、丁螺环酮。注意为减少耐药细菌的产生，利奈唑胺应该仅用于治疗或预防已经证实或者高度怀疑由细菌引起的感染性疾病；在应用利奈唑胺的患者中有出现骨髓抑制的报道，对发生骨髓抑制或骨髓抑制发生恶化的患者应考虑停用利奈唑胺；利奈唑胺未被批准且不应用于治疗导管相关血流感染或插管部位感染的患者；不适用于革兰阴性菌感染；糖尿病患者使用利奈唑胺可能发生低血糖反应；患者在接受利奈唑胺时，如发生反复恶心或呕吐、有原因不明的酸中毒或低碳酸血症，需要立即进行临床检查；在利奈唑胺治疗过程中有周围神经病、视神经病变、惊厥的报道。相互作用 单胺酶抑制作用、肾上腺素能类药物、5－羟色胺类药物、强 CYP450 诱导剂。妊娠分级 C。医保 非医保。

抗分枝杆菌药

抗结核病类药

异烟肼[基]（Isoniazid，雷米封）

作用类别 一线抗结核药；本品只对分枝杆菌，主要是生长繁殖期的细菌有效。适应证 各型结核病的治疗和预防。用法 预防：口服，成人，一日 0.3g，顿服；儿童，每日按体重 10mg/kg，一日总剂量不超过 0.3g，顿服。治疗：成人，与其他抗结核药合用，按体重每日口服 5mg/kg，最大0.3g；或一日 15mg/kg，最高 0.9g，每周 2～3 次。儿童，按体重每日 10～20mg/kg，顿服。静脉注射或静脉滴注：用氯化钠注射液或 5％葡萄糖稀释后使用，①成人，一日 0.3～0.4g 或 5～10mg/kg；儿童，每日按体重 10～15mg/kg，一日不超过 0.3g。②急性粟粒型肺结核或结核性脑膜炎患者，成人，一次 10～15mg/kg，每日不超过 0.9g。③采用间歇疗法时，成人，每次 0.6～0.8g，每周 2～3 次。不良反应 麻木针刺感、烧灼感、手指疼痛、深色尿、眼或皮肤黄染、食欲不佳、恶心、呕吐、视觉异常、偶可引起抽搐等。禁忌 肝功能不正常者，精神病患者，癫痫病患者。注意 对乙硫异烟胺、吡嗪酰胺、烟酸等过敏者也可能对本品过敏；治疗期间应监测肝功能；治疗中如出现视神经炎症状，应立即进行眼部检查；中毒时可用大剂量维生素 B_6 对抗；肌肉及静脉给药多用于强化期、重症患者以及不能口服的患者；服药期间避免饮用酒精饮料；孕妇慎用；哺乳期用药时应停止哺乳。相互作用 含铝制剂、抗凝药、环丝氨酸、维生素 B_6、肾上腺皮质激素、阿芬太尼、酮康唑、咪康唑、乙琥胺、地西泮、苯妥英钠、氨茶碱、对乙酰氨基酚、卡马西平以及其他神经毒性药物等。妊娠分级 C。医保 甲类。

利福平[基]（Rifampicin）

作用类别 利福霉素类抗菌药。适应证 与其他抗结核药联合用于各种结核病的初治与复治；与其他药物联合用于麻风、非结核分枝杆菌感染；与万古霉素联合用于耐甲氧西林葡萄球菌严重感染；与红霉素联合用于军团菌属严重感染；用于无症状脑膜炎奈瑟菌带菌者，以消除鼻咽部脑膜炎奈瑟菌；用于局部感染。用法 ①抗结核：口服，成人，一日 0.45～0.6g，空腹顿服，每日不超过 1.2g；1 个月以上小儿每日按体重 10～20mg/kg，空腹顿服，每日剂量不超过 0.6g。静脉滴注：以无菌操作法用 5%葡萄糖注射液或 0.9%氯化钠 500ml 稀释本品后静脉滴注，建议滴注 2～3 小时，但应在 4 小时内使用。成人，一次 10mg/kg，一日 1 次，一日剂量不超过 0.6g；儿童，一次 10～20mg/kg，一日 1 次，一日剂量不超过 0.6g。②脑膜炎奈瑟菌带菌者：口服，成人，一次 5mg/kg，每 12 小时 1 次，连续 2 日；1 个月以上小儿，每日 10mg/kg，每 12 小时 1 次，连服 4 次。③老年患者：口服，每日 10mg/kg，空腹顿服。④其他感染如军团病或重症葡萄球菌感染：静脉滴注，成人，一日 0.6～1.2g，分 2～4 次给药。不良反应 发热、恶心、呕吐、腹泻、转氨酶升高、肝大、黄疸、流感样反应等。禁忌 肝功能严重不全、胆道阻塞者、3 个月内孕妇。注意 本品不适用于脑膜炎奈瑟菌感染的治疗；酒精中毒、肝功能损害、婴儿、3 个月以上孕妇及哺乳期妇女慎用；原有肝病患者慎用；治疗期间严密监测肝功能变化；进食影响本品吸收，应于餐前 1 小时或餐后 2 小时服用，清晨空腹一次服用吸收最好；肝功能减退患者需减少剂量；肾功能减退者无需减量；服用本品后尿液、唾液、汗液等排泄物可显橘红色；本品具有肝微粒体酶诱导和干扰肝摄取作用，可加速其他药物的代谢，可能需要增加并用药物的剂量。相互作用 对氨基水杨酸盐、制酸药、口服抗凝药、口服降糖药、茶碱、达卡巴嗪、地西泮、苯妥英、甲状腺素、美沙酮、美西律、咪康唑、酮康唑。妊娠分级 C。医保 甲类（口服常释剂型），乙类（注射剂）。

利福喷丁（Rifapentine）

作用类别 利福霉素类抗生素。适应证 作为结核病联合化疗方案中的杀菌药，用于痰菌阳性肺结核、对其他抗结核药物不能耐受者、对利福霉素类以外抗结核药物耐药结核菌感染的难治病例；用于对其他抗金黄色葡萄球菌抗生素耐药的重症金黄色葡萄球菌感染。用法 抗结核：口服，成人，一次0.6g(体重小于55kg者应酌减)，一日1次，空腹用水送服，一周服药1～2次。不良反应 白细胞减少、血小板减少、转氨酶升高、皮疹、头昏、失眠等。禁忌 肝功能严重不全、胆道阻塞者和孕妇。注意 本品与其他利福霉素有交叉过敏；酒精中毒、肝功能损害者慎用，服用期间禁止饮酒；服药期间引起白细胞、血小板减少患者，应避免进行拔牙等操作手术；服药期间注意血象及肝功能变化；如曾间歇服用利福平因产生循环抗体而发生变态反应者，不宜再用本品；本品应空腹用水送服；本品单独用于治疗结核病可迅速产生细菌耐药性，必须联合其他抗结核药物；服用本品后，大小便、唾液、痰液、泪液等可呈橘红色；哺乳期妇女如需使用应暂停哺乳；老年人用量应酌减。相互作用 制酸药、口服抗凝药、口服降糖药、茶碱、达卡巴嗪、地西泮、苯妥英、甲状腺素、美沙酮、美西律、咪康唑、酮康唑。医保 甲类。

利福布汀（Rifabutin）

作用类别 利福霉素类抗生素。适应证 与其他抗结核药联合治疗结核分枝杆菌所致的各型结核病，用于非结核分枝杆菌感染的治疗，用于晚期HIV(人类免疫缺陷病毒)感染患者预防鸟分枝杆菌感染的播散。用法 推荐剂量为300mg，一日1次。有恶心、呕吐或其他胃肠道反应者，可改为150mg每日2次或于饭后服用。不良反应 皮疹、胃肠道反应、中性粒细胞减少、血小板功能不全、流感样综合征、肝炎、溶血、关节痛、骨髓炎、呼吸困难等。注意 目前没有证据证明本品可用于结核病的预防；肝功能损害者慎用；妊娠期妇女慎用；合并严重肾功能损害患者剂量应减量；任何抑制CYP3A的药物都将增加本品的血药浓度；服用本品后，大小便、唾液、痰液、泪液等分泌物可呈棕黄色。相互作用 伊曲康唑、克拉霉素、沙奎那韦、氨苯砜、甲氧苄氨嘧啶、氟康唑、地拉夫定、茚地那韦、利托那韦、乙炔基雌二醇、炔诺酮。妊娠分级 B。医保 乙类。

利福霉素（Rifamycin）

作用类别 利福霉素类抗生素。适应证 结核杆菌感染，重症耐甲氧西林金黄色葡萄球菌、表葡菌以及难治性军团菌感染的联合治疗。用法 加入5%葡萄糖注射液中静脉滴注：成人，一次0.5～1.0g，一日2次，滴速不宜过快；小儿，一日10～30mg/kg，分2次给药。静脉推注：成人，一次0.5g，一日2～3次缓慢推注。不良反应 暂时性巩膜或皮肤黄染，一过性肝脏损害、黄疸、肾损害；恶心、食欲不振、眩晕、耳鸣、听力下降等。禁忌 有肝病或肝损害者。注意 本品不宜与其他药物混合使用，以免药物析出；用药后患者尿液呈红色；用药期间应检查肝功能；与异烟肼合用对结核菌有协同抗菌作用，但肝毒性也增加；孕妇及哺乳期妇女慎用。医保 乙类。

吡嗪酰胺[基]（Pyrazinamide）

作用类别 烟酰胺衍生物，一线抗结核药。适应证 与其他抗结核药联合用于结核病强化期治疗。用法 口服：一日 15～30mg/kg，一次顿服，每日服用；或一日 50～70mg/kg，一次顿服，每周 2～3 次。每日服用者最高每次 2g，每周服 3 次者最高每次 3g，每周服 2 次者最高每次 4g。不良反应 高尿酸血症、食欲减退、发热、乏力、黄染等。注意 对乙硫异烟胺、异烟肼、烟酸等过敏者可能对本品也过敏；糖尿病、痛风或严重肝功能减退者慎用；本品可引起急性痛风发作，应监测血清尿酸浓度。相互作用 别嘌醇、秋水仙碱、丙磺舒、磺吡酮、乙硫异烟胺、环孢素。妊娠分级 C。医保 甲类。

乙胺丁醇[基]（Ethambutol）

作用类别 一线抗结核药。适应证 肺结核，结核性脑膜炎，非典型分枝杆菌感染。用法 结核初治：口服，按体重 15mg/kg，每日 1 次顿服；或一次 25～30mg/kg，最高 2.5g，一周 3 次；或 50mg/kg，最高 2.5g，一周 2 次。结核复治：按体重 25mg/kg，每日 1 次顿服，连续 2 月，继以一日 15mg/kg，每日 1 次顿服。非典型分枝杆菌感染：每日 15～25mg/kg，一次顿服。不良反应 视物模糊、眼痛、红绿色盲、视力减退、视野缩小、畏寒、关节不适等。禁忌 酒精中毒者，糖尿病并发眼底病变者，乳幼儿。注意 痛风、视神经炎、肾功能减退时应慎用；治疗期间定期进行眼部检查；如发生胃肠道刺激，本品可与食物同服；一日剂量分次服用可能达不到有效血药浓度，本品宜一次顿服；本品可使血清尿酸浓度增高，引起痛风发作，应监测血清尿酸浓度；与神经毒性药物合用可增加本品的神经毒性；本品不推荐用于 13 岁以下儿童；老年人应根据肾功能调整剂量。相互作用 乙硫异烟胺、氢氧化铝。妊娠分级 B。医保 甲类。

链霉素[基]（Streptomycin）

作用类别 氨基糖苷类抗生素。适应证 与其他抗结核药联合用于各种结核病的初治病例，或其他敏感分枝杆菌感染；可单用于土拉菌病的治疗，或与其他抗菌药物联合用于布鲁菌病、鼠疫、腹股沟肉芽肿、鼠咬热等的治疗；也可与青霉素或氨苄西林联合治疗草绿色链球菌或肠球菌所致的心内膜炎。用法 成人：肌内注射，每 12 小时 0.5g，与其他抗菌药物合用。①细菌性（草绿色链球菌）心内膜炎：肌内注射，每 12 小时 1g，与青霉素联用，连续 1 周，继以每 12 小时 0.5g，连续 1 周；60 岁以上患者应减为每 12 小时 0.5g，连续 2 周。②肠球菌性心内膜炎：肌内注射，与青霉素联用，每 12 小时 1g，连续 2 周，继以每 12 小时 0.5g，连续 4 周。③鼠疫：肌内注射，一次 0.5～1.0g，一日 2 次，与四环素合用，疗程 10 日。④土拉菌病：肌内注射，每12小时0.5～1.0g，连续7～14日。⑤结核病：肌内注射，每12小时0.5g，或一次0.75g，一日1次；如采用间歇疗法，即每周给药2～3次，每次1g；老年患者，肌内注射，一次0.50～0.75g，一日1次。⑥布鲁菌病：每日1～2g，分2次肌内注射，与四环素合用，疗程3周或以上。小儿：一日15～25mg/kg，分2次；治疗结核病，按体重20mg/kg，一日1次，每日不超过1g。新生儿：一日10～20mg/kg。不良反应 血尿、排尿次数减少、尿量减少、步履不稳、眩晕、听力减退、耳鸣、面部或四肢麻木、针刺感、视力减退、嗜睡、无力、皮疹、瘙痒等。注意 失水、第八对脑神经损害、重症肌无力或帕金森病、肾功能损害等情况下慎用；治疗期间应定期检查肾功能和听力；有条件时应监测血药浓度，并据此调整剂量；本品不宜与其他耳、肾毒性药物合用或先后使用，以免加重耳肾毒性；孕妇慎用；哺乳期妇女用药期间应暂停哺乳。本品需在注射给药前进行皮肤敏感试验。相互作用 神经肌肉阻滞药、卷曲霉素、依他尼酸、呋塞米、万古霉素、头孢噻吩、头孢唑啉、多黏菌素。妊娠分级 D。医保 甲类。

对氨基水杨酸钠[基]（Sodium Aminosalicylate，PAS-Na）

作用类别 二线抗结核药。适应证 与其他抗结核药物联合用于结核分枝杆菌所致的肺及肺外结核病，静滴可用于治疗结核性脑膜炎及急性扩散性结核病。用法 口服：成人，一次2～3g，一日4次；儿童，按体重一日0.2～0.3g/kg，分3～4次，儿童每日剂量不超过12g。静脉滴注：一日4～12g，临用前加灭菌注射用水适量使溶解后再用5%葡萄糖注射液500ml稀释，2～3小时滴完；儿童，按体重一日0.2～0.3g/kg。不良反应 食欲不振、恶心、呕吐、腹痛、腹泻、药物热、皮疹等。注意 对磺胺类过敏者可能对本品过敏；下列情况慎用：充血性心力衰竭、胃溃疡、葡萄糖-6-磷酸脱氢酶缺乏症、严重肝功能损害、严重肾功能损害。相互作用 抗凝药、水杨酸类药物、利福平、维生素 B_{12}。妊娠分级 C。医保 甲类。

丙硫异烟胺（Prothionamide）

作用类别 异烟酸衍生物，二线抗结核药。适应证 与其他抗结核药联合用于结核病经一线药物治疗无效者。用法 口服：成人，一次0.25g，一日2～3次；小儿，一次按体重4～5mg/kg，一日3次。不良反应 恶心、呕吐、食欲不振、唾液分泌过多、口中金属味、精神忧郁、精神错乱、步态不稳或麻木、针刺感、烧灼感、手足疼痛、精神错乱或其他精神改变、眼或皮肤黄染等。禁忌 孕妇，12岁以下儿童。注意 对异烟肼、吡嗪酰胺、烟酸等药物过敏者可能对本品过敏；糖尿病、严重肝功能减退者慎用；治疗期间应定期进行肝功能和眼部检查；与环丝氨酸同服可使中枢神经系统反应发生率增加，应适当调整剂量并严密观察；本品与其他抗结核药合用可能加重其不良反应；本品可增加维生素 B_6 的肾脏排泄，同用时可能需增加后者的剂量。相互作用 环丝氨酸、维生素 B_6、其他抗结核药。医保 乙类。

卷曲霉素（Capreomycin）

作用类别 多肽类抗生素，二线抗结核药。适应证 与其他抗结核药联合用于：经一线抗结核药治疗失败者，或者对一线药物中的一种或数种产生毒性作用或细菌耐药者。用法 深部肌内注射：成人，一日 1g，持续 2～4 个月，然后每周 2～3 次，每次 1g；现多主张每次 0.75g，每日 1 次；临用前，加氯化钠注射液溶解。不良反应 肌酐及尿素氮升高、肌酐清除率降低、蛋白尿、管型尿、前庭功能损害、神经肌肉阻滞、皮疹、瘙痒、皮肤红肿等。禁忌 哺乳期妇女及孕妇。注意 听力减退、重症肌无力、帕金森病、肾功能不全者慎用；用药期间应定期进行听力、前庭功能、肾功能、肝功能和血钾测定；失水患者可能增加毒性反应；本品单用可迅速产生耐药，故只能与其他药物联合治疗结核；本品与卡那霉素有交叉耐药；本品注射过浅时可加重疼痛并发生无菌性脓肿；本品与其他耳毒性及肾毒性药物同时或先后应用可增加发生毒性的可能。相互作用 氨基糖苷类抗生素、两性霉素 B、万古霉素，杆菌肽、巴龙霉素、环孢素、卡氮芥、顺铂、布美他尼、依他尼酸、呋塞米、抗组胺药、布克利嗪、赛克利嗪、美克利嗪、吩噻嗪类、噻吨类、曲美苄胺、抗神经肌肉阻滞药、甲氧氟烷、多黏菌素、阿片类镇痛药。妊娠分级 C。医保 乙类。

抗麻风病类药

氨苯砜[基]（Dapsone）

作用类别 砜类抑菌剂。适应证 与其他抑制麻风药联合用于麻风分枝杆菌引起的各种类型麻风和疱疹样皮炎的治疗，也用于疱疹性皮肤病、类天疱疹、坏死性脓皮病、复发性多软骨炎、环形肉芽肿、系统性红斑狼疮的某些皮肤病变、放线菌性足分枝菌病、聚会性痤疮、银屑病、带状疱疹的治疗，与 TMP 联合治疗卡氏肺孢子虫肺炎，与乙胺嘧啶和氯喹三者联合用于预防间日虐。用法 抑制麻风：口服，成人，一次 50～100mg，一日 1 次，一日最高剂量 200mg；小儿，按体重一次 0.9～1.4mg/kg，一日 1 次，由于本品有蓄积作用，故每服药 6 日停药 1 日，每服药 10 周停药 2 周。治疗疱疹性皮炎：成人，起始剂量每日 50mg，最高可增至 500mg；小儿，开始按体重 2mg/kg，一日 1 次，可逐渐增加剂量。预防疟疾：本品 100mg 与乙胺嘧啶 12.5mg 联合，1 次顿服，每 7 日服药 1 次。不良反应 恶心、上腹部不适、食欲不振、头晕、头痛、失眠、无力、贫血、白细胞减少、药疹、剥脱性皮炎、发热、淋巴结肿大、肝肾功能损害、单核细胞增多等。禁忌 对磺胺类过敏者、严重肝功能损害和精神障碍者。注意 下列情况慎用：严重贫血、葡萄糖-6-磷酸脱氢酶缺乏、变性血红蛋白还原酶缺乏症、肝肾功能减退、胃和十二指肠溃疡病及精神病史者；对磺胺类、呋塞米类、噻嗪类、磺酰脲类以及碳酸酐酶抑制剂过敏者也可能对本品过敏；用药期间应定期检查血常规、葡萄糖-6-磷酸脱氢酶、肝功能、肾功能等；本品不宜单独用于治疗麻风；快乙酰化型患者的血药浓度可能很低，慢乙酰化型患者的血药浓度可能较高，均需调整剂量；肾功能减退者需减量，如肌酐清除率低于4ml/min时需测定血药浓度，无尿患者应停药。相互作用 丙磺舒、利福平、骨髓抑制药、溶血药物、去羟肌苷。妊娠分级 C。医保 甲类。

醋氨苯砜（Acedapsone）

作用类别 砜类抑菌剂。适应证 麻风病的预防以及不能口服砜类药物者。用法 肌内注射：一次0.225g，隔60～75日注射1次，疗程长达数年。不良反应 注射部位疼痛感、局部硬块、皮疹、皮肤瘙痒、剥脱性皮炎、背痛、腿痛、胃痛、食欲减退、皮肤苍白、发热、溶血性贫血、乏力或软弱、变性血红蛋白血症、精神错乱、周围神经炎、粒细胞减少或缺乏、砜类综合征、肝损害等。禁忌 严重肝功能损害和精神障碍者。注意 为防止长期单用本品导致细菌产生耐药性，可在用药期间加服氨苯砜0.1～0.15g，每周2次；肌内注射后应予热敷，促使药物吸收；用前振摇均匀，用粗针头吸出，注入臀肌；其余同氨苯砜。医保 甲类。

氯法齐明（Clofazimine）

作用类别 本品不仅对麻风杆菌有缓慢杀菌作用，与其他抗分枝杆菌药合用对结核分枝杆菌、溃疡分枝杆菌亦有效。适应证 作为治疗瘤型麻风的选用药，通常应与氨苯砜联合使用；与利福平或乙硫异烟胺联合用于治疗耐砜类药物的菌株所致的感染；也可用于红斑结节性麻风反应和其他药物引起的急性麻风反应；亦可与其他抗结核药合用于艾滋病患者并发非典型分枝杆菌感染。用法 耐氨苯砜的各型麻风：口服，一次50～100mg，一日1次。伴红斑结节麻风反应的各型麻风、有神经损害或皮肤溃疡凶兆者：口服，每日100～300mg，有助于减少和撤除泼尼松（每日40～80mg）。待反应控制后，逐渐递减至每日100mg。为使组织内达到足够的药物浓度，用药2个月后才逐渐减少泼尼松的用量。无神经损害或皮肤溃疡凶兆时，按耐氨苯砜的各型麻风处理。治疗氨苯砜敏感的各型麻风：本品可与其他两种抗麻风药合用，如可能三药合用至少2年以上，直至皮肤涂片查菌转阴。此后，继续采用一种合适的药物。成人每日最大量不超过300mg。小儿剂量尚未确认。不良反应 皮肤黏膜着色，呈粉红色、棕色，甚至黑色；尿液、汗液、乳汁、精液和唾液呈淡红色；胎儿着色；皮肤鱼鳞病样改变；食欲减退、恶心、呕吐、腹痛、腹泻；眩晕、嗜睡、肝炎、上消化道出血、皮肤瘙痒等。禁忌 严重肝、肾功能障碍及胃肠道疾患者。注意 有胃肠疾患史或肝功能损害及对本品不能耐受者慎用；应与食物或牛奶同时服用；为防止耐药性产生，本品应与一种或多种其他抗麻风药物合用；治疗伴红斑结节麻风反应的多种杆菌性麻风时，如有神经损害或皮肤溃疡凶兆，本品可与肾上腺皮质激素合用；多种杆菌性（界线型、界线-瘤型和瘤型麻风）麻风疗程应持续2年以上，甚至终生给药；每日剂量超过100mg时应严密观察，疗程应尽可能短；出现腹部绞痛、恶心、呕吐、腹泻时，应减量、延长给药间期或停药。相互作用 氨苯砜、利福平。医保 乙类。

沙利度胺（Thalidomide）

作用类别 本品可能有免疫抑制、免疫调节作用，通过稳定溶酶体膜，抑制中性粒细胞趋化性，产生抗炎作用。**适应证** 用于控制瘤型麻风反应症。**用法** 口服：一次25～50mg，一日4次。**不良反应** 口鼻黏膜干燥、头昏、倦怠、嗜睡、恶心、腹痛、便秘、面部水肿、面部红斑、过敏反应、多发性神经炎等。**禁忌** 孕妇、哺乳期妇女、儿童、驾驶员及机器操纵者。**注意** 使用沙利度胺前应被告知对育龄期妇女存在的风险；沙利度胺会对未出生胎儿引起严重的出生缺陷和死亡，所以在怀孕期间不应服用本品；服用本品可能会引起外周神经病变，其早期手足麻木、麻刺感或灼烧样痛感。**相互作用** 巴比妥类药物。**妊娠分级** X。**医保** 乙类。

抗真菌药

唑类抗真菌药

酮康唑（Ketoconazole）

作用类别 咪唑类抗真菌药。**适应证** 系统真菌感染，皮肤癣菌、酵母菌引起的皮肤、毛发和指（趾）甲感染，胃肠道酵母菌感染，局部治疗无效的慢性、复发性阴道念珠菌病，预防治疗因免疫功能降低而易发生机会性真菌感染的患者。**用法** 皮肤、胃肠道及深部感染：成人及30kg以上儿童，口服，一次0.2g，一日1次；必要时可增至一次0.4g，一日1次，或一次0.2g，一日2次。阴道念珠菌病：口服，一次0.4g，一日1次。体重15～30kg的儿童：一次0.1g，一日1次。免疫缺陷者的预防性治疗：成人，每日0.4g；儿童，一次0.1～0.2g，一日1次。**不良反应** 恶心、呕吐、腹痛、腹泻、消化不良、可逆性肝酶升高、瘙痒、皮疹、头痛、头晕、畏光、可逆性男性乳房增大、月经不调等。**禁忌** 患急慢性肝病者；禁止与下列药物合用：特非那定、阿司咪唑、咪唑斯汀、西沙必利、多非利特、奎尼丁、匹莫齐特、多潘立酮、三唑仑、咪达唑仑口服制剂以及辛伐他汀、洛伐他汀等经CYP3A4酶代谢的HMG－CoA还原酶抑制剂；孕妇。**注意** 本品对中枢神经系统穿透性差，不宜用于治疗真菌性脑膜炎；本品应与餐同服，以达到最大吸收；治疗期间应监测肝功能；肾上腺功能不全者以及处于长时间应激状态者，应监测肾上腺功能；胃酸减少会影响本品的吸收，胃酸中和药物应在服用本品至少2小时以后服用；本品可致戒酒硫样反应；哺乳期妇女服用本品时应停止哺乳；老年患者慎用；不建议体重低于15kg的小儿使用。**相互作用** 利福平、利福布丁、卡马西平、异烟肼、苯妥英、H_2受体阻滞剂、质子泵抑制剂、特非那定、阿司咪唑、咪唑斯汀、西沙必利、多非利特、奎尼丁、匹莫齐特、多潘立酮、三唑仑、咪达唑仑、茚地那韦、沙奎那韦、长春花碱、白消安、多烯紫杉醇、二氢吡啶、维拉帕米、环孢菌素、他克莫司、雷帕霉素、地高辛、卡马西平、丁螺环酮、阿芬太尼、西地那非、阿普唑仑、溴替唑仑、甲基强的松龙、三甲曲沙、依巴斯汀、瑞波西汀。**妊娠分级** C。**医保** 乙类。

克霉唑（Clotrimazole）

作用类别 咪唑类抗真菌药。适应证 体癣、股癣、手癣、足癣、花斑癣、头癣以及念珠菌性甲沟炎和念珠菌性外阴阴道炎。用法 皮肤感染：涂于洗净的患处，一日2～3次。外阴阴道炎：将乳膏涂于洗净的患处，或将栓剂置于阴道深处，每晚1次，连续7日。不良反应 过敏反应、瘙痒、刺痛、红斑、水肿。注意 避免接触眼睛和其他黏膜；用药部位如有灼烧感、瘙痒、红肿等，应停止用药，洗净；本品性状发生改变时禁止使用。妊娠分级 B（局部给药和阴道给药）/C（口服给药）。医保 甲类（软膏剂），乙类（口服常释剂型、滴耳剂、贴剂、阴道片、栓剂）。

咪康唑（Miconazole）

作用类别 咪唑类抗真菌药。适应证 用于皮真菌、酵母菌及其他真菌引起的皮肤、指甲感染，如体股癣、手足癣、花斑癣、头癣、须癣、甲癣；皮肤、指甲念珠菌病；口角炎、外耳炎。用法 各种癣病：外用，涂（撒）布于患处，一日2次；花斑癣，一日1次；症状消失后继续用7天，防止复发。念珠菌性外阴阴道炎：将栓剂置于阴道深处，每晚1次，一次1枚，连续7日为一疗程。肠道念珠菌感染：口服，成人一次0.25～0.50g，一日0.5～1g；小儿口服初始剂量为每日30～60mg/kg，而后减为每日10～20mg/kg；婴儿每日30mg/kg，分2次给药，疗程视病情而定。不良反应 口服可出现恶心、呕吐、腹泻食欲减退、皮疹、头晕、发冷、贫血、粒细胞和血小板减少、高脂血症等不良反应；外用偶见过敏反应。禁忌 肝损害患者避免使用口服制剂，避免与阿司咪唑、西沙必利、特非那定等合用，孕妇不宜使用。注意 口服治疗期间应定期检查周围血象、血胆固醇、三酰甘油、血清氨基转移酶等；同时口服抗凝剂的患者应慎用，并监测抗凝效果；外用制剂避免接触眼睛，如发生过敏反应和刺激症状时应停药；阴道制剂应避免与某些乳胶产品接触，如阴道避孕隔膜或避孕套。相互作用 口服，降糖药苯妥英。妊娠分级 C。医保 甲类（软膏剂、栓剂），乙类（口服常释剂型、注射剂、阴道泡腾片、阴道片、阴道软胶囊）。

联苯苄唑（Bifonazole）

作用类别 咪唑类抗真菌药。适应证 适用于皮肤真菌、酵母菌、霉菌和皮肤真菌如糠秕孢子菌引起的皮肤真菌病，以及微小棒状杆菌引起的感染，如手癣、脚癣、股癣、体癣、花斑癣及表皮念珠菌病。用法 外用：在患处皮肤涂一薄层并摩擦促使其吸收，一日1次，2～4周为一疗程，最好是在晚上休息前使用。不良反应 过敏、局部瘙痒、灼热感、红斑等。注意 避免接触眼睛，切忌口服；用药部位如有灼热感、瘙痒、红肿等应停止用药并洗净。医保 乙类。

氟康唑[基]（Fluconazole）

作用类别 三唑类抗真菌药。适应证 系统性念珠菌病、黏膜念珠菌病及生殖系念珠菌病；隐球菌脑膜炎和其他部位的隐球菌感染；预防接受细胞毒化疗或放疗后恶性肿瘤易感患者的真菌感染；地方性深部真菌病，包括免疫功能健全患者的球孢子菌病、类球孢子菌病、孢子丝菌病和组织胞浆菌病。用法 ①成人：a. 系统性念珠菌病、隐球菌脑膜炎和其他部位隐球菌感染，口服或静脉滴注，首次 0.4g，以后一次 0.2～0.4g，一日 1 次；疗程根据临床和真菌反应而定，隐球菌脑膜炎疗程一般至少为 6～8 周。b. 黏膜念珠菌病（非生殖系念珠菌病），口服，一次 50～100mg，一日 1 次；疗程根据不同感染而定，口咽部念珠菌病服用 7～14 天，牙托引起的萎缩性口腔念珠菌病连服 14 天，食管炎等其他黏膜念珠菌病疗程为 14～30 天。c. 念珠菌外阴阴道炎或龟头炎，150mg 单剂口服。d. 预防念珠菌病，口服或静脉滴注，一次 50～400mg，一日 1 次。e. 皮肤感染，一次 150mg，一周 1 次；或一次 50mg，一日 1 次，疗程一般为 2～4 周。f. 地方性深部真菌病，0.2～0.4g，一日 1 次，连服 2 年。②4 周以上小儿：局部感染，一日剂量按体重 3mg/kg，一日 1 次，首剂可使用负荷剂量 6mg/kg；系统性感染，一日剂量 6～12mg/kg，一日 1 次；预防真菌感染：每日 3～12mg/kg。③4 周以下小儿：小于 2 周的患儿，每 72 小时给药 1 次；2～4 周患儿，每 48 小时给药 1 次。不良反应 恶心、呕吐、皮疹、渗出性红斑、一过性转氨酶升高等。禁忌 对本品及其他吡咯类药物过敏者，接受本品每日 0.4g 或更高剂量、多剂量治疗的患者禁止同服特非那丁，接受本品治疗的患者禁止同服西沙必利，禁止与阿司咪唑合用，本品不推荐用于孕妇。注意 肾功能不全患者应慎用氟康唑；肝功能不全患者慎用氟康唑；已有潜在引起心律失常病情的患者，应慎用氟康唑。相互作用 西沙必利、特非那定、阿司咪唑、匹莫齐特、红霉素、阿芬太尼、阿米替林、去甲替林、两性霉素 B、抗凝血药、苯二氮䓬类药物（短效）、卡马西平、硝苯地平、伊拉地平、氨氯地平、非洛地平、塞来昔布、环孢霉素、环磷酰胺、芬太尼、氯氟非醇、氯沙坦、美沙酮、非甾体抗炎药、口服避孕药、苯妥英、泼尼松、利福布汀、沙奎那韦、西罗莫司、磺脲类药物、他克莫司、茶碱、长春花碱类药物、齐多夫定。妊娠分级 C。医保 甲类（口服常释剂型），乙类（注射剂、滴眼剂）。

伊曲康唑（Itraconazole）

作用类别 三唑类抗真菌药。适应证 系统性真菌病包括曲霉病、念珠菌病、隐球菌病（包括隐球菌性脑膜炎）和组织胞浆菌病等；外阴阴道念珠菌病；花斑癣、皮肤真菌病、真菌性角膜炎和口腔念珠菌病等；口服用于血液系统肿瘤、骨髓移植患者和预期发生中性粒细胞减少症的患者，预防深部真菌感染发生。用法 静脉滴注：第 1、2 天，一次 0.2g，每日 2 次；从第 3 天起，一次 0.2g，每日 1 次；每 0.2g 滴注 1 小时，疗程一般不宜超过 14 天。口服：一次 0.1～0.2g，一日 1～2 次；疗程随感染而定。不良反应 恶心、呕吐、腹痛、便秘、头痛、肝酶升高、月经紊乱、头晕、过敏反应、低血钾、水肿等。禁忌 禁与下列药物合用：特非那丁、阿司咪唑、咪唑斯汀、西沙必利、三唑仑、匹莫齐特、奎尼丁、洛伐他汀、辛伐他汀、咪达唑仑口服制剂、麦角生物碱类、尼索地平等；除治疗危及生命或严重感染的病例，患有充血性心力衰竭或有充血性心力衰竭病史的患者；除危及生命的病例，禁用于孕妇；注射液禁用于不能注射氯化钠溶液的患者；肾功能损伤患者肌酐清除率小于 30ml/min 时，不得使用本品注射液。注意 胶囊剂宜餐后立即服用，口服液不宜与食物同服；本品可致肝损害，肝功能异常者慎用，用药期间应监测肝功能；肾功能损害患者慎用；哺乳期妇女慎用；不推荐用于儿童；老年患者慎用；本品会抑制经 CYP3A 酶代谢的药物的代谢，导致这些药物的作用增加或延长；接受酸中和药物治疗者，应在口服本品后至少 2 小时服用。相互作用 阿司咪唑、苄普地尔、西沙必利、多菲利特、左醋美沙朵、咪唑斯汀、匹莫齐特、奎尼丁、舍吲哚、特非那定、CYP3A4 代谢的 HMG－CoA 还原酶抑制剂、三唑仑、咪达唑仑、麦角生物碱、尼索地平、该通道阻滞剂、口服抗凝剂、利托那韦、茚地那韦、沙奎那韦、长春生物碱、白消安、多烯紫杉醇、三甲曲沙、环孢菌素、他克莫司、雷帕霉素、布地奈德、地塞米松、氟地松、甲基强的松龙、地高辛、阿芬太尼，阿普唑仑、溴替唑仑、丁螺环酮、卡马西平、西洛他唑、双异丙吡胺、依巴斯汀、依立曲坦、芬太尼、卤泛群、咪达唑仑静脉注射液、瑞波西汀、瑞格列奈、利福布丁。妊娠分级 C。医保 乙类(口服常释剂型、口服液体剂型：限注射剂的序贯治疗；注射剂：限重症真菌感染)。

伏立康唑（Voriconazole）

作用类别 三唑类抗真菌药。适应证 侵袭性曲霉菌病，非中性粒细胞减少患者的念珠菌血症，对氟康唑耐药的念珠菌引起的严重侵袭性感染，足放线病菌属和镰刀菌属引起的严重感染。用法 负荷剂量(适用于第 1 个 24 小时)：静脉滴注，一次 6mg/kg，每日 2 次；口服，体重≥40kg 者一次 0.4g，体重＜40kg 者一次 0.2g，均为一日 2 次。维持剂量(开始用药 24 小时以后)：静脉滴注，一次 4mg/kg，每日 2 次；口服，体重≥40kg 者一次 200mg，体重＜40kg 者一次 100mg，均为一日 2 次。疗程根据临床和真菌反应而定，静脉用药疗程不宜超过 6 个月。伏立康唑粉针剂使用时先用 19ml 注射用水溶解成 20ml 的澄清溶液，溶解后的浓度为 10mg/ml；伏立康唑必须以不高于 5mg/ml 的浓度滴注，浓度为 10mg/ml 的伏立康唑应进一步稀释。本品不宜用于静脉推注，且静脉滴注速度最快不超过每小时 3mg/kg，稀释后滴注时间须 1～2 小时。不良反应 视觉障碍、发热、皮疹、恶心、呕吐、腹泻、腹痛、头痛、败血症、周围性水肿、呼吸功能紊乱、肝酶升高等。禁忌 禁止与特非那定、阿司咪唑、西沙必利、匹莫齐特、奎尼丁、利福平、利福布丁、卡马西平、长效巴比妥、西罗莫司、麦角生物碱类、高剂量利托那韦、依非韦伦等合用，本品不宜用于孕妇及哺乳期妇女。注意 本品主要用于治疗进展性、可能威胁生命的真菌感染；连续治疗超过 28 天，需监测视觉功能；治疗期间需监测肝、肾功能；本品可引起心电图 Q－T 间期延长，伴有心律失常危险因素患者慎用；本品可导致光过敏反应，治疗时应避免强光直射；本品适用于≥2 岁的儿童患者；口服片剂应至少在餐后 1 小时或餐前 1 小时服用。相互作用 利福平、利福布丁、利托那韦、依非韦伦、地拉韦啶、卡马西平、苯巴比妥、西咪替丁、雷尼替丁、圣约翰草、苯妥英、特非那定、阿司咪唑、西沙必利、奥美拉唑、匹莫齐特、奎尼丁、西罗莫司、麦角生物碱类、环孢素、他克莫司、美沙酮、芬太尼、舒芬太尼、口服抗凝剂、磺脲类药物、他汀类药物、苯二氮䓬类药物、长春花生物碱。妊娠分级 D。医保 乙类(口服常释剂型:限重症真菌感染;口服液体剂型:限儿童及吞咽困难者的重症真菌感染;注射剂:限重症真菌感染)。

多烯类抗真菌药

制霉素[基](Nystatin,制霉菌素)

作用类别 多烯类抗真菌药。适应证 预防和治疗皮肤及黏膜念珠菌病。用法 消化道念珠菌病:口服,成人,一次 50 万～100 万 U,一日 3 次;儿童,每日按体重 5 万～10 万 U/kg,分 3～4 次服用。念珠菌性外阴阴道炎:阴道栓,每晚 1 枚,疗程 7 天;外用,一次 10 万 U,日 1～2 次,疗程一般为 2 周。不良反应 腹泻、恶心、呕吐、上腹疼痛、局部灼烧感及发痒等。注意 本品口服后胃肠道不吸收,对全身真菌感染无治疗作用;本品局部外用也不被皮肤和黏膜吸收;孕妇及哺乳期妇女慎用;5 岁以下儿童不推荐使用。妊娠分级 C。医保 甲类。

两性霉素 B(Amphotericin B)

作用类别 多烯类抗真菌药。适应证 诊断明确的敏感真菌所致的深部真菌感染,且病情呈进行性发展者,如败血症、心内膜炎、脑膜炎(隐球菌及其他真菌)、腹腔感染(包括与透析相关者)、肺部感染、尿路感染和眼内炎等。用法 ①粉针。a. 静脉滴注:开始以 1～5mg 或按体重 0.02～0.1mg/kg 给药,之后根据耐受情况每日或隔日增加 5mg,当剂量增至一次 0.6～0.7mg/kg时即可暂停增加剂量;成人,一日剂量不超过 1mg/kg,每日或隔 1～2 日给药 1 次,累计总量 1.5～3g,疗程 1～3 个月。对敏感真菌所致感染宜采用较小剂量,即成人一次 20～30mg,疗程仍宜长。滴注液的药物浓度不超过 10mg/100ml。宜避光缓慢滴注,每剂滴注时间至少 6 小时,稀释用葡萄糖注射液的 pH 值应在 4.2 以上。b. 鞘内给药:首次0.05～0.1mg,逐渐增至每次 0.5mg,最大量每次不超过 1mg,每周 2～3 次,总量 15mg 左右。鞘内给药时宜与小剂量地塞米松或琥珀酸氢化可的松同时给予,并需用脑脊液反复稀释药液,边稀释边缓慢注入以减少不良反应。鞘内注射液的药物浓度不可高于 25mg/100ml,pH 值应在 4.2 以上。c. 局部用药:气溶吸入时成人每次 5～10mg,用灭菌注射用水溶解成0.2%～0.3%溶液应用;超声雾化吸入时本品浓度为 0.01%～0.02%,每日吸入 2～3 次,每次吸入 5～10ml;持续膀胱冲洗,每日 5mg 加入 1000ml 灭菌注射用水中,按每小时注入 40ml 速度进行冲洗,共用 5～10 日。②脂质体:起始剂量 0.1mg/(kg·d),第二日剂量增至 0.25～0.5mg/(kg·d),剂量逐日增加至维持量 1～3mg/(kg·d),输液浓度以不超过 0.15mg/ml 为宜;中枢神经系统感染，最大剂量 1mg/kg。不良反应 寒战、高热、头痛、食欲不振、恶心、呕吐、血压下降、眩晕、肝肾功能异常、低钾血症、贫血、血尿、皮疹、耳鸣、心悸、血管炎等。禁忌 严重肝病患者。注意 本品主要用于诊断明确的深部真菌病，不宜用于非侵袭性真菌病，如中性粒细胞正常者的口腔、食管、阴道念珠菌病；重度肾功能损害者需延长给药间隔或减量；治疗期间严密随访血常规、尿常规、肝功能、肾功能、血钾、心电图等；为减少本品的不良反应，给药前可给解热镇痛药和抗组胺药，同时给予琥珀酸氢化可的松 25～50mg 或地塞米松 2～5mg 同时静滴；静脉滴注或鞘内给药时，禁用氯化钠注射液配制或稀释，因可产生沉淀；本品可致局部刺激，静滴时应避免外漏；孕妇慎用；哺乳期妇女应避免应用或于用药时暂时停止哺乳；儿童静脉及鞘内给药剂量以体重计算均同成人，应限用最小有效剂量；老年患者减量使用。相互作用 肾上腺皮质激素、洋地黄苷、氟胞嘧啶、酮康唑、氟康唑、伊曲康唑、氨基糖苷类、抗肿瘤药物、卷曲霉素、多黏菌素、万古霉素、骨髓抑制剂、神经肌肉阻滞药、尿液碱化药。妊娠分级 B。医保 乙类。

棘白菌素类抗真菌药

卡泊芬净（caspofungin）

作用类别 棘白菌素类抗真菌药。适应证 适用于治疗成人和儿童患者（三个月及三个月以上）经验性治疗中性粒细胞减少、伴发热患者的可疑真菌患者感染；对其他治疗无效或不能耐受的侵袭性曲霉菌病。用法 成人，第一天给予单次 70mg 负荷剂量，随后每日给予 50mg。儿童（3 个月至 17 岁）的给药剂量应当根据患者体表面积，第一天都应当给予 $70mg/m^2$ 的单次负荷剂量，之后给予 $50mg/m^2$ 的日剂量，如果 $50mg/m^2$ 的日剂量无法满足足够的临床反应，但患者又能很好耐受，可将日剂量增加至 $70mg/m^2$ 的日剂量。使用本品患者都应缓慢静脉输注 1 小时。疗程取决于疾病严重程度、被抑制的免疫功能恢复情况及对治疗的临床反应。对治疗无临床反应而对本品耐受性良好的患者每日剂量可加大至 70mg；溶解粉末状药物时，在无菌条件下加入 10.5ml 的无菌注射用水，或含有对羟基苯甲酸甲酯和对羟基苯甲酸丙酯的无菌注射用水，或含有 0.9% 苯甲醇的无菌注射用水，配制成供患者输注用溶液的稀释剂为：无菌注射用氯化钠溶液或乳酸化的林格溶液。不良反应 发热、头痛、腹痛、疼痛、寒战、恶心、腹泻、呕吐、肝酶水平升高、血清肌酐升高、贫血、心动过速、静脉炎、皮疹、瘙痒等。注意 与药物清除诱导剂如利福平、地塞米松、苯妥英、卡马西平等合用时，应考虑给予每日 70mg 的剂量；除非必要，本品不得在妊娠期使用；接受本品治疗的妇女不应哺乳；老年患者（65 岁或以上）无需调整药物剂量。相互作用 环孢霉素、他克莫司、依非韦伦、奈韦拉平、利福平、地塞米松、卡马西平。贮藏 密闭的瓶装冻干粉末应于 2～8℃ 储存。妊娠分级 C。医保 乙类（限工伤保险）。

米卡芬净（Micafungin）

作用类别 棘白菌素类抗真菌药。适应证 由曲霉菌和念珠菌引起的下列感染：真菌血症、呼吸道真菌病、胃肠道真菌病。用法 曲霉病：成人，一般每日单次剂量为50～150mg，每日1次静脉输注；对于严重或难治性曲霉病患者，可增至每日300mg。念珠菌病：成人，一般每日单次剂量为50mg，每日1次静脉输注；严重或难治性念珠菌病患者，可增至每日300mg。体重为50kg或以下的患者，剂量不应超过每日6mg/kg。静脉输注时，应溶于氯化钠溶液、葡萄糖注射液或者补充液，剂量为75mg或以下时，输注时间不少于30分钟，剂量为75mg以上时输注时间不少于1小时。不良反应 静脉炎、关节炎、血管疼痛、寒战、头痛、高血压、心悸、腹泻、稀便、皮疹、肝酶升高、肌酐升高、中性粒细胞减少、过敏性休克等。注意 有药物过敏史及肝功能不全患者慎用；给药时应避免阳光直射；当本品与其他药物一起溶解时可能产生沉淀；本品在碱性溶液中不稳定，效价会降低；孕妇慎用；哺乳期妇女避免使用。妊娠分级 C。医保 乙类(限工伤保险)。

其他抗真菌药

氟胞嘧啶（Flucytosine，5－FC，5－氟胞嘧啶）

作用类别 氟化嘧啶类抗真菌药。适应证 念珠菌属和隐球菌属所致的系统性真菌感染。用法 口服：一次1.0～1.5g，一日4次。静脉滴注：一日0.1～0.15mg/kg，分2～3次给药，静滴速度4～10ml/min。不良反应 恶心、呕吐、厌食、腹泻、肝酶升高、皮疹、发热、贫血、血细胞及血小板减少、骨髓抑制等。禁忌 肾功能不全者、严重肝病患者。注意 单用本品易产生耐药性，宜与两性霉素B合用；用药期间应定期检查血象；血液病患者及肝功能减退者慎用；与骨髓抑制剂同用可加重毒性反应，尤其是造血系统的不良反应；孕妇慎用。妊娠分级 C。医保 乙类。

特比萘芬（Terbinafine）

作用类别 丙烯胺类抗真菌药。适应证 皮肤癣菌引起的皮肤、毛发真菌感染，如体癣、股癣、足癣等；皮肤癣菌感染引起的甲癣；念珠菌引起的皮肤念珠菌感染。用法 口服：成人及12岁以上，一次0.25g，一日1次；5～12岁儿童，一次0.125g，一天1次。口服疗程：足癣，2～6周；体癣、股癣，2～4周；皮肤念珠菌病，2～4周；头癣，4周；甲真菌病，6～12周。外用：1%或2%乳膏，每日涂抹1～2次；体、股癣疗程1～2周，足癣疗程1周，皮肤念珠菌病和花斑癣疗程2周。不良反应 味觉改变、食欲不振、恶心、腹痛、腹泻、头痛、皮疹、荨麻疹、关节痛、肌痛、胆汁淤积、肝炎、黄疸等。禁忌 对已有肝脏疾病患者避免使用。注意 本品具有肝毒性，使用中出现肝功能不良的体征或症状时，应确认是否为肝源性，并中止治疗；肝肾功能不全者剂量应减少；口服对花斑癣无效；本品抑制CYP2D6的代谢，应对同时服用经该酶代谢的药物如三环类抗抑郁药、β－受体阻滞剂、SSRI(5－羟色胺再摄取抑制剂)以及ⅠC类抗心律失常药物和单胺氧化酶抑制剂B型的患者进行监测。妊娠分级 B。医保 乙类。

萘替芬（Naftifine）

作用类别 丙烯胺类局部抗真菌药。适应证 敏感真菌所致的体股癣、手足癣、头癣、甲癣、花斑癣、浅表念珠菌病。用法 外用：涂布患处，一日1次，疗程2～4周，严重者可用到8周，甲癣6个月。不良反应 局部红斑、烧灼感、干燥、瘙痒、皮炎等。注意 本品仅供外用，不宜用于眼部及黏膜部位、急性炎症部位及开放性损伤部位，孕妇及哺乳期妇女慎用，连续用药4周症状无改善请再到医院就诊，当药品性状改变时禁止使用，儿童必须在成人监护下使用。妊娠分级 B。医保 非医保。

灰黄霉素（Griseofulvin）

作用类别 通过干扰真菌核酸的合成而抑制真菌生长。适应证 各种癣病的治疗，包括头癣、须癣、体癣、股癣、足癣和甲癣。用法 口服：成人，甲癣和足癣，一次500mg，每12小时1次；头癣、体癣和股癣，一次250mg，每12小时1次，或一次500mg，一日1次。小儿：2岁以上体重14～23kg者，一次62.5～125mg，每12小时1次，或125～250mg，每日1次；体重大于23kg者，一次125～250mg，每12小时1次，或250～500mg，每日1次。不良反应 头痛、嗜睡、乏力、口干、味觉改变、上腹不适、恶心、腹泻、皮疹、周围血象异常、肝毒性、蛋白尿等。禁忌 卟啉症、肝功能衰竭、孕妇及对本品过敏者。注意 本品不宜用于轻症、局限的浅部真菌感染及局部用抗真菌药已可奏效者；青霉素过敏患者应用本品时应谨慎；本品偶可致肝毒性，原有肝病或肝功能损害者慎用；本品可诱发卟啉病、红斑狼疮，红斑狼疮患者慎用；治疗中需定期监测周围血象、肝功能、血尿素氮、肌酐及尿常规；本品可于进餐时同服或餐后服，以进高脂肪餐为最佳；男性患者在治疗期间及治疗结束后至少6个月应采取避孕措施。相互作用 乙醇、扑米酮、苯巴比妥类、雌激素类避孕药、华法林、香豆素等抗凝剂。妊娠分级 C。医保 非医保。

抗病毒药

阿昔洛韦[基]（Aciclovir）

作用类别 抗病毒药。适应证 单纯疱疹病毒感染：用于免疫缺陷者初发和复发性黏膜皮肤感染的治疗以及反复发作病例的预防，也用于单纯疱疹性脑炎的治疗；带状疱疹：免疫缺陷者严重带状疱疹患者或免疫功能正常者弥散型带状疱疹的治疗；免疫缺陷者水痘的治疗。用法 静脉滴注：成人，一次5～10mg/kg，一日3次，最高剂量30mg/(kg·d)；12岁以下儿童，一次250mg/m^2，一日3次；免疫缺陷者合并水痘，一次10mg/kg或500mg/m^2，一日3次，小儿最高剂量为每8小时500mg/m^2。口服：一次0.2～0.4g，一日3～5次；带状疱疹，一次0.8g，一日5次；水痘，一次20mg/kg，一日4次。不良反应 皮疹、发热、恶心、呕吐、头痛、腹泻、蛋白尿、转氨酶升高、急性肾功能不全、呼吸困难、低血压、昏迷、癫痫、下肢抽搐等。注意 用药期间应摄入充足的水分，与更昔洛韦存在交叉过敏，严重肝功能不全、精神异常者慎用，严重免疫功能缺陷者长期或多次使用后可引起病毒耐药，急性或慢性肾功能不全者不宜静脉滴注，妊娠及哺乳期妇女、儿童慎用。相互作用 膦甲酸钠、干扰素、甲氨蝶呤、肾毒性药物、齐多夫定、丙磺舒。妊娠分级 B。医保 甲类（口服常释剂型），乙类（注射剂）。

更昔洛韦[基]（Ganciclovir）

作用类别 抗病毒药。适应证 预防和治疗危及生命或视觉的受巨细胞病毒感染的免疫缺陷患者，预防与巨细胞病毒感染有关的器官移植患者。用法 口服：一次 1g，一日 3 次；静脉滴注：诱导治疗，一次 5mg/kg，每 12 小时 1 次。维持治疗，一次 5mg/kg，一日 1 次，一周 7 次，或 6mg/kg，一日 1 次，一周 5 次。每次静滴时间大于 1 小时。肾功能不全者应根据肌酐清除率调整剂量。不良反应 白细胞下降、血小板减少、发热、腹痛、腹泻、恶心、呕吐、厌食、皮肤瘙痒、视觉变化、继发感染等。禁忌 严重中性粒细胞及血小板减少者。注意 与阿昔洛韦存在交叉过敏，孕妇、哺乳期妇女、儿童慎用，用药期间定期监测血常规。相互作用 齐多夫定、去羟肌苷、丙磺舒、亚胺培南-西司他丁、有骨髓移植或肾毒性风险的药物。妊娠分级 C。医保 乙类。

伐昔洛韦（Valaciclovir）

作用类别 抗病毒药。适应证 治疗带状疱疹，治疗和预防单纯疱疹病毒感染。用法 口服：带状疱疹：一次 0.5g，一日 3 次，疗程 7 天；单纯疱疹治疗：一次 0.5g，一日 2 次，首发患者疗程 10 天，复发患者疗程 5 天。不良反应 头晕、头痛、关节痛、恶心、呕吐、腹泻、胃部不适、食欲减退、口渴、白细胞下降、蛋白尿、皮肤瘙痒等。禁忌 对本品及阿昔洛韦过敏者。注意 用药期间增加饮水，以防发生脱水；有明显肾损害的患者应调整剂量。相互作用 西咪替丁、丙磺舒。妊娠分级 B。医保 乙类：口服常释剂型。

泛昔洛韦（Famciclovir）

作用类别 抗病毒药。适应证 带状疱疹、原发性生殖器疱疹。用法 口服：一次 0.25g，一日 3 次。肾功能不全者一日 1～2 次。不良反应 头痛、恶心、头晕、失眠、嗜睡、感觉异常、腹泻、腹痛、消化不良、厌食、呕吐、便秘、胀气、疲劳、疼痛、发热、寒战、皮疹、鼻炎、咽炎等。禁忌 对本品或喷昔洛韦过敏者。注意 肾功能不良者应调整用法用量，与阿昔洛韦存在交叉过敏，不能治愈生殖器疱疹。相互作用 丙磺舒、由醛类氧化酶催化代谢的药物。妊娠分级 B。医保 乙类。

喷昔洛韦（Penciclovir）

作用类别 抗病毒药。适应证 严重带状疱疹，如出血性、坏疽性、播散性、三叉神经支带状疱疹，带状疱疹脑膜炎等；口唇、面部单纯疱疹及生殖器疱疹。用法 静脉滴注：一次 5mg/kg，一日 2 次；外用：一日 4～5 次。不良反应 肾损害、胃肠道反应、头晕、头痛、血压下降、皮肤瘙痒等。禁忌 肾功能异常者，儿童，妊娠期妇女。注意 与更昔洛韦存在交叉过敏；有肾脏疾病、脱水或同时使用其他对肾脏有毒性药物的患者，应调整剂量；软膏不用于黏膜及眼内。相互作用 干扰素、甲氨蝶呤、具有肾毒性的药物、齐多夫定、丙磺舒。妊娠分级 B。医保 乙类。

奥司他韦（Oseltamivir）

作用类别 抗病毒药。适应证 成人及 1 岁以上儿童甲型、乙型流感的治疗，成人及 13 岁以上青少年甲型、乙型流感的预防。用法 治疗：口服，成人一次 75mg，一日 2 次，共 5 天；体重≤15kg 儿童：一次 30mg，一日 2 次；体重 15～23kg 儿童：一次 45mg，一日 2 次；体重 23～40kg 儿童：一次 60mg，一日 2 次；疗程 5 天。预防：一次 75mg，一日 1 次，至少 10 天。肾功能不全者应根据肌酐清除率调整剂量。不良反应 脸部或舌部肿胀、变态反应、皮疹、皮炎、肝功能异常、心律失常、胃肠道出血、癫痫复发、糖尿病加重、行为异常等。注意 肌酐清除率＜10ml/min 患者、妊娠及哺乳期妇女、婴儿慎用，本品不能代替流感疫苗。相互作用 减毒活流感疫苗。妊娠分级 C。医保 乙类(限流感重症患者)。

扎那米韦（Zanamivir）

作用类别 抗病毒药。适应证 治疗流感病毒感染，季节性预防社区内 A、B 型流感。用法 吸入给药。成人及 12 岁以上青少年：一次 5mg，每 12 小时 1 次，连用 5 天；季节性预防社区内 A、B 型流感：一次 10mg，一日 1 次，疗程 28 天，在流感爆发 5 天内开始使用。不良反应 鼻部症状、头痛、头晕、胃肠功能紊乱、咳嗽、感染、皮疹、支气管炎、过敏反应、心律不齐、支气管痉挛、呼吸困难、面部水肿、惊厥、昏厥。禁忌 严重哮喘患者。注意 妊娠及哺乳期妇女慎用，慢性呼吸系统疾病患者使用后发生支气管痉挛的风险较高。相互作用 减毒活流感疫苗。妊娠分级 C。医保 非医保。

阿巴卡韦（Abacavir）

作用类别 抗病毒药。适应证 与其他药物合用，治疗 HIV 感染。用法 与其他抗反转录酶药物合用。口服：成人一次 0.3g，一日 2 次；儿童一次 8mg/kg，一日 2 次。不良反应 发热、皮肤瘙痒、乏力、恶心、呕吐、腹泻、腹痛、昏睡、肌痛、关节痛、水肿、气短、感觉异常、转氨酶升高、淋巴细胞减少、肝肾损害、低血压等。禁忌 中重度肝功能损害者。注意 65 岁以上老年人慎用，妊娠及哺乳期慎用。相互作用 利巴韦林、其他抗 HIV 药物、乙醇。妊娠分级 C。医保 非医保。

阿糖腺苷（Vidarabine）

作用类别 抗病毒药。适应证 疱疹病毒、口炎、皮炎、病毒性带状疱疹等。

用法 静脉滴注：加入氯化钠注射液100ml溶解，一次5～10mg/kg，一日1次。不良反应 神经肌肉疼痛、关节疼痛、血小板减少、白细胞减少、骨髓巨细胞增多等。禁忌 妊娠及哺乳期妇女。注意 不可静脉推注或快速静脉滴注，肝肾功能不全者慎用。相互作用 药物：含钙输液、血液、血浆、蛋白质输液、别嘌醇、干扰素。妊娠分级 C。医保 非医保。

利巴韦林[基]（Ribavirin）

作用类别 抗病毒药。适应证 呼吸道合胞病毒引起的病毒性肺炎、支气管炎，皮肤疱疹病毒感染。用法 ：口服：一日0.8～1g，分3～4次服用；肌内注射或静脉滴注：一日10～15mg/kg，分2次使用。不良反应 贫血、乏力、疲倦、头痛、失眠、食欲减退、恶心、呕吐、腹泻、便秘等。禁忌 孕妇，自身免疫性肝病。注意 严重贫血、肝功能异常者慎用，活动性结核、严重或不稳定型心脏病患者不宜使用。相互作用 药物：齐多夫定、核苷类似物、去羟肌苷。贮藏 避光，密封保存。妊娠分级 X。医保 甲类（口服常释剂型、颗粒剂、注射剂、滴眼剂），乙类（滴鼻剂）。

齐多夫定（Zidovudine）

作用类别 抗病毒药。适应证 与其他抗逆转录病毒药物联合使用，用于治疗HIV感染的成年人和儿童；用于HIV阳性怀孕妇女及其新生儿。用法 口服。与其他药物合用：一日500mg或600mg，分2～3次服用；用于妊娠妇女的推荐剂量：一次100mg，一日5次，直至分娩，在生产期间需静脉给药2mg/kg，给药时间为1小时以上，随后继续静脉注射1mg/(kg·h)至脐带结扎；新生儿：按2mg/kg给予口服液。每6小时一次。生后12小时内开始给药并持续服至6周。不能口服的婴儿应静脉给药1.5mg/kg，每6小时一次，每次给药时间大于30分钟。不良反应 心肌病、恶心、呕吐、腹痛、贫血、肝功能紊乱、非低氧血症性乳酸酸中毒、肌病、肌痛、呼吸困难、咳嗽、尿频等。禁忌 中性粒细胞计数$<0.75\times10^9$/L或血红蛋白$<$75g/L的患者。注意 ：骨髓抑制、有肝病危险因素、疾病及肌炎患者长期用药应慎重；用药期间定期进行血液检查，叶酸、维生素B_{12}缺乏者易引起血象变化。相互作用 苯妥英钠、丙磺舒、阿司匹林、可待因、吗啡、吲哚美辛、酮替芬、萘普生、去甲羟基安定、西咪替丁、安妥明、氨苯砜、具有潜在肾毒性及骨髓抑制的药物。妊娠分级 C。医保 非医保。

拉米夫定（Lamivudine）

作用类别 抗病毒药。适应证 伴有丙氨酸氨基转移酶升高和病毒活动复制的、肝功能代偿的成年慢性乙型肝炎患者的治疗。用法 口服：一次0.1g，一日1次。不良反应 不适、乏力、呼吸道感染、头痛、腹部不适和疼痛、恶心、呕吐、腹泻、乳酸酸中毒和脂肪变性、胰腺炎、治疗结束后肝炎加重、过敏反应、横纹肌溶解、感觉异常、外周神经病变、呼吸音异常、脱发、瘙痒、皮疹。注意 肌酐清除率$<$50ml/min的患者应降低用药剂量；不能自行停药，治疗期间定期检查肝功能及病毒学指标；停用后若病情加重，

应重新开始治疗。相互作用 三甲氧苄氨嘧啶/磺胺甲噁唑、扎西他滨。贮藏 密封，30℃以下干燥处保存。妊娠分级 C。医保 乙类（限活动性肝炎）。

阿德福韦酯（AdefovirDipivoxil）

作用类别 抗病毒药。适应证 有乙型肝炎病毒活动复制证据、并伴有ALT（谷丙转氨酶）或AST（谷草转氨酶）持续升高或肝脏组织学活动性病变的肝功能代偿的成年慢性乙型肝炎患者。用法 口服：一次10mg，一日1次。肌酐清除率30～49ml/min，一次10mg，每48小时1次；肌酐清除率10～29ml/min，一次10mg，每72小时1次。不良反应 疲乏、腹部不适、上腹痛、腹泻、恶心、胃部不适、鼻咽炎、头晕、皮疹、脱发、肝区痛、自发流产、失眠、转氨酶升高、中性粒细胞和白细胞减少、低磷血症、肌酐升高。注意 停用后若病情加重，应重新开始治疗；肾功能障碍患者应监测肾功能并调整给药时间间隔；长期使用可能导致迟发性的肾毒性；使用前应进行HIV抗体检查，使用本品可致HIV耐药；可致乳酸性酸中毒、伴有脂肪变性的肝大；妊娠及哺乳期妇女、儿童、老人慎用。相互作用 经肾小管主动分泌的药物（如布洛芬、TMP/磺胺甲基异噁唑、对乙酰氨基酚、拉米夫定、替诺福韦酯）、可能影响肾功能的药物（如环孢素、万古霉素、他克莫司、氨基糖苷类药物）。贮藏 密封，25℃以下干燥处保存。妊娠分级 C。医保 乙类（限艾滋病病毒感染）。

恩替卡韦（Entecavir）

作用类别 抗病毒药。适应证 病毒复制活跃，血清转氨酶ALT持续升高或肝脏组织学显示有活动性病变的慢性成人乙型肝炎的治疗。用法 空腹口服：成人一日1次，一次0.5mg。拉米夫定治疗时发生病毒血症或出现拉米夫定耐药突变的患者为一日1次，一次1mg。肌酐清除率30～50ml/min，一次0.5mg，每48小时1次；肌酐清除率10～30ml/min，一次0.5mg，每72小时1次；肌酐清除率＜10ml/min，一次0.5mg，每5～7日1次。不良反应 转氨酶升高、头痛、疲乏、眩晕、恶心、腹痛、腹部不适、肝区不适、肌痛、失眠、脱发、皮疹、乳酸酸中毒等。注意 停药可能导致肝脏病情加重，终止治疗需在医师指导下进行；肌酐清除率＜50ml/min，包括血透析或CAPD（持续不卧床腹膜透析）的患者，建议调整给药剂量；可能引起乳酸酸中毒或脂肪性肝大；使用恩替卡韦治疗并不能降低经性接触或污染血源传播HBV（乙型肝炎病毒）的危险性，需要采取适当的防护措施。相互作用 降低肾功能或竞争性通过主动肾小球分泌的药物。贮藏 密封，阴凉干燥处保存。妊娠分级 C。医保 乙类（限活动性肝炎）。

替比夫定（Telbivudine）

作用类别 抗病毒药。适应证 有病毒复制证据以及有血清转氨酶持续升高或肝组织活动性病变证据的慢性乙型肝炎成人患者。用法 口服：成人一日1次，一次0.6g；肌酐清除率≥30～49ml/min，一次0.6g，每48小时

1 次；肌酐清除率＜30ml/min，一次 0.6g，每 72 小时 1 次；终末期肾病患者，一次 0.6g，每 96 小时 1 次。不良反应 恶心、腹泻、腹胀、消化不良、头晕、头痛、皮疹、血淀粉酶升高、脂肪酶升高、转氨酶升高、肌酸激酶升高、关节痛、肌痛、周围神经病变、感觉异常、乳酸酸中毒。注意 停药时可能发生病情加重，应监测肝功能；可横纹肌溶解、能引起乳酸酸中毒或脂肪性肝大。相互作用 影响肾功能的药物。妊娠分级 B。医保 乙类（限活动性肝炎）。

聚乙二醇干扰素 α-2a（Peginterferonalf α－2a）

作用类别 抗病毒药。适应证 慢性乙型肝炎，慢性丙型肝炎。用法 腹部或大腿皮下注射。慢性乙型肝炎：每次 180μg，每周 1 次，共 48 周；慢性丙型肝炎：单药或与利巴韦林联合，每次 180μg，每周 1 次，利巴韦林的剂量取决于病毒的基因型。发生不良反应时应进行剂量调整。不良反应 淋巴结肿大、贫血、血小板减少、甲状腺功能改变、记忆力障碍、味觉改变、感觉异常、感觉迟钝、震颤、虚弱、情感障碍、视物模糊、眼干、眼部炎症、眼痛、心悸、外周水肿、心动过速、上呼吸道感染、胃肠道反应、皮肤反应、骨痛、背痛、颈部疼痛、肌肉痉挛等。禁忌 自身免疫性慢性肝炎；严重肝功能障碍或失代偿期肝硬化；新生儿及 3 岁以下儿童；有严重心脏病史，包括 6 个月内有未控制或不稳定的心脏病；有严重精神疾病史或精神疾病，主要是抑郁；妊娠及哺乳期妇女。注意 含有苯甲醇的制剂禁用于儿童肌内注射；有心脏病的患者治疗前应进行心电图检查；可能与牛皮癣恶化有关；自身免疫性疾病患者慎用；可能导致血糖变，糖尿病患者使用时应监测血糖；治疗前应进行血常规及生化检查；出现神经系统症状时，不应驾驶或操作机械。相互作用 替比夫定、茶碱、硫唑嘌呤、乙醇。贮藏 避光，2～8℃冰箱内保存。妊娠分级 C。医保 乙类。

奈韦拉平（Nevirapine）

作用类别 抗病毒药。适应证 与其他药物合用治疗Ⅰ型 HIV 感染。用法 口服：成人：最初 14 天，一次 0.2g，一日 1 次，导入期后一次 0.2g，一日 2 次。儿童：8 岁以下儿童，初始两周 4mg/kg，一日 1 次，之后为 7mg/kg，分 2 次给药；8 岁以上儿童，初始两周 4mg/kg，一日 1 次，之后 4mg/kg，一日 2 次。预防 HIV 母婴传播：母亲在分娩开始后尽可能口服单剂量 200mg，新生儿在出生后 72 小时内，按 2mg/kg 单剂量口服用药。如果产妇在产出婴儿前两小时内服用，那么新生儿出生后应立即按 2mg/kg 单剂量口服，第一次服药后 24～72 小时内按 2mg/kg 再服用一次。不良反应 严重皮肤反应、严重肝功能异常、恶心、发热、头痛、嗜睡、腹痛、腹泻、肌痛、关节痛、粒细胞减少、变态反应、贫血。禁忌 对由于严重皮疹而永久中断奈韦拉平治疗的患者不能重新服用；在服用期间，继往出现转氨酶大于正常值上限 5 倍，重新应用后迅速复发肝功能不正常的患者应禁用。注意 肝肾功能不全者慎用，用药期间定期监测肝功能。相互作用 齐多夫定、去羟肌苷、司他夫定、拉米夫定、沙奎那韦、茚地那韦、酮康唑、美沙酮、利福平、西咪替丁、大环内酯类药物。妊娠分级 B。医保 非医保。

司他夫定（Stavudine）

作用类别 抗病毒药。适应证 与其他药物合用，治疗Ⅰ型 HIV 感染。用法 口服：成人：体重≥60kg 患者，一次 40mg，一日 2 次；体重＜60kg 患者，一次 30mg，一日 2 次。儿童：体重＜30kg 者，一次 1mg/kg，一日 2 次；体重＞30kg 者按成人剂量。肾功能损害者根据肌酐清除率调整剂量。不良反应 外周神经病变、腹痛、过敏反应、寒战、发热、厌食、胰腺炎、贫血、白细胞减少、血小板减少、乳酸性酸中毒、脂肪性肝大、肌肉疼痛、失眠等。注意 可能引起外周神经毒性，发生手足麻木、刺痛症状时应告知医生。相互作用 去羟肌苷、羟基脲、利巴韦林、齐多夫定。妊娠分级 C。医保 非医保。

利托那韦（Ritonavir）

作用类别 抗病毒药。适应证 单独或与抗逆转录病毒的核苷类药物合用治疗晚期或非进行性的艾滋病患者。用法 口服：一次 600mg，一日 2 次，与食物同服。不良反应 恶心、呕吐、腹泻、虚弱、腹痛、厌食、味觉异常、感觉异常、头痛、血管扩张、实验室化验异常。禁忌 严重肝脏疾病患者。注意 轻、中度肝脏疾病及腹泻患者慎用，血友病患者慎用，孕妇、哺乳期妇女、儿童慎用。相互作用 影响 CYP3A 活性的药物，如苯巴比妥、卡马西平、苯妥因和利福平；经 CYP3A 介导代谢的药物，如华法林、环孢素、卡马西平、奈法唑酮、紫杉醇、钙通道阻滞剂；三环类抗抑郁药、茶碱、普罗帕酮、奎尼丁、阿咪唑、特非那定、西沙必利、阿普唑仑、三唑仑、左吡登；烟草。妊娠分级 B。医保 非医保。

膦甲酸钠（Foscarnet Sodium）

作用类别 抗病毒药。适应证 艾滋病患者巨细胞病毒性视网膜炎，免疫功能损害者耐阿昔洛韦单纯疱疹病毒性皮肤黏膜感染。用法 静脉滴注。艾滋病患者巨细胞病毒性视网膜炎：初始一次 60mg/kg，每 8 小时一次，静滴时间大于 1 小时，根据疗效连用 2～3 周；维持一日 90～120mg/kg，静滴时间大于 2 小时。免疫功能损害者耐阿昔洛韦单纯疱疹病毒性皮肤黏膜感染：一次 40mg/kg，每 8 小时或 12 小时一次，静滴时间大于 1 小时，连用 2～3 周或直至治愈。外用：一日 3～4 次。不良反应 肾功能损害、电解质紊乱、惊厥、贫血、局部刺激、胃肠道不适、疲乏、寒战、发热、感觉异常、头痛、眩晕、精神失调、转氨酶升高等。注意 用药期间增加饮水并监测肾功能，根据肾功能情况调整用药剂量；避免与皮肤、眼接触。不可快速滴注。相互作用 有潜在肾毒性的药物如氨基糖苷类抗生素、两性霉素 B、万古霉素；喷他脒。贮藏 避光，密封保存。妊娠分级 C。医保 乙类。

去羟肌苷（Didanosine）

作用类别 抗病毒药。适应证 与其他药物合用，治疗Ⅰ型HIV感染。用法 空腹口服。成人：体重≥60kg者，一次200mg，一日2次，或一次400mg，一次顿服；体重<60kg患者，一次125mg，一日2次，或一次250mg，一次顿服。儿童120mg/m²，或一次250mg，一次顿服。不良反应 胰腺炎、外周神经病变、头痛、腹泻、恶心、呕吐、腹痛、失眠、抑郁、关节炎、视网膜失色素症、乳酸酸中毒、脂肪变性肝大等。注意 确诊或可疑胰腺炎、周围神经病变、肝肾功能损害者慎用，苯丙酮尿症患者、摄钠量受限的患者慎用。相互作用 环丙沙星、利巴韦林、司坦夫定、茚地那韦、奈非那韦、酒精。贮藏 密封、干燥处保存。妊娠分级 B。医保 非医保。

茚地那韦（Indinavir）

作用类别 抗病毒药。适应证 与其他药物合用，治疗成人及儿童Ⅰ型HIV感染。用法 空腹口服：一次800mg，每8小时1次。不良反应 虚弱、疲劳、眩晕、头痛、感觉迟钝、失眠、味觉异常、胃肠道反应、皮肤反应、肾结石、肝肾功能损害、急性溶血性贫血、三酰甘油升高等。注意 肝肾功能损害者、妊娠及哺乳期妇女慎用，血友病患者可能导致自发性出血，可能导致糖尿病加重。相互作用 特非那定、西沙必利、阿司咪唑、咪达唑仑、三唑仑、匹莫齐特、麦角衍生物、去羟肌苷、利福平、苯巴比妥、苯妥英钠、卡马西平、地塞米松。贮藏 避光、密封、干燥处保存。妊娠分级 C。医保 非医保。

金刚烷胺[基]（Rimantadine）

作用类别 抗病毒药。适应证 防治A型流感病毒引起的呼吸道感染，帕金森病、帕金森综合征。用法 口服：帕金森病、帕金森综合征，一次100mg，一日1～2次，最大剂量为400mg/d。抗病毒，成人一次200mg，一日1次，或一次100mg，12小时一次；1～9岁小儿一次1.5～3mg/kg，8小时一次，或2.2～4.4mg/kg，12小时一次；9～12岁小儿，每12小时口服100mg。不良反应 恶心、呕吐、腹泻、腹痛、食欲减退、失眠、共济失调、头晕、头痛、集中力差、口干、无力等。禁忌 妊娠及哺乳期妇女。注意 有癫痫史、精神错乱、幻觉、充血性心力衰竭、肾功能不全、外周血管性水肿或直立性低血压的患者慎用；治疗帕金森病时不应突然停药；用药期间不宜驾驶车辆，操纵机械和高空作业；每日最后一次服药时间应在下午4时前，以避免失眠。相互作用 抗帕金森病药、抗胆碱药、抗组胺药、吩噻嗪类、三环类抗抑郁药、中枢神经兴奋药、乙醇。妊娠分级 C。医保 甲类。

恩夫韦肽（Enfuvirtide）

作用类别 抗病毒药。适应证 与其他抗反转录病毒药物合用，治疗HIV-1感染。用法 皮下注射：成人一次90mg，一日2次；6岁以上儿童一次

2mg/kg，最大剂量一次 90mg，一日 2 次。不良反应 皮疹、发热、恶心、呕吐、颤抖、僵直、低血压、转氨酶升高、呼吸窘迫、肾小球肾炎、细菌性肺炎等。注意 必须作为联合方案中的一部分使用；对非 HIV－1 感染的个体，可能导致抗 HIV ELISA 测试出现假阳性结果；妊娠及哺乳期妇女慎用。妊娠分级 B。医保 乙类(限艾滋病病毒感染)。

恩曲他滨 (Emtricitabine)

作用类别 抗病毒药。适应证 与其他抗反转录病毒药物合用，治疗成人 HIV－1 感染。患者为未经过反转录酶抑制药治疗和经过反转录酶抑制药治疗病毒已被抑制者。用法 口服：一次 0.2g，一日 1～2 次，空腹或餐后服用。不良反应 恶心、呕吐、腹泻、嗜睡、咽炎、疲乏、无力、感染、咳嗽、鼻炎等。注意 肝肾功能、心脏功能不全者、妊娠、计划怀孕及哺乳期妇女、儿童、老人慎用。妊娠分级 B。医保 乙类(限艾滋病病毒感染)。

沙奎那韦 (Saquinavir)

作用类别 抗病毒药。适应证 与其他药物合用，治疗 HIV－1 感染。用法 口服：一次 0.6g，一日 3 次，餐后服用。合用药物剂量：齐多夫定，一次 0.2g，一日 3 次；扎西胞苷一次 0.75mg，一日 3 次。不良反应 恶心、腹泻、腹部不适。注意 肝功能不全者慎用。妊娠分级 B。医保 乙类(限艾滋病病毒感染)。

其他抗微生物药

小檗碱[基] (Berberine)

作用类别 本品对细菌只有微弱的抑菌作用。适应证 用于肠道感染，如胃肠炎。用法 口服：成人，一次 0.1～0.3g，一日 3 次。不良反应 口服不良反应较少，偶有恶心、呕吐、皮疹和药热，停药后消失。禁忌 溶血性贫血患者及葡萄糖－6－磷酸脱氢酶缺乏患者。注意 妊娠期头 3 个月慎用。相互作用 含鞣质的中药。医保 甲类。

鱼腥草素 (Houttuyfonate)

作用类别 本品为三白草蕺菜属植物鱼腥草的主要有效成分和亚硫酸氢钠加成物。适应证 慢性支气管炎及其他上呼吸道感染、肺炎、附件炎等。用法 口服：一次 60～90mg，一日 3 次。医保 甲类。

大蒜素 (Garlicin)

作用类别 本品成分为大蒜素。适应证 适用于深部真菌和细菌感染，用于防治急慢性菌痢和肠炎、百日咳、肺部和消化道的真菌感染、白色念珠菌菌血症、隐球菌性脑膜炎、肺结核等。用法 静脉滴注：一次 60～120mg，用 500～1000ml 的 5%～10%葡萄糖或氯化钠注射液稀释后缓慢滴注。一日 1 次。口服：一次 2 粒(40mg)，一日 3 次。儿童酌减或遵医嘱。注意 不推荐常规使用，建议若其他抗感染药无效或不能耐受时选用；本品对皮肤、黏膜有刺激，不宜做皮下或肌内注射。医保 乙类。

穿琥宁（Potassium Dehydroandrogrpholide Succinate）

作用类别 本品为穿心莲提取物。适应证 用于病毒性肺炎，病毒性上呼吸道感染等。用法 肌内注射：一次 100mg，一日 1～2 次。静脉滴注：一日 400～800mg，用适量氯化钠注射液分 2 次稀释后滴注，每次输液时药物浓度不应超过 2.5mg/ml，每次不得过 400mg。不良反应 过敏性休克、皮肤过敏（如药疹等）、寒战、发热、血小板减少、小儿腹泻、肝功能损害、血管刺激疼痛、胃肠不适、呼吸困难等。禁忌 孕妇。注意 在使用过程中如有发热、憋气现象应立即停药；用药过程应定期检查血象，发现血小板减少应及时停药，并给予相应处理。相互作用 酸或碱性药物、含有亚硫酸氢钠或焦亚硫酸钠的药物、氨基糖苷类、喹诺酮类药物。医保 非医保。

穿心莲内酯（Andrographolide）

作用类别 消热解毒，抗菌消炎。适应证 用于上呼吸道感染，细菌性痢疾。用法 口服：一次 0.1～0.15g，一日 3～4 次。注意 脾胃虚寒者慎用。医保 非医保。

抗寄生虫病药

抗疟药

青蒿素[基]（Artemisinin）

作用类别 本品为菊科植物黄花蒿中提出的有过氧基的倍半萜内酯。适应证 主要用于间日疟、恶性疟的症状控制，以及耐氯喹虫株的治疗；也可用以治疗凶险型恶性疟，如脑型、黄疸型等；亦可用于治疗系统性红斑狼疮与盘状红斑狼疮。用法 控制疟疾症状（包括间日疟与耐氯喹恶性疟），口服：首次 1g，6～8 小时后 0.5g，第 2、3 日各 0.5g。直肠给药：首次 0.6g，4 小时后 0.6g，第 2、3 日各 0.4g。恶性脑型疟，肌内注射：首剂 0.6g，第 2、3 日各肌注 0.15g。系统性红斑狼疮或盘状红斑狼疮，第 1 个月每次口服 0.1g，一日 2 次；第 2 个月每次 0.1g，每日 3 次；第 3 个月每次 0.1g，每日 4 次。不良反应 注射局部疼痛和硬块、一过性转氨酶升高、轻度皮疹、轻度恶心、呕吐、腹泻等。注意 青蒿素治疗系统性红斑狼疮及盘状红斑狼疮均可获不同程度的缓解，治疗初期病情可能有所加重，全身出现蚁走感，半个月逐渐减轻，月余后一般情况改善；妊娠妇女慎用。相互作用 伯氨喹、TMP。医保 乙类。

双氢青蒿素[基]（Dihydroartemisimin）

作用类别 青蒿素衍生物类抗疟药。适应证 适用于各种类型疟疾的症状控制，尤其是对抗氯喹恶性及凶险型疟疾有较好疗效。用法 口服：成人，一日 1 次，1 次 60mg，首剂量加倍，儿童量按年龄递减，连用 5～7 日。不良反应 少数病例有轻度网织红细胞一过性减少。注意 本品无退热作用，肝肾功能不全者慎用，严格按规定的用法与用量使用本品，孕妇慎用。贮藏 在冷处保存。医保 甲类。

蒿甲醚[基]（Artemether）

作用类别 青蒿素衍生物类抗疟药。适应证 适用于各型疟疾，但主要用于抗氯喹恶性疟的治疗和凶险型恶性疟的抢救。用法 口服：每日 1 次，每次 80～100mg，连用 7 天，首剂加倍。肌内注射：成人，首剂 160mg，第 2 日起每日 1 次，每次 80mg，连用 5 日；小儿，首剂按体重 3.2mg/kg，第 2～5 日，每次按体重 1.6mg/kg，每日 1 次。不良反应 个别患者可见网织红细胞一过性减少，天门冬氨酸氨基转移酶和丙氨酸氨基转移酶轻度升高，极个别患者可能有心律失常（如室性期前收缩等）。注意 对于凶险型疟疾的急救，应考虑使用蒿甲醚注射液；严重呕吐者慎用；妊娠妇女慎用。医保 甲类。

青蒿琥酯[基](Artesunate)

作用类别 青蒿素衍生物类抗疟药。**适应证** 适用于脑型疟及各种危重疟疾的抢救。**用法** 静脉注射：临用前，加入所附的5%碳酸氢钠注射液0.6ml，振摇2分钟，待完全溶解后，加5%葡萄糖注射液或葡萄糖氯化钠注射液5.4ml稀释，使每1ml溶液含青蒿琥酯10mg，缓慢静注；首次60mg(或按体重1.2mg/kg)，首次剂量后4、24、48小时各重复注射1次；危重者，首次剂量可加至120mg，3日为一疗程，总剂量为240～300mg。口服：首剂100mg，第2日起一次50mg，一日2次，连服5日。**不良反应** 推荐剂量未见不良反应。**注意** 用量大于2.75mg/kg可能出现外周网织细胞一过性降低，孕妇应慎用。**医保** 非医保。

氯喹[基](Chloroquine)

作用类别 喹啉类衍生物类抗疟药。**适应证** 用于治疗对氯喹敏感的恶性疟、间日疟及三日疟，并可用于疟疾症状的抑制性预防，也可用于治疗肠外阿米巴病、结缔组织病、光敏感性疾病(如日晒红斑)等。**用法** 口服：①间日疟，成人，首剂1g，第2、3日各0.75g；小儿，首次剂量按体重10mg/kg，最大量不超过0.6g，6小时后按体重5mg/kg再服1次，第2、3日每日按体重5mg/kg。②抑制性预防疟疾，口服每周1次，每次0.5g。③肠外阿米巴病，成人，每日口服1g，连服2日后改为每日0.5g，总疗程为3周；小儿，每日按体重口服10mg/kg(最大不超过0.6g)，分2～3次服，连服2周，休息1周，可重复1疗程。④类风湿关节炎，每日0.25～0.5g，待症状控制后，改为0.125g，一日2～3次，需服用6周～6个月才能达到最大的疗效，可作为水杨酸制剂及递减肾上腺皮质激素时的辅助药物。静脉注射：每次滴注时间1小时以上，脑型疟，第1天静滴18～24mg/kg(体重超过60kg者按60kg计算)，第2天12mg/kg，第3天10mg/kg，每0.5g磷酸氯喹加入10%葡萄糖注射液或5%葡萄糖氯化钠注射液500ml中，静脉滴注速度为每分钟12～20滴。**不良反应** 头晕、头痛、眼花、食欲减退、恶心、呕吐、腹痛、腹泻、皮肤瘙痒、皮疹、剥脱性皮炎、耳鸣、烦躁、眼毒性、听力损害、心律失常、休克、药物性精神病、白细胞减少、紫癜等。**禁忌** 肝、肾功能不全、心脏病患者，重型多形型红斑、血卟啉病、牛皮癣及精神病患者慎用；孕妇。**注意** 肝肾功能不全、心脏病、重型多型红斑、血卟啉病、牛皮癣及精神病患者慎用；本品可引起胎儿脑积水、四肢畸形及耳聋，故孕妇禁用。**相互作用** 保泰松、氯丙嗪、链霉素、肝素、青霉胺、氯化铵、单胺氧化酶抑制剂。**妊娠分级** C。**医保** 甲类。

奎宁(Quinine)

作用类别 喹啉类衍生物类抗疟药。**适应证** 用于治疗耐氯喹和耐多种药物虫株所致的恶性疟，也可用于治疗间日疟。**用法** 口服：成人，用于治疗耐氯喹虫株引起的恶性疟时，每日1.8g，分次服用，疗程14日；小儿，用于治疗耐氯喹虫株引起的恶性疟时，小于1岁者每日0.1～0.2g，分2～3

次服,1～3 岁,0.2～0.3g,4～6 岁,0.3～0.5g,7～11 岁,0.5～1g,疗程10 日。不良反应 耳鸣、头痛、恶心、呕吐、视力听力减退、暂时性耳聋、视野缩小、复视、弱视、皮疹、瘙痒、哮喘等。禁忌 孕妇。注意 对于哮喘、心房纤颤及其他严重心脏疾患、葡萄糖-6-磷酸脱氢酶缺乏患者和哺乳期、月经期妇女均应慎用。相互作用 制酸药、含铝制剂、抗凝药、肌肉松弛药、尿液碱化剂、维生素 K、硝苯地平、布克利嗪、美克利嗪、吩噻嗪类、噻吨类、曲美芳胺、氨基糖苷类。妊娠分级 C。医保 甲类(口服常释剂型),乙类(注射剂)。

羟氯喹(Hydroxychoroquine)

作用类别 4-氨基喹啉类抗疟药。适应证 用于治疗类风湿关节炎,青少年慢性关节炎,盘状红斑狼疮及系统性红斑狼疮。用法 口服:成人,每日0.4g,分 1～2 次服用,根据患者的反应,该剂量可持续数周或数月。长期维持治疗,可用较小的剂量,每日 0.2～0.4g 即可。儿童应使用最小有效剂量,不应超过 6.5mg/(kg·d)或 400mg/d,甚至更小量。不良反应 与氯喹相似,胃肠道反应较氯喹轻,眼毒性较低。禁忌 对任何 4-氨基喹啉化合物治疗可引起的视网膜或视野改变的患者,已知对 4-氨基喹啉化合物过敏的患者,孕妇及哺乳期妇女,6 岁以下儿童。注意 牛皮癣患者及卟啉症患者使用本品均可使原病症加重,故慎用;服用本品应进行初次(基线)以及定期(每 3 个月 1 次)的眼科检查;如果视敏度、视野或视网膜黄斑区出现任何异常的迹象或出现任何视觉症状,且不能用调节困难或角膜混浊完全解释时,应当立即停药,并密切观察其可能的进展;长期治疗时应定期随访和检查,包括检查膝和踝反射,以及发现肌肉软弱的任何迹象,如发现肌软弱,应当停药;肝病或醇中毒患者,或者与已知有肝毒性的药物合用时,应慎用;长期使用应定期做血细胞计数检查;服用本品可出现皮肤反应。相互作用 地高辛、新斯的明、吡啶新斯的明、抗酸药、降糖药。妊娠分级 C。医保 乙类。

咯萘啶(Malaridine)

作用类别 苯并萘啶衍生物。适应证 用于治疗脑型、凶险型及耐氯喹虫株所致的恶性疟,也用于治疗间日疟。用法 口服:成人,第 1 日服 2 次,第2、3 日每日服 1 次,一次 0.3g;儿童,日总剂量为 24mg/kg,分 3 次服用。静脉滴注:每次按体重 3～6mg/kg,加入 5%葡萄糖注射液 200～500ml中,于 2～3 小时左右滴完,共给药两次,间隔 4～6 小时。臀部肌内注射:每次按体重 2～3mg/kg,共给 2 次,间隔 4～6 小时。不良反应 胃部不适、稀便、恶心、呕吐、头晕、头痛、窦性心动过缓、心律失常、肌注部位疼痛等。注意 严重心、肝、肾脏病患者慎用;肌内注射后局部有硬块,每次注射应改变部位;用药后尿会呈红色;严禁静脉推注。相互作用 邻二甲氧嘧啶、乙胺嘧啶、伯氨喹。医保 乙类。

哌喹(Piperaquine)

作用类别 主要能使滋养体食物泡膜和线粒体肿胀。适应证 用于疟疾的治疗，也可作症状抑制性预防用，尤其是用于耐氯喹虫株所致的恶性疟的治疗与预防，亦可用于治疗硅沉着病。用法 抑制性预防疟疾：每月服0.6g，1月1次，临睡前服，可连服4～6个月，但不宜超过6个月。治疗疟疾：本品对耐氯喹虫株所致的恶性疟有根治作用，但作用缓慢，宜在奎宁、青蒿素、咯萘啶控制症状后继用本品，首次0.6g，第2、3日分别服0.6g及0.3g，总量1.2～2.5g。硅沉着病的防治：预防，每次服0.5g，10～15日1次，1月量1～1.5g；治疗，每次0.3～0.75g，每周1次，1月量2g，半年为一疗程，间歇1月后，进行第二疗程，总疗程3～5年。不良反应 头昏、嗜睡、乏力、胃部不适、面部和唇周麻木等。禁忌 严重急性肝、肾及心脏疾患者。注意 肝功能不全者慎用；本品多积聚于肝脏，若给药量多，间隔时间短则易引起肝脏不可逆病变。医保 乙类。

伯氨喹[基](Primaquine)

作用类别 8-氨基喹啉类衍生物抗疟药。适应证 主要用于根治间日疟和控制疟疾传播，常与氯喹或乙胺嘧啶合用。对恶性疟红内期则完全无效，不能作为控制症状的药物应用。用法 根治间日疟，口服：成人，每次13.2mg，一日3次，连服7日；儿童，每日按体重0.39mg/kg，连服14日。控制疟疾传播配合氯喹等治恶性疟时，每日服26.4mg，连服3日；儿童，每日按体重0.39mg/kg，连服3日。不良反应 疲乏、头昏、恶心、呕吐、腹痛、发绀、药热、急性溶血性贫血、高铁血红蛋白血症等。禁忌 葡萄糖-6-磷酸脱氢酶缺乏、系统性红斑狼疮及类风湿关节患者，孕妇忌用。注意 肝、肾、血液系统疾患及糖尿病患者慎用；服药期间应定期监测血量，观察尿中其红蛋白量；避免与骨髓抑制剂或溶血制剂合用。相互作用 氯喹、米帕林、氯胍。医保 甲类。

乙胺嘧啶[基](Pyrimethamine)

作用类别 二氢叶酸还原酶抑制剂。适应证 主要用于疟疾的预防，也可用于治疗弓形虫病。用法 预防疟疾：成人，应于进入疫区前1～2周开始服用，一般宜服至离开疫区后6～8周，每周服25mg；儿童，一次按体重0.9mg/kg，每周服1次，最高剂量以成人量为限。治疗耐氯喹虫株所致的恶性疟：成人，每日12.5mg，分2次服，疗程3日；儿童，每次按体重0.3mg/kg，一日3次，疗程3日。治疗弓形虫病：成人，每日50～100mg顿服，共1～3日(视耐受力而定)，然后每日服25mg，疗程4～6周；儿童，每日按体重1mg/kg，分2次服，服用1～3日后改为0.5mg/kg，分2次服，疗程4～6周。不良反应 口服一般抗疟治疗量时，毒性很低，较为安全。禁忌 妊娠妇女、哺乳期妇女。注意 意识障碍患者、G-6-PD缺乏者及巨细胞性贫血患者慎用；大剂量治疗时每周应检测白细胞及血小板2次。妊娠分级 C。医保 甲类(口服常释制剂)，乙类(贴剂)。

萘酚喹（Naphthoquine）

作用类别 本品对各种疟原虫裂殖体及某些种株疟原虫配子体和组织期原虫有杀灭作用，对抗药性疟原虫有良好的治愈作用，对疟原虫有长效预防作用。适应证 适用于恶性疟、间日疟和抗药性疟疾的治疗。用法 治疗恶性疟：成人，总量 0.8～1g，首次服 0.6g，24 小时后服 0.2～0.4 片；16 岁以下儿童，首次按体重 12mg/kg，24 小时后 4～8mg/kg 服用。治疗间日疟：成人，总量 0.6g，1 次口服；儿童，按体重 12mg/kg，1 次口服，10 岁以上儿童一次口服 0.6g。不良反应 腹胀等。禁忌 严重肝肾功能不良者。注意 肝功能不良者慎用；严格按规定药量服用，不得随意增加剂量；一个月内不要重复用药。医保 非医保。

本芴醇（Benflumetol）

作用类别 本品能杀灭疟原虫红内期无性体，杀虫比较彻底。适应证 主要用于耐药恶性疟的治疗。用法 口服：成人，第 1 日服 0.8g，第 2、3、4 日各顿服 0.4g。儿童，每日按体重 8mg/kg，顿服，连服 4 日，首剂加倍，首剂最大用量不超过 0.6g。不良反应 头昏、恶心、呕吐、唾液过多、Q－T 间期一过性轻度延长等。注意 心脏病和肾脏病患者慎用；恶性疟患者，在症状控制后，即可用磷酸伯喹杀灭配子体。医保 非医保。

抗血吸虫病药

吡喹酮[基]（Praziquantel，环吡异喹酮）

作用类别 本品为环吡异喹酮类广谱抗寄生虫药。适应证 为广谱抗吸虫和绦虫药物，适用于各种血吸虫病、华支睾吸虫病、肺吸虫病、姜片虫病以及绦虫病和囊虫病。用法 治疗吸虫病。①血吸虫病：各种慢性血吸虫病采用总剂量 60mg/kg 的 1～2 日疗法，每日量分 2～3 次餐间服。急性血吸虫病总剂量为 120mg/kg，每日量分 2～3 次服，连服 4 日。体重超过 60kg 者按 60kg 计算。②华支睾吸虫病：总剂量为 210mg/kg，每日 3 次，连服 3 日。③肺吸虫病：25mg/kg，每日 3 次，连服 3 日。④姜片虫病：15mg/kg，顿服。治疗绦虫病。①牛肉和猪肉绦虫病：10mg/kg，清晨顿服，1 小时后服用硫酸镁。②短小膜壳绦虫和阔节裂头绦虫病：25mg/kg，顿服。治疗囊虫病：总剂量 120～180mg/kg，分 3～5 日服，每日量分 2～3 次服。不良反应 头昏、头痛、恶心、腹痛、腹泻、乏力、四肢酸痛、心悸、胸闷、T 波改变、期外收缩、室上性心动过速、心房纤颤、一过性转氨酶升高、精神失常、消化道出血等。禁忌 眼囊虫病患者。注意 治疗寄生于组织内的寄生虫如血吸虫、肺吸虫、囊虫等，由于虫体被杀死后释放出大量的抗原物质，可引起发热、嗜酸性粒细胞增多、皮疹等，偶可引起过敏性休克，必须注意观察；脑囊虫病患者需住院治疗，并辅以防治脑水肿和降低高颅压（应用地塞米松和脱水剂）或防治癫痫持续状态的治疗措施，以防发生意外；合并眼囊虫病时，须先手术摘除虫体，而后进行药物治疗；严重心、肝、肾患者及有精神病史者慎用；有明显头昏、嗜睡等神经系统反应者，治疗期间与停药后 24 小时内勿进行驾驶、机械操作等工作；在囊虫病驱除带绦虫时，需应将隐性脑囊虫病除外，以免发生意外；哺乳期妇女在服药期间及停药后 72 小时内不宜喂乳。妊娠分级 B。医保 甲类。

驱肠虫药

甲苯咪唑（Mebendazole，甲苯达唑）

作用类别 本品为二苯酮咪胺酯类广谱驱肠虫药。适应证 用于治疗蛲虫、蛔虫、鞭虫、钩虫、粪类圆线虫、绦虫所致的单纯感染及混合感染。用法 蛲虫病：口服，单剂 100mg。蛔虫病、鞭虫病、钩虫病及混合感染：每日 2 次，一次 100mg，连服 3 天；成人和儿童均按上述剂量服用。绦虫病和粪类圆线虫病：成人，每日 2 次，每次 200mg，连服 3 天；儿童，每日 2 次，每次 100mg，连服 3 次。用药期间不需忌食，不用加服泻药。不良反应 恶心、腹部不适、腹痛、腹泻、乏力、皮疹等。禁忌 妊娠期妇女和哺乳期妇女，肝肾功能不全者及 2 岁以下小儿。注意 蛔虫感染较重者服药后可出现蛔虫游走现象，引起腹痛或吐蛔虫，甚至引起窒息，应立即就医；肝肾功能不全者慎用；除习惯性便秘外，不需服泻药；孕妇及哺乳期妇女慎用；1 岁以下儿童慎用。相互作用 西咪替丁、甲硝唑。妊娠分级 C。医保 甲类。

复方甲苯咪唑（Compound Mebendazole）

作用类别 本品为甲苯咪唑与盐酸左旋咪唑按 4∶1 比例组成的复方制剂。适应证 用于治疗蛲虫病、蛔虫病、钩虫病、鞭虫病、粪类圆线虫病、绦虫病。用法 驱蛲虫：1 片顿服，用药 2 周和 4 周后，各重复用药 1 次。驱蛔虫：2 片顿服。驱鞭虫、钩虫或蛔虫、鞭虫、钩虫混合感染：一次 1 片，一日 2 次，连服 3 日。4 岁以下者用量减半。不良反应 极少数患者有胃肠刺激症状，如恶心、腹部不适、腹痛、腹泻，尚可出现乏力、皮疹等。禁忌 孕妇；未满 2 岁的幼儿。注意 肝、肾功能不全者慎用；腹泻者因虫体与药物接触少，故治愈率低，应在腹泻停止后服药。妊娠分级 C。医保 非医保。

左旋咪唑（Levamisole）

作用类别 本品为四咪唑的左旋体，是一种广谱驱肠虫药。适应证 对蛔虫、钩虫、蛲虫和粪类圆线虫病有较好疗效。本品单剂量有效率较高，适用于集体治疗。用法 驱蛔虫：口服，成人 1.5～2.5mg/kg，空腹或睡前顿服，小儿剂量为 2～3mg/kg。驱钩虫：口服，1.5～2.5mg/kg，每晚 1 次，连服 3 日。治疗丝虫病：4～6mg/kg，分 2～3 次服，连服 3 日。不良反应 恶心、呕吐、腹痛、味觉障碍、疲惫、头晕、头痛、关节酸痛、神志混乱、失眠、发热、流感样症候群、血压降低、脉管炎、皮疹、光敏性皮炎等。禁忌 肝肾功能不全、肝炎活动期、妊娠早期或原有血吸虫病者。注意 类风湿关节炎患者服用本品后易诱发粒细胞缺乏症；干燥综合征患者慎用；与噻嘧啶合用可治疗严重的钩虫感染；与噻苯哒唑合用可治疗肠道线虫混合感染；与枸橼酸乙胺嗪先后顺序应用可治疗丝虫感染。相互作用 四氯乙烯。妊娠分级 C。医保 非医保。

阿苯达唑[基](Albendazole)

作用类别 本品为苯骈咪唑类广谱驱虫药。适应证 用于蛲虫、蛔虫感染。用法 口服：成人，单剂 0.4g 顿服；2 岁以上儿童单纯蛲虫、单纯轻度蛔虫感染，单剂 0.2g 顿服。不良反应 恶心、呕吐、腹胀、口干、乏力、发热、皮疹、头痛等。禁忌 严重肝、肾、心功能不全者，孕妇、哺乳期妇女及 2 岁以下患儿，有蛋白尿、化脓性或弥漫性皮炎、各种急性传染病以及癫痫患者不宜使用。注意 蛲虫病易自身重复感染，在治疗 2 周后应重复治疗 1 次。妊娠分级 C。医保 甲类。

复方阿苯达唑(Compound Albendazole)

作用类别 本品为阿苯达唑 67mg 和双羟萘酸噻嘧啶 250mg 组成的复方制剂。适应证 适用于钩虫、蛲虫、蛔虫及鞭虫感染。用法 口服：成人及 7 岁以上患者，蛔虫、蛲虫感染和轻度钩虫、鞭虫感染，一次 2 片顿服；重度钩虫、鞭虫感染，一次 3 片顿服。2～6 岁的患者，一次 1.5 片顿服。不良反应 恶心、呕吐、腹胀、腹痛、腹泻、头痛、头昏、乏力、皮肤瘙痒、唾液增多、天门冬氨酸氨基转移酶升高等。禁忌 肝功能不全者，孕妇、哺乳期妇女，2 岁以下患儿。注意 冠心病、严重溃疡病、肾病患者及有癫痫史者慎用；营养不良、贫血患者应先给予支持疗法，然后再应用本品；本品禁与哌嗪类合用。医保 非医保。

双羟萘酸噻嘧啶(Pyrantel Pamoate，噻嘧啶)

作用类别 本品是去极化神经肌肉阻滞剂，具有明显的烟碱样活性。适应证 用于治疗蛔虫病、蛲虫病、钩虫病、鞭虫病。用法 蛔虫病：每日 10mg/kg(一般为 500mg)，睡前一次顿服，连服 2 天。钩虫病：剂量同上，连服 3 天。蛲虫病：每日 5～10mg/kg，连服 3 天。鞭虫病：每日 2 次，每次 6mg/kg，连服 2 天。不良反应 恶心、呕吐、食欲不振、腹痛、腹泻、头痛、眩晕、嗜睡、皮疹、门冬氨酸氨基转移酶活性升高等。禁忌 孕妇及 1 岁以下小儿，肝功能不全者。注意 冠心病、严重溃疡病、肾脏病患者慎用；营养不良、贫血患者应先给予支持疗法，然后再应用本品；服用本品无需空腹，也无需导泻。相互作用 哌嗪类药物。妊娠分级 C。医保 乙类。

哌嗪(Piperazine)

作用类别 本品具有麻痹蛔虫肌肉的作用，蛔虫在麻痹前不表现兴奋作用，故较安全；对蛔虫幼虫无作用，对哺乳类动物的肌肉作用很微弱。适应证 用于蛔虫和蛲虫感染。用法 口服，无需禁食，除便秘者外无需加导泻剂。驱蛔虫：成人，一次枸橼酸哌嗪 3～3.5g(或磷酸哌嗪 2.5～3g)，睡前顿服，连服 2 日；儿童，按体重一次枸橼酸哌嗪 0.15g/kg（或磷酸哌嗪 80～130mg/kg），睡前顿服，连服 2 天，一日量不得超过枸橼酸哌嗪 3g（或磷酸哌嗪 2.5g）。驱蛲虫：成人一日 2～2.5g（或磷酸哌嗪 1.5～2g），分 2 次服用，连服 7～10 日；儿童，按体重一日枸橼酸哌嗪 60mg/kg（或磷酸哌嗪 50mg/kg），分两次服，一日总量不超过 2g，连服 7～10 日。不良反应 恶心、呕吐、腹泻、头痛、感觉异常、荨麻疹、过敏等。禁忌 有肝、肾功能不全，神经系统疾患及癫痫史的患者。注意 营养不良者或贫血者应先予纠正，然后再服用本品；便秘者可加服泻药。相互作用 氯丙嗪、噻嘧啶。医保 乙类。

氯硝柳胺（Niclosamide）

作用类别 本品水杨酰胺类衍生物。适应证 用于人体和动物绦虫感染。用法 驱牛带绦虫和猪带绦虫：空腹口服，应嚼碎后服下，成人一次 1g，隔 1 小时再服 1g，共 2 次；体重 10～35kg 儿童，一次 1g；体重小于 10kg 儿童，一次 0.5g。驱短小膜壳绦虫：初剂 2g，继以每日 1g，连服 6 日，必要时间隔 1 月后复治；2～6 岁的小儿，一日服 1g；小于 2 岁的小儿，一日服 0.5g。不良反应 偶可引起乏力、头晕、胸闷、胃肠道功能紊乱、发热、瘙痒等。注意 治疗猪肉绦虫时，在服药前加服镇吐药，服药后 2 小时，服硫酸镁导泻，以防节片破裂后散出的虫卵倒流入胃及十二指肠内造成自体感染囊虫病的危险。医保 乙类。

噻苯唑（Tiabendazole，噻苯达唑，噻苯咪唑）

作用类别 本品为苯并咪唑类广谱驱虫药。适应证 适用于蛲虫病、蛔虫病。用法 按体重一日 50mg/kg，一日 2 次，或顿服，连用 2 日。不良反应 头晕、恶心、呕吐、食欲减退等症状。注意 本品可因刺激引起蛔虫游走，应予注意；孕妇慎用。相互作用 氨茶碱、黄嘌呤类药物。医保 非医保。

噻乙啶（Thievinyl Pyridinum，溴噻乙啶）

作用类别 季铵盐类驱虫药。适应证 用于治疗钩虫病、蛔虫病及蛲虫病。用法 口服：一次 0.25g，一日 1 次；小儿按体重一次 5mg/kg，一日 1 次。不良反应 头昏、恶心、呕吐、头痛、流涎等。禁忌 孕妇慎用。医保 非医保。

抗丝虫病及抗黑热病药

乙胺嗪（Diethylcarbamazine，海群生，益群生）

作用类别 本品对丝虫成虫（除盘尾丝虫外）及微丝蚴均有杀灭作用。适应证 用于治疗班氏丝虫、马来丝虫和罗阿丝虫的感染。用法 餐后口服。治疗班氏和马来丝虫病：一般用法，一日 0.6g，分 2～3 次，连服 7 日；大剂量短程疗法，用于治马来丝虫病，即 1～1.5g，夜间顿服法。治疗罗阿丝虫病：宜用小剂量，每次按体重 2mg/kg，每日 3 次，连服 2～3 周。治疗盘尾丝虫病：初期剂量宜小，按体重不超过 0.5mg/kg，第一日 1 次，第二日

2 次，第三日增至 1mg/kg，口服 3 次，如无严重反应，增至 2mg/kg，口服 3 次，总疗程 14 日。预防：于流行区每日 5～6mg/kg 服药，服 6～7 日；或按上量每周或每月服 1 日，直至总量 70～90mg/kg 为止。不良反应 食欲减退、恶心、呕吐、头晕、头痛、乏力、失眠、畏寒、发热、头痛、肌肉关节酸痛、皮疹、瘙痒等。注意 用以治疗盘尾丝虫和罗阿丝虫感染时，应从小剂量开始，以减少因虫体破坏而引起的副作用；重度感染的盘尾丝虫病患者，在接受单剂乙胺嗪后，可出现急性炎症反应综合征（Mazzotti 反应），表现为发热、心动过速、低血压、淋巴结炎和眼部炎症反应，多由微丝蚴死亡引起；在重度罗阿丝虫感染者采用乙胺嗪治疗后可发生脑病和视网膜出血等，预先给肾上腺皮质激素可减少副作用；对有活动性肺结核、严重心脏病、肝病、肾病、急性传染病应暂缓治疗；孕妇、哺乳期妇女应暂缓治疗；对儿童有蛔虫感染者应先驱蛔虫。医保 甲类。

伊维菌素（Iermectin）

作用类别 阿维菌素衍生物，半合成广谱抗寄生虫药。适应证 本品主要用于治疗盘尾丝虫病和类圆线虫病，也可用于治疗钩虫、蛔虫、鞭虫、蛲虫感染。用法 类圆线虫病：按体重 200μg/kg，单剂，用水送服；盘尾丝虫病：按体重 150μg/kg，单剂口服；钩虫感染：14 岁以上者单次口服 12mg（相当于 0.2mg/kg），14 岁以下者单次口服 6mg；蛔虫感染：14 岁以上者单次口服 6mg（相当于 0.1mg/kg），14 岁以下者单次口服 3mg；鞭虫感染：14 岁以上者单次口服 12mg（相当于 0.2mg/kg），14 岁以下者单次口服 6mg；蛲虫感染：14 岁以上者单次口服 12mg（相当于 0.2mg/kg），14 岁以下者单次口服 6mg。不良反应 虚弱、无力、腹痛、发热、厌食、便秘、腹泻、恶心、呕吐、头晕、嗜睡、眩晕、震颤、瘙痒、皮疹、丘疹、风疹、小脓包、视觉异常、眼睑水肿、前眼色素层炎、结膜炎、角膜炎、脉络膜视网膜炎或脉络膜炎等。禁忌 孕妇、哺乳期妇女。注意 本品治疗后，可出现急性炎症反应综合征（Mazzotti 反应）；类圆线虫病患者使用本品时，必须重复进行粪检以确定感染得到清除；本品不能杀死盘尾丝虫成虫，因而采用本品治疗盘尾丝虫病时，需持续治疗。妊娠分级 C。医保 非医保。

葡萄糖酸锑钠[基]（SodiumStibogluconate）

作用类别 五价锑化合物。适应证 用于治疗黑热病。用法 静注或肌注：成人，一次 1.9g（6ml），一日 1 次，连用 6～10 日，或总剂量按体重 90～130mg/kg（以 50kg 为限），等分 6～10 次，每日 1 次；儿童，总剂量按体重 150～200mg/kg，分为 6 次，每日 1 次。不良反应 恶心、呕吐、咳嗽、腹痛、腹泻、白血病减少、肌注局部痛、肌痛、关节僵直、T 波低平或倒置、Q－T 间期延长等。禁忌 肺炎、肺结核及严重心、肝、肾疾病者。注意 病情较重，有严重贫血或并发其他感染的，应先治疗并发症，积极给予支持疗法，待一般情况改善后，再用锑剂。医保 甲类。

抗阿米巴病及抗滴虫病药

依米丁(Emetine，吐根碱)

作用类别 本品为南美洲茜草科植物吐根根内提出的一种生物碱。适应证 用于治疗阿米巴痢疾和肠外阿米巴病如阿米巴肝脓肿等；主要用于甲硝唑或氯喹无效的患者。用法 深部皮下或肌内注射：每日 1mg/kg，每日最大剂量不超过 60mg，每日 1 次，疗程为 4～6 天，如需第 2 疗程时必须间隔 6 周。不良反应 注射部位疼痛；注射部位坏死及蜂窝织炎，甚至脓肿；恶心、呕吐、腹泻；肌肉疼痛和无力；低血压、心前区疼痛、心动过速、心律不齐、心电图改变等。禁忌 心脏病、肾脏病患者及孕妇。注意 用药期间应尽量卧床休息，在注射本药前后 2 小时必须卧床休息，注射前测血压和脉搏，血压过低或心率超过 110 次/分时暂停注射；治疗过程中如出现心电图改变或传导阻滞、异位节律时要立刻停药，否则可引发心肌炎而危及生命；重症及过度衰弱患者剂量宜减半。医保 乙类。

卡巴胂(Carbarsone)

作用类别 人工合成五价砷剂。适应证 主要用于治疗慢性阿米巴痢疾，也可用于丝虫病等的治疗。用法 治阿米巴痢疾：一次 0.1～0.2g，每日 3 次，口服；儿童，每日 8mg/kg，连用 10 天为 1 疗程，必要时可重复。不良反应 皮疹、恶心、呕吐、腹泻、体重减轻、多尿、剥脱性皮炎、粒细胞缺乏症、肝炎、胃炎等。禁忌 肝肾功能减退及对砷剂敏感的患者。注意 砷剂能引起继发于砷性皮炎的角膜炎、中毒性视力减弱、一过性近视、视网膜和玻璃体积血。医保 非医保。

解热镇痛及非甾体抗炎药

解热镇痛及非甾体抗炎药

对乙酰氨基酚[基]（Paracetamol）

作用类别 非甾体抗炎药。适应证 普通感冒或流行性感冒引起的发热，缓解轻中度疼痛如头痛、牙痛、痛经、关节肌肉痛、神经痛。用法 口服：12 岁以上儿童及成人一次 0.5g；6～12 岁儿童一次 0.25g；若持续发热或疼痛，可间隔 4～6 小时重复用药一次，24 小时内不得超过 4 次。肌内注射：成人一次 0.15～0.25g。不良反应 胃部不适、呕吐、出汗、过敏性皮炎、粒细胞缺乏、血小板减少、高铁血红蛋白血症、贫血、肝肾功能损害、胃肠道出血。禁忌 严重肝肾功能不全者。注意 用于解热连续使用不超过 3 天，用于止痛不超过 5 天；孕妇、哺乳期妇女、3 岁以下儿童慎用；过敏体质、对阿司匹林过敏、肝肾功能不全者慎用；用药期间不得饮酒或含有酒精的饮料。相互作用 苯巴比妥类、解痉药、氯霉素、香豆素类抗凝药。妊娠分级 B。医保 甲类（口服常释剂型、颗粒剂），乙类（缓释控释剂型、口服液体剂）。

复方阿司匹林（Compound Aspirin）

作用类别 非甾体抗炎药的复方制剂，其组分包括阿司西丁和非那西丁。适应证 发热、头痛、神经痛、牙痛等。用法 口服：一次 1～2 片，一日 3 次，饭后服用。不良反应 恶心、呕吐、腹部不适、耳鸣、听力下降、过敏、肝肾功损害、溶血性贫血、哮喘、荨麻疹、高铁血红蛋白血症。禁忌 血友病，活动性消化道溃疡患及其他原因所致消化道出血者，3 个月以下婴儿。注意 6 岁以下儿童及年老体弱者慎用，哮喘及其他过敏者、痛风患者、肝肾功能不全者、有出血倾向者慎用；长期应用应检查红细胞压积和肝功能，水杨酸类可存在交叉过敏，可干扰尿糖、尿酮体等试验。妊娠分级 X。医保 乙类。

贝诺酯（Benorilate）

作用类别 非甾体抗炎药。适应证 同对乙酰氨基酚。用法 口服：一次 1～2 片，一日 3～4 次，老年人一日不超过 5 片。不良反应 胃肠道反应、便秘、皮疹、嗜睡、头晕、精神症状。禁忌 严重肝肾功能不全者。注意 见阿司匹林和对乙酰氨基酚。相互作用 口服抗凝药。妊娠分级 D（妊娠晚期）。医保 非医保。

双水杨酯（Aalsalate）

作用类别 非甾体抗炎药。适应证 同阿司匹林。用法 口服：解热镇痛，一次 0.3～0.6g，一日 1～3 次；抗风湿，一次 0.9～1.2g，一日 2～3 次。不

良反应 胃肠道反应较阿司匹林小，与其他水杨酸类交叉过敏较低；大剂量可致出血。禁忌 动脉硬化伴高血压者，近期脑出血或年老体弱者，妊娠前3个月及分娩前2～3周的妇女。注意 慢性肾功能不全、严重肝病及消化性溃疡者慎用。相互作用 口服抗凝剂。医保 非医保。

水杨酸镁（Magnesium Salicylate）

作用类别 非甾体抗炎药。适应证 类风湿关节炎、结缔组织病、关节痛及风湿病，亦用于滑囊炎，尤其是伴有高血压和心力衰竭的患者。用法 口服：一次0.5～1g，一日3次。不良反应 见阿司匹林。禁忌 肝肾功能不全、消化道溃疡及重症肌无力者。注意 慢性肾功能不全者可致高镁血症，其余见阿司匹林。医保 非医保。

安乃近[基]（Metamizole Sodium）

作用类别 非甾体抗炎药。适应证 高热时的紧急对症退热，也可作为各种疼痛的对症治疗。用法 口服：成人，一次0.5～1g，最多一日3次；小儿，一次10～20mg/kg，一日2～3次。深部肌内注射：成人，一次0.25～0.5g，一次不得超过0.5g；小儿，一次5～10mg/kg，以一次8～10mg/kg为宜。不良反应 粒细胞减少、免疫性溶血性贫血、血小板减少性紫癜、荨麻疹、致剥脱性皮炎、中毒性表皮松解症等、罕见过敏性休克、注射部位红肿疼痛。注意 与阿司匹林有交叉过敏反应；一般不作首选药，只限于紧急退热又无其他药物可选择的情况下使用；超过1周时应检查血象，一旦发生粒细胞减少，应立即停药。医保 乙类。

布洛芬[基]（Ibuprofen）

作用类别 丙酸类非甾体抗炎药。适应证 同阿司匹林。用法 口服：抗风湿，成人，一次0.4～0.6g，一日3～4次，类风湿关节炎用量稍大，最好在餐中或餐后服用；轻中度疼痛，一次0.2～0.4g，一日4～6次，一日最大剂量2.4g；缓释剂型口服：一次0.3g，一日2次。小儿，一般一次5～10mg/kg，一日3次，最大剂量2g。不良反应 胃肠道不适、少见胃溃疡和出血、头痛、嗜睡、耳鸣、皮疹、哮喘发作、白细胞减少、罕见肾功能损害。禁忌 孕妇及哺乳期妇女，对阿司匹林过敏的哮喘患者，严重肝肾功能不全或心力衰竭者，正在服用其他含布洛芬或其他非甾体抗炎药者。注意 60岁以上、准备怀孕的妇女、消化道溃疡史、支气管哮喘、心功能不全、高血压、出血性疾病、骨髓功能减退者慎用，服用期间不得饮酒或含有酒精的饮料。相互作用 其他解热镇痛抗炎药、肝素双香豆素类、呋塞米、降压药、氨基糖苷类、喹诺酮类、糖皮质激素抗血小板药、环孢素、齐夫多定、SSRI。妊娠分级 B(妊娠早期和中期)/D(妊娠晚期)。医保 乙类。

洛索洛芬（Loxoprofen）

作用类别 丙酸类非甾体抗炎药。适应证 类风湿关节炎、骨关节炎、腰痛症、肩关节周围炎、颈肩腕综合征等疾病的消炎和镇痛，术后、外伤后及拔牙后的消炎、镇痛,急性上呼吸道炎等的解热和镇痛。用法 口服:治疗关节炎腰痛等,一次 60mg,一日 3 次,或顿服 60～120mg,不宜空腹服药;解热、镇痛,一次 60mg,一日 2 次,一日不超过 180mg。不良反应 消化道出血、哮喘发作、皮疹、皮肤黏膜眼综合征肝功能障碍、急性肾衰竭、间质性肺炎、溶血性贫血、休克。禁忌 妊娠晚期妇女,阿司匹林哮喘,消化性溃疡,严重肝肾功能损害,严重心功能衰竭、血液系统异常者。注意 高龄者应以最小剂量慎重给药,有以上禁忌证病史者慎用,长期用药者应定期复查血、尿常规、肝功能,可能掩盖感染,避免与其他消炎镇痛剂合用。相互作用 香豆素类抗凝药、磺酰脲类降糖药、新喹诺酮类、锂制剂、噻嗪类利尿剂。妊娠分级 X(妊娠晚期)。医保 乙类。

萘普生(Naproxen)

作用类别 丙酸类非甾体抗炎药。适应证 各种关节炎,中重度疼痛。用法 口服:抗风湿,一次 0.25～0.5g,每日早晚各一次;止痛,首次 0.5g,以后每次 0.25g,每 4～6 小时一次;痛风性关节炎急性发作,首次 0.7g,以后一次 0.25g,每 8 小时 1 次,直到急性发作停止;痛经,首次 0.5g,以后必要时 0.25g,每 6～8 小时 1 次,直到急性发作停止。直肠给药:一次 0.25g,睡前给予。不良反应 皮肤瘙痒、呼吸急促、哮喘、胃烧灼感、消化不良、胃部不适、胃肠出血、血压升高、嗜睡头痛、视物模糊、听力减退、口腔刺激、心慌、多汗、肾脏损害、皮疹、粒细胞减少、肝功能损害。禁忌 有消化道溃疡或消化道溃疡史者。注意 与其他非甾体抗炎药有交叉过敏,孕妇、哺乳期妇女避免使用,可增加出血风险并导致水钠潴留,长期用药应定期进行肝、肾功能、血象及眼科检查,可干扰个别诊断。相互作用 其他抗炎药、肝素及双香豆素类、锂制剂、丙磺舒、酒精。妊娠分级 B(妊娠早期和中期)/D(妊娠晚期)。医保 乙类。

芬布芬(Fenbufen)

作用类别 长效非甾体抗炎药。适应证 各种关节炎,牙痛、外伤痛及术后镇痛。用法 口服:一日 0.6g,分 1～2 次服,最大剂量 1g;小儿常用量尚未建立。不良反应 胃烧灼感、胃痛、恶心、胃肠出血、头晕、皮疹、粒细胞减少、肝功能损害。禁忌 活动性消化道溃疡,严重肝肾功能不全,阿司匹林哮喘者。注意 与其他非甾体抗炎药有交叉过敏反应。妊娠分级 X。医保 非医保。

酮洛芬(Ketoprofen)

作用类别 非甾体抗炎药。适应证 各种关节炎;中度疼痛。用法 口服:成人,每次 75mg 或 0.1g 每日 2 次,或每日 1 次,每次 0.2g,用餐时口服。外用:根据症状取适量涂于患处,一日 1～4 次。不良反应 胃肠道反应、神经系统症状、头晕、皮疹、耳鸣、视物模糊、心律不齐、血压升高、肾功能障碍、血细胞减少。凝胶用药部位可出现皮疹、接触性皮炎、过敏反应、诱发哮喘发作。禁忌 活动性消化道溃疡、出血。注意 与其他非甾体抗炎药有交叉过敏反应，有胃肠道疾患、哮喘、心功能不全、高血压、血友病或其他出血性疾病、肝肾功能不全、孕妇、哺乳期妇女、小儿、老年人慎用。外用制剂可使皮肤感染症状表现不明显，合并感染时需联用抗菌药物；外用不用于脚癣、表皮癣菌疹等。相互作用 抗酸剂、阿司匹林、利尿剂、地高辛、华法林、丙磺舒、甲氨蝶呤、锂制剂。妊娠分级 B(妊娠早期和中期)/D(妊娠晚期)。医保 非医保。

氟比洛芬酯（Flurbiprofen Axetil）

作用类别 非甾体抗炎药。适应证 术后及癌症的镇痛。用法 静脉注射：可溶于 0.9%氯化钠注射液、5%葡萄糖注射液，每次静脉给予 50mg，尽可能缓慢给药(1 分钟以上)。不良反应 恶心、呕吐、腹泻、皮疹、肝酶升高、发热、头痛、嗜睡，胃肠出血、血小板减少、休克、急性肾衰竭、肾病综合征、胃肠道出血、伴意识障碍的抽搐、再生障碍性贫血、Lyell 综合征、剥脱性皮炎。禁忌 消化性溃疡患者，严重心力衰竭、高血压患者，正使用依诺沙星、诺氟沙星、洛美沙星的患者，冠状动脉搭桥手术围手术期疼痛治疗的患者，严重的肝、肾及血液系统功能障碍患者。注意 有消化道溃疡、血小板系统异常和出血史、支气管哮喘病史、有上述禁忌证危险因素者慎用；不能用于发热患者的解热和腰痛症患者的镇痛；不可肌内注射，能口服者尽量口服给药，并避免长期使用；长期使用需监测血尿常规和肝功能；儿童、哺乳期妇女不宜使用；孕妇的安全性尚未确立，尽量不在妊娠末期使用。相互作用 喹诺酮类、双香豆素类、甲氨蝶呤、锂制剂、利尿剂、肾上腺皮质激素。贮藏 0～20℃密闭保存，避免冻结。妊娠分级 C。医保 乙类(限术后镇痛和工伤保险)。

甲芬那酸（Mefenamic Acid）

作用类别 芬那酸类非甾体抗炎药。适应证 轻中度疼痛。用法 口服：开始 0.5g，之后 0.25g，每 6 小时一次，一般不超过 7 天，宜于饭后或与食物同服。不良反应 胃痛、恶心、食欲不振、腹泻、溃疡、头痛、头晕、易激惹、多汗、气短、皮疹。禁忌 炎性肠病，活动性消化性溃疡者。注意 与其他非甾体抗炎药有交叉过敏反应，化疗的肿瘤患者慎用，可干扰诊断。相互作用 其他非甾体抗炎药、肝素、双香豆素类、呋塞米、维拉帕米、硝苯地平、地高辛、口服降糖药、丙磺舒、降压药、甲氨蝶呤。医保 非医保。

氟芬那酸（Flufenamic Acid）

作用类别 芬那酸类非甾体抗炎药。适应证 口服用于关节炎、痛经、分娩后疼痛等，外用治疗非感染性亚急性湿疹、慢性湿疹、慢性单纯性苔藓等皮肤疾病。用法 口服：一次 0.2g，一日 3 次，饭后或睡前服用。外用：成人每次适量涂于患处，每日 2 次。不良反应 恶心、呕吐、腹泻、皮疹、蛋白尿、血尿、水肿、瘙痒、刺痛、红斑、刺激感。注意 肾功能不全、哮喘患者慎用。医保 乙类。

吲哚美辛[基]（Indomethacin）

作用类别 吲哚乙酸类非甾体抗炎药。适应证 各种疼痛、发热、关节炎、痛风、非关节软组织炎症。用法 口服：宜于饭后服用或与食物或制酸药物同服，抗风湿、痛风，一次25～50mg，一日2～3次，最大量不超过150mg；退热，一次6.25～12.5mg，一日不超过3次；镇痛，一次25～50mg，继之25mg，一日3次，直到疼痛缓解，可停药。小儿按体重一日1.5～2.5mg/kg，分3～4次。直肠给药：成人一日50～100mg，最大剂量不超过200mg。不良反应 消化不良、胃痛、灼烧感、溃疡、胃出血及穿孔、头晕头痛、精神行为障碍、血尿、水肿、肾功能不全、多形性红斑、血细胞减少、哮喘、血管性水肿、休克。禁忌 活动性溃疡及消化道溃疡病史者，癫痫、帕金森病及精神病患者，肝肾功能不全、血管神经性水肿、支气管哮喘患者。注意 与阿司匹林有交叉过敏，心功能不全、高血压患者、有出血倾向者慎用；用药期间定期监测血象、肝肾功能。相互作用 对乙酰氨基酚、阿司匹林、肝素、口服抗凝药、溶栓药、胰岛素或口服降糖药、氨苯蝶啶、硝苯地平或维拉帕米、丙磺舒、秋水仙碱、锂制剂、甲氨蝶呤。妊娠分级 B(妊娠早期和中期)/D(妊娠晚期)。医保 甲类（栓剂），乙类（口服常释剂型、缓释控释剂型、缓控释颗粒剂）。

阿西美辛（Acemetaxin）

作用类别 吲哚乙酸类非甾体抗炎药。适应证 类风湿关节炎、骨关节炎。用法 口服：一次30mg，一日3次；缓释剂型口服：一次90mg，一日1～2次。不良反应 胃部不适、恶心、呕吐、头晕、头痛、面部水肿、心悸、皮疹。禁忌 消化道溃疡者，严重肝肾疾患，重症血液病患者。注意 长期服用需监测血压、血象、肝肾功能；孕妇、哺乳期妇女慎用；与酒精、中枢抑制药合用时需谨慎；合用糖皮质激素使溃疡风险增加；可使洋地黄、甲氨蝶呤、锂盐血药浓度升高，华法林游离浓度升高，需监测；与保钾利尿药合用可引起高钾血症。相互作用 地高辛、锂制剂、抗凝剂、肾上腺皮质激素或其他非甾体抗炎药、丙磺舒、青霉素、利尿剂和降压药、中枢神经系统药物、酒精。妊娠分级 D。医保 非医保。

舒林酸（Sulindac）

作用类别 吲哚乙酸类非甾体抗炎药。适应证 类风湿关节炎、退行性病变。用法 口服：一次0.2g，早晚各一次；2岁以上儿童，一次2.25mg/kg，一日2次，一日不超过6mg/kg。不良反应 消化不良、腹痛、恶心、腹泻、头晕、头痛、嗜睡、骨髓抑制、急性肾衰竭、心力衰竭、肝损害、Stevens－Johnson综合征、皮疹、瘙痒等。禁忌 活动性消化性溃疡或有该病史者，冠状动脉搭桥术围手术期疼痛治疗患者，重度心力衰竭患者。注意 避免与其他非甾体抗炎药合用，长期用药需警惕如胸痛、气短、无力、言语含糊等症状，用药期间应监测粪便隐血、血常规、血压、肝肾功能，妊娠、哺乳期妇女及2岁以下儿童不宜使用，有高血压或心力衰竭病史患者慎用。相

互作用 华法林，降糖药，阿司匹林。妊娠分级 C/D（妊娠晚期）。医保乙类。

双氯芬酸钠[基]（Diclofenac Sodium）

作用类别 苯乙酸类非甾体抗炎药。适应证 关节炎，软组织风湿性疼痛，急性轻中度疼痛。用法 口服：宜于食物同服，肠溶片，治疗关节炎，一日75～100mg，分3次服；急性疼痛，首次50mg，以后25～50mg，每6～8小时一次，小儿常用量，一日0.5～2mg/kg，最大量3mg/kg，分3次服；缓释片，成人一日75～100mg，一次服用。直肠给药：一次50mg；外用：涂患处，一日3次。不良反应 哮喘、恶心呕吐、腹痛、腹泻、溃疡、胃肠道出血、转氨酶升高、肝功能紊乱、头痛、头晕、嗜睡、皮疹、耳鸣、水肿、少尿、肾炎、白细胞减少。禁忌 阿司匹林哮喘者，冠状动脉搭桥术围手术期疼痛治疗患者，活动性消化性溃疡或有出血病史者，重度心力衰竭患者，妊娠后三个月，肛门炎者禁止直肠给药。注意 儿童及16岁以下青少年不宜使用；动物试验显示对胎鼠有毒性，孕妇需仔细权衡利弊；本品含钠较多，限制钠盐摄入者慎用；长期应用应随访肝肾功能，有肝肾功损害者需谨慎使用；长期使用需监测血细胞计数。相互作用 锂制剂、地高辛、保钾利尿剂和降压药、其他非甾体抗炎药和皮质激素、抗凝剂及抗血小板药、SSRI、降糖药、甲氨蝶呤、环孢素、喹诺酮类药物、强效CYP2C99抑制剂、苯妥英。妊娠分级 B（妊娠早期和中期）/D（妊娠后期）。医保 甲类。

醋氯芬酸（Acelofenac）

作用类别 苯乙酸类非甾体抗炎药。适应证 各种关节炎和强直性脊椎炎引起的疼痛和炎症。用法 口服：每日200mg，分两次服用，早晚各一次，可与食物同服，一日最大剂量400mg。轻中度肝功能不全者，推荐剂量一日100mg。不良反应 消化不良、腹痛、恶心、腹泻、转氨酶升高、粒细胞减少、贫血、感觉障碍、水肿、心悸、湿疹、抑郁。禁忌 妊娠最后3个月期间的孕妇，其余见双氯芬酸钠。注意 同双氯芬酸钠。相互作用 甲氨蝶呤、抗凝药、环孢素、利尿剂、ACEI（血管紧张素转换酶抑制药）、肝药酶诱导剂。妊娠分级 D。医保 乙类。

吡罗昔康（Piroxicam）

作用类别 非甾体抗炎药。适应证 关节炎、炎性软组织风湿病变的疼痛和肿胀。用法 口服：一日20mg，分1～2次，饭后服用。不良反应 消化不良、腹痛、恶心、腹泻较常见，发生率约为20%，严重者可出现出血和穿孔；中性粒细胞减少、嗜酸性粒细胞增多；头晕、头痛、嗜睡；肝损害、血小板减少、视物模糊；皮疹、瘙痒等。禁忌 活动性消化性溃疡；慢性胃病患者。注意 一日超过20mg发生胃溃疡的危险明显增加，过量中毒时应催吐或洗胃，用药期间应监测血常规、肝肾功能，哺乳期妇女不宜使用，有凝血机制或血小板功能障碍、肾功能减退者、哮喘、心功能不全或高血压、老年患者慎用，术前和术后应停用。相互作用 其他抗炎药、双香豆素类、酒精。妊娠分级 C/D(妊娠晚期)。医保 乙类。

美洛昔康(Meloxicam)

作用类别 非甾体抗炎药。适应证 骨关节炎症状加重时的短期症状治疗，类风湿关节炎和强直性脊柱炎的长期症状治疗。用法 口服：一日 7.5～15mg，分 1～2 次，每日不超过 15mg；老年患者，起始剂量 7.5mg/d；肾功能不全患者，透析患者不超过 7.5mg/d。不良反应 消化不良、腹痛、恶心、腹泻较常见，少见肝酶升高、血压升高、水肿、肾损害、头晕、头痛、皮疹、瘙痒等。禁忌 活动性消化性溃疡或有该病史者，孕妇、哺乳期妇女，严重肝功能不全者，有出血症的患者，严重的未控制的心衰患者。注意 用药期间应监测血常规、肝肾功能，有凝血机制或血小板功能障碍者慎用，肾功能减退者、心功能不全或高血压、老年患者慎用，可掩盖基础感染性疾病症状，建议避免驾驶和操作机器。相互作用 其他非甾体抗炎药、利尿剂、口服抗凝剂、溶栓剂抗血小板药物、ACEI 和 ARB(血管紧张素受体阻滞药)、环孢素、锂制剂、甲氨蝶呤、消胆胺。妊娠分级 C/D(妊娠晚期)。医保 乙类。

萘丁美酮(Nabumetone)

作用类别 非酸性非甾体抗炎药。适应证 骨关节炎和类风湿关节炎。用法 口服：一次 1g，一日 1 次，睡前服用，应空腹服用，对严重或持续症状，或急性加重期，可另外增加片剂 0.5～1.0g，清晨给药，一日最大量 2g，分两次服用。50kg 以下成人可从 0.5g 起逐渐调至有效剂量。不良反应 消化不良、腹痛、恶心、腹泻、头晕、头痛、耳鸣、皮疹、瘙痒、血管炎、哮喘、肺炎、高血压、黄疸、肝功能异常。禁忌 阿司匹林哮喘，冠状动脉搭桥术围手术期疼痛治疗患者，活动性消化性溃疡或出血或有病史者，严重肝功能异常患者，重度心力衰竭患者。注意 老年患者风险较高；每日超过 2g 腹泻发生率增加；肾功能不全者需减少剂量，损伤加重需停药；心衰、水肿、高血压慎用；不推荐儿童使用。相互作用 口服抗凝剂、乙内酰脲类抗惊厥药、磺酰脲类降糖药、降压药、强心苷类、甲氨蝶呤、锂制剂。妊娠分级 C(妊娠早期和中期)/D(妊娠晚期)。医保 乙类。

依托度酸(Etodolac)

作用类别 非甾体抗炎药。适应证 类风湿关节炎、骨关节炎，各种疼痛。用法 口服：止痛，一次 0.2～0.4g，每 8 小时一次，每日最大剂量不超过 1.2g，小于 60kg 者每日最大剂量不超过 20mg/kg；慢性疾病，常释剂型，一次 0.4～1.2g，分次口服每日最大剂量同上。不良反应 消化不良、腹痛、恶心、腹泻、头晕、头痛、皮疹、瘙痒、黄疸、肝功能异常、焦虑、排尿困难、哮喘、血管炎、充血性心衰、粒细胞缺乏、水肿、失眠。禁忌 活动性消化性溃疡或出血者，阿司匹林哮喘。注意 老年人服用无需调整剂量，肝功能损害者尤其是老年患者需调整剂量，长期使用者应监测血尿常规、肝肾功能，有心肌梗死或脑卒中者病史慎用本品。相互作用 抗酸剂、阿司匹林、华法林、苯妥英钠、优降糖、利尿剂、甲氨蝶呤、环孢素、地高辛、锂制剂。妊娠分级 C(妊娠早期和中期)/D(妊娠晚期)。医保 非医保。

尼美舒利(Nimesulide)

作用类别 磺酰苯胺类非甾体抗炎药。适应证 关节与结缔组织病,各种疼痛、炎症。用法 口服:一次 50～100mg,一日 2 次,餐后服用。直肠给药:一次 200mg,一日 2 次。颗粒或混悬剂口服:儿童常用,一日 5mg/kg,分 2～3 次给予。不良反应 腹痛、上腹部烧灼感、恶心、皮疹、红斑、面部潮红、头晕、头痛、黄疸、肝功能异常。禁忌 对阿司匹林、磺胺、非甾体抗炎药过敏者,活动性消化性溃疡,冠状动脉搭桥术围手术期疼痛治疗患者,对尼美舒利有肝毒性反应史者,严重凝血障碍者,严重肾功能损害者,肝肾损害者。注意 有胃溃疡、出血史、心肌梗死或脑卒中者病史慎用本品;长期应用需监测肝肾心功能等;服药期间需避免过量饮酒;服药期间应避免使用镇痛药物;可掩盖潜在细菌感染引起的发热;可能损害女性生育功能,不推荐准备受孕的女性使用。医保 乙类。

塞来昔布(Celecoxib)

作用类别 非甾体抗炎药。适应证 急性关节炎、类风湿关节炎的肿痛症状,成人急性疼痛,缓解强直性脊柱炎的症状和体征。用法 口服:关节炎,一次 0.2g,一日 1 次或分两次服用;急性疼痛,推荐剂量为第 1 天首剂 400mg,必要时,可再服 200mg;随后根据需要,每日两次,每次 200mg;强直性脊柱炎,每日 200mg,单次服用或分两次服用;中度肝功能损害患者,每日推荐剂量应减少大约 50%;不建议严重肝功能受损患者使用塞来昔布。不良反应 皮疹、瘙痒、荨麻疹,严重者可致剥脱性皮炎、中毒性表皮松解症等,消化不良、腹痛、恶心、腹泻,头晕、头痛、嗜睡,下肢水肿、血压升高,心肌梗死、卒中,肝酶升高、肾功能不全。禁忌 对其他非甾体抗炎药、磺胺类过敏者,活动性消化性溃疡,冠状动脉搭桥术围手术期疼痛治疗患者,重度心力衰竭患者。注意 支气管哮喘病史、过敏性鼻炎、荨麻疹病史者慎用,中重度肝损害者减量或慎用,有消化道出血高风险者应使用最小有效剂量,本品的心血管事件与服药疗程及剂量正相关。相互作用 氟康唑、呋塞米、ACEI、ARB、阿司匹林、锂制剂、甲氨蝶呤、华法林。妊娠分级 C(妊娠早期和中期)/D(妊娠晚期)。医保 乙类(限有严重胃肠道溃疡及出血史的患者)。

帕瑞昔布(Parecoxib)

作用类别 非甾体抗炎药。适应证 术后疼痛的短期治疗。用法 静脉或肌内注射:可溶于 9%氯化钠注射液、5%葡萄糖注射液、0.45%氯化钠和 5%葡萄糖复方溶液,一次 40mg,随后视需要间隔 6～12 小时给予 20mg 或 40mg,每日总剂量不超过 80mg,疗程不超过 3 天。体重低于 50kg 的老年患者和中度肝功能损害的患者,本品的初始剂量应减至常规剂量的一半,每日最高剂量应减至 40mg。不良反应 贫血、低钾血症、焦虑、失眠、感觉减退、高血压、呼吸功能不全、眼干、消化不良、外周水肿、肌酐升高等、伤口感染、血小板减少、脑血管疾病、胃及十二指肠溃疡、肝酶及尿素氮升高、急性肾衰竭、心肌梗死、充血性心衰、恶心、腹痛、心动过速、皮肤-黏膜-眼综合征、多型性红斑、剥脱性皮炎、血管性水肿等。禁忌 对其他非甾体抗炎药、磺胺类过敏者，活动性消化性溃疡及胃肠道出血者，服用阿司匹林出现支气管痉挛、急性鼻炎、鼻息肉者，处于妊娠后 1/3 于或哺乳期妇女，重度肝损害者(Child～Pugh 评分≥10)；炎症性肠病；充血性心力衰竭；冠状动脉搭桥术围手术期疼痛治疗患者缺血性心脏疾病、外周动脉血管疾病及脑血管疾病患者。注意 肾功能损害者无需调整剂量，但具有水钠潴留倾向者应密切观察；不推荐在儿童或青少年中使用；具有心血管事件的高危因素者、老年人、服用其他非甾体抗炎药、脱水患者、口服华法林或其他口服抗凝药者慎用；使用前必须重新配制，要求采用无菌技术进行配制。相互作用 抗凝药、阿司匹林、环孢素、他克莫司、阿片类止痛药、利福平、苯妥英、卡马西平、地塞米松、氟康唑、酮康唑、甲氨蝶呤、锂制剂、格列本脲。医保 乙类(限术后镇痛和工伤保险)。

依托考昔（Etoricoxib）

作用类别 非甾体抗炎药。适应证 类风湿关节炎、骨性关节炎、急性痛风性关节炎。用法 口服：骨关节炎，30mg 每日一次。对于症状不能充分缓解的患者，可以增加至 60mg 每日一次；治疗痛风性关节炎，一次 120mg，每日 1 次，最长使用 8 天。轻度肝功能不全患者(Child～Pugh 评分 5～6)，一次 60mg，每日 1 次；中度肝功能不全患者(Child～Pugh 评分 7～9)，一次 60mg，隔日 1 次。骨性关节炎和类风湿关节炎，60mg、90mg，一日 1 次。不良反应 乏力、头晕、下肢水肿、高血压、消化不良、胃灼热、便秘、胃炎、转氨酶升高、肾功能异常、细菌病毒感染、糖尿病、心悸、焦虑等。禁忌 活动性消化性溃疡及胃肠道出血者，充血性心力衰竭(心功能Ⅱ～Ⅳ级)，确诊的缺血性心脏疾病，外周动脉疾病和脑血管病。注意 治疗痛风时只适用于急性发作期，伴有明显的心血管事件危险因素(高血压、高血脂、高血糖等)或末梢动脉疾病的患者慎用，脱水患者需补液治疗后使用。相互作用 华法林、利福平、甲氨蝶呤、利尿剂、ACEI、ARB、锂制剂、口服避孕药、阿司匹林、雌激素。妊娠分级 C。医保 非医保。

其他抗炎药

去痛片（Compound Aminopyrine Phenacetin）

作用类别 氨基比林、非那西丁、咖啡因、苯巴比妥复方制剂。适应证 发热及轻中度疼痛。用法 口服：一次 1～2 片，一日 1～3 次。不良反应 氨基比林可有呕吐、皮疹、发热、出汗、口腔炎、中性粒细胞缺乏、再障等；非那西丁可引起肾乳头坏死、间质性肾炎、急性肾衰竭、高铁血红蛋白、肝脏损害、视网膜毒性等。注意 不宜长期使用；氨基比林在胃酸下与食物发生作用可形成致癌性亚硝基化合物；长期服用可造成依赖性，并产生耐受；

对创伤性剧痛和内在平滑肌绞痛无效。相互作用 参照各成分相互作用。医保 甲类。

复方氨林巴比妥（Compound Aminophenazone and Antondine）

作用类别 解热镇痛药的复方制剂，其组分包括氨基比林、安替比林和巴比妥。适应证 急性高热时的紧急退热，对发热时的头痛症状也有缓解作用。用法 肌内注射，成人一次 2ml，在监护情况下极量一日 6ml。2 岁以下，一次 0.5～1ml；2～5 岁，1～2ml；大于 5 岁，一次 2ml。不良反应 过敏性休克，表现为胸闷、头晕、恶心呕吐、血压下降、大汗淋漓等；粒细胞缺乏；紫癜；荨麻疹；表皮松解等。注意 使用前应向患者询问过敏史；不得与其他药物混合注射；长期使用可引起粒细胞减少，再生障碍性贫血及肝肾损坏等严重中毒反应呼吸系统有严重疾病或呼吸困难者、体质虚弱者慎用；老年患者应采用较小剂量。相互作用 抑制呼吸的药物。医保 非医保。

牛痘疫苗致炎兔皮提取物（Extracts from Rabbit Skin Inflamed by Vaccinia Virus）

作用类别 作用类别脑代谢功能促进剂。适应证 颈、肩、腕综合征，腰痛症患者的疼痛、冷感、麻木等症状的缓解，症状性神经痛。用法 肌肉或静脉注射：每次 3ml，每日 1～2 次，疗程通常为 2 周。不良反应 过敏、血压上升、心动过速、胃肠不适、头痛头晕、转氨酶升高、休克。注意 肌内注射时，应避开神经行走部位，注射部位有可能形成疼痛、结节；不宜与安定注射液或盐酸阿米替林注射液混合。相互作用 麻醉性镇痛药、非麻醉性镇痛药、解热镇痛药、弱镇静剂、局部麻醉药。贮藏 避光保存。医保 非医保。

氯唑沙宗（Chlorzoxazone）

作用类别 中枢性肌肉松弛剂。适应证 急慢性软组织扭伤，中枢神经病变引起的肌肉痉挛、慢性筋膜炎等。用法 口服：一次 0.2～0.4g，一日 3 次，饭后服用。不良反应 恶心、呕吐、腹泻、头晕，嗜睡、头晕、头痛，肝功能损害，皮疹，血管神经性水肿。注意 孕妇、哺乳期妇女肝肾损害者慎用，本品可影响驾驶、登高、操作精密仪器等。妊娠分级 C。医保 非医保。

复方氯唑沙宗（Compound Chlorzoxazone）

作用类别 氯唑沙宗和对乙酰氨基酚复方制剂。适应证 见氯唑沙宗。用法 口服：一次 2 片，一日 3～4 次，疗程 10 日。不良反应 见氯唑沙宗和对乙酰氨基酚。注意 见氯唑沙宗和对乙酰氨基酚。相互作用 酚噻嗪类、巴比妥酸类衍生物、单胺氧化酶抑制剂。妊娠分级 C。医保 乙类。

氨基葡萄糖（Glucosamine）

作用类别 抗炎药。适应证 骨性关节炎的治疗和预防。用法 口服：一次 240～480mg，一日 3 次。可连服 4～12 周，每年重复 2～3 次。不良反应胃肠道不适、皮疹、瘙痒、皮肤红斑。注意 严重肝肾功能不全者应监测肝肾功能。妊娠分级 D。医保 乙类。

氨糖美辛（Glucosamine Indomethacin）

作用类别 氨基葡萄糖和吲哚美辛复方制剂。适应证 强直性脊柱炎、颈椎病、肩周炎、风湿性或类风湿关节炎。用法 口服：一次 1～2 片，一日 1～2 次，进食或饭后服用。不良反应 皮疹、过敏反应。禁忌 肾功能不全、孕妇、小儿、从事危险或精细工作人员、精神病、癫痫、活动性胃十二指肠溃疡患者。注意 见氨基葡萄糖和吲哚美辛。妊娠分级 X。医保 乙类。

辣椒碱（Capsacin Ointment）

作用类别 抗炎镇痛药。适应证 短期缓解由风湿引起的肌肉和关节的轻度疼痛，以及背部疼痛和扭伤、拉伤引起的疼痛。用法 外用：取适量涂于疼痛部位，并揉搓数分钟以保证药物透入皮内，一日 3～4 次。不良反应 皮疹、皮肤瘙痒、刺痛。注意 避免用于皮肤损伤和开放性创面，勿接触眼和黏膜。医保 非医保。

来氟米特（Leflunomide）

作用类别 免疫抑制剂。适应证 类风湿关节炎、狼疮性肾炎。用法 口服：类风湿关节炎，开始治疗的最初三天给予负荷剂量一日 50mg，维持剂量一日 10mg 或 20mg；狼疮性肾炎，一次 20～40mg，一日 1 次。不良反应 恶心、呕吐、厌食、腹泻、可逆性转氨酶增高、白细胞下降、脱发、过敏反应、血压升高、多毛、月经不调。禁忌 严重肝脏损害者。注意 服药初始阶段应定期检查 ALT 和白细胞，明确的乙肝或丙肝患者、免疫缺陷、未控制的感染、活动性胃肠道疾病、骨髓发育不良者慎用，肾功能不全者需监测不良反应并调整剂量，服药期间不应使用免疫活疫苗。相互作用 考来烯胺和活性炭、肝毒性药物、非甾体抗炎药、甲苯磺丁脲、利福平。妊娠分级 X。医保 乙类。

双醋瑞因（Diacerein）

作用类别 蒽醌衍生物。适应证 退行性关节疾病。用法 口服：一次 50mg，一日 1～2 次，餐后服用，疗程不应短于 3 个月。不良反应 轻度腹泻、上腹疼痛、恶心、呕吐、尿液变黄。禁忌 服用改善肠道转运和（或）肠道内容物性质的药物者。注意 餐后服用可提高吸收率，服用 2～4 周后开始显效，建议显效前与其他止痛药或其他非甾体抗炎药合用，若连续服用 3 个月，其疗效可持续至少 1 个月；超过 70 岁且伴严重肾功能不全者须剂量减半；有腹泻史者慎用；孕妇、哺乳期妇女、15 岁以下儿童避免使用；不应与泻药同服。相互作用 氢氧化铝、氢氧化镁。妊娠分级 D。医保 非医保。

英夫利西单抗（Infliximab）

作用类别 人-鼠嵌合性单克隆抗体。适应证 活动性类风湿关节炎、活动性强直性脊柱炎、银屑病及银屑病关节炎。用法 静脉滴注：可溶于0.9%氯化钠注射液；灭菌注射用水，类风湿关节炎，首次3mg/kg，第2周、第6周及以后每隔8周各给予一次，疗效不佳者单次剂量可增至10mg/kg或间隔调整为4周或6周；强直性脊柱炎，首次5mg/kg，第2周、第6周及以后每隔6周各给予一次；中重度活动性克罗恩病、瘘管性克罗恩病，首次5mg/kg，第2周、第6周及以后每隔8周各给予一次。不良反应 发热、寒战、荨麻疹、过敏性休克、恶心、腹泻、呕吐、便秘、呼吸困难、胸痛、水肿、血压异常、贫血、全血细胞减少、失眠、增加或加重感染、肝功能异常、乙肝或丙肝复发、淋巴瘤加重、中重度心功能不全加重。禁忌 剂量高于5mg/kg时禁用于中重度心力衰竭（纽约心脏学会Ⅲ/Ⅳ级）患者。注意 已有感染者、结核感染或可疑者、活动性乙肝、丙肝患者、淋巴瘤患者、充血性心力衰竭者不宜使用；过敏反应可在不同的时间内发生，多数出现在输液过程中或输液后2小时内；本品会促使自身抗体的形成，出现狼疮综合征等应停药；有罕见的中枢神经系统脱髓鞘病例，罕见视神经炎和癫痫发作病例，有上述症状者慎用；有恶性肿瘤病史的患者接受治疗或发生恶性肿瘤的患者继续治疗时慎用；使用时密切观察过敏情况，可减慢输液速度，或预防性使用对乙酰氨基酚或抗组胺药；不建议本品与活疫苗同时使用。相互作用 依那西普、阿那白滞素。妊娠分级 B。医保 非医保。

抗痛风药

秋水仙碱[基]（Colchicine）

作用类别 抗痛风药。适应证 急性期痛风性关节炎，预防复发性痛风性关节炎急性发作。用法 口服：急性期，成人常用量为每1～2小时服0.5～1mg，达到治疗量一般为3～5mg，24小时内不宜超过6mg，停服72小时后一日量为0.5～1.5mg，分次服用，共7天；预防，一日0.5～1mg，分次服用。不良反应 恶心、呕吐、腹痛、腹泻、胃肠道出血、皮疹、发热、肾损害、周围神经炎、精子生成抑制、抽搐及意识障碍、血尿、休克、全血细胞减少、骨髓抑制。禁忌 骨髓增生低下；严重肝肾功能不全者。注意 治疗痛风每1个疗程应停药3日以免蓄积中毒；痛风症状控制后可继续减量，短程与降血尿酸药联用以防痛风复发；老年人、胃肠道疾病、心功能不全、肝肾功能不全者应减量或慎用；尽量避免静脉给药或长期口服，可出现严重毒性反应甚至死亡；用药期间需监测血象及肝肾功能；有致畸作用，服药父母需停药数周后方能妊娠。相互作用 维生素B_{12}、中枢神经系统抑制药。妊娠分级 C。医保 甲类。

别嘌醇[基]（Allopurinol）

作用类别 黄嘌呤氧化酶抑制剂。适应证 原发性和继发性高尿酸血症、反复发作或慢性痛风者、痛风石、尿酸性肾结石和（或）尿酸性肾病、有肾功能不全的高尿酸血症。用法 口服：初始剂量一次50mg，一日1～2次，之后每周可递增50～100mg，至一日200～300mg，分2～3次口服，最大量不超过每日 600mg。儿童继发性高尿酸血症，6 岁以内每次 50mg，一日 1～3 次；6～10 岁，一次 100mg，一日 1～3 次。不良反应 皮疹、胃肠道反应、血细胞减少、脱发、发热、淋巴结肿大、肝毒性、间质性肾炎。禁忌 严重肝肾功能不全者，明显血细胞低下者。注意 本品必须由小剂量开始，逐渐增至有效量维持正常尿酸水平，之后逐渐减量，以最小有效量维持，用药期间定期监测血尿酸和 24 小时尿尿酸水平并作为剂量调整的依据；定期监测血象及肝肾功能，原有肝肾功损害的患者慎用；本品在促使尿酸结晶重新溶解时可再次诱发并加重关节炎急性症状，不应用于痛风性关节炎急性发作期，一般在痛风急性症状消失后（或发作后 2 周后）方可使用；服药期间应多饮水，并使尿液呈中性或碱性以利尿酸排泄。相互作用 氯噻酮、依他尼酸、呋塞米、美托拉宗、吡嗪酰胺、氢氯噻嗪、氨苄西林、抗凝药、硫唑嘌呤、巯嘌呤、环磷酰胺、铁剂、酒精。妊娠分级 C。医保 甲类。

丙磺舒[共]（Probenecid）

作用类别 排尿酸药。适应证 发作频繁的痛风性关节炎伴高尿酸血症及痛风石，但必须为：①肾小球滤过率＞50～60ml/min；②无肾结石或肾结石史；③非酸性尿；④不服用水杨酸类药物者。青霉素类抗生素治疗的辅助用药。用法 口服：治疗痛风，开始一次 0.25g，一日 2 次，1 周后可增至一次 0.5g，一日 2 次；增强青霉素类的作用，一次 0.5g，一日 4 次，2～14 岁或体重 50kg 以下者，首剂 0.025g/kg 或 0.7g/m^2，以后每次 0.01g/kg 或 0.3g/m^2，一日 4 次。不良反应 恶心、呕吐、胃溃疡、过敏反应、白细胞减少、骨髓抑制、肝坏死、肾结石等。禁忌 肾功能不全者，伴有肿瘤的高尿酸血症者，使用细胞毒的抗癌药、放射治疗患者。注意 服用本品期间应大量饮水（2～3L）并服用使尿液碱化的药物以防止形成肾结石；老年人、肝肾功能不全、活动性消化性溃疡、肾结石患者不宜使用；痛风性急性关节炎症状未控制者不宜使用；使用期间定期监测血和尿 pH、尿酸水平、肝肾功能；治疗痛风性关节炎，如患者有轻度肾功能不全，而 24 小时尿酸排泄量又未超过 700mg，一般每日剂量不超过 2g。相互作用 氯噻酮、利尿酸、呋塞米、吡嗪酰胺、氢氯噻嗪、水杨酸盐、吲哚美辛、氨苯砜、萘普生、青霉素类、头孢菌素类、口服降糖药、甲氨蝶呤、呋喃妥因、利福平、磺胺药、酒精。妊娠分级 B。医保 甲类。

苯溴马隆（Benzbromarone）

作用类别 促尿酸排泄药。适应证 原发性高尿酸血症、各种原因引起的痛风以及痛风性关节炎非急性发作期。用法 口服：成人每次口服 50mg，每日一次，早餐后服用，在后续治疗中，成人和 14 岁以上的年轻人每日 50～100mg，或遵医嘱。不良反应 恶心、呕吐、腹泻、胃内饱胀感、发热、皮疹、瘙痒、颜面发红、红斑、水肿、结膜炎。禁忌 孕妇、有可能怀孕及哺乳期妇女，中重度肾功能损害（肾小球滤过率低于 20ml/min）、肾结石者。

注意 不能在痛风急性发作期服用；初始应用时应合用秋水仙碱或非水杨酸类非甾体抗炎药预防痛风性关节炎急性发作，直到高尿酸血症纠正一个月以后；服药过程中应多饮水，碱化尿液；用药期间定期监测血象、肾功能、血和尿尿酸水平。**相互作用** 水杨酸盐、苯磺唑酮。**妊娠分级** X。**医保** 乙类。

镇痛药

阿片类镇痛药

吗啡[基][兴][麻] (Morphine)

作用类别 阿片类强效镇痛药。适应证 创伤所致的急性剧痛，癌痛，心源性哮喘，麻醉和手术前镇静。用法 口服：常用量一次5～15mg，一日15～60mg，极量一次30mg，一日100mg；控释片初始每12小时10～20mg，按需调整剂量。皮下或肌内注射：一次5～15mg，一日15～40mg，极量一次20mg，一日40mg。静注：镇痛常用5～10mg，静脉全麻不超过1mg/kg。术后注入硬膜外镇痛：自腰脊部位注入，一次极限5mg，胸脊部位减为2～3mg，可按需多次给药，注入蛛网膜下隙，一次0.1～0.3mg，一般不重复给药。不良反应 恶心、呕吐、呼吸抑制、嗜睡、眩晕、便秘、排尿困难、胆绞痛等。禁忌 新生儿，呼吸抑制已显示发绀，颅内压增高和颅脑损伤，支气管哮喘，肺源性心脏病代偿失调，甲状腺功能减退，皮质功能不全，前列腺增生，排尿困难，严重肝功能不全，休克尚未纠正控制前，炎性肠梗。注意 连用3～5天可产生耐药性，长期应用可成瘾；慎用于婴幼儿和老年人；注入硬膜外和蛛网膜下隙后需监测呼吸功能；可使胆绞痛、肾绞痛加剧，必要时与阿托品合用。相互作用 吩噻嗪类、镇静催眠药、单胺氧化酶抑制剂、三环抗抑郁药、抗组胺药、香豆素类、西咪替丁、氨茶碱、巴比妥类、溴或碘化合物、碳酸氢盐、氧化剂(如高锰酸钾)、植物收敛剂、氢氯噻嗪、肝素钠、苯妥英钠、呋喃妥英、新生霉素、甲氧西林、氯丙嗪、异丙嗪、哌替啶、磺胺嘧啶、磺胺甲异噁唑以及铁、铝、镁、银、锌化合物。贮藏 遮光保存。妊娠分级 C。医保 甲类。

哌替啶[基][兴][麻] (Pethidine)

作用类别 人工合成阿片类镇痛药。适应证 急性剧痛、麻醉前用药、局麻或静吸复合麻醉辅助用药。用法 镇痛：①口服，常用量一次50～100mg，一日200～400mg，极量一次150mg，一日600mg。儿童一次1～1.5mg/kg。②注射，肌内注射一次25～75mg，一日100～400mg，静脉注射一次以0.3mg/kg为限。麻醉前给药：肌内注射，术前30～60分钟1.0mg/kg；麻醉维持：按体重1.2mg/kg计算60～90分钟总用量，配成稀释液，成人一般以每分钟静滴1mg，小儿滴速相应减慢。手术后镇痛：硬膜外间隙注药，24小时总用量按体重2.1～2.5mg/kg。不良反应 成瘾性、眩晕、出汗、恶心、呕吐、心动过速及直立性低血压。禁忌 室上性心动过速，颅脑损伤，颅内占位性病变，慢性阻塞性肺疾患，支气管哮喘，严重肺功能不全。注意 不宜用于慢性疼痛或癌痛的治疗；静脉注射后可出现血压下降；严禁与单胺氧化酶抑制剂同用，务必在单胺氧化酶抑制药停用

14 天以上方可给药；注意勿将药液注射到外周神经干附近；不宜用于自控镇痛，特别不能做皮下自控镇痛；肝功能、甲状腺功能不全者、心脏疾患者酌情减量使用或慎用。相互作用 芬太尼、双香豆素、茚满二酮、氨茶碱、巴比妥类药钠盐、肝素钠、碘化物、碳酸氢钠、苯妥英钠、磺胺嘧啶、SMZ、甲氧西林。妊娠分级 C。医保 甲类。

羟考酮[共][麻]（Oxycodone）

作用类别 半合成阿片类镇痛药。适应证 中重度疼痛。用法 口服：初始剂量一次 5mg，每 12 小时 1 次，然后根据疼痛程度调整剂量至疼痛缓解，最高剂量不超过每 12 小时 200mg。不良反应 便秘、恶心、呕吐、头痛、乏力、幻觉、震颤、呼吸和心率改变、过敏、戒断综合征、嗜睡、呼吸抑制。禁忌 呼吸抑制，颅脑损伤，麻痹性肠梗阻，急腹症，慢性阻塞性呼吸道疾病，肺心病，哮喘，中重度肝肾功能损害，停用单胺氧化酶抑制剂 2 周以内，妊娠哺乳期妇女，手术前后 24 小时内。注意 重复给药可致耐受性和成瘾性，颅内高压、低血压、低血容量、胆结石、胰腺炎、肾上腺皮质功能不全、急性酒精中毒、黏液水肿、前列腺增生者慎用，甲低患者应降低剂量，18 岁以下不推荐使用，用药期间不得开车或操作精密仪器。妊娠分级 B。医保 乙类。

双氢可待因[麻]（Dihydrocodeine）

作用类别 阿片类镇痛药。适应证 中度以上疼痛。用法 口服：一次 30～60mg，一日 3 次，餐后服。控释片一次 60～120mg，一日 2 次。不良反应 便秘、恶心、呕吐、胃部不适、皮肤瘙痒。禁忌 呼吸抑制，呼吸道阻塞，支气管哮喘发作时，诊断不明的急腹症，休克，昏迷，心力衰竭，过敏，抽搐状态，急性酒精中毒，失血性大肠炎，细菌性痢疾。注意 妊娠、哺乳期妇女、12 岁以下儿童不宜使用；心、肝、肾功能不全，呼吸功能不全，脑器质性病变者，代谢性酸中毒，甲减，肾上腺皮质功能低下，前列腺增生，胃肠道梗阻患者慎用；重复给药可致耐受性和成瘾性。贮藏 遮光，密封保存。妊娠分级 B/D(根据剂量和使用时间)。医保 乙类。

美沙酮[共][麻]（Methadone）

作用类别 人工合成阿片类镇痛药。适应证 创伤性、癌症剧痛、外科手术后和慢性疼痛，阿片、海洛因及吗啡成瘾者的脱毒治疗。用法 口服：常用量一次 5～10mg，一日 10～15mg，极量一次 10mg，一日 20mg；肌内或皮下注射：一次 2.5～5mg，一日 10～15mg，极量一次 10mg，一日 20mg。不良反应 头痛、眩晕、恶心、出汗、嗜睡和性功能减退。禁忌 呼吸功能不全者；中毒性腹泻者，妊娠和分娩期妇女，婴幼儿。注意 忌作麻醉前和麻醉中用药；不得静注；本品戒断症状较轻，但脱瘾困难。相互作用 苯妥英钠、利福平、利福布汀、卡马西平、氯化铵、去羟肌苷、尿液酸化剂、镇痛药、镇静催眠药、抗抑郁药、赛庚啶、甲基麦角酰胺、抗高血压药、异烟肼、吩噻嗪类、颠茄、氟伏沙明、酮康唑、齐多夫定、利培酮、纳曲酮、美替拉酮、女性避孕药。妊娠分级C。医保乙类。

丁丙诺啡[兴][精1]（Buprenorphine）

作用类别阿片类强效镇痛药。适应证术后镇痛，静脉麻醉辅助用药。用法肌注或缓慢静注：0.3～0.6mg，一日3～4次；舌下给药：每次0.2～0.4mg，一日3～4次。不良反应头晕、嗜睡、恶心呕吐、出汗、头痛、皮疹。禁忌重症肝损伤，脑部损害，意识模糊，颅内压升高。注意肝功不全者需调整给药间隔，孕妇、哺乳期妇女及7岁以下小儿不宜应用，不可与其他吗啡类药物联用。相互作用其他阿片受体激动剂、单胺氧化酶抑制剂。贮藏遮光保存。妊娠分级C。医保非医保。

芬太尼[基][兴][麻]（Fentanyl）

作用类别阿片类强效镇痛药。适应证麻醉前、中、后的镇静与镇痛，贴剂只用于需持续应用阿片类的慢性疼痛或癌痛患者。用法静脉注射。①全麻：成人初量小手术按体重0.001～0.002mg/kg，大手术0.002～0.004mg/kg，体外循环心脏手术时0.02～0.03mg/kg计算全量，维持量可每隔30～60分钟给予初量的一半或连续静滴，一般每小时0.001～0.002mg/kg；全麻同时吸入氧化亚氮0.001～0.002mg/kg；局麻镇痛不全，作为辅助用药0.0015～0.002mg/kg。②麻醉前用药或手术后镇痛：成人按体重肌内或静脉注射0.0007～0.0015mg/kg。③成人手术后镇痛：硬膜外给药，初量0.1mg，加氯化钠注射液稀释到8ml，每2～4小时可重复，维持量每次为初量的一半。④小儿镇痛：2岁以下无规定，2～12岁0.002～0.003mg/kg。贴剂：每3天用一贴，贴于锁骨下胸部皮肤。不良反应成瘾性、眩晕、失眠、呕吐、便秘、低血压、心悸、流感样症状、尿潴留、过敏、呼吸抑制。禁忌急性或术后疼痛治疗，40岁以下非癌性疼痛慢性疼痛患者。注意肝功能不全者需调整给药间隔，重症肌无力、颅脑外伤、肺部疾病、心脏疾病、肝肾疾病、老年、甲减、前列腺癌慎用，孕妇、哺乳期妇女及7岁以下小儿不宜应用，发热患者剂量应减少1/3。相互作用哌替啶、中枢抑制药、抗精神病药、其他麻醉性镇痛药以及全麻药、80%氧化亚氮、肌松药。贮藏遮光保存。妊娠分级C。医保甲类（注射剂），乙类（贴剂，限癌症疼痛患者口服和注射镇痛失败者）。

阿芬太尼[兴][麻]（Alfentanyl）

作用类别阿片类镇痛药。适应证麻醉前、中、后的镇静与镇痛。用法镇静、镇痛：10～30μg/kg，继以0.25～0.75μg/(kg·min)维持；麻醉诱导：80～200μg/kg，继以1～3μg/(kg·min)维持。不良反应恶心、呕吐、胸壁肌肉僵直。禁忌支气管哮喘，呼吸抑制，重症肌无力，高敏感性者。注意参照芬太尼。相互作用单胺氧化酶抑制剂。妊娠分级C。医保非医保。

舒芬太尼[兴][麻]（Sufentanyl）

作用类别 强效阿片类镇痛药。适应证 麻醉前、中、后的镇静与镇痛，尤其适用于心血管系统手术。用法 镇静、镇痛，0.1～0.3μg/kg，继以 0.0015～0.01μg/(kg·min)维持，合并应用 66%氧化亚氮时维持量为 0.66μg/(kg·h)；平衡麻醉时维持剂量，间隔给予 2.5～10μg/kg 或以 0.3～1μg/(kg·h)静脉滴注。不良反应 呼吸抑制、呼吸暂停、骨骼肌强直（胸肌强直）、注射部位偶有瘙痒和疼痛。禁忌 参照芬太尼。注意 参照芬太尼。相互作用 参照芬太尼。妊娠分级 C。医保 乙类。

瑞芬太尼[兴][麻]（Remifentanyl）

作用类别 阿片类镇痛药。适应证 全麻诱导和全麻中维持镇痛。用法 静脉全麻：0.25～2μg/(kg·min)，或间断静脉注射 0.25～1μg/kg。不良反应 恶心、呕吐、呼吸抑制、心动过缓、低血压和肌肉强直。禁忌 不能单独用于全麻诱导，不能于硬膜外和鞘内给药，支气管哮喘患者，过敏者，重症肌无力者，易致呼吸抑制者，禁与血、血清、血浆等血制品经同一路径给药。注意 参照芬太尼。相互作用 单胺氧化酶抑制剂。贮藏 2～25℃遮光密封保存。妊娠分级 C。医保 乙类（限手术麻醉）。

阿法罗定（Alphaproding）

作用类别 阿片受体激动剂。适应证 短时间止痛，如骨科、外科、五官科的小手术及泌尿外科的器械检查等；与阿托品合用于胃肠道、泌尿道平滑肌痉挛性疼痛的止痛。用法 皮下注射：每次 10～20mg，每日 20～40mg。静脉注射：每次 20mg，极量，每次 30mg，每日 60mg。不良反应 眩晕、无力、多汗等。注意 分娩时慎用，可能会引起胎儿窒息；产前不宜与巴比妥类合用，如有必要，可在产前 2 小时使用；可引起成瘾性，不宜久用。医保 非医保。

二氢埃托啡（Dihydroetorphine）

作用类别 阿片受体激动剂。适应证 镇痛，如晚期癌症、外伤、手术后、诊断明确的急腹症等各种剧痛；也可用作麻醉诱导前用药、静脉复合麻醉、阻滞麻醉辅助用药。用法 舌下含化 20～40μg，肌内注射 10～20μg，视需要可于 3～4 小时后重复用药。允许使用最大剂量一般为 60μg，一日 180μg，连续用药不得超过 3 天。不良反应 头晕、恶心、呕吐、乏力、出汗。禁忌 脑外伤神志不清，肺功能不全，婴幼儿，未成熟新生儿，非剧烈疼痛病如牙痛、头痛、风湿痛、痔疮痛或局部组织小创伤痛等。注意 老年患者、肝、肾功能不全者慎用或酌减用量，用量过大时可有短暂血压下降，口服无效。医保 非医保。

喷他佐辛[兴]（Pentazocine）

作用类别 阿片受体部分激动剂。适应证 各种慢性剧痛。用法 静注、肌注或皮下注射，每次 30mg，静脉给药时用注射用水稀释且滴速每分钟不超过 5mg，一日最大剂量不超过 240mg；口服，每次 25～50mg。必要时每 3～4 小时 1 次。极量每日 600mg。不良反应 眩晕、恶心、呕吐、出汗等，大剂量可引起呼吸抑制、血压上升及心率加速。禁忌 缓解心肌梗死的疼痛；中毒性腹泻，毒物聚集于肠腔尚未排尽；急性呼吸抑制，通气不足；遇有血液病或血管损伤出现凝血异常时，以及须作穿刺的局部有炎症时，不得作硬膜外或蛛网膜下隙给药，戒断时由此给药也并不能使症状改善或减轻。注意 12 岁以下儿童的剂量尚未确定；颅内压增高、胰腺、胆道疾病、孕妇、肝肾功能损害者慎用；停药至少 24 小时后才能作血清碱性磷酸酶、丙氨酸氨基转移酶、门冬氨酸氨基转移酶、胆红素、乳酸脱氢酶等测定，以免假阳性出现。相互作用 吩噻嗪类、三环类抗抑郁药、高血压治疗用药（如胍乙啶或美加明）、利尿药（如氢氧嗪）、金刚烷胺、溴隐亭、左旋多巴、利多卡因、亚硝酸盐、普鲁卡因酰胺、奎尼丁、阿托品、硫酸镁、甲氧氯普胺（胃复安）、呋喃酮、丙卡巴肼。贮藏 避光保存。妊娠分级 C。医保 非医保。

地佐辛（Dezocine）

作用类别 强效阿片类镇痛药。适应证 术后痛、内脏及癌性疼痛。用法 肌注：推荐成人单剂量为 5～20mg，必要时每隔 3～6 小时给药一次，最高剂量每次 20mg，一日最多不超过 120mg。静注：初剂量为 5mg，以后 2.5～10mg/2～4h。不良反应 头晕、恶心、呕吐、镇静及注射部位反应。禁忌 脑损伤、颅内损伤、颅内压高。注意 呼吸抑制、支气管哮喘、呼吸梗阻、肝、肾功能不全者使用本品要减量，胆囊手术者、孕妇及哺乳期妇女慎用。相互作用 阿片类镇痛药、普通麻醉剂、镇静药、催眠药、中枢神经系统抑制剂（包括酒精）。贮藏 避光保存。医保 非医保。

布托啡诺（Butorphanol）

作用类别 阿片受体部分激动剂。适应证 各种癌性疼痛、手术后疼痛。用法 肌注剂量为 1～2mg，如需要，每 3～4 小时可重复给药一次。不良反应 瞌睡、头晕、恶心和（或）呕吐。禁忌 过敏者、依赖那可汀的患者、＜18 岁患者。注意 重复使用麻醉止痛药且对阿片耐受者、脑损害和颅内压升高、心肌梗死、心室功能障碍、冠状动脉功能不全者、同时服用兴奋中枢神经系统药或患有中枢神经系统疾病或呼吸功能缺陷者、孕妇及哺乳期妇女慎用；服用本品时，禁止喝酒；肝肾疾病患者初始剂量时间时隔应延长到 6～8 小时，直至反应很好。相互作用 中枢神经系统抑制药（如酒精、巴比妥类催眠镇静药，安定和抗组胺药）。贮藏 避光，室温（10～30℃）保存。妊娠分级 C。医保 乙类。

非阿片类镇痛药

布桂嗪[基][麻]（Bucinnazine，强痛定）

作用类别 麻醉性速效镇痛药。适应证 偏头痛、神经性疼痛、炎症性疼痛、外伤性疼痛、术后痛、癌痛等。用法 口服：成人一次 30～60mg，一日 3～4 次，小儿 1mg/kg；皮下或肌内注射：一次 50～100mg。不良反应 嗜睡、乏力、恶心、黄视、全身发麻感、耐受性和成瘾性。注意 用于止痛不超过 5 天，可致耐受性，老年人、儿童、妊娠及哺乳期妇女、肝、肾功能不全者慎用。相互作用 抗高血压药。贮藏 避光保存。医保 乙类。

曲马多[精2]（Tramadol）

作用类别 非吗啡类中枢性镇痛药。适应证 癌症疼痛，骨折或术后疼痛等各种急、慢性疼痛。用法 可口服、肌注、静注、皮下注射、肛门内给药等，一次 50～100mg，一日 2～3 次，成人总剂量不超过 400mg，老人不超过 300mg，儿童一次 1～2mg/kg。不良反应 出汗、思睡、头晕、恶心、呕吐、食欲不振、排尿困难、一过性心动过速、面部潮红。禁忌 孕妇，1 岁以下儿童。注意 肝肾功能不全、心脏病、癫痫、甲减、呼吸功能紊乱、老年患者慎用，长期使用不能排除产生耐药性或药物依赖性的可能，有药物滥用或依赖性倾向的患者应短期使用，服用单胺氧化酶抑制剂者需停用 14 天后方可使用。相互作用 酒精、镇静剂、镇痛剂或其他中枢神经系统作用药物、巴比妥类药物、单胺氧化酶抑制剂。贮藏 遮光保存。妊娠分级 C。医保 乙类。

氯芬待因（Diclofenac Sodium/Codeine）

作用类别 双氯芬酸钠和可待因复方制剂。适应证 术后疼痛、癌性疼痛、骨痛等中度疼痛。用法 口服：一次 1～2 片，一日 3 次，儿童一日 3.5～6mg/kg，分次服用，连续使用不超过 7 天。不良反应 胃部不适、恶心、头痛、皮疹、有出血倾向者。禁忌 心源性、功能性和诊断不明的疼痛，妊娠头 3 个月，对阿司匹林、吗啡过敏者。注意 长期大剂量应用可出现消化道溃疡、肾损害和成瘾性，应注意观察，肝肾功能损害、消化道溃疡病史者慎用，其余见双氯芬酸钠和可待因。贮藏 避光保存。医保 非医保。

洛芬待因（Ibuprofen/Codeine）

作用类别 布洛芬和可待因复方制剂。适应证 中度疼痛。用法 口服，一次 2～4 片，每 12 小时 1 次。不良反应 胃肠道不适、头晕、恶心、呕吐、便秘、皮疹、心率异常。禁忌 过敏者，消化道溃疡、支气管哮喘患者，孕妇和哺乳期妇女，12 岁以下儿童。注意 心功能不全及高血压病患者慎用，长期应用可引起依赖性。相互作用 酒精、非甾体抗炎药、阿司匹林或其他水杨酸类药物、抗凝药及血小板聚集抑制药、呋塞米、维拉帕米、硝苯吡啶、地高辛、抗糖尿病药(包括口服降糖药)、抗高血压药、丙磺舒、甲氨碟呤、抗胆碱药、美沙酮或其他吗啡类药、肌肉松弛药。贮藏 遮光，阴凉(不超过 20℃)干燥处保存。医保 乙类。

氨酚双氢可待因（Paracetamol/Dihydrocodeine）

作用类别 对乙酰氨基酚和双氢可待因复方制剂。适应证 各种疼痛及剧烈咳嗽，尤其是非炎性干咳和感冒引起的头痛、发热、咳嗽症状。用法 口服：每4～6小时1～2片，每次不得超过2片，一日最大剂量为8片。不良反应 恶心、呕吐、头晕、皮疹、便秘。禁忌 颅脑损伤；分娩期妇女；呼吸道抑制和呼吸道梗阻，尤其是哮喘发作的患者；12岁以下儿童不宜服用该药。注意 肝肾功能损害者、甲状腺功能减退者慎用，服用本品期间忌饮酒。相互作用 降胆一号、多潘立酮或甲氧氯普胺、抗凝血剂药物。贮藏 遮光保存。妊娠分级 C。医保 乙类。

复方丙氧氨酚（Paracetamol/Propoxyphene）

作用类别 右丙氧芬和对乙酰氨基酚复方制剂。适应证 各神经性疼痛、术后疼痛、牙痛、骨关节痛，二线脱瘾，各种中轻度癌性疼痛等。用法 口服：一次1～2片，一日3～4次，餐后服。不良反应 恶心、乏力、多汗、便秘。禁忌 呼吸抑制、头损伤、急性醇中毒、急性气喘发作。注意 本品不宜长期使用，7岁以下儿童不宜使用，老年患者、哺乳期妇女及孕妇应慎用。相互作用 酒精、中枢抑制药。贮藏 遮光保存。妊娠分级 C。医保 乙类。

氨酚待因（Paracetamol/Codeine）

作用类别 可待因和对乙酰氨基酚复方制剂。适应证 各种手术后疼痛、骨折、中度癌症疼痛、骨关节疼痛、牙痛、头痛、神经痛、全身痛、软组织损伤及痛经等。用法 口服：一次1片，一日3次，癌痛控制不佳时可酌加；7～12岁儿童按体重相应减量，连续使用一般不超过5天。不良反应 头晕、恶心、多汗、嗜睡，久用可产生成瘾性。禁忌 呼吸抑制者，呼吸道梗阻者，哮喘发作者，多痰者。注意 连续使用一般不超过2周，乙醇中毒、肝病、肾功能不全、支气管哮喘、结石、颅脑外伤、前列腺增生等慎用，哺乳期妇女及孕妇应慎用，7岁以下儿童不宜使用。相互作用抗胆碱药、美沙酮或其他吗啡类药、肌松药。贮藏 遮光保存。妊娠分级 C。医保 乙类。

氨酚曲马多（Paracetamol/Tramadol）

作用类别 曲马多和对乙酰氨基酚复方制剂。适应证 中重度急性疼痛的短期治疗。用法 口服：成人和16岁以上儿童一次1～2片，根据需要每4～6小时一次，每日最多不超过6片，连续使用不得超过5天。不良反应 头晕、恶心、嗜睡、失眠、多汗、皮疹。禁忌 酒精、麻醉剂、安眠药、中枢镇痛药、阿片类和精神病类药物急性中毒者。注意 颅内压升高或颅脑外伤者、肝病患者、孕妇及哺乳期妇女、16岁以下儿童不宜使用，肾功能不全者慎用。相互作用 卡马西平、奎尼丁、CYP2D6酶抑制剂（如氟西汀、帕罗西汀和阿米替林）、中枢神经系统抑制剂、单胺氧化酶抑制剂和5-羟色胺再摄取抑制剂。妊娠分级 C。医保 乙类（限重度疼痛）。

氨酚羟考酮（Paracetamol/Oxycodone）

作用类别 羟考酮和对乙酰氨基酚复方制剂。适应证 中、重度急、慢性疼痛。用法 口服：每6小时服用1片，或根据疼痛程度调整。不良反应 头晕、恶心、嗜睡、失眠、多汗、皮疹、精神兴奋、烦躁不安、呼吸抑制、呼吸暂停或停止、循环衰竭、低血压和休克。禁忌 在任何禁用阿片样药物的情况下，对疑似或已知患有麻痹性肠梗阻者，孕妇及哺乳期妇女。注意 中枢神经系统抑制、年老体弱、肝、肺或肾功能严重损害、甲状腺功能减退、艾迪生病、前列腺增生、尿道狭窄、急性酒精中毒、震颤性谵妄、伴有呼吸抑制的脊柱后侧凸、黏膜水肿以及中毒性精神病者慎用；急腹症患者需明确诊断后使用，否则可掩盖症状；使用期间避免进行精细操作；运动员慎用。相互作用 其他的阿片类镇痛药、全身麻醉药、吩噻嗪类、其他镇静剂、中枢性止吐药、镇静安眠药或其他中枢神经系统抑制剂（包括酒精）、喷他佐新、纳布啡和布托啡诺。贮藏 遮光，室温保存。妊娠分级 B。医保 乙类。

四氢帕马丁（Tetrahydropalmatine，延胡索乙素）

作用类别 植物中提取的镇痛药；具有镇静、催眠、安定作用。适应证 内科病痛，如胃肠、肝胆系统疾病引起的疼痛以及产后宫缩痛、月经痛、人流疼痛等。用法 口服：一次 60～120mg；肌内注射：常用量一次 60～120mg（1～2 支）。不良反应 眩晕、恶心、呼吸抑制、椎体外系反应等。注意 治疗量无成瘾性，孕妇及哺乳期妇女慎用。贮藏 遮光保存。医保 乙类。

罗通定（Rotundine，颅通定）

作用类别 植物中提取的镇痛药；具催眠作用，无成瘾性。适应证 头痛、月经痛以及助眠等。用法 口服：镇痛，一次 60～120mg，极量一日 360～480mg；催眠，一次 30～90mg，睡前服用。肌内注射或静脉注射：1 次 20mg，必要时每 3～4 小时 1 次。不良反应 嗜睡、乏力、恶心、椎体外系反应等。注意 用于止痛不超过 5 天，可致耐受性，孕妇和哺乳期妇女慎用，驾驶机、车、船、从事高空作业、机械作业及操作精密仪器者工作期间慎用。相互作用 其他中枢抑制剂（如一些镇静安眠药）。贮藏 遮光保存。医保 乙类。

高乌甲素（Lappaconitine，拉巴乌头碱）

作用类别 植物中提取的非麻醉性镇痛药。适应证 中度以上疼痛。用法 口服：成人一次 5～10mg，一日 3 次。肌内注射：一次 4mg，一日 1～2 次，日剂量不超过 8～12mg。静滴时溶于葡萄糖氯化钠注射液 500ml 中。不良反应 心慌、胸闷、头晕、荨麻疹。注意 中毒的早期表现是心电图改变，需监测。贮藏 遮光保存。医保 乙类。

氟吡汀（Flupirtine）

作用类别 非麻醉性镇痛药。适应证 各种类型的中等程度的急性疼痛。用法 口服：成人一次 100mg，一日 3～4 次，日剂量不超过 600mg。不良反应 疲倦、头晕、胃灼热、恶心、呕吐、胃部不适、便秘、入睡困难、盗汗、食欲减退、抑郁、震颤、头痛、腹部疼痛、口干、不安/神经质、肠胃胀气和腹泻。禁忌 酗酒，肝性脑病，胆囊肿胀，随时可诱发脑功能或运动功能障碍的患者，重症肌无力患者，孕妇，哺乳期妇女，胆汁淤积者。注意 服用时整个吞服，不能嚼碎；肝肾功能损害的患者需监测肝肾功；驾驶车辆、操作机械者慎用。相互作用 抗凝血药、酒精、镇静剂、肌肉松弛药物、扑热息痛、卡马西平。医保 非医保。

异丙吡仑（Isopropiram）

作用类别 抑制疼痛递质释放而缓解疼痛。适应证 神经痛、胆绞痛以及烧伤、癌症及术后疼痛。用法 一次 50～100mg(1～2 片)，一日 1～2 次。不良反应 胃部不适、恶心、嗜睡。禁忌 孕妇，哺乳期妇女，婴儿。注意 每日剂量不得超过 450mg，分娩止痛慎用。贮藏 遮光密封保存。医保 非医保。

舒马普坦（Sumatriptan）

作用类别 选择性 5-羟色胺受体激动剂。适应证 成人有或无先兆偏头痛的急性发作。用法 口服：单次剂量为 50mg，若服用 1 次后无效，不必再加服；在首次服药后有效，但症状仍持续发作者可于 2 小时后再加服一次；若服用后症状消失，但之后又复发者，应待前次给药 24 小时后方可再次用药。单次口服的最大推荐剂量为 100mg。24 小时内的总剂量不得超过 200mg。不良反应 急性心肌梗死、致命性心律失常(如心动过速、室颤、心搏骤停)。禁忌 缺血性心脏病，缺血性脑血管病，缺血性外周血管病患者，症状明显的心血管疾病，严重肝功能损害者，未经控制的高血压患者，偏瘫所致头痛，椎基底动脉病变所致头痛。注意 服用舒马普坦片可能导致胸部不适、颌及颈部紧缩感和心绞痛的症状，对出现此症状的患者应排除冠心病和 Prinzmetal 型心绞痛后方可再次给药；服药后如果出现其他症状或体征提示动脉血流量下降如肠缺血综合征或雷诺综合征，应排除动脉硬化和血管痉挛。相互作用 含麦角胺的药物、单胺氧化酶。妊娠分级 C。医保 乙类。

佐米曲普坦（Zolmitriptan）

作用类别 选择性 5-HTIB/ID 受体激动剂。适应证 成人伴或不伴先兆症状的偏头痛的急性治疗。用法 口服每次 2.5mg，如需二次服药，时间应与首次服药时间最少相隔 2 小时。24 小时内服用总量不超过 15mg。不良反应 恶心、头晕、嗜睡、温热感、无力、口干。禁忌 血压未经控制者。注意 偏瘫性或基底动脉性偏头痛、症状性帕金森综合征或患者与其他心脏旁路传导有关的心律失常者、缺血性心脏病患者、肝损害者不推荐使用，孕妇及哺乳期妇女慎用。相互作用 其他 5-HTID 激动剂、吗氯贝胺、西咪替丁、口服避孕药、心得安。妊娠分级 C。医保 乙类。

利扎曲普坦（Rizatriptan）

作用类别 5-HT 受体激动剂。适应证 成人有或无先兆的偏头痛发作的急性治疗。用法 口服：一次 5～10mg。成人每次用药的时间间隔至少为 2 小时，一日最高剂量不得超过 30mg；6～17 岁儿童患者的用药剂量：体重＜40kg(881b)者为 5mg，体重≥40kg(881b)者为 10mg。不良反应 虚弱易疲劳、嗜睡、有疼痛或压迫感及眩晕。禁忌 有缺血性心脏病、冠状动脉痉挛症状体征者；不易控制血压的高血压患者；半身不遂或基底部偏头痛患者；禁止同时服用单胺氧化酶抑制剂；禁止在停服单胺氧化酶抑制剂 2 周内服用本品；在服用本品治疗的 24 小时内，禁止服用其他 5 - HT_1 激动剂。注意 老年人、妊娠及哺乳期妇女慎用。相互作用 普萘洛尔、含有麦角胺或麦角胺型药物（如双氢麦角胺、美西麦角）、其他 5 - HT_1 激动剂、单胺氧化酶- A 抑制剂、非选择性单胺氧化酶抑制剂。妊娠分级 C。医保乙类。

麻醉用药

全身麻醉药

吸入麻醉药

氧化亚氮（Nitrous Oxide）

作用类别 吸入性麻醉药。适应证 复合全麻成分之一，单用只用于拔牙、骨骼整复、脓肿切开、外伤缝合等小手术。用法 全麻诱导中吸气内氧化亚氮可达80%，高浓度持续时间一般不超过5分钟。一般全麻维持中以50%～70%为度。不良反应 高浓度（>80%）可致缺氧，长时间反复吸入可致骨髓抑制。禁忌 气囊肿、肠梗阻、肠胀气、气胸、气脑等。注意 必须配备准确可靠氧化亚氮和氧气的流量表，注意潜在缺氧危险；停吸本品时需给氧5分钟以防止弥漫性缺氧；个体差异较大，小儿和老人更应警惕。贮藏 置耐压钢瓶内，在凉暗处保存。妊娠分级 B。医保 乙类。

氟烷（Halothane）

作用类别 吸入性麻醉药。适应证 全身麻醉或麻醉诱导。用法 全麻诱导时，成人吸气内浓度可达3%，维持中浓度一般为0.5%～1%，小儿酌减。不良反应 中等程度麻醉时即可出现呼吸、循环功能抑制及儿茶酚胺敏感性增高。禁忌 肝功能不全，胆道疾病。注意 两次用药至少间隔3个月以上，肝炎患者避免使用，休克、心肌损害、心功能不全者慎用，不用于剖宫产；出现呼吸运动减弱和通气量减少时应尽快给氧和人工呼吸，使用时避免与铜器接触。相互作用 肾上腺素、去甲肾上腺素、氯丙嗪、利血平、六甲溴胺。贮藏 遮光，密封，在阴凉处保存。妊娠分级 C。医保 非医保。

甲氧氟烷（Methoxyflurane）

作用类别 吸入性麻醉药。适应证 全身麻醉或麻醉诱导；静脉麻醉后或基础麻醉后，作全麻的维持。用法 可采取开放式、关闭式或半关闭式吸入麻醉。诱导麻醉用3%浓度，维持麻醉用0.5%浓度。通入氧气促其挥发。不良反应 急慢性肝损伤。禁忌 肝硬化及其他肝病患者，肾病患者。注意 在深度麻醉下，能出现心律失常，对心排血量有影响，可使血压下降；可强烈抑制呼吸。贮藏 避光存于冷暗处。妊娠分级 C。医保 非医保。

恩氟烷（Enflurane，安氟醚）

作用类别 吸入性麻醉药。适应证 复合全身麻醉，可与多种静脉全身麻醉药和全身麻醉辅助用药联用或合用。用法 诱导麻醉，蒸气浓度一般要逐渐增至3.0%，以4.5%为极限；维持全麻，蒸气浓度0.5%已足够，3.0%为极限。小儿酌减。不良反应 抑制呼吸循环、中枢兴奋、肝肾损害。禁

忌 对氟烷类麻醉药高敏，在使用氟烷类麻醉药或化学结构类似的物质后产生不明原因的发热症状者，孕妇、哺乳期妇女，有惊厥史患者。注意 全麻期间忌过度通气，以免苏醒过程中出现中枢性兴奋或惊厥；术后有恶心症状，少数患者出现中枢兴奋；如患者患有肾病可增加肾毒性。贮藏 避光存于冷暗处。妊娠分级 B。医保 甲类。

异氟烷[基]（Isoflurane，异氟醚）

作用类别 吸入性麻醉药。适应证 全麻诱导和维持。用法 麻醉诱导：起始吸入浓度为 0.5%，7～10 分钟内逐渐增至 1.5%～3.0%，即进入麻醉期。麻醉维持：外科手术，可用 1.0%～2.5%的异氟烷和氧/氧化亚氮混合气体混合吸入，若单独与氧气混合吸入时，则异氟烷浓度应增加0.5%～1.0%。剖宫产：与氧/氧化亚氮混合吸入时，异氟烷浓度为 0.5%～0.75%为最合适。不良反应 心律失常、白细胞数增加、咳嗽、刺激喉痉挛、呼吸抑制、低血压、寒战、恶心以及呕吐。禁忌 使用异氟烷后发生恶性高碳血症者；孕妇(剖宫产除外)。注意 颅内压增高者、老年人、冠心病患者慎用；小儿用药后咳嗽较明显，不建议用于麻醉诱导，但可用于麻醉维持；产妇分娩时慎用；可引起血压下降和呼吸抑制，要密切注意血压和呼吸的变化。贮藏 遮光，密封，阴凉处保存。妊娠分级 C。医保 甲类。

七氟烷（Sevoflurane，七氟醚）

作用类别 吸入性麻醉药。适应证 成人和儿童的全身麻醉的诱导和维持。用法 吸入全麻诱导浓度为 2%～4%，诱导时间 8～10 分钟，维持时浓度 1.5%～2.5%。小儿酌减。不良反应 血压下降、心律失常、恶心、呕吐、儿童常为激动不安和咳嗽加重。禁忌 恶性高热者。注意 肝肾功能低下者、颅内压增高者、老年人、冠心病患者、产科麻醉时慎用；小儿用药后咳嗽较明显，不建议用于麻醉诱导，但可用于麻醉维持。贮藏 15～30℃保存。妊娠分级 B。医保 乙类。

地氟烷（Desflurane，地氟醚）

作用类别 吸入性麻醉药。适应证 成年患者的诱导和维持麻醉；对婴儿和儿童只可作维持麻醉，不可作为诱导麻醉。用法 成年人剂量为 2.5%～8.5%，儿童剂量为 5.2%～10%，单用或加用一氧化二氮均可达到维持进行手术的麻醉深度。本品混于 100%氧气内，与咪达唑仑或芬太尼伍用对各种年龄患者麻醉，本品的 MAC：2 周婴儿 9.2%，10 周婴儿 9.4%±0.4%，9 个月 10.0%±0.7%，2 岁 9.1%±0.6%，4 岁 8.6%±0.6%，7 岁 8.1%±0.6%，25 岁 7.3%，45 岁 6.0%±0.3%，70 岁 5.2%±0.6%。本品混于 60%一氧化二氮内与咪达唑仑或芬太尼伍用对各种年龄患者麻醉，MAC：9 个月 7.5%±0.8%，3 岁 6.4%±0.4%，25 岁 4.0%±0.3%，45 岁 2.8%±0.6%，70 岁 1.7%±0.4%。单用 12%～15%地氟烷可引起下颌松弛，完成气管插管，维持 6%～9%，平衡浓度时吸入浓度可维持 3%左右。不良反应 呼吸道刺激、头痛、心动过速、高血压、心律失常、恶心呕吐、呼吸困难、血糖和白细胞增高。禁忌 恶性高热者。注意 孕妇慎用，婴幼儿和儿童不宜用于全麻诱导，冠状动脉疾患、心率加快、血压升高者不宜单用本品麻醉，可升高颅占位性病变患者的颅内压，不宜用于神外和产科手术。相互作用 阿片类、苯并二氮杂䓬、卤化麻醉药。妊娠分级 B。医保 乙类。

静脉麻醉药

硫喷妥钠（Thiopental Sodium）

作用类别 巴比妥类静脉用全麻药。适应证 静脉麻醉，诱导麻醉，基础麻醉，抗惊厥以及复合麻醉等。用法 临用前用注射用水、0.9%氯化钠、5%葡萄糖溶解成2.5%～5%溶液。静脉麻醉：一般多用5%或2.5%溶液，缓慢注入。成人1次4～8mg/kg，经30秒左右即进入麻醉，神智完全消失，但肌肉松弛不完全，也不能随意调节麻醉深度，多用于小手术。如患者有呼吸快、发声、移动等现象，即为苏醒的表现，可再注射少量以持续麻醉。剂量：1次1g(即5%溶液20ml)。基础麻醉：用于小儿、甲状腺功能亢进症及精神紧张患者。每次灌肠30mg/kg(多用于小儿)；或肌注，每次成人0.5g，小儿15～20mg/kg，以2.5%溶液，作深部肌注。诱导麻醉：一般用2.5%溶液缓慢静注，1次0.3g(1次不超过0.5g)，继以乙醚吸入。抗惊厥：每次静注0.05～0.1g。不良反应 血压下降、呼吸抑制。禁忌 怀疑有潜在卟啉症的患者，结肠或(和)直肠出血、溃疡或肿瘤侵犯时禁止经直肠给药，心力衰竭、肝肾功能严重不全、糖尿病、低血压、高钾血症、严重贫血、严重酸中毒、休克、呼吸困难、气道堵塞和哮喘患者、喉部手术患者、新生儿。注意 分娩或剖宫产时谨慎使用；哺乳期妇女、婴幼儿、心血管疾病、肾上腺皮质及甲状腺皮质功能不全者慎用；老年患者应减量；药液外渗可引起组织坏死和剧烈疼痛，避免动脉注射。相互作用 钙通道阻滞剂、利尿降压药、中枢降压药如利血平、曲咪芬、硫酸阿托品、氯化筒箭毒碱、氯化琥珀胆碱；给药前后24小时内忌酒精和中枢抑制药。妊娠分级 C。医保 甲类。

氯胺酮[基][精1]（Ketamine）

作用类别 全身麻醉药，兼具镇痛作用。适应证 各种表浅、短小手术的麻醉、不合作小儿的诊断性检查麻醉及全身复合麻醉。用法 全麻诱导和维持：成人，静脉注射1～2mg/kg，维持可采用连续静脉滴注，每分钟不超过1～2mg〔10～30μg/(kg·min)〕，加用苯二氮䓬类药可减少其用量；镇痛：成人，0.2～0.75mg/kg，2～3分钟输完，而后连续静脉滴注5～10μg/(kg·min)。基础麻醉：儿童，肌内注射，4～5mg/kg，必要时可追加1/3～1/2。不良反应 血压增高、脉搏增快。禁忌 颅内压增高、脑出血、青光眼、顽固难治的高血压、心血管疾病、近期内心肌梗死者，孕妇。注意 慎用于嗜酒急性中毒和慢性成瘾、心功能代偿欠佳、眼压升高、脑脊液压升高、精神失常、甲状腺功能异常升高患者；失代偿的休克患者和心功能不全患者可引起血压骤降甚至心脏停搏；静脉注射切忌过快，可引起一过性呼吸暂停。相互作用 苯二氮䓬类、阿片类药物、氟烷、抗高血压药、中枢神经抑制药、甲状腺素。妊娠分级 B。医保 甲类。

羟丁酸钠[精1]（Sodium Hydroxybutyrate，γ-羟基丁酸钠）

作用类别 全身麻醉药。适应证 复合全麻的诱导和维持。用法 成人：全麻诱导，每次 60～80mg/kg，注射速度每分钟约 1g。成人诱导量 2～5g，手术时间长者每隔 1～2 小时追加 1～2g。全麻维持，每次 12～80mg/kg。基础麻醉，50～60mg/kg。极量，成人一次总量按体重 300mg/kg。儿童：全麻诱导，最高剂量 100mg/kg；基础麻醉，60～80mg/kg。不良反应 椎体外系反应、呼吸道分泌物增加、呼吸抑制。禁忌 酸血症、严重高血压、低血钾、癫痫。注意 不宜单独作为静脉全麻，多作为基础麻醉或局麻辅助用药；静注过快可使心率减缓，心率＜50 者慎用；低钾患者应用本品有诱发心律失常可能。相互作用 阿托品、肌松药、巴比妥类、安定类药物。贮藏 遮光，密封保存。妊娠分级 C。医保 乙类。

依托咪酯（Etomidate）

作用类别 短效催眠药。适应证 全麻诱导；短时手术麻醉。用法 缓慢静脉注射，每次 0.3mg/kg，于 30～60 秒内注射完毕，为了减轻气管插管时的应激反应，用量可增至 0.5～0.6mg/kg。休克、体弱和老年患者酌减，必要时可重复给药，1 小时内 2～4 次；一日总量以 0.1g 为限。不良反应 恶心、呕吐、不自主肌肉活动、注射部位疼痛、咳嗽、呃逆、寒战。禁忌 重症糖尿病、高钾血症。注意 中毒性休克、多发性创伤或肾上腺皮质功能低下者，应同时给予适量氢化可的松。相互作用 镇静催眠药、阿片类药物、芬太尼。贮藏 遮光，在阴凉处保存。妊娠分级 C。医保 乙类。

丙泊酚[基]（Propofol，异丙酚）

作用类别 全身麻醉药。适应证 诱导和维持全身麻醉的短效静脉麻醉药；加强监护病人接受机械通气时的镇静；麻醉下实行无痛人工流产手术。用法 通常需要配合使用止痛药。辅助用于脊髓和硬膜外麻醉，并与常用的术前用药，神经肌肉阻断药，吸入麻醉药和止痛药配合使用。成人：麻醉给药：建议应在给药时（健康成年人每 10 秒约给药 40mg）调节剂量，观察病人反应直至临床体征表明麻醉起效。小于 55 岁的成年病人，大约需要 2.0～2.5mg/kg；超过该年龄需要量一般将减少；ASA Ⅲ级和Ⅳ级病人的给药速率应更低，每 10 秒约 20mg；麻醉维持：通过持续输注或重复单次注射给药都能够较好的达到维持麻醉所需要的浓度。通常 4～12mg/(kg·h)的速率范围能保持麻醉效果。用重复单次注射给药，应根据临床需要，每次给予 25mg 至 50mg 的量。ICU 镇静：正在强化监护而接受人工通气病人，建议持续输注本品。输注速率通常 0.3～0.4mg/(kg·h)。人工流产手术：术前以 2.0mg/kg 剂量实行麻醉诱导，术中若因疼痛刺激病人有肢体动时，以 0.5mg/kg 剂量追加。小儿：麻醉诱导：建议缓慢给药直至体征表明麻醉起效，剂量应根据年龄和(或)体重调节。年龄超过8岁的病人，麻醉诱导需要约2.5mg/kg；低于该年龄所需药量可能更大；ASA Ⅲ级和Ⅳ级的小儿建议用较低的剂量；麻醉维持：通过输注或重复单次注射给药，能够维持麻醉所要求的深度，所需的给药速率在病人之间有明显的差别，通常给药速率为4～12mg/(kg·h)。给药方式：本品能直接用于输注。当直接输注时，建议使用微量泵或输液泵，以便控制输注速率。本品也可以稀释后使用，但只能用5%葡萄糖注射液稀释，存放于PVC输液袋或输液瓶中。稀释度不超过1∶5(2mg/ml)。用于麻醉诱导时，可以以小于20∶1的比例与0.5%或1%的利多卡因注射液混合使用。该稀释液在6小时内是稳定的。**不良反应**注射部位疼痛、产生低血压和短暂性呼吸暂停，恶心、呕吐和头痛；当与其他麻醉药合用时，可能出现性欲抑制解除。**禁忌**对丙泊酚或其中的乳化剂成分过敏者，孕妇及哺乳妇女、剖宫产。**注意**3岁以下小儿、脂肪代谢紊乱、心脏、呼吸、肝肾功能不全者、癫痫患者慎用；不推荐作为小儿镇静药物使用。**相互作用**地西泮、咪达唑仑、阿片类药物。**妊娠分级**B。**医保**甲类。

美索比妥（Methobexital，戊烷巴比妥）

作用类别全身麻醉药。**适应证**诱导麻醉。**用法**麻醉诱导：静脉注射1%溶液后约30秒即可入睡，持续用量为每5分钟2～4ml。小儿基础麻醉可以2%溶液6mg/kg于深部肌内注射。**不良反应**呼吸和循环功能抑制、血压下降、注射局部疼痛。**禁忌**癫痫史者。**妊娠分级**B。**医保**非医保。

米那索龙（Minaxolone）

作用类别全身麻醉药。**适应证**全身麻醉诱导或小手术。**用法**诱导麻醉时静注一般剂量为0.5mg/kg，最大剂量为1mg/kg。**不良反应**兴奋、过敏反应。**医保**非医保。

局部麻醉药

丁卡因（Tetracaine，地卡因）

作用类别长效酯类局麻药。**适应证**硬膜外阻滞、蛛网膜下腔阻滞、神经传导阻滞、黏膜表面麻醉。**用法**临用前加氯化钠注射液或灭菌注射用水溶解使用。硬膜外阻滞：常用浓度为0.15%～0.3%溶液，与盐酸利多卡因合用，最高浓度为0.3%，一次常用量为40～50mg，极量为80mg；蛛网膜下腔阻滞：常用其混合液(1%盐酸丁卡因1ml与10%葡萄糖注射液1ml、3%盐酸麻黄素1ml混合使用)，一次常用量为10mg，15mg为限量，20mg为极量；神经传导阻滞：常用浓度0.1%～0.2%，一次常用量为40～50mg，极量为100mg。**不良反应**毒性反应：头昏、目眩，继之寒战、震颤、恐慌、惊厥、昏迷、呼吸衰竭、血压下降；变态反应：过敏、皮疹或荨麻疹、颜面、口或(和)舌咽区水肿等。**禁忌**心、肾功能不全，重症肌无力者。

注意 对普鲁卡因或具有对氨基苯甲酸结构的药物过敏者慎用;大剂量可致心脏传导系统和中枢神经系统出现抑制;肝功能不全、胆碱酯酶活性减弱时,儿童、孕妇、年老体弱者需减量;5 岁以内小儿慎用。药液不得注入血管内,注射部位不能遇碘,以防沉淀。相互作用 碱性药物、磺胺类药物、酸性药液。贮藏 遮光保存。妊娠分级 C。医保 甲类(注射剂),乙类(口服液体剂、溶液剂)。

普鲁卡因[基](Procaine)

作用类别 短效局麻药。适应证 浸润麻醉、阻滞麻醉、蛛网膜下腔麻醉、封闭疗法、静脉复合麻醉。用法 临用前用灭菌注射用水溶解。浸润麻醉和封闭疗法:注射范围较大的一般用 0.25%~0.5%溶液,注射范围较小用 1%溶液,若需加肾上腺素,每毫升药液中一般加入肾上腺素 0.002~0.004mg,或加入 1∶(200 000~300 000)肾上腺素,总量不得超过 0.5mg,普鲁卡因的每次用量不加肾上腺素的不得过0.5g,加肾上腺素的不得过 1.0g。阻滞麻醉:1%~2%溶液。不加肾上腺素的每次用量不得过 0.5g,加肾上腺素的不得过 1.0g(指、趾的阻滞麻醉不得加肾上腺素);脊椎麻醉:5%溶液,一般每次注射 2~3ml(150mg);静脉复合麻醉:盐酸普鲁卡因 5g,加 5%葡萄糖注射液 500ml,静滴;硬膜外麻醉:2%溶液,一般每次注射 20~25ml。不良反应 有高敏反应和过敏反应、高铁血红蛋白症;剂量过大,吸收速度过快或误入血管可致中毒反应。禁忌 过敏者。注意 给药前需做皮肤过敏试验,对其他酯类局麻药过敏者对本药也可能过敏;使用时一般不必加肾上腺素,确需加入时临用前加且高血压患者需格外谨慎;药液不得注入血管内;注射器械不得与碱性物质和碘接触,以免引起沉淀。为防止过量中毒,一次最大剂量不要超过 1.0g。相互作用 肌松药、其他局部麻醉药、磺胺类、洋地黄类药物、碳酸氢钠、巴比妥类、氨茶碱、硫酸镁、肝素钠、硝普钠、甘露醇、甲硫酸新斯的明、氢化考的松、地塞米松等。贮藏 遮光保存。妊娠分级 C。医保 甲类。

氯普鲁卡因(Chloroprocaine)

作用类别 局麻药。适应证 浸润麻醉、神经阻滞麻醉、骶管和硬膜外麻醉。用法 浸润麻醉和外周神经阻滞麻醉用 1%或 2%溶液、骶管及硬膜外麻醉用 2%或 3%溶液。推荐最大安全剂量:加入肾上腺素(1∶200 000)时,一次最大剂量为 14mg/kg,总剂量不超过 1000mg;不加入肾上腺素时,一次最大剂量为 11mg/kg,总剂量不超过 800mg。不良反应 不安、焦虑、眩晕、耳鸣、视物模糊、震颤、惊厥;高剂量或误注入血管内可导致血浆高浓度和心肌相关的抑制、低血压、心率变慢、室性心律不齐,还可能出现心跳停止。禁忌 对氨基苯甲酸酯类药过敏的患者。注意 儿童、老年人、衰弱的患者和有心、肝病者剂量应减小,孕妇及哺乳期妇女应慎用。相互作用 单胺氧化酶抑制剂、三环类抗抑郁药或酚噻嗪类药物、磺胺药、苛性碱及其碳酸盐、肥皂、银盐、碘和碘化物。贮藏 遮光、在阴凉处保存。妊娠分级 C。医保 非医保。

可卡因[共]（Cocaine）

作用类别 表面麻醉药。适应证 眼科表面麻醉。用法 黏膜表面局麻 1%～10%溶液喷雾、涂抹或填塞，一次以 30mg 为限；2%～4%溶液滴鼻，一次极量 1.5～2mg/kg(成人 100mg)。不良反应 多次应用后可产生欣快感，有成瘾性。禁忌 青光眼。注意 10 岁以下小儿、孕妇、老年人、重病者，一般不用；表面麻醉时勿吞咽。医保 非医保。

利多卡因[基]（Lidocaine，赛洛卡因）

作用类别 中效酰胺类局麻药和Ⅰb 类抗心律失常药。适应证 盐酸利多卡因：中毒、心律失常、急性心肌梗死、室性期前收缩、室性心动过速。碳酸利多卡因：低位硬膜外麻醉、臂丛神经阻滞麻醉、齿槽神经阻滞麻醉。用法 盐酸利多卡因：局麻药使用，①成人常用量：表面麻醉，2%～4%溶液一次不超过 100mg。注射给药时一次量不超过 4.5mg/kg(不用肾上腺素)或每 7mg/kg(用 1∶200 000 浓度的肾上腺素)。骶管阻滞用于分娩镇痛：用 1.0%溶液，以 200mg 为限。硬脊膜外阻滞：胸腰段用 1.5%～2.0%溶液，250～300mg。浸润麻醉或静注区域阻滞：用 0.25%～0.5%溶液，50～300mg。外周神经阻滞：臂丛(单侧)用 1.5%溶液，250～300mg。牙科用 2%溶液，20～100mg。肋间神经(每支)用 1%溶液，30mg；300mg 为限。宫颈旁浸润用 0.5%～1.0%溶液，左右侧各 100mg。椎旁脊神经阻滞(每支)用 1.0%溶液，30～50mg；300mg 为限。阴部神经用 0.5%～1.0%溶液，左右侧各 100mg。交感神经节阻滞：颈星状神经用 1.0%溶液，50mg；腰麻用 1.0%溶液，50～100mg。一次限量，不加肾上腺素为 200mg(4mg/kg)，加肾上腺素为 300～350mg(6mg/kg)。静注区域阻滞，极量 4mg/kg。治疗用静注，第一次初量 1～2mg/kg，极量 4mg/kg，成人静滴每分钟以 1mg 为限；反复多次给药，间隔时间不得短于 45～60 分钟。②小儿常用量：随个体而异，一次总量不超过 4～4.5mg/kg，浓度 0.25%～0.5%，特殊情况方用 1%。抗心律失常：盐酸利多卡因。①常用量：静脉注射 1～1.5mg/kg 体重(一般用 50～100mg)做首次负荷量静注 2～3 分钟，必要时每 5 分钟后重复静脉注射 1～2 次，但 1 小时之内的总量不得超过 300mg。静脉滴注一般以 5%葡萄糖注射液配成 1～4mg/ml 药液滴注或用输液泵给药。在用负荷量后可继续以每分钟 1～4mg 速度静滴维持，或以每分钟 0.015～0.03mg/kg 体重速度静脉滴注。老年人、心力衰竭、心源性休克、肝血流量减少、肝或肾功能障碍时应减少用量，以每分钟 0.5～1mg 静滴，即可用本品 0.1%溶液静脉滴注，每小时不超过 100mg。②极量：静脉注射 1 小时内最大负荷量 4.5mg/kg(或 300mg)，最大维持量为每分钟 4mg。碳酸利多卡因：硬膜外阻滞。根据需要阻滞的节段数和患者情况调节用量。成人常用量为 10～15ml，肝、心功能不全者用量酌减。神经干(丛)阻滞：每次 15ml，极量 20ml。齿槽神经阻滞:用量2ml。不良反应 嗜睡、感觉异常、肌肉震颤、惊厥、昏迷、呼吸抑制、低血压、心动过缓、房室传导减慢、心肌收缩力下降。禁忌 阿-斯综合征、预激综合征、严重心脏传导阻滞患者禁止静脉使用,有癫痫大发作、肝功能严重不全及休克患者禁用碳酸利多卡因。注意 肝肾功能障碍、肝血流量减少、充血性心力衰竭、严重心肌受损及休克等慎用;与其他局麻药交叉过敏,但普鲁卡因胺与奎尼丁除外;超量引起惊厥和心搏骤停。妊娠分级 B。医保 甲类(注射剂),乙类(外用液体剂、吸入剂、凝胶剂、胶浆剂)。

布比卡因[基](Bupivacaine,丁哌卡因)

作用类别 酰胺类局麻药。适应证 局部浸润麻醉;外周神经阻滞;椎管内阻滞。用法 臂丛神经阻滞:0.375%溶液20ml;骶管阻滞:0.25%溶液15~30ml或0.5%溶液15~20ml;硬膜外阻滞:0.25%~0.375% 10~20ml;局部浸润:175~200mg(0.25%),一日极量400mg;交感神经节阻滞:50~125mg(0.25%);蛛网膜下腔阻滞:常用量5~15mg,并加10%葡萄糖成高密度液或用脑脊液稀释成近似等密度液。不良反应 头痛、恶心、呕吐、尿潴留、心率减慢等。禁忌 肝肾功能不全者。注意 12岁以下慎用;心脏毒性较大,需严密监测;局部浸润麻醉儿童用0.1%浓度。相互作用 碱性药物。妊娠分级 C。医保 甲类。

左布比卡因(levobupivacocaine,丁哌卡因)

作用类别 酰胺类局麻药。适应证 硬膜外阻滞麻醉。用法 成人用于神经阻滞或浸润麻醉,一次最大剂量是150mg。药液浓度配制为:外科硬膜外阻滞,0.5%~0.75%,10~20ml,50~150mg中度至全部运动阻滞。不良反应 低血压、恶心、术后疼痛、发热、呕吐、贫血、瘙痒、疼痛、头痛、便秘、眩晕、胎儿窘迫等。禁忌 肝、肾功能严重不全,低蛋白血症,对本品过敏者或对酰胺类局麻药过敏者;若本品与盐酸肾上腺素混合使用时,禁用于毒性甲状腺肿、严重心脏病或服用三环抗抑郁药等患者;不用于蛛网膜下腔阻滞及12岁以下小儿。注意 使用时不得过量,过量可导致低血压、抽搐、心搏骤停、呼吸抑制及惊厥;如果出现严重低血压或心动过缓,可静脉注射麻黄碱或阿托品;如出现肌肉震颤、痉挛可给予巴比妥类药;给予局部麻醉注射液后须密切观察心血管、呼吸的变化和患者的意识状态;不宜静脉内注射用药;左布比卡因注射液的溶液不用于产科子宫旁组织阻滞麻醉。贮藏 遮光保存。妊娠分级 B。医保 乙类(限布比卡因不能耐受的患者)。

甲哌卡因(Mepivacocaine)

作用类别 酰胺类局麻药。适应证 口腔及牙科治疗中的局部浸润麻醉(神经传导阻滞型)。用法 区域注射,不得静脉注射。剂量:成人每次治疗限用1~3剂。推注速度:应不超过每分钟1ml。不良反应 中枢神经系统:眼球不自主运动、妄语、头痛、恶心等症状。呼吸系统:呼吸困难,甚至呼吸暂停。心血管系统：心动过缓、低血压等。可能导致室性期外收缩、室颤，甚至心跳停止。过敏反应：荨麻疹、水肿等。禁忌 对氨基类麻醉剂或同类药品有过敏反应者、高血压、心律失常、冠状动脉或风心病等心瓣膜疾病、服用复方三环抗抑郁药及进行单胺氧化酶治疗者，3 周岁以下儿童严禁使用。注意 对同一患者，一个疗程只能使用一次；肝肾功能不良者避免使用；避免对已感染或发生红肿的部位进行麻醉；不能在同一区域重复使用；老年患者用药应减量。相互作用 复方三环抗抑郁药及单胺氧化酶、吩噻嗪、高血压药品、抗心律失常药、甲氰米胍、其他区域麻醉剂、镇静剂。贮藏 25℃以下避光保存。妊娠分级 C。医保 非医保。

丙胺卡因（Prilococaine）

作用类别 酰胺类局麻药。适应证 硬膜外麻醉、阻滞麻醉和浸润麻醉。用法 浸润麻醉 1%，神经阻滞或硬膜外麻醉 2%或 3%溶液。不良反应 高铁血红蛋白血症。禁忌 贫血、先天性或自发性变性血红蛋白患者。注意 临床上局限用于局部浸润麻醉和局部静脉麻醉，一次最大量为 600mg；孕妇慎用。妊娠分级 B。医保 非医保。

依替卡因（Etidocaine）

作用类别 酰胺类局麻药。适应证 硬膜外麻醉、神经阻滞麻醉和浸润麻醉。用法 神经阻滞：0.5%溶液；硬膜外麻醉：0.5%～1%溶液，一次用量可达 300mg。不良反应 见利多卡因。禁忌 参照利多卡因。注意 见利多卡因。相互作用 见利多卡因。妊娠分级 B。医保 非医保。

罗哌卡因（Ropivacaine）

作用类别 长效酰胺类局麻药。适应证 神经阻滞和硬膜外阻滞；产科镇痛和术后镇痛。用法 硬膜外麻醉：常用浓度为 0.5%～1%；分娩镇痛和术后镇痛：常用浓度为 0.125%～0.2%；神经阻滞：常用浓度 0.5%～0.75%。不良反应 低血压、恶心、心动过缓、焦虑、感觉减退。禁忌 肝肾功能不全者及 12 岁以下儿童。注意 有血管收缩作用，不需加肾上腺素；产生运动和感觉分离的程度大于布比卡因；心脏毒性较布比卡因低，对胎盘血流无影响。相互作用 其他局麻药或与酰胺类结构相关的药物、碱性药物。贮藏 室温保存，避免冻结。妊娠分级 B。医保 乙类。

苯佐卡因（Benzocaine）

作用类别 酰胺类局麻药。适应证 创面、溃疡和痔疮等的镇痛。用法 20%混悬液：成人一次 4～5 滴，滴入外耳道，根据需要可 1～2 小时重复一次，小儿不用；5%、20%软膏：成人用于痔疮，涂于患处，早、晚、便后各一次，小儿不用；气雾剂：皮肤或黏膜按需给药，3 岁以下小儿不用；20%凝胶：用于口腔内患处，小儿用凝胶为 5%；喷雾液：喷于患处，按需重复，小儿慎用；含片：含服，一次 1 片，一日 4～5 次，不得用于 2 岁以下儿童。不良反应 过敏。注意 局部用药时吸收极微，小儿慎用大剂量。相互作用 胆碱酯酶抑制剂、磺胺类及氨基水杨酸类药物。妊娠分级 C。医保 非医保。

达克罗宁（Dyclonine）

作用类别 非酯类非酰胺类局麻药。适应证 各种内窥镜检查前准备，火伤、擦伤、溃疡、褥疮等止痛止痒。用法 振摇后于胃镜检查前将本品8～10ml含于咽喉部，片刻后慢慢吞下，约10～15分钟后可行胃镜检查；外用：涂于患处。不良反应 轻度刺激、偶见轻度头痛、焦虑、冷热感觉、麻木等。禁忌 不宜做浸润麻醉。注意 局部超剂量使用可出现中枢抑制或兴奋作用，妊娠安全性尚不清楚。相互作用 碘造影剂。贮藏 密封、避光室温保存。妊娠分级 C。医保 非医保。

丙美卡因（Proxymetacaine）

作用类别 表面麻醉药。适应证 眼科局部麻醉。用法 短时间麻醉：操作前1～2滴，必要时可追加1滴；取异物或缝线拆除等小手术：1～2滴/5～10分钟，1～3次；长时间麻醉如白内障摘除术等：1～2滴/5～10分钟，3～5次。不良反应 过敏。注意 甲状腺功能亢进或心脏病患者慎用；表面麻醉剂不宜长期使用，长期使用可能引起角膜损伤，视力减退或伤口愈合延迟；使用本品时应防止异物进入眼内并禁止揉擦眼睛；应远离儿童。妊娠分级 C。医保 非医保。

奥布卡因（Oxybuprocaine，丁氧普鲁卡因）

作用类别 表面麻醉的酯类局部麻醉药。适应证 眼科领域内的表面麻醉。用法 0.4%盐酸奥布卡因滴眼液，于术前3分钟开始结膜囊内滴药，每隔2分钟滴眼一次，每次2滴，共点3次后施行手术。不良反应 休克、眼角膜糜烂。禁忌 对本品的成分或对安息香酸酯（除外可卡因）类局部麻醉剂有过敏史者。注意 不可单纯作为镇痛剂使用，不可用作注射剂使用；忌频繁使用（有可能引发角膜损伤等不良反应）；勿将本品交给患者。妊娠分级 C。医保 非医保。

辛可卡因（Cinchocaine）

作用类别 局部麻醉药。适应证 硬膜外麻醉以及腰麻。用法 注射剂：限用于成人蛛网膜下腔阻滞，一般以10mg为限，不得超过15～20mg。硬膜外麻及腰麻用0.2～0.25%溶液，总量7.5～12mg；表面麻醉用0.05～0.2%溶液；浸润麻醉用0.01～0.1%溶液，总量不超过15mg。乳膏剂：涂敷于皮肤患处，每次处方供24小时用，成人以30mg为限，小儿2.5～5.0mg。软膏剂：用于痔疮涂患处，早、晚和便后各一次。不良反应 毒性较大，可有恶心、出汗、呼吸困难、谵妄或谵语；大剂量使用时，有惊厥、颜面或皮肤潮红。医保 非医保。

麻醉辅助药

琥珀胆碱[基]（Suxamethonium，司可林）

作用类别 去极化型肌松药。适应证 全麻诱导时需快速气管内插管的肌松，术中维持肌松。用法 气管插管：1～1.5mg/kg，最高2mg/kg；小儿1～2mg/kg，用0.9%氯化钠注射液稀释到每毫升含10mg，静脉或深部肌内注射，肌内注射一次不可超过150mg。维持肌松：一次150～300mg溶于500ml 5%～10%葡萄糖注射液或1%盐酸普鲁卡因注射液混合溶液中静脉滴注。不良反应 高钾血症、眼压升高、胃压升高、恶性高热、术后肌痛、肌张力增强、心动过缓、结性心律失常和心搏骤停。禁忌 脑出血，青光眼，视网膜剥离，白内障摘除术，低血浆胆碱酯酶，严重创伤大面积烧伤，上运动神经元损伤，高钾血症。注意 不具备辅助呼吸条件时慎用，忌在清醒状态下给药；严重肝功能不良、晚期癌症、严重贫血、年老体弱、电解质紊乱者慎用；反复给药，总量超过500～600mg可呈现快速耐药性；小儿诱发恶性高热危险较成人大。相互作用 硫喷妥钠、抗胆碱酯酶药、环磷酰胺、氮芥、普鲁卡因、单胺氧化酶抑制、吩噻嗪类、奎尼丁、多黏菌素。妊娠分级 C。医保 甲类。

泮库溴铵（Pancuronium Bromide）

作用类别 长效非去极化型肌松药。适应证 气管插管、术中肌松维持。用法 使用前可用0.9%氯化钠注射液、5%葡萄糖注射液、乳酸盐林格液稀释或混合。成人常用量：①气管插管时肌松，0.08～0.10mg/kg，3～5分钟内可作气管插管；②琥珀酰胆碱插管后（琥珀酰胆碱的临床作用消失后）及手术之初剂量0.06～0.08mg/kg；③肌肉松弛维持剂量0.02～0.03mg/kg。儿童常用量：成人剂量相当，4周以内新生儿对非去极化阻滞剂特别敏感，剂量应降低，建议先试用初剂量0.01～0.02mg/kg，而后依情况而定。不良反应 心率增快、脉压和心排血量增加、变态反应、流涎、眼压下降。禁忌 溴离子过敏者，严重肝肾功能不全、重症肌无力患者。注意 泮库溴铵注射液仅供静脉注射用，高血压、心动过速、心肌缺血时、孕妇分娩时慎用，小儿使用需格外小心，肥胖患者应考虑身体净重而酌减剂量，梗阻性黄疸患者、神经肌肉性疾病（肌病、严重肥胖、脊髓灰质炎史者等）患者应慎用。相互作用 吸入麻醉剂（如氟烷、乙醚、安氟醚、异氟醚）、硫喷妥钠、氯胺酮、芬太尼、甲苄咪唑、非去极化神经肌肉松弛剂（琥珀酰胆碱）、氨基糖苷类抗生素、多肽类抗生素、利尿剂、肾上腺素受体阻滞剂、维生素B_1、单氨氧化酶抑制剂、奎尼汀、鱼精蛋白、苯妥英、咪唑安定、甲硝唑、镁盐、新斯的明、腾喜龙、吡啶斯的明、去甲肾上腺素、硫唑嘌呤、茶碱、氯化钾、氯化钙。贮藏 遮光，在2～8℃保存。妊娠分级 C。医保 乙类。

阿曲库铵（Atracurium）

作用类别 中时效非去极化型肌松药。适应证 气管插管、术中肌松维持。用法 使用前用5ml注射用水溶解，立即使用。成人静注0.3～0.6mg/kg，可维持肌肉松弛15～25分钟，需要时可追加剂量0.1～0.2mg/kg，延长肌松时间；一岁以上儿童剂量与成人相同。老人与呼吸、肝肾功能差的患者亦可用标准剂量或酌情减量。不良反应 低血压、心动过速、支气管痉挛和一过性皮肤潮红等。注意 只能静注，肌注可引起肌肉坏死；本品会使呼吸肌和其他骨骼肌麻痹，应在麻醉医师监护且必须备有相应的气管插管、人工呼吸用的合适设备，方可使用；神经肌肉接头疾病如重症肌无力及电解质紊乱者慎用，孕妇应慎用或酌情减量。相互作用 氟烷、异氟烷、恩氟烷、氨基糖苷类、多肽类抗生素、锂盐、镁盐、普鲁卡因胺、奎尼丁、氯化琥珀胆碱。贮藏 遮光，25℃以下干燥保存。妊娠分级 C。医保 甲类。

顺阿曲库铵（Cisatracurium）

作用类别 中效的、非去极化的骨骼肌松弛剂。适应证 气管插管、术中肌松维持。用法 使用前用灭菌注射用水 5ml 溶解。静脉单次注射给药用法：①成人剂量。气管插管，用丙泊酚诱导麻醉后，按 0.15mg/kg 剂量给予，120 秒后即可达到良好至极佳的插管条件；维持用药，对以阿片类或丙泊酚麻醉的患者，给予 0.03mg/kg 的本品可以继续产生大约 20 分钟临床有效的神经肌肉阻滞作用。②2～12 岁的儿童剂量。气管插管，推荐剂量 0.1mg/kg，给药后 2 分钟内即可插管；维持用药，以氟烷麻醉时，给予 0.02mg/kg，可以继续维持约 9 分钟临床有效的神经肌肉阻滞，连续追加剂量不会引起蓄积效应。静脉输注给药：成人和 2～12 岁的儿童剂量，推荐首先以 3μg/(kg·min)〔0.18mg/(kg·h)〕的速度输注，一旦达到稳定状态后，大部分患者只需要以 1～2μg/(kg·min)〔0.06～0.12mg/(kg·h)〕的速度连续输注，即可维持阻滞作用。不良反应 皮肤潮红、皮疹、心动过缓、低血压和支气管痉挛。注意 尚未对 2 岁以下儿童、孕妇及哺乳期妇女进行用药研究，不可与丙泊酚注射乳剂或碱性溶液混合注射，严重酸碱失调和电解质紊乱可使本药敏感性发生改变。相互作用 麻醉剂（如恩氟烷、异氟烷和氟烷、氯胺酮、其他非去极化神经肌肉阻滞药）、抗生素类（如氨基糖苷类、多黏菌素、大观霉素、四环素、林可霉素和克林霉素）、抗心律不齐药物（如心得安、钙通道阻滞剂、利多卡因、普鲁卡因酰胺和奎尼丁）、利尿剂（如呋塞米，可能还包括噻嗪类、甘露醇和乙酰唑胺）、镁盐、锂盐、神经节阻滞剂（三甲噻方、六甲铵）、苯妥英、卡马西平。贮藏 遮光，冷处保存。妊娠分级 C。医保 乙类（限阿曲库铵不能耐受的患者）。

罗库溴铵（Rocuronium Bromide）

作用类别 中时效非去极化型肌松药。适应证 各种手术全麻，尤其适用于全麻诱导气管内插管以及维持手术中骨骼肌松弛。用法 成人剂量：气管插管，标准剂量为 0.6mg/kg；维持剂量，为 0.15mg/kg，对长时间吸入麻醉患者可适当减少至 0.075～0.1mg/kg；连续输注，建议先静注负荷剂量 0.6mg/kg，当肌松开始恢复时再行连续输注。适当调整输注速率，使肌肉抽搐高度维持在对照的 10%左右或维持于对 4 个成串刺激保持 1～2

个反应。在成人静脉麻醉下，维持该水平肌松时的滴注速率范围为5～10μg/(kg·min)，吸入麻醉下5～6μg/(kg·min)。老年患者、肝脏和(或)胆道疾病、和(或)肾衰竭患者：在常规麻醉期间气管插管的标准剂量为0.6mg/kg，维持剂量均为0.075～0.1mg/kg，滴注速率为5～6μg/(kg·min)。儿童剂量：可静脉注射或连续输注。氟烷麻醉下儿童(1～14岁)和婴儿(1～12月)对罗库溴铵的敏感性与成人相似。不良反应 注射部位疼痛、生命体征的改变、神经肌肉阻滞作用延长。禁忌 对本品及溴离子过敏者。注意 可致呼吸抑制，故需人工呼吸维持；严重肝肾功能不全、孕妇及哺乳期妇女慎用。相互作用 卤化挥发性麻醉剂、乙醚、其他非去极化肌松药、大剂量硫喷妥钠、甲乙炔巴比妥钠、氯胺酮、芬太尼、γ-羟基丁酸钠、依托醚酯及异丙酚、预先给予琥珀酰胆碱、抗生素(氨基糖苷类、林可酰胺和多肽类抗生素、酰氨-青霉素族抗生素、四环素和大剂量甲硝唑等)、利尿药、硫胺、单胺氧化酶抑制剂、奎尼丁、鱼精蛋白、α-受体阻滞剂、镁盐、钙离子阻滞剂、锂盐、新斯的明、依酚氯铵、吡啶斯的明、氨基吡啶衍生物、长期应用类固醇激素、苯妥英钠或卡马西平、去甲肾上腺素、硫唑嘌呤、茶碱、氯化钙、两性霉素、头孢唑啉、地塞米松、地西泮、依诺昔酮、红霉素、法莫替丁、加拉碘铵、琥珀酸钠氢化可的松、胰岛素、甲基强的松龙、琥珀酸钠强的松龙、三甲氧苄氨嘧啶及英脱利匹特。贮藏 2～8°C下避光贮存。妊娠分级 C。医保 乙类。

维库溴铵[基]（Vecuronium Bromide）

作用类别 中时效非去极化型肌松药。适应证 全麻时的气管插管及手术中的肌肉松弛。用法 本品仅供静脉注射或静脉滴注，不可肌注。溶剂：可用下列注射液溶解成1mg/ml浓度供用：灭菌注射用水、5%葡萄糖注射液、0.9%氯化钠注射液、乳酸林格液、葡萄糖氯化钠注射液；稀释剂：本品用上述溶剂溶解后，可用下列注射液混合稀释40mg/L浓度供用：0.9%氯化钠注射液、5%葡萄糖注射液、林格液、葡萄糖林格液。成人剂量：气管插管，0.08～0.12mg/kg，3分钟内达插管状态；肌松维持，在神经安定镇痛麻醉时为0.05mg/kg，吸入麻醉为0.03mg/kg。最好在颤搐高度恢复到对照值的25%时再追加维持剂量。禁忌 对本品及溴离子过敏者。注意 脊髓灰质炎患者、重症肌无力或肌无力综合征患者、脓毒症、肾衰竭的患者、孕妇及哺乳期妇女慎用；肝硬化、胆汁郁积或严重肾功能不全者，持续时间及恢复时间均延长；本品在低温下手术时，其神经肌肉阻滞作用会延长；下列情况可使本品作用增强：①低钾血症、高镁、低钙血症；②低蛋白血症、脱水、酸中毒、高碳酸血症、恶病质。使用本品完全恢复后的24小时内，不可进行有潜在危险的机器操作或驾驶车辆。相互作用 吸入麻醉药(氟烷、安氟醚、异氟醚)、大剂量硫喷妥钠、氯胺酮、芬太尼、γ-羟基丁酸、伊托咪酯、异丙酚、其他非去极化类肌肉松弛剂以及琥珀酰胆碱、抗生素(如氨基糖苷类、多肽类、酰脲青霉素类以及大剂量甲硝唑)、其他如利尿剂、β-肾上腺素受体阻滞剂、硫胺、单胺氧化酶抑制剂、奎尼汀、鱼精蛋白、α-肾上腺素受体阻滞剂、镁盐、新斯的明、依酚氯胺（腾喜龙）、吡啶斯的明、氨基吡啶衍生物、长期使用皮质甾类药物或卡马西平后、去甲肾上腺素、硫唑嘌呤（仅有短暂、有限的作用）、茶碱、氯化钙、琥珀酰胆碱。妊娠分级 C。医保 甲类。

哌库溴铵（Pipecurorium Bromide）

作用类别 长时效非去极化型肌松药。适应证 全麻过程中的肌肉松弛，多用于时间较长的手术（20～30 分钟以上）的麻醉。用法 使用前用 0.9% 氯化钠溶解。成人首次剂量应静脉注射，随后分次注射维持剂量以维持肌肉松弛作用，或持续输注以达到所需的肌肉松弛作用时间。气管插管，0.06～0.08mg/kg；与琥珀酰胆碱合用，用量为 0.04～0.06mg/kg；肾功能不全患者的剂量一般推荐不超过 0.04mg/kg。在重复给药时，重复剂量为最初剂量的 1/4～1/3。儿童用量：儿科手术和用安定、氯铵酮、芬太尼等麻醉时，建议为 0.08～0.09mg/kg；新生儿用量建议为 0.05～0.06mg/kg。不良反应 全身过敏反应。禁忌 重症肌无力及对哌库溴铵或溴离子过敏者。注意 下列疾病可以影响其药物代谢动力学和（或）神经肌肉阻滞作用：肾衰竭、神经肌肉疾病、肝脏疾病、恶性高热；不推荐与其他溶液或药物在同一注射器或输液袋中混合。相互作用 吸入麻醉药（氟烷、甲氧氟烷、乙醚、安氟醚、异氟烷、环丙烷）、静脉麻醉药（氯胺酮、芬太尼、丙泮尼地、巴比土酸盐、嘧羟脂）、大剂量局麻药、其他非去极化肌肉松弛剂（预先给予琥珀酰胆碱）、某些抗生素（氨基糖苷类和多肽类抗生素、咪唑类、甲硝唑等）、利尿药、β-肾上腺素受体阻滞剂、维生素 B_1、单胺氧化酶抑制剂、胍类、鱼精蛋白、α-肾上腺素受体阻滞剂、钙拮抗剂、镁盐、大多数抗心律失常药物（包括奎尼丁和静脉注射的利多卡因）、术前长期使用皮质类固醇激素、新斯的明、氯化腾喜龙、吡啶斯的明、去甲肾上腺素、咪唑硫嘌呤、茶碱，术前给予氯化钾、氯化钠、氯化钙。贮藏 避光，2～8℃干燥处保存。医保 乙类。

麻黄碱[基][兴]（Ephedrine，麻黄素）

作用类别 拟交感胺类药。适应证 用于蛛网膜下腔麻醉或硬膜外麻醉引起的低血压症及慢性低血压症，局部用于缓解鼻黏膜充血、肿胀、急性鼻炎、鼻窦炎与慢性肥大性鼻炎。用法 低血压症：皮下或肌内注射，一次 15～30mg，一日 3 次，极量，皮下或肌内注射一次 60mg，一日 150mg；口服，一次 25～50mg，一日 2～3 次。支气管哮喘：口服，15～30mg，一日 3 次。缓解鼻塞症状：滴鼻，一次 1～2 滴，一日 3～4 次。不良反应 对前列腺增生者可引起排尿困难，大剂量或长期使用可引起精神兴奋震颤、焦虑、失眠、心痛、心悸、心动过速等。禁忌 甲状腺功能亢进、高血压、动脉硬化、心绞痛、哺乳期妇女等；剖宫产麻醉过程中用本品维持血压，可加速胎儿心跳，当母体血压超过 17.3/10.7kPa（130/80mmHg）时不宜用。注意 有交叉过敏反应；短期内反复用药，作用可逐渐减弱（快速耐受现象），停药数小时后可以恢复。相互作用 肾上腺皮质激素、尿碱化剂(如制酸药、钙或镁的碳酸盐、枸橼酸盐、碳酸氢钠等)、α-受体阻滞药(如酚妥拉明、哌唑嗪、妥拉唑林)、酚噻嗪类、全麻药(如氯仿、氟烷、异氟烷等)、三环类抗抑郁药(如马普替林)、洋地黄苷类、麦角新碱、麦角胺或缩宫素、多沙普仑。贮藏 遮光保存。妊娠分级 C。医保 甲类。

咪达唑仑[精2](Midazolam，力月西)

作用类别 镇静、肌松、抗惊厥、抗焦虑药。适应证 麻醉前给药、全麻醉诱导和维持、椎管内麻醉及局部麻醉时辅助用药、诊断或治疗性操作(如心血管造影、心律转复、支气管镜检查、消化道内镜检查等)时患者镇静、ICU患者镇静。用法 肌内注射用0.9%氯化钠注射液稀释，静脉给药用0.9%氯化钠注射液、5%或10%葡萄糖注射液、5%果糖注射液、林格液稀释；麻醉前给药在麻醉诱导前20～60分钟使用，剂量为0.05～0.075mg/kg肌内注射，老年患者剂量酌减；全麻诱导常用5～10mg(0.1～0.15mg/kg)；局部麻醉或椎管内麻醉辅助用药，分次静脉注射0.03～0.04mg/kg；ICU患者镇静，先静注2～3mg，继之以0.05mg/(kg·h)静脉滴注维持。不良反应 嗜睡、镇静过度、头痛、幻觉、共济失调、呃逆、喉痉挛、血压下降、呼吸抑制等。禁忌 对苯二氮䓬过敏的患者、重症肌无力患者、精神分裂症患者、严重抑郁状态患者、孕妇及哺乳期妇女。注意 全麻诱导术使用时应保持气道通畅；肝肾功能不全者可发生苏醒延迟；长期静脉注射本品，突然撤药可引起戒断综合征，应逐渐减少剂量；应用本品12小时内不得开车或操作机器等；慎用于体质衰弱者或慢性病、肺阻塞性疾病、慢性肾衰竭、肝功能损害或充血性心衰患者。相互作用 催眠药、镇静药、抗焦虑药、抗抑郁药、抗癫痫药、麻醉药和镇静性抗组胺药、肝酶抑制药(特别是细胞色素P450 3A抑制药物)、酒精。贮藏 避光保存。妊娠分级 D。医保 甲类(注射剂)，乙类(口服常释剂型)。

戈拉碘铵(Gallamine Triethiodide)

作用类别 肌松药。适应证 全身麻醉时使肌肉松弛，气管内插管和支气管镜检查，肌无力的诊断、重度声门痉挛及破伤风痉挛等。用法 静注：每1mg/kg，隔30～50分钟后根据手术时间长短与肌肉松弛程度的需要，可再行补充每千克体重0.5～1mg。不良反应 低血压、心动过缓、传导阻滞、头痛、头晕、惊厥、支气管痉挛、呼吸困难、消化不良、注射局部炎症。禁忌 重症肌无力、高血压、心肾功能不全患者。注意 有心率加快、轻度血压上升反应。相互作用 抗胆碱药。医保 非医保。

阿库氯铵(Alcuronium Chloride)

作用类别 非去极化性肌松药。适应证 心房颤动、心房扑动时控制心室率，围手术期高血压，窦性心动过速。用法 成人首剂静注0.2～0.25mg/kg(大手术可用0.3mg/kg)，补充剂量为首剂的1/6～1/4；婴儿和儿童可用0.125～0.2mg/kg；肾功能不全者给予0.16mg/kg较为合适。不良反

应 心率加快、支气管痉挛、血压下降和循环虚脱。禁忌 重症肌无力、支气管哮喘、过敏者。注意 应静脉缓慢注射，老年患者慎用。相互作用 卤素吸入麻醉药及多种抗生素（氨基糖苷类、林可霉素类）、肉毒碱。贮藏 避光保存。医保 非医保。

维生素及矿物质缺乏症用药

维生素类药

维生素A（Vitamin A）

作用类别 脂溶性维生素。适应证 防治维生素A缺乏症，如角膜软化、眼干燥症、夜盲症、皮肤角质粗糙等。用法 严重维生素A缺乏：口服，成人一日10万U，3天后改为一日5万U，2周后一日1万～2万U，再用2个月。吸收功能障碍或口服困难者可肌内注射，成人一日5万～10万U，3天后改为一日5万U，给药2周；1～8岁儿童，一日0.5万～1.5万U，给药10天；婴儿一日0.5万～1万U，给药10天。轻度维生素A缺乏：每日1万～2.5万U，分2～3次口服；补充成人一日5000U，婴儿一日600～1500U，儿童一日2000～3000U。不良反应 慢性中毒、急性中毒（异常激动、嗜睡、复试、颅内高压增高）。禁忌 维生素A过多症。注意 慢性肾功能减退、婴幼儿慎用；妊娠期一日不宜超过6000U；长期或大量服用可引起齿龈出血、唇干裂；老人长期服用可致过量；建议不要空腹服用，脂肪餐后服用有利于吸收。相互作用 口服避孕药、维生素E、考来烯胺、矿物油、新霉素、硫糖铝、抗酸药（如氢氧化铝）。妊娠分级 X。医保 乙类。

维生素E（Vitamin E）

作用类别 脂溶性维生素。适应证 新生儿、早产儿、低体重儿吸收不良，进行性肌营养不良、心脑血管疾病、习惯性流产及不孕症的辅助治疗。用法 口服：一次10～100mg，一日2～3次；肌内注射：一次5～10mg。不良反应 血栓形成、视物模糊、乳房肿大、腹泻、头晕、头痛、恶心、唇炎、乏力软弱。注意 大量使用可致血清胆固醇及三酰甘油升高；维生素K缺乏引起的低凝血酶原血症及缺铁性贫血患者慎用，缺铁性贫血患者慎用；食物中硒、维生素A、含硫氨基酸不足时，或含有大量不饱和脂肪酸时，维生素E需要量将大为增加，如不及时补充，则可能引起其缺乏症。相互作用 维生素A、考来烯胺、新霉素以及硫糖铝、口服避孕药、雌激素、双香豆素及其衍生物。妊娠分级 A。医保 非医保。

维生素D（Vitamin D）

作用类别 脂溶性维生素。适应证 维生素D缺乏症的预防与治疗，慢性低钙血症、低磷血症、佝偻病及伴有慢性肾功能不全的骨软化症、家族性低磷血症及甲状旁腺功能低下的治疗，急、慢性及潜在手术后手足搐搦症及特发性手足搐搦症。用法 口服一日2000～5000U，1月后减量；肌内注射一次7.5～15mg，病情严重者可于2～4周后重复注射1次。不良反应 便秘、腹泻、头痛、食欲减退、口内金属味、恶心呕吐、口渴、疲乏、无力、骨痛、尿混浊、惊厥、高血压、眼对光刺激敏感度增加、心律失常、精神异常、瘙痒、肌痛、腹痛、多尿、体重下降。禁忌 高钙血症、维生素 D 增多症、高磷血症伴肾性佝偻病。注意 治疗低钙血症前，应先控制血清磷的浓度，定期复查血钙等有关指标；动脉硬化、心功能不全、高胆固醇血症、高磷血症、对维生素 D 高度敏感及肾功能不全者慎用。贮藏 遮光保存。妊娠分级 A/C(根据剂量不同)。医保非医保。

维生素 C[基]（Vitamin C）

作用类别 水溶性维生素。适应证 维生素 C 缺乏症的预防及治疗；急慢性传染病的辅助治疗；克山病患者发生心源性休克时，可用大剂量治疗；慢性铁中毒的治疗；肝硬化、急性肝炎、砷、汞、铅、苯等慢性中毒所致肝损害的治疗；各种贫血、过敏性皮肤病、口疮、促进伤口愈合等。用法 口服：成人一次 0.1～0.2g，一日 2～3 次；儿童一日 0.1～0.3g，分 2～3 次服用。静脉或肌内注射：一日 0.5～1.0g，临用时宜用 5%或 10%葡萄糖注射液稀释后注射；克山病心源性休克首剂 5～10g，加入 25%葡萄糖注射液中静脉缓慢注射。不良反应 腹泻、皮肤潮红、尿频、胃部不适、尿酸盐、半胱氨酸或草酸盐结石。禁忌 肝性脑病。注意 长期可引起停药后出现维生素 C 缺乏症；孕妇服用过量时，可诱发新生儿产生维生素 C 缺乏症；半胱氨酸尿症、痛风、高草酸盐尿症、草酸盐沉积症、尿酸盐性肾结石、葡萄糖-6-磷酸脱氢酶缺乏症、血色病、铁粒幼细胞性贫血或地中海贫血、镰形红细胞贫血、糖尿病患者慎用。相互作用 抗凝药、巴比妥或扑米酮、水杨酸类、碱性药物(如氨茶碱、碳酸氢钠、谷氨酸钠等)、核黄素、三氯叔丁醇、铜、铁离子(微量)的溶液、维生素 K_3。贮藏 遮光保存。妊娠分级 A/C(高剂量)。医保 甲类(注射剂)，乙类(口服常释剂型)。

维生素 B_1[基]（Vitamin B_1）

作用类别 水溶性维生素。适应证 维生素 B_1 缺乏所致的脚气病或 Wermicke 脑病的治疗，周围神经炎、消化不良等的辅助治疗。用法 口服：成人一次 5～10mg，一日 3 次；儿童一日 10mg。肌内注射：用于重型脚气病，成人一次 50～100mg，一日 3 次；儿童一日 10～25mg。不良反应 头痛、疲倦、烦躁、食欲减退、腹泻、水肿、过敏反应。注意 大剂量应用时，测定尿酸浓度可呈假性增高，尿胆原可呈假阳性；注射前应皮试，不宜静脉注射；本品不宜与含鞣质的中药和食物合用。相互作用 本碱性药物如碳酸氢钠、枸橼酸钠。贮藏 遮光保存。妊娠分级 A。医保 甲类(注射剂)，乙类(口服常释剂型)。

维生素 B_2[基]（Vitamin B_2）

作用类别 水溶性维生素。适应证 口角炎、唇干裂、舌炎、阴囊炎、结膜炎、脂溢性皮炎等维生素 B_2 缺乏症。用法 口服：成人一次 5～10mg，一日 3 次；儿童一日 3～10mg，分 2～3 次口服。肌内注射：成人一次 5～10mg，一日 1 次；儿童一次 2.5～5mg，一日 1 次。注意 使用本品后，尿液呈黄绿色；空腹吸收不佳，宜在食时或食后立即服用；不宜与甲氧氯普胺合用。贮藏 遮光保存。妊娠分级 A/C(高剂量)。医保 甲类(口服常释剂型)，乙类(注射剂)。

维生素 B_6［基］(Vitamin B_6)

作用类别 水溶性维生素。适应证 长期或大量服用异烟肼、肼屈嗪等引起的周围神经炎、失眠等，婴儿惊厥，白细胞减少症，痤疮、酒糟鼻、脂溢性湿疹等、妊娠及放化疗所致的呕吐。用法 口服：成人一次 10～20mg，一日 3 次；儿童一日 2.5～10mg。皮下、静脉、肌内注射：一次 50～100mg，一日 1 次。不良反应 神经感觉异常、进行性步态不稳、足麻木、手不灵活。注意 老人、孕妇及哺乳期妇女慎用。相互作用 氯霉素、环丝氨酸、乙硫异烟胺、盐酸肼酞嗪、免疫抑制剂包括肾上腺皮质激素、环磷酰胺、环孢素、异烟肼、青霉胺、雌激素、左旋多巴。贮藏 遮光保存。妊娠分级 A/C(高剂量)。医保 甲类(注射剂)，乙类(口服常释剂型)。

维生素 B_{12}［基］(Vitamin B_{12})

作用类别 抗贫血药。适应证 主要用于因内因子缺乏所致的巨幼细胞性贫血，也可用于亚急性联合变性神经系统病变，如神经炎的辅助治疗。用法 肌注：成人 1 日 0.025～0.1mg 或隔日 0.05～0.2mg。用于神经炎时，用量可酌增；本品也可用于穴位封闭。不良反应 偶可引起皮疹、瘙痒、腹泻及过敏性哮喘，但发生率低，极个别有过敏性休克。注意 可致过敏反应，甚至过敏性休克，不宜滥用；有条件时，痛风患者使用本品可能发生高尿酸血症；治疗巨细胞贫血.在起始 48 小时宜查血钾，以防止低血钾症。相互作用 氨基水杨酸。妊娠分级 C。医保 甲类。

腺苷钴胺［基］(Cobamamide)

作用类别 氰钴型维生素 B_{12}的同类物。适应证 用于巨幼细胞贫血，营养不良性贫血、妊娠期贫血、多发性神经炎、神经根炎、三叉神经痛、坐骨神经痛、神经麻痹；也可用于营养性神经疾患以及放射线和药物引起的白细胞减少症。用法 口服：成人一次 0.5～1.5mg，每日三次；肌内注射：一次 0.5～1.5mg，每日一次；灭菌注射用水溶解。注意 遇光易分解，溶解后要尽快使用；治疗后期可能出现缺铁性贫血，应补充铁剂；若将褐色西林瓶直接放置，药物会受光分解，请在临用之前再打开遮光包装。相互作用 氯丙嗪、维生素 C、维生素 K、氯霉素、葡萄糖液、对氨基水杨酸钠。医保 乙类。

烟酰胺 (Nicotinamide)

作用类别 水溶性维生素。适应证 冠心病、病毒性心肌炎、风湿性心肌炎及少数洋地黄中毒伴发的心律失常。用法 静脉滴注：一次 300～400mg，一日 1 次，加入 10%葡萄糖溶液 250ml。30 天为 1 疗程。不良反应 皮肤潮红、瘙痒、高血糖、高尿酸血症、头晕、恶心、食欲缺乏。注意 妊娠期过量使用可致畸,哺乳期不宜使用。贮藏 遮光保存。妊娠分级 C。医保 乙类。

复合维生素B（Complex Vitamin B）

作用类别 水溶性维生素。适应证 预防和治疗B族维生素缺乏所致的营养不良、厌食、脚气病、糙皮病。用法 口服:成人一次1～3片,一日3次;儿童一次1～2片,一日3次。不良反应 烦躁、疲倦、食欲减退、皮肤潮红、瘙痒、尿液黄色。注意 日常补充预防时,宜用最低量。贮藏 遮光保存。医保 乙类。

复合维生素（Complex Vitamin）

作用类别 维生素和微量元素的复方制剂。适应证 用于妊娠期和哺乳期妇女对维生素、矿物质和微量元素的额外需求,并预防妊娠期因缺铁和叶酸所致的贫血。用法 口服:一次1片,一日1次,与早餐同时服用;如存在晨起恶心现象,可在中午或者晚上服用。不良反应 本品耐受良好,少数病例会出现胃肠道功能紊乱(如便秘)。某些敏感的妇女可能会出现一定程度的过度兴奋,故此类患者避免在晚间服用。禁忌 高维生素A血症、高维生素D血症、高钙血症、高尿钙症者,肾功能不全、铁蓄积、铁利用紊乱者。注意 本品不推荐儿童使用。请严格按推荐剂量服用;由于含铁,本药可改变粪便的颜色使之变黑。相互作用 四环素类药物、其他含维生素A和维生素D的药物、卡马西平、苯妥英、扑米酮及巴比妥类药物。贮藏 25℃以下,避免潮湿。医保 非医保。

维生素AD（Vitamin AD）

作用类别 脂溶性维生素。适应证 预防和治疗维生素A及维生素D缺乏症,如夜盲症、干燥性眼炎、佝偻病、软骨病。用法 口服:1岁以上儿童一次1丸,一日1次。肌内注射:儿童一次0.5～1ml,一日1次。不良反应 长期服用可产生慢性中毒,早期表现骨关节疼痛、肿胀、皮肤瘙痒、口唇干裂、发热、头痛、呕吐、便秘、腹泻、恶心。禁忌 肾衰竭、高钙血症、高磷血症伴肾性佝偻病者。注意 高钙血症妊娠期妇女可伴维生素D敏感,功能上可抑制甲状旁腺活动,导致婴儿特殊面容、智力低下、遗传性主动脉弓狭窄;老人长期服用可致维生素A过量;过敏体质慎用。相互作用 参照维生素A,注射用钙制剂或氧化镁、硫酸镁等药物。妊娠分级 C。医保 非医保。

脂溶性维生素注射液(Ⅰ)〔Fat-Soluble Vitamin Injection(Ⅰ)〕

作用类别 维生素复方制剂。适应证 为长期肠外全营养患者补充需要量的脂溶性维生素A、D、E、K,适用于11岁以下儿童及婴儿。用法 静脉滴注:1ml/(kg·d),一日最大剂量10ml。使用前在无菌条件下,加入到脂肪乳注射液(100ml及以上)中,24小时内输注完毕。可用于溶解注射用水溶性维生素,使用前在无菌条件下,将10ml加入一瓶注射用水溶性维生素内，溶解后再加入脂肪乳注射液中。不良反应 体温升高、寒战；转氨酶、碱性磷酸酶、胆红素升高。注意 未经稀释不能滴注。相互作用 药物：香豆素类抗凝药。贮藏 2～10℃避光保存。医保 乙类(限配合肠外营养用)。

脂溶性维生素注射液(Ⅱ)〔Fat-Soluble Vitamin Injection(Ⅱ)〕

作用类别 维生素复方制剂。适应证 为长期肠外全营养患者补充需要量的脂溶性维生素 A、D、E、K，适用于 11 岁以上儿童及成人。用法 静脉滴注：一日 10ml。使用前在无菌条件下，加入到脂肪乳注射液(500ml)中，24 小时内输注完毕。可用于溶解注射用水溶性维生素，使用前在无菌条件下，将 10ml 加入一瓶注射用水溶性维生素内，溶解后再加入脂肪乳注射液中。注意 必须稀释后静脉滴注。相互作用 药物：香豆素类抗凝药。贮藏 2～10℃避光保存。医保 乙类(限配合肠外营养用)。

水溶性维生素(Water-soluble Vitamin)

作用类别 维生素复方制剂。适应证 肠外营养不可缺少的组成部分之一，用以满足成人和儿童每日对水溶性维生素的生理需要。用法 静脉滴注：成人及体重 10kg 以上儿童，一日一瓶；新生儿及体重不满 10kg 的儿童，每天每千克体重 1/10 瓶。在无菌条件下，在可配伍性得到保证时可用下列溶液 10ml 加以溶解：脂溶性维生素注射液(Ⅱ)(成人及 11 以上儿童)、脂溶性维生素注射液(Ⅰ)(11 岁以下儿童)、脂肪乳注射液、无电解质的葡萄糖注射液、注射用水。不良反应 过敏反应。注意 加入葡萄糖注射液中进行输注时，应注意避光。相互作用 药物：左旋多巴、苯妥英钠、羟钴铵。医保 乙类(限配合肠外营养用)。

注射用多种维生素(12)〔Multivitamin(12)〕

作用类别 复合维生素，肠外营养的组成部分。适应证 肠外营养中需补充维生素的患者，可同时补充水溶性和脂溶性维生素。用法 静脉滴注：成人和 11 岁以上儿童，一日 10ml。对营养需求增加的病例，可按一日给药量的 2～3 倍给药。肌内注射：注射前即刻用 2.5ml 注射用水溶解瓶内内容物。复溶方法：用注射器吸取 5ml 注射用水、5%葡萄糖注射液或0.9%氯化钠注射液加入到瓶内，轻轻混合并溶解粉末，得到橘黄色溶液。复溶后，静脉缓慢注射或静脉滴注。不良反应 过敏反应。禁忌 维生素过多症、新生儿、婴儿及 11 岁以下儿童。注意 稀释后静脉滴注；用前 1 小时配制，24 小时内用完。医保 非医保。

矿物质类药

葡萄糖酸钙[基](Calcium Gluconate)

作用类别 钙补充剂。适应证 钙缺乏症、维生素 D 缺乏、过敏性疾病。用法 口服：一次 0.5～2g，一日 3 次；静脉注射：一次 1g，儿童 0.2～0.4g。不良反应 便秘、发热、呕吐、恶心等。禁忌 高钙血症、高钙尿症、含钙肾结石或有肾结石病史者。注意 心肾功能不全者慎用；大量饮用含酒精和咖啡因的饮料以及大量吸烟，均会抑制钙剂的吸收；大量进食富含纤维素的食物能抑制钙的吸收。相互作用 洋地黄类药物、苯妥英钠及四环素类、维生素 D、避孕药、雌激素、含铝的抗酸药、噻嗪类利尿药、含钾药物。妊娠分级 C。医保 甲类。

氯化钙（Calcium Chloride）

作用类别 钙补充剂。适应证 钙缺乏、急性血钙过低、碱中毒及甲状旁腺功能低下所致的手足搐搦症，维生素 D 缺乏症等；过敏性疾病；镁中毒时的解救、氟中毒的解救；心脏复苏时应用，如高血钾、低血钙，或钙通道阻滞引起的心功能异常的解救。用法 用于低钙或电解质补充：一次 0.5～1g，1～3 天重复给药；用作强心剂：0.5～1g，稀释后静脉滴注，每分钟不超过 1ml；心室内注射，0.2～0.8g，单剂使用；抗高血镁治疗：首次 0.5g，缓慢静脉注射；小儿用量：低钙时治疗量为 25mg/kg，缓慢静脉滴注。不良反应 发热、恶心、呕吐、心律失常、心跳停止、便秘、嗜睡、持续头痛、食欲不振、口中金属味、口干、精神错乱、高血压、眼和皮肤对光敏感等。禁忌 肾功能不全的低钙患者、呼吸性酸中毒者、应用强心苷的患者。注意 有强烈的刺激性，不宜皮下或肌内注射；静脉注射时如漏出血管外，可引起组织坏死；小儿慎用。相互作用 雌激素、噻嗪类利尿药。妊娠分级 C。医保 乙类。

碳酸钙（Calcium Carbonate）

作用类别 钙补充剂；维持神经肌肉的正常兴奋性，降低毛细血管的通透性。适应证 钙缺乏症、维生素 D 缺乏。用法 口服：一日 0.2～1.2g，分次服用。不良反应 嗳气、便秘、高血钙、碱中毒及肾功能不全、胃酸分泌反跳性增高等。禁忌 高钙血症、高钙尿症、含钙肾结石或有肾结石病史者、服用洋地黄类药物者。相互作用 参考葡萄糖酸钙，钙离子通道阻滞剂。注意 心肾功能不全者慎用。妊娠分级 C。医保 乙类。

硫酸锌（Zinc Sulfate）

作用类别 锌补充剂，具有收敛作用。适应证 锌缺乏引起的食欲缺乏、贫血、生长发育迟缓、营养性侏儒、男性性腺功能低下、肠病性肢端皮炎、异食癖、类风湿关节炎、间接性跛行、肝豆状核变性、痤疮、慢性溃疡、结膜炎、口疮等的辅助治疗。用法 餐后口服，一日 300mg，分 3 次服用。不良反应 恶心、呕吐、便秘、皮疹、胃肠道出血、肠穿孔等。禁忌 消化道溃疡患者。注意 宜餐后服用，减少胃肠道刺激；超量服用可出现急性胃肠炎等中毒反应。相互作用 铝盐、钙盐、碳酸盐、鞣酸、青霉胺、四环素类药物，勿与牛奶同服。妊娠分级 C。医保 乙类。

葡萄糖酸锌（Zinc Gluconate）

作用类别 锌补充剂。适应证 缺锌性疾病及其导致的厌食症、生长发育迟缓等。用法 儿童厌食症：口服，一次1～2mg/kg，一日2次；皮肤痤疮：一次25mg，一日2次，3周为1疗程。不良反应 有轻度恶心、呕吐、便秘等消化道反应。禁忌 对锌制剂过敏者。注意 不宜空腹服用，过量服用可导致体内钙、铁缺乏，影响铁、铜离子代谢。相互作用 参考硫酸锌。医保 非医保。

多种微量元素（Multi－trace Elements）

作用类别 微量元素的浓缩液，10ml能满足成人每天对铬、铜、铁、锰、钼、硒、锌、氟和碘的基本和中等需要。适应证 肠外营养的多种微量元素的补充，妊娠妇女补充微量元素。用法 成人一日10ml，体重超过15kg的儿童0.1ml/(kg·d)，稀释后静脉输注；在配伍得到保证的前提下可用复方氨基酸注射液或葡萄糖注射液稀释本品。不良反应 输注过快使原有心、肾功能障碍的患者病情加重。禁忌 肾功能严重障碍、不耐受果糖的患者。注意 微量元素代谢障碍、胆道功能减退、肾功能障碍者慎用；本品具有高渗透压和低pH，未稀释不能输注。相互作用 使用时不可直接添加其他药物，以避免可能发生沉淀。贮藏 0～25℃。医保 乙类(限配合肠外营养用)。

硒酵母（Selenious Yeast）

作用类别 硒补充剂。适应证 低硒的肿瘤、肝病、心脑血管疾病等。用法 口服：一次100～200μg，一日1～2次。不良反应 过量可致硒中毒。注意 口服片剂应嚼碎后服用，孕妇及哺乳期妇女慎用。医保 乙类。

营养药

肠内营养药

要素膳（Elemental Diel）

作用类别 肠内营养药。适应证 有胃肠道功能或部分胃肠道功能、不能摄取足量常规食物以满足机体营养需求的患者，如代谢性胃肠道功能障碍、危重疾病、营养不良患者的术前营养支持、内科疾病的营养缺乏症患者。用法 口服、鼻饲入胃或直接灌入小肠：应用时先配成25％浓度，再稀释1～2倍至接近等渗时使用。成人每日输入约12.56kJ热量，幼儿或儿童应用浓度小于12.5％。不良反应 恶心、腹痛、腹泻、肠内细菌改变、凝血酶原活性降低。注意 使用的浓度和量应逐渐增加，5～7日达到需要的供应量；小肠管饲需10日左右才能达到正常的稀释浓度；可随意饮水，以防高渗脱水；使用时加热至与体温接近；不与粉末药物合并使用，以防导管堵塞；室温放置不超过4～6小时。医保 非医保。

肠内营养粉剂（TP）〔Enteral Nutritional Powder（TP）〕

作用类别 肠内营养药。适应证 可作为全营养支持或部分营养补充，适用于成人及4岁或4岁以上的儿童。用法 口服或管饲：作为口服补充营养时，一次250ml，一日3次；作为唯一营养来源时，剂量根据个体的热量需要。口服：制备250ml服用量时，在杯中加入200ml凉水，缓慢地搅拌下加入55.8g，搅拌直到溶解。管饲时根据患者的条件和耐受量调整流速、体积和稀释量。不良反应 没有肠营养禁忌证的人正确服用时一般不会出现不良反应。禁忌 不能口服或肠内进食的情况，包括肠梗阻、严重的短肠症或高排泄量的瘘；患有半乳糖血症及对牛乳或大豆蛋白过敏者。注意 本品的正确混合对于防止插管堵塞和保证全部的营养转运是重要的，不能胃肠外注射或静脉注射。医保 非医保。

爱伦多（Elental）

作用类别 肠内营养药。适应证 可减少肠内细菌数，清洁肠内粪便量，适用于需要保持肠内净化、术前肠道准备的患者；应激状态下（严重创伤、烧伤、感染）高分解代谢及营养不良者。用法 口服或管饲：成人一日用量480～640g，可根据年龄、体重、病情适当增减。通常80g加温开水溶解成300ml乳状液，初期可从标准量的1/8、浓度减半开始给予，经4～10日逐渐增至标准量。管饲滴注速度一般为50～100ml/h。不良反应 腹泻、腹部饱食感、转氨酶升高、恶心、嗳气、呕吐、腹痛。禁忌 重症糖尿病，大量使用类固醇药物后，糖代谢有异常倾向者。注意 小肠大面积切除后造成短肠综合征的患者应先行肠外营养支持，术后4日左右才可谨慎开始给予；管饲使用输液泵或控制器以稳定输入速度为佳；儿童和初次应用者应以低速度、低浓度开始。医保 非医保。

肠内营养乳剂（TP-HE）〔Enteral Nutritional Emulsion（TP-HE）〕

作用类别 肠内营养药。适应证 适用于需要高蛋白、高能量、易于消化的脂肪以及液体入量受限的患者，包括：代谢应激患者，特别是烧伤患者；心功能不全患者的营养治疗；持续性腹膜透析患者；黏稠物阻塞症（胰纤维性囊肿病）。用法 管饲或口服给药，按照患者体重和营养状况计算每日用量。以本品为唯一营养来源的患者：推荐平均剂量为按 20～30ml（30～45kcal）/（kg·d）（1kcal＝4.187kJ）；以本品补充营养的患者：一日使用 500ml（750kcal）；管饲给药时，应逐渐增加剂量，第一天的速度约为 20ml/h，以后逐日增加 20ml/h，最大滴速 125ml/h 或根据患者的耐受程度。通过重力或泵调整输注速度。不良反应 恶习、呕吐、腹泻等。禁忌 肠梗阻；小肠无力；急性胰腺炎；严重肝肾功能不全，蛋白质耐量下降；对本品所含营养物质有先天性代谢障碍。注意 不能静脉输注；以本品提供全部营养时，应监测体液平衡；提供长期营养时，适用于禁食纤维的患者，否则应选用含膳食纤维的营养制剂。相互作用 药物：香豆素类抗凝剂。贮藏 25℃以下密封保存，不得冰冻。医保 非医保。

肠内营养乳剂（TP）〔Enteral Nutritional Emulsion（TP）〕

作用类别 肠内营养药。适应证 适用于有营养摄入障碍、但无严重消化或吸收功能障碍的患者，包括：颅面或颈部创伤或颅颈部手术后；咀嚼和吞咽功能性或神经性损害或咽下困难；术前和术后高能量营养阶段；上消化道食物通过障碍；意识丧失的患者和（或）接受机械通气的患者；高分解代谢状态，如癌症、烧伤和颅脑创伤患者；影响进食的心理障碍，神经性厌食；疾病恢复期；与年龄有关的摄食障碍。作为不含膳食纤维的肠内营养制剂，还适用于需减少肠道内容物的情况：直肠功能紊乱，如憩室炎、结肠炎、直肠炎；直肠检查准备期间；结肠手术准备期间。用法 管饲或口服给药。以本品为唯一营养来源的患者：一日 30ml/kg，平均剂量为 2000ml/d；以本品补充营养的患者：一日 500～1000ml。管饲给药时，应逐渐增加剂量，第一日滴速为 20ml/h，以后逐日增加 20ml/h，最大滴速 125ml/h。通过重力或泵调整输注速度。不良反应 恶心、呕吐、腹泻等。禁忌 急腹症；腹膜炎；胃肠道张力下降；肠梗阻；急性胰腺炎；肾功能不全；肝性脑病；特殊代谢紊乱，如不耐受果糖等。注意 不能静脉输注；以本品为唯一营养来源的患者，注意监测体液平衡；本品提供长期营养时，只适用于禁用膳食纤维的患者。相互作用 药物：香豆素类抗凝剂。贮藏 25℃以下密封保存，不得冰冻。医保 非医保。

肠内营养乳剂（TPF）〔Enteral Nutritional Emulsion（TPF）〕

作用类别 肠内营养药。适应证 作为全部营养来源或营养补充剂提供给无法正常进食的患者，尤其是不能耐受大容量喂养或需要高能量的患者。

适用于:高分解代谢状况、液体入量受限(如心功能不全患者)、恶病质、厌食症、康复期、咀嚼或吞咽困难以及营养不良患者的术前准备。本品含丰富的膳食纤维,有利于维持患者肠道结构和功能,适于长期应用。用法 管饲或口服给药。以本品为唯一营养来源的患者:一日 20ml/kg;高能量需求:一日 30ml/kg;以本品补充营养的患者:一日 500ml。管饲给药时,应逐渐增加剂量,第一日滴速为 20ml/h,以后逐日增加 20ml/h,最大滴速 125ml/h。通过重力或泵调整输注速度。不良反应 恶心、呕吐、腹泻等。禁忌 胃肠道功能衰竭、严重消化不良或吸收不良,肠梗阻、急性胰腺炎、腹膜炎,严重肝肾功能不全,对本品所含营养物质有先天性代谢障碍者。注意 本品是高浓度营养液,使用过程中必须监测液体平衡。相互作用 药物:香豆素类抗凝剂。贮藏 25℃以下密封保存,不得冰冻。医保 非医保。

营养药

肠内营养乳剂(TPF-D)〔Enteral Nutritional Emulsion(TPF－D)〕

作用类别 肠内营养药。适应证 用于糖尿病患者,可为有以下症状的糖尿病患者提供全部肠内营养:咀嚼和吞咽障碍、食管梗阻、中风后意识丧失、恶病质、厌食或疾病康复期、糖尿病合并营养不良,也可用于其他糖尿病患者补充营养。用法 管饲或口服给药,按照患者体重和消耗状况计算每日剂量。以本品为唯一营养来源的患者:一日 30ml/kg,平均日剂量 2000ml;以本品补充营养的患者:一日 500ml。管饲给药时,应逐渐增加剂量,第一日滴速为 20ml/h,以后逐日增加 20ml/h,最大滴速 125ml/h。不良反应 恶心、呕吐、腹泻等。禁忌 胃肠道张力下降、急性胰腺炎以及有严重消化和吸收功能障碍;肝肾功能不全;对本品所含物质有先天性代谢障碍的患者;对果糖有先天性不耐受的患者。注意 根据本品的用法调节降糖药用量;非胰岛素依赖的糖尿病患者,最好采用管饲或每日剂量分为几小部分的方法给药;手术、创伤后的糖尿病患者应做相应的代谢检查;应保证足够的液体补充,如饮水或输液;单用本品补充营养时,需要补充钠。相互作用 药物:香豆素类抗凝剂。贮藏 12～25℃,密封保存。医保 非医保。

肠内营养乳剂(TPF-T)〔Enteral Nutritional Emulsion(TPF－T)〕

作用类别 肠内营养药。适应证 用于癌症患者的肠内营养,如恶病质、厌食、咀嚼和吞咽障碍、食管梗阻;用于对脂肪或 ω－3 脂肪酸需要量增高的患者。用法 管饲或口服给药,按照患者体重和消耗状况计算每日剂量。以本品为唯一营养来源的患者:一日 20～30ml/kg,平均剂量为 1500ml/d;以本品补充营养的患者:一日 400～1200ml。管饲给药时,应逐渐增加剂量,第一日滴速为 20ml/h,以后逐日增加 20ml/h,最大滴速 100ml/h。通过重力或泵调整输注速度。不良反应 恶心、呕吐、腹泻等。禁忌 胃肠道张力下降、急性胰腺炎以及有严重消化和吸收功能障碍,肝肾功能不全,对本品所含物质有先天性代谢障碍的患者。注意 使用前摇匀。相互作用 药物:香豆素类抗凝剂。贮藏 12～25℃,密封保存。医保 非医保。

肠内营养混悬液Ⅱ(TP)〔Enteral Nutritional Suspension Ⅱ(TP)〕

作用类别 肠内营养药。适应证 以下患者的营养支持治疗:慢性阻塞性肺部疾病、呼吸衰竭、呼吸机依赖、囊性纤维化的肺部表现。用法 管饲或口服给药。口服:可以单独作为全营养来源使用,或者在饮食中及两餐之间使用,作为额外的营养支持。管道给药:在室温下进行管饲。根据患者的营养需要和耐受性来调节管道给食的容量、流动速度和强度。如果没有发生不良反应,给食的速度和容量可以逐渐增加,直至达到所需要的能量摄入。不良反应 恶心、呕吐、腹部绞痛、腹胀、腹泻。禁忌 肠梗阻、高输出瘘管、对牛乳糖和牛乳蛋白质过敏者。注意 不能胃肠道外或静脉使用;使用过程中避免细菌污染,使用前应洗手。医保 非医保。

肠内营养粉(AA)〔Enteral Nutritional Powder(AA)〕

作用类别 肠内营养药。适应证 消化道功能不全的需肠内营养的患者。如术后吻合口瘘、胰腺炎恢复期、短肠综合征、炎性肠病患者。用法 管饲滴入:第一天 80.4g,化水 300ml,20ml/h,根据患者消化道情况逐日增加至维持一日 5～6 袋;口服:80.4g,化水 300ml,50ml/h,一日 2 袋。不良反应 腹胀、腹痛、腹泻。禁忌 肠梗阻、肠功能紊乱患者,10 岁以下儿童。注意 不能使用 50℃以上的热水配制,糖尿病患者注意控制和监测血糖,肝肾功能异常慎用。医保 非医保。

肠内营养混悬液(SP)〔Enteral Nutritional Suspension(SP)〕

作用类别 肠内营养药。适应证 适用于有胃肠道功能或部分胃肠道功能,而不能或不愿进食足够数量的常规食物,以满足机体营养需求的应进行肠内营养治疗的患者;包括:代谢性胃肠道功能障碍,如胰腺炎、肠道炎症性疾病、放射性肠炎、肠瘘、短肠综合征、艾滋病等;危重疾病,如大面积烧伤、创伤、脓毒血症、大手术后的恢复期;营养不良患者术前喂养;肠道准备,可用于糖尿病患者。用法 口服或肠道喂养:一般患者,一日 2000kcal(4 袋,约 8372kJ);高代谢患者,一日 4000kcal(8 袋,约 16 743kJ);初次肠道喂养的患者,从 1000kcal(约 4186kJ)开始,在 2～3 天逐渐加至需要量。不良反应 腹泻、腹痛等。禁忌 肠道功能衰竭,完全性肠梗阻,严重腹腔内感染,对本品任一成分有先天性代谢障碍,顽固性腹泻等需要进行肠道休息处理的患者。注意 不能静脉输注,严重糖代谢异常、严重肝肾功能不全患者慎用。相互作用 不应与其他药物混合使用。医保 非医保。

短肽型肠内营养粉剂(Short Peptide Enteral Nutritional Poeder)

作用类别 肠内营养药。适应证 适用于胃肠道功能有损失,而不能或不愿进食足够数量的常规食物以满足机体营养需求的应进行肠内营养治疗的患者,包括:代谢性胃肠道功能障碍,如胰腺炎、肠道炎症性疾病、放射性肠炎、肠瘘、短肠综合征、艾滋病等;危重疾病,如大面积烧伤、创伤、脓毒血症、大手术后的恢复期;营养不良患者术前喂养;肠道准备。用法 口服或管饲，在洁净的容器中先注入50ml冷水，加入本品1袋，充分混合，待粉剂完全溶解后，再加冷水至500ml，轻轻搅拌混匀即可。一般患者：一日2000kcal(4袋)；高代谢患者(烧伤、多发性创伤)：一日4000kcal(8袋)；初次肠道喂养的患者：从1000kcal开始，在2～3天逐渐加至需要量。不良反应 恶心、呕吐、腹泻等。禁忌 肠道功能衰竭；完全性肠梗阻；严重腹腔内感染；对本品任一成分有先天性代谢障碍；顽固性腹泻等需要进行肠道休息处理的患者。注意 不能静脉输注；溶解配置好的产品应尽量一次用完，若有剩余，应置于有盖容器中，4℃条件下保存，但不得超过24小时；严重糖代谢异常、严重肝肾功能不全患者慎用。医保 乙类(限有营养风险和不能进食的重症患者)。

营养药

肠外营养药

氨基酸类制剂

水解蛋白（Protein Hydrolysate）

作用类别 氨基酸类肠外营养药。适应证 手术严重创伤、大面积烧伤引起的严重氨基酸缺乏；各种疾病引起的低蛋白血症。用法 静脉滴注：一日500～1000ml。不良反应 皮疹、恶心、呕吐、胸闷、心悸、发冷或发热、头痛。禁忌 严重肝肾功能不全，严重尿毒症患者和对氨基酸有代谢障碍者；严重酸中毒；充血型心力衰竭患者。注意 严格控制滴注速度；不能使用曾输注过血浆的输注器具。相互作用 药物：磺胺类。贮藏 阴冷干燥处。医保 非医保。

用于补充营养的平衡型氨基酸制剂

11氨基酸注射液-833（11 Amino Acid Injection－833）

作用类别 氨基酸类肠外营养药。适应证 改善大型手术前的营养状态，供给消化吸收障碍患者蛋白质营养成分，用于创伤、烧伤、骨折、化脓及术后蛋白质严重损失的患者，低蛋白血症。用法 静脉滴注：一日250～1000ml，经中心静脉插管滴注或与高渗葡萄糖注射液(25%以上)混合后经中心静脉滴注。与10%葡萄糖注射液混合后，经周围静脉缓慢滴注，成人滴速不超过40滴/分。不良反应 恶心、呕吐、胸闷、心悸、头痛等。禁忌 肝性脑病、氮质血症、严重肾功能障碍、氨基酸代谢障碍。注意 酸中毒、充血性心力衰竭者慎用；使用时应供给足够量的葡萄糖，以防止氨基酸进入体内被消耗；长期使用应加强电解质、pH值及肝肾功能的监测，及时纠正代谢性酸中毒及肝功能异常；同时使用电解质液时，注意本品的钠、氯离子量。贮藏 25℃以下冷暗处保存。医保 非医保。

复方结晶氨基酸注射液（Compound Amino Acid Crystal Injection）

作用类别 参照11氨基酸注射液-833。

复方氨基酸注射液（14AA）〔Compound Amino Acid Injection（14AA）〕

作用类别 氨基酸类肠外营养药。适应证 改善手术前后患者营养状态；蛋白质消化和吸收障碍,蛋白质摄取量不足或消耗过多等所致的轻度营养不良。用法 静脉滴注:一日 250～1000ml,严重消耗性疾病可增至1000ml。与高渗葡萄糖混匀后经中心静脉插管滴注,或与5%～10%葡萄糖注射液混匀后经外周静脉缓慢滴注,15～20滴/分。新生儿一日20ml,15滴/分(婴儿滴管)或2小时滴完。婴幼儿一日 50～100ml,10～12滴/分。不良反应 心悸、胸闷、胃肠道反应、发热、头痛等。禁忌 尿毒症、肝性脑病、代谢障碍者。注意 严格控制滴速;严重酸中毒、充血性心力衰竭者慎用;使用时应供给足够量的葡萄糖,以防止氨基酸进入体内被消耗;长期使用应加强电解质、pH值及肝肾功能的监测,及时纠正代谢性酸中毒及肝功能异常。医保 非医保。

营养药

复方氨基酸注射液(17AA)〔Compound Amino Acid Injection (17AA)〕

作用类别 氨基酸类肠外营养药。适应证 用于手术、严重创伤、大面积烧伤引起的严重氨基酸缺乏,用于各种疾病引起的低蛋白血症。用法 中心静脉插管或由周围静脉滴注。常用量:一日 250～1000ml。成人滴速40滴/分,儿童、老人及重病者滴速宜更慢。应按年龄、病情和体重增减剂量。不良反应 恶心、呕吐、头痛、气喘。禁忌 严重肝肾功能、氮质血症、无尿、心力衰竭、酸中毒未纠正前。注意 注射后剩余药液不能储存再用;遇冷能析出结晶,应微温溶解,待冷至37℃,溶液澄明后方可使用。相互作用 药物:磺胺类、对氨基水杨酸。贮藏 凉暗处保存。医保 非医保。

复方氨基酸注射液(17AA-Ⅰ)〔Compound Amino Acid Injection (17AA-Ⅰ)〕

作用类别 参照复方氨基酸注射液(17AA)。

复方氨基酸注射液(18AA)[基]〔Compound Amino Acid Injection (18AA)〕

作用类别 氨基酸类肠外营养药。适应证 蛋白质摄入不足、吸收障碍等氨基酸不能满足机体代谢需要的患者,改善手术后患者的营养状况。用法 静脉滴注:一次 250～500ml。不良反应 皮疹、恶心、呕吐、胸闷、心悸、发冷、发热、头痛等。禁忌 严重肝肾功能不全,严重尿毒症,对氨基酸有代谢障碍的患者。注意 严重酸中毒、充血型心力衰竭患者慎用;严格控制剂量和滴注速度;大量输入可能导致酸碱失衡,大量应用或并用电解质输液时,应注意电解质与酸碱平衡;遇冷可能出现结晶,可将药液加热到60℃,缓慢摇动使结晶完全溶解后再用。医保 甲类(限有重度营养风险患者)。

复方氨基酸注射液(18AA-Ⅰ)〔Compound Amino Acid Injection (18AA-Ⅰ)〕

作用类别 氨基酸类肠外营养药。适应证 蛋白质摄入不足、吸收障碍等氨基酸不能满足机体代谢需要的患者。用法 静脉滴注。成人:一日 500～2000ml,40～50滴/分,老人及重症患者需缓慢滴注。在配伍合理性得到保证的前提下,可与葡萄糖注射液、脂肪乳注射液及其他营养要素按照适当的比例混合后中心或周围静脉连续输注,并根据年龄、症状、体重等决定用量。婴幼儿:在开始使用的一周内逐渐增加剂量,最大剂量

30ml/(kg·d)。不良反应 恶心、呕吐、发热、血栓性静脉炎等。禁忌 严重肝功能不全，严重肾功能不全及尿毒症，氨基酸代谢障碍者。注意 外周静脉输注时，如加入葡萄糖注射液而呈高渗状态，滴注速度必须缓慢。医保 非医保。

复方氨基酸注射液(18AA-Ⅱ)〔Compound Amino Acid Injection (18AA－Ⅱ)〕

作用类别 氨基酸类肠外营养药。适应证 对于不能口服或经肠道补给营养，以及营养不能满足需要的患者，可满足机体合成蛋白质的需要。用法 静脉滴注，一日 500～2000ml。每天最大剂量：按体重，5%为 50ml/(kg·d)，8.5%为 29ml/(kg·d)，11.4%为 23ml/(kg·d)，约合一日输入氮 0.4g/kg。一般剂量为氮 0.15～0.2g/(kg·d)。不良反应 过敏反应、恶心、面部潮红、多汗、血栓性静脉炎、高氨血症、血浆尿素氮。禁忌 肝性脑病，无条件透析的尿毒症患者。注意 肝肾功能不全者慎用。医保 非医保。

复方氨基酸注射液(18AA-Ⅲ)〔Compound Amino Acid Injection(18AA－Ⅲ)〕

作用类别 氨基酸类肠外营养药。适应证 蛋白质摄入不足、吸收障碍等氨基酸不能满足机体代谢需要的患者。用法 静脉滴注，一日 500～2000ml。不良反应 恶心、呕吐、发热、血栓性静脉炎等。禁忌 严重肝功能不全，严重肾功能不全及尿毒症，氨基酸代谢障碍者。注意 缓慢滴注；本品含 60mEq/L 的醋酸根，大量应用或并用电解质输液时应注意电解质及酸碱平衡。医保 非医保。

复方氨基酸注射液(18AA-Ⅳ)〔Compound Amino Acid Injection (18AA－Ⅳ)〕

作用类别 氨基酸类肠外营养药。适应证 蛋白质摄入不足、吸收障碍等氨基酸不能满足机体代谢需要的患者。用法 静脉滴注，一日 500～2000ml。不良反应 恶心、呕吐、发热、血栓性静脉炎等。禁忌 严重肝功能不全，严重肾功能不全及尿毒症，氨基酸代谢障碍者。注意 本品含葡萄糖，糖尿病患者慎用。医保 非医保。

复方氨基酸注射液(18AA-Ⅴ)〔Compound Amino Acid Injection (18AA－Ⅴ)〕

作用类别 氨基酸类肠外营养药。适应证 蛋白质摄入不足、吸收障碍等氨基酸不能满足机体代谢需要的患者。用法 静脉滴注，一日 500～2000ml。不良反应 恶心、呕吐、发热、血栓性静脉炎等。禁忌 严重肝功能不全，严重肾功能不全及尿毒症，氨基酸代谢障碍者。注意 本品含盐酸盐，大量输注可能导致酸碱失衡。医保 非医保。

疾病适用型氨基酸制剂

用于肾病的氨基酸制剂

复方氨基酸注射液(9AA)〔Compound Amino Acid Injection (9AA)〕

作用类别 肾病用氨基酸。适应证 急、慢性肾功能不全患者的肠外营养支持，大手术、外伤或脓毒血症引起的严重肾衰竭以及急、慢性肾衰竭。用法 静脉滴注：一日 250～500ml，缓慢滴注。进行透析的急、慢性肾衰竭患者一日 1000ml，最大剂量不超过 1500ml，滴速不超过每分钟 15 滴。不良反应 恶心、呕吐、心悸、寒战等。禁忌 氨基酸代谢紊乱，严重肝功能损害，心功能不全，中、重度水肿，低血钾，低血钠患者。注意 使用过程中应给予低蛋白、高热量饮食；严格控制给药速度；使用过程中，应监测血糖、血清蛋白、肾功能、肝功能、电解质、二氧化碳结合力、血钙、血磷等，必要时检查血镁和血氨；注意水平衡，防止血容量不足或过多；尿毒症患者宜在补充葡萄糖同时给予适量胰岛素，以防出现高血糖；尿毒症性心包炎、尿毒症脑病、无尿、高钾血症等应首先采用透析治疗。医保 乙类。

复方氨基酸注射液(18AA-N)〔Compound Amino Acid Injection (18AA-N)〕

作用类别 肾病用氨基酸。适应证 急、慢性肾功能不全患者出现低蛋白血症、低营养状态和手术前后的氨基酸补充。用法 静脉滴注：慢性肾功能不全，一次 200ml，一日 1 次，透析时在透析结束前 60～90 分钟由透析回路的静脉一侧注入，使用本品时热量在一日 1500kcal(约 6279kJ)以上；中心静脉给药：一日 400ml。急性肾功能不全，一日 400ml，经中心静脉滴注。不良反应 全身瘙痒、过敏、恶心、呕吐、胸部不适、心悸等。禁忌 肝性脑病或有肝性脑病倾向的患者，高氮质血症，先天性氨基酸代谢异常。注意 滴速过快可引起酸中毒；对非透析患者可能引起血浆尿素氮升高和碳酸氢根下降，需监测肾功能；循环系统或肝功能障碍、消化道出血、严重电解质或酸碱平衡紊乱、妊娠患者慎用。医保 非医保。

用于肝病的氨基酸制剂

复方氨基酸注射液（3AA）〔Compound Amino Acid Injection（3AA）〕

作用类别 肝病用氨基酸。适应证 各种原因引起的肝性脑病、重症肝炎以及肝硬化、慢性活动性肝炎；用于肝胆外科手术前后。用法 一日 250～500ml，或用适量 5%～10%葡萄糖注射液混合后缓慢滴注。每分钟不超过 40 滴。不良反应 心悸、恶心、呕吐、发热等。注意 应注意水和电解质平衡；重度食管静脉曲张患者应注意控制速度和剂量；有大量胸腔积液、腹水时，避免输入过多。贮藏 冷暗处保存，防止冻结。医保 乙类。

复方氨基酸注射液（6AA）〔Compound Amino Acid Injection（6AA）〕

作用类别 肝病用氨基酸。适应证 肝性脑病、慢性迁延性肝炎、慢性活动性肝炎及亚急性与慢性重型肝炎引起的氨基酸代谢紊乱。用法 危重患者：一次 250ml，一日 2 次，与等量 10%葡萄糖注射液稀释后缓慢静脉滴注，每分钟不超过 40 滴。病情改善后一日 1 瓶，连用 1 周为一疗程。其他肝病引起的氨基酸代谢紊乱：一次 250ml，一日 1 次，加等量 10%葡萄糖注射液缓慢静脉滴注。不良反应 恶心、呕吐、头痛、发热、变态反应、低血压、少尿、胸闷、呼吸急促、腹泻、皮疹、过敏性休克等。注意 重度食管静脉曲张患者应注意控制速度和剂量；有大量胸腔积液、腹水时，避免输入过多；非肝病使用氨基酸时要注意肝功能和精神症状的出现；使用过程中注意水、电解质的平衡。医保 乙类。

14氨基酸注射液-800（14 Amino Acid Injection-800）

作用类别 肝病用氨基酸。适应证 肝性脑病和严重肝功能不全的蛋白质营养缺乏症。用法 静脉滴注：一日250～500ml，每分钟不超过40滴，常与葡萄糖输液合并使用。不良反应 心悸、恶心、呕吐、发热等。禁忌 氨基酸代谢失调，心、肾功能不全。注意 注意电解质平衡的监测，滴速过快可引起恶心、呕吐。医保 非医保。

复方氨基酸注射液(17AA－H)〔Compound Amino Acid Injection（17AA－H）〕

作用类别 肝病用氨基酸。适应证 肝性脑病(亚临床、Ⅰ级、Ⅱ级)、高氨血症。用法 静脉滴注：一次500ml，一日一次，输注时间应不少于180分钟。不良反应 皮疹、恶心、呕吐、胸部不适、心悸、低血糖、一过性血氨升高、乏力、头晕、畏寒、发热、发汗等。禁忌 严重肾功能障碍，非肝功能障碍导致的氨基酸代谢异常。注意 重度酸中毒患者、充血性心力衰竭患者慎用；本品含100mEq/L的醋酸根离子，大量给药或与电解质并用时应注意电解质的平衡；可能会引起血氨浓度上升，若同时出现精神、神经症状的恶化必须中止给药；有结晶析出时，应温热至50～60℃溶解后，放冷至接近体温后再使用。医保 非医保。

复方氨基酸注射液（20AA）〔Compound Amino Acid Injection（20AA）〕

作用类别 肝病用氨基酸。适应证 预防和治疗肝性脑病；肝病或肝性脑病急性期的静脉营养。用法 中心静脉输注：一日7～10ml/kg，滴速1ml/(kg·h)，肝性脑病患者治疗的最初数小时滴速可加快。禁忌 非肝源性的氨基酸代谢紊乱、酸中毒、水潴留、休克。注意 注意水、电解质和酸碱平衡，根据血清离子谱补充电解质；应同时输入能量物质；低钠血症或血清渗透压升高的患者输注要谨慎，过快的输注速率会引起不耐受以及肾脏氨基酸丢失所致的氨基酸失衡；同时患有肾功能不全的患者，氨基酸的用量应该随血清尿素和肌酐的水平调整。医保 乙类。

用于创伤(应激)的氨基酸制剂

复方氨基酸注射液（15）〔Compound Amino Acid Injection（15）〕

作用类别 用于创伤(应激)的氨基酸。适应证 大面积烧伤、创伤及严重感染等应激状态下肌肉分解代谢亢进、消化系统功能障碍、营养恶化及免疫功能下降的患者的营养支持；用于手术后患者，改善其营养状态。用法 静脉滴注，输注量根据患者的年龄、体重、营养状态及病情而定，一般成人一日250～500ml。经中心静脉输注时，与葡萄糖、微量元素、维生素、电解质联合应用。经外周输注时，可用等量5%葡萄糖注射液稀释，滴速30～40滴/分。禁忌 严重肝、肾功能损害者。注意 含有抗氧化剂焦亚硫酸钠，可能诱发过敏反应(尤其是哮喘患者)；肝功能异常时慎用；遇冷析出结晶，用前可浸泡于40～50℃水中，放冷至体温再用。医保 非医保。

复方氨基酸注射液（15AA）〔Compound Amino Acid Injection（15AA）〕

作用类别 用于创伤(应激)的氨基酸。适应证 大面积烧伤、创伤及严重感染等应激状态下肌肉分解代谢亢进、消化系统功能障碍、营养恶化及免疫功能下降的患者的营养支持;用于手术后患者,改善其营养状态。用法 静脉滴注:一日 250～500ml,用适量 5%～10%葡萄糖注射液混合后缓慢滴注。滴速不宜超过 20 滴/分。不良反应 心悸、恶心、呕吐等。禁忌 尿毒症、肝性脑病、氨基酸代谢障碍者。注意 严重酸中毒和充血性心力衰竭患者慎用;遇冷能析出结晶,应微温溶解至 37℃,澄明后方可使用。医保 乙类(限重度创伤患者)。

复方氨基酸注射液（18－B）〔Compound Amino Acid Injection（18－B）〕

作用类别 用于创伤(应激)的氨基酸。适应证 用于下列状态时氨基酸的补给:低蛋白血症、各种疾病引起的营养缺乏、手术前后。用法 静脉滴注:周围静脉给药,一日 200～400ml,滴速不宜超过 25 滴/分,最好与糖类输液同时输注以提高人体对氨基酸的利用率;中心静脉给药:成人一日 400～800ml。不良反应 恶寒、发热、头痛、给药部位疼痛等。禁忌 肝性脑病、严重肾功能不全、高氮血症、氨基酸代谢异常患者。注意 严重酸中毒、充血性心功能不全、低钠血症患者慎用;大量给药或与电解质液并用时注意电解质的平衡;有结晶析出时,温热至 50～60℃溶解后,放冷至接近体温再使用;避免高温。医保 乙类。

小儿用氨基酸注射液

小儿复方氨基酸注射液（18AA－Ⅰ）〔Paediatric Compound Amino Acid Injection（18AA－Ⅰ）〕

作用类别 小儿用氨基酸。适应证 小儿因消化系统疾病,不能经胃肠摄取食物者;小儿由各种疾病所引起的低蛋白血症者;小儿受严重创伤、烧伤及败血症等体内氮平衡失调者;难治性腹泻、吸收不良综合征;早产儿、低体重儿的肠外营养。用法 静脉滴注。中心静脉长时间应用:应与高渗葡萄糖、电解质、维生素、微量元素等联合应用,以期达到营养支持的目的。外周静脉:可用 10%葡萄糖注射液稀释后缓慢滴注,全日用量不少于 16 小时,均匀滴注,输注量以小儿的年龄、体重、病情等不同而定,一般开始时 15ml/(kg·d),以后递增至 30ml/(kg·d),疗程结束时,应注意逐渐减量,防止产生低血糖症。不良反应 心率加快、胃肠道反应、发热等。禁忌 肝、肾功能损害的患儿,对氨基酸有代谢障碍的患儿。注意 遇冷可能有结晶析出,可置 40～50℃温水中使其溶解,放至体温后再用。贮藏 凉暗处保存。医保 非医保。

小儿复方氨基酸注射液（18AA-Ⅱ）〔Paediatric Compound Amino Acid Injection（18AA－Ⅱ）〕

作用类别 小儿用氨基酸。适应证 早产儿、低体重儿及各种病因所致不能经口摄入蛋白质或摄入量不足的新生儿；各种创伤，如烧伤、外伤及手术后等高代谢状态的小儿；各种不能经口摄食或摄食不足的急、慢性营养不良的小儿，如坏死性小肠结肠炎、急性坏死性胰腺炎、化疗药物反应等。用法 静脉滴注。20～35ml/(kg・d)，滴注时每克氮应同时供给150～200kcal(628～837kJ)非蛋白质热量(葡萄糖、脂肪乳)，另加维生素、微量元素等。不良反应 恶心、呕吐、心悸、发热等。禁忌 氨基酸代谢障碍；氮质血症患儿。注意 需按时监测代谢、电解质及酸碱平衡等，防止并发症；静脉滴速不宜过快，20kg儿童一般不宜超过20滴/分；冷析出结晶，可置50～60℃水浴中使溶解并冷至37℃澄明再用。医保 非医保。

小儿复方氨基酸注射液(19AA-Ⅰ)〔Paediatric Compound Amino Acid Injection(19AA－Ⅰ)〕

作用类别 参照小儿复方氨基酸注射液(18AA－Ⅱ)。

脂肪乳制剂

脂肪乳注射液($C_{14\sim24}$)〔Fat Emulsion Injection($C_{14\sim24}$)〕

作用类别 脂肪乳制剂。适应证 用于胃肠外营养补充能量及必需脂肪酸，预防和治疗人体必需脂肪酸缺乏症，为经口服途径不能维持和恢复正常必需脂肪酸水平的患者提供必需脂肪酸。30％脂肪乳注射液($C_{14\sim24}$)更适合输液量受限制和能量需求高度增加的患者。用法 单独输注或用于配制含葡萄糖、脂肪、氨基酸、电解质、维生素等的“全合一”营养混合液。静脉滴注：成人按脂肪量计，三酰甘油一日3g/kg，10％、20％脂肪乳注射液500ml的输注时间不少于5小时，30％脂肪乳注射液250ml的输注时间不少于4小时。婴幼儿三酰甘油剂量为一日0.5～4g/kg，静滴速度不超过0.17g/kg。不良反应 早期不良反应：体温升高、发冷、恶心、呕吐、过敏反应、呼吸急促、血压变化、溶血、网状红细胞增多、腹痛、头痛、疲倦、阴茎异常勃起等；迟发不良反应：静脉炎、血管痛、出血倾向等，婴儿可见血小板减少。脂肪廓清能力减退时，可发生脂肪超载综合征。禁忌 休克、严重脂质代谢紊乱(如高脂血症)者。注意 慎用于脂肪代谢功能减退的患者，如肝、肾功能不全，糖尿病酮症酸中毒、胰腺炎、甲状腺功能低下(伴有高脂血症)以及败血症患者，以上患者输注时应密切观察血清三酰甘油浓度；对大豆蛋白过敏者慎用；新生儿和未成熟儿伴有高胆红素血症或可疑肺动脉高压者应慎用；新生儿、特别是未成熟儿，长期使用必须监测血小板数目、肝功能和血清三酰甘油浓度；连续使用一周以上的患者，必须做脂肪廓清试验以检查患者的脂肪廓清能力。相互作用 药物：不可将电解质溶液直接加入脂肪乳剂。医保 非医保。

ω-3鱼油脂肪乳注射液(ω－3 Fish Oil Fat Emulsion Injection)

作用类别 脂肪乳制剂。适应证 当口服或肠内营养不可能、功能不全或有禁忌时，为患者补充长链ω－3脂肪酸，特别是二十碳五烯酸与二十二碳六烯酸。用法 应与其他脂肪乳同时使用。一日1～2ml/kg，最大滴注速度为 0.5ml/(kg·h)，连续使用不超过 4 周。不良反应 出血时间延长、抑制血小板聚集、阴茎勃起异常、体温轻度升高、寒战、食欲不振、恶心、呕吐、呼吸困难、血压变化等；肝脾大、贫血、出血倾向、高血脂、高血糖等代谢超负荷现象。禁忌 脂质代谢受损；严重出血性疾病；未控制的糖尿病；某些急症及危及生命的状况，如休克、近期心梗、中风、栓塞、昏迷等；严重肝肾功能不全；早产儿、新生儿、婴儿以及儿童；低钾血症、水分过多、低渗性脱水、代谢不稳定、酸中毒等肠外营养的一般禁忌证；对鱼或鸡蛋蛋白过敏者。注意 应每日检查血清三酰甘油水平；应定期检查血糖、酸碱平衡、体液平衡、血清电解质、血细胞计数，接受抗凝治疗的患者还应定期检查出血时间；脂肪乳输注期间，血清三酰甘油浓度不应超过 3mmol/L；接受抗凝治疗的患者应慎用；输注过程中应使用不含邻苯二钾酸盐的设备。相互作用 药物：多价阳离子(如钙离子)、抗凝药物。医保 乙类(限工伤保险)。

营养药

长链脂肪乳注射液（OO）（Long Chain Fat Emulsion）（OO Injection）

作用类别 脂肪乳制剂。适应证 用于口服或肠内营养摄取不能、不足或禁忌的患者，进行肠外营养补充脂肪。用法 静脉滴注：本品脂肪含量 200mg/ml。作为全营养混合物的一部分或单独给药，脂肪乳 1～2g/(kg·d)。开始输注的 10 分钟内输注速率必须缓慢且不超过 0.1g/min，随后逐渐增加直到半小时后达到要求的速率，最大输注速率不得超过 0.75ml/(kg·h)。不良反应 出汗、颤抖、头痛、呼吸困难，碱性磷酸酶、转氨酶、胆红素升高，肝大、黄疸，血小板减少。禁忌 对鸡蛋或大豆蛋白过敏者；严重血脂异常及不可纠正的代谢紊乱，包括乳酸性酸中毒和非代偿性糖尿病；严重脓毒血症；严重肝脏疾病；凝血障碍，血栓性静脉炎；急性或慢性肾衰竭；心肌梗死。注意 出现过敏反应症状(如发热、寒战、皮疹和呼吸困难等)应立即停药；每日监测血浆三酰甘油水平和清除，输注后血清三酰甘油浓度不应超过 3mmol/L；定期检查碱性磷酸酶及总胆红素；治疗前应先纠正水电解质或代谢紊乱；应与糖类和氨基酸同时输注，以避免代谢性酸中毒的发生；定期检查血糖、酸碱平衡、电解质、水平衡和血细胞计数；新生儿高胆红素(总血清胆红素＞200μmol/L)的患儿慎用。相互作用 药物：不可将电解质溶液直接加入。医保 非医保。

中/长链脂肪乳注射液（$C_{6\sim24}$）〔Medium and Long Chain Fat Emulsion Injection（$C_{6\sim24}$）〕

作用类别 脂肪乳制剂。适应证 需要接受胃肠外营养和(或)必需脂肪酸缺乏的患者。用法 静脉滴注：单独输注或配制成“全合一”营养混合液进行输注。一日 10％制剂 10～20ml/kg 或 20％制剂 5～10ml/kg，相当于脂肪 1～2g/kg，脂肪滴速为 0.05g/(kg·h)。不良反应 体温升高、寒战、食欲不振、恶心、呕吐、呼吸困难、血压变化等，肝脾大、贫血、出血倾向、高血脂、高血糖等。禁忌 严重凝血障碍、休克和虚脱、妊娠、急性血栓栓塞、伴有酸中毒和缺氧的严重脓毒血症、脂肪栓塞、急性心肌梗死和中风、酮症酸中毒昏迷和糖尿病性前期昏迷；输液过程中出现三酰甘油蓄积时，脂类代谢障碍、肝功能不全、肾功能不全、网状内皮系统障碍、急性出血坏死性胰腺炎患者;肠外营养的一般禁忌,包括各种原因引起的酸中毒、未治疗的水电解质代谢紊乱(低渗性脱水、低血钾、水潴留)、代谢不稳定、肝内胆汁淤积。注意 定期检查血清三酰甘油、血糖、酸碱平衡、血电解质、液体出入量及血常规,脂肪乳输注过程中,血清三酰甘油浓度不应超过 3mmol/L;对大豆或其他蛋白质高度敏感的患者慎用。相互作用 药物:多价阳离子(如钙离子)。妊娠分级 C。医保 乙类。

中/长链脂肪乳注射液($C_{8\sim24}$)〔Medium and Long Chain Fat Emulsion Injection($C_{8\sim24}$)〕

作用类别 参照中/长链脂肪乳注射液($C_{6\sim24}$)。

结构脂肪乳注射液($C_{6\sim24}$)〔Structural Fat Emulsion Injection($C_{6\sim24}$)〕

作用类别 脂肪乳制剂。适应证 作为肠外营养的组成部分,提供能量和必需脂肪酸。用法 :作为含葡萄糖注射液的肠外营养混合液的组成部分,与其他成分一起,通过中心静脉或周围静脉滴注,三酰甘油一日 1～1.5g/kg,三酰甘油滴注速度为 0.15g/(kg·h)。不良反应 恶心、头痛、体温升高、背部疼痛、呼吸系统症状、寒战、头昏、腹泻、血压升高、心动过速、呕吐、斑疹、脂肪超载综合征等。禁忌 已知对鸡蛋或大豆蛋白高度过敏;严重高脂血症;严重肝功能不全;噬红细胞综合征;严重凝血障碍;急性休克;输液治疗的一般禁忌证,包括急性肺水肿、水中毒、失代偿性心功能不全等。注意 :出现过敏反应及时停用;脂质代谢受损的患者,如肾功能不全、糖尿病未控制、胰腺炎、肝功能损害、甲减(若伴有高脂血症)以及败血症等患者慎用;滴注过程中,血清三酰甘油浓度不应超过 3mmol/L;定期检测血糖、血电解质、肝功能、液体平衡和血象;为避免代谢性酸中毒,应与糖类同时输注。相互作用 药物:胰岛素、肝素。医保 非医保。

多腔袋类制剂

脂肪乳氨基酸(17)葡萄糖(11%)注射液〔Fat Emulsion, Amino Acid (17) and Glucose (11%) Injection〕

作用类别 多腔袋类制剂。适应证 用于不能或功能不全或被禁忌经口/肠道摄取营养的成人患者。用法 经周围静脉或中心静脉进行输注:根据临床情况决定用量,输注速度不超过 3.7ml/(kg·h),输注时间为 12～24 小时。不良反应 静脉炎、体温升高、寒战、恶心、呕吐、转氨酶升高、过敏反应、皮疹、荨麻疹、呼吸急促、溶血、网织红细胞增多、腹痛、头痛、疲倦、阴茎异常勃起、血压变化、脂肪超载综合征等。禁忌 对鸡蛋、大豆蛋白或处方中任一成分过敏;重度高脂血症;严重肝功能不全;严重凝血机制障碍;先天性氨基酸代谢异常;严重肾功能不全且无法进行腹透与血透者;急性休克;高糖血症;电解质水平异常生高;急性肺水肿、水潴留、失代偿性心功能不全、低渗性脱水等肠外营养的一般禁忌证;吞噬血细胞综合征;疾病状态处于非稳定期,如严重创伤后期,失代偿性糖尿病,急性心梗,代谢性酸中毒,严重败血症,高渗性昏迷等。注意 定期检测脂肪廓清能力;水、电解质代谢紊乱者在使用前须对有关指标予以纠正;对脂质代谢受损,如肾功能不全、失代偿性糖尿病、胰腺炎、肝功能损害、甲状腺功能低下(伴有高脂血症)以及败血症患者慎用;定期监测血糖、血电解质、血浆渗透压、水电解质平衡与酸碱平衡以及肝酶、血细胞计数、凝血等;伴有肾功能不全则应密切监测磷与钾的摄入以防产生高磷血症与高钾血症。相互作用 药物:只有在相容性得到证实且所有的添加操作在严格无菌条件下,其他治疗药物或营养药物方可加入。贮藏 25℃以下保存,不得冰冻。医保 乙类(限小肠功能缺失患者)。

营养药

脂肪乳氨基酸(17)葡萄糖(19%)〔Fat Emulsion, Amino Acid(17) and Glucose (19%)〕

作用类别 参照脂肪乳氨基酸(17)葡萄糖(11%)注射液。

其他

低分子右旋糖酐氨基酸注射液(Dextran 40 and Amino Acids Injection)

作用类别 营养性血容量扩充药。适应证 兼有蛋白质缺乏的血容量减少、微循环不良和血栓患者。用法 静脉滴注:一次 500ml,一日一次,可连续用药 4～5 天或遵医嘱。不良反应 过敏反应。禁忌 充血性心力衰竭,有严重的出血性疾患者。注意 心、肝、肾功能不全者慎用;药液需澄清透明方可使用;在贮存时易析出片状结晶,经 100℃左右加热溶解后可继续使用。贮藏 25℃以下避光保存。医保 非医保。

木糖醇(Xylitol)

作用类别 营养药。适应证 用于糖尿病患者的糖代用品。用法 静脉滴注:一次 20～50g;口服:一日 25～50g,分 3～4 次服用,调于饮食中服用更佳。不良反应 肠鸣、腹泻、代谢性酸中毒、肾损伤、大脑功能损伤等。禁忌 胰岛素诱发的低血糖症。注意 滴注速度按木糖醇计,应不超过 0.3g/(kg·h),10%木糖醇注射液滴注速度应更加缓慢;肝肾功能不全者慎用;一日剂量不能超过 100g。医保 非医保。

多种微量元素注射液(Ⅰ)〔Multi－Trace Elements Injection (Ⅰ)〕

作用类别 微量元素添加剂。适应证 补充成人对微量元素铬、铁、钼、锌、铜、锰、硒的日常需要。用法 静脉滴注:成人一日 10ml,每 5ml 可加入复方氨基酸注射液(7%)或 5%、10%葡萄糖注射液 100ml 中,混合后 12 小时内用完。禁忌 不耐受果糖者。注意 未经稀释不能注射;肾功能障碍患者慎用。医保 乙类(限配合肠外营养用)。

多种微量元素注射液(Ⅱ)〔Multi－Trace Elements Injection (Ⅱ)〕

作用类别 微量元素添加剂。适应证 肠外营养的添加剂,10ml 能满足成人每天对铬、铜、铁、锰、钼、硒、锌、氟和碘的基本和中等需要;用于妊娠妇女补充微量元素。用法 静脉滴注:成人一日 10ml,在配伍得到保证的前提下将 10ml 加入 500ml 复方氨基酸注射液或葡萄糖注射液中,静滴时间

6～8 小时。禁忌 不耐受果糖者。注意 未经稀释不能输注；微量元素代谢障碍、胆道功能明显减退、肾功能障碍者慎用；必须在静注前 1 小时内加入稀释液中，输注时间不超过 24 小时；长期使用应注意监测各微量元素缺乏或过量的有关症候，进行相应的药物调整。相互作用 药物：不可添加其他药物，以避免可能发生的沉淀。医保 乙类(限配合肠外营养用)。

丙胺酰谷氨酰胺(Alanyl - Glutamine)

作用类别 肠外营养制剂。适应证 需要补充谷氨酰胺患者的肠外营养，包括处于分解代谢和高代谢状况的患者。用法 静脉滴注：不可直接输注，必须与可配伍的氨基酸或含氨基酸的输液相混合，然后与载体溶液一起输注。1 体积的本品至少应与 5 体积的载体相混合。混合液中本品的最大浓度不应超过 3.5%。通过本品供给的氨基酸量一般不超过全部氨基酸供给量的 20%。常用剂量：2ml/kg。用量的参考配比为：如当氨基酸的需要量为 1.5g/(kg · d)，其中 1.2g 氨基酸由载体溶液提供，0.3g 氨基酸由本品提供。如当氨基酸的需要量为 2g/(kg · d)，其中 1.6g 氨基酸由载体溶液提供，0.4g 氨基酸由本品提供。输注速度与载体溶液量有关，但氨基酸不应超过 0.1g/(kg · d)。连续使用不超过 3 周。不良反应 输注速度过快时，出现寒战、恶心、呕吐。禁忌 严重肾功能不全(肌酐清除率<25ml/min)；严重肝功能不全。注意 定期监测肝肾功能和酸碱平衡，代偿性肝功能不全的患者需定期监测肝功能。医保 乙类。

氨基酸葡萄糖注射液(Amino Acid and Glucose Injection)

作用类别 双腔袋类肠外营养。适应证 口服或肠内营养供给不能、不足或禁忌者。用法 根据患者的代谢需要、能量消耗及临床状况选择剂量，每日最大剂量是 40ml/kg 或 2400～2800ml；滴速根据剂量、溶液性质进行调节，最大输注速度是 3ml/(kg · h)或 180～210ml/h。不良反应 葡萄糖超负荷综合征、肝功能异常、酸中毒、高钙血症、脑水肿、肺水肿、外周水肿、水中毒、高血糖症、高渗尿糖症、口渴等。余同复方氨基酸注射液(18AA)。禁忌 未经血液透析、血液滤过及血液透析滤过治疗的肾衰竭患者；严重的肝脏疾病；氨基酸代谢紊乱；代谢性酸中毒及高乳酸血症；肾上腺功能不足；高渗性昏迷；输注治疗的一般禁忌证，如肺水肿、水过多及失代偿性心功能不全；含电解质的制剂不能用于高钾血症和高钠血症的患者。注意 定期监测血糖、电解质、肝肾功能及液体平衡；避免循环负担过重，尤其是心功不全者；严重肾衰竭的患者，最好给予特殊配方的氨基酸溶液；应给长期接受肠外营养的患者提供维生素和微量元素。相互作用 不得应用同一输液器在输注本品的同时、之前和之后输血，因可能出现假凝集现象。医保 非医保。

激素及调节内分泌功能药

下丘脑垂体激素相关药物

促皮质素[共]（Adrenocorticotropine）

作用类别 促进肾上腺皮质激素的合成和分泌。适应证 活动性风湿病、类风湿关节炎、红斑性狼疮，严重的支气管哮喘，严重皮炎，急性白血病，霍奇金病。用法 肌注：一次 25U，一日 2 次；静滴：一次 12.5～25U，一日 2 次。促皮质素兴奋试验：用 5%葡萄糖注射液溶解促皮质素 20～25U，静脉持续滴注 8 小时，滴注前后采血测血浆皮质醇，观察其变化或留滴注促皮质素当日尿液以测定尿游离皮质醇或 17-羟皮质激素，与前一日对照值相比较。不良反应 长期使用可产生糖皮质激素的不良反应，包括库欣综合征、水钠潴留、低钾、骨质疏松等；痤疮和多毛；变态反应。注意 粉针不可用氯化钠溶解；应逐渐停药，突然撤除可引起垂体功能减退；高血压、糖尿病、结核、化脓性或真菌感染、胃十二指肠溃疡及心力衰竭者慎用；本品需在注射给药前进行皮肤敏感试验。相互作用 碱性溶液、排钠保钾利尿剂、水杨酸类、吲哚美辛、抗凝药、抗糖尿病药。贮藏 遮光，阴凉处。妊娠分级 C。医保 甲类。

重组人生长激素（Recombinant Human Somatropin）

作用类别 人体生长激素。适应证 成人已明确的下丘脑-垂体疾病所致的生长激素缺乏症，儿童生长激素分泌不足所致的生长障碍，特纳综合征，慢性肾病引起的青春期发育迟缓。用法 促儿童生长：剂量因人而异，推荐剂量为 0.1～0.15U/(kg·d)，每日一次，皮下注射，疗程为 3 个月或 3 年，或遵医嘱；重度烧伤：皮下注射，0.2～0.4U/(kg·d)，每日一次，疗程一般 2 周左右；成人替代疗法：剂量必须个体化，通常推荐从低剂量开始，如每日 0.5U(0.17mg)或最大 0.02U/(kg·d)，等于0.007mg/(kg·d)，经过一两个月治疗的结果，可将剂量逐步调整至 0.04U/(kg·d)，等于 0.013mg/(kg·d)，随年龄增长剂量降低。不良反应 一过性高血糖、体液潴留、周围水肿、局部注射反应等。禁忌 骨骺已完全闭合者；严重全身性感染等危重患者在机体急性休克期内。注意 糖尿病、甲低、恶性肿瘤、急性白血病及股骨头炎患者慎用，糖皮质激素治疗可能抑制本品的促生长作用。相互作用 糖皮质激素、非雄激素类固醇。贮藏 2～8℃遮光保存。妊娠分级 C。医保 乙类（限儿童原发性生长激素缺乏症和工伤保险）。

醋酸去氨加压素[基][共]（Desmopressin）

作用类别 加压素类似物。适应证 中枢性尿崩症；夜间遗尿症；介入性治疗或诊断性手术前，使延长的出血缩短或恢复正常；肾尿液浓缩功能试验。用法 中枢性尿崩症：一般成人和儿童的初始剂量为每次0.1mg，每日3次；治疗夜间遗尿症：初始剂量为每次0.2mg，可增至0.4mg，连续使用3个月后停用至少一周；控制出血或手术前预防出血：按体重0.3μg/kg的剂量，用氯化钠溶液稀释至50～100ml，在15～30分钟内静脉滴注，可6～12小时重复给药1～2次；肾尿液浓缩功能试验：成人肌肉或皮下注射的常用剂量为4μg，一岁以上儿童每天1～2μg，一岁以下的婴儿剂量为0.4μg。不良反应 水钠潴留、头痛、胃痛、恶心、偶见血压升高和血栓形成。禁忌 习惯性或精神性烦渴者，心功能不全，ⅡB型血管性血友病的患者，需要用利尿剂的其他疾病患者，哺乳期妇女。注意 急迫性尿失禁患者不宜使用；治疗遗尿症时服药前1小时至服药后8小时限制饮水；妊娠妇女、年幼儿、65岁以上老人慎用；与非甾体抗炎药合用时应严格控制饮水并监测血钠水平。相互作用 三环类抗抑郁剂、氯丙嗪、卡马西平。贮藏 遮光，阴凉处。妊娠分级 B。医保 甲类(口服常释剂型)，乙类(吸入剂、注射剂)。

特利加压素(Terlipressin)

作用类别 加压素类似物。适应证 胃肠道和泌尿生殖系统的出血；手术后出血的治疗；妇科手术的局部应用。用法 食管静脉曲张导致的出血：每4～6小时给药一次，静脉给药每次剂量为1.0mg，3～5天为一疗程；儿童内脏出血：每4～8小时给药一次，每次剂量为8～20μg/kg；泌尿生殖道出血：每4～6小时给药一次，静脉给药每次剂量为0.2～1.0mg；妇科手术后局部应用：取本品0.4mg使用氯化钠溶液稀释至10ml，于子宫颈管内或子宫颈管旁注射给药。不良反应 面部和体表苍白、血压轻微升高、头痛、呼吸困难、低钠血。禁忌 孕妇。注意 高血压、心脏功能紊乱或肾功能不全慎用。相互作用 降低心率的药物如丙泊酚、舒芬太尼。贮藏 遮光，阴凉处。医保 非医保。

戈舍瑞林(Goserelin)

作用类别 LHRH(促黄体素释放素)类似物。适应证 前列腺癌、乳腺癌、子宫内膜异位症。用法 腹前壁皮下注射：一次3.6mg，每28天一次。不良反应 皮疹、面部潮红、性欲下降、男性偶见乳房肿胀和触痛，给药初期可出现骨骼疼痛暂时性加重和尿路梗阻。禁忌 孕妇、儿童。注意 有发展为输尿管梗阻和脊髓压迫危险的男性患者慎用，女性有骨密度下降可能，哺乳期间不推荐使用，肾功能不全者无需调整剂量。贮藏 遮光，阴凉处。妊娠分级 X。医保 乙类。

戈那瑞林(Gonadorelin)

作用类别 LHRH受体拮抗剂。适应证 鉴别诊断生育障碍病因，如性腺萎缩导致的性腺功能不足、乳溢性闭经、原发性或继发性闭经、绝经和早熟绝经、垂体肿瘤、垂体的器官损伤和事实上的下丘脑功能障碍等。用法静脉注射，临用时每支用2ml灭菌氯化钠溶液溶解，女性一次25μg，男性一次100μg，在注入前0分钟及注入后25分钟、45分钟、90分钟、180分钟时各抽血3ml，取血清保存，进行放免试法测定LH(黄体生成素)及FSH(卵泡刺激素)，从而进行鉴别诊断。不良反应 胃肠不适、头痛失眠、多囊卵泡、精子生成抑制、骨质疏松、变态反应等。禁忌 多囊卵巢者、无睾丸者、无卵巢者、孕妇。注意 本品注入后，先出现LH峰，后出现FSH峰，LH峰值远强于FSH峰值。相互作用 影响垂体分泌的促性激素的药物。贮藏 遮光，阴凉处。妊娠分级 B。医保 乙类。

激素及调节内分泌功能药

亮丙瑞林（Leuprorelin）

作用类别 LHRH类似物。适应证 子宫内膜异位症；伴有月经过多、下腹痛、腰痛及贫血等的子宫肌瘤；绝经前乳腺癌，且雌激素受体阳性者；前列腺癌；中枢性性早熟。用法 子宫内膜异位症：50kg以上成人一次3.75mg，50kg以下一次1.88mg，每4周一次；子宫肌瘤：成人一次1.88mg，体重过大或子宫明显肿大的患者一次3.75mg，每4周一次；前列腺癌、闭经前乳腺癌：成人一次3.75mg，每4周一次；中枢性性早熟：儿童一次30μg/kg，根据症状可增至90μg/kg，每4周一次。不良反应 发热、皮疹、面部潮红、性欲下降、男性偶见乳房肿胀和触痛、给药初期可出现骨骼疼痛暂时性加重和尿路梗阻、血尿酸、尿素氮、转氨酶升高等。禁忌 对本品及衍生物过敏者，孕妇及哺乳期妇女，性质不明的、异常的阴道出血患者。注意 已存在脊髓压迫或尿潴留引起的肾功能损害或有重新发作可能的患者慎用；女性治疗前应确认没有妊娠，于月经周期的第1～5日开始用药，治疗期间应采用非激素方法避孕；首次用药时可出现骨性疼痛暂时加重、尿潴留或脊髓压迫症状，应对症处理；长期给药可引起骨密度下降，需监测。相互作用 性激素类化合物、雌二醇衍生物、雌激素三醇衍生物、由雌激素变化的化合物、雌激素和黄体酮的组合化合物、性激素混合物等。贮藏 遮光，阴凉处。妊娠分级 X。医保 乙类。

曲普瑞林（Triptorelin）

作用类别 促性腺激素释放激素类似物。适应证 激素依赖性性前列腺癌，儿童中枢性性早熟，子宫肌瘤，子宫内膜异位症。用法 前列腺癌：一次3.75mg，每4周一次；性早熟：体重小于20kg的儿童给半量(1.875mg)；体重在20～30kg的儿童给2/3剂量(2.5mg)；体重大于30kg的儿童给全量(3.75mg)，每4周一次；子宫内膜异位症：月经周期的第1～5日开始治疗，一次3.75mg，每4周一次，一个疗程至少4个月；女性不孕症：一次3.75mg，月经周期第2日使用，垂体脱敏后开始联用促性腺激素治疗；术前子宫肌瘤：月经周期的第5日开始，一次3.75mg，每4周一次，疗程3个月。不良反应 长期使用可致骨质流失；男性治疗初期可出现尿路症状、前列腺癌、骨痛、脊髓压迫等症状，治疗过程中有潮热、阳痿等；女性治疗初期有子宫内膜异位症状加重，1～2周后消失。第一次注射后一个月内可出现子宫出血；女孩可出现少量阴道出血。注意 前列腺癌患者必要时可监测血睾酮水平，不应高于 1ng/ml；女性治疗前应确认没有妊娠，不应在哺乳期使用；女性不孕症，联合使用促性腺激素时可引起卵泡增多；子宫内膜异位症和术前子宫肌瘤的治疗通常引起闭经，1 个月治疗后子宫出血属于异常，应核实雌二醇水平；末次治疗的 1.5 个月之后应采取避孕措施。相互作用 含雌激素药物。贮藏 遮光，阴凉处。妊娠分级 X。医保 乙类。

普罗瑞林（Protirelin）

作用类别 促性腺激素释放激素类似物。适应证 用于诊断 Graves 病、甲状腺功能减退以及促甲状腺素性突眼等。用法 静脉注射本品 200～500μg，观察血中促甲状腺激素水平的变化，正常人于注射后 15～30 分钟达峰值，为基础值的 2～3 倍以上。不良反应 头痛、头晕、面部潮红、恶心及口腔奇腥味道、心悸、胸闷、心率加快及血压升高或降低。注意 明显心功能不全、支气管哮喘、严重的垂体功能不足、妊娠期妇女及哺乳期妇女慎用。试验前停用生长激素、肾上腺皮质激素、左旋甲基多巴、前列腺素、生长激素抑制激素及女用避孕药。相互作用 多巴胺、溴隐亭、阿司匹林、糖皮质激素、孕激素、锂剂、雷尼替丁、茶碱、雌激素。贮藏 遮光，阴凉处。医保 非医保。

丙氨瑞林（Alarelin）

作用类别 促性腺激素释放激素类似物。适应证 子宫内膜异位症。用法 皮下或肌内注射，从月经来潮的第 1～2 天开始治疗，每次 150μg，每日一次，或遵医嘱。临用前 2ml 灭菌氯化钠溶液溶解。治疗子宫内膜异位症 3～6 个月为一疗程。不良反应 潮热、盗汗、阴道干燥或情绪改变、皮疹。禁忌 妊娠期妇女、哺乳期妇女及原因不明的阴道出血。贮藏 遮光，阴凉处。医保 乙类。

绒促性素[基][共]（绒毛膜促性腺激素，Chorionie Gonadotrophin）

作用类别 促性腺激素药。适应证 青春期隐睾症的诊断和治疗，垂体功能低下所致的男性不育和女性无排卵性不孕症，体外受精以获取多个卵细胞，女性黄体功能不全的治疗，功能性子宫出血、妊娠先兆流产、习惯性流产。用法 男性促性腺功能不足所致垂体功能低下：肌内注射，一次 1000～4000U，一周 2～3 次，持续数周至数月；促排卵：于尿促性素末次给药后 1 日或氯米芬给药后 5～7 日，一次 5000～10 000U，连用 3～6 个周期；黄体功能不全：于经期 15～17 日排卵之日起隔日用药一次，一次 1500U，连用 5 次，可调整剂量，直至 7～10 孕周；功能性子宫出血：一次 1000～3000U；习惯性流产、先兆流产：一次 1000～5000U；发育性迟缓者睾丸功能测定：一次 2000U，一日 1 次，连用 3 日；青春期前隐睾症：一次 1000～5000U，一周 2～3 次，总次数不多于 10 次。不良反应 促排卵时，可见诱发囊肿或卵巢肿大，2～3 周内可消退；排卵后 7～10 日可出现盆腔或腹部剧烈疼痛、消化不良、水肿等；用于隐睾症时偶见男性性早熟；偶见注射部位疼痛、过敏性皮疹；用本品促排卵可增加多胎率和新生儿发育不成熟；其他不良反应包括乳房肿大、头痛、精神抑郁、易激动等。禁忌 怀疑有垂体增生或肿瘤，前列腺癌或其他雄激素有关肿瘤者，性早熟者，诊断未明的阴道出血，子宫肌瘤，卵巢囊肿，血栓性静脉炎者。注意 前列腺增生、哮喘、心脏病、癫痫、偏头痛、肾功能损害和高血压患者慎用，运动员慎用，发现卵巢过度刺激综合征及卵巢肿大、胸腔积液等并发症时应停药，向患者说明多胎妊娠的可能性，本品需在注射给药前进行皮肤敏感试验。相互作用 脑下垂体促性腺激素。贮藏 遮光，阴凉处。妊娠分级 X。医保 甲类。

尿促性素（Menotrophin）

作用类别 促性腺激素类药。适应证 与绒促性素合用，女性：治疗促性腺素分泌不足所致的原发性或继发性闭经、无排卵所致的不孕症；男性：治疗原发或继发促性腺激素低下性性腺功能减退，以刺激精子生成。用法 女性：初始（或月经周期第 5 日）用量，肌内注射，一次 75～150U，一日 1 次，7 日后视患者雌激素水平和卵泡发育情况调整剂量，增加至每日 150～225U。卵巢成熟后改用肌内注射绒促性素 10 000U 诱导排卵，注射 3 周后无效者停止用药。男性：起始肌内注射 2000U，每周 2～3 次，以诱导适当的男性化。如对 HCG 治疗反应仅仅是自然的男性化，应用本品 1 次 75U，每周 3 次和 HCG 2000U，每周 2 次，最少使用 4 个月。不良反应 女性主要为卵巢过度刺激综合征，多胎妊娠和早产。男性为男性乳房女性化。禁忌 原因不明的阴道出血，子宫肌瘤，卵巢囊肿，肾上腺功能不全，甲状腺功能不全和原发性卵巢功能衰竭者。注意 用药期间监测卵巢大小、基础体温、雌激素排泄量、宫颈黏液、β－HCG 等；哮喘、心脏病、癫痫、肾功能不全、垂体肿瘤或肥大、甲状腺或肾上腺皮质功能减退者慎用，运动员慎用，出现重度卵巢过度刺激综合征应立即停药。贮藏 遮光，阴凉处。妊娠分级 X。医保 乙类。

肾上腺皮质激素类药

氢化可的松[基]（Hydrocortisone）

作用类别 糖皮质激素。适应证 肾上腺皮质功能减退的替代治疗；先天性肾上腺皮质增生；自身免疫性疾病；过敏性疾病，严重支气管哮喘、过敏性鼻炎等；器官移植的抗排斥反应；血液疾病，如急性白血病、淋巴瘤等；溃疡性结肠炎等。用法 抗炎和免疫抑制，口服，一日 2.5～10mg/kg，每 6～8 小时一次；糖皮质激素替代治疗，口服，一日 20～25mg，清晨服 2/3，午后服 1/3，疗效不佳时可增至一日 80mg，小儿按体表面积一日 25mg/m²。肾上腺皮质功能减退、严重过敏反应、哮喘持续状态、休克等，静脉注射，可溶于 0.9%氯化钠注射液或 5%葡萄糖注射液中，一日 100mg，可用至一日 300～500mg，疗程不超过 3～5 天。不良反应 皮肤瘙痒、灼烧、干燥感、皮肤萎缩、口周炎、库欣综合征、下肢水肿、伤口愈合不良、骨质疏松、欣快、激动、胃肠道反应、溃疡、白内障、青光眼、糖尿病加重、并发感染、停药综合征、儿童生长抑制、血细胞减少、骨头缺血性坏死、胰腺炎、胃穿孔。禁忌 严重精神病史、癫痫、活动性消化性溃疡、肾上腺皮质功能亢进、严重骨质疏松、糖尿病。注意 妊娠及哺乳期妇女慎用，儿童应用小剂量；高血压、糖尿病、结核、化脓性或真菌感染、青光眼、胃十二指肠溃疡及心力衰竭者慎用；长期应用可发生低钾、低钙、负氮平衡和垂体-肾上腺皮质功能抑制；氢化可的松注射液中含乙醇，需稀释至 0.2mg/ml 后滴注，中枢神经抑制和肝功能受损者需选择氢化可的松琥珀酸钠注射液。相互作用 免疫抑制剂、呋塞米、氢氯噻嗪、两性霉素 B、胰岛素、三环类抗抑郁药、非甾体抗炎药、麻黄碱、异烟肼、美西律和水杨酸盐。妊娠分级 C。医保 甲类（口服常释剂型、注射剂），乙类（软膏剂）。

可的松[基]（Cortisone）

作用类别 糖皮质激素。适应证 同氢化可的松。用法 肾上腺皮质功能减退症，口服，一日 25～37.5mg，清晨服 2/3，午后服 1/3，疗效不佳时可增至一日 100mg；肌内注射，一日 25mg。不良反应 见氢化可的松。禁忌 见氢化可的松。注意 肝功能不全患者应选用氢化可的松；本品水钠潴留活性较强，不作为抗炎和抗过敏首选。其余见氢化可的松。相互作用 同氢化可的松。妊娠分级 D。医保 乙类。

泼尼松龙（Prednisolone）

作用类别 糖皮质激素。适应证 过敏性、自身免疫性炎症性疾病。用法 口服：成人一日 15～60mg 或 0.5～1mg/kg，发热患者分 3 次服用，体温正常者每日晨起一次顿服，小儿开始用量一日 1mg/kg。注射：泼尼松龙可溶于 5%葡萄糖注射液，静注一次 10～20mg，肌内或关节腔内注射一次 10～40mg，必要时可加量。滴眼：一次 1～2 滴，一日 2～4 次。不良反应 见氢化可的松。禁忌 见氢化可的松。注意 氢化泼尼松可做静脉注射、静脉滴注，醋酸泼尼松龙只能用于肌内或关节腔内注射。其余见氢化可的松。相互作用 同氢化可的松。医保 乙类。

泼尼松[基]（Prednisone）

作用类别 糖皮质激素。适应证 同泼尼松龙。用法 口服：一般一次 5～10mg，一日 10～60mg；自身免疫性疾病，一般一日 40～60mg，病情稳定后减量；过敏性疾病，一日 20～40mg，症状减轻后每隔 1～2 日减量 5mg；急性淋巴性白血病及恶性淋巴瘤，一日 60～80mg；防止排异反应，一般术前 1～2 天开始每日口服 100mg，术后一周改为每日 60mg，以后逐渐减量。外用：一般一日 1～2 次。滴眼：一次 1～2 滴，一日 2～4 次。不良反应 见氢化可的松。禁忌 见氢化可的松。注意 肝功能较差者需用泼尼松龙。其余见氢化可的松。相互作用 同氢化可的松。妊娠分级 B。医保 甲类。

甲泼尼龙[基]（Methyl Prednisolone）

作用类别 糖皮质激素。适应证 同泼尼松龙。用法 口服：初始剂量一日 4～48mg，一日一次，维持剂量一日 4～8mg，也可采用隔日疗法，隔日早晨一次性给予两天的总量。静脉注射：可溶于5%葡萄糖注射液和9%氯化钠注射液，危重病例的急救，最大量可用至30mg/kg，至少用30分钟静脉注射，必要时可在48小时内每隔4～6小时重复一次；风湿性疾病、系统性红斑狼疮、多发性硬化症，一日1g，静脉注射3～5天；肾盂肾炎、狼疮性肾炎，一日1g，静脉注射3、5或7天；防止癌症化疗引起的恶心呕吐，一次250mg，至少5分钟静脉注射；急性脊髓损伤，应于损伤后8小时内开始治疗，初始剂量为30mg/kg，以15分钟静脉注射；其他适应证，初始剂量从10mg到500mg不等，依临床疾病而变化。不良反应 见氢化可的松。禁忌 见氢化可的松。注意 本品水钠潴留作用较弱，其余见氢化可的松。相互作用 葡萄柚汁，其余见氢化可的松。妊娠分级 C。医保 甲类。

地塞米松[基]（Dexamethasone）

作用类别 糖皮质激素。适应证 过敏性、自身免疫性炎症性疾病，还可用于库欣综合征的诊断和鉴别诊断药物试验，糖皮质激素可治疗性醛固酮增多症的诊断试验。用法 静脉注射：可溶于5%葡萄糖注射液，每次2～20mg，静脉滴注时可2～6小时重复给药至病情稳定，但大剂量连续给药一般不超过72小时；恶性肿瘤所致的脑水肿，首剂静脉推注10mg，随后每6小时肌内注射4mg，一般12～24小时患者可有所好转，2～4天后逐渐减量，5～7天停药；不宜手术的脑肿瘤，首剂可静脉推注50mg，以后每2小时重复给予8mg，数天后再减至每日2mg，分2～3次静脉给予。鞘内注射：每次5mg，间隔1～3周注射一次。关节腔内注射：一般每次0.8～4mg，按关节腔大小确定。口服：成人开始剂量为一次0.75～3mg，一日2～4次，维持量约一日0.75mg，视病情而定。不良反应 见氢化可的松。禁忌 见氢化可的松。注意 见氢化可的松。相互作用 同氢化可的松。妊娠分级 C。医保 甲类（口服常释剂型、注射剂），乙类（滴眼剂、软膏剂）。

曲安奈德[基]（Triamcinolone Acetonide）

作用类别 糖皮质激素。适应证 同泼尼松龙。用法 肌内注射：起始剂量一般为2.5～60mg/d，做深臀部肌内注射；成人或12岁以上儿童起始剂量以60mg/d为宜，剂量范围在40～80mg/d；6～12岁儿童起始剂量为40mg，剂量大小取决于症状的严重与否。关节或局部注射：用于各种骨关节病，一次2.5～15mg，成人较小范围用10mg，较大范围则可达40mg。外用：涂于患处，一日2～3次。气雾剂：成人和12岁以上儿童每日1次，每次各鼻孔2喷；4～12岁儿童每日1次，每次各鼻孔一喷。不良反应 见氢化可的松。禁忌 见氢化可的松。注意 本品不宜静脉和皮下用药；使用前应充分摇匀使其成均匀混悬液，每次注射需更换注射部位；关节腔内注射可引起关节损害。相互作用 同氢化可的松。妊娠分级 C。医保 乙类。

曲安西龙（Triamcinolone）

作用类别 糖皮质激素。适应证 同泼尼松龙。用法 口服：起始一次4～48mg，长期服用维持量每日4～8mg，最好与每日晨8～9时将全天剂量一次服用。

外用:涂于患处,一日 2～3 次。不良反应 见氢化可的松。禁忌 见氢化可的松。注意 同氢化可的松。医保 乙类。

糠酸莫米松(Momestasone Furoate)

作用类别 糖皮质激素。适应证 鼻喷剂:成人、青少年和 3～11 岁儿童季节性或常年性鼻炎,对于曾有中至重度季节性过敏性鼻炎的患者,主张在花粉季节开始前 2～4 周用本品作预防性治疗。乳膏:用于湿疹、神经性皮炎,异位性皮炎及皮肤瘙痒症。用法 鼻喷剂:成人(包括老年患者)和青年,用于预防和治疗的常用推荐量为每侧鼻孔 2 喷(每揿为 50μg),一日 1 次(总量为 200μg),症状被控制后,剂量可减至每侧鼻孔 1 喷(总量为 100μg),即能维持疗效。如果症状未被有效控制,可增剂量至每侧鼻孔 4 喷,在症状控制后减小剂量;3～11 岁儿童,常用推荐量为每侧鼻孔 1 喷,一日 1 次。外用:取本品适量涂于患处,每日 1 次。不良反应 头痛、鼻出血、咽炎、鼻部刺激、鼻溃疡、皮肤刺激、皮肤萎缩、多毛症、口周皮炎、继发感染等。注意 注意鼻喷雾剂的常规清洁;对于涉及鼻黏膜的未经治疗的局部感染,不应使用本品;新近接受鼻部于术或受外伤的患者,在伤口愈合前不应使用鼻腔用糖皮质激素;如果鼻咽部发生局部真菌感染或持续存在鼻咽部刺激,则应停用本品或需给予适当治疗;对于活动性或静止性呼吸道结核感染、未经治疗的真菌、细菌、全身性病毒感染或眼单纯疱疹的患者慎用本品。医保 乙类。

氟氢可的松(Fludrocortisone)

作用类别 肾上腺皮质激素。适应证 主要用于过敏性皮炎、接触性皮炎、异位性皮炎、脂溢性皮炎、湿疹、皮肤瘙痒症、银屑病、神经性皮炎等皮肤病。用法 外用制剂,用软膏局部涂擦,一日 2 次。不良反应 皮肤萎缩、毛细血管扩张、痤疮、毛囊炎、变态反应性接触性皮炎。禁忌 真菌或病毒皮肤感染患者。注意 长期或大面积使用,可吸收引起全身性作用;用药一周后症状未缓解,应向医师咨询;涂布部位如有灼烧感、瘙痒、红肿等,应停止用药,洗净;孕妇和儿童慎用。妊娠分级 C。医保 非医保。

雄激素、抗雄激素及同化激素类药

丙酸睾酮[基][共](Testosterone Propionate,睾丸素,男宝)

作用类别 雄激素类药物。适应证 原发性或继发性男性性功能低减;男性青春期发育迟缓;绝经期后女性晚期乳腺癌的姑息性治疗。用法 男性性腺功能低下激素替代治疗:肌注,一次 25～50mg,每周 2～3 次;绝经后女性晚期乳腺癌:肌注,一次 50～100mg,每周 3 次;男性青春发育延缓:一次 12.5～25mg,每周 2～3 次,疗程不超过 4～6 个月。不良反应 注射部位疼痛、硬结,大剂量可致女性男性化、男性睾丸萎缩、精子减少,水肿、黄疸、肝功能异常。禁忌 肝、肾功能不全,孕妇及前列腺癌患者。注意 用于乳腺癌治疗时,治疗 3 个月内应有效果,若病情发展,应立即停药;不能静注；一般不与其他睾酮制剂换用，因它们作用时间不同；男性应定期检查前列腺；儿童慎用，长期应用可严重影响生长发育。相互作用 口服抗凝药、胰岛素。妊娠分级 X。医保 甲类。

甲睾酮[基][共]（Methyltestosterone，甲基睾酮）

作用类别 人工合成雄激素。适应证 原发性或继发性男性性功能低减，绝经期后女性晚期乳腺癌的姑息性治疗。用法 男性性腺功能低下者激素替代治疗：口服或舌下含服，一次 5mg，一日 2 次；绝经妇女晚期乳腺癌姑息性治疗：口服或舌下含服，一次 25mg，一日 1～4 次，如果治疗有反应，2～4周后，用量可减至一日 2 次，每次 25mg。不良反应 长期大剂量应用：胆汁郁积性肝炎、黄疸、肝功能异常；舌下给药可致口腔炎；女性：痤疮、多毛、声音变粗、闭经、月经紊乱；男性：睾丸萎缩、精子生成减少、精液减少；电解质：水钠潴留。禁忌 孕妇；前列腺癌患者。注意 心、肝、肾功能不良者、前列腺增生、高血压患者慎用；儿童长期应用，可严重影响生长发育。相互作用 巴比妥类药、甲状腺激素。妊娠分级 X。医保 甲类。

达那唑[共]（Danazol，安宫唑）

作用类别 促性腺激素抑制药。适应证 子宫内膜异位症、纤维囊性乳腺病、自发性血小板减少性紫癜、遗传性血管性水肿、系统性红斑狼疮、男子女性乳房、青春期性早熟。用法 子宫内膜异位症：口服，一日量 400～800mg，分次服用，连服 3～6 个月；纤维囊性乳腺病：口服，于月经开始后第一天服药，一次 50～200mg，每日 2 次；遗传性血管性水肿：口服，开始一次 200mg，每日 2～3 次，直到疗效出现，维持量一般是开始量的一半或更少。不良反应 闭经、突破性子宫出血、乳房缩小、音哑、毛发增多、痤疮、皮肤或毛发的油脂增多、下肢水肿、体重增加等。禁忌 血栓症病、心肝肾疾病、异常性生殖器出血患者、妊娠期及哺乳期妇女。注意 癫痫、偏头痛、糖尿病患者慎用，老年患者减量服用，用药期间应定期检查肝功能。相互作用 胰岛素、华法林、环孢素 A、他克莫司、辛伐他汀。妊娠分级 X。医保 乙类。

普拉睾酮[共]（Prasterone，普拉雄酮）

作用类别 同化激素类药。适应证 妊娠足月分娩前促宫颈成熟。用法 0.2g溶于 20ml 5%葡萄糖注射液，缓慢静脉注射，时间不少于 1 分钟，每日 1 次，连续用药 3 天。不良反应 恶心、眩晕、行走乏力、胸闷、注射部位血管痛等。注意 本品必须在医生指导下使用；本品在常温下较难溶解，可于 30～40℃温水中，不断振摇，充分溶解后方可注射；本品溶解后宜立即使用；缓慢静脉注射，注射时间不少于 1 分钟；心功能不全、肝肾功能损害者慎用；运动员慎用。医保 乙类。

十一酸睾酮[共]（Testosterone Undecanoate）

作用类别 雄激素类药。适应证 男性原发性和继发性性腺功能低下的替代治疗。用法 肌注：每次 250mg，每月 1 次。口服：起始每日 120～160mg，用药2～3 周后，每日 40～120mg。饭后吞服，早晚各一次，等份剂量，如不能等分则早上服较多的一份。不良反应 粉刺、男子乳房发育、水钠潴留、精子发生减少等。禁忌 前列腺癌或乳腺癌的男性，妊娠期及哺乳期妇女。注意 有水肿倾向的肾脏病、心脏病、高血压慎用；癫痫、三叉神经痛等患者应在医生密切监视下使用；定期进行前列腺检查；儿童长期应用可致性早熟、骨骺早闭，应慎用。相互作用 酶诱导剂、环丙孕酮。妊娠分级 X。医保 乙类。

苯丙酸诺龙[基][共]（Nandrolone Phenylpropionate，苯丙酸去甲睾丸酮）

作用类别 蛋白同化激素。适应证 女性晚期乳腺癌姑息性治疗，伴有蛋白分解的消耗性疾病。用法 转移性乳腺癌姑息性治疗：肌注，每周 25～100mg，持续至 12 周；蛋白大量分解的严重消耗性疾病：肌注。成人每次 25mg，每 1～2 周 1 次；儿童每次 10mg；婴儿每次 5mg。不良反应 妇女：长胡须、粉刺增多、多毛症、声音变粗、阴蒂肥大、闭经或月经紊乱等；男性：痤疮、精子减少、精液减少；ALT 和 AST 升高、黄疸、消化道不适、皮疹、颜面潮红等。禁忌 高血压患者、孕妇、前列腺癌患者、男子乳腺癌患者。注意 心脏、肝、肾患者、癌骨转移患者、糖尿病、前列腺增生患者慎用；儿童长期应用，可严重影响生长、致早熟，应慎用；老年人易引起水钠潴留，高血钾症，应慎用；相互作用抗凝血药、皮质激素。妊娠分级 X。医保 甲类。

司坦唑醇[共]（Stanozolol，吡唑甲基睾丸素）

作用类别 蛋白同化类固醇类药。适应证 遗传性血管神经性水肿，严重创伤、慢性感染、营养不良等消耗性疾病。用法 口服：成人，开始一次 2mg，一日 2～3 次（女性酌减），如治疗效果明显，可每间隔 1～3 月减量，直至每日 2mg 维持量；儿童，每日 1～2mg，仅在发作时应用。不良反应 ALT 和 AST 升高、黄疸、消化道不适；女性：痤疮、多毛、阴蒂肥大、闭经或月经紊乱等；男性：痤疮、精子减少、精液减少。禁忌 严重肝病、肾脏病、心脏病、高血压患者、孕妇及前列腺癌患者。注意 儿童、老年人、卟啉症患者、前列腺增生及糖尿病患者慎用。相互作用 环孢素 A、华法林。妊娠分级 X。医保 乙类。

替勃龙[共]（Tibolone）

作用类别 合成激素，兼有弱雌激素、雄激素和孕激素活性。适应证 自然绝经和手术绝经所引起的更年期综合征。用法 口服，一日 1 次，1 次 2.5mg。不良反应 阴道出血、头痛、水肿、眩晕、恶心、腹痛、皮疹和抑郁。禁忌 妊娠和哺乳期妇女；激素依赖性肿瘤；血栓性静脉炎，血栓栓塞形成等心脑血管疾病；原因不明的阴道流血；严重肝病。注意 不可作为避孕药使用；建议用于绝经一年以后的妇女；如已用其他激素替代疗法而要改服本品时，宜先用孕激素撤退出血后再开始服用；对肾病、癫痫、三叉神经痛患者或有上述病史者，高胆固醇血症、糖代谢损伤者应密切观察。相互作用 酶诱导剂、抗凝血剂。医保 乙类。

雌激素、抗雌激素、孕激素及抗孕激素类药

雌激素类药物

己烯雌酚[基]（Diethylstilbestrol，人造求偶素）

作用类别 人工合成非甾体雌激素。适应证 补充体内雌激素不足；乳腺癌、绝经后及男性晚期乳腺癌、不能手术治疗者；前列腺癌、不能手术治疗的晚期患者；预防产后泌乳、退乳。用法 用于补充体内不足：口服，一日 0.25～0.5mg，21 天后停药一周，周期性服用，一般用 3 个周期；乳腺癌：口服，一日 15mg，6 周内无改善则停药；前列腺癌：口服，开始时一日 1～3mg，依据病情递增而后递减，维持量一日 1mg，连用 2～3 个月；预防产后泌乳、退乳：口服，一次 5mg，一日 3 次，连服 3 天。不良反应 不规则的阴道流血、尿频、心功能不正常、肝功能异常、高脂血症、恶心、头晕。禁忌 孕妇，血栓性静脉炎患者，肺栓塞性病史患者，与雌激素有关的肿瘤患者，未确证的阴道不规则流血患者，高血压患者。注意 心功能不全、癫痫、糖尿病、肝肾功能障碍、精神抑郁、老年人等应慎用；应按指定方法服药，中途停药可导致子宫出血。相互作用 抗凝药、卡马西平、苯巴比妥、苯妥英钠、扑米酮、利福平、抗高血压药。妊娠分级 X。医保 甲类。

苯甲酸雌二醇（Estradiol Benzoate，安息香酸雌二醇）

作用类别 雌激素类药。适应证 补充雌激素不足，晚期前列腺癌，与孕激素类药物合用抑制排卵，闭经、月经异常、功能性子宫出血、子宫发育不良。用法 绝经期综合征：肌内注射，一次 1～2mg，一周 2～3 次；子宫发育不良：肌内注射，一次 1～2mg，每 2～3 日一次；功能性子宫出血：肌内注射，每日 1～2mg，至血净后酌情减量，后期择日用黄体酮撤退；退乳：肌内注射，每日 2mg，不超过 3 天，后减量或改小量口服药至生效。不良反应 恶心、头痛、乳房胀痛，偶有血栓症、皮疹、水钠潴留等。禁忌 血栓性静脉炎、肺栓塞患者，严重肝肾疾患者，与雌激素有关的肿瘤（乳腺癌、阴道癌、子宫颈癌等）患者及孕妇。注意 用药期间定期进行妇科检查；子宫肌瘤、心脏病、癫痫、糖尿病及高血压患者慎用；儿童易引起早熟，应忌用。相互作用 钙剂、三环类抗抑郁药、卡马西平、苯巴比妥、苯妥英钠、扑米酮、利福平、抗凝药、降糖药、抗高血压药、他莫昔芬。妊娠分级 X。医保 乙类。

炔雌醇（Ethinylestradiol，乙炔雌二醇）

作用类别 雌激素类药。适应证 补充雌激素不足；晚期乳腺癌（绝经期后妇女）、晚期前列腺癌；与孕激素类药合用，可作避孕药。用法 性腺发育不全：口服，一次 0.02～0.05mg，每晚一次，连服 3 周；更年期综合征：口服，一日0.02～0.05mg，连服 21 日，间隔 7 日再用，有子宫的妇女，于周期后期服用孕激素 10～14 天；乳腺癌：口服，一次 1mg，一日 3 次；前列腺癌：口服，一次 0.05～0.5mg，一日 3～6 次。不良反应 恶心、腹胀、头痛、

乳房胀痛、阴道不规则流血、闭经、尿频、尿痛、血压升高、皮疹。禁忌 乳腺癌、子宫颈癌、血栓性静脉炎、肺栓塞患者。注意 肝、肾、心脏病患者、子宫肌瘤、癫痫、糖尿病患者慎用；不明原因的阴道出血者不宜使用；青春期前儿童慎用，以免早熟及骨骼早期闭合。相互作用 维生素C、钙剂、孕激素类药、三环类抗抑郁药、卡马西平、苯巴比妥、苯妥英钠、扑米酮、利福平、抗凝药、抗高血压药、他莫昔芬、尼古丁。妊娠分级 X。医保 乙类。

雌二醇（Estradiol）

作用类别 雌激素类药。适应证 各种原因引起的雌激素缺乏所致的潮热、出汗、萎缩性阴道炎、阴道干涩等症状。用法 片剂：口服，一次1mg，一日1次；阴道片：使用送药器，将本品置入阴道深部。起始剂量：每日一片，两周；维持剂量：每周两次，一次一片。可在任意方便的一天开始治疗。贴片：外用，揭除贴片上的保护膜后立即贴于清洁干燥、无外伤的下腹部或臀部皮肤。用雌二醇缓释贴片一周一片，连用二周。在后二周使用复方雌二醇贴片，每周二次，每次一片，连用二周。最后一片复方雌二醇贴片取下后马上贴上雌二醇缓释贴片。贴片的部位应经常更换，同一部位皮肤不宜连续贴两次，不可贴于乳房部位。不良反应 头晕、头痛、恶心、呕吐、乳房胀痛、阴道少量出血及下肢水肿等。禁忌 乳腺肿瘤患者、雌激素依赖性的肿瘤患者、原因不明的阴道不规则出血、活动性血栓性静脉炎或血栓栓塞患者、有因服用雌激素而致血栓性静脉炎或血栓形成等病史的患者、子宫内膜异位症患者、儿童。注意 乳腺结节、乳腺囊性纤维症及乳房X线像异常者、高血压及心肾功能不全者、脑血管或冠状动脉患者、哮喘、皮肤过敏、癫痫、偏头痛、糖尿病或抑郁症患者慎用。相互作用 巴比妥类、卡马西平、利福平。妊娠分级 X。医保 乙类。

雌三醇（Estriol）

作用类别 天然雌激素。适应证 妇女绝经后因雌激素缺乏而引起的泌尿生殖道萎缩和萎缩性阴道炎。用法 阴道给药，每次0.5mg，每日1次。不良反应 轻微乳胀、下腹胀或阴道灼热等。禁忌 乳腺癌或生殖道恶性肿瘤，雌激素依赖肿瘤，不明原因的阴道流血，血栓性静脉炎，血栓栓塞性疾病。注意 肝脏病、肾脏病、高血压、癫痫、偏头痛、子宫内膜异位、乳房纤维囊肿、高脂血症者慎用，乳房持续发胀或宫颈黏液分泌过多是剂量过大的迹象。相互作用 琥珀胆碱、茶碱、三乙酰夹竹桃霉素、巴比妥、卡马西平、灰黄霉素、乙内酰脲、利福平、口服抗凝药。医保 非医保。

普罗雌烯（Promestriene，甲氧基丙氧基三烯甲雌醇核）

作用类别 甾体类雌激素药物。用法 乳膏剂：阴道给药，一日1～2次，将足量乳膏涂于治疗部位的表面；胶囊剂：放入阴道深部，一次10mg，一日1次。不良反应 极少数患者可出现局部刺激、阴道瘙痒、局部过敏反应。禁忌 有雌激素依赖性癌症史的患者，采用局部避孕法者。注意 如出现子宫出血症状，应对原因进行检查；避免同杀精药同时使用，以免引起避孕失败。医保 乙类。

结合雌激素（Conjugated Estrogens）

作用类别 雌激素类药。适应证 减少绝经期症状，预防骨质疏松。用法 绝经期综合征：口服，每日 0.625mg 或 1.25mg；骨质疏松症：单独用药，口服，每次 0.625～1.25mg，每日 1 次，也可采用序贯疗法或持续疗法。不良反应 恶心、呕吐，乳房触痛或增大、子宫良性肿瘤增大、体液潴留、面部暗黑斑。禁忌 妊娠期妇女，未确诊的异常生殖器出血，乳腺癌或子宫癌。注意 肝功能不全者慎用，长期单独使用须加孕激素。相互作用 CYP3A4 抑制药、钙剂、三环类抗抑郁药、CYP3A4 诱导药、抗凝药、抗高血压药、他莫昔芬、醋酸甲羟孕酮、尼古丁、葡萄柚汁。妊娠分级 X。医保 乙类。

尼尔雌醇[基]（Nilestriol，戊炔雌三醇）

作用类别 口服长效雌激素类药。用法 口服，1 次 5mg，每月 1 次；或一次 2mg，每 2 周一次。症状改善后维持量为每次 1～2mg，每月 2 次，3 个月为一个疗程。不良反应 胃肠道不适、头痛、头晕、突破性出血、乳房胀痛、白带增多、高血压。禁忌 雌激素依赖性疾病病史者，血栓病，高血压病患者。注意 每两个月给予孕激素 10 日以抑制本品的内膜增生作用，一般孕激素停用后可产生撤药性子宫出血。如使用者已切除子宫，则不需加用孕激素。医保 乙类。

戊酸雌二醇（Estradiol Valerate）

作用类别 长效雌二醇衍生物。适应证 绝经后的更年期症状。用法 饭后口服，每日 1mg，每经过 21 天的治疗后，须停药至少一周。不良反应 乳房胀感、胃部不适、恶心、头痛、体重增加、子宫出血。禁忌 肝、肾疾病，乳腺癌及卵巢癌患者。注意 出现以下情况应立即停药：第一次发生偏头痛或频繁发作少见的严重头痛、突发性感觉障碍、血栓性静脉炎或血栓栓塞的前发指征、胸部疼痛及紧缩感、发生黄疸、肝炎、全身瘙痒、癫痫发作次数增加、血压显著增高；若发生异常的上腹部症状，且短时间内不自行消失，应告诉医生；择期手术前（提前 6 周）及肢体固定术（如事故后）前应停用本品。相互作用 肝酶诱导药物、青霉素、四环素、扑热息痛、口服降糖药、胰岛素、酒精。医保 乙类。

烯丙雌醇（Allylestrenol）

作用类别 孕激素替代作用。适应证 先兆流产、习惯性流产、先兆早产。用法 先兆流产：口服，一次 5mg，一日 3 次，连用 5～7 天至症状消失；习惯性流产：口服，从有妊娠征兆起，每日服 5～10mg 片直至危象期后一个月，通常至妊娠的第 5 个月末。先兆早产：口服，剂量需个体化，通常每日 5～20mg。不良反应 偶见体液潴留、恶心和头痛。禁忌 严重肝功能障碍，Dubin－Johson 和 Rotor 综合征，妊娠毒血症或有疱疹史者。注意 糖尿病孕妇慎用，糖尿病孕妇服用本品期间应定期测定血糖水平。相互作用　酶诱导剂。医保　乙类。

抗雌激素类药物

氯米芬[共]（Clomifene，克罗米芬）

作用类别　非甾体化合物，具较强的抗雌激素作用和较弱的雌激素活性。适应证　诱导排卵（适用于下丘脑垂体功能障碍和诱导接受辅助受孕技术而进行超数排卵妇女的多卵泡发育），黄体功能不足，测试卵巢功能，测试男性下丘脑-垂体-性腺轴的功能，因精子过少的男性不育。用法　诱导排卵：口服，每日 50mg，共 5 日，自月经周期第 5 天开始服药；若患者系闭经，应先用黄体酮撤退性出血的第 5 天始服用。若治疗后无排卵，下一次的疗程中剂量可增加到每日 100mg，共 5 日。男性不育症：口服，每日 1 次，每次 25mg，连服 25 天为一疗程。停药 5 天后，重复服用，直至精子数达到正常标准，一般 3～12 个月疗效较好。不良反应　腹胀、潮热、乳房不适、便秘或腹泻、眩晕、头痛、月经量增多或不规则出血等。禁忌　肝、肾功能不全者，卵巢囊肿及其他妇科肿瘤患者，视觉异常者。注意　用药期间应每日测量基础体温，以监测排卵与受孕，一旦受孕立即停药。相互作用　达那唑、炔雌醇、醋酸戈那瑞林。妊娠分级　X。医保　乙类。

雷洛昔芬[共]（Raloxifene）

作用类别　选择性雌激素受体调节剂，抗骨吸收的非激素类药物。适应证　预防和治疗绝经后妇女的骨质疏松症。用法　口服，每日 60mg。不良反应　静脉血栓栓塞、潮热、小腿痛性痉挛、流感综合征、外周水肿、血小板数目轻度减少、恶心、呕吐、腹痛、消化不良。禁忌　妊娠的妇女，正在或既往患有静脉血栓栓塞性疾病者，对雷洛昔芬或片中所含的任何赋形剂成分过敏，肝功能减退包括胆汁淤积，严重肾功能减退者，难以解释的子宫出血者。注意　可增加静脉血栓栓塞事件的危险性，不推荐与雌激素同时使用，不适用于男性患者，对潮热等与雌激素有关的绝经期症状无效，儿童不宜应用。相互作用　香豆素抗凝药物、消胆胺、激素结合球蛋白。妊娠分级　X。医保　乙类。

孕激素及抗孕激素类药物

黄体酮[基]（Progesterone，孕酮）

作用类别　天然孕激素。适应证　先兆流产和习惯性流产，经前期紧张综合征，无排卵性功血和无排卵性闭经，更年期综合征。用法　先兆流产：肌注，一般每日 20～50mg，待疼痛及出血停止后，减为每日 10～20mg；习惯性流产：肌注，一次 10～20mg，每日 1 次，或每周 2～3 次，一直用到妊娠第 4 个月；经前期紧张综合征：肌注，在预计月经前 12 日开始注射，一次 10～20mg，一日 1 次，连用 10 日；功能性子宫出血：肌注，每日 5～10mg，连用 5～10 日，如在用药期间月经来潮，应立即停药；闭经：肌注，在预计月经前 8～10 日，一日 10mg，共 5 日，或每日肌注 20mg，共 3～4 日。不良反应 突破性出血、宫颈分泌物性状改变、乳房肿胀等。禁忌 严重肝脏疾病者，不明原因阴道出血者，动脉疾患高危者，乳腺肿瘤或生殖器肿瘤者。注意 肾病、心脏病水肿、高血压患者慎用；一旦出现血栓性疾病、突发性视力丧失，应立即停药。相互作用 细胞色素 P450 酶抑制药、苯巴比妥、苯妥英钠、利福平。妊娠分级 B。医保 甲类（注射剂），乙类（口服常释剂型）。

甲羟孕酮[基]（Medroxyprogesterone，安宫黄体酮）

作用类别 孕激素类药。适应证 月经不调、功能性子宫出血及子宫内膜异位症等，晚期乳腺癌、子宫内膜癌等，避孕。用法 功能性闭经：口服，一次 4～8mg，一日 1 次，连服 5～10 日；子宫内膜癌：口服，一次 100mg，一日 3 次；肌内注射，起始 400～1000mg，如果数周或数月内病情改善并稳定，每月维持剂量为 400mg；避孕：肌内注射，每 3 个月 1 次 150mg，于月经来潮第 2 日到第 7 日内注射。不良反应 乳房痛、溢乳、闭经、宫颈分泌异常等。禁忌 各种血栓栓塞性疾病，严重肝功能损害，因骨转移产生的高钙血症，未经明确诊断的血尿，月经过多者，孕妇。注意 心功能不全、肾功能不全、癫痫、偏头痛、哮喘、糖尿病、有抑郁症病史者慎用，一旦出现增强凝血机制而致血栓栓塞症状应立即停药，与肾上腺皮质激素合用可能促进血栓性疾病发生。相互作用 氨基苯哌啶酮、促肾上腺皮质激素、氢化可的松、氨鲁米特。妊娠分级 X。医保 甲类（口服常释剂型），乙类（注射剂）。

己酸羟孕酮（Hydroxyprogesterone Caproate，长效黄体酮）

作用类别 长效孕激素类药。适应证 单用治疗月经不调、功能性子宫出血、子宫内膜异位症、习惯性流产等；与雌激素配伍组成复方己酸羟孕酮注射液，用作长效避孕药。用法 月经不调、功能性子宫出血、子宫内膜异位症、习惯性流产：深部肌内注射，一次 250～500mg，一周 1～2 次；避孕：复方己酸羟孕酮注射液深部肌内注射，第一次在月经周期的第 5 天肌内注射 2ml，以后于每个月月经周期的第 10～12 天注射 1ml。不良反应 月经改变、恶心、头昏、乳房胀痛等。禁忌 急慢性肝、肾炎造成严重肝、肾损害者，有血栓病史或乳房肿块者。注意 为防止过敏性休克，注射后应观察 15～20 分钟；高血压、子宫肌瘤患者慎用；妊娠 4 个月内不宜使用。医保 乙类。

甲地孕酮（Megestrol，去氢甲孕酮，避孕 2 号）

作用类别 合成孕激素，亦有抗雌激素活性。适应证 月经失调，功能性子宫出血，子宫内膜异位症，晚期乳腺癌和子宫内膜腺癌。用法 乳腺癌：口服，一日 160mg，一日剂量，一次或分次服用；子宫内膜癌：口服，根据疾病的情况，一日 40～320mg，一日剂量，一次或分次服用。不良反应 体重增加、便秘、高血压、呼吸困难、轻度水肿、乳房痛、阴道出血、糖皮质激素作用等。禁忌 严重肝功能不全，血栓性静脉炎及血栓患者，妊娠诊断试验。注意 子宫肌瘤、血栓病史及高血压患者慎用；不主张用于乳腺癌的术后辅助治疗；妊娠起首四个月内，应用孕酮类药物对胎儿有潜在性伤害，故不推荐使用本品；对新生儿具有潜在的毒害作用，哺乳期妇女用药期间应停止哺乳。相互作用 利福平、苯巴比妥、氨苄西林、非那西丁、吡唑酮类镇痛药。妊娠分级 X。医保 乙类。

炔诺酮（Norethisterone，去甲脱氢羟孕酮，避孕1号）

作用类别 孕激素类，也有一定的抗雌激素活性以及较弱的雄激素活性和蛋白同化作用。适应证 月经失调、功能性子宫出血、子宫内膜异位症等，单方或与雌激素合用可作避孕药。用法 功能性子宫出血：口服，一次5mg，每8小时1次，连用3日，血止后，改为每12小时1次，7日后改为一次2.5～3.75mg维持，连用2周左右；痛经或子宫内膜增长过速：口服，一次2.5mg，一日1次，连用20天，下次用药将于月经周期的第5日开始，3～6个周期为1个疗程；子宫内膜异位症：口服，每日10～30mg。开始时一日10mg，每2周后增加5mg，最高为一日30mg，分次服用，连用6～9个月。不良反应 恶心、头晕、倦怠、突破性出血。禁忌 严重肝肾功能不全，乳房有肿块患者，孕妇。注意 妊娠4个月内、心血管疾病、肾功能损害、糖尿病、哮喘病、癫痫、未明确诊断的阴道出血、有血栓病史（晚期癌瘤治疗除外）、胆囊疾病和有精神抑郁症史者等慎用；长期用药注意检查肝功能，特别注意乳房检查。相互作用 利福平、氯霉素、氨苄青霉素、苯巴比妥、苯妥英钠、扑米酮、甲丙氨酯、氯氮、对乙酰氨基酚、吡唑酮类镇痛药。妊娠分级 X。医保 乙类。

地屈孕酮（Dydrogesterone，去氢黄体酮）

作用类别 孕激素类。适应证 内源性孕酮不足引起的疾病。用法 痛经、子宫内膜异位症：口服，从月经周期的第5至25日，一次10mg，前者一日2次，后者一日2～3次；功能性出血止血：口服，一次10mg，一日2次，连续5～7日；功能性出血预防出血、闭经、经前期综合征、月经不规则：口服，从月经周期的第11～25日，一次10mg，一日2次；先兆流产：口服，起始1次40mg，后每8小时10mg，至症状消失；习惯性流产：一次10mg，一日2次，至怀孕20周；内源性孕酮不足导致的不孕症：月经周期的第14至第25日，一次10mg，一日1次，治疗应至少持续6个连续的周期。不良反应 子宫不规则出血、头痛、偏头痛、呕吐、乳房疼痛等。禁忌 已知或疑有孕激素依赖性肿瘤者，不明原因阴道出血，严重肝功能障碍，肝脏肿瘤，Dubin Johson综合征，Potor综合征，黄疸，妊娠期或应用性激素时产生或加重的疾病或症状。注意 长期采用孕激素雌激素联合用药者应每年定期进行全面体检；在孕激素治疗过程中，有抑郁症史患者应密切观察；哺乳期间不可使用；不推荐18岁以下的儿童使用。医保 乙类。

左炔诺孕酮（Levonorgestrel，左旋甲炔诺酮）

作用类别 孕激素类。适应证 女性紧急避孕，通过剂型改变作为多种长效避孕药。用法 紧急避孕：口服，于房事后72小时内服用0.75mg，12小时后再服 0.75mg；左炔诺孕酮宫内节育系统：放置于宫腔内，可维持5年有效。不良反应 恶心、痤疮、体重增加、乳房疼痛、月经紊乱等。禁忌 乳腺癌、生殖器官癌、静脉血栓病、脑血管意外、高血压、心血管病、糖尿病、高脂血症、精神抑郁患者，哺乳期妇女及40岁以上妇女。注意 如服药后2小时内发生呕吐反应，应立即补服1片；过敏体质者慎用；本品不能作为常规避孕措施，不推荐频繁使用，服药后至下次月经前应采取可靠的避孕措施。相互作用 苯巴比妥、苯妥英钠、利福平、卡马西平、大环内酯类抗生素、咪唑类抗真菌药、西咪替丁以及抗病毒药等。妊娠分级 X。医保 非医保。

孕三烯酮[共]（**Gestrinone**，甲地炔诺酮，去氢炔诺酮）

作用类别 孕激素类。适应证 子宫内膜异位症。用法 口服，一次 2.5mg，一周2次。首次服药应在月经周期的第1日，3日后服用第2次。在随后的治疗中必须在每周相同的2日服用，治疗时间一般为6个月。不良反应 月经周期改变、闭经、不规则出血、头晕、乏力等。禁忌 严重心、肝、肾功能不全者，妊娠及哺乳期妇女，既往在使用雌激素或孕激素治疗时有发生代谢或心血管疾病者。注意 开始治疗前必须排除妊娠的可能性，服药期间要定期检查肝功能。医保 乙类。

胰岛素及其他影响血糖的药物

胰岛素

胰岛素[基][共]（**Insulin**，正规胰岛素、普通胰岛素）

作用类别 短效胰岛素。动物胰岛素皮下注射 0.5～1 小时起效，2～4 小时达峰，维持6～8小时；人胰岛素皮下注射 0.5 小时内起效，1～3 小时达峰，维持约8小时；静脉注射 10～30 分钟起效，维持 0.5～1 小时。适应证 1型糖尿病；2型糖尿病合并感染、创伤等；糖尿病高渗性昏迷；酮症酸中毒；妊娠糖尿病；继发于严重胰腺疾病的糖尿病；对严重营养不良、消瘦、顽固性妊娠呕吐、肝硬化初期可同时静脉滴注葡萄糖和小剂量胰岛素，以促进组织利用葡萄糖。用法 皮下注射：一般每日三次，餐前 15～30 分钟注射，必要时睡前加注一次小量。1型糖尿病患者每日胰岛素需要总量多介于每千克体重 0.5～1U，根据血糖监测结果调整。2型糖尿病患者每日需用总量变化较大，在无急性并发症情况下，敏感者每日仅需5～10U，一般约 20U。静脉注射，主要用于糖尿病酮症酸中毒、高血糖高渗性昏迷的治疗，可静脉持续滴入每小时成人 4～6U，小儿按每小时体重 0.1U/kg，根据血糖变化情况调整。不良反应 低血糖、注射部位脂肪萎缩或增生。禁忌 低血糖者。注意 不同注射部位吸收差别很大；餐前 30 分钟用药，提前或延迟用药容易导致血糖控制不佳或低血糖；需经常更换注射部位；为避免用药后低血糖导致严重后果，应随身携带含糖食品，严重者立即注射葡萄糖注射液。相互作用 糖皮质类固醇、促肾上腺皮质激素、胰高血糖素、雌激素、口服避孕药、肾上腺素、苯妥英钠、噻嗪类利尿剂、甲状腺素等、口服降糖药、抗凝血药、水杨酸盐、磺胺类药及甲氨蝶呤、

β-受体阻滞剂、酒精、氯喹、奎尼丁、奎宁、某些钙通道阻滞剂、可乐定、丹那唑、二氮嗪、生长激素、肝素、H_2受体拮抗剂、大麻、吗啡、尼古丁、磺吡酮、血管紧张素抑制剂、溴隐亭、氯贝特、酮康唑、锂、甲苯咪唑、吡多辛、茶碱、奥曲肽、吸烟。贮藏 在冷藏处(2～10℃)保存,避免冷冻。妊娠分级 B。医保 甲类。

低精蛋白锌胰岛素[共] (Isophane Insulin)

作用类别 中效胰岛素。皮下注射 1.5 小时起效,4～12 小时达峰,维持 18～24 小时。适应证 提供胰岛素基础用量,多与短效胰岛素配合使用。用法 皮下注射:一日 1 次,睡前或早餐前给药,或一日 2 次,早餐前和睡前给药;剂量视病情而定。不良反应 低血糖,暂时性水肿和屈光异常,注射部位肌肉萎缩。禁忌 低血糖者。注意 不可静脉注射。相互作用 口服降糖药、奥曲肽、单胺氧化酶抑制剂、非选择性 β-受体阻滞剂、血管紧张素转换酶抑制剂、水杨酸盐、酒精和合成代谢类固醇、口服避孕药、噻嗪化物、糖皮质激素、甲状腺激素、拟交感神经类类药、炔羟雄烯异唑。贮藏 未使用的药品冷藏于 2～8℃,使用中的药品可在室温(最高 25℃)保存 6 周,冷冻后不可使用。妊娠分级 B。医保 非医保。

精蛋白锌胰岛素[共] (Protamine Zinc Insulin)

作用类别 长效胰岛素;皮下注射 3～4 小时起效,12～20 小时达峰,维持 24～36 小时。适应证 治疗中、轻度糖尿病,重症须与正规胰岛素合用。用法 一日 1 次,早餐前半小时皮下注射;剂量视病情而定。不良反应 低血糖、注射部位脂肪萎缩;注射部位脂肪增生。禁忌 低血糖者、胰岛细胞瘤患者。注意 不可静脉注射,不能用于抢救重症糖尿病患者。相互作用 参照胰岛素。贮藏 在冷藏处(2～10℃)保存,避免冰冻。医保 乙类。

门冬胰岛素[共] (Insulin Aspart)

作用类别 速效胰岛素类似物;皮下注射 10～20 分钟起效,40 分钟达峰,维持 3～5 小时。适应证 治疗糖尿病。用法 临餐前或餐后立即皮下注射,剂量通常每日每千克体重 0.5～1.0U。不良反应 周围神经病变、视觉异常、注射部位水肿或脂肪代谢障碍。禁忌 低血糖者。注意 注射后 10 分钟内需进食含糖类食物。相互作用 参照胰岛素。贮藏 未使用的药品冷藏于 2～8℃,避光保存,使用中的药品可在室温(最高 25℃)保存四周,冷冻后不可使用。妊娠分级 B。医保 乙类。

赖脯胰岛素[共] (Insulin Lispro)

作用类别 速效胰岛素类似物;皮下注射 15～20 分钟起效,30～60 分钟达峰,维持 4～5 小时。适应证 治疗需要胰岛素维持正常血糖稳态的成人糖尿病患者。用法 临餐前或餐后立即皮下注射,剂量由医生根据患者的需要决定。不良反应 低血糖、注射部位肌肉营养不良。禁忌 低血糖者。注意 注射后 10 分钟内需进食含糖类食物。相互作用 参照胰岛素。贮藏冷藏于2～8℃，避光保存，一旦开始使用，不可再存放于冰箱中，可在30℃以下存放4周。妊娠分级 B。医保 乙类。

甘精胰岛素[共]（Insulin Glargine）

作用类别 长效胰岛素类似物；皮下注射1.5小时起效，无峰值，维持约22小时。适应证 需要胰岛素治疗的糖尿病。用法 一日1次皮下注射，剂量由医生根据患者的需要决定。不良反应 低血糖、味觉障碍、视力障碍、视网膜病变、脂肪组织增厚、脂肪组织萎缩、水肿。注意 不能用于胰岛素泵，也不能静脉注射。相互作用 参照胰岛素。贮藏 冷藏于2～8℃，避光保存，一旦开始使用，不可再存放于冰箱中，可在25℃以下存放4周。妊娠分级 C。医保 乙类。

地特胰岛素[共]（Insulin Detemir）

作用类别 长效胰岛素类似物；皮下注射2小时起效，6～8小时达峰，维持约24小时。适应证 需要胰岛素治疗的糖尿病。用法 一日1次皮下注射，起始剂量为10U或0.1～0.2U/kg。不良反应 参照胰岛素。注意 不能用于胰岛素泵，也不能静脉注射。相互作用 参照胰岛素。贮藏 冷藏于2～8℃，避光保存，一旦开始使用，不可再存放于冰箱中，可在30℃以存放6周。妊娠分级 B。医保 乙类。

精蛋白生物合成人胰岛素注射液（预混30R）[共]（Isophane Protamine Biosynthetic Human Insulin Injection）

作用类别 普通人胰岛素和中效人胰岛素（低精蛋白锌胰岛素）混合制剂；普通人胰岛素起效迅速，用于控制餐后血糖，中效人胰岛素起替代基础胰岛素分泌作用。适应证 1型或2型糖尿病。用法 一般于早餐前半小时皮下注射1次，需要时可晚餐前再注射1次，剂量由医生根据患者的需要决定。不良反应 参照胰岛素。禁忌 低血糖者。注意 不能用于静脉注射，其他参照胰岛素。贮藏 冷藏于2～8℃，避光保存，一旦开始使用，不可再存放于冰箱中，可在25℃以下存放4周。医保 乙类。

精蛋白生物合成人胰岛素注射液（预混50R）[共]（Isophane Protamine BiosyntheticHuman Insulin Injection）

作用类别 参照精蛋白生物合成人胰岛素注射液（预混30R）。

精蛋白锌重组人胰岛素混合注射液（70/30）[共]（Mixd Protamine Zinc Recombinant Human Insulin Injection）

作用类别 参照精蛋白生物合成人胰岛素注射液（预混30R）。

门冬胰岛素30注射液[共]（Insulin aspart 30 Injection）

作用类别 30％门冬胰岛素和70％精蛋白门冬胰岛素混合制剂；作用为速效和中性胰岛素的叠加。适应证 用于治疗糖尿病。用法 餐前0～10分钟皮下注射，根据血糖调整剂量。不良反应 参照胰岛素。禁忌 低血糖者。

注意 不能用于静脉注射；用前需混匀，但不能剧烈震动。其他参照胰岛素。相互作用 参照胰岛素。贮藏 冷藏于 2～8℃，避光保存，一旦开始使用，不可再存放于冰箱中，可在 30℃以存放 4 周。妊娠分级 B。医保 乙类。

精蛋白重组人胰岛素注射液（Recombinant Human Insulin Isophane Injection）

作用类别 重组人胰岛素和硫酸鱼精蛋白混合制剂；注射后 2～4 小时起效，8～12 小时达高峰，持续 18～24 小时。适应证 1 型或 2 型糖尿病。用法：皮下注射，根据血糖水平确定剂量。不良反应 参照胰岛素。禁忌 低血糖者。注意 只能以皮下注射方式给药，不能用于静脉注射；12 岁以下儿童的安全性尚未确立；其他参照胰岛素。相互作用 参照胰岛素。贮藏 冷藏于 2～8℃，避光保存。妊娠分级 B。医保 乙类。

口服降糖药物

格列本脲[基]（Glibenclamide）

作用类别 磺酰脲类降糖药。适应证 无急性或慢性严重并发症、非妊娠期轻中度 2 型糖尿病。用法 起始剂量 2.5mg，一日 1 次，以后每周可增加 2.5mg，一般一日 5～10mg，不超过 15mg，分 2～3 次餐前服用。不良反应 低血糖反应、恶心、呕吐、腹泻、食欲减退、皮疹、肝脏损害。禁忌 1 型糖尿病；糖尿病低血糖昏迷；酮症酸中毒者；严重肝肾功能不全者；妊娠及哺乳期妇女；对磺胺过敏者。注意 必须在进餐前即刻或餐中服用；定期监测血糖、尿糖、尿酮体、尿蛋白、肝肾功及眼科情况；忌饮酒。相互作用 β－受体阻滞剂、氯霉素、胍乙啶、胰岛素、单胺氧化酶抑制剂、保泰松、羟保泰松、丙磺舒、水杨酸盐、磺胺类药、肾上腺皮质激素、肾上腺素、苯妥英钠、噻嗪类利尿剂、甲状腺素、香豆类抗凝剂。妊娠分级 B。医保 甲类。

格列吡嗪[基]（Glipizide）

作用类别 磺酰脲类降糖药。适应证 无急性或慢性严重并发症、非妊娠期轻中度 2 型糖尿病。用法 控释片：起始一日 5mg，与早餐同服，根据糖化血红蛋白结果调整剂量，一般每日 10～15mg，最大不超过 20mg。普通片：起始 2.5mg，一日 1 次，早餐前服用；或 1.25mg，一日 3 次，三餐前服用，7 天后剂量递增，一般每日 5～15mg，最大不超过 20～30mg。不良反应 低血糖；ALT、AST、血肌酐、尿素轻中度升高。禁忌 1 型糖尿病；糖尿病低血糖昏迷；酮症酸中毒者；严重肝肾功能不全者；妊娠及哺乳期妇女；对磺胺过敏者。注意 参照格列本脲。相互作用 参照格列本脲。妊娠分级 C。医保 甲类（口服常释剂型），乙类（缓释控释剂型）。

格列齐特（Gliclazide）

作用类别 磺酰脲类降糖药。适应证 饮食、运动控制无效的 2 型糖尿病患者。用法 控释片：起始一日 30mg，与早餐同服，控制不佳者每隔 4 周递增 30mg，最大不超过 120mg。普通片：起始日剂量 40～80mg，分 2 次服，2～3 周后调整剂量，一般每日 80～240mg，最大不超过 240mg。不良反

应 低血糖、恶心、呕吐、消化不良、便秘、皮疹、转氨酶轻中度升高。禁忌 1 型糖尿病；糖尿病低血糖昏迷；酮症酸中毒者；严重烧伤；感染；大手术；肝肾功能不全者；妊娠及哺乳期妇女；对磺胺过敏者；服用咪康唑者。注意 参照格列本脲。相互作用 参照格列本脲。医保 乙类。

格列喹酮（Gliquidone）

作用类别 磺酰脲类降糖药。适应证 2 型糖尿病患者，包括轻度肾功能不全者。用法 控释片：一般 15～120mg，餐前服用，30mg 以内者可早餐前一次服用，更大剂量需分 3 次，最大日剂量不超过 180mg。不良反应 低血糖、恶心、呕吐、消化不良、便秘、皮肤过敏、血细胞减少。禁忌 1 型糖尿病；糖尿病低血糖昏迷；酮症酸中毒者；妊娠及哺乳期妇女；对磺胺过敏者。注意 参照格列本脲。相互作用 参照格列本脲。医保 乙类。

格列美脲[基]（Glimepiride）

作用类别 磺酰脲类降糖药。适应证 饮食、运动控制无效的 2 型糖尿病患者。用法 起始 1～2mg，一日 1 次，控制不佳者每隔 1～2 周每次增加 1mg，最大推荐剂量一日 8mg。不良反应 低血糖、恶心、呕吐、消化不良、便秘、皮肤过敏、血细胞减少。禁忌 I型糖尿病；糖尿病低血糖昏迷；酮症酸中毒者；妊娠及哺乳期妇女；严重肝肾功能损害者；对磺胺过敏者。注意 参照格列本脲。相互作用 参照格列本脲。妊娠分级 C。医保 乙类。

甲苯磺丁脲（Tolbutamide，D860）

作用类别 磺酰脲类降糖药。适应证 饮食、运动控制无效的 2 型糖尿病患者。用法 常用量一次 0.5g，一日 1～2g，餐前半小时服用。最大用量一日 3g。不良反应 低血糖、恶心、呕吐、消化不良、便秘、皮肤过敏、肝功能损害。禁忌 1 型糖尿病；糖尿病低血糖昏迷；酮症酸中毒者；严重烧伤；感染；大手术；肝肾功能不全者；妊娠及哺乳期妇女；对磺胺过敏者；白细胞减少者。注意 参照格列本脲。相互作用 参照格列本脲。妊娠分级 C。医保 非医保。

氯磺丙脲（Chlorpropamide）

作用类别 磺酰脲类降糖药，刺激胰岛 β 细胞分泌胰岛素、有抗利尿作用。适应证 饮食、运动控制无效的 2 型糖尿病患者；中枢性尿崩症。用法 糖尿病：开始时早餐前 0.1～0.2g，以后每周增加 0.05g，一般一日 0.3g，最大用量一日 0.5g；尿崩症：成人一日 0.1～0.2g，以后每 2～3 天增加 0.05g，最大用量一日 0.5g。不良反应 低血糖、肝功能损害，黄疸、恶心、呕吐、消化不良、便秘、皮肤过敏。禁忌 1 型糖尿病；糖尿病低血糖昏迷；酮症酸中毒者；严重烧伤；感染；大手术；肝肾功能不全者；妊娠及哺乳期妇女；对磺胺过敏者；心衰患者。注意 不要在晚上或不进食时服药；肝肾疾病患者、老年、衰弱等可能引起低血糖危险；其低血糖反应维持时间长且严重，纠正低血糖后应继续观察 3～5 天；易引起水潴留，低钠血症。其余见格列本脲。医保 非医保。

瑞格列奈（Repaglinide）

作用类别 促胰岛素分泌剂。适应证 用于饮食控制、减轻体重及运动锻炼不能有效控制其高血糖的2型糖尿病(非胰岛素依赖)患者。当单独使用二甲双胍不能有效控制其高血糖时，瑞格列奈可与二甲双胍合用。治疗应从饮食控制和运动锻炼降低餐食血糖的辅助治疗开始。用法 餐前0～30分钟内服用。起始每日0.5～1mg，最大推荐单次剂量为4mg，随餐服用。最大日剂量不应超过16mg。不良反应 低血糖、腹泻、恶心、过敏、转氨酶升高。禁忌 明显肝肾功损害者；孕妇、哺乳期妇女，12岁以下儿童。注意 可能导致低血糖；肝、肾功能异常患者慎用。相互作用 吉非贝齐、TMP、利福平、酮康唑、伊曲康唑、克拉霉素、环孢素、其他类型抗糖尿病药、单胺氧化酶抑制剂、水杨酸、非选择性β-受体阻滞剂、非类固醇抗炎药、奥曲肽、酒精以及促合成代谢的激素。妊娠分级 C。医保 乙类。

那格列奈（Nateglinide）

作用类别 促胰岛素分泌剂。适应证 可以单独用于经饮食和运动不能有效控制高血糖的2型糖尿病患者。也可用于使用二甲双胍不能有效控制高血糖的2型糖尿病的患者，采用与二甲双胍联合应用，但不能替代二甲双胍。用法 一次60～120mg，一日3次，餐前30分钟内服用。不良反应 参照瑞格列奈。禁忌 1型糖尿病；糖尿病酮症酸中毒。注意 需餐前口服以减少低血糖的危险；中重度肝功能损害患者慎用；重症感染、手术前后或有严重外伤的患者慎用；不能于磺脲类制剂并用；驾驶或操纵机器时采取措施避免低血糖。相互作用 噻嗪类、可的松、甲状腺制剂及拟交感神经药。妊娠分级 C。医保 乙类。

米格列奈（Mitiglinide）

作用类别 促胰岛素分泌剂。适应证 改善2型糖尿病患者餐后高血糖(仅限用于经饮食、运动疗法不能有效控制血糖的患者在饮食、运动疗法基础上加用α-葡萄糖苷酶抑制剂后仍不能有效控制血糖的患者)。用法 餐前5分钟内口服。通常成人每次10mg，每日3次。不良反应 常见口腔炎症、湿疹、瘙痒、肌痛、关节痛、下肢僵直、头痛、眩晕等严重不良反应为心肌梗死、低血糖、肝功能不全。禁忌 1型糖尿病；糖尿病酮症酸中毒。注意 需餐前口服以减少低血糖的危险；中重度肝功能损害患者慎用；重症感染、手术前后或有严重外伤的患者慎用；不能于磺脲类制剂并用；驾驶或操纵机器时采取措施避免低血糖。相互作用 噻嗪类、可的松、甲状腺制剂及拟交感神经药。妊娠分级 C。医保 非医保。

阿卡波糖[基]（Acarbose）

作用类别 α-糖苷酶抑制剂。适应证 2型糖尿病；降低糖耐量低减者的餐后血糖。用法 餐前整片吞服或与第一口饭同服，一般一次50mg，一日3

激素及调节内分泌功能药

次，控制不佳者可逐渐增至100mg，一日3次。不良反应 腹胀、肠鸣音亢进、皮肤过敏、肝功能损害。禁忌 有明显消化和吸收障碍的慢性胃肠功能紊乱者；患有由于肠胀气而可能恶化的疾患者；严重肾功能不全者。注意 大剂量使用可出现转氨酶升高，停药后可恢复；使用本品时发生低血糖应用葡萄糖纠正。相互作用 磺酰脲类药、二甲双胍、胰岛素、地高辛、考来酰胺、肠道吸附剂和消化酶类制剂。妊娠分级 B。医保 乙类。

伏格列波糖（Voglibose）

作用类别 α-糖苷酶抑制剂。适应证 改善糖尿病餐后高血糖。用法 餐前服用，一般一次0.2mg，一日3次，控制不佳者可增至一次量0.3mg。不良反应 腹胀、肠鸣音亢进、皮肤过敏、肝功能损害。禁忌 严重酮症酸中毒；糖尿病昏迷；严重感染；围手术期；其他参照阿卡波糖。注意 严重肝硬化患者用药后出现异常应立即停药处理；其余参照阿卡波糖。相互作用 磺酰胺类及磺酰脲类、双胍类药、胰岛素、胰岛素曾敏剂、β-受体阻滞剂、水杨酸制剂、单胺氧化酶抑制剂、氯贝特、华法林等、肾上腺素、肾上腺素皮质激素、甲状腺激素等。医保 乙类。

二甲双胍[基]（Metformin）

作用类别 双胍类降糖药。适应证 2型糖尿病，包括10岁以上青少年患者、伴肥胖及高胰岛素血症患者。用法 随餐服用，起始剂量一次0.25g，一日2～3次，之后可逐渐增至一日1～1.5g，最大剂量不超过2g。不良反应 恶心、呕吐、腹泻、口中金属味、乏力、头晕、体重减轻、皮疹、酮症酸中毒、巨幼细胞性贫血、吸收不良。禁忌 10岁以下儿童；妊娠及哺乳期妇女；2型糖尿病伴有眼底病；肝肾病；严重心；肺病；严重酮症酸中毒；糖尿病昏迷；严重感染；围手术期；接受血管内注射碘造影剂前；酗酒。注意 定期检查血糖、尿糖、尿酮体；既往有乳酸性酸中毒者慎用；接受外科手术和碘剂X线摄影检查前患者暂时停止口服本品。相互作用 维生素 B_{12}、双香豆素类药、加压素。妊娠分级 B。医保 甲类（口服常释剂型）；乙类（缓释控释剂型）。

苯乙双胍（Phenformin）

作用类别 双胍类降糖药。适应证 用于单纯饮食控制不满意的2型糖尿病患者，尤其是肥胖者和伴高胰岛素血症者，用本品不仅有降血糖作用，还可能有助于减轻体重和高胰岛素血症的效果。用法 餐前服用，起始剂量一次25mg，一日2次。必要时一周后可一日增加25mg，最大日剂量不超过75mg。不良反应 参照二甲双胍。禁忌 2型糖尿病伴有酮症酸中毒；肝及肾功能不全；心力衰竭；急性心肌梗死；严重感染和外伤；重大手术以及临时有低血压和缺氧情况；糖尿病合并慢性并发症（如糖尿病肾病、糖尿病眼底病变）；静脉肾盂造影或动脉造影前；严重心、肺疾病患者；维生素 B_{12}、叶酸和铁缺乏的患者；全身情况较差的患者；酗酒者。注意 不良反应较严重，使用时需格外谨慎；其余参照二甲双胍。相互作用 胰岛素、抗凝药(如华法林)。医保 非医保。

吡格列酮(Pioglitazone)

作用类别 胰岛素增敏剂。适应证 本品仅用于已明确诊断为糖尿病的患者。用法 早饭前或早饭后口服起始剂量一日15～30mg,一日1次;控制不佳者可增至45mg,一日1次。不良反应 低血糖、贫血、转氨酶升高、水肿。禁忌 心力衰竭或有心力衰竭病史的患者;严重酮症,糖尿病性昏迷或昏迷前期,或1型糖尿病患者;严重肝、肾功能障碍的患者;严重的感染症、手术前后或严重创伤的患者;孕妇或有可能妊娠的妇女。注意 心力衰竭和心功能不全者慎用;治疗期间监测肝功能。妊娠分级 C。医保 乙类(限不适用胰岛素药物且使用其他口服降糖药物无效的患者)。

罗格列酮(Rosiglitazone)

作用类别 胰岛素增敏剂。适应证 本品仅适用于其他降糖药无法达到血糖控制目标的2型糖尿病患者。用法 口服:起始剂量一日4mg,每日一次;12周后可增至一日8mg,分1～2次。不良反应 低血糖、贫血、转氨酶升高、水肿。禁忌 肝、肾功能不全;有心衰病史或有心衰危险因素的患者;有心脏病史,尤其是缺血性心脏病病史的患者;骨质疏松症或发生或非外伤性骨折病史的患者;严重血脂紊乱的患者。孕妇和哺乳期妇女以及18岁以下的患者。注意 心力衰竭和心功能不全者避免使用;治疗期间监测心脏和肝功能。妊娠分级 C。医保 乙类(限不适用胰岛素药物且使用其他口服降糖药物无效的患者)。

沙格列汀(Saxagliptin)

作用类别 二肽基肽酶4竞争性抑制剂。适应证 2型糖尿病。用法 5mg每次,每日1次,服药时间不受进食影响。不良反应 淋巴细胞减少、皮疹、血肌酐升高、血磷酸肌酸激酶升高。注意 不用于1型糖尿病或糖尿病酮症酸中毒的患者;中或重度肾功能不全的患者推荐进行单剂量调整;如疑有严重的超敏反应,应停止使用;日常管理中,建议观察皮肤是否存在水疱,皮疹和溃疡;半乳糖不耐受遗传疾病,Lapp乳糖酶缺乏或葡萄糖-半乳糖吸收不良者不得服用;应谨慎观察患者是否与胰腺炎的症状和体征。相互作用 酮康唑、阿扎那伟、克拉霉素、茚地那伟、伊曲康唑、奈法唑酮、奈非那韦、利托那韦、沙奎那韦、泰利霉素。妊娠分级 B。医保 非医保。

西格列汀(Sitagliptin)

作用类别 二肽基肽酶4竞争性抑制剂。适应证 2型糖尿病。用法 单药或与二甲双胍联合治疗的推荐剂量为100mg,每日一次,可与或不与食物同服。由于需要根据患者肾功能调整剂量,因此开始本品治疗之前建议对患者肾功能进行评估,之后定期评估。不良反应 鼻咽炎、上呼吸道感染、头痛、低血糖、头痛、肝酶升高、胰腺炎、肾脏功能减退。注意 不用于1型糖尿病或糖尿病酮症酸中毒的患者;中或重度肾功能不全的患者推荐进行单剂量调整；如疑有严重的超敏反应，应停止使用；应谨慎观察患者是否与胰腺炎的症状和体征。妊娠分级 B。医保 非医保。

维格列汀（Vildagliptin）

作用类别 二肽基肽酶 4 竞争性抑制剂。适应证 2 型糖尿病。用法 与二甲双胍合用时，维格列汀的每日推荐给药剂量为 100mg，早晚各给药一次，每次 50mg 可与或不与食物同服。不推荐使用 100mg 以上的剂量。不良反应 眩晕、头痛、便秘、关节痛、低血糖、长呼吸道感染、鼻咽炎、外周性水肿。注意 轻度肾功能不全患者不需调整剂量，中重度肾损伤患者或进行血液透析的终末期肾病患者，不推荐使用本品。肝功能不全患者不能使用本品。相互作用 噻嗪类利尿剂、皮质激素、甲状腺激素和拟交感神经药物。妊娠分级 B。医保 非医保。

利格列汀（Linagliptin）

作用类别 二肽基肽酶 4 竞争性抑制剂。适应证 与二甲双胍和磺脲类联合使用，配合饮食控制和运动，用于成人 2 型糖尿病患者的血糖控制。用法 5mg 每次，每日 1 次，服药时间不受进食影响。肝、肾功能不全患者不需调整剂量。不良反应 背痛、关节痛、上呼吸道感染、四肢疼痛、咳嗽、头痛、高敏反应、胰腺炎、低血糖。相互作用 利福平。妊娠分级 B。医保 非医保。

阿格列汀（Alogliptin）

作用类别 二肽基肽酶 4 竞争性抑制剂。适应证 2 型糖尿病。用法 25mg 每次，每日 1 次，服药时间不受进食影响。轻度肾功能受损患者不需调整剂量，中重度受损根据肾功能受损情况调整剂量，推荐在用药前评估肾功能。不良反应 过敏反应、胰腺炎、低血糖。注意 如疑有严重的超敏反应，应停止使用；应谨慎观察患者是否与胰腺炎的症状和体征。相互作用 其他降糖药物、β-受体阻滞剂、水杨酸制剂、单胺氧化酶抑制剂、贝特类、华法林、肾上腺素、肾上腺皮质激素、甲状腺激素。妊娠分级 B。医保 非医保。

其他

艾塞那肽（Exenatide）

作用类别 肠促胰岛素分泌激素。适应证 改善 2 型糖尿病患者的血糖控制，适用于单用二甲双胍、磺酰脲类，以及二甲双胍合用磺酰脲类，血糖仍控制不佳的患者。用法 起始剂量为每次 5μg，每日 2 次，在早餐和晚餐前 60 分钟内皮下注射。不应在餐后注射本品。每次给药应在大腿、腹部或上臂皮下注射。不良反应 腹泻、恶心、呕吐、食欲下降、眩晕、头痛、多汗。注意 对于胰岛素依赖型患者本品不可替代胰岛素。不适用于 1 型糖尿病患者或糖尿病酮症酸中毒的治疗；疑似本品引起胰腺炎应停药；终末期肾脏疾病或严重肾功能不全患者不推荐使用；18 岁以下患者安全性和有效性尚未确立。哺乳期慎用。贮藏 冷藏于 2～8℃，不可冷冻。首次使用后有效期为 1 个月，避光保存。妊娠分级 C。医保 非医保。

利拉鲁肽（Liraglutide）

作用类别 肠促胰岛素分泌激素。适应证 改善2型糖尿病患者的血糖控制，适用于单用二甲双胍、磺酰脲类，以及二甲双胍合用磺酰脲类，血糖仍控制不佳的患者。用法 起始剂量为每日0.6mg。至少1周后，剂量应增加至1.2mg。每日剂量不超过1.8mg。每日1次，可在任意时间注射，无需根据进餐时间给药。轻度肾功能损害的患者不需要进行剂量调整。在中度肾功能损害患者中的治疗经验有限。不推荐用于包括终末期肾病患者在内的重度肾功能损害患者。不推荐轻、中、重度肝功能损害患者使用。不良反应 低血糖、厌食、食欲下降、头痛、恶心、腹泻、呕吐、消化不良、上腹痛、便秘、胃炎、肠胃胀气、腹胀、胃食管反流、嗳气。注意 对于胰岛素依赖型患者本品不可替代胰岛素。不适用于1型糖尿病患者或糖尿病酮症酸中毒的治疗；不得用于有甲状腺髓样癌既往史或家族史患者以及2型多发性内分泌肿瘤综合征的患者；不推荐用于炎症性肠病和糖尿病型胃轻瘫的治疗。相互作用 阿托伐他汀、华法林和其他香豆素衍生物、胰岛素。贮藏 冷藏于2～8℃，不可冷冻。首次使用后有效期为1个月，避光保存。妊娠分级 C。医保 非医保。

胰高血糖素（Glucagon）

作用类别 血糖升高剂。适应证 治疗接受胰岛素治疗的糖尿病患者发生的严重的低血糖反应；进行肠道检查时用于暂时性抑制肠道蠕动；评估糖尿病患者的胰岛细胞的最大分泌情况。用法 糖尿病患者的严重低血糖：肌内、皮下或静脉注射，每次0.5～1.0mg，20分钟不见效者应尽快使用葡萄糖。诊断性用药：依据诊断技术和给药途径不同，剂量范围为0.2～2.0mg。不良反应 恶心、呕吐、腹痛、低血钾、低血压。禁忌 肾上腺肿瘤患者。注意 低血糖昏迷患者使用本品恢复知觉后，应立即给予葡萄糖，最好口服；警惕血糖过高和低血钾现象。相互作用 胰岛素、吲哚美辛、华法林。贮藏 冷藏于2～8℃，避光保存。妊娠分级 B。医保 非医保。

依帕司他（Epalrestat）

作用类别 醛糖还原酶抑制剂。适应证 糖尿病神经病变。用法 一次50mg，一日3次，餐前服用。不良反应 恶心、呕吐、过敏、转氨酶升高、血小板下降。注意 服用本品后尿液出现褐红色为正常现象；妊娠、哺乳期妇女、儿童慎用。医保 乙类。

硫辛酸（Thioctic Acid）

作用类别 醛糖还原酶抑制剂。适应证 糖尿病神经病变引起的感觉异常。用法 一日250～500mg，静滴30分钟；特殊情况下可300～600mg静脉注射。2～4周为一疗程。不良反应 静注过快可见头胀、呼吸困难；罕见抽搐、复视及出血倾向；极个别有局部或全身变态反应。禁忌 孕妇、哺乳期妇女、新生儿。注意 不能与葡萄糖溶液、林格液配伍；配好的输液应尽快使用，避光输注。相互作用 顺铂。贮藏 凉暗处(避光并不超过 20℃)保存。医保 乙类。

甲状腺激素类及抗甲状腺药

甲状腺激素类药物

甲状腺片[基](Thyroid Tablets)

作用类别 甲状腺激素补充剂。适应证 甲状腺功能减退症。用法 口服：成人起始剂量一日 10～20mg，逐渐增加，维持量一般为 40～120mg，少数患者需要每日 160mg；婴儿及儿童完全替代量 1 岁以内 8～15mg，1～2 岁 20～45mg，2～7 岁 45～60mg，7 岁以上 60～120mg。开始剂量应为完全替代剂量的 1/3，逐渐加量。不良反应 过量可出现甲亢症状，减量或停药可使症状消失。禁忌 心绞痛；冠心病和快速心律失常者。注意 动脉硬化、心功能不全、糖尿病、高血压患者慎用；对病程长、病情重的甲状腺功能减退症或黏液性水肿患者使用本类药物应从小剂量开始，缓慢增加至生理替代剂量；伴有垂体前叶功能减退症或肾上腺皮质功能不全患者应先服用糖皮质固醇类激素，俟肾上腺皮质功能恢复正常后再用本类药物；可引起胎儿及婴儿甲状腺功能紊乱，应慎用。相互作用 降糖药、香豆素类抗凝药、三环类抗抑郁药、雌激素、避孕药、考来烯胺或考来替泊。贮藏 避光。妊娠分级 A。医保 甲类。

左甲状腺素钠[基](Levothyroxine)

作用类别 甲状腺激素补充剂。适应证 甲状腺功能减退症；单纯性甲状腺肿；慢性淋巴性甲状腺炎；甲状腺手术后的抑制(及替代)治疗。用法 口服：餐前半小时，空腹一次性给予。成人起始剂量一日 25～100μg，每 2～4 周增加 25～50μg，一般维持量为 50～200μg/日；儿童完全替代量 0～6 个月 8～10μg/kg，7～12 个月 6～8μg/kg，1～5 岁 5～6μg/kg，6～12 岁 4～5μg/kg，>12 岁 2～3μg/kg，生长发育完全 1.7μg/kg。开始时用完全替代量的 1/3～1/2，以后每两周逐渐增加剂量；老年患者开始一日 12.5～25μg，每 4～8 周增加 25μg，一般一日 75～100μg；妊娠时替代剂量需增加 30%～50%，甲状腺癌术后患者需用大剂量替代，约 2.2μg/kg。不良反应 心绞痛、心律失常、心悸、腹泻、呕吐、震颤、兴奋、头痛、失眠、多汗、骨骼肌痉挛等。禁忌 非甲状腺功能低下性心衰、快速型心律失常和近期出现心肌梗死者。注意 老年，有心血管疾病和糖尿病者慎用；有垂体功能降低或肾上腺皮质功能减退者如需先应用肾上腺皮质激素数日后再给予甲状腺素。相互作用 药物：抗糖尿病药、香豆素衍生物、蛋白酶抑制剂(如利托那伟、茚地那伟、洛匹那伟)、苯妥英钠、消胆安、考来替泊、含铝药物、含铁药物、碳酸钙、水杨酸盐、双香豆素、速尿、安妥明、司维拉姆、酪氨酸激酶抑制剂、丙基硫氧嘧啶、糖皮质激素、β-拟交感神经药、胺碘酮、含碘造影剂、舍曲林、氟喹、肝药酶诱导剂、雌激素；食物：含大豆。贮藏 避光。医保 乙类。

碘塞罗宁（Liothyronine）

作用类别 甲状腺激素补充剂。适应证 用于黏液性水肿及其他严重甲状腺功能低下状态；甲状腺功能诊断用药。用法 口服：成人起始剂量一日10～20μg，分2～3次，每1～2周增加15～20μg，甲功正常后维持剂量一日25～50μg；儿童7kg以下者一日2.5μg，7kg以上者一日5μg，以后每1周逐渐增加剂量直至甲功恢复正常。维持量一日15～20μg，分2～3次口服。不良反应 参照左甲状腺素片。禁忌 参照左甲状腺素片。注意 T_3作用快，主要用于需迅速起效的甲减患者；年龄大，心功能不全、长期甲减患者起始剂量要小，加量速度应慢。相互作用 参照左甲状腺素片。贮藏 避光。医保 乙类。

抗甲状腺药物

甲巯咪唑[基]（Thiamazole）

作用类别 抗甲状腺药。适应证 各种甲亢；甲状腺术后复发，不宜放射性使用^{131}I治疗者；术前准备；^{131}I放射辅助治疗；甲状腺危象辅助治疗。用法 口服：成人起始剂量一日30mg，按病情可调整为15～45mg；最大量60mg，分次服用。病情控制后逐渐减量，维持量一般为一日5～15mg，疗程12～18个月；儿童开始时一日0.4mg/kg，最大剂量30mg，分次服用，维持量约减半。不良反应 皮疹、皮肤瘙痒及白细胞减少、粒细胞缺乏症、再生障碍性贫血。禁忌 严重肝肾功损害；严重粒细胞缺乏；哺乳期妇女。注意 孕妇宜采用最小有效剂量；中性粒细胞＜1.5×10^9应立即停药；出现肝炎症状立即停药。相互作用 药物：抗凝药、磺胺类、对氨基水杨酸、保泰松、巴比妥类、酚妥拉明、妥拉唑林、维生素B_{12}、磺酰脲类；食物：高碘食物。贮藏 避光。妊娠分级 D。医保 甲类。

丙硫氧嘧啶[基]（Propylthiouracil）

作用类别 抗甲状腺药。适应证 甲亢的内科治疗；甲状腺危象；术前准备。用法 甲亢：口服，成人起始剂量一日300mg，按病情可调整为150～400mg，最大量600mg，病情控制后（通常在4周后）每2～4周减量一次，维持量一般为一日50～150mg，疗程18～24个月；儿童开始时一日4mg/kg，最大剂量30mg，分次服用，维持量约减半。甲状腺危象：一日400～800mg，分3～4次服用，疗程不超过1周。术前准备：一次100mg，一日3～4次，甲功恢复正常后加服2周碘剂再进行手术。不良反应 皮肤瘙痒、皮疹、白细胞减少、粒细胞缺乏、再生障碍性贫血、肝炎、恶心、呕吐、关节痛、头痛、脉管炎、红斑狼疮样综合征、间质性肺炎、肾炎、脉管炎。禁忌 结节性甲状腺肿合并甲状腺功能亢进者；甲状腺癌患者。注意 本品无症状肝损害较常见，肝功能异常慎用；妊娠期妇女宜采用最小有效剂量；外周血白细胞数偏低、对硫脲类药物过敏者慎用；如出现粒细胞缺乏或肝炎症状和体征，应停止用药；服用本品前避免服用碘剂。相互作用 磺胺类、保泰松、巴比妥类、磺酰脲类等。贮藏 避光。妊娠分级 D。医保 甲类。

甲硫氧嘧啶（Methylthiouracil）

作用类别 抗甲状腺药。适应证 各种类型的甲状腺功能亢进。用法 成人开始剂量一般为每日 300mg，视病情轻重介于 150～400mg，分次口服，一日最大量 600mg，病情控制后逐渐减量，维持量每日 50～150mg，视病情调整。小儿开始剂量每日按体重 4mg/kg，分次口服维持量酌减。不良反应 头痛、眩晕、关节痛、唾液腺和淋巴结肿大、恶心、呕吐、皮疹、黄疸、中毒性肝炎、粒细胞缺乏症。禁忌 严重肝功能损害；白细胞严重缺乏；对硫脲类药物过敏者。注意 参照丙硫氧嘧啶。相互作用 参照甲巯咪唑。贮藏 避光。医保 非医保。

卡比马唑（Carbimazole）

作用类别 甲巯咪唑前药，水解为甲巯咪唑发挥作用。适应证 各种类型的甲状腺功能亢进症。用法 口服：成人起始剂量一日 30mg，按病情可调整为 15～45mg；最大量 60mg，病情控制后逐渐减量，维持量一般为一日 5～15mg，疗程 12～18 个月。儿童开始时一日 0.4mg/kg，分次服用，维持量约减半。不良反应 白细胞减少、粒细胞缺乏症、再生障碍性贫血、味觉减退、恶心、呕吐、关节痛、头晕、头痛、脉管炎、红斑狼疮样综合征、肝炎、间质性肺炎、肾炎。禁忌 哺乳期妇女。注意 服药期间定期检查血象；孕妇、肝功能异常、外周血白细胞偏低者慎用；本品可使凝血酶原时间延长，并使血清碱性磷酸酶、门冬氨酸氨基转移酶、丙氨酸氨基转移酶、血胆红素及血乳酸脱氢酶升高而干扰诊断。相互作用 参照甲巯咪唑。贮藏 避光。妊娠分级 D。医保 乙类。

碘化油（Indinated Oil）

作用类别 碘补充剂。适应证 地方性甲状腺肿的治疗和预防；X 线诊断用阳性造影剂；克汀病；肝恶性肿瘤的栓塞治疗。用法 地方性甲状腺肿的治疗和预防：一次 0.4～0.6g，2～3 年服用一次，7 岁以下儿童减半；支气管造影：成人单侧 15～20ml；子宫输卵管造影：5～20ml；肺癌栓塞治疗：5～10ml。不良反应 过敏、咳嗽、结核病灶恶化等。禁忌 甲亢；严重心、肝、肺疾患；急性支气管炎症和发热患者。注意 严重慢性病患者和胃肠道溃疡患者慎用。贮藏 避光。医保 非医保。

碘酸钾（Potassium Iodite）

作用类别 碘补充剂。适应证 地方性甲状腺肿的治疗和预防；克汀病。用法 片剂：4 岁以下半片，4 岁以上 1 片，一日 1 次。颗粒剂：4 岁以下 1 包，4 岁以上 1～2 包，孕妇及哺乳期妇女 2～3 包，一日 1 次。禁忌 甲亢。注意 长期服用定期监测碘水平。贮藏 避光。医保 非医保。

甲状旁腺及骨质疏松相关用药

羟乙膦酸钠（Etidronate Sodium，依替膦酸二钠）

作用类别 双膦酸盐类。适应证 骨质疏松症。用法 口服，一次 0.2g，一日

2 次。宜空腹服用，以至少 200ml 清水送服，服药后站立 30 分钟，且 1 小时之内不宜进食。不良反应 常见恶心、腹泻、味觉改变、过敏。禁忌 中重度肾衰竭；孕妇。注意 肾功减退者慎用；长期大量〔10～20mg/(kg·d)〕可引起骨矿化障碍；钙和维生素 D 不足者用药后可致低钙血症；症状性食管反流症、裂孔疝患者易出现食管黏膜刺激。高钙食品影响本品吸收。妊娠分级 C。医保 乙类(限重度骨质疏松和工伤保险)。

阿仑膦酸钠（Alendronate Sodium，福善美）

作用类别 同羟乙膦酸钠。适应证 骨质疏松症。用法 口服，10mg，一日 1 次，或 70mg，一周 1 次。宜早晨空腹服用，以至少 200ml 清水送服，服药后站立 30 分钟，且 1 小时之内不宜进食。不良反应 常见恶心、腹泻、食管溃疡、血钙降低，罕见但严重下颌骨坏死、股骨干骨折等。禁忌 导致食管排空延迟的食管异常；不能站立或坐直至少 30 分钟者；低钙血症。注意 吞咽困难、上消化道疾病慎用；轻中度肾功能减退者、孕妇慎用；肌酐清除率<35ml/min 不推荐使用。其余见羟乙膦酸钠；与钙剂、抗酸药物和其他口服药物、食物不可同时服用，至少间隔半个小时。妊娠分级 C。医保 乙类(限重度骨质疏松和工伤保险)。

氯曲膦酸钠（Clodronate Sodium，氯膦酸二钠）

作用类别 同羟乙膦酸钠。适应证 恶性肿瘤引起的高钙血症及骨质溶解。用法 恶性肿瘤所致骨质溶解：一日 1600～3200mg，剂量应个体化；高钙血症：一日 300mg，加入 500ml 0.9%氯化钠注射液或 5%葡萄糖注射液中静滴至少 2 小时，共 3～5 天，或 1.5g，一次给予。不良反应 恶心、腹泻、过敏、可逆性肝酶升高、白细胞减少、肾脏损害。禁忌 严重肾功不全。注意 治疗过程中维持足够水分摄入；孕妇、哺乳期妇女、儿童慎用；其余见羟乙膦酸钠。相互作用 含二价阳离子的溶液、食物或药物、非甾体抗炎药、氨基糖苷类。医保 乙类(限癌症骨转移和工伤保险)。

帕米膦酸二钠（Pamidronate Disodium）

作用类别 同羟乙膦酸钠。适应证 恶性肿瘤引起的高钙血症及溶骨性转移引起的骨痛。用法 临用前稀释于不含钙离子的 0.9%氯化钠溶液或 5%葡萄糖溶液中。①肿瘤骨转移所致骨痛：一日 30～60mg，缓慢静滴 4 小时以上(浓度<15mg/125ml，滴速<15～30mg/2 小时)；②高钙血症：根据血钙水平调整剂量，一般血钙水平<3.0mmol/L，剂量为 15～30mg；血钙 3.0～3.5mmol/L，剂量为 30～60mg；血钙 3.5～4.0mmol/L，剂量为 60～90mg；血钙>4.0mmol/L，剂量为 90mg。不良反应 恶心、胸痛、头晕、乏力、肝肾功能改变、发热。注意 不可静脉注射，不可用含钙的液体稀释；肾功不全慎用；治疗高钙血症时应同时补充液体使尿量>2L 并监测电解质水平；儿童不宜使用，孕妇、哺乳期妇女慎用。妊娠分级 C。医保 乙类。

唑来膦酸（Zoledronic Acid）

作用类别 同羟乙膦酸钠。适应证 恶性肿瘤溶骨性转移引起的骨痛，恶性肿瘤引起的高钙血症。用法 成人一次4mg，用100ml 0.9％氯化钠或5％葡萄糖溶液稀释，每3～4周给药一次。不良反应 发热、恶心、呕吐、腹泻、低血压、电解质及血细胞减少、骨痛、肌肉痛、皮疹。禁忌 严重肾功不全，孕妇和哺乳期妇女。注意 监测电解质水平；治疗高钙血症时应同时补充液体；肾功恶化时需停药，与肾毒性药物合用时需谨慎；儿童不宜使用；阿司匹林过敏者慎用；不得与含钙或其他二价阳离子的注射液（如乳酸林格液）配伍使用，应使用与其他药品分开的输液管进行单次静脉输注。与氨基糖苷类同时使用，易导致低血钙。妊娠分级 D。医保 乙类（限重度骨质疏松骨折、癌症骨转移和工伤保险）。

伊班膦酸钠（Ibandronate Sodium）

作用类别 同羟乙膦酸钠。适应证 恶性肿瘤溶骨性转移引起的骨痛和高钙血症。用法 2mg稀释于不含钙离子的0.9％氯化钠溶液或5％葡萄糖溶液500ml，滴注不小于2小时。高钙血症：血钙水平＜3.0mmol/L，剂量为2mg，血钙＞3.0mmol/L，剂量为4mg，一般注射1次即可；骨痛：一次4mg，每3～4周一次；绝经后骨质疏松：一次2mg，每3个月一次。不良反应 流感样症状、胃肠道不适。禁忌 严重肾功不全（肌酐＞5mg/dl）；儿童、孕妇和哺乳期妇女。注意 缓慢静滴2小时以上（用不含钙离子的溶媒稀释至500～750ml）；监测电解质水平；肝肾功能不全慎用；与氨基糖苷类合用可致血镁过低。妊娠分级 C。医保 非医保。

鲑鱼降钙素（Salmon Calcitonin）

作用类别 抑制骨吸收，降低血钙，并有镇痛作用。适应证 高钙血症；Paget病；骨质疏松症；骨痛。用法 Paget病：每日100U皮下或肌内注射。根据患者情况可调整为一日50～200U，治疗应至少大于3个月；高钙血症：高钙血症危象的紧急处理，一日5～10U/kg，溶于500ml 0.9％氯化钠注射液中，静滴至少6小时以上或每日剂量分2次给予，慢性高钙血症状态，一日5～10U/kg，分1～2次皮下或肌内注射；骨质疏松症：一日50U或隔日100U，皮下或肌内注射；鼻喷剂：一日200U，一日1次。不良反应 颜面潮红、手足耳部刺痛、恶心、呕吐、腹泻、尿频、过敏。禁忌 孕妇、哺乳期妇女。注意 有过敏史的患者用药前需皮试；鼻炎可增强本品吸收。相互作用 锂制剂。贮藏 2～8℃保存。妊娠分级 C。医保 非医保。

依降钙素（Elcalcitonin）

作用类别 鳗鱼降钙素衍生物；作用同鲑鱼降钙素。适应证 同鲑鱼降钙素。用法 肌内注射，一次20U，一周1次，肌内注射。不良反应 同鲑鱼降钙素。注意 与二膦酸盐类合用有急速降低血清钙的可能，余同鲑鱼降钙素。妊娠分级 C。医保 非医保。

骨化三醇（Calcitriol）

作用类别 维生素D活性代谢产物；促进钙、磷吸收和骨中沉积；尤其适用于肝肾功能不全患者。适应证 钙缺乏；维生素D缺乏；甲状旁腺功能减退。用法 口服：成人一日0.25～0.5μg，分2次。不良反应 与钙剂大剂量合用可能引起高钙血症。禁忌 高钙血症、维生素D中毒征象、过敏者。注意 注意监测血钙、肌酐、尿素水平，出现高钙血症需停药；孕妇不宜使用；与钙剂、噻嗪类利尿剂合用有高钙血症危险；巴比妥类、抗惊厥药可使本药浓度降低，需加大剂量；与消胆胺、含铝抗酸药合用时需间隔2小时以上；与洋地黄合用需严密监测血钙。相互作用 噻嗪类利尿剂、苯巴比妥等酶诱导剂、洋地黄类药物、消胆胺。妊娠分级 C。医保 乙类(限重度骨质疏松、肾性骨病、甲状旁腺功能减退症)。

阿法骨化醇[基]（Alfacalcidol）

作用类别 维生素D前药，在肝内转换为活性维生素D而起效；尤其适用于肾脏生成骨化三醇减少的骨病患者。适应证 钙缺乏；维生素D缺乏；甲状旁腺功能减退。用法 口服：成人一日0.25～1.0μg，分2次。不良反应 同骨化三醇。禁忌 同骨化三醇。注意 肝功能不全者不宜使用，其余同骨化三醇。相互作用 洋地黄制剂、巴比妥酸盐或其他酶诱导的抗惊厥药、消胆胺，硫糖铝、抗酸铝制剂、含镁的抗酸制剂、轻泻剂、含钙制剂、噻嗪类利尿剂。妊娠分级 C。医保 乙类(限重度骨质疏松、肾性骨病、甲状旁腺功能减退症)。

雷奈酸锶（Strontium Ranelate）

作用类别 具有抑制骨吸收和促进骨形成双重作用。适应证 骨质疏松。用法 成人一日1次，一次2g。不良反应 发热；恶心、呕吐、腹泻；低血压；骨痛、肌肉痛；皮疹；肌酸激酶短暂升高。注意 肌酐清除率＜30ml/min者不宜使用；静脉血栓高危患者慎用；过敏者停药；仅用于绝经后妇女；与食物、牛奶和牛奶制品，以及含有钙的药同时使用时应当至少间隔2小时。相互作用 四环素、喹诺酮抗生素。妊娠分级 C。医保 乙类(限工伤保险)。

重组人甲状旁腺激素（1～34）（Recombinant Human Thyroid Hormone 1～34，rhPTH 1～34）

作用类别 促进成骨细胞增殖和分化，抑制其凋亡从而促进骨形成。适应证 原发性骨质疏松。用法 一日20μg，皮下注射。不良反应 头痛、恶心、腿抽搐、血钙和尿钙升高。禁忌 已患骨肿瘤和可疑骨肿瘤患者。注意 不宜长期使用，有诱发肿瘤危险；高钙血症患者慎用。妊娠分级 C。医保 非医保。

调节免疫功能药

免疫抑制药

雷公藤多苷[基]（Tripterygium Glycosides，雷公藤总苷）

作用类别 免疫抑制药。适应证 类风湿关节炎；红斑狼疮；皮肤炎；白塞综合征；肾小球肾炎等。用法 口服：一次 10～20mg，一日 3 次。不良反应 肠道反应、白细胞减少、血小板减少。禁忌 孕妇、哺乳期妇女。注意 严重心血管疾病的老年患者；肝肾功能障碍或造血功能障碍患者；肾小球肾炎急性期患者不宜使用；各种风湿疾病患者应慎用。相互作用 糖皮质激素。妊娠分级 D。医保 甲类。

硫唑嘌呤[基]（Azathioprine）

作用类别 免疫抑制药。适应证 预防器官移植患者的排异反应；类风湿关节炎；系统性红斑狼疮；自身免疫性溶血性贫血；特发性血小板减少性紫癜；活动性慢性肝炎；溃疡性结肠炎；重症肌无力；急、慢性白血病。用法 口服：每日 1～3mg/kg，一般每日 100mg；用于器官移植，每日 2～5mg/kg，维持量每日 0.5～2mg/kg。不良反应 胰腺炎、脱发、药物热、皮疹、黏膜溃疡、胃出血、肠穿孔、腹膜出血、视网膜出血、肺水肿、厌食、恶心、呕吐、口腔炎等，偶见胆汁淤积、中毒性肝炎、肌痛；大剂量及长期用药可有严重骨髓抑制，可导致粒细胞减少、再生障碍性贫血。禁忌 肝、肾功能不全者；孕妇。注意 可增加细菌、病毒、真菌的感染性；曾使用烷化剂者禁用本药。相互作用 多柔比星、氯霉素、氯喹、卡托普利、门冬酰胺酶、华法林。妊娠分级 D。医保 甲类。

环孢素（Ciclosporin，环孢菌素 A）

作用类别 T 淋巴细胞功能调节药。适应证 器官移植；骨髓移植；内源性葡萄膜炎；活动性和难治性类风湿关节炎；系统性红斑狼疮；银屑病。用法 成人：口服，移植前 12 小时每日口服 8～10mg/kg，持续到手术后 1～2 周；静滴，仅用于不能口服的患者，于移植前 4～12 小时每日给予 3～5mg/kg。儿童用量可按等于或稍大于成人剂量来计算。不良反应 高血压、震颤、头痛、高尿酸血症、高钾血症、低镁血症、肌痛性痉挛、肌痛、与剂量相关的肾功能损害、肝功能障碍、厌食、恶心、呕吐、可逆性肝损伤、多毛症、痤疮、瘙痒、皮疹、精神错乱、定向障碍、淋巴瘤、淋巴增生障碍。禁忌 病毒感染者、恶性肿瘤患者、免疫缺陷者、严重心肺疾病患者、嗜睡者、高血压未控制者、严重肾功能不全者、吸毒者、孕妇、哺乳期妇女及 1 岁以下儿童。注意 肝功能不全者、高钾血症患者、高尿酸血症患者、感染性疾病者、肠道吸收不良者及年龄高于 65 岁者慎用。相互作用 药物：大环内酯类抗生素、雌激素、雄激素、蛋白酶抑制剂、甲氨蝶呤、地高辛、秋水仙碱、钙剂、潴钙利尿剂；食物：含钙量高的食物。贮藏 遮光，25℃以下保存。妊娠分级 C。医保 甲类（限器官移植、再生障碍性贫血和工伤保险）。

吗替麦考酚酯（Mycophenolate Mofetil，霉酚酸酯）

作用类别 免疫抑制药。适应证 预防同种异体的器官排异反应；用于类风湿关节炎、全身性红斑狼疮、原发性肾小球肾炎、牛皮癣等自身免疫性疾病。用法 口服：预防排异，移植72小时内开始服用，肾移植患者一次1g，一日2次；治疗难治性排斥反应，一次1.5g，一日2次；自身免疫性疾病，一日1.5～2g。不良反应 高血压、头痛、头晕、失眠、震颤、心绞痛、焦虑、抑郁、高血糖、胃肠道不适、泌尿道感染、血尿、呼吸困难、咽炎、巨细胞病毒感染、骨髓抑制、非黑色素瘤性皮肤肿瘤、淋巴瘤、淋巴增殖性疾病。注意 孕妇、严重的活动性消化性疾病、骨髓抑制（含严重的中性粒细胞减少症）、伴有次黄嘌呤－鸟嘌呤转磷酸核糖激酶遗传缺陷的患者应慎用；用药时应避免暴露在阳光或紫外线下。相互作用 阿昔洛韦、更昔洛韦、磺吡酮、丙磺舒、松果菊。贮藏 15～30℃下，避光保存。妊娠分级 D。医保 乙类（限器官移植和工伤保险）。

他克莫司（Tacrolimus，FK－506）

作用类别 大环内酯类免疫抑制剂。适应证 抗移植物排斥反应；治疗系统性红斑狼疮、类风湿关节炎等自身免疫病。用法 口服。剂量应个体化，治疗过程中应结合临床判断并辅以血药浓度监测。建议初始剂量：成人肝脏移植者为0.1～0.2mg/(kg·d)，肾脏移植患者为0.15～0.3mg/(kg·d)，分2次服。应在肝脏移植手术后约6小时以及肾脏移植手术24小时内开始给药。儿童通常需要成人建议剂量的1.5～2倍。不良反应 高血压、震颤、头痛、失眠、知觉失常、视觉失常、便秘、腹泻、恶心、高血钙、低血磷、白细胞增生、肾功能异常、高血糖、哮喘、肾小球滤过率减少、肾小管损伤、血清肌酐升高、高钾血症、低镁血症。禁忌 对大环内酯类药物过敏者；孕妇；哺乳妇女。注意 肝功能不全、糖尿病、高血钾症、心室肥大者慎用。相互作用 抑制细胞色素P4503A4酶系统药物、环孢素、布洛芬、保钾利尿药、碳酸氢钠、氧化镁。贮藏 注射液需避光并在25℃以下贮存。妊娠分级 C。医保 乙类（限器官移植和工伤保险）。

西罗莫司（Sirolimus，雷帕霉素）

作用类别 大环内酯类免疫抑制剂。适应证 预防器官移植排异反应及自身免疫性疾病的治疗。用法 口服：移植后尽早给药，建议负荷量为一次6mg，维持量为一次2mg，一日1次。不良反应 高血压、便秘、腹痛、腹泻、消化不良、恶心、呕吐、血肌酸酐升高、水肿、高胆固醇血症、高钾血症、低钾血症、低磷血症、贫血、白细胞及血小板减少、关节痛、头痛、失眠、震颤、胸痛、呼吸困难、痤疮、皮疹、间质性肺病、感染、恶性肿瘤等。注意 高血脂患者慎用；不推荐用于肝移植和肺移植患者。相互作用 药物：溴隐亭、

调节免疫功能药

西咪替丁、西沙必利、克拉霉素、克霉唑、环孢素、地尔硫䓬、红霉素、伏立康唑、泼尼松龙、卡马西平、苯巴比妥、利福平；食物：高脂饮食、葡萄柚汁。**贮藏** 片剂，避光保存；口服液，避光，2～8℃保存。**妊娠分级** C。**医保** 乙类(限器官移植和工伤保险)。

抗 Tac 单抗（Daclizumab，达利珠单抗，达西单抗）

作用类别 基因工程人源化 IgG_1 单克隆抗体。**适应证** 预防肾移植后急性排斥反应。**用法** 静脉滴注：一次 1mg/kg，稀释于氯化钠溶液 50ml 中，于 15 分钟内静滴。每 14 天 1 次，5 次为 1 个疗程。**不良反应** 胃肠功能紊乱、高血压、低血压、胸痛、心动过速、水肿、咳嗽、呼吸困难、肺水肿、血栓、出血、肾小管坏死。**注意** 老年人慎用；育龄妇女在用药期间和最后一次给药后 4 个月内禁止怀孕。**贮藏** 避光，2～8℃储存。**妊娠分级** C。**医保** 非医保。

咪唑立宾（Mizoribine，咪唑糖苷）

作用类别 咪唑核苷类抗代谢药。**适应证** 主要用于预防肾移植排斥反应，也用于肝移植和自身免疫性疾病。**用法** 口服：肾移植，常联用甲泼尼龙及环孢素，术前 1 日给予 2～3mg/kg，之后一日 2～5mg/kg 维持治疗；类风湿关节炎，一日 300mg，联用 6 月。**不良反应** 腹痛、食欲不振、白细胞减少、皮疹、药物热、骨髓抑制、感染、间质性肺炎、肝功能损害、黄疸、急性肾衰竭。**禁忌** 白细胞计数低于 3×10^9/L 者；孕妇；哺乳妇女。**注意** 骨髓抑制者、术后伴有细菌或病毒感染者、有出血倾向者、肝肾功能不全者慎用。**妊娠分级** D。**医保** 乙类(限器官移植和工伤保险)。

生物反应调节药

α-干扰素（α－Interferon，重组人干扰素）

作用类别 抗病毒、抗肿瘤和免疫调节药。**适应证** 用于急慢性病毒性肝炎(乙型、丙型等)、尖锐湿疣、毛细胞白血病、慢性粒细胞白血病、淋巴瘤、艾滋病相关性卡波济肉瘤、恶性黑色素瘤等疾病的治疗。**用法** 各种不同干扰素制剂的用法不同，以下简介干扰素 α－2b 的用法：肌内注射或皮下注射，①病毒性肝炎：每次 300 万～500 万 U，每日或隔日一次，3～6 个月为一疗程。②尖锐湿疣：每次 100 万～300 万 U，每周隔日注射 3 次，1～2 个月为一疗程。③毛细胞白血病：每次 300 万 U，每周隔日注射 3 次，经过 1～2 个月治疗后表现出疗效，此后可进行间歇治疗，使病情长期缓解。④慢性粒细胞白血病：每日 300 万～900 万 U 治疗 3 个月。**不良反应** 发热、疲乏、食欲下降、恶心、呕吐、头晕、流感样症状、骨髓抑制、心律失常。**禁忌** 严重心、肝、肾功能不全者；骨髓抑制者。**注意** 孕妇、哺乳期妇女。**相互作用** 安眠药、镇静剂、卡托普利、依那普利、苯巴比妥、茶碱。**贮藏** 基因工程干扰素 α－2a 注射液，10℃以下保存；注射用基因工程干扰素 α－2a，2～8℃保存；基因工程干扰素 α－2a 栓，2～8℃避光保存；基因工程干

扰素 α－2a 软膏，2～10℃避光保存。妊娠分级 C。医保 乙类（限白血病、淋巴瘤、黑色素瘤、肾癌、多发性骨髓瘤、丙肝）。

重组人白介素-2（Recombinant Human Interleukin－2，白细胞介素－2）

作用类别 抗肿瘤、免疫增强药。适应证 肾细胞癌、黑色素瘤、控制癌性腹水及其他晚期肿瘤；先天或后天免疫缺陷症；细菌、真菌及病毒感染。用法 ①全身给药：皮下注射，60 万～100 万 U/m²，每周 3 次，6 周为 1 疗程；静脉滴注，40 万～80 万 U/m²，加氯化钠溶液 500ml，滴注时间不少于 4 小时，每周 3 次，6 周一疗程；介入动脉灌注：每次 50 万～100 万 U/m²，2～4 周一次，2～4 次为一疗程。②区域与局部用药：胸腔注入，每次 100 万～200 万 U/m²，尽量抽去腔内积液后注入，1～2 次/周，2～4 周为一疗程；肿瘤病灶局部给药，根据瘤体大小决定用药剂量，每次用量不少于10 万U，隔日一次，4～6 次为一疗程。溶媒：氯化钠溶液。不良反应 发热、寒战、恶心、呕吐、类感冒症状，皮下注射部位可出现红肿、硬结、疼痛，用量较大时可引起毛细血管渗漏综合征，大剂量可致低血压、肺水肿、肾损害、骨髓抑制、谵妄等。禁忌 癫痫、高热、严重心脏病、低血压者；严重心肾功能不全者；肺功能异常或进行过器官移植者。注意 心脏病或肺部疾病患者慎用；从小剂量开始使用。相互作用 β－受体阻滞剂、吲哚美辛、α－干扰素。贮藏 4℃储存。妊娠分级 C。医保 乙类（限肾细胞癌、黑色素瘤）。

胸腺肽（Thymosin）

作用类别 免疫增强药。适应证 胸腺发育不全综合征；运动失调性毛细血管扩张症；慢性皮肤黏膜真菌病等免疫缺陷病。用法 皮下或肌内注射：1 次10～20mg，一日 1 次或遵医嘱；静脉滴注：一次 20～80mg，溶于 500ml 0.9%氯化钠注射液或 5%葡萄糖注射液，一日 1 次或遵医嘱。不良反应 发热、皮疹。禁忌 器官移植者、细胞免疫功能亢进者、胸腺功能亢进或胸腺肿瘤者。注意 胸腺功能亢进者不宜使用；用前需皮试，皮试液终浓度为 25μg/ml，皮试时取 0.1ml 皮内注射。相互作用 干扰素。贮藏 避光，于 2～8℃保存。妊娠分级 C。医保 乙类。

胸腺五肽（Thymopentin）

作用类别 免疫增强药。适应证 慢性乙型肝炎；各种原发性或继发性 T 细胞缺陷病；某些自身免疫性疾病；各种细胞免疫功能低下的疾病；肿瘤的辅助治疗。用法 肌内注射，用前加灭菌注射用水 1ml 溶解；或溶于 250ml 氯化钠溶液中静脉慢速单独滴注。一次 1 支，一日 1～2 次，15～30 日为一疗程，或遵医嘱。不良反应 注射部位疼痛和硬结。禁忌 正在接受免疫抑制剂治疗者。注意 使用前应做皮肤敏感试验；不与其他任何药物混合使用。相互作用 干扰素。贮藏 避光，于 2～8℃保存。医保 非医保。

胸腺肽 α_1（Thymosin α_1，胸腺法新）

作用类别 免疫增强药。适应证 慢性乙型肝炎；增强机体免疫；治疗非小细胞肺癌及恶性黑色素瘤。用法 皮下注射：慢性乙型肝炎每次 1.6mg，每周 2 次，两次相隔 3～4 日，连续 6 个月（52 针）期间不得中断；作为免疫损害病者的疫苗增强剂，每次 1.6mg，每周 2 次，每次相隔 3～4 日，疗程应持续 4 周（共 8 针），第一针应在疫苗后马上给予。不良反应 注射部位不适、红肿、皮疹、多关节痛伴水肿、高热和恶心；慢性乙型肝炎用药后，可出现血清 ALT 值暂时波动至基础值两倍以上。禁忌 正在接受免疫抑制治疗者。注意 孕妇及哺乳期妇女慎用；治疗慢性乙肝时需定期评估肝功能，包括血清 ALT、白蛋白和胆红素；与其他免疫调节药物同时给药时应谨慎；不应与任何其他药物混合作注射用。相互作用 干扰素 α。贮藏 避光，于 2～8℃保存。医保 乙类（限重症乙肝患者的住院治疗）。

调节免疫功能药

香菇多糖（Lentinan）

作用类别 免疫调节药。适应证 恶性肿瘤的辅助治疗。用法 一次 1mg，一周 2 次。用 2ml 注射用水溶解，加入 250ml 氯化钠溶液或 5%葡萄糖注射液中静滴；或用 5%葡萄糖 5～10ml 稀释后静注。不良反应 食欲缺乏、恶心、呕吐、胸闷、气短、头痛、头晕、皮疹、出汗、发热、过敏性休克。禁忌 风湿性心脏病患者。注意 冠状动脉患者及高血压患者慎用。相互作用 维生素 A 制剂。医保 非医保。

甘露聚糖肽（Mannatide，多抗甲素）

作用类别 免疫增强药。适应证 片剂：免疫功能低下、反复呼吸道感染、白细胞减少症和再生障碍性贫血及肿瘤的辅助治疗，减轻放、化疗对造血系统的副作用。注射剂：恶性肿瘤放、化疗中改善免疫功能低下的辅助治疗。用法 口服：一次 5～10mg，一日 3 次，一月为一疗程，儿童用量酌减。肌内注射：一次 10～20mg，一日 1～2 次或隔日 1 次或遵医嘱。静脉滴注：一次 5～10mg，加入 100ml 氯化钠溶液中静脉滴注，每日 1 次，7 日为一疗程。不良反应 一过性发热、皮疹、胸闷，严重者可致过敏性休克、呼吸困难致死。禁忌 风湿性心脏病、支气管哮喘、支气管炎、高敏体质者。注意 孕妇及哺乳期妇女慎用；本品需在注射给药前进行皮肤敏感试验。医保 非医保。

重组人白介素-11（Recombinant Human Interleukin - 11，白细胞介素- 11）

作用类别 促血小板增生药。适应证 用于实体瘤、非髓性白血病化疗后Ⅲ、Ⅳ度血小板减少症的治疗。用法 皮下注射：一次 25～50μg/kg，一日 1 次，用 1ml 注射用水溶解，在化疗药物结束后 24～48 小时开始或发生血小板减少症后皮下注射，连用 7～14 天。血小板计数恢复后应及时停药。不良反应 乏力、疼痛、寒战、腹痛、感染、恶心、呕吐、腹泻、便秘、水肿、头痛、发热、心动过速、血管扩张、心悸、晕厥、眩晕、失眠、皮疹等。注意 对血液制品、大肠杆菌表达的其他生物制剂有过敏史者慎用；孕妇、哺乳期妇女慎用；器质性心脏病患者，尤其充血性心衰及房颤、房扑病史的患者慎用；定期检查血象(隔日 1 次)，在血小板升至 100×10^9/L 时应及时停药；使用期间注意毛细血管渗漏综合征的监测，如体重、水肿、胸腹腔积液等。贮藏 2～8℃避光保存。妊娠分级 C。医保 乙类(限放化疗引起的血小板减少患者在三级医院治疗时使用)。

白芍总苷 (Total Glucosides of Paeony)

作用类别 抗炎、免疫调节药。适应证 类风湿关节炎。用法 口服：成人一次 0.6g，一日 2～3 次，建议首期 3 个月，一次 0.6g，一日 3 次；起效后一次 0.6g，一日 2 次。儿童推荐剂量，一日 30mg/kg，分两次 2 次早晚服。初始用药出现大便性状改变者，可从小剂量开始，一次 0.2g，一日 2 次，1 周后加至常规量。不良反应 食欲减退、恶心、呕吐、头昏、腹痛、腹泻、大便次数增多。注意 慎用于孕妇和哺乳妇女。医保 乙类。

乌苯美司 (Ubenimex，抑氨肽酶素)

作用类别 免疫调节药。适应证 癌症化疗、放疗的辅助治疗；白血病、多发性骨髓瘤、骨髓增生异常综合征及造血干细胞移植后治疗；老年性免疫功能缺陷。用法 口服，一日 30mg，早晨空腹顿服或分 3 次服用。不良反应 少而轻，偶有皮肤发红、恶心、呕吐、腹泻等。注意 一日总量不宜超过 200mg，以避免 T 细胞减少；妊娠及哺乳妇女慎用。医保 乙类。

草分枝杆菌 F. U. 36 (Mycobacterium Phlei)

作用类别 免疫刺激剂。适应证 用于肺和肺外结核病及其他免疫低下疾病。用法 深部肌注：一般从极低浓度开始使用，极低浓度型或低浓度型每周 1 支，中浓度型每 2～3 周 1 支，高浓度型每 8～12 周 1 支。不良反应 注射局部红肿及硬结、倦怠、发热等。禁忌 高热患者或患者较虚弱时。注意 免疫抑制药会降低本品药效；注射部位如出现红肿、硬结应暂停使用，否则可能出现无菌性坏死。医保 乙类。

抗肿瘤药

细胞毒类药

作用于DNA(脱氧核糖核酸)化学结构的药物

多柔比星[基] (Doxorubicin)

作用类别 抗肿瘤抗生素。适应证 急性白血病、淋巴瘤、软组织和骨肉瘤、儿童恶性肿瘤及成人实体瘤，尤其是乳腺癌和肺癌。用法 单药：一次60～75mg/m²，缓慢输注，每3周1次。与其他化疗药联用：30～40mg/m²，每3周1次，可溶于0.9%氯化钠注射液、5%葡萄糖注射液或氯化钠葡萄糖注射液。不良反应 心脏毒性、脱发、骨髓抑制、肾损害等。禁忌 严重器质性心脏病和心功能异常，及对本品及蒽环类过敏者禁用。静脉给药治疗的禁忌证：既往细胞毒药物治疗所致持续的骨髓抑制或严重的口腔溃疡；全身性感染；明显的肝功能损害；严重心律失常，心功能不全，既往心肌梗死；既往蒽环类治疗已达药物最大累积剂量。膀胱内灌注治疗的禁忌证：侵袭性肿瘤已穿透膀胱壁；泌尿道感染；膀胱炎症；导管插入困难(如由于巨大的膀胱内肿瘤)；血尿。注意 累积剂量超过450～500mg/m²时发生不可逆性充血性心力衰竭的危险性大大增加。相互作用 其他细胞毒药物、碱性溶液、肝素。妊娠分级 D。医保 非医保。

阿柔比星 (Aclacinomycin)

作用类别 抗肿瘤抗生素。适应证 急性白血病、恶性淋巴瘤及其他实体恶性肿瘤。用法 用0.9%氯化钠注射液或5%葡萄糖注射液溶解。白血病与淋巴瘤：15～20mg/d，连用7～10日，间隔2～3周后可重复。实体瘤：每次30～40mg，2次/周，连用4～8周。不良反应 消化道反应和骨髓抑制等。禁忌 心、肝、肾功能异常或有严重心脏病患者。贮藏 避光、阴凉。医保 乙类。

表柔比星 (Epirubicin)

作用类别 抗肿瘤抗生素。适应证 急性白血病、多发性骨髓瘤、肺癌、乳腺癌、卵巢癌、软组织肉瘤、肾母细胞瘤、膀胱癌、睾丸癌、前列腺癌、食管癌、结肠直肠癌及甲状腺癌等多种实体瘤。用法 单药：一次60～120mg/m²，每21日1次。联合化疗：推荐起始剂量按体表面积计算，最高可达120mg/m²，用0.9%氯化钠注射液溶解。不良反应 脱发、黏膜炎、胃肠功能紊乱、心脏毒性、骨髓抑制等。禁忌 对蒽环霉素或蒽环类过敏、明显骨髓抑制、近期或既往有心脏病患者；已用过蒽环类药达到最大累计剂量的患者；严重肝功能不全者；妊娠早期妇女及哺乳期妇女；血尿患者膀胱内灌注。注意 不能肌内注射和鞘内注射；用药期间检测心脏、肝肾功能。

抗肿瘤药

相互作用 与其他抗肿瘤药物、肝素。贮藏 避光。妊娠分级 D。医保 乙类。

吡柔比星（Pirarubicin）

作用类别 抗肿瘤抗生素。适应证 恶性淋巴瘤、急性白血病、乳腺癌、头颈部癌、胃癌、泌尿生殖系肿瘤等。用法 静脉给药：5%葡萄糖注射液或注射用水 10ml 溶解，一次 25～40mg/m^2。乳腺癌：联合用药推荐每次 40～50mg/m^2，每个疗程第 1 天给药，每 21 天重复使用。急性白血病：成人剂量一次 25mg/m^2。动脉注射：一次 7～20mg/m^2，一日 1 次，连用 5～7 日，或一次 14～25mg/m^2，一周 1 次。膀胱内注射：一次 15～30mg/m^2，浓度为 500～1000μg/ml，经导尿管注入膀胱，保留 0.5 小时，每周 1 次，连续 4～8 次，然后每月 1 次，共 1 年。不良反应 心脏毒性、骨髓抑制、胃肠道反应、脱发。禁忌 对本药或多柔比星过敏者；严重器质性心脏病或心功能异常者；孕妇及哺乳期、育龄期妇女；放疗或化疗致骨髓抑制者；曾使用足量蒽环类者。注意 累积剂量超过 700mg/m^2 的患者慎用本品。相互作用 其他具有潜在心脏毒性药物或细胞毒药物。医保 乙类。

柔红霉素[基]（Daunorubicin）

作用类别 抗肿瘤抗生素。适应证 急性粒细胞白血病和急性淋巴细胞白血病以及慢性急变者。用法 溶于 0.9%氯化钠注射液，0.5～1.0mg/kg 的剂量须间隔 1 天或以上，2.0mg/kg 的剂量须间隔 4 天或以上才可重复注射，2.5～3mg/kg 的剂量，须间隔 7～14 天才可重复注射。总给药量不超过 20mg/kg。不良反应 骨髓抑制、胃肠道反应、心脏毒性等。禁忌 对蒽环类药物的活性成分或辅料过敏、严重骨髓抑制、严重感染、严重肝脏或肾脏功能损伤、心肌功能不全、近期发生过心肌梗死、严重心律失常、妊娠哺乳期妇女、既往使用过最大累积剂量的柔红霉素。注意 仅能静注，静注速度为 5～10 分钟，滴速快时也可出现心律失常；用药前测定心脏功能，同时密切监测血象、肝肾功；不能与有心脏毒性的药物合用；用药期间不能进行放疗。相互作用 肝素钠、地塞米松磷酸钠溶液、安曲南、别嘌醇钠、氟达拉滨、哌拉西林/三唑巴坦和氨茶碱、其他抗肿瘤药物、用药期间或停用本品后 3～6个月内禁用病毒疫苗接种。妊娠分级 D。医保 甲类。

丝裂霉素[基]（Mitomycin）

作用类别 抗肿瘤抗生素。适应证 胃癌、肺癌、乳腺癌、肝癌、胰腺癌、结直肠癌、食管癌、卵巢癌及癌性腔内积液。用法 静脉注射：每次 3～4 瓶（6～8mg），以氯化钠注射液溶解后静脉注射，每周一次。也可 5～10 瓶（10～20mg）一次，每 6～8 周重复治疗。动脉注射：剂量与静脉注射同。腔内注射：每次 3～4 瓶（6～8mg）。不良反应 常见：恶心呕吐、血小板减少、食欲不振、全身乏力感、喷血；严重：迟发性及累积性骨髓抑制、肾功能损伤、间质性肺炎。禁忌 水痘带状疱疹患者、孕妇及哺乳期妇女、用药期间禁用活疫苗。注意 肝、肾功能不全、合并感染、水痘患者慎用；静脉给药可引起血管痛、静脉炎、血栓。相互作用 阿霉素、长春碱类。妊娠分级 D。医保 甲类。

博来霉素（Bleomycin）

作用类别 抗肿瘤抗生素。适应证 皮肤癌、头颈部癌、食管癌、肺癌、宫颈癌、阴茎癌、恶性淋巴瘤。用法 用注射器吸取适量的注射用水或生理用水、葡萄糖溶液等溶解。肌肉、皮下及静脉注射：每次 15～30mg。动脉内注射：每次 5～15mg。癌性胸膜炎：每次 60mg。每周 2 次，总量为 300mg，即使肿瘤消失后，也应适当地追加治疗，如每周 1 次，一次为 15mg(效价)，静脉注射，共 10 次。不良反应 常见：色素沉着、指甲脱落、脱发、口腔溃烂、食欲不振；严重：骨髓抑制、肺纤维化及肺毒性。禁忌 水痘患者、白细胞低于 $2.5 \times 10^9/L$ 者。注意 孕妇及哺乳期妇女慎用；首次用药应先肌内注射 1/3 剂量，如无反应，再注射其余剂量；静脉注射应缓慢，每次时间不少于 10 分钟；用药后避免日晒；淋巴瘤患者易引起高热、过敏、休克。相互作用 其他抗癌药物或放疗。妊娠分级 D。医保 乙类。

环磷酰胺[基]（Cyclophosphamide）

作用类别 烷化剂。适应证 对白血病、恶性淋巴瘤和多发性骨髓瘤均有较好疗效；对乳腺癌、睾丸肿瘤、卵巢癌、肺癌、鼻咽癌、神经母细胞瘤、横纹肌瘤、骨肉瘤有一定疗效。用法 成人：单药静脉注射，每次 500～1000mg/m²，加氯化钠溶液 20～30ml，静脉冲入，每周 1 次，连用 2 次，休息 1～2 周重复；联合用药 500～600mg/m²。儿童：静脉注射每次 10～15mg/kg，加氯化钠溶液 20ml 稀释后缓慢注射，每周 1 次，连用 2 次，休息 1～2 周重复。不良反应 骨髓抑制、泌尿道反应。禁忌 妊娠及哺乳期妇女；骨髓抑制、感染、肝肾功能损害者。注意 大剂量应用时应水化、利尿，同时给予尿路保护剂美司钠；当肝肾功能损害、骨髓转移或既往曾接受多程化放疗时，应减少至治疗量的 1/3～1/2；腔内给药无直接作用。相互作用 抗痛风药、巴比妥类、皮质激素类药物。贮藏 避光、在 2～10℃保存。妊娠分级 D。医保 甲类。

异环磷酰胺（Ifosfamide）

作用类别 烷化剂。适应证 睾丸癌、卵巢癌、乳腺癌、肉瘤、恶性淋巴瘤和肺癌等。用法 成人单药治疗中，分次给药（根据剂量，输注时间为 30～120 分钟）方式一般采用异环磷酰氨每天剂量为 1.2～2.4g/m²，最高为 60mg/kg 体重，以静脉输注的形式连续使用 5 天。本品也可以以单一大剂量作 24 小时的连续性静脉输注方式给药，剂量一般为每疗程 5g/m²（125 mg/kg），不应高于 8g/m²（200mg/kg）。禁忌 已知对异环磷酰胺高度过敏，严重骨髓抑制，感染，肾功能不全及（或）尿路梗阻，膀胱炎，妊娠及哺乳期妇女。注意 肝、肾功能不全者慎用；为防止或减轻泌尿系统毒性反应，可分次给药或补充大量液体，并在尿路保护剂（如美司钠）配合下用药；用药期间应检查血常规、尿常规及肝肾功能。相互作用 顺铂、抗凝血药物、降血糖药。贮藏 避光、在 2～10℃保存。妊娠分级 D。医保 乙类。

洛莫司汀（Lomustine）

作用类别 烷化剂。适应证 脑部原发肿瘤(如成胶质细胞瘤)及继发性肿瘤;治疗实体瘤,如联合用药治疗胃癌、直肠癌及支气管肺癌、恶性淋巴瘤等。用法 口服:100～130mg/m^2,顿服,每 6～8 周 1 次,3 次为 1 疗程。不良反应 恶心、呕吐、胃肠道出血、肝功能损害、骨髓抑制。禁忌 肝功能损害、白细胞低于 4×10^9/L、血小板低于 80×10^9/L 者。注意 骨髓抑制、感染、肾功能不全、经过放疗或抗癌药治疗的患者或有白细胞低下史者慎用;宜睡前与止吐药、安眠药共服,用药当天不能饮酒;用药期间检测肺功能、血常规、肝肾功能。相互作用 应避免合用有严重降低白细胞和血小板的抗癌药。贮藏 避光、在 2～10℃保存。妊娠分级 D。医保 乙类。

卡莫司汀（Carmustine）

作用类别 烷化剂。适应证 对脑瘤、脑转移瘤和脑膜白血病有效,对恶性淋巴瘤、多发性骨髓瘤有效,与其他药物合用对恶性黑色素瘤有效。用法 溶入 5%葡萄糖或氯化钠溶液 150ml 中快速静滴,100mg/m^2,每日 1 次,连用 2～3 日;或 200mg/m^2,用一次,每 6～8 周重复。不良反应 骨髓抑制、静脉炎、肺间质或肺纤维化、恶心呕吐、肝肾损害等。禁忌 孕妇、哺乳期妇女。注意 骨髓抑制、感染、肝肾功能异常、老年人、接受过放疗或者其他抗癌药治疗者慎用;使用后三个月内不宜接种疫苗。相互作用 其他抗癌药物。贮藏 5℃以下。妊娠分级 D。医保 乙类。

司莫司汀（Semustine）

作用类别 烷化剂。适应证 脑原发肿瘤及转移瘤;与其他药物合用可治疗恶性淋巴瘤、胃癌、大肠癌、黑色素瘤。用法 口服:100～200mg/m^2,顿服,每 6～8 周一次,睡前与止吐剂、安眠药同服。不良反应 骨髓抑制、口腔炎、恶心呕吐、脱发、皮疹、可抑制睾丸和卵巢功能。注意 骨髓抑制或曾有白细胞低下者、患有溃疡病、肝肾功能不全者慎用;老年人应慎用;用药结束后三个月内不宜接种活疫苗。相互作用 其他对骨髓抑制较强的药物。贮藏 避光、密封、2～10℃。医保 甲类。

尼莫司汀（Nimustine）

作用类别 烷化剂。适应证 脑肿瘤、消化道癌、肺癌、恶性淋巴瘤、慢性白血病。用法 按每 5mg 溶于 1ml 注射用蒸馏水的比例溶解,供静脉或动脉给药。以盐酸尼莫司汀计,每次给药 2～3mg/kg,其后据血象停药 4～6 周;每次给药 2mg/kg,隔 1 周给药一次,给药 2～3 周后,根据血象停药 4～6周。不良反应 骨髓抑制、恶心、呕吐、间质性肺炎及肺纤维化。禁忌 骨髓抑制者;孕妇或可能怀孕的妇女。注意 肝肾功能不全者、水痘患者、合并感染者慎用;静注时应防止药物遗漏于血管外;不可用于肌内注射和皮下注射；小儿及育龄患者用药时应慎重。相互作用 与其他抗恶性肿瘤药物、放射线照射。医保 乙类(限二线用药)。

福莫司汀(Fotemustine)

作用类别 烷化剂。适应证 原发性恶性脑部肿瘤及播散性恶性黑色素瘤。用法 用4ml无菌乙醇溶液将福莫司汀瓶中的内容物溶解，将溶液用250ml 5%等渗葡萄糖稀释后，避光静脉输注，输注时间大于1小时。单药：诱导治疗，每周1次连续3次后，停止用药4～5周；维持治疗，每3周治疗1次，每次100mg/m^2。联合化疗：去掉诱导治疗中的第三次给药，剂量维持100mg/m^2。不良反应 恶心呕吐、肝功能异常、骨髓抑制。禁忌 孕妇及哺乳期妇女；禁用于合并使用黄热病疫苗和采用苯妥英钠作为预防治疗的患者；通常不推荐与减毒活疫苗联合使用。注意 不推荐将本品用于过去4周内接受过化疗(或6周内用过亚硝基脲类药物治疗)的患者；建议从诱导治疗开始和维持治疗开始之间，推荐的间隔期是8周，每两次维持治疗周期之间，间隔期是3周；建议在诱导及其后治疗期间进行肝功能检查。相互作用 细胞毒药物、苯妥英钠、与抗凝药物、免疫抑制剂、达卡巴嗪。贮藏 避光、密封保存。妊娠分级 D。医保 乙类(限二线用药)。

雌莫司汀(Estramustine)

作用类别 烷化剂。适应证 晚期前列腺癌，尤其是激素难治性前列腺癌；对于预后因素显示对单纯激素疗法疗效差的患者，可作为一线治疗。用法 剂量范围为每日每千克体重7～14mg，分2或3次服用，建议初始剂量为至少每千克体重10mg，应至少在餐前1小时或餐后2小时以一杯水吞服，牛奶、奶制品及含钙、镁、铝的药物(例如抗酸剂)不能与本品同时服用，若在给药后4～6周观察无效，应撤药。不良反应 常见：男子女性化乳房和阳痿、恶心、呕吐、体液潴留、水肿；严重：血栓栓塞、缺血性心脏病和充血性心衰。禁忌 对雌二醇或氮芥类过敏者；严重肝脏或心脏疾病者；既往严重的白细胞减少和(或)血小板减少。注意 慎用于具有血栓性静脉炎、血栓形成或血栓栓塞病史、脑血管及冠状动脉疾病的患者。相互作用 三环类抗抑郁药、ACE抑制剂。妊娠分级 X。医保 乙类。

顺铂[基](Cisplatin)

作用类别 铂类。适应证 小细胞与非小细胞肺癌、睾丸癌、卵巢癌、宫颈癌、子宫内膜癌、前列腺癌、膀胱癌、黑色素瘤、肉瘤、头颈部肿瘤及各种鳞状上皮癌和恶性淋巴癌。用法 给药前2～16小时和给药后至少6小时之内，必须充分水化，用氯化钠溶液或5%葡萄糖溶液稀释后静脉滴注，15～20mg/m^2，每日1次，连用5天；50mg/m^2，每周1次，共2次；50～120mg/m^2，每四周1次；联合用药时，用量需随疗程作适当调整。不良反应 肾脏毒性、消化系统毒性、造血系统毒性、耳毒性、神经毒性、过敏反应。禁忌 对顺铂和其他含铂制剂过敏者、怀孕、哺乳期、骨髓功能减退、严重肾功能损害、失水过多、水痘、带状疱疹、痛风、高尿酸血症、近期感染及因顺铂而引起的外周神经病等患者。注意 下列患者用药应特别慎重：既往有肾病史、造血系统功能不全、听神经功能障碍，用药前曾接受其他化疗或放射治疗，及非顺铂引起的外周神经炎等；应避免接触铝金属。相互作用 秋水仙碱、丙磺舒、各种骨髓抑制剂或放射治疗、其他具有肾毒性或耳毒性药物。贮藏 避光。妊娠分级 D。医保 甲类。

卡铂[基]（Carboplatin）

作用类别 铂类。适应证 晚期上皮来源的卵巢癌：一线治疗，其他治疗失败后的二线治疗；小细胞肺癌和头颈部鳞癌。用法 成人：400mg/m^2，静脉输注15～60分钟。前一个疗程后4周和（或）中性粒细胞计数≥2×10^9/L及血小板计数≥100×10^9/L方可进行下一疗程治疗；与其他骨髓抑制剂联合使用时，应根据治疗方案和计划调整剂量；用5％葡萄糖或0.9％氯化钠稀释到浓度为0.5mg/ml的溶液。不良反应 骨髓抑制、恶心呕吐、肾毒性、过敏反应、耳毒性、神经毒性。禁忌 对本药或其他铂类药过敏者、严重骨髓抑制或出血者、严重肝肾功能不全者、孕妇及哺乳期妇女、儿童。注意 用药期间应密切观察血常规和肝肾功能、电解质；输注时应避免日光直射。相互作用 有骨髓抑制或肾毒性的药物、铝制品。贮藏 避光。妊娠分级 D。医保 甲类。

奥沙利铂（Oxaliplatin）

作用类别 铂类。适应证 经过氟尿嘧啶治疗失败之后的结、直肠癌转移的患者，可单独或联合氟尿嘧啶使用。用法 130mg/m^2，加入250～500ml 5％葡萄糖溶液中输注2～6个小时，每3周（21天）给药1次。不良反应 恶心、呕吐、腹泻、白细胞和血小板下降、末梢神经炎等。禁忌 对铂类衍生物过敏者、孕妇及哺乳期妇女。注意 肝肾功能不全者、严重骨髓抑制者、外周神经病变者、感染者慎用；勿与具有潜在神经毒性的药物合用；治疗前及治疗期间应检查血常规及神经系统；用药期间勿吃冷食，禁用冰水漱口；忌与含铝器皿接触。相互作用 氯化钠、碱性药物。妊娠分级 D。医保 乙类。

奈达铂（Nedaplatin）

作用类别 铂类。适应证 头颈部癌、小细胞肺癌、非小细胞肺癌、食管癌、膀胱癌、睾丸癌、卵巢癌、子宫颈癌等实体瘤。用法 用500ml 0.9％氯化钠注射液稀释，静脉滴注不应少于1小时，滴完后需继续点滴输液1000ml以上，每次80～100mg/m^2，每3～4周1次。不良反应 骨髓抑制、恶心呕吐、脱发、肝肾损伤、过敏性休克、阿-斯综合征、间质性肺炎。禁忌 严重骨髓抑制及严重肝、肾功能不全者；对其他铂制剂及右旋糖酐过敏者；孕妇及有严重并发症的患者。注意 听力损害、骨髓、肝肾功能不全、合并感染和水痘患者及老年人慎用；忌与含铝器皿接触。相互作用 其他抗肿瘤药及放疗、氨基糖苷类抗生素、万古霉素。贮藏 避光、阴凉。

医保 乙类(限二线用药)。

洛铂(Lobaplatin)

作用类别 铂类。适应证 乳腺癌、小细胞肺癌及慢性粒细胞性白血病。用法 静脉注射,每次 $50mg/m^2$,间歇为 3 周,治疗持续时间应根据肿瘤的反应,最少应使用 2 个疗程,如肿瘤开始缩小,可继续达 6 个疗程。不良反应 血小板和血细胞减少、恶心、呕吐、腹泻、便秘、神经病变、转氨酶升高、过敏反应等。禁忌 严重肾功能不全者;有骨髓抑制患者或有凝血机制障碍的患者;对铂类化合物过敏者。注意 使用本品后患者若发生严重的不良反应,必要时应减少剂量;不能用氯化钠溶液溶解。相互作用 与其他骨髓抑制药物合用可能增加骨髓毒性。贮藏 避光、25℃以下。医保 乙类(限其他铂类药物无效或不能耐受)。

白消安[基](Busulfan)

作用类别 烷化剂。适应证 注射剂:联合环磷酰胺,作为慢性髓性白血病同种异体的造血祖细胞移植前的预处理方案。片剂:慢性粒细胞白血病的慢性期,对缺乏费城染色体 Ph1 患者效果不佳,也可用于治疗原发性血小板增多症,真性红细胞增多症等慢性骨髓增殖性疾病。用法 在组成骨髓或外周血祖细胞移植预处理方案时,成人每次 0.8mg/kg,每 6 小时一次,连续 4 天(共 16 次),在骨髓移植前 3 天,本品第 16 次给药之后 6 小时,给予环磷酰胺 60mg/kg,每次静注 1 小时,每日 1 次共 2 天。口服:成人慢性粒细胞白血病,每日总量 $4\sim6mg/m^2$,每日 1 次。不良反应 骨髓抑制、恶心呕吐、肝肾损伤、水肿、发热、心动过速、呼吸困难、失眠、焦虑、皮疹、高血糖等。注意 慢性粒细胞白血病急性变时应停药。相互作用 伊曲康唑、苯妥因、对乙酰氨基酚。贮藏 2～8℃。妊娠分级 D。医保 甲类(口服常释剂型);乙类(注射剂,限二线用药)。

达卡巴嗪(Dacarbazine)

作用类别 烷化剂。适应证 用于治疗恶性黑色素瘤,也用于软组织肿瘤和恶性淋巴瘤等。用法 静脉滴注:2.5～6mg/kg 或 $200\sim400mg/m^2$,用 0.9%氯化钠注射液 10～15ml 溶解后,用 5%葡萄糖注射液 250～500ml 稀释后滴注,30 分钟以上滴完,一日 1 次,连用 5～10 日为 1 疗程,一般间隔 3～6 周重复给药;单次大剂量为 $650\sim1450mg/m^2$,每 4～6 周 1 次。静脉推注:一次 $200mg/m^2$,一日 1 次,连用 5 日,每隔 3～4 周重复给药。动脉灌注:位于四肢的恶性黑色素瘤,可用同样剂量动脉注射。不良反应 恶心呕吐、腹泻、骨髓抑制、血管刺激、肝肾损伤。禁忌 孕妇、水痘或带状疱疹患者。注意 肝、肾功能不全者、感染患者慎用;用药期间禁止活性病毒疫苗接种。相互作用 其他对骨髓抑制的药物。贮藏 避光、2～8℃。妊娠分级 C。医保 乙类。

替莫唑胺（Temozolomide）

作用类别 烷化剂。**适应证** 新诊断的多形性胶质母细胞瘤，开始先与放疗联合治疗，随后作为辅助治疗。常规治疗后复发或进展的多形性胶质母细胞瘤或间变性星形细胞瘤。**用法** 新诊断的多形性胶质母细胞瘤的成人患者：同步放化疗期，口服，每日 75mg/m²，共 42 天，同时接受放疗（60Gy 分 30 次）；辅助治疗期，同步放化疗期结束后 4 周，进行 6 个周期的本品辅助治疗，第 1 周期 150mg/（m²·d），每日 1 次，共 5 天，然后停药 23 天，第 2 周期开始时，如果第 1 周期 CTC（循环肿瘤细胞）的非血液学毒性≤2 级（除外脱发、恶心和呕吐）、绝对白细胞计数（ANC）≥1.5×10⁹/L 和血小板计数≥100×10⁹/L，则可增至 200mg/（m²·d），如果第 2 周期的剂量没有增加，在以后的周期中也不应增加剂量，除出现毒性外，以后各周期的剂量维持在每日 200mg/m²。成人患者以前曾接受过化疗患者起始剂量是 150mg/（m²·d），共 5 天，如果下个周期第一天的 ANC≥1.5×10⁹/L 和血小板计数≥100×10⁹/L，则第 2 周期的剂量增为 200mg/（m²·d）；儿童患者在以前曾接受过化疗 3 岁或 3 岁以上的患儿中，每 28 天周期中本品口服起始剂量是 150mg/（m²·d），共 5 天，如果没有出现毒性，下个周期的剂量增至 200mg/（m²·d），治疗可继续到病变出现进展，最多为 2 年。**不良反应** 感染、白细胞减少、淋巴细胞减少、头痛、视物模糊、听力损害、关节痛、肌无力、尿频、疲乏、发热、过敏反应等。**禁忌** 对达卡巴嗪过敏者、妊娠及哺乳期、严重骨髓抑制的患者。**注意** 对于接受 42 天（最多为 49 天）合并放疗的全部患者需要预防卡氏肺囊虫性肺炎。**相互作用** 其他可导致骨髓抑制的药物。**妊娠分级** D。**医保** 乙类（限二线用药）

影响核酸合成药

阿糖胞苷[基]（Cytarabine）

作用类别 影响核酸合成药。**适应证** 适用于急性白血病的诱导缓解期及维持巩固期，对急性非淋巴细胞性白血病效果较好，对慢性粒细胞白血病的急变期、恶性淋巴瘤也有效。**用法** 诱导缓解：静脉注射或滴注一次 2mg/kg（或 1～3mg/kg），一日 1 次，连用 10～14 日，如无明显不良反应，剂量可增大至一次4～6mg/kg。维持：完全缓解后改用维持治疗量，一次 1mg/kg，一日 1～2 次，皮下注射，连用 7～10 日。鞘内注射：一次 25～75mg，联用地塞米松 5mg，用 2ml 0.9％氯化钠注射液溶解，每周 1～2 次，至脑脊液正常，如为预防性使用则每 4～8 周 1 次。**不良反应** 胃肠道反应、骨髓抑制、皮肤损伤、阿糖胞苷综合征、肝损伤、间质性肺炎等。**禁忌** 非肿瘤引起的白细胞和（或）血小板缺乏者、孕妇及哺乳期妇女。**注意** 60 岁以上患者慎用；对非霍奇金淋巴瘤的患者进行高尿酸血症的预防；治疗期间不能接种活疫苗。**相互作用** 与其他肿瘤抑制剂、放疗、氟胞嘧啶。**贮藏** 阴凉处保存。**妊娠分级** D。**医保** 甲类。

氟达拉滨（Fludarabine）

作用类别 影响核酸合成药。适应证 B细胞性慢性淋巴细胞白血病（CLL）患者的治疗，这些患者接受过至少一个标准的含烷化剂方案的治疗，并且在治疗期间或治疗后，病情没有改善或持续进展。用法 静脉给药：每日 $25mg/m^2$，连用 5 日，每 28 天重复，每个小瓶用 2ml 注射用水配制成 25mg/ml。静脉推注：需再用 10ml 0.9%氯化钠溶液稀释。静脉输注：将抽入注射器内的所需剂量用 100ml 0.9%氯化钠溶液稀释，输注时间 30 分钟。不良反应 常见：恶心呕吐、腹泻、骨髓抑制；严重：严重感染、心力衰竭、心律失常。禁忌 严重肾功能损害患者；失代偿性溶血性贫血患者；孕妇及哺乳期妇女。注意 育龄男女患者用药期间及用药后 6 个月内，必须采取避孕措施；氟达拉滨合用喷司他丁治疗 CLL 时可出现致命性肺毒性。相互作用 喷司他丁、双嘧达莫及其他腺苷吸收抑制剂。妊娠分级 D。医保 乙类（限三级综合、肿瘤专科医院二线用药）。

抗肿瘤药

吉西他滨（Gemcitabine）

作用类别 影响核酸合成药。适应证 局部晚期或已转移的非小细胞肺癌；局部晚期或已转移的胰腺癌；与紫杉醇联合，可用于治疗经辅助/新辅助化疗后复发，不能切除的、局部复发或转移性乳腺癌，除非临床上有禁忌，否则既往化疗中应使用过蒽环类抗生素。用法 用 0.9%氯化钠溶液作为溶剂，稀释后的药物浓度不应超过 40mg/ml。①非小细胞肺癌：单药：每次 $1000mg/m^2$，每周 1 次，连续 3 周，随后休息 1 周，每 4 周重复；联合治疗：与顺铂联合治疗，3 周疗法为 $1250mg/m^2$，静脉滴注 30 分钟，第 1、8 天给药，休息 1 周，即为 21 天疗法；4 周疗法为 $1000mg/m^2$，静脉滴注 30 分钟，第 1、8、15 天给药，休息 1 周，即为 28 天疗法。②晚期胰腺癌：$1000mg/m^2$，静脉滴注 30 分钟，每周 1 次，连续 7 周，休息 1 周，以后为每周 1 次，连续 3 周，休息 1 周。不良反应 骨髓抑制、肝脏损害、口腔溃疡、红斑、恶心呕吐、腹泻、便秘、心肌梗死、充血性心力衰竭、心律失常等。禁忌 放疗、严重肾功能不全的患者禁止联用顺铂。注意 已出现肝脏转移或既往有肝炎、酗酒或肝硬化病史的患者应用吉西他滨可能会使潜在的肝功能不全恶化；放疗同步给予 $1000mg/m^2$ 的吉西他滨可导致严重的肺或食管病变。妊娠分级 D。医保 乙类。

卡培他滨（Capecitabine）

作用类别 影响核酸合成药。适应证 结直肠癌、乳腺癌、胃癌。用法 每日总剂量 $2500mg/m^2$，早晚各一次，治疗 2 周后停药 1 周，3 周为一个疗程，应在餐后 30 分钟内用水吞服。不良反应 口炎、消化不良、畏食、恶心呕吐、腹痛、腹泻、便秘、手足综合征、心脏毒性、肝功能不全、超敏反应等。禁忌 已知对 5 - 氟尿嘧啶（5 - FU）过敏的患者，二氢嘧啶脱氢酶缺陷患者，严重肾功能不全者，妊娠及哺乳期妇女。注意 现在或既往有冠心病者、肾功能不全者、肝功能不全者慎用。妊娠分级 D。医保 乙类。

氟尿嘧啶[基]（Fluorouracil）

作用类别 影响核酸合成药。适应证 消化道肿瘤，或较大剂量氟尿嘧啶治疗绒毛膜上皮癌，亦可用于乳腺癌、卵巢癌、肺癌、宫颈癌、膀胱癌及皮肤癌等。用法 静脉注射：一日 10～20mg/kg，连用 5～10 日，每疗程 5～7g(可增至 10g)。静脉滴注：一日 300～500mg/m^2，连用 3～5 天，每次静脉滴注时间不得少于 6～8 小时，可用输液泵连续给药维持 24 小时。腹腔内注射：一次 500～600mg/m^2，每周 1 次，2～4 次为 1 疗程。不良反应 骨髓抑制、恶心呕吐、口腔黏膜炎或溃疡、神经系统毒性等。禁忌 伴发水痘或带状疱疹者、妊娠及哺乳期妇女、衰弱患者。注意 不宜与放疗同用；老年人、肝功能异常、感染、出血、胃肠道梗阻或脱水或电解质紊乱患者慎用。贮藏 避光。妊娠分级 D(注射给药)/X(局部给药)。医保 甲类。

替加氟[基]（Tegafur）

作用类别 影响核酸合成药。适应证 消化道肿瘤(如胃癌、直肠癌、胰腺癌、肝癌)、乳腺癌。用法 单药：每日 800～1000mg 或一次 15～20mg/kg，溶于 5%葡萄糖注射液或 0.9%氯化钠注射液 500ml 中，一日 1 次，静脉滴注，总量 20～40g 为一疗程。不良反应 恶心呕吐、腹痛、腹泻、乏力、头痛、眩晕、运动失调、黏膜炎及注射部位疼痛等。禁忌 孕妇及哺乳期妇女。注意 肝肾功能障碍的患者应慎用；遇冷可析出结晶；与含钙、镁离子及酸性较强的药物存在配伍禁忌。贮藏 避光。医保 甲类。

卡莫氟（Carmofur）

作用类别 影响核酸合成药。适应证 消化道肿瘤(如胃癌、大肠癌、肝癌等)、乳腺癌。用法 口服：一次 200mg，一日 3～4 次，或一日 140mg/m^2，分 3 次口服。联合化疗：一次 200mg，一日 3 次。不良反应 白细胞、血小板减少、恶心呕吐、腹痛、腹泻、肝肾功能异常等。注意 高龄老年患者、骨髓功能低、肝肾功能不全、妊娠期妇女、恶病质或营养不良者慎用；服药后避免摄入酒精性饮料。相互作用 其他细胞毒药物。医保 乙类。

去氧氟尿苷（Doxifluridine）

作用类别 影响核酸合成药。适应证 乳腺癌、胃癌、结肠癌、直肠癌及鼻咽癌。用法 口服：每日总量为 0.8～1.2g，分 3～4 次，饭后服用。不良反应 胃肠道反应、骨髓抑制、肝肾损伤、神经异常、色素沉着、瘙痒、毛发脱落等。禁忌 妊娠、哺乳期妇女及正在接受索立夫定治疗患者。注意 骨髓抑制者、肝肾功能不全者、近期发生感染者、心脏疾病及既往有心脏病史者、水痘患者、消化道溃疡或消化道出血者、儿童及老年人慎用。相互作用 其他抗肿瘤药物。医保 乙类。

甲氨蝶呤[基]（Methotrexate）

作用类别 影响核酸合成药。适应证 单药：乳腺癌、妊娠性绒毛膜癌、恶性葡萄胎或葡萄胎；联合使用：急性白血病(特别是急性淋巴细胞性白血病)、Burkitts 淋巴瘤、晚期淋巴肉瘤(Ⅲ和Ⅳ期,据 Peter 分期法)和晚期蕈样霉菌病;鞘内注射:治疗脑膜转移癌;大剂量单药或与其他化疗药物联合应用治疗下列肿瘤:成骨肉瘤、急性白血病、支气管肺癌或头颈部表皮癌;对常规疗法不敏感的严重、顽固、致残性银屑病。**用法** 鞘内注射时,用 0.9%氯化钠注射液稀释至 1mg/ml 的浓度。绒毛膜癌及类似滋养细胞疾病:15～30mg/d,肌注 5 天,3～5 个疗程。乳腺癌:40mg/m^2,第 1 天和第 8 天静脉给药。白血病:诱导缓解治疗时,3.3mg/(m^2·d)联合泼尼松 60mg/(m^2·d),如有缓解可开始维持治疗 30mg/m^2,每周 2 次,肌内注射,或每 14 天 2.5mg/kg 静脉内给药。蕈样真菌病:50mg 每周 1 次或 25mg 每周 2 次肌注。银屑病:每周肌肉或静脉注射,每周 10～25mg,一般每周不能超过 50mg。**不良反应** 食欲减退、口腔炎、恶心呕吐、腹痛、腹泻、消化道出血、黄疸、转氨酶升高、高尿酸性肾病、女性闭经、男性精子减少、肺毒性、骨髓抑制者、中枢神经系统反应。**禁忌** 妊娠及哺乳期妇女、肝肾功能不全者、酒精中毒及酒精性肝病的银屑病患者、免疫缺陷者、骨髓抑制、严重感染者、有消化性溃疡病者、接受中枢神经系统放疗者。**注意** 对肝功能、肾功能、血象及血浆浓度均应逐日监测;大剂量疗法给药前应准备好解救药亚叶酸盐,并应充分补充液体和碱化尿液;全身高剂量或鞘内注射甲氨蝶呤会引起明显的中枢神经系统毒性;对于接受长期治疗的银屑病患者推荐定期行肝脏活检;与阿糖胞苷、氟尿嘧啶及强的松龙存在配伍禁忌。**相互作用** 水杨酸盐、非甾体抗炎药、磺胺类药、保泰松、青霉素、四环素、氯霉素及其他不能吸收的广谱抗生素、苯妥英、门冬酰胺酶、依曲替酯及其他由肝毒性药物、胺碘酮、巯嘌呤、茶碱、琥珀酸氢化可的松、头孢噻吩、甲泼尼龙、博来霉素、卡那霉素、长春新碱和长春碱及其他细胞毒药物。**贮藏** 避光。**妊娠分级** X。**医保** 甲类。

巯嘌呤[基](Mercaptopurine)

作用类别 影响核酸合成药。**适应证** 绒毛膜上皮癌、恶性葡萄胎、急性淋巴细胞白血病及急性非淋巴细胞白血病、慢性粒细胞白血病的急变期。**用法** 绒毛膜上皮癌:成人每日 6～6.5mg/kg,分 2 次口服,10 日为一疗程,疗程间歇为3～4 周。白血病:起始治疗,每日 2.5mg/kg 或 80～100mg/m^2,一日 1 次或分次服用,2～4 周可见显效,如用药 4 周后,仍未见临床改进及白细胞数下降,可考虑加量至每日 5mg/kg;维持治疗,每日 1.5～2.5mg/kg 或 50～100mg/m^2,一日 1 次或分次口服。**不良反应** 骨髓抑制、恶心呕吐、口腔炎、腹泻、高尿酸血症等。**注意** 下列情况应慎用:骨髓抑制、严重感染或明显的出血倾向、肝功能不全、胆道疾患、有痛风病史、尿酸盐肾结石病史者;4～6 周内已接受过细胞毒药物或放射治疗者。**相互作用** 别嘌醇、其他抗肿瘤药物及放疗。**贮藏** 避光。**妊娠分级** D。**医保** 乙类。

硫鸟嘌呤（Tioguanine）

作用类别 影响核酸合成药。适应证 急性淋巴细胞白血病及急性非淋巴白血病的诱导缓解期及继续治疗期，慢性粒细胞白血病的慢性期及急变期。用法 口服：开始时每日 2mg/kg 或 100mg/m²，一日 1 次或分次服用，如 4 周后临床未改进，白细胞未见抑制，可将每日剂量增至 3mg/kg；维持量按每日 2～3mg/kg 或 100mg/m²，一次或分次口服；联合化疗中 75～200mg/m² 一次或分次服，连用 5～7 日。不良反应 白细胞和血小板减少、恶心呕吐、食欲减退等胃肠道反应及肝功能损害、高尿酸血症、尿酸性肾病、闭经或精子缺乏。注意 严重骨髓抑制、严重感染、出血者慎用，肝肾功能不全、胆道疾患者、痛风病史、尿酸盐结石病史者慎用；4～6 周内已接受过细胞毒药物或放射治疗者应慎用；服用本品时，应适当增加水的摄入量，并使尿液保持碱性，或同时服用别嘌呤醇；在疗程中首次出现血细胞减少症，特别是粒细胞减少症、血小板减少症、黄疸、出血或出血倾向时，即应迅速停药。相互作用 抗痛风药物、其他细胞毒药物及放疗。妊娠分级 D。医保 乙类。

羟基脲[基]（Hydroxycarbamide）

作用类别 影响核酸合成药。适应证 对慢性粒细胞白血病（CML）有效，并可用于对马利兰耐药的 CML；对黑色素瘤、肾癌、头颈部癌有一定疗效，与放疗联合对头颈部及宫颈鳞癌有效。用法 CML：口服，每日 20～60mg/kg，每周 2 次，6 周为一个疗程。头颈癌、宫颈鳞癌等：每次 80mg/kg，每 3 天 1 次，需与放疗合用。不良反应 骨髓抑制、胃肠道反应、中枢神经系统症状及脱发等。禁忌 水痘、带状疱疹患者及各种严重感染患者；妊娠、哺乳期妇女。注意 治疗前期及治疗期间严密观察血常规及血尿酸、尿素氮、肌酐；严重贫血未纠正前、骨髓抑制、肾功能不全、痛风、尿酸盐结石史等慎用。相互作用 巴比妥类、安定类、麻醉药、别嘌呤醇、秋水仙碱、丙磺舒、5－FU。妊娠分级 D。医保 甲类。

培美曲塞（Pemetrexed）

作用类别 影响核酸合成药。适应证 与顺铂联合治疗无法手术的恶性胸膜间皮瘤，非小细胞肺癌。用法 用 0.9%氯化钠注射液溶解稀释，第 1 天 500mg/m²，滴注 10 分钟以上，30 分钟后静滴 75mg/m² 顺铂 2 小时以上，每 21 天为一个周期。预服药物：地塞米松 4mg 口服每日 2 次，本品给药前 1 天、给药当天和给药后 1 天，连服 3 天；叶酸给药剂量 350～1000μg，常用剂量是 400μg，第一次给予培美曲塞治疗开始前 7 天开始，在最后 1 次培美曲塞给药后 21 天可停服；维生素 B_{12} 1000μg，第一次培美曲塞给药前 7 天内肌内注射维生素 B_{12} 一次，以后每 3 个周期肌注一次，以后的维生素 B_{12} 给药可与培美曲塞用药在同一天进行。不良反应 感觉神经障碍、腹痛、中性粒细胞减少性发热、肌酐升高、运动神经元病、无中性粒细胞减少性感染和过敏等。禁忌 同时接种黄热病疫苗。注意 肾功能不全及严重骨髓抑制者慎用。相互作用 非甾体抗炎药、肾损伤药物及经肾小管排泄的药物。妊娠分级 D。医保 非医保。

作用于核酸转录的药物

放线菌素 D（Dactinomycin）

作用类别 抗肿瘤抗生素。适应证 对霍奇金病及神经母细胞瘤疗效突出；对无转移的绒癌初治时单用本药，治愈率达 90%～100%，与单用 MTX（氨甲蝶呤）的效果相似；对睾丸癌亦有效，一般均与其他药物联合应用；与放疗联合治疗儿童肾母细胞瘤（Wilms 瘤）可提高生存率，对尤文肉瘤和横纹肌肉瘤亦有效。用法 成人：静脉给药，每日 300～400μg（6～8μg/kg），溶于 0.9%氯化钠注射液 20～40ml 中，每日 1 次，10 日为一疗程，间歇 2 周，一疗程总量 4～6mg；也可做腔内注射。不良反应 消化道反应、骨髓抑制等。禁忌 水痘及带状疱疹患者、有出血倾向者及孕妇。注意 骨髓功能低下、有痛风病史、肝功能损害、感染、有尿酸盐性肾结石病史、近期接受过放疗或其他抗肿瘤药物者慎用。相互作用 维生素 K 类药物；有放疗增敏作用。贮藏 避光。妊娠分级 D。医保 甲类。

抗肿瘤药

拓扑异构酶抑制剂

拓扑替康（Topotecan）

作用类别 拓扑异构酶抑制剂。适应证 小细胞肺癌、晚期转移性卵巢癌经一线化疗失败者。用法 口服：与顺铂联用，每日 1 次，每次 1.4mg/m^2，连续服用 5 天，在第 5 天给予顺铂（75mg/m^2）静脉输注，每 21 天为一个疗程。静脉给药：1.2mg/（m^2·d），静脉输注 30 分钟，持续 5 天，21 天为一疗程，治疗中出现严重中性粒细胞减少症患者，在其后的疗程中剂量减少 0.2mg/m^2 或与 G－CSF（粒细胞集落刺激因子）同时使用，使用从第 6 天开始，即在持续 5 天使用本品后 24 小时后再用 G－CSF。不良反应 骨髓抑制、恶心呕吐、腹泻、便秘、腹痛、头痛、感觉异常、呼吸困难、脱发、皮炎、瘙痒、转氨酶升高等。禁忌 对其他喜树碱类药过敏者、严重骨髓抑制患者、妊娠及哺乳期妇女。注意 密切观察患者有无感染、出血倾向的临床症状。贮藏 避光、2～10℃。妊娠分级 D。医保 乙类。

伊立替康（Irinotecan）

作用类别 拓扑异构酶抑制剂。适应证 晚期大肠癌患者的治疗，与 5－氟尿嘧啶和亚叶酸联合治疗既往未接受化疗的晚期大肠癌患者；单药治疗经含 5－氟尿嘧啶化疗方案治疗失败的患者。用法 350mg/m^2，静脉滴注 30～90 分钟，每 3 周 1 次。不良反应 恶心呕吐、延迟性腹泻、严重中性粒细胞减少、乙酰胆碱综合征等。禁忌 肝功能不全或血胆红素超过正常值上限 3 倍的患者；肾功能不全者；慢性肠炎、肠梗阻患者；严重骨髓抑制者；WHO（世界卫生组织）行为状态评分大于 2 者；妊娠及哺乳期妇女。注意 用药后禁止驾车；应静滴给药，不得静注；与具有抗胆碱酯酶活性的药物合用可能会加重本药毒性;老年患者慎用。相互作用 神经肌肉阻滞剂、其他抗肿瘤药物、抗惊厥药、酮康唑、地塞米松、缓泻剂。贮藏 避光。妊娠分级 D。医保 乙类(限三级综合、肿瘤专科医院二线用药)。

羟喜树碱(Hydroxycamptothecine)

作用类别 拓扑异构酶抑制剂。适应证 原发性肝癌、胃癌、膀胱癌、直肠癌、头颈部上皮癌、白血病等恶性肿瘤。用法 仅限于用0.9%氯化钠注射液稀释。原发性肝癌:静脉注射,一日4～6mg,用0.9%氯化钠注射液20ml溶解后,缓缓注射;肝动脉给药,用4mg加0.9%氯化钠注射液10ml灌注,每日1次,15～30天为一个疗程。胃癌:静脉注射,一日4～6mg。膀胱癌:膀胱灌注后加高频透热100分钟,剂量由10mg逐渐加至20mg,每周2次,10～15次为一疗程。直肠癌:经肠系膜下动脉插管,6～8mg,加入0.9%氯化钠注射液500ml动脉注入,每日1次,15～20次为一疗程。头颈部上皮癌:静脉注射,每日4～6mg。白血病:每日6～8mg/m^2,30天为一疗程。不良反应 恶心呕吐、白细胞下降、脱发、心电图改变、泌尿道刺激症状。注意 孕妇慎用。贮藏 避光,阴凉处保存。医保 甲类。

抗肿瘤药

作用于微管蛋白合成的药物

长春新碱[基](Vincristine)

作用类别 作用于微管蛋白合成的药物。适应证 急性白血病、霍奇金病、恶性淋巴瘤、乳腺癌、支气管肺癌、软组织肉瘤、神经母细胞瘤等。用法 静脉注射,临用前加氯化钠注射液适量使溶解,成人:一次1～1.4mg/m^{2}或0.02～0.04mg/kg,一次不能超过2mg,每周1次,一个疗程总量为20mg。儿童:0.05～0.075mg/kg,每周1次。不良反应 神经系统毒性、骨髓抑制、胃肠道反应、血栓性静脉炎、脱发。禁忌 不能作为肌肉、皮下或鞘内注射。注意 有痛风病史、肝功能损害、感染、白细胞减少、神经肌肉疾病、有尿酸盐性肾结石病史、近期用过放射治疗或其他抗肿瘤药物治疗的患者慎用;注入静脉时避免日光直接照射。相互作用 吡咯类抗真菌剂、苯妥英钠、铂类、L-天冬酰胺酶、甲氨蝶呤、异烟肼、放射治疗。贮藏 避光、2～10℃。妊娠分级 D。医保 甲类。

长春碱(Vinblastine)

作用类别 作用于微管蛋白合成的药物。适应证 恶性淋巴瘤、睾丸肿瘤、绒毛膜癌、肺癌、乳腺癌、卵巢癌、皮肤癌、肾母细胞瘤及单核细胞白血病。用法 静注:成人每千克体重150μg(一般10mg);儿童每千克体重250μg,用0.9%氢化钠溶液或5%葡萄糖20～30ml稀释后静注或在输液时冲入,每周1次,每次剂量不应超过每千克体重300μg,一般以4～6周,总量60～100mg为1疗程。胸腹腔注射:每次10～30mg。不良反应 骨髓抑制、恶心呕吐、腹泻、口腔炎、指(趾)尖麻木、四肢疼痛、头痛、血尿、尿酸升高、脱发等。禁忌 严重粒细胞减少者。注意 恶病质、大面积皮肤溃疡者慎用。相互作用 丝裂霉素。贮藏 2～8℃。妊娠分级 D。医保 乙类

(限二线用药)。

长春地辛(Vindesine)

作用类别 作用于微管蛋白合成的药物。适应证 非小细胞肺癌、小细胞肺癌、恶性淋巴瘤、乳腺癌、食管癌、恶性黑色素瘤等恶性肿瘤。用法 单药:每次 $3mg/m^2$,每周 1 次。联合化疗时剂量酌减,连续用药 4～6 次完成疗程,氯化钠溶液溶解后缓慢静脉注射,亦可溶于 5%葡萄糖注射液 500～1000ml 中缓慢静脉滴注(6～12 小时)。不良反应 骨髓抑制、胃肠道反应、神经毒性、生殖毒性及致畸作用、有局部组织刺激反应。禁忌 骨髓功能低下和严重感染者。注意 肝肾功能不全的患者应慎用;孕妇及哺乳期妇女慎用;当白细胞计数低于 3×10^9/L 及血小板计数低于 50×10^9/L 时应停药。相互作用 其他降低白细胞药物、放射治疗。贮藏 避光、2～8℃。医保 乙类。

长春瑞滨(Vinorelbine)

作用类别 作用于微管蛋白合成的药物。适应证 非小细胞肺癌、乳腺癌患者。用法 仅能静脉给药,每周 25～$30mg/m^2$,仅能溶于氯化钠溶液,于短时间内(15～20 分钟)静脉输入,然后氯化钠溶液冲洗静脉。不良反应 骨髓抑制、贫血、神经毒性、恶心呕吐、脱发。禁忌 妊娠期、哺乳期妇女及严重肝功能不全者;在进行包括肝脏的放疗患者。注意 当粒细胞减少时(<$2000/mm^3$),应停药至血象恢复正常;肝肾功能不全患者慎用。贮藏 避光、2～8℃。妊娠分级 D。医保 乙类。

依托泊苷[基](Etoposide, Vp－16)

作用类别 作用于微管蛋白合成的药物。适应证 小细胞肺癌、恶性淋巴瘤、恶性生殖细胞瘤、白血病、神经母细胞瘤、横纹肌肉瘤、卵巢癌、非小细胞肺癌、胃癌和食管癌等。用法 用氯化钠注射液稀释为每毫升不超过 0.25mg 溶液,静脉滴注时间不少于 30 分钟。实体瘤:一日 60～$100mg/m^2$,连续 3～5 日,每 3～4 周重复 1 次。白血病:一日 60～$100mg/m^2$,连续 5 天,根据血象情况,间隔一定时间重复给药。小儿:每日 100～$150mg/m^2$,连用 3～4 日。不良反应 骨髓抑制、消化道反应、脱发、静滴速度过快可有低血压、喉痉挛等。禁忌 白细胞和血小板明显低下者;心、肝、肾功能不全者;孕妇及哺乳期妇女;禁用于儿童肌内注射。注意 不得作胸腔、腹腔和鞘内注射;治疗结束后 3 个月内不宜接种病毒疫苗。相互作用 其他抗肿瘤药物。贮藏 避光。妊娠分级 D。医保 甲类(注射剂);乙类(口服常释剂型)。

替尼泊苷(Teniposide, VM－26)

作用类别 作用于微管蛋白合成的药物。适应证 恶性淋巴瘤、中枢神经系统肿瘤和膀胱癌,推荐与其他抗癌药物联合使用。用法 单药:恶性淋巴瘤和膀胱癌,初始治疗剂量为 $30mg/(m^2 \cdot d)$,连续 5 天,然后停药 10 天,每 15 天为一疗程,治疗 2～3 个疗程;40～$50mg/m^2$,每周 2 次,至少治疗

6～9 周；维持治疗剂量为 100mg/m²，每 10～14 天 1 次。中枢神经系统肿瘤：每周 1 次 100～130mg/m² 输注给药，用药 6～8 次后停药 2 周，为一疗程，一疗程(6～8 周)后可评估疗效，如有效，则继续治疗直至肿痛缩小。联合治疗：霍奇金病，用甲基苄肼和泼尼松治疗的患者，在治疗的第 1、4、8、11 和 14 天可用药 40mg/m²，随后停药 14 天。不良反应 恶心、呕吐、骨髓抑制、脱发、过敏反应等。禁忌 严重白细胞减少、血小板减少者、孕妇。注意 不能通过动脉内、胸腔内或腹腔内给药；禁止用于儿童肌内注射；对肝肾功能损害的患者或肿瘤已侵犯骨髓的患者须谨慎。相互作用 其他抗肿瘤药物、苯妥英类、甲苯磺丁脲、水杨酸钠和磺胺甲噻二唑。妊娠分级 D。医保 乙类(限二线用药)。

抗肿瘤药

紫杉醇[基]（Paclitaxel）

作用类别 作用于微管蛋白合成的药物。适应证 进展期卵巢癌的一线和后继治疗；淋巴结阳性的乳腺癌患者在含阿霉素标准方案联合化疗后的辅助治疗；转移性乳腺癌联合化疗失败或者辅助化疗六个月内复发的乳腺癌患者；非小细胞肺癌患者的一线治疗；AIDS(艾滋病)相关性卡氏肉瘤的二线治疗。用法 为了预防发生过敏反应，在紫杉醇治疗前 12 小时和 6 小时均分别口服地塞米松 20mg，治疗前 30～60 分钟肌注或口服苯海拉明 50mg，静注西咪替丁 300mg 或雷尼替丁 50mg。单药剂量为 135～200mg/m²，在粒细胞集落刺激因子(G - CSF)支持下，剂量可达 250mg/m²。将紫杉醇用氯化钠注射液、5％葡萄糖或 5％葡萄糖氯化钠注射液稀释成 0.3～1.2mg/ml 溶液，静滴 3 小时。联合用药剂量为 135～175mg/m2，3～4 周重复。不良反应 过敏反应、骨髓抑制、神经毒性、骨关节和肌肉疼痛、心血管毒性、胃肠道反应、肝脏毒性、脱发等。禁忌 严重骨髓抑制、感染及曾对聚氧乙烯蓖麻油配制的药物有过敏反应者、孕妇及哺乳期妇女。注意 血清总胆固醇＞2 倍 ULN 的患者慎重；与铂化合物联合使用时，应当先用本品。相互作用 CYP 2C8 和 CYP 3A4 的已知底物、诱导剂。贮藏 避光。妊娠分级 D。医保 乙类。

多西他赛（Docetaxel）

作用类别 作用于微管蛋白合成的药物。适应证 先期化疗失败的晚期或转移性乳腺癌的治疗(除非属于临床禁忌，先期治疗应包括蒽环类抗癌药)；使用以顺铂为主的化疗失败的晚期或转移性非小细胞肺癌的治疗。用法 在本品滴注 1 天前服用地塞米松，每日 16mg，持续至少 3 天。用 5％葡萄糖注射液或 0.9％氯化钠注射液稀释本品，浓度不超过 0.9mg/ml。75mg/m²，滴注 1 小时，每 3 周 1 次。不良反应 骨髓抑制、过敏反应、皮肤反应、体液潴留、恶心呕吐等。禁忌 对吐温－80 过敏者、白细胞计数 1.5×10^9/L 者、严重肝功能不全者。注意 肝功能不全者、严重衰弱者、严重水潴留者、严重感觉神经疾病患者慎用。相互作用 CYP3A4 抑制剂。贮藏 避光、2～8℃。妊娠分级 D。医保 乙类(限二线用药)。

高三尖杉酯碱[基]（Homoharringtonine）

作用类别 作用于微管蛋白合成的药物。适应证 各型急性粒细胞白血病、急性单核细胞性白血病及恶性淋巴瘤、真性红细胞增多症、慢性粒细胞性白血病及早幼粒细胞性白血病等。用法 成人：每日 1～4mg，加 5%葡萄糖注射液 250～500ml，缓慢滴注 3 小时以上，4～6 日为 1 疗程，间歇 1～2 周后可再用。小儿：每日 0.05～0.1mg/kg。不良反应 骨髓抑制、心脏毒性、低血压、胃肠道反应等。禁忌 孕妇及哺乳期妇女；严重或频发的心律失常及器质性心血管疾病患者。注意 心律失常器质性心脏病，肝肾功能不全患者慎用或减少本药的剂量；引起心房扑动时应立即停药；放疗患者用药应调整剂量及疗程。相互作用 其他抗肿瘤药物。贮藏 避光。医保 乙类。

其他细胞毒类药物

左旋门冬酰胺酶（Asparaginase）

作用类别 其他细胞毒类药物。适应证 急性白血病（包括慢性白血病的急性转化例）、恶性淋巴瘤。用法 将每日量按每千克体重 50～200kU 连日或隔日静脉滴注。不良反应 恶心呕吐、发热、高氨血症、休克、脑出血等。禁忌 胰腺炎或有胰腺炎既往史患者、肝损害患者、肾损害患者、骨髓功能抑制患者、合并感染症患者、水痘患者慎用。注意 用药前必须先作皮肤试验；用药期间应频繁进行纤维蛋白原、纤维蛋白溶酶原等检查；可引起严重糖尿病；注意感染症、出血倾向的出现或恶化。贮藏 15℃以下保存。妊娠分级 C。医保 甲类。

激素类抗肿瘤药

戈舍瑞林（Goserelin）

作用类别 激素类抗肿瘤药。适应证 前列腺癌、乳腺癌、子宫内膜异位症。用法 成人在腹前壁皮下注射本品 3.6mg，每 28 天 1 次。不良反应 性欲下降、潮红、多汗、勃起功能障碍、糖耐量受损、精神及神经系统不适、骨密度下降等。禁忌 对其他 LHRH 类似物过敏者、孕期及哺乳期妇女。注意 对有发展为输尿管梗阻或脊髓压迫危险的男性患者应慎用；对已知有骨代谢异常的妇女慎用。妊娠分级 X。医保 乙类。

亮丙瑞林（Leuprorelin）

作用类别 激素类抗肿瘤药。适应证 子宫内膜异位症、子宫肌瘤、雌激素受体阳性的绝经前乳腺癌、前列腺癌、中枢性性早熟。用法 皮下注射，成人每 4 周 1 次。子宫内膜异位症：每次 3.75mg，初次给药应从月经周期的第 1～5 日开始。子宫肌瘤：每次 1.88mg。但对于体重过重或子宫明显增大的患者，应注射 3.75mg，初次给药应从月经周期的第 1～5 日开始。前列腺癌、雌激素受体阳性的绝经前乳腺癌：每次 3.75mg。中枢性性早熟：每次 30μg/kg，根据患者症状可增量至 90μg/kg。不良反应 间质性肺炎、过敏症状、肝功能受损等。禁忌 对合成的 LH－RH 或 LH－RH 衍生物有过敏史者；孕妇或有可能怀孕的妇女，或哺乳期妇女；有性质不明的、异常的阴道出血者。注意 对子宫内膜异位症患者和子宫肌瘤患者使用本药不应超过6个月；激素受体不表达者不能使用本品。相互作用 性激素类化合物、雌二醇衍生物、雌激素三醇衍生物、由雌激素变化的化合物、雌激素和黄体酮的组合化合物、性激素混合物等。妊娠分级 X。医保 乙类。

福美坦[兴]（Formestane）

作用类别 激素类抗肿瘤药。适应证 自然或人工绝经的乳腺癌患者，包括其他内分泌治疗（如他莫昔芬）无效的患者。用法 250mg，每2周1次，臀部深肌内注射。不良反应 皮肤发痒、疼痛、刺激、烧灼感、无痛或痛性肿块等。禁忌 绝经前、怀孕及哺乳期妇女、儿童。注意 不应注射在上次注射所引起的硬结或炎症区域中；不得与任何其他注射液混合使用。相互作用 苯妥英钠。医保 非医保。

氟他胺（Flutamide）

作用类别 雄激素拮抗剂。适应证 以前未经治疗，或对激素控制疗法无效或失效的晚期前列腺癌症患者。用法 每日3次，间隔8小时，每次250mg。不良反应 男子乳房发育及（或）乳房触痛、胃肠道反应、心悸、肺栓塞、失眠、疲倦、性欲减退、阳痿。禁忌 严重肝脏损害者。注意 肝功能不全者慎用，用药期间发现肝功能异常应及时停用。相互作用 茶碱、双香豆素。妊娠分级 D。医保 乙类。

氟维司群[兴]（Fulvestrant）

作用类别 雌激素受体拮抗剂。适应证 在抗雌激素辅助治疗后或治疗过程中复发的，或是在抗雌激素治疗中进展的绝经后（包括自然绝经和人工绝经）雌激素受体阳性的局部晚期或转移性乳腺癌。用法 每月1次，一次250mg。不良反应 注射部位反应、肝胆系统、胃肠道反应、神经系统、血栓等。禁忌 孕妇及哺乳期妇女、严重肝功能损害的患者。注意 肝肾功能不全者、出血体质或血小板减少症或正接受抗凝剂治疗的患者、运动员慎用，驾驶及操作机械能力的患者慎用。贮藏 避光、2～8℃。妊娠分级 D。医保 非医保。

他莫昔芬[基][兴]（Tamoxifen）

作用类别 抗雌激素类。适应证 雌激素受体、孕激素受体阳性的女性转移性乳腺癌；乳腺癌手术后辅助治疗。用法 口服，每次10mg，每日2次，也可每次20mg，每日1次，每日最大剂量不应超过40mg。不良反应 热潮红、阴道出血、恶心呕吐、水肿、经闭、血小板减少及血钙浓度增加。禁忌 孕妇及哺乳期妇女。注意 治疗期间出现异常阴道出血，应尽快进行出血原因的检查。相互作用 双香豆素类、噻嗪类利尿剂。妊娠分级 D。医保 甲类。

托瑞米芬[兴]（Toremifene）

作用类别 抗雌激素类。适应证 绝经后妇女雌激素受体阳性/或不详的转移性乳腺癌。用法 口服：每次60mg，每日1次。不良反应 血栓栓塞、阴道出血、恶心呕吐、便秘、转氨酶升高、头晕、疲倦、抑郁、呼吸困难、角膜混浊、皮疹、瘙痒、面部潮红、水肿、体重增加等。禁忌 子宫内膜增生症、严重肝衰竭患者禁止长期服用本药。注意 骨转移患者、非代偿性心功能不全及严重心绞痛患者、有发生子宫内膜癌风险的患者、肝功能不全者、白细胞及血小板减少症患者、运动员慎用。相互作用 减少肾排泄钙的药物、酶诱导剂例如苯妥英钠、苯巴比妥和卡马西平等、华法林、对 CYP3A 酶系统有抑制作用的药物例如酮康唑及类似的抗真菌药，红霉素和三乙酰夹竹桃霉素。妊娠分级 D。医保 乙类。

来曲唑（Letrozole）

作用类别 芳香化酶抑制剂。适应证 对绝经后早期乳腺癌患者的辅助治疗；对已经接受他莫昔芬辅助治疗 5 年的、绝经后早期乳腺癌患者的辅助治疗；治疗绝经后、雌激素受体阳性、孕激素受体阳性或受体状况不明的晚期乳腺癌患者。用法 口服：每次 2.5mg，每日 1 次，服用时可不考虑进食时间，对于晚期乳腺癌，本品的治疗应持续到证实肿瘤出现进展时为止。不良反应 热潮红，关节痛、恶心和疲劳等。禁忌 绝经前妇女、妊娠、哺乳期妇女及儿童。注意 运动员及严重肾功能不全者慎用。相互作用 他莫昔芬。妊娠分级 D。医保 乙类。

阿那曲唑（Anastrozole）

作用类别 芳香化酶抑制剂。适应证 绝经后妇女的晚期乳腺癌的治疗；对雌激素受体阴性的患者，若其对他莫昔芬呈现阳性的临床反应，可考虑使用本品；绝经后妇女激素受体阳性的早期乳腺癌的辅助治疗；曾接受 2 到 3 年他莫昔芬辅助治疗的绝经后妇女激素受体阳性的早期乳腺癌的辅助治疗。用法 口服：每次 1mg，每日 1 次。不良反应 皮肤潮红、阴道干涩出血、胃肠道功能紊乱、乏力、关节强直或疼痛、皮疹、忧郁和嗜睡等。禁忌 绝经前妇女、怀孕或哺乳期妇女；严重肾功能损害的患者；中到重度肝病患者。注意 应当在适当的时间开始骨质疏松的治疗或预防；避免驾车和操作机械。相互作用 西咪替丁、其他含有雌激素的疗法。妊娠分级 D。医保 乙类。

比卡鲁胺（Bicalutamide）

作用类别 抗雄激素类药物。适应证 每日 50mg：与 LHRH 类似物或外科睾丸切除术联合应用于晚期前列腺癌的治疗。每日 150mg：用于治疗不适宜或不愿接受外科去势术或其他内科治疗的局部晚期、无远处转移的前列腺癌患者。用法 口服：每日 1 次。不良反应 潮红、瘙痒、乳房触痛、男性乳房女性化、腹泻、恶心呕吐、肝功能损害等。禁忌 妇女和儿童。注意 中、重度肝功能损害者慎用，严重肝功能损害停止用药；影响患者驾驶和及操作机器的能力。相互作用 特非那定、阿司咪唑、西沙必利、环孢菌素、钙通道阻滞剂。妊娠分级 X。医保 乙类。

依西美坦[共]（Exemestane）

作用类别 芳香化酶抑制剂。适应证 经他莫昔芬辅助治疗2～3年后，绝经后雌激素受体阳性的妇女的早期浸润性乳腺癌的辅助治疗，直至完成总共5年的辅助内分泌治疗；用于经他莫昔芬治疗后，其病情仍有进展的自然或人工绝经后妇女的晚期乳腺癌。用法 口服：25mg，每日1次，餐后服用。不良反应 潮热、关节痛和疲劳等。禁忌 绝经前和妊娠或哺乳期妇女。注意 心血管疾病或高脂血症患者、胃肠道疾病患者、中及重度肝肾功能不全者、运动员、糖代量异常慎用。相互作用 利福平、抗惊厥药、某些含有贯叶连翘提取物中草药制剂。妊娠分级 D。医保 乙类。

生物靶向类抗肿瘤药

利妥昔单抗（Rituximab）

作用类别 单克隆抗体。适应证 复发或耐药的滤泡性中央型淋巴瘤的治疗；先前未经治疗的CD20阳性Ⅲ～Ⅳ期滤泡性非霍奇金淋巴瘤，患者应与标准CVP化疗（环磷酰胺、长春新碱和强的松）8个周期联合治疗；CD20阳性弥漫大B细胞性非霍奇金淋巴瘤应与标准CHOP化疗（环磷酰胺、阿霉素、长春新碱、强的松）8个期联合治疗。用法 0.9%用氯化钠溶液或5%葡萄糖溶液稀释到1mg/ml。滤泡性非霍奇金淋巴瘤：初始治疗，成人单药375mg/m^2，静脉滴注，每周1次，22天的疗程内共给药4次；结合CVP方案化疗时，连续8个周期（21天/周期），每次化疗第1天先口服皮质类固醇；复发后治疗为静脉滴注4周，每周1次。弥漫大B细胞性非霍奇金淋巴瘤：应与CHOP化疗联合使用，每次375mg/m^2，第一天使用，化疗的其他组分应在利妥昔单抗应用后使用，初次滴注速度为50mg/h，最初60分钟过后，可每30分钟增加50mg/h，直至最大速度400mg/h，以后的滴注速度可为100mg/h，每30分钟增加100mg/h，直至最大速度400mg/h。不良反应 感染、过敏反应、输液反应、心血管事件、血液毒性、肺毒性等。禁忌 对本药或鼠源蛋白过敏者；儿童、妊娠及哺乳期妇女；严重活动性感染、免疫应答严重损害、严重心衰患者。注意 必须在给药30～60分钟前给予对乙酰氨基酸和苯海拉明；禁止未稀释就静滴，制备好的注射液也不可静脉推注。贮藏 避光、2～8℃。妊娠分级 C。医保 非医保。

埃克替尼（Icotinib）

作用类别 酪氨酸激酶抑制剂。适应证 既往接受过至少一个化疗方案失败后的局部晚期或转移性非小细胞肺癌，既往化疗主要是指以铂类为基础的联合化疗。用法 口服：每次125mg（1片），每日3次，空腹或与食物同服，高热量食物可能明显增加药物的吸收。不良反应 皮疹、腹泻和氨基转移酶升高等。注意 吸烟、较差的体力状态（PS≥2）、在CT扫描上正常肺组织覆盖范围≤50%、距非小细胞肺癌诊断时间较短（＜6个月）、原有间质性肺炎、年龄较大(≥55 岁)、伴有心脏疾病的患者慎用。医保 非医保。

索拉非尼(Sorafenib)

作用类别 多种激酶抑制剂。适应证 不能手术或远处转移的肝细胞癌。用法 口服：每次 0.4g，每日 2 次，以一杯温开水吞服，空腹或伴低脂、中脂饮食服用，应持续治疗直至患者不能临床受益或出现不可耐受的毒性反应。不良反应 腹泻，皮疹，脱发和手足综合征等。注意 严重手足综合征者、对应用降压药物后仍严重或持续的高血压或出现高血压危象的患者、发生心肌缺血和(或)心肌梗死的患者应考虑永久停药。相互作用 华法林、CYP3A4 诱导剂。妊娠分级 C。医保 非医保。

舒尼替尼(Sunitinib)

作用类别 酪氨酸激酶抑制剂。适应证 甲磺酸伊马替尼治疗失败或不能耐受的胃肠间质瘤、不能手术的晚期肾细胞癌。用法 口服：50mg，每日 1 次，服药 4 周，停药 2 周，与食物同服或不同服均可。不良反应 常见：疲劳乏力、发热、腹泻、恶心呕吐、腹痛、便秘、高血压、外周水肿、皮肤毒性、味觉改变、头痛、背痛、关节疼痛、咳嗽、厌食；严重：肝毒性、左心室功能障碍、Q－T 间期延长、出血、甲状腺功能障碍。注意 当出现 3 级或 4 级药物相关的肝功能不良反应时应中断用药，若无法恢复应终止治疗；出现充血性心力衰竭、严重高血压、出血患者应停止使用。相互作用 CYP3A4 抑制剂、CYP3A4 诱导剂。妊娠分级 D。医保 非医保。

拉帕替尼(Lapatinib)

作用类别 酪氨酸激酶抑制剂。适应证 联合卡培他滨治疗 ErbB－2 过度表达的，既往接受过包括蒽环类、紫杉醇、曲妥珠单抗治疗的晚期或转移性乳腺癌。用法 口服：1250mg，每日联用卡培他滨 2000mg/d，分 2 次服用，第 1～14 天。不良反应 胃肠道反应、皮肤毒性、背痛、呼吸困难及失眠等。禁忌 妊娠哺乳期妇女。注意 使用其他具有诱导或是抑制 CYP3A4，必须要注意剂量的调整。相互作用 抑制糖蛋白的药物、CYP3A4 抑制剂。妊娠分级 D。医保 非医保。

克唑替尼(Crizotinib)

作用类别 酪氨酸激酶抑制剂。适应证 间变性淋巴瘤激酶阳性的局部晚期或转移性非小细胞肺癌患者的治疗。用法 口服：250mg，每日 2 次，应整粒吞服，与食物同服或不同服均可，若漏服一剂克唑替尼胶囊，则补服漏服剂量的药物，除非距下次服药时间短于 6 小时。不良反应 视觉异常、恶心、腹泻、呕吐、水肿和便秘等。禁忌 严重肝损害患者。注意 每月至少应检测一次肝功能；一旦患者出现治疗相关的非感染性肺炎应永久停药。相互作用 CYP3A 强抑制剂、CYP3A 强诱导剂。医保 非医保。

吉非替尼(Gefitinib)

作用类别 酪氨酸激酶抑制剂。适应证 既往接受过化学治疗的局部晚期或转移性非小细胞肺癌，既往化学治疗主要是指铂剂和多西他赛治疗。用法 口服：250mg，每日 1 次，空腹或与食物同服；如果有吞咽困难，可将片剂分散于半杯饮用水中（非碳酸饮料），不得使用其他液体，将片剂丢入水中，无需压碎，搅拌至完全分散（约需 10 分钟），即刻饮下药液，以半杯水冲洗杯子饮下，也可通过鼻－胃管给予该药液。不良反应 皮疹、皮肤瘙痒和腹泻等。注意 肝转氨酶轻中度升高的患者应慎用本品，如果肝转氨酶升高加重，应考虑停药；育龄女性避免妊娠；在接受本品治疗期间，应建议哺乳母亲停止母乳喂养；应密切监测间质性肺病发生的迹象。相互作用 伊曲康唑、利福平及其他 CYP3A4 诱导剂。妊娠分级 D。医保 非医保。

厄洛替尼（（Erlotinib）

作用类别 酪氨酸激酶抑制剂。适应证 既往接受过至少一个化疗方案失败后的局部晚期或转移的非小细胞肺癌。用法 口服：150mg/d，至少在饭前 1 小时或饭后 2 小时服用，持续用药直到疾病进展或出现不能耐受的毒性反应。不良反应 皮疹、腹泻、胃肠道反应、肝功能异常等。注意 治疗期间应检测肺毒性、心肌梗死、肝功能异常；如出现中度或重度腹泻应给予洛哌丁胺治疗。相互作用 CYP3A4、CYPIA2 及 CYP1A1 的强抑制剂和底物；铂类、卡培他滨、他汀类。妊娠分级 D。医保 非医保。

曲妥珠单抗（Trastuzumab）

作用类别 单克隆抗体。适应证 人表皮生长因子（Her－2）过度表达的转移性乳腺癌、乳腺癌辅助治疗、转移性胃癌。用法 转移性乳腺癌：初始负荷量为 4mg/kg，静脉输注 90 分钟以上，维持剂量为每周用量为 2mg/kg。乳腺癌辅助治疗：在完成所有化疗后开始曲妥珠单抗治疗，给药方案为：8mg/kg 初始负荷量后接着每 3 周 6mg/kg 维持量，静脉滴注约 90 分钟，共使用 17 剂（疗程 52 周）。转移性胃癌：每 3 周 1 次的给药方案，初始负荷剂量为 8mg/kg，随后 6mg/kg 每 3 周 1 次。不良反应 过敏反应、心脏毒性、血液毒性、消化道反应、肺毒性、血栓、肝肾损伤等。禁忌 禁止用于儿童肌内注射。注意 不能用葡萄糖溶液稀释，且不可与其他药物混合或稀释；不可静注；预先使用抗组胺药、对乙酰氨基酚。贮藏 避光、2～8℃。妊娠分级 D。医保 非医保。

西妥昔单抗（Cetuximab）

作用类别 单克隆抗体。适应证 单用或与伊立替康联用于表皮生长因子受体过度表达的，对以伊立替康为基础的化疗方案耐药的转移性直肠癌的治疗。用法 首次 $400mg/m^2$，以后 $250mg/m^2$，每周 1 次，初次给药时，建议滴注时间为 120 分钟，随后每周给药的滴注时间为 60 分钟，最大滴注速率不得超过 5ml/min。不良反应 皮疹、疲倦、腹泻、恶心、呕吐、腹痛、便秘、肺毒性、皮肤毒性等。禁忌 妊娠期和哺乳期妇女。注意 用药前给予 H_1 受体拮抗剂；对其他鼠源性或人源性单克隆抗体过敏者应当慎用；高血压或冠心病患者、既往曾经接受过蒽环类药物、胸部照射和有肺部疾病的患者也需特别谨慎使用；肝肾功能不全、老年患者应用时剂量需要调整和谨慎观察；不得静脉注射或推注给药；与葡萄糖呈配伍禁忌，不可与其他药物混合。贮藏 2～8℃。妊娠分级 C。医保 非医保。

贝伐珠单抗（Bevacizumab）

作用类别 单克隆抗体。适应证 联合以5－氟尿嘧啶为基础的化疗适用于转移性结直肠癌患者的治疗。用法 用0.9％的氯化钠溶液稀释到1.4～16.5mg/ml。转移性结直肠癌：联合 m－IFL（改良 IFL）化疗时，5mg/kg，每2周1次。不良反应 高血压、出血、胃肠穿孔、充血性心衰、肾病综合征等。禁忌 胃肠穿孔、有未愈合伤口或严重出血者；肾病综合征患者；高血压危象、严重动脉血栓者、术前或重大手术后28日内及近期咯血患者；不得静脉弹丸注射或静脉推注；葡萄糖呈配伍禁忌，且不可与其他药物混合。注意 有严重高血压和心血管疾病的患者应慎用；用药前给予苯海拉明预防过敏反应；为预防高血压，服药抗高血压药的患者可以在用药前12小时适当调整抗高血压药物。相互作用 舒尼替尼。贮藏 避光、2～8℃。妊娠分级 C。医保 非医保。

抗肿瘤药

尼妥珠单抗（Nimotuzumab）

作用类别 单克隆抗体。适应证 用于与放疗联合治疗 EGFR 表达阳性的Ⅲ/Ⅳ期鼻咽癌。用法 将100mg 尼妥珠单抗稀释到250ml 氯化钠溶液中，静脉给药，给药时间应在60分钟以上，首次给药应在放射治疗的第一天，并在放射治疗开始前完成，之后每周给药1次，共8周，患者同时接受标准的放射治疗。不良反应 轻度发热、血压下降、恶心、头晕、皮疹等。注意 在储存和运输过程中严禁冷冻。贮藏 2～8℃。医保 非医保。

重组人血管内皮抑制素注射液（Recombinant Human Endostatin Injection）

作用类别 血管生成抑制剂。适应证 联合 NP 化疗方案用于治疗初治或复治的Ⅲ/Ⅳ期非小细胞肺癌患者。用法 临用时将本品加入500ml 氯化钠溶液中，静脉点滴，滴注时间3～4小时，与 NP 化疗方案联合给药时，本品在治疗周期的第1～14日给予，每日1次，每次7.5mg/m^2（1.2×10^5 U/m^2），连续给药14天，休息1周，再继续下一周期治疗，可进行2～4个周期的治疗。不良反应 心脏毒性、腹泻、肝功能异常、皮肤及附件的过敏反应等。禁忌 心、肾功能不全者。注意 过敏体质或对蛋白类生物制品有过敏史者慎用；有严重心脏病或病史者慎用；贮运时冷藏温度应避免冻结、光照和受热；勿与可能影响本品酸碱度的其他药物或溶液混合使用。贮藏 避光、2～8℃。医保 非医保。

伊马替尼（Imatinib Mesylate）

作用类别 酪氨酸激酶抑制剂。适应证 用于治疗费城染色体阳性的 CML 的慢性期、加速期或急变期；不能切除和（或）发生转移的恶性胃肠道间质瘤的成人患者。用法 进餐时服用，并饮一大杯水，成人：每日 1 次，每次 400mg 或 600mg，以及口服用量 800mg 即 400mg 剂量每日 2 次（在早上及晚上）。儿童和青少年：每日 1 次或分 2 次服用（早晨和晚上）。不能吞咽胶囊的患者（包括儿童），可以将胶囊内药物分散于水或苹果汁中。不良反应 水潴留、周围水肿、乏力、发热、畏寒、寒战、僵直、感染、骨髓抑制、食欲不振等。注意 应用本品治疗的老年患者或有心脏疾病史的患者，应首先测左心室射血分数；开始治疗前应检查肝功能。相互作用 CYP3A4 抑制剂、CYP3A4 诱导剂、对乙酰氨基酚。妊娠分级 D。医保 非医保。

其他抗肿瘤药及辅助用药

美司钠[基]（Mesna）

作用类别 抗肿瘤辅助用药。适应证 预防 oxazaphosphrine 类药物包括异环磷酰胺、环磷酰胺、trophasfamide 在内的泌尿道毒性。在肿瘤的化疗中使用异环磷酰胺时应当同时使用美司钠，应用大剂量环磷酰胺（大于 10mg/kg）和 trophasfamide 时，应配合使用美司钠，下列患者使用 oxazaphosphrine 的治疗时也应配用美司钠，即曾作骨盆放射、曾使用以上三种药物治疗而发生膀胱炎以及有泌尿道损伤病史者。用法 静脉注射用量为环磷酰胺、异环磷酰胺、trophasfamide 的 20%，分别于 0 小时、4 小时、8 小时各注射 1 次。不良反应 恶心呕吐、腹痛、腹泻、静脉刺激症状、皮肤过敏反应等。禁忌 对其他巯醇化合物过敏者。注意 自身免疫功能紊乱的患者使用美司钠发生过敏性反应的病例较肿瘤患者为多。妊娠分级 B。医保 乙类。

米托蒽醌（Mitoxantrone）

作用类别 其他抗肿瘤药。适应证 乳腺癌、恶性淋巴瘤、急性白血病，对肺癌、黑色素瘤、软组织肉瘤、多发性骨髓瘤、肝癌、大肠癌、肾癌、前列腺癌、子宫内膜癌、睾丸肿瘤、卵巢瘤和头颈部癌也有效。用法 将本品溶于 50ml 以上的氯化钠注射液或 5%葡萄糖注射液中滴注，时间不少于 30 分钟。单药：一次12～14mg/m^2，每 3～4 周一次；或一次 4～8mg/m^2，一日 1 次，连用 3～5 天，间隔 2～3 周。联合用药：一次 5～10mg/m^2。不良反应 骨髓抑制、心脏毒性、脱发、恶心呕吐、腹泻、闭经、精子缺乏、肾功能异常等。禁忌 有骨髓抑制者；肝功能不全者；伴有心、肺功能不全的恶病质患者；孕妇及哺乳期妇女。注意 有心脏疾病，用过蒽环类药物或胸部照射的患者，应密切注意心脏毒性的发生；遇低温可能析出晶体；不可通过动脉内、皮下、肌内或鞘内注射给药；用药时可大量饮水、碱化尿液以预防高尿酸血症及尿酸盐沉淀；当白细胞低于 1.5×10^9/L 时，应停用本药。贮藏 避光。妊娠分级 D。医保 乙类。

安吖啶（Amsacrine）

作用类别 其他抗肿瘤药。适应证 对急性白血病和恶性淋巴瘤有效；对蒽环类和阿糖胞苷产生耐药的患者无明显交叉耐药性，部分患者仍有效。用法 急性白血病：使用前先将安吖啶注射液1.5ml加入所附专用溶剂L－乳酸溶液13.5ml中，混匀后溶于5％葡萄糖溶液500ml中，一次$75mg/m^2$，一日1次，连用7日，最大耐受剂量为$150mg/m^2$。实体瘤：一次$75\sim120mg/m^2$，每3～4周1次，静注10分钟，静滴1～1.5小时。不良反应骨髓抑制、口腔炎、黏膜炎、恶心呕吐、腹泻、心脏毒性、肝损伤、头痛、头晕等。禁忌 骨髓抑制患者。注意 对骨髓抑制及心、肝、神经系统疾病的患者应慎用或适当减少剂量。医保 乙类。

甲异靛（Meisoindigotin）

作用类别 其他抗肿瘤药。适应证 慢性粒细胞白血病。用法 口服：成人每次50mg，每日2～3次，饭后服用，每日不宜超过150mg(6片)。不良反应 骨髓抑制、骨关节疼痛、胃肠道反应、头痛、皮肤瘙痒、肝损害等。禁忌 孕妇、哺乳期妇女。注意 定期监测白细胞及血小板数量；个别患者可能出现严重肢体疼痛或骨髓抑制，停药后可恢复。医保 乙类。

亚砷酸[基]（Arsenious Acid）

作用类别 其他抗肿瘤药。适应证 急性早幼粒细胞性白血病、原发性肝癌晚期。用法 用5％葡萄糖注射液或0.9％氯化钠注射液500ml稀释后静脉滴注3～4小时。白血病：成人每日1次，每次10mg(或按体表面积每次$7mg/m^2$)，四周为一疗程，间歇1～2周，也可连续用药；儿童每次0.16mg/kg。肝癌：每日1次，每次$7\sim8mg/m^2$，两周为一疗程，间歇1至2周可进行下一疗程。不良反应 胃肠道反应、皮肤干燥红斑等、肝损伤等。禁忌 严重肝、肾功能不全者，孕妇及长期接触或有砷中毒者。注意 使用过程中如出现肝、肾功能损害应即停药；过量使用发生急性中毒者，可用二硫基丙醇抢救。相互作用 含硒药品及食用含硒食品。医保 乙类。

榄香烯（Elemene）

作用类别 其他抗肿瘤药。适应证 联合放、化疗常规方案对肺癌、肝癌、食管癌、鼻咽癌、脑瘤、骨转移癌等恶性肿瘤可以增强疗效，降低放、化疗的毒副作用。并可用于介入、腔内化疗及癌性胸腹水的治疗。用法 静注，一次0.4～0.6g，一日1次，2～3周为一疗程；恶性胸腹水治疗：$200\sim400mg/m^2$，抽胸腹水后，胸腔内或腹腔内注射，每周1～2次。不良反应 静脉炎、轻微发热、过敏及胃肠道反应。禁忌 高热患者、胸腹水合并感染的患者慎用。注意 孕妇及哺乳期妇女慎用；血小板减少症，或进行性出血倾向者应慎用；给药前30分钟口服强的松或解热镇痛药可预防或减轻发热。相互作用 放疗、其他化疗药物及生物反应调节剂。医保 乙类(限出现癌性胸水的患者和工伤保险，限出现癌性胸水的患者)。

亚叶酸钙[基]（Calcium Folinate）

作用类别 抗肿瘤辅助用药。适应证 用作叶酸拮抗剂(如甲氨蝶呤、乙胺嘧啶或 TMP 等)的解毒剂;预防甲氨蝶呤过量或大剂量治疗后所引起的严重毒性作用;叶酸缺乏所引起的巨幼细胞贫血;与氟尿嘧啶联合应用时,用于治疗晚期结肠癌、直肠癌。用法 用于 5－FU 合用增效:每次 20～500mg/m^2,静滴,每日 1 次,连用 5 天,可用氯化钠溶液或葡萄糖注射液稀释配成输注液,配制后的输注液 pH 不得少于 6.5。作为甲氨蝶呤的"解救"疗法:每次 9～15mg/m^2,肌注或静注,每 6 小时 1 次,共用 12 次。作为乙胺嘧啶或 TMP 等的解毒剂:每次剂量为肌注 9～15mg,视中毒情况而定。不良反应 皮疹、荨麻疹、哮喘等过敏反应。禁忌 恶性贫血或维生素 B_{12} 缺乏所引起的巨幼细胞贫血。注意 本品应慎用于下列情况的甲氨蝶呤的"解毒"治疗:酸性尿(pH＜7)、腹水、失水、胃肠道梗阻、胸腔渗液或肾功能障碍;避免光线直接照射及热接触。相互作用 叶酸拮抗剂、巴比妥、扑米酮或苯妥英钠。妊娠分级 C。医保 乙类。

抗肿瘤药

维 A 酸[基] (Tretinoin)

作用类别 其他抗肿瘤药。适应证 用于治疗急性早幼粒细胞白血病,并可作为维持治疗药物。用法 口服:每日 2～3 次,每次 10mg。不良反应 唇炎、黏膜干燥、结膜炎、甲沟炎、脱发。禁忌 孕妇、严重肝肾功能损害者。注意 出现不良反应时,应控制剂量或与谷维素、维生素 B_1、维生素 B_6 等同服,可使头痛等症状减轻或消失;在治疗严重皮肤病时,可与皮质激素、抗生素等合并使用,以增加疗效。相互作用 维生素 A、四环素。妊娠分级 C(外用制剂)/D(口服制剂)。医保 乙类。

甘氨双唑钠 (Sodium Glycididazole)

作用类别 抗肿瘤辅助用药。适应证 头颈部肿瘤、食管癌、肺癌等实体肿瘤进行放疗的患者。用法 静脉滴注:每次 800mg/m^2,于放射治疗前加入到 100ml 氯化钠溶液中充分摇匀后,30 分钟内滴完,给药后 60 分钟内进行放射治疗,放射治疗期间按隔日 1 次,每周 3 次用药。不良反应 转氨酶升高、心悸、窦性心动过速、轻度 ST 段改变、皮肤瘙痒、皮疹、恶心、呕吐等。禁忌 肝功能、肾功能和心脏功能严重异常者;孕妇及哺乳期妇女。注意 单独使用本品无抗癌作用;使用本品时应注意监测肝功能和心电图变化。医保 乙类(限工伤医保)。

去甲斑蝥素 (Norcantharidin)

作用类别 其他抗肿瘤药。适应证 用于肝癌、食管癌、胃和贲门癌等及白细胞低下症、肝炎、肝硬化、乙型肝炎病毒携带者。亦可作为术前用药或用于联合化疗中。用法 口服:一次 1～3 片,一日 3 次。由小剂量开始逐渐增量,晚期患者可用较高剂量,儿童酌情减量,疗程为 1 个月,一般可维持 3 个疗程。不良反应 恶心、呕吐等症状。注意 可与去甲斑蝥酸钠注射液交替使用,但不宜同时联合用药。医保 非医保。

核糖核酸Ⅱ（Ribonucleic Acid）

作用类别 抗肿瘤辅助用药。适应证 胰腺癌、肝癌、胃癌、肺癌、乳腺癌、软组织肉瘤及其他癌症的辅助治疗；乙型肝炎的辅助治疗；其他免疫功能低下引起的各种疾病。用法 以5%葡萄糖注射液或0.9%氯化钠注射液溶解后静脉注射，100～300mg(2～6支)，一日1次；以2ml无菌氯化钠溶液或无菌注射用水溶解后肌内注射，50～100mg(1～2支)，一日1次。不良反应 头晕、恶心、胸闷、心悸、荨麻疹、体温升高、注射部位疼痛。注意 给药后十分钟内如出现荨麻疹、体温升高者应停止使用；注射部位红肿直径在10cm以上者应停止使用；过敏性体质患者慎用。贮藏 阴凉干燥处密封保存。医保 非医保。

重组人p53腺病毒（Recombinant Human Ad－p53）

作用类别 其他抗肿瘤药。适应证 与放射治疗联合可试用于现有治疗方法无效的晚期鼻咽癌的治疗。用法 用0.9%氯化钠注射液溶解，在放射治疗前72小时开始瘤内注射，每周1次，每次1支(1×10^{12} VP)，4周为1个疗程，根据病情，可使用1～2个疗程。不良反应 发热、注射部位疼痛、出血、恶心、呕吐。禁忌 有全身感染、发热等中毒症状患者；孕妇和哺乳期妇女；勿与有效的抗病毒药物同时使用。注意 若发生手、脸等皮肤及物品污染，请立即用75%酒精擦拭，再用清水冲洗；若飞溅入眼睛、口、鼻等黏膜，即用清水反复冲洗。相互作用 抗病毒药物。贮藏 －20℃。医保 非医保。

纳米炭（Carbon Nanoparticles）

作用类别 抗肿瘤辅助用药。适应证 胃癌区域引流淋巴结的示踪。用法 取本品1ml，用皮试针头在肿瘤周缘分4～6点浆膜下注射，每个点注射0.1～0.3ml，缓慢推注，约3分钟推完。不良反应 偶有注射后低热，一般能耐受，不需特殊处理。注意 注射本品时针头应在浆膜下潜行一段距离后再推药；为防止渗漏，取出针头时用纱布轻压穿刺点；禁止直接注入血管。医保 非医保。

抗变态反应药

氯苯那敏[基]（Chlorpheniramine，扑尔敏）

作用类别 抗组胺药。适应证 过敏性鼻炎、感冒和鼻窦炎及过敏性皮肤疾病如荨麻疹、皮炎等，与解热镇痛药配伍用于治疗感冒。用法 口服，一次4～8mg，一日3次。肌内注射，一次5～20mg。不良反应 嗜睡、口渴、多尿、咽喉痛、困倦、虚弱感、心悸、皮肤瘀斑、出血倾向。禁忌 新生儿和早产儿；癫痫；接受单胺氧化酶制剂患者。注意 对其他抗组胺药或下列药物过敏者也可能对本药过敏，如麻黄碱、肾上腺素、异丙肾上腺素、间羟异丙肾上腺素去甲肾上腺素等拟交感神经药；对碘过敏者对本品也可能过敏；膀胱颈部梗阻、幽门及十二指肠梗阻、消化性溃疡所致幽门狭窄、心血管疾病、青光眼或有青光眼倾向者、高血压及高血压危象、甲状腺功能亢进、前列腺增生体征明显时慎用；本品不可应用于下呼吸道感染和哮喘发作的患者（因可使痰液变稠而加重疾病）；用药期间不得驾驶车、船或者操作危险的机器。相互作用 金刚烷胺、氟哌啶醇、抗胆碱药、吩噻嗪类、三环类、抗抑郁类药物、奎尼丁。妊娠分级 C。医保 甲类（口服常释剂型），乙类（注射剂）。

苯海拉明[基]（Diphenhydramine）

作用类别 抗组胺药。适应证 过敏性鼻炎、荨麻疹、过敏性皮肤疾病。用法 口服，一次25～50mg，一日2～3次，餐后服用，预防晕动病时旅行前1～2小时服用；肌内注射，一次20mg，一日1～2次。不良反应 嗜睡、头痛、口干、胸闷、心悸、兴奋、共济失调、肌张力障碍、粒细胞减少。禁忌 重症肌无力、闭角型青光眼、前列腺增生者；新生儿和早产儿。注意 幽门及十二指肠梗阻、消化性溃疡所致幽门狭窄、膀胱颈狭窄、甲状腺功能亢进、心血管病、高血压以及下呼吸道感染（包括哮喘）者不宜用本品；对其他乙醇胺类高度过敏者对本品也可能过敏；肾衰竭时给药间隔时间应延长；本品的镇吐作用可给某些疾病的诊断造成困难；用药期间应避免驾驶车辆、高空作业或者操作机器。相互作用 华法林、磺胺醋酰钠、巴比妥类药、对氨基水杨酸钠、中枢神经抑制药。妊娠分级 B。医保 甲类。

异丙嗪[基]（Promethazine）

作用类别 抗组胺药。适应证 荨麻疹、晕动病、镇静催眠、恶心呕吐、术后镇痛。用法 抗过敏，口服，一次6.25～12.5mg，一日1～3次；预防晕动，口服，一次12.5mg。恶心、呕吐一次12.5mg，必要时每4～6小时一次；镇静、安眠一次12.5mg，睡前服，1～5岁，6.25mg，6～10岁，6.25～12.5mg。不良反应 嗜睡、头晕、视物模糊、心率改变、血细胞减少、光敏性。禁忌 新生儿和早产儿。注意 对吩噻嗪类药高度过敏患者对可能对本品过敏；急性哮喘、膀胱颈部梗阻、骨髓抑制、心血管疾病、昏迷、闭角型青光眼、肝功能不全、高血压、胃溃疡、前列腺增生症状明显者、幽门或十二指肠梗阻、呼吸系统疾病（尤其是儿童）、癫痫患者、黄疸、各种肝病及肾衰竭、Reye综合征慎用；服药时应特别注意有无肠梗阻及药物过量及中毒问题，因其症状体征可被异丙嗪镇吐作用掩盖；防止晕动症时要及早服药；口服时可与食物或牛奶同时服，以减少对胃黏膜的刺激；脱水或少尿时用量酌减，以免出现毒性反应；连续用药1个月以上者，应复查肝肾功能。相互作用 乙醇、溴苄铵、异喹胍、胍乙啶、顺铂、氯化铵、碳酸氢钠、麻醉药、巴比妥类、单胺氧化酶抑制剂、三环类抗抑郁药、阿托品类药、氨基糖苷类抗生素、水杨酸制剂。妊娠分级 C。医保 甲类。

氯雷他定[基]（Loratadine）

作用类别 抗组胺药。适应证 过敏性鼻炎、慢性荨麻疹、其他过敏性皮肤疾病。用法 口服：成人及体重＞30kg儿童，一次10mg，一日1次；＜30kg儿童，一次5mg，一日1次。不良反应 视物模糊、血压改变、心悸、晕厥、肝坏死、癫痫、过敏。禁忌 妊娠及哺乳期妇女。注意 肝功能受损者需减量；孕妇、哺乳期妇女慎用；2岁以下儿童。相互作用 大环内酯类抗生素、西咪替丁、茶碱、巴比妥类、苯二氮䓬类、吩噻嗪类、三环类抗抑郁药、肌松药、麻醉药、止痛药。妊娠分级 B。医保 乙类。

赛庚啶[基]（Cyproheptadine）

作用类别 抗组胺药。适应证 荨麻疹、血管神经性水肿、过敏性鼻炎、结膜炎、其他过敏性皮肤疾病。用法 口服：成人及6岁以上儿童，一次2～4mg，一日2～3次，6岁以下每次不超过1mg。不良反应 药疹、光敏性皮炎、血细胞减少、嗜睡、头痛、乏力、口干、痰稠、食欲增加、体重增加。禁忌 青光眼、尿潴留、幽门梗阻患者；孕妇及哺乳期妇女。注意 2岁以下儿童、驾驶车辆者不宜使用；用药期间避免长时间暴露于日光下。相互作用 乙醇、中枢神经系统抑制药、吩噻嗪类药物、阿托品类药物。妊娠分级 B。医保 甲类。

西替利嗪（Cetirizine）

作用类别 抗组胺药。适应证 过敏性皮肤病、过敏性鼻炎、结膜炎。用法 口服：成人一日10mg，分1～2次服用；6～12岁一日5～10mg，分1～2次；2～6岁一日5mg，分1～2次；滴剂，1～2岁，2.5mg，一日2次。不良反应 焦虑、嗜睡、头晕、口干、胃肠道不适、过敏。禁忌 严重肾功能损害者。注意 服药期间不得驾驶车船，不得从事高空作业、机械作业及操作精密仪器；饮酒者、经常服用安眠药或使用其他有中枢神经系统抑制作用的药物者慎用。相互作用 巴比妥类、麻醉药、三环类抗抑郁药、乙醇、食物。妊娠分级 B。医保 乙类。

左西替利嗪（Levocetirizine）

作用类别 西替利嗪的单一光学异构体。适应证 同西替利嗪。用法 口服，12岁以上或体重＞30kg儿童一次5mg，一日1次；6～11岁，一次2.5～

5mg，一日 1 次。不良反应 轻度嗜睡、头晕、口干。禁忌 伴有特殊遗传性疾病(患有罕见的半乳糖不耐受症等)者。注意 肝功能障碍或障碍史者慎用；高空作业、驾驶或操纵机器期间慎用；避免与镇静剂同服；酒后避免使用本品；肾功能减损患者使用本品应适当减量。相互作用 食物。妊娠分级 B。医保 乙类(限西替利嗪治疗失败的患者)。

去氯羟嗪(Declocizine)

作用类别 抗组胺药羟嗪的衍生物。适应证 急慢性荨麻疹、过敏性鼻炎、血管神经性水肿、哮喘辅助治疗。用法 口服，一次 25～50mg，一日 3 次。不良反应 嗜睡、头晕、口干、兴奋、激动、失眠、痰液变稠、视物模糊。禁忌 新生儿及早产儿。注意 服药期间不得驾驶车船，不得从事高空作业、机械作业及操作精密仪器。相互作用 中枢神经抑制药、麻黄碱、氨茶碱、乙醇。医保 乙类。

阿伐斯汀(Acrivastine)

作用类别 抗组胺药。适应证 过敏性鼻炎、荨麻疹。用法 口服，一次 8mg，一日 1～3 次。不良反应 较少，偶尔引起皮疹。注意 严重高血压、冠状动脉疾病、肾功能不良及合用单胺氧化酶抑制剂者慎用；老年人、12 岁以下儿童慎用；不宜与中枢抑制药、酒精合用。相互作用 中枢神经抑制药、乙醇。妊娠分级 B。医保 乙类。

氮卓斯汀(Azelastine)

作用类别 抗组胺药。适应证 过敏性鼻炎、荨麻疹、哮喘的辅助治疗。用法 口服：成人及 12 岁以上儿童一次 1～4mg，一日 2 次；6～12 岁儿童一次 2mg，一日 2 次；喷鼻，一次每鼻孔 1 喷，一日 2 次，不能连续使用超过 6 个月；滴眼，一次 1 滴，一日 2～4 次。不良反应 困倦、疲乏、头痛、多梦、体重增加。注意 孕妇、哺乳期、老年人、儿童慎用；不宜与中枢抑制药、酒精合用；服药后避免驾驶车辆或操作精密仪器。相互作用 乙醇、中枢神经系统抑制药、西咪替丁。妊娠分级 C。医保 非医保。

氯马斯汀(Clemastine)

作用类别 抗组胺药，兼有抗胆碱和镇静作用。适应证 过敏性鼻炎、荨麻疹、其他瘙痒性皮肤疾病。用法 口服，一次 1.34mg，一日 2 次。不良反应 头晕、无力、胃肠不适、低血压、心悸；不安、抽搐、血细胞减少。禁忌 新生儿、早产儿。注意 下呼吸道感染患者、孕妇、哺乳期、老年人、儿童慎用；不宜与中枢抑制药、酒精合用；服药后避免驾驶车辆或操作精密仪器。相互作用 巴比妥酸盐、安定、乙醇。妊娠分级 B。医保 非医保。

依巴斯汀(Ebastine)

作用类别 抗组胺药。适应证 过敏性鼻炎、荨麻疹、其他瘙痒性皮肤疾病。用法 口服，一次 10mg，一日 1 次。不良反应 头痛、过敏、口干、胃肠不适、肝酶升高、心动过速。禁忌 严重肝功能不全者。注意 肝功能障碍、孕妇、哺乳期、儿童慎用；老年人剂量酌减；服药后避免驾驶车辆或操作精密仪器；红霉素可使本品代谢产物浓度升高。相互作用 酮康唑、红霉素、氟哌利多、丙卡巴肼。医保 乙类(限二线用药)。

咪唑斯汀(Mizolastine)

作用类别 抗组胺药。适应证 过敏性鼻炎、结膜炎、荨麻疹、其他瘙痒性皮肤疾病。用法 口服，一次10mg，一日1次。不良反应 困倦、乏力、口干、体重增加、胃肠不适、肝酶升高、低血压、焦虑、抑郁。禁忌 肝功能障碍者；电解质紊乱者。注意 器质性心脏病及严重肝功能障碍、孕妇、哺乳期慎用；服药后避免驾驶车辆或操作精密仪器。相互作用 红霉素、醋竹桃霉素、克拉霉素、西咪替丁、环孢素、硝苯地平。医保 乙类。

左卡巴斯汀(Levocabalastine)

作用类别 抗组胺药。适应证 过敏性鼻炎、结膜炎。用法 喷鼻，每鼻孔一次2喷，一日2次，严重者可增加至3～4次。滴眼，一次双眼各1滴，一日2次，或增加至3～4次。不良反应 头痛、嗜睡、口干、局部刺激、过敏。禁忌 12岁以下儿童；肾功能损害者。注意 用滴眼液期间禁止佩戴隐形眼镜；肾功能障碍、孕妇、哺乳期妇女慎用；司机及操作机器者可使用本品。相互作用 乙醇。妊娠分级 C。医保 乙类。

司他斯汀(Setastine)

作用类别 抗组胺药。适应证 急、慢性荨麻疹，常年性鼻炎。用法 口服：成人，一次1mg，一日2次。不良反应 乏力、头痛、胃部不适、口干。禁忌 孕妇及哺乳期妇女，3岁以下儿童；严重肝、肾疾病患者。注意 驾驶机动车及操纵机器者慎用。相互作用 乙醇、单胺氧化酶抑制药。医保 非医保。

地氯雷他定(Desloratadine)

作用类别 抗组胺药氯雷他定的活性代谢产物。适应证 过敏性鼻炎、荨麻疹。用法 口服：成人及12岁以上儿童，一次5mg，一日1次。不良反应 恶心、倦怠、口干、头痛。禁忌 严重高血压、严重冠心病，甲亢患者。注意 严重肝功能受损者、前列腺增生、青光眼患者、癫痫患者慎用；6个月以下幼儿慎用。妊娠分级 C。医保 非医保。

特非那定(Terfenadine)

作用类别 抗组胺药。适应证 过敏性鼻炎、荨麻疹、花粉症。用法 口服：成人及12岁以上儿童，一次30～60mg，一日2次；6～12岁，一次30mg，一日2次。不良反应 心血管不良反应(Q－T间期延长，尖端扭转性室速、心室颤动等)，多由药物过量或与其他药物相互作用引起；口干、头痛、头晕、疲乏；胃肠不适。禁忌 先天性Q－T间期延长者；明显肝功能损害者。注意 心脏病、心律失常、甲状腺功能低下患者慎用；服用抗心律失常药及精神类药物时慎用。相互作用 伊曲康唑、氟康唑、大环内酯类、胺碘酮、奎尼汀类。妊娠分级 C。医保 非医保。

非索非那定（Fexofenadine Hydrochloride）

作用类别 抗组胺药，特非那定体内活性代谢产物。适应证 过敏性鼻炎、结膜炎、荨麻疹。用法 口服一日 60mg，分 1～2 次。不良反应 头痛、疲乏、消化不良、咽部刺激。注意 孕妇、哺乳期妇女慎用；肾功能不全者毒性发生危险增加。相互作用 含铝和镁的抗酸药、氟哌利多；食物、苹果汁、葡萄柚汁、橙汁。妊娠分级 C。医保 非医保。

阿司咪唑（Astemizole）

作用类别 抗组胺药。适应证 过敏性鼻炎、过敏性结膜炎、慢性荨麻疹。用法 口服：成人及 12 岁以上儿童，一次 3mg，一日 1 次。不良反应 嗜睡、眩晕、口干。禁忌 有 Q－T 间期延长倾向者；过敏者。注意 器质性心脏病患者、病理性心律失常者慎用；有潜在的心脏毒性，不得超剂量使用；老年人慎用。相互作用 氟康唑、伊曲康唑、克拉霉素、红霉素、西沙必利、索他洛尔、特非那定。妊娠分级 C。医保 非医保。

曲普利啶（Triprolidinum）

作用类别 抗组胺药。适应证 荨麻疹、过敏性鼻炎、哮喘、皮肤瘙痒。用法 口服：成人，一次 2.5～5mg，一日 3 次；6 岁以上儿童，一次 1.25mg，一日 2 次。不良反应 恶心、倦怠、口干、轻度嗜睡。禁忌 哮喘急发作者；早产儿、新生儿、哺乳期妇女。注意 前列腺增生、幽门梗阻、尿潴留、眼压增高、甲亢、心脏病、高血压患者慎用；孕妇、哺乳期妇女及老人慎用；驾驶车辆及高空作业者不宜使用。相互作用 颠茄类生物碱、丙卡巴肼、乙醇、单胺氧化酶抑制药、中枢性镇静药、催眠药。妊娠分级 C。医保 乙类。

奥洛他定（Olopatadine）

作用类别 抗组胺药。适应证 过敏性鼻炎、过敏性结膜炎、荨麻疹、伴有瘙痒症状的皮肤病。用法 口服：成人，一次 5mg，一日 2 次。滴眼，一次 1～2 滴，一日 2 次，6 周一个疗程。喷鼻，每鼻孔喷 2 下，一日 2 次。不良反应 乏力、视物模糊、眼干。注意 应用时，请勿佩戴角膜接触镜；肾功能、肝功能不全者慎用。妊娠分级 C。医保 非医保。

神经系统用药

抗帕金森病药

苯海索[基]（Trihexyphenidyl）

作用类别 中枢抗胆碱药。适应证 帕金森病、帕金森综合征及药物引起的锥体外系疾患。用法 口服：帕金森病、帕金森综合征，开始一日 1～2mg，以后逐日递增至一日 5～10mg，分次服用；药物诱发的锥体外系疾患，第一日 2～4mg，分 2～3 次服用，并逐渐增加至每日 5～10mg，一日最多不超过 10mg。不良反应 常见不良反应有心动过速、口干、便秘、尿潴留、瞳孔散大、视物模糊等抗胆碱反应，大剂量可有中枢神经系统症状，如幻觉、谵妄、精神病样表现。禁忌 青光眼、尿潴留、前列腺增生患者。注意 儿童、孕妇及哺乳期妇女慎用。相互作用 乙醇、中枢神经系统抑制药；金刚烷胺、抗胆碱药、帕吉林、丙卡巴肼、制酸药、吸附性止泻剂、氯丙嗪、强心苷。医保 甲类。

左旋多巴（Levodopa）

作用类别 拟多巴胺类药。适应证 神经系统疾病：帕金森病及帕金森综合征。眼科疾病：用于儿童、青少年中屈光不正性弱视，屈光参差性弱视及斜视性弱视患者。用法 口服：成人，开始一次 0.25g，每日 2～4 次，饭后 1.5 服用。以后视患者的耐受情况，每隔3～7日增加一次剂量，增加范围为每日 0.125～0.75g，每日最大量 6g，分 4～6 次服用。脑炎后及老年患者应酌减剂量。5～6 周岁，每次 0.125g，开始三天每天 50mg，每日 2 次。7～12 周岁，每次 0.25g，开始三天用 0.125g，每日 2 次，早晚饭后服用。不良反应 恶心、呕吐、直立性低血压；头、面部、舌、上肢和身体上部的异常不随意运动、精神抑郁、排尿困难、高血压、心律失常、溶血性贫血等。禁忌 严重精神疾患、严重心律失常、心力衰竭、青光眼、消化性溃疡和有惊厥史者、孕妇及哺乳期妇女。注意 高血压、心律失常、糖尿病、支气管哮喘、肺气肿、肝肾功能障碍、尿潴留者慎用；注意检查血常规、肝肾功能及心电图。相互作用 药物：非选择性单胺氧化酶抑制剂、罂粟碱、维生素 B_6、乙酰螺旋霉素、利血平、抗精神病药、甲基多巴；食物：高蛋白食物。妊娠分级 C。医保 甲类。

多巴丝肼[基]（Levodopa and Benserazide）

作用类别 复方制剂，含左旋多巴及苄丝肼，拟多巴胺类药。适应证 用于帕金森病；帕金森综合征。用法 口服：第 1 周一次 125mg，一日 2 次；以后每隔 1 周，一日增加 125mg，一般日剂量不得超过 1g，分 3～4 次服用。不良反应 恶心、呕吐、直立性低血压、头面部、舌、上肢和身体上部的异常不随意运动、精神抑郁、排尿困难、高血压、心律失常、溶血性贫血。禁忌严重心血管疾病和内分泌疾病、肝、肾功能障碍、心力衰竭、青光眼、惊厥史、精神病、孕妇、哺乳期妇女及25岁以下的患者。注意 胃与十二指肠溃疡、糖尿病、支气管哮喘、尿潴留、严重骨髓疾病、严重甲状腺功能亢进、心动过速或嗜铬细胞瘤、骨质软化症、抑郁症等精神疾病患者慎用。相互作用 参见左旋多巴。医保 乙类。

卡比多巴（Carbidopa）

作用类别 外周脱羧酶抑制剂。适应证 与左旋多巴联合应用，治疗帕金森病和帕金森综合征。用法 口服：首次剂量，卡比多巴10mg，左旋多巴100mg，每日4次；以后每隔3～7日逐渐增加每日剂量，直至每日最大剂量卡比多巴200mg，左旋多巴2g。不良反应 恶心、呕吐、体位性低血压、面部、舌、上肢和身体上部异常不随意运动、排尿困难、精神抑郁、高血压、心律失常。禁忌 严重精神病、严重心律失常、心力衰竭、青光眼、消化性溃疡、有惊厥史者、孕妇、哺乳期妇女及儿童。注意 有骨质疏松者用本品应缓慢恢复正常活动，以减少引起骨折危险。用药期间需检查血常规、肝功能及心电图。妊娠分级 C。医保 乙类。

培高利特（Pergolide）

作用类别 多巴胺受体激动剂。适应证 帕金森病及帕金森综合征患者复方左旋多巴制剂疗效减退或出现运动功能障碍，可用于早期联合治疗；高催乳素血症。用法 帕金森病：起始剂量为0.05mg/d，维持2日在以后的12天内每隔三天增加0.1mg或每日0.15mg，然后隔三天增加0.25mg/d，直至最事宜的治疗剂量。每日剂量分三次服用。高催乳素血症：起始剂量为0.025～0.05mg/d，每2周调整一次剂量，极量为0.1～0.15mg/d。不良反应 恶心、呕吐、头晕、乏力、鼻塞、皮肤瘙痒、便秘、精神症状、体位性低血压、窦性心动过速伴房性早搏。注意 服用本品应从小剂量开始，逐步增加至最佳剂量。医保 非医保。

恩他卡朋（Entacapone）

作用类别 儿茶酚氧位甲基转移酶抑制剂。适应证 标准药物左旋多巴/苄丝肼或左旋多巴/卡比多巴的辅助用药，用于治疗以上药物不能控制的帕金森病及剂末现象。用法 每次服用左旋多巴/多巴脱羧酶抑制剂时给予本品200mg，最大推荐剂量是200mg一日10次。不良反应 腹泻、帕金森病症状加重、头晕、腹痛、失眠、口干、疲乏、幻觉、便秘、肌张力障碍、运动功能亢进、头痛、腿部痉挛、意识模糊、噩梦、跌倒、体位性低血压、眩晕和震颤。禁忌 肝功能不全者；嗜铬细胞瘤患者；恶性神经阻滞剂综合征和（或）非创伤性横纹肌溶解症病史的患者。注意 孕妇及哺乳期妇女不建议使用。相互作用 单胺氧化酶-A抑制剂、三环类抗抑郁药、去甲肾上腺素再摄取抑制剂、利米特罗、氯丙那林、肾上腺素、去甲肾上腺素、多巴胺、多巴酚丁胺、α-甲基多巴、阿扑吗啡和帕罗西汀。妊娠分级 C。医保 乙类（限三级医院重症患者）。

托卡朋（Tolcapone）

作用类别 儿茶酚氧位甲基转移酶抑制剂。适应证 用于接受左旋多巴和卡比多巴联合治疗的原发性帕金森病的辅助治疗。用法 口服：推荐剂量为100mg，1日三次。白天的第一剂应与左旋多巴/卡比多巴同时服用，此后约间隔6和12小时再服。不良反应 肝功能损伤、运动障碍、恶心、睡眠紊乱、肌张力障碍、多梦、厌食、肌肉痛性痉挛、直立性不适、嗜睡、腹泻、精神错乱、眩晕、头晕、幻觉、疲劳、上呼吸道感染、虚脱、多汗、尿道感染、口干、腹痛、尿变色。禁忌 肾脏疾病患者以及目前SGPT/ALT或SGOT/AST超过正常值上限的患者；严重肾功能损害；对本品过敏；具有非创伤性横纹肌溶解病史和意识模糊者；服用本品时不可与单胺氧化酶抑制剂（如苯乙肼及反苯丙胺）合用；服用本品时，不应同时家用单胺氧化酶A抑制剂和单胺氧化酶B抑制剂。注意 服用本品前应先检测SGPT/ALT或SGOT/AST，以后的6个月里每4周检查一次，此后每8周检查一次，一旦超过正常上限或出现肝功能损伤的临床症状及体征时应立即停药；本品可导致低血压应防止晕厥；本品可使尿液呈黄色；服药期间不宜驾车或操作复杂机器。相互作用 华法林、地高辛、甲苯磺丁脲、α-甲基多巴酚丁胺、阿扑吗啡、异丙肾上腺素、咖啡因、咪达唑仑、特非那定、环孢素、去甲丙咪嗪。妊娠分级 C。

司来吉兰[共]（Selegiline）

作用类别 选择性单胺氧化酶-B抑制剂。适应证 单用治疗早期帕金森病；与左旋多巴及外周多巴脱羧酶抑制剂合用治疗运动波动。用法 口服：每早服用10mg，或早、晚各服5mg。不良反应 口干、短暂血清转氨酶值上升及睡眠障碍、不随意运动、恶心、激越、错乱、幻觉、头痛、位置性低血压及眩晕、排尿困难及皮疹。禁忌 严重精神病；严重痴呆；迟发性异动症；消化性溃疡以及病史者。与左旋多巴合用时对甲状腺功能亢进、肾上腺髓质的肿瘤、闭角型青光眼患者。注意 胃及十二指肠溃疡、不稳定高血压、心律异常、严重心绞痛或精神病患者慎用；不推荐在怀孕及哺乳期服用。相互作用 药物：非选择性单胺氧化酶抑制剂、司来吉兰、哌替啶、氟西汀；食物：富含酪氨酸类物质（例如含酪食品如发酵食品及饮料、芝士、香肠、腌肉类、野味、肝脏、牛肉汤、咸鱼、豆类等）。妊娠分级 C。医保 乙类。

溴隐亭（Bromocriptine）

作用类别 选择性激动多巴胺受体。适应证 内分泌系统疾病：泌乳素依赖性月经周期紊乱和不育症、闭经、月经过少、黄体功能不足和药物诱导的高泌乳激素症；非催乳素依赖性不育症：多囊性卵巢综合征、与抗雌激素联合运用（如：氯底酚胺）治疗无排卵症；高泌乳素瘤：垂体泌乳激素分泌腺瘤的保守治疗，在手术治疗前抑制肿瘤生长或减少肿瘤面积，使切除容易进行；术后可用于降低仍然较高的泌乳素水平；肢端肥大症：单独应用或联合放疗、手术等可降低生长激素的血浆水平抑制生理性泌乳；良性乳腺疾病：缓和或减轻经前综合征及乳腺结节(或囊性)乳腺疾病相关性乳腺疼痛;神经系统病:用于各期自发性和脑炎后所致帕金森病的单独治疗或与其他抗帕金森病药物联合使用。用法 就餐时口服。月经周期不正常及不孕症:根据需要一次 1.25mg,每日 2～3 次,必要时剂量可增至一次 2.5mg,每日 2～3 次,应不间断治疗,直至月经周期恢复正常和(或)重新排卵;高泌乳激素症:根据需要一次 1.25mg,每日 2～3 次,逐渐增至 4～8 片/日;肢端巨大症:推荐起始剂量为 2.5～3.75mg,根据临床反应和副作用逐步增加至一日 10～20mg。抑制泌乳:一次 2.5mg,一日两次,连服 14 天。为预防泌乳,应尽早开始治疗,但不应早于分娩或流产后 4 小时。产褥期乳房胀痛:单次服用 2.5mg,6～12 小时后可重复服用。良性乳腺疾病:1.25mg,每日 2～3 次,逐渐增至每日 5～7.5mg。帕金森病:每日睡前服用 1.25mg,连续服用 1 周后增加剂量,日剂量应分成2～3次服用。不良反应 恶心、眩晕、呕吐或腹泻、直立性低血压、虚脱、便秘、嗜睡、头痛、精神错乱、精神运动性兴奋、幻觉、运动障碍、口干、下肢痉挛、肌肉疼痛、皮肤过敏及脱发、心绞痛加重、心动过缓及短暂的心律失常、高血压、心肌梗死、癫痫发作、中风及精神障碍、腹膜后和胸膜纤维化。禁忌 控制不满意的高血压;妊娠期;分娩后及产褥期高血压状态;冠心病及其他严重的心血管疾病;有严重精神障碍的症状和(或)病史;有脑血管意外;动脉阻塞性疾病;Raynaud's 征;尼古丁成瘾病史者。注意 服用溴隐亭期间须使用可靠的避孕措施。相互作用 红霉素、多巴胺拮抗剂(苯丙甲酮、酚噻嗪)、抗精神病药物、大环内酯类抗生素、奥曲肽、苯丙醇胺、麦角碱衍生物、吩噻嗪、丁酰苯、硫杂蒽类、酒精。妊娠分级 B。医保 乙类。

吡贝地尔(Piribedil)

作用类别 多巴胺能激动剂。适应证 帕金森病;对外周循环障碍亦有效。用法 每日 150～250mg,分 3～5 次服用。不良反应 恶心、呕吐、胀气等。禁忌 心血管性休克、心肌梗死急性期。注意 禁止与止吐类精神安定药、安定类精神安定药联用;服药期间禁止驾车和操作机器。相互作用 安定类精神安定药(不包括氯氮平)。医保 乙类。

普拉克索(Pramipexole)

作用类别 非麦角类多巴胺激动剂。适应证 特发性帕金森病的体征和症状,单独或与左旋多巴联用。用法 口服,起始剂量为每日 0.375mg,一日 3 次。需要进一步增加剂量时,每周加量一次,每次日剂量增加 0.75mg,每日最大剂量为 4.5mg。不良反应 失眠、幻觉、精神错乱、眩晕、运动障碍、嗜睡等。注意 服用本品可能发生嗜睡、直立性低血压、幻觉、横纹肌溶解的不良反应。肾功能不全者应减量。相互作用 西咪替丁、左旋多巴、抗精神病药、酒精。妊娠分级 C。医保 乙类。

卡左双多巴(Carbidopa and Levodopa)

作用类别 卡比多巴与左旋多巴的复合物,拟多巴胺类药。适应证 震颤麻痹、震颤麻痹综合征。用法 口服,0.5～1 片/次,2～4 次/日,按病情需要逐渐增量，每日不超过卡比多巴 75mg，左旋多巴 750mg。不良反应 运动障碍、恶心、呕吐、抑郁、失眠和幻觉等。禁忌 闭角型青光眼；皮肤癌患者。注意 有心、肝、肺、肾、消化道溃疡及精神障碍者慎用。相互作用 抗高血压药、抗抑郁药、酚噻嗪类、丁酰苯类、利培酮、异烟肼、司来吉兰。妊娠分级 C。医保 非医保。

利鲁唑（Riluzole）

作用类别 缓解肌萎缩侧索硬化药物。适应证 肌萎缩侧索硬化症。用法 口服：成人每次 50mg，每日 2 次。不良反应 疲劳、胃部不适、血浆转氨酶水平升高等。禁忌 伴严重肝病的患者；妊娠期及哺乳期妇女。注意 肾功能不全者慎用；在专家指导下开始治疗。相互作用 CYP1A2 抑制剂（咖啡因、非那西汀、茶碱、阿咪替林、喹诺酮类）、CYP1A2 诱导剂（吸烟、利福平、奥美拉唑）。妊娠分级 C。医保 非医保。

抗重症肌无力药

新斯的明[基]（Neostigmine）

作用类别 抗胆碱酯酶药。适应证 重症肌无力、手术后功能性肠胀气及尿潴留等。用法 口服，一次 15mg，一日 45mg，极量：一次 30mg，一日 100mg。皮下或肌内注射，一次 0.25～1mg，一日 1～3 次，极量：一次 1mg，一日 5mg。不良反应 皮疹、恶心、呕吐、腹泻、流泪、流涎、共济失调、惊厥、昏迷、语言不清、焦虑不安、恐惧、心脏停搏。禁忌 癫痫；心绞痛；室性心动过速；机械性肠梗阻或泌尿道梗阻及哮喘患者；心律失常；窦性心动过缓；血压下降；迷走神经张力升高。注意 甲亢、帕金森患者慎用；拮抗非去极化型肌松药需与阿托品同时使用。妊娠分级 C。医保 甲类。

溴吡斯的明[基]（Pyridostigmine Bromide）

作用类别 可逆性的抗胆碱酯酶药。适应证 重症肌无力；手术后功能性肠胀气及尿潴留；对抗非去极化型肌松药的肌松作用。用法 重症肌无力：口服，一次 60mg，一日 3 次。皮下或肌内注射，每日 1～5mg。术后肠胀气及尿潴留：肌内注射，一次 1～2mg。对抗非去极化型肌松药的肌松：静脉注射，一次 2～5mg。不良反应 腹泻、恶心、呕吐、胃痉挛、汗及唾液增多、尿频、缩瞳、精神异常。禁忌 心绞痛；支气管哮喘；机械性肠梗阻及尿路梗阻。注意 心律失常、房室传导阻滞、术后肺不张或肺炎及孕妇慎用。妊娠分级 C。医保 甲类。

加兰他敏（Galanthamine）

作用类别 乙酰胆碱酯酶抑制剂。适应证 重症肌无力；脊髓灰质炎后遗症；拮抗氯化筒箭毒碱及类似药物的非去极化肌松作用；良性记忆障碍、痴呆患者和脑器质性病变引起的记忆障碍。用法 口服：每次 10mg，一日 3 次；小儿每日 0.5～1mg/kg，分 3 次口服。肌内注射或皮下注射，每次 2.5～10mg；小儿每次 0.05～0.1mg/kg，一日一次，1 疗程 2～6 周。不良反应 流涎、心动过缓、头晕和腹痛。禁忌 癫痫;机械性肠梗阻;支气管哮喘;心绞痛和心动过缓。注意 消化性溃疡病史、或同时使用非甾体抗炎药者、中度肝肾功能损害者慎用;用药过量,给予阿托品对抗。妊娠分级 B。医保 乙类。

依酚氯铵（Edrophonium Chloride）

作用类别 胆碱酯酶抑制剂。适应证 非去极化型肌松药的拮抗;重症肌无力的诊断;肌无力危象和胆碱能危象的鉴别。用法 重症肌无力诊断:成人肌注 10mg(或静注 2mg,无症状后加至 10mg),注射后肌无力症状缓解,维持数分钟后恢复原状即可诊断。肌无力危象和胆碱能危险的鉴别:先注射 2mg,如症状加重,诊断为胆碱能危象,如症状好转,将其余 8mg 注射完,诊断为肌无力危象;非去极化型肌松药的拮抗:静脉注射,一次 10mg。不良反应 涎液增加、支气管痉挛、心动过缓、心律失常。其余同新斯的明。注意 支气管哮喘及心脏病患者慎用;其余见新斯的明。妊娠分级 C。医保 乙类。

抗癫痫药

苯妥英钠[基]（Phenytoin Sodium）

作用类别 抗癫痫。适应证 全身强直-阵挛性发作;单纯及复杂部分性发作;继发性全面性发作和癫痫持续状态;三叉神经痛;隐性营养不良性大疱性表皮松解;发作性舞蹈手足徐动症;发作性控制障碍;肌强直症及三环类抗抑郁药过量时心脏传导障碍;洋地黄中毒所致的室性及室上性心律失常。用法 抗癫痫:成人开始时一次 50mg,一日 2 次,1～3 周内增加至 250～300mg/d,分 3 次服,极量一次 300mg,一日 500mg;小儿开始每日 5mg/kg,分 2～3 次服用,每日不超过 250mg。抗心律失常:成人 100～300mg,一次服或分 2～3 次服用,或第一日 10～15mg/kg,第 2～4 日 7.5～10mg/kg,维持 2～6mg/kg;小儿开始按体重 5mg/kg,分 2～3 次口服:根据病情调整每日不超过 300mg,维持量 2～8mg/kg,或按体表面积 250mg/m^2,分 2～3 次口服。胶原酶合成抑制剂:成人开始每日 2～3mg/kg 分 2 次服用,在 2～3 周内,增加到患者能够耐受的量,血药浓度至少 8μg/ml。一般每日 100～300mg。不良反应 齿龈增生、恶心、呕吐、眩晕、眼球震颤、共济失调、语言不清和意识模糊、失眠、粒细胞和血小板减少、巨幼红细胞性贫血等。禁忌 对乙内酰脲类药有过敏史或阿-斯综合征;二至三度房室阻滞;窦房结阻滞;窦性心动过缓等心功能损害者。注意 本品有酶诱导作用,可对某些诊断产生干扰,如地塞米松试验,甲状腺功能试验,使血清碱性磷酸酶、ALT、血糖浓度升高;用药期间需检查血象、肝功能、血钙、口腔、脑电图、甲状腺功能并经常随访血药浓度;嗜酒、贫血、心血管病、糖尿病、肝肾功能损害、甲状腺功能异常者慎用。相互作用 对乙酰氨基酚、皮质激素、洋地黄类(地高辛)、口服避孕药、环孢素、雌激素、左旋多巴、奎尼丁、土霉素、三环类抗抑郁药、氯霉素、异烟肼、保泰松、磺胺类药、抗凝药、降糖药、胰岛素、多巴胺、利多卡因、叶酸、苯巴比妥、扑米酮、卡马西平、抗精神病药、三环类抗抑郁药。妊娠分级 D。医保 甲类。

丙戊酸钠[基] (Sodium Valproate)

作用类别 抗癫痫。适应证 单纯或复杂失神发作；肌阵挛发作；大发作的单药或合并用药治疗；复杂部分性发作；躁狂症。用法 抗癫痫：成人每日10～15mg/kg，分 2～3 次服，日最大量不超过 30mg/kg；小儿每日 20～30mg/kg，分 2～3 次服用；躁狂症：500mg/d，分 2 次服用，早晚各一次。应尽可能快的增加剂量，第三日达 1000mg/d，第一周末达到 1500mg/d，此后根据病情和血药浓度调整剂量，维持剂量在 1000～2000mg/d，血药浓度在 50～125μg/ml。不良反应 腹泻、消化不良、恶心、呕吐、胃肠道痉挛、可引起月经周期改变、胰腺炎及急性肝坏死、血小板减少、出血和出血时间延长、肝功损害等。禁忌 急性肝炎；慢性肝炎；有严重肝炎病史或家族史者，特别是与用药相关的肝卟啉症患者；尿素循环障碍疾病的患者。注意 用药期间避免饮酒；停药应逐渐减量；用药前和用药期间应定期作全血细胞计数和肝肾功能检查。相互作用 美尔奎宁、圣约翰草合用、氨曲南、碳青霉烯类(帕尼培南、美罗培南、亚胺培南)、卡马西平、拉莫三嗪、非氨酯、苯巴比妥、扑米酮、托吡酯、西咪替丁、红霉素、乙酰水杨酸、苯二氮䓬类药、巴比妥类药、单胺氧化酶抑制、齐多夫定、地西泮、尼莫地平、利福平。妊娠分级 D。医保 甲类(口服常释剂型)；乙类(缓释控释剂型、注射剂)。

卡马西平[基] (Carbamazepine)

作用类别 抗癫痫。适应证 癫痫(部分性发作、原发或继发性全身强直-阵挛发作、混合型发作，对失神发作和肌阵挛发作无效)；三叉神经痛；由于多发硬化引起的三叉神经痛；原发性三叉神经痛；原发性舌咽神经痛。用法 癫痫：成人初始剂量每次 100～200mg，每日 1～2 次，逐渐增加剂量直至最佳疗效(通常为每次 400mg，每日 2～3 次)。最大剂量为 1600mg/d；儿童每日 10～20mg/kg，12 个月以下 100～200mg/d，1～5 岁，200～400mg/d，6～10 岁 400～600mg/d，11～15 岁 600～1000mg/d，分次服用，推荐 4 岁或 4 岁以下儿童，初始剂量在 20～60mg/d，然后隔日增加 20～60mg；4 岁以上儿童，初始剂量可 100mg/d，然后每周增加 100mg。三叉神经痛：初始剂量 200～400mg/d，逐渐增加至疼痛缓解(通常每次 200mg，每日 3～4 次)，然后剂量逐渐减小至最低可维持剂量，推荐老年患者的初始剂量为每次 100mg，每日 2 次。不良反应 视物模糊、复视、眼球震颤、水潴留、变态反应、白细胞减少、嗜酸性细胞增多症、血小板减少、Stevens - Johnson 综合征、中毒性表皮坏死溶解症、皮疹、荨麻疹、瘙痒、儿童行为障碍、低钠血症等。禁忌 房室传导阻滞；血清铁严重异常；骨髓抑制；具有卟啉病病史者；服用本品前应至少停用单胺氧化酶抑制剂至少两周。注意 乙醇中毒、心脏损害、冠心病、糖尿病、青光眼、对其他药物有血液反应史者、肝病、抗利尿激素分泌异常或其他内分泌紊乱、尿潴留、肾病者慎用。用药期间应定期检查：全血细胞、尿常规、肝功能、眼科检查、甲状腺功能、卡马西平血药浓度测定；下列情况应停药：肝中毒或出现骨髓抑制症状、心血管系统不良反应或皮疹。相互作用 药物：右丙氧芬、布洛芬、达那唑、大环内酯类抗生素（红霉素、醋竹桃霉素、交沙霉素、克拉霉素、环丙沙星）、抗抑郁药（地昔帕明、氟西汀、氟伏沙明、奈法唑酮、帕罗西汀、曲唑酮、维洛沙秦）氨己烯酸、唑类抗真菌药、氯雷他定、特非那定、奥氮平、异烟肼、利托那韦、乙酰唑胺、地尔硫䓬、维拉帕米、西咪替丁、奥美拉唑、奥昔布宁、丹曲洛林、噻氯匹定、尼克酰胺、非氨酯、甲琥胺、奥卡西平、苯巴比妥、苯琥胺、苯妥英、扑米酮、顺铂、阿霉素、利福平、茶碱、氨茶碱、异维 A 酸、含有贯叶连翘的中草药制剂、丁丙诺啡、美沙酮、对乙酰氨基酚、非那宗、曲马多、多西环素、口服抗凝药、西酞普兰、米安色林、奈法唑酮、舍曲林、曲唑酮、三环类抗抑郁药、阿瑞吡坦、氯巴占、氯硝西泮、乙琥胺、拉莫三嗪、吡喹酮、阿苯达唑、伊马替尼、环磷酰胺、拉帕替尼、坦罗莫司、氯氮平、氟哌啶醇、嗅哌利多、奥氮平、喹硫平、利培酮、齐拉西酮、阿立哌唑、帕潘立酮、用于 HIV 治疗的蛋白酶抑制剂、阿普唑仑、咪达唑仑、激素类避孕药、钙离子通道阻滞剂、皮质激素、他达拉非、免疫抑制剂、左甲状腺素、左乙拉西坦；食物：葡萄柚汁。妊娠分级 D。医保 甲类（口服常释剂型）；乙类（缓释控释剂型）。

扑米酮（Primidone）

作用类别 抗癫痫。适应证 癫痫强直阵挛性发作，单纯部分性发作和复杂部分性发作的单药或联合用药治疗；特发性震颤和老年性震颤。用法 成人 50mg 开始，睡前服用，3 日后改为每日 2 次，一周后改为每日 3 次，每次 50mg，第 10 日开始改为每次 250mg，每日 3 次，总量不超过每日 1.5g；小儿 8 岁以下，每日睡前服 50mg；3 日后增加为每次 50mg，每日 2 次；一周后改为 100mg，每日 2 次；10 日后根据情况可以增加至 125～250mg，每日 3 次；8 岁以上同成人。不良反应 视力改变、复视、眼球震颤、共济失调、认知迟钝、情感障碍、精神错乱、呼吸短促或障碍、中毒性表皮坏死等。禁忌 肝肾功能不全者、卟啉病者、哮喘、肺气肿或其他可能加重呼吸困难或气道不畅等呼吸系统疾患、轻微脑功能障碍患者慎用。注意 对巴比妥类过敏者对本品也可能过敏；对诊断干扰：血清胆红素可能降低，酚妥拉明试验可出现假阳性；用药期间应注意检查血细胞计数，定期测定扑米酮及其代谢产物苯巴比妥的血药浓度；与其他抗癫痫药合用时注意调整药物剂量。相互作用 全麻药、中枢抑制作用的药物、注射用硫酸镁、抗凝药、皮质激素、洋地黄、地高辛、多西环素、三环类抗抑郁药、苯巴比妥、单胺氧化酶抑制剂、维生素 B_{12}、维生素 D、垂体后叶素、卡马西平、丙戊酸钠、苯妥英钠、避孕药。妊娠分级 D。医保 乙类。

托吡酯（Topiramate）

作用类别 抗癫痫。适应证 成人及 2～16 岁儿童部分性癫痫发作的加用治疗。用法 成人（17 岁及以上）作为加用治疗，推荐本品日总量为 400mg/d，分 2 次服用。推荐治疗从 50mg/d 开始，逐渐调整到有效剂量；

神经系统用药

2～16 岁儿童作为加用治疗，推荐本品每日总量为 5～9mg/(kg·d)，分 2 次服用。剂量调整应在第 1 周从 25mg 开始，然后每间隔 1 或 2 周加量 1～3mg/(kg·d)(分 2 次给药)直到达到最佳的临床反应；肾功能受损者〔肌酐清除率<70ml/(min·1.73m^2)〕服用通常成人剂量的一半。不良反应 嗜睡、头晕、神经质、共济失调、疲乏、言语障碍、精神运动迟缓、视觉异常、记忆困难、意识错乱、复视、厌食、眼球震颤、恶心、专心/注意困难等。注意 肾损害患者达稳态血浆浓度的时间延长；服药期间保持足够的饮水量；肝功能不全者慎用。相互作用 苯妥英、卡马西平、地高辛、口服避孕药、锂剂、氢氯噻嗪、二甲双胍、匹格列酮、格列本脲、易引起肾结石的药物。妊娠分级 D。医保 乙类。

乙琥胺（Ethosuximide）

作用类别 抗癫痫。适应证 失神发作、癫痫小发作。用法 3～6 岁每日为 250mg，6 岁以上的儿童及成人，1 次 250mg，1 日 2 次。以后可以酌情渐增剂量。最大剂量 6 岁以下最大剂量可增至 1 日 1g；6 岁以上儿童及成人可增加为一日 1.5g。一般每 4～7 日增加 250mg，直至满意控制症状而不良反应最小为止。不良反应 恶心、呕吐、上腹部不适、食欲减退、眩晕、头痛、嗜睡、幻觉及呃逆等。注意 出现荨麻疹、红斑狼疮等过敏反应，应立即停药。相互作用 碱性药物、苯妥英、卡马西平、氟哌啶醇、丙戊酸、利托那韦、三环类抗抑郁药、吩噻嗪类抗精神病药。医保 乙类。

奥卡西平（Oxcarbazepine）

作用类别 抗癫痫。适应证 单独治疗或辅助治疗成年患者的癫痫原发性全面强直-阵挛发作和部分性发作，伴有或不伴有继发性全面性发作。用法 成人开始剂量为 600mg/d〔8～10mg/(kg·d)〕，以后逐渐加量至 600～2400mg/d，一日 2 次；2 岁以上儿童从 8～10mg/(kg·d)开始，可增加至最大剂量 60mg/(kg·d)，一日 2 次。不良反应 头晕、嗜睡、复视、疲倦、恶心、呕吐、共济失调、视力异常、腹痛、震颤、消化不良及步态障碍、骨髓抑制等。禁忌房室传导阻滞者。注意 肾损害患者应从常规起始剂量的一半开始服用，并逐渐缓慢加量；出现任何明显的骨髓抑制反应，应考虑停止用药；驾驶和操纵机器时，应特别小心；避免突然停药。相互作用 需经过 CYP2C19 代谢的药物(苯巴比妥、苯妥英钠)、二氢吡啶类钙拮抗剂、口服避孕药、西咪替丁、红霉素、右旋丙氧酚、锂剂。妊娠分级 C。医保 乙类。

拉莫三嗪（Lamotrigine）

作用类别 抗癫痫。适应证 12 岁以上儿童及成人的癫痫单药治疗；12 岁以上儿童及成人的添加疗法；合并有 Lennox-Gastaut 综合征的癫痫发作。用法 单药治疗：成人及 12 岁以上患者单药治疗初始剂量 25mg，每日一次，连服 2 周；随后用 50mg，每日 1 次，连服两周。以后每隔 1～2 周增加剂量，最大增加量 50～100mg，直至达到最佳疗效，通常达到最佳疗效的维持剂量为100～200mg/d，每日1次或2次给药；添加疗法的剂量：成人及12岁以上合用丙戊酸钠的患者，起始剂量为25mg，隔日服用，连服两周，随后两周每日一次，每次25mg，此后应每1～2周增加剂量，最大增加量为25～50mg，通常最佳疗效维持量为每日100～200mg，一次或分两次服用；合用酶诱导作用抗癫痫药的患者：初始剂量为50mg，每日一次，连服两周，随后两周每日100mg，分两次服用，此后每1～2周增加一次剂量，最大增加量为100mg，通常达到最佳疗效的维持量为每日200～400mg，分两次服用。不良反应 皮疹、Stevens-Johnson综合征、头痛、疲倦、皮疹、恶心、头晕、嗜睡和失眠等。注意 服药期间避免驾驶和操作机器。相互作用 丙戊酸盐、卡马西平、苯妥英、扑米酮、苯巴比妥、利福平、洛匹那韦、利托那韦、炔雌醇、左炔孕诺酮、锂剂、丁胺苯丙酮、奥氮平、奥卡西平、非氨酯、加吧喷丁、左乙拉西坦、普瑞巴林、托吡酯、唑尼沙胺。妊娠分级 C。医保 乙类。

神经系统用药

左乙拉西坦(Levetiracetam)

作用类别 抗癫痫。适应证 成人及4岁以上儿童癫痫患者部分性发作的加用治疗。用法 成人和青少年(体重≥50kg者)：起始治疗剂量为每次500mg，每日2次。根据临床效果及耐受性，每日剂量可增加至每次1500mg，每日2次；4～11岁的儿童和青少年(体重≤50kg者)：起始治疗剂量是10mg/kg，每日2次。根据临床效果及耐受性，剂量可以增加至30mg/kg，每日2次。不良反应 嗜睡、乏力和头晕；儿童最常见的不良反应有嗜睡、敌意、神经质、情绪不稳、易激动、食欲减退、乏力和头痛。禁忌 吡咯烷酮衍生物或者其他任何成分过敏的患者。注意 避免突然停药；服药期间避免驾驶和操作机器；肝肾功能损害患者注意剂量调整。相互作用 妊娠分级 C。医保 乙类。

氨己烯酸(Vigabtrin)

作用类别 抗癫痫。适应证 部分性癫痫发作；也可与其他抗癫痫药合用治疗难治性癫痫发作；儿童Lennox-Gastaut；West综合征。对小发作，肌阵挛性癫痫无效。用法 癫痫：成人初始剂量为每日1g，1日1～2次，可逐渐增加剂量，每周可增加0.5～1g，通常有效量为每日1～3g。日剂量不超过4g；West综合征：每日100mg/kg，儿童初始剂量每日40mg/kg，必要时可增至每日80～100mg/kg，不能超过每日100mg/kg；老年人、肾功能损害者初始剂量为每日0.5g。不良反应 嗜睡、头晕、头痛、疲倦体重增加、易激惹、神经质、偶见失眠、恶心、呕吐、共济失调、抑郁、行为异常、精神错乱、攻击性、焦虑等。禁忌 全身性癫痫和有精神病史者。注意 慎用于老年人、肾功能损害；停药时应逐渐减量，一般需2～4周。相互作用 苯妥英钠。妊娠分级 C。医保 非医保。

加巴喷丁(Gapapentin)

作用类别 抗癫痫。适应证 成人疱疹后神经痛的治疗；用于成人和12岁以上儿童伴或不伴继发性全身发作的部分性发作的辅助治疗。也可用于3～12岁儿童的部分性发作的辅助治疗。用法 疱疹感染后神经痛：第一天一次性服用本品0.3g，第二天服用0.6g，分两次服完，第三天服用0.9g，分三次服完，随后，根据缓解疼痛的需要，可逐渐增加剂量至每日1.8g，分三次服用；抗癫痫：口服，每日3次。12岁以上患者在给药第一天可采用每日一次，每次0.3g，第二天为每日二次，每次0.3g，第三天为每日三次，每次0.3g，之后维持此剂量服用；3～12岁始剂量应为10～15mg/(kg·d)，每日3次，约3天达到有效剂量。5岁以上本品的有效剂量为25～35mg/(kg·d)，每日三次。3～4岁的有效剂量是40mg/(kg·d)，每日三次。如有必要，剂量可增为50mg/(kg·d)。为减少头晕、嗜睡等不良反应的发生，第一天用药可在睡前服用。不良反应 眩晕、嗜睡、周围性水肿、衰弱、感染、腹泻、便秘、体重增加、共济失调、咽炎、皮疹、弱视等。注意 抗癫痫使用时不可突然停药；服药期间注意监测血糖；驾驶汽车及操纵机器者慎用。相互作用 二氢可待因酮、吗啡、抗酸剂。医保 乙类。

唑尼沙胺（Zonisamide）

作用类别 抗癫痫。适应证 适用于治疗癫痫大发作、小发作、局限性发作、精神运动性发作及癫痫持续状态。用法 小儿最初1日剂量为2～4mg/kg，分1～3次服，在1～2周内增至每日4～8mg/kg，分1～3次服。成人最初每日100～200mg，分1～3次服。在1～2周内增至每日200～400mg，分1～3次服。成人1日最大剂量为600mg。小儿1日最大剂量为12mg/kg。不良反应 困倦、食欲不振、乏力、运动失调、白细胞降低、AST、ALT等值升高、复视、视觉异常。注意 本品可能引起少汗、高热的症状；连续用药中不可急剧减量或突然停药；定期检查肝、肾功能及血常规；驾驶汽车及操纵机器者慎用。相互作用 苯妥英钠、苯巴比妥、卡马西平、丙戊酸钠。妊娠分级 C。医保 非医保。

脑血管病用药

麦角胺咖啡因[基][精2]（Ergotamine Caffeine）

作用类别 脑血管病用药的复方制剂，其组分包括酒石酸麦角胺和无水咖啡因。适应证 偏头痛，宜头痛发作时短期使用。用法 口服，一次1～2片，如无效，隔0.5～1小时后再服1～2片，一日总量不超过6片。不良反应 手、趾、脸部麻木和刺痛感、脚和下肢肿胀、肌痛等。禁忌 活动期溃疡病；冠心病；严重高血压；甲状腺功能亢进；闭塞性血栓性脉管炎；孕妇；肝肾功能损害者。注意 老年人慎用。相互作用 β-受体阻滞剂、大环内酯类抗生素、血管收缩剂、5-羟色胺激动剂。妊娠分级 X。医保 甲类。

尼莫地平[基]（Nimodipine）

作用类别 Ca^{2+}通道阻滞剂。适应证 预防和治疗蛛网膜下腔出血后脑血管痉挛引起的缺血性神经损伤；治疗老年性脑功能障碍。用法 动脉瘤性蛛网膜下腔出血：静脉注射，体重低于70kg或血压不稳的患者，治疗开始的2小时可按照0.5mg/h给药。耐受性良好血压无明显下降时，2小时后，剂量可增至1mg。体重大于70kg的患者，剂量宜从1mg/h开始，2小时后如无不适可增至2mg。静脉治疗结束后继续口服7天，60mg，6次/天。老年性脑功能障碍：一次30mg，一日3次。不良反应 血压下降、肝炎、皮肤刺痛、胃肠道出血、血小板减少等。禁忌 孕妇及哺乳妇女。注意 严重肝功能不全. 尤其是肝硬化应根据血压情况适当减量，如有必要，也应考虑中断治疗。相互作用 药物：大环内酯类抗生素、抗-HIV蛋白酶抑制剂、吡咯类抗真菌药、奈法唑酮、氟西汀、奎奴普丁、西咪替丁、丙戊酸、去甲替林、降压药、齐多夫定；食物：西柚汁。妊娠分级 C。医保 甲类。

阿米三嗪萝巴新（Almitrine and Raubasine）

作用类别 脑血管病用药的复方制剂，其组分包括阿米三嗪和萝巴新。适应证 治疗老年人认知和慢性感觉神经损害的有关症状(不包括阿尔茨海默病和其他类型的痴呆)；血管源性视觉损害和视野障碍的辅助治疗；血管源性听觉损害、眩晕和(或)耳鸣的辅助治疗。用法 口服，一次1片，一日2次，早晚餐后服；每天不可超过两片。不良反应 体重下降、外周神经疾病、恶心、上腹烧灼感和沉重感、消化不良、排便障碍、失眠、嗜睡。禁忌 严重肝功能损害患者；周围神经病变及具有周围神经病变史者。注意 服药期间，避免从事驾驶和操作机械。医保 乙类。

倍他司汀[基]（Betahistine）

作用类别 脑血管病用药。适应证 由梅尼埃病、梅尼埃综合征、眩晕症伴发的眩晕、头晕感。用法 口服，每次6～12mg，每3次，饭后口服。肌内注射，每次20mg，以2ml 5%葡萄糖注射液或0.9%氯化钠注射液溶解，加入500ml葡萄糖注射液或500ml氯化钠溶液中缓慢静滴，每日1次。不良反应 口干、胃部不适、心悸、皮肤瘙痒等。禁忌 活动性胃溃疡；嗜铬细胞瘤。注意 支气管哮喘、褐色细胞瘤及孕妇慎用；勿与组织胺类药物配用。医保 乙类。

丁咯地尔（Buflomedil）

作用类别 脑血管病用药。适应证 外周血管疾病：间歇性跛行、雷诺综合征、血栓闭塞性脉管炎等；慢性脑血管供血不足引起的症状：眩晕、耳鸣、智力减退、记忆力或注意力减退、定向障碍等。用法 口服：一次0.6g，每日一3次。静脉滴注，每次100～200mg，溶于葡萄糖或生理盐水，每日一次。不良反应 胃肠不适、头晕、嗜睡、失眠、四肢灼热感、皮肤潮红或瘙痒等。禁忌 急性心肌梗死；心绞痛；甲亢；阵发性心动过速；脑出血；有其他出血倾向或近期内大量失血者。注意 肝、肾功能不全者慎用；服药期间不宜驾驶车辆及操作机器。相互作用 降血压药。医保 乙类。

依达拉奉（Edaravone）

作用类别 脑血管病用药。适应证 用于改善急性脑梗死所致的神经症状、日常生活活动能力和功能障碍。用法 静脉滴注：每次 30mg，溶于氯化钠溶液，一日 2 次，14 天为一个疗程。尽可能在发病 24 小时内开始给药。不良反应 肝功能异常、急性肾衰竭恶心、呕吐、腹泻，头痛、失眠、皮疹等。禁忌 重度肾衰竭的患者；孕妇及哺乳期妇女。注意 轻、中度肾功能损害的患者、肝功能损害患、儿童、心脏疾病、高龄患者慎用。相互作用 头孢唑啉钠、盐酸哌拉西林钠、头孢替安钠、地西泮、苯妥英钠、坎利酸钾。医保 乙类(限三级医院和工伤保险)。

桂利嗪（Cinnarizine）

作用类别 脑血管病用药。适应证 脑血栓形成、脑栓塞、脑动脉硬化、脑出血恢复期、蛛网膜下腔出血恢复期、脑外伤后遗症、内耳眩晕症、冠状动脉硬化及由于末梢循环不良引起的疾病。用法 口服，每次 25～50mg，每日 3 次，饭后服用。不良反应 嗜睡、疲惫、体重增加、抑郁和锥体外系反应等。禁忌 有抑郁症病史者；颅内活动性出血；有出血性疾病或出血倾向者。注意 驾驶员和机械操作者慎用。相互作用 酒精、镇静催眠药、苯妥英钠、卡马西平。贮藏 避光、密封保存。妊娠分级 C。医保 乙类。

氟桂利嗪[基]（Flunarizine）

作用类别 脑血管病用药。适应证 典型(有先兆)或非典型(无先兆)偏头痛的预防性治疗；由前庭功能紊乱引起的眩晕的对症治疗。用法 偏头痛的预防性治疗：65 岁以下患者每晚 2 粒(10mg)，65 岁以上患者每晚 1 粒(5mg)；眩晕：日剂量同偏头痛的预防性治疗，症状控制后及时停药，初次治疗疗程通常少于 1 个月。不良反应 嗜睡、疲惫、体重增加、抑郁和锥体外系反应等。禁忌 有抑郁症病史者；帕金森病或其他锥体外系疾病症状的患者。注意 治疗过程中乏力逐渐加剧、锥体外系或抑郁症状时应停止治疗；驾驶车辆或操纵机器应慎用帕金森病等锥体外系疾病、驾驶员和机械操作者慎用。相互作用 酒精、镇静催眠药、苯妥英钠、卡马西平。贮藏 避光、密封保存。妊娠分级 C。医保 乙类。

尼麦角林（Nicergoline）

作用类别 脑血管病用药。适应证 改善脑梗死后遗症引起的意欲低下和情感障碍；急性和慢性周围循环障碍；血管性痴呆。用法 口服，每日 20mg，早晨服用。肌注，每次 2～4mg，每日 2 次；静脉滴注，每次 4～8mg；动脉注射，每次 4mg 溶于 10ml 氯化钠溶液中，缓慢注射。不良反应 头晕和低血压、胃部不适、潮热潮红、昏昏欲睡或失眠、尿频、口裂等。禁忌 急性出血；出血倾向；低血压；体位性低血压；近期发生心肌梗死；严重心动过缓。注意 慎用于高尿酸血症或痛风史的患者；肾功能不全患者应减量。相互作用 降血压药。贮藏 遮光、凉暗处保存。医保 乙类。

七叶皂苷（Aescine）

作用类别 脑血管病用药。适应证 用于脑水肿、创伤或手术所致肿胀；静脉回流障碍性疾病。用法 口服，成人一次 30～60mg，一日 2 次，饭后服用。静脉注射，成人按体重一日 0.1～0.4mg/kg，或取本品 5～10mg 溶于 5%或 10%葡萄糖注射液中静脉滴注；静脉推注，5～10mg 溶于 10～20ml 0.9%氯化钠注射液中供静脉推注。不良反应 局部疼痛、肿胀、皮疹。禁忌 肾损伤；肾衰竭；肾功能不全。注意 本品禁用于动脉、肌肉或皮下注射；注射时勿使药液漏至血管外，若已发生，可用普鲁卡因或透明质酸酶局封。相互作用 严重影响肾功能的药物、糖皮质激素、含碱性基团的药物。贮藏 遮光保存。医保 乙类。

罂粟碱（Papaverine）

作用类别 脑血管病用药。适应证 脑、心及外周血管痉挛所致的缺血；肾、胆或胃肠道等内脏痉挛。用法 口服，成人每次 30～60mg，一日 3 次。肌内注射，一次 30mg，一日 90～120mg。静脉注射，一次 30～120mg，每 3 小时 1 次，应缓慢注射。用于心搏停止时，两次给药间隔 10 分钟。儿童肌内或静脉注射：一次 1.5mg/kg，每日 4 次。不良反应 注射部位发红、肿胀或疼痛、肝功能受损、呼吸加深、面色潮红、心跳加速、低血压伴眩晕等。禁忌 完全性房室传导阻滞；震颤麻痹。注意 定期检查肝功能，出现肝功能不全时应停药；吸烟时因烟碱的作用使本品疗效降低。相互作用 左旋多巴。贮藏 遮光保存。医保 非医保。

巴曲酶（Batroxobin，Defibrase）

作用类别 脑血管病用药。适应证 急性脑梗死；改善各种闭塞性血管病（如血栓闭塞性脉管炎、深部静脉炎、肺栓塞等）引起的缺血性症状；改善末梢及微循环障碍（如：突发性耳聋、晕动病）。用法 静脉滴注，首次剂量 10BU，维持量 5BU，隔日一次，药液使用前用 100ml 以上的氯化钠溶液稀释，静滴 1 小时以上。给药前血纤维蛋白原浓度达 400mg/dl 以上时：首次剂量 20BU，维持量 5BU；突发性耳聋的重症患者：首次剂量 20BU，维持量 5BU；急性脑梗死患者：首次剂量 10BU，另二次各为 5BU，隔日一次，共三次。不良反应 注射部位出血、创面出血、头痛、头晕耳鸣等。禁忌 有出血患者；新近手术患者；有出血可能的患者；正在使用具有抗凝作用及抑制血小板功能药物者和正在使用抗纤溶性制剂者；用药前血纤维蛋白原浓度低于 100mg/dl 者；重度肝或肾功能障碍。相互作用 抗凝剂及血小板抑制剂（如阿司匹林等）、溶栓剂。注意 首次用药后血纤维蛋白原低于 100mg/dl 者，给药治疗期间出现出血或疑似出血时，应终止给药，并采取输血或其他措施；消化道溃疡史、脑血管病后遗症者慎用。贮藏 遮光，5℃以下保存（但应避免冻结）。医保 乙类。

降纤酶（Defibrase）

作用类别 蛋白水解酶。适应证 急性脑梗死；心肌梗死；四肢血管病；血液呈高粘状态；高凝状态；血栓前状态；突发性耳聋及肺栓塞。用法 静脉滴注，急性发作期一次10U，一日1次，连用3～4日；非急性发作期首次10U，维持量5～10U，一日或隔日1次，二周为一疗程。临用前，加入氯化钠溶液注射液100～250ml中，静滴1小时以上。不良反应 瘀斑、鼻出血或牙龈出血。禁忌 严重肝、肾功能不全患者；具有出血疾病史者；手术后不久者；有出血倾向者；正在使用具有抗凝作用及抑制血小板功能药物者；正在使用具有抗纤溶作用制剂者；重度肝或肾功能障碍及其他如乳头肌断裂、心室中隔穿孔、心源性休克；多脏器功能衰竭症。注意 有药物过敏史者、有消化道溃疡病史者、患有脑血栓后遗症者、70岁以上高龄患者慎用。相互作用 水杨酸类药物（阿司匹林）、抗凝血药。贮藏 遮光、密封，10℃以下保存。医保 乙类。

尤瑞克林（Urinary Kallidinogenase）

作用类别 蛋白水解酶。适应证 轻-中度急性血栓性脑梗死。用法 起病48小时内用药。每次0.15PNAU，溶于50ml或100ml氯化钠注射液中，静滴30分钟，每日1次，3周为一疗程。不良反应 皮肤潮红、血压下降、结膜充血、胸闷、头痛、恶心、呕吐、皮疹。禁忌 脑出血及其他出血性疾病的急性期。注意 用药期间应密切观察血压；溶解后立即使用。相互作用 ACEI（卡托普利、赖诺普利）。医保 非医保。

法舒地尔（Fasudil）

作用类别 脑血管病用药。适应证 改善和预防蛛网膜下腔出血术后的脑血管痉挛及引起的脑缺血症状。用法 成人一日2～3次，每次30mg，以50～100ml的氯化钠溶液或葡萄糖注射液稀释后静脉点滴，每次静滴时间为30分钟。本品给药应在蛛网膜下腔出血术后早期开始，连用2周。不良反应 颅内出血、消化道出血、肺出血、鼻出血、皮下出血等。禁忌 出血患者（颅内出血）；可能发生颅内出血的患者；低血压患者。注意 术前合并糖尿病的患者、术中在主干动脉有动脉硬化的患者、肝肾功能障碍的患者、严重意识障碍的患者、70岁以上的高龄患者、蛛网膜下腔出血合并重症脑血管障碍的患者慎用。本品只可静脉点滴使用；本品的用药时间为2周，不可长期使用。贮藏 遮光保存。医保 乙类（限蛛网膜下腔出血后患者在三级医院使用）。

单唾液酸四己糖神经节苷脂钠盐（Monosialotetrahexosylganglioside）

作用类别 抗老年痴呆和改善脑代谢。适应证 血管性或外伤性中枢神经系统损伤，帕金森病。用法 血管性或外伤性中枢神经系统损伤：每日20～40mg，溶于氯化钠或5%葡萄糖注射液，一次或分次肌注或缓慢静脉滴注。病变急性期每日100mg，静脉滴注，2～3周后改为维持量，每日

20～40mg，一般 6 周；帕金森病：首剂量 500～1000mg，静脉滴注，第二日起每日 200mg，皮下、肌注或静脉滴注，一般用至 18 周。不良反应 皮疹样反应。禁忌 遗传性糖脂代谢异常。医保 非医保。

鼠神经生长因子（Mouse Nerve Growth Factor）

作用类别 营养神经。适应证 正己烷中毒性周围神经病。用法 肌内注射，每次 18μg，用 2ml 注射用水溶解后肌内注射。一日 1 次，4 周为一疗程。不良反应 注射部位疼痛。注意 过敏体质者慎用；加注射用水震荡后如有不溶的陈丹、混浊或絮状物时不可使用。医保 乙类。

二维三七桂利嗪（Divitamins，Notoginseng and Cinnarizine）

作用类别 抗老年痴呆和改善脑代谢的复方制剂，其组分包括桂利嗪、三七总皂苷、维生素 E 和维生素 B_6。适应证 缺血性脑血管病及其后遗症。用法 口服，一次 1 粒（桂利嗪 30mg、三七总皂苷 60mg、维生素 E 15mg、维生素 B_6 10mg），每日 2 次。不良反应 口干、头晕、嗜睡、疲惫、胃部不适感等。禁忌 有抑郁症病史者；孕妇及哺乳期妇女。注意 高空作业者、驾驶员患者、患有帕金森病等锥体外系疾病时慎用。相互作用 苯妥英钠、卡马西平。医保 非医保。

赖氨酸（Lysine）

作用类别 抗老年痴呆和改善脑代谢。适应证 颅脑外伤、慢性脑组织缺血、缺氧性疾病的脑保护剂；赖氨酸缺乏引起的小儿食欲缺乏，营养不良和补充钙质。用法 口服，每次 3g，每日 1 次。静脉滴注，每日一次，每次 3g，用氯化钠溶液或 5％葡萄糖注射液 250ml 稀释后缓慢静脉注射，20 次为一疗程。不良反应 轻度恶心、呕吐及过敏反应。禁忌 氨基酸代谢障碍患者；肝性脑病；氮质血症患者；肝肾功能严重不全者。注意 肾功能不全者、急性缺血性脑血管疾病慎用。妊娠分级 C。医保 非医保。

肌氨肽苷（Msucular Amino Acids and Peptides and Nucleosides）

作用类别 抗老年痴呆和改善脑代谢的复方制剂，其组分包括多肽、氨基酸、核苷及核苷酸等。适应证 脑功能紊乱；脑卒中、脑部血液不足所致脑功能减退；肌肉萎缩；神经性水肿；脑血管意外性瘫痪；神经性衰弱综合征等。用法 肌内注射，每次 2～4ml，每日 1～2 次。静脉滴注，每次 4～10ml，加入 500ml 0.9％氯化钠或 5％～10％葡萄糖注射液中，缓慢滴注（每分钟 2ml），每日 1 次，2 周为一疗程。不良反应 面部潮红、头晕、发冷、发热、头晕、烦躁。注意 儿童、妊娠期妇女、哺乳期妇女安全性资料尚不明确，不推荐使用。贮藏 避光密封，室温保存。医保 非医保。

脑蛋白水解物（Cerebrolysin）

作用类别 抗老年痴呆和改善脑代谢。适应证 脑外伤、脑血管病后遗症伴有记忆减退及注意力集中障碍的症状改善。用法 肌内注射，每次 2～5ml，每日 1 次。静脉滴注，每次 10ml，稀释于 250ml 氯化钠溶液中缓慢滴注，每日 1 次。口服，一次 50～100mg，一日 3 次。不良反应 寒战、轻度发热等。禁忌 对本药任一成分过敏者、癫痫持续状态、癫痫大发作、严重肾功能不良者、孕妇。注意 哺乳期妇女慎用。相互作用 氨基酸、抗抑郁药。医保 非医保。

三磷酸胞苷二钠（Cytidine Disodium Triphosphate）

作用类别 抗老年痴呆和改善脑代谢。适应证 颅脑外伤后综合征及其后遗症的辅助治疗。用法 肌内注射，一次 20mg，一日 1～2 次。静脉滴注：一次 20～40mg，一日一次。不良反应 发热、皮疹等。禁忌 病窦综合征；窦房结功能不全者；缓慢性心律失常者；孕妇。注意 严禁静脉推注；严重肝、肾功能不全者、癫痫患者、心肌梗死、脑出血急性期、哺乳期妇女、老年人肝肾功能下降者慎用。医保 非医保。

艾地苯醌（Idebenone）

作用类别 抗老年痴呆和改善脑代谢。适应证 慢性脑血管病及脑外伤等所引起的脑功能损害。用法 口服，成人每次 30mg，每日 3 次，后服用。不良反应 过敏反应、皮疹、恶心、食欲不振、腹泻、兴奋、失眠、头晕等。禁忌 妊娠妇女；授乳妇女应慎用。注意 长期服用，注意检查肝功能。医保 非医保。

抗阿尔茨海默病药

卡巴拉汀（Rivastigmine）

作用类别 乙酰胆碱酯酶抑制剂。适应证 中度阿尔茨海默型痴呆。用法 口服，起始剂量 1.5mg，每日 2 次，与早、晚餐同服，4 周以后对此剂量耐受良好，可将剂量增至 3mg，每日 2 次，继续服用至少 4 周以后对此剂量耐受良好，可逐渐增加剂量至 4.5mg，以至 6mg，每日 2 次。不良反应 疲劳、虚弱、眩晕、头痛、恶心、呕吐、腹泻、食欲减退、消化不良、激动、失眠、精神错乱、抑郁等。禁忌 严重肝脏损害者。注意 病窦综合征或伴严重心律失常患者慎用。相互作用 拟胆碱能作用的药物。妊娠分级 B。医保 乙类(限三级医院治疗中度以上痴呆)

多奈哌齐（Donepezil）

作用类别 乙酰胆碱酯酶抑制剂。适应证 轻度或中度阿尔茨海默型痴呆症。用法 口服，初始每次 5mg，每日一次，睡前服用，1 个月以后根据治疗效果增加剂量至每次 10mg，每日一次。不良反应 恶心、腹泻、失眠、呕吐、肌肉痉挛、乏力、倦怠与食欲减退。注意 病窦综合征或其他室上性心脏传导疾病者、溃疡、有哮喘史或阻塞性肺疾病史的患者等慎用。相互作用 苯妥英钠、卡马西平、地塞米松、利福平、苯巴比妥、酮康唑、奎尼丁、抗胆碱活性药。妊娠分级 C。医保 乙类(限三级医院治疗中度以上痴呆)。

石杉碱甲[基]（Huperzine A）

作用类别 胆碱酯酶抑制剂。适应证 良性记忆障碍，提高患者指向记忆、联想学习、图像回忆、无意义图形再认及人像回忆等能力；对痴呆患者和脑器质性病变引起的记忆障碍亦有改善作用；重症肌无力。用法 良性记忆障碍：口服，一次 0.1～0.2mg，一日 2 次，一日极量 0.45mg。肌内注射：一次 0.2mg，用 2ml 灭菌注射用水溶解，一日 1 次或遵医嘱；重症肌无力：一次 0.2～0.4mg，一日 1 次或遵医嘱。不良反应 头晕、恶心、出汗、胃肠道不适、视物模糊、乏力等。禁忌 癫痫；肾功能不全；机械性肠梗阻；心绞痛等患者。注意 心动过缓、支气管哮喘者慎用。医保 乙类。

中枢兴奋药

胞磷胆碱[基]（Citicoline）

作用类别 中枢兴奋药。适应证 急性颅脑外伤和颅脑术术后意识障碍。用法 静脉滴注，一日 0.25～0.5g，用 5%或 10%的葡萄糖注射液稀释后缓慢静注，5～10日为一疗程。肌内注射，一日 0.1～0.3g，分 1～2 次注射。不良反应 血压下降、失眠、兴奋及给药后发热等。注意 脑内出血急性期不宜大剂量应用。医保 甲类（注射剂）；乙类（口服常释制剂）。

洛贝林[基]（Lobeline）

作用类别 中枢兴奋药。适应证 新生儿窒息、一氧化碳、阿片中毒等引起的呼吸抑制。用法 静脉注射，成人一次 3mg，极量一次 6mg，一日 20mg；小儿一次 0.3～3mg，必要时每隔 30 分钟可重复使用；新生儿窒息可注入脐静脉 3mg。皮下或肌内注射，成人一次 10mg，极量一次 20mg，一日 50mg；小儿一次 1～3mg。不良反应 恶心、呕吐、呛咳、头痛、心悸等。注意 大剂量可引起心动过速、传导阻滞、呼吸抑制等。贮藏 遮光保存。医保 甲类。

尼可刹米[基][兴]（Nikethamide，可拉明）

作用类别 中枢兴奋药。适应证 中枢性呼吸抑制及各种原因引起的呼吸抑制。用法 皮下、肌内、静脉注射。成人 1 次 0.25～0.5g，必要时 1～2 小时重复用药，极量 1 次 1.25g；小儿 6 个月以下 1 次 75mg，1 岁 1 次 0.125g，4～7 岁 1 次 0.175g 不良反应面部刺激征、烦躁不安、抽搐、恶心呕吐等。禁忌 抽搐及惊厥患者。注意 出现惊厥及时静脉注射苯二氮䓬类或小剂量硫喷妥钠。相互作用 与其他中枢兴奋药合用，有协同作用，可引起惊厥。贮藏 遮光保存。医保 甲类。

奥拉西坦（Oxiracetam）

作用类别 促智药。适应证 轻中度血管性痴呆、老年性痴呆以及脑外伤等症引起的记忆与智能障碍。用法 口服，每次 800mg，每日 2～3 次。静脉滴注，每次 4～6g，每日 1 次，用前溶入 5%葡萄糖注射液或 0.9%氯化钠注射液100～250ml 中。注意 肾功能不全者慎用；患者出现精神兴奋和睡眠异常表现时应减剂量。贮藏 遮光保存。医保 非医保。

神经系统用药

吡拉西坦（Piracetam）

作用类别 促智药。适应证 急、慢性脑血管病、脑外伤、各种中毒性脑病等多种原因所致的记忆减退及轻、中度脑功能障碍；儿童智能发育迟缓。用法 口服，每次 0.8～1.6g，每日 3 次，4～8 周为一疗程；儿童用量减半。静脉注射，4～8g，每日 1 次，用 5%或 10%葡萄糖注射液或氯化钠注射液稀释至 250ml 后使用。不良反应 恶心、腹部不适、食欲不振、腹胀、腹痛、兴奋、易激动、头晕、头痛和失眠等。禁忌 锥体外系疾病；Huntington 舞蹈症者；孕妇、新生儿。注意 肝肾功能障碍者、哺乳期妇女慎用。相互作用 华法林。贮藏 遮光保存。医保 乙类。

茴拉西坦（Aniracetam Dispersibale）

作用类别 促智药。适应证 中、老年记忆减退和脑血管病后的记忆减退。用法 口服，每次 0.1～0.2g，每日 3 次，4～8 周为一疗程。不良反应 口干、厌食、便秘、头昏、嗜睡。注意 肝功能障碍者慎用；可加重 Huntington 舞蹈症状。贮藏 遮光保存。医保 乙类。

吡硫醇（Pyritinol）

作用类别 促智药。适应证 脑外伤后遗症；脑炎及脑膜炎后遗症等的头晕胀痛；失眠；记忆力减退；注意力不集中；情绪变化的改善；脑动脉硬化；老年痴呆性精神症状。用法 口服，片剂每次 100～200mg，1 日 3 次；小儿每次 50～100mg，1 日 3 次。静脉注射，每日 0.2～0.4g，每日 1 次，临用前适量注射用水溶解后，加入 5%或 10%葡萄糖注射液 500～100ml 中。不良反应 皮疹、恶心等。禁忌 哺乳期妇女。贮藏 遮光保存。医保 乙类。

多沙普仑（Doxapram）

作用类别 中枢兴奋药。适应证 呼吸衰竭。用法 静脉推注，一次 0.5～1.0mg/kg，不超过 1.5mg/kg，如需重复给药，至少间隔 5 分钟，每小时用量不宜超过 300mg。静脉滴注，一次 0.5～1.0mg/kg，总量不超过一日 3g，临用前加葡萄糖氯化钠注射液稀释后使用。不良反应 头痛、无力、恶心、呕吐、出汗、感觉奇热、腹泻及尿潴留。禁忌 惊厥；癫痫；重度高血压；嗜铬细胞瘤；甲状腺功能亢进；冠心病；颅高压；严重肺部疾患者。儿童、孕妇及哺乳期妇女慎用。注意 用药时常规测定血压和脉搏；静脉滴注速度不宜太快，否则可引起溶血。相互作用 氟烷、异氟烷、咖啡因、哌醋甲酯、匹莫林、肾上腺素受体激动、丙卡巴肼。贮藏 遮光保存。妊娠分级 B。医保 乙类。

二甲弗林（Dimefline）

作用类别 中枢兴奋药。适应证 麻醉、催眠药物所引起的呼吸抑制及各种疾病引起的中枢性呼吸衰竭；手术、外伤等引起的虚脱和休克。用法 口服，一次 8～16mg，一日 2～3 次。肌内注射，一次 8mg。静脉推注，一次 8～16mg，临用前加 5%葡萄糖注射液稀释后缓慢注射。静脉滴注，用于重症患者，一次 16～32mg。不良反应 恶心、呕吐、皮肤烧灼感等。禁忌 有惊厥病史者、孕妇及哺乳期妇女、肝、肾功能不全者。注意 静注速度必须缓慢；过量可致肌肉抽搐或惊厥，应准备短效巴比妥类作惊厥时急救用。贮藏 遮光保存。医保 乙类。

甲氯芬酯[兴]（Meclofenoxate）

作用类别 改善脑代谢。适应证 外伤性昏迷、酒精中毒、新生儿缺氧症、儿童遗尿症。用法 口服，成人一次 0.1～0.2g，一日 3 次，至少服用 1 周；儿童一次 0.1g，一日 3 次，至少服用 1 周。静脉注射或静脉滴注，成人一次 0.1～0.25g，一日 3 次，临用前用注射用水或 5％葡萄糖注射液稀释成 5～10ml溶液使用；儿童一次 60～100mg，一日 2 次，可注入脐静脉。肌内注射：成人昏迷状态一次 0.25g，每 2 小时 1 次。新生儿缺氧症：一次 60mg，每 2 小时 1 次。不良反应 兴奋、失眠、倦怠、头痛。禁忌 精神过度兴奋、锥体外系症状患者。注意 高血压患者慎用。贮藏 遮光保存。医保 乙类。

哌甲酯[兴][精1]（Methylphenidate）

作用类别 中枢兴奋药。口服易吸收。适应证 注意缺陷多动障碍（儿童多动综合征，轻度脑功能失调）；发作性睡病；以及巴比妥类、水合氯醛等中枢抑制药过量引起的昏迷。用法 口服，成人一次 10mg，一日 2～3 次，饭前 45 分钟服用；6 岁以上儿童一次 5mg，一日 2 次，早餐或午餐前服用，然后按需每周递增 5～10mg，一日不超过 40mg。皮下，肌内注射液或缓慢静脉注射，一次 10～20mg。不良反应 失眠、眩晕、头晕、头痛、恶心、厌食、心悸等。禁忌 青光眼；激动性抑郁、过度兴奋者；孕妇及哺乳期妇女。注意 6 岁以下儿童避免使用；癫痫、高血压患者慎用；服用单胺氧化酶抑制剂者，应在停药 2 周后再用本品。相互作用 抗癫痫药、抗凝药、保泰松、抗高血压药、中枢兴奋药、肾上腺素受体激动剂。贮藏 遮光保存。妊娠分级 C。医保 乙类。

托莫西汀（Tomoxetine）

作用类别 甲肾上腺素再摄取抑制剂。适应证 儿童和青少年的注意缺陷/多动障碍。用法 体重不足 70kg 的儿童和青少年开始时，每日剂量为 0.5mg/kg，3 天后增加给药量至每日总目标剂量，约 1.2mg/kg，一日 1～2 次，每日最大剂量不应超过 1.4mg/kg 或 100mg。体重超过 70kg 的儿童、青少年开始时，每日总剂量为 40mg，3 天后增加给药量，每日总目标剂量 80mg，一日 1～2 次。在继续使用 2～4 周后，如仍未达到最佳疗效，每日总剂量最大可以增加到 100mg。不良反应 便秘、口干、恶心、失眠等。禁忌 闭角型青光眼；正在服用或在 14 天内服用过单胺氧化酶抑制药的患者。注意 本品可增加产生自杀观念的风险；心血管疾病、有癫痫发作史慎用；中、重度肝功能不全者减量使用。相互作用 帕罗西汀、氟西汀、奎尼丁。妊娠分级 C。医保 乙类。

醋谷胺（Aceglutamide）

作用类别 改善脑代谢。适应证 脑外伤性昏迷；神经外科手术引起的昏迷；肝性脑病及偏瘫；高位截瘫；小儿麻痹后遗症；神经性头痛和腰痛等。用法 肌内注射：一日 100～600mg；静脉滴注：每次 100～600mg，用 5％或10％葡萄糖溶液 250ml 稀释后缓慢滴注。注意 静滴时可能引起血压下降，使用时应注意。贮藏 遮光保存。医保 非医保。

镇静催眠药

苯巴比妥〔基〕〔精2〕（Phenobarbital）

作用类别 镇静催眠药。适应证 焦虑、失眠、癫痫及运动障碍；抗高胆红素血症及麻醉前用药。用法 催眠：口服，成人 50～100mg，晚上一次顿服。镇静：成人一次 15～30mg，每日 2～3 次；小儿每次 2mg/kg，每日 2～3 次。抗惊厥：口服，成人每日 90～180mg，可在晚上 1 次顿服，或每次30～60mg，每日 3 次，极量一次 250mg，一日 500mg；小儿每次 3～5mg/kg；肌内注射：每次 0.1～0.2g，必要时 4～6 小时重复一次。抗高胆红素血症：成人一次 30～60mg，每日 3 次；儿童每次 5～8mg/kg，分次口服。麻醉前给药：肌内注射，成人一次 0.1～0.2g；儿童一次按体重 2mg/kg。癫痫持续状态：每次 0.1～0.2g。不良反应 认知和记忆的缺损、皮疹、肝炎和肝功能紊乱等。禁忌 严重肺功能不全、肝硬化；血卟啉病史；贫血；哮喘史；未控制的糖尿病。注意 长期用药可产生精神或躯体的药物依赖性，停药需逐渐减量；下列情况慎用：轻微脑功能障碍症、低血压、高血压、贫血、甲状腺功能低下、肾上腺功能减退、心肝肾功能损害、高空作业、驾驶员、精细和危险工种作业者。相互作用 全麻药、中枢性抑制药、单胺氧化酶抑制剂、口服抗凝药、避孕药、雌激素、皮质激素、洋地黄、土霉素、三环类抗抑郁药、环磷酰胺、奎尼丁、钙离子拮抗剂、氟哌啶醇、吩噻嗪类、四环类抗抑郁药、布洛芬。贮藏 遮光保存。妊娠分级 D。医保 甲类。

司可巴比妥〔精1〕（Secobarbital）

作用类别 镇静催眠药。适应证 不易入睡的患者；惊厥患者。用法 催眠：成人，50～200mg，睡前一次顿服。镇静：一次 30～50mg，每日 3～4 次。成人极量一次 300mg。不良反应 皮疹、哮喘、药物依赖等。禁忌 严重肺功能不全；肝硬化；血卟啉病史；贫血；哮喘史；未控制的糖尿病。注意 下列情况慎用：轻微脑功能障碍症、低血压、高血压、贫血、甲状腺功能低下、肾上腺功能减退、心肝肾功能损害、高空作业、驾驶员、精细和危险工种作业者。相互作用 参照苯巴比妥。妊娠分级 D。医保 乙类。

异戊巴比妥〔精2〕（Amobarbital）

作用类别 镇静催眠药。适应证 镇静、催眠、麻醉前给药及抗惊厥。用法 催眠：适用于难入睡者，口服，成人每次 0.1～0.2g，于睡前顿服，极量 1 次 0.2g，1 日 0.6g；小儿个体差异大。肌内或缓慢静脉注射：成人每次

0.1～0.2g；小儿每次 3～5mg/kg(或 125mg/m²)，用注射用水配成 5%～10%的溶液。镇静：口服，成人每次 0.01～0.04g，1 日 2～3 次，小儿每次 2mg/kg(或 60mg/m²)，1 日 3 次；肌肉或缓慢静脉注射，成人每次 0.03～0.05mg，1 日 2～3 次，儿童每日 6mg/kg，1 日 2～3 次。抗惊厥(癫痫持续状态)：缓慢静脉注射，成人 0.3～0.5g，极量一次 0.25g，1 日 0.5g。**不良反应** 嗜睡、眩晕、头痛、乏力、精神不振等延续效应。**禁忌** 肝、肾功能不全；呼吸功能障碍；颅脑损伤；卟啉病患者。老人、儿童、孕妇及哺乳期妇女慎用。**注意** 用药期间避免驾驶车辆、操纵机械和高空作业；成人静脉注射速度每分钟应不超过 100mg，小儿应不超过 60mg/m²。**相互作用** 参照苯巴比妥。**妊娠分级** D。**医保** 乙类。

扎来普隆[精2] (Zaleplon)

作用类别 镇静催眠药。**适应证** 入睡困难的失眠症的短期治疗。**用法** 口服：成人一次 5～10mg，睡前服用或入睡困难时服用；体重较轻的患者，推荐剂量为一次 5mg；老年患者、糖尿病患者和轻、中度肝功能不全的患者，推荐剂量为一次 5mg，每晚一次。连续用药不超过 7～10 天。**不良反应** 头痛、嗜睡、眩晕、口干、出汗、厌食、腹痛、恶心呕吐、乏力、记忆困难、多梦、情绪低落、震颤、站立不稳、复视、精神错乱等。**禁忌** 严重肝、肾功能不全者；睡眠呼吸暂停综合征患者；重症肌无力患者；严重呼吸困难或胸部疾病患者；儿童、哺乳期及将要或已经怀孕妇女。**注意** 长期服用可能产生依赖性；服药期间，禁止饮酒；除非能保证 4 个小时以上的睡眠时间，否则不要服用本品；应在上床前立即服用。**相互作用** 乙醇、硫利达嗪、利福平。**妊娠分级** C。**医保** 乙类。

佐匹克隆 (Zopiclone)

作用类别 镇静催眠药。**适应证** 失眠症。**用法** 口服：临睡时服 7.5mg；老年人及肝功能不全者临睡时服 3.25mg，必要时增加到 7.5mg。**不良反应** 思睡、口苦、口干、肌无力、遗忘、醉态、好斗、易受刺激或精神错乱等。**禁忌** 失代偿的呼吸功能不全患者；重症肌无力；重症睡眠呼吸暂停综合征患者。**注意** 使用本品时应绝对禁止摄入酒精饮料；服药后不宜操作机械及驾车。**相互作用** 神经肌肉阻滞药、筒箭毒、肌松药、苯二氮䓬类药。**贮藏** 遮光保存。**妊娠分级** C。**医保** 乙类。

唑吡坦[精2] (Zolpidem)

作用类别 镇静催眠药。**适应证** 失眠症的短期治疗。**用法** 临睡前服用：65 岁以下患者为 10mg，65 岁以上患者和肝功能不全的患者为 5mg，每天剂量不超过 10mg。连续用药不超过 7～10 天。**不良反应** 眩晕、嗜睡、恶心、呕吐、头痛、记忆减退、夜寝不安、腹泻、麻醉感觉和肌痛等。**禁忌** 梗阻性睡眠呼吸暂停综合征；重症肌无力；严重肝功能不全；急性呼吸功能不全伴呼吸抑制者；15 岁以下儿童及青少年、孕妇、哺乳期妇女。**注意** 服药期间，应限制饮用烈性酒。**相互作用** 乙醇、抗精神病药、催眠药、抗焦虑药、麻醉止疼药、抗癫痫药和有镇静作用的抗组胺药、苯二氮䓬类药。**贮藏** 遮光保存。**妊娠分级** C。**医保** 乙类。

水合氯醛(Chloral Hydrate)

作用类别 镇静催眠药。**适应证** 神经性失眠、伴有显著兴奋的精神病及破伤风痉挛、士的宁中毒等。**用法** 口服或灌肠:一次0.5～1.5g,极量一次2g,一日4g。**不良反应** 过敏性皮疹或荨麻疹、精神错乱、幻觉、异常兴奋等。**禁忌** 心脏病;动脉硬化症;肾炎;肝脏疾患;热性病;特异质者;消化性溃疡及胃肠炎者。**注意** 严重心、肝、肾功能不全者慎用。撤药综合征。**妊娠分级** C。**医保** 非医保。

右美托咪定(Dexmedetomidine)

作用类别 镇静催眠药。**适应证** 全身麻醉的手术患者气管插管和机械通气时的镇静。**用法** 静脉滴注:配成4μg/ml浓度以1μg/kg剂量缓慢静注,输注时间超过10分钟;65岁以上患者使用本品,建议以0.5μg/kg,输注10分钟以上。本品在给药前必须用0.9%的氯化钠溶液稀释达浓度4μg/ml,可取出2ml本品加入48ml 0.9%的氯化钠注射液中,形成总量50ml溶液。**不良反应** 低血压、心动过缓及窦性停搏、暂时性高血压、口干等。**注意** 用药期间可能出现低血压、一过性高血压、心动过缓和窦性停搏;晚期心脏传导阻滞和(或)严重的心室功能不全的患者应谨慎;孕妇及哺乳期妇女慎用。**相互作用** 麻醉剂、镇静剂、催眠药、阿片类药。**妊娠分级** C。**医保** 非医保。

神经系统用药

抗偏头痛药

米格来宁(Antipyrine and Caffeine Citrate)

作用类别 抗偏头痛药。**适应证** 神经衰弱及癫痫等。**用法** 口服:一次1片,必要时2片,不得超过2片。根据需要1日服用1～3次。**不良反应** 皮疹、发绀、虚脱、粒细胞减少等。**贮藏** 遮光,密封保存。**医保** 乙类。

利扎曲普坦(Rizatriptan)

作用类别 抗偏头痛药。**适应证** 成人有或无先兆的偏头痛发作的急性治疗。不适用于预防偏头痛。**用法** 口服:一次5～10mg,用药时间间隔至少2小时,一日最高剂量30mg。**不良反应** 虚弱、易疲劳、嗜睡、有疼痛或压迫感及眩晕等。**禁忌** 局部缺血性心脏病;冠状动脉痉挛患者;高血压患者;半身不遂或基底部偏头痛患者;孕妇及哺乳期妇女、老年患者慎用;18岁以下的患者不推荐使用。**注意** 在服用本品治疗24小时内,禁止服用其他5-HT_1激动剂、含有麦角胺或麦角类药物。**相互作用** 普萘洛尔、含麦角类药物、5-HT1激动剂、单胺氧化酶抑制剂。**贮藏** 遮光,密封保存。**妊娠分级** C。**医保** 乙类(限偏头痛急性发作二线用药,3日内使用)。

舒马普坦(Sumatriptan)

作用类别 抗偏头痛药。**适应证** 成人有先兆或无先兆的偏头痛急性发作。

用法 单次口服推荐剂量50mg，若服用1次后无效，不必加服；若首次服药后有效，但症状仍持续发作者2小时后再加服1次；若服用后症状消失后又复发者，应待前次给药24小时后方可再次用药；单次口服的最大推荐剂量100mg，24小时内的总剂量不得超过200mg。皮下注射的推荐剂量为6mg，如症状复发可在24小时内再次注射6mg，间隔至少1小时。不良反应急性心肌梗死、致命性心律失常、脑出血、蛛网膜下腔出血、脑梗死、血压升高等。禁忌 存在缺血性心脏病；缺血性脑血管病和缺血性外周血管病等疾病病史患者；正在使用或两周内使用过单胺氧化酶抑制剂的患者；严重肝功能损害的患者；未经控制的高血压患者；24小时内用过任何麦角胺类药物或包含麦角胺药物的患者。注意 有癫痫病史或脑组织损害者应慎用本品。本品不得与其他5-HT_1激动剂并用；存在冠心病风险因素患者，首次使用需进行心电图监测及心血管功能的评价。相互作用 含麦角胺的药物、选择性5-羟色胺摄取抑制剂。妊娠分级 C。医保 乙类(限偏头痛急性发作二线用药，3日内使用)。

神经系统用药

佐米曲普坦(Zolmitriptan)

作用类别 激抗偏头痛药。适应证 成人伴或不伴先兆症状的偏头痛的急性治疗。用法 口服：一次2.5mg，如需二次服药，时间最少相隔2小时。服用2.5mg头痛减轻不满意者，可服用5mg；反复发作时，24小时内服用总量不超过15mg。不良反应 偶见恶心、头晕、嗜睡、温热感、无力、口干等。禁忌 血压未经控制的患者。注意 哺乳期妇女慎用。相互作用 单胺氧化酶-A抑制剂、西咪替丁、口服避孕药、心得安。妊娠分级 C。医保 乙类(限偏头痛急性发作二线用药，3日内使用)。

其他神经系统用药

甘露醇[基](Mannitol)

作用类别 组织脱水药。适应证 各种原因引起的脑水肿；降低眼内压；渗透性利尿药；作为辅助性利尿措施治疗肾病综合征、肝硬化腹水等。用法 利尿：成人按体重1～2g/kg，使尿量维持在每小时30～50ml；小儿按体重0.25～2g/kg或按体表面积60g/m^2，2～6小时内静脉滴注。治疗脑水肿、颅内高压和青光眼：成人按体重0.25～2g/kg，于30～60分钟内静脉滴注，当患者衰弱时，剂量应减小至0.5g/kg，严密随访肾功能；小儿按体重1～2g/kg或按体表面积30～60g/m^2，于30～60分钟内静脉滴注，患者衰弱时剂量减至0.5g/kg。鉴别肾前性少尿和肾性少尿：成人按体重0.2g/kg，于3～5分钟内静脉滴注，如用药后2～3小时以后每小时尿量仍低于30～50ml，最多再试用一次，如仍无反应则应停药，已有心功能减退或心力衰竭患者慎用或不宜使用；小儿按体重0.2g/kg或按体表面积6g/m^2，静脉滴注3～5分钟，如用药后2～3小时尿量无明显增多，可再用1次，如仍无反应则不再使用。预防急性肾小管坏死：成人先给予12.5～25g，10分钟内静脉滴注，若无特殊情况，再给50g，1小时内静脉滴注，若尿量能维持在每小时 50ml 以上，则可继续应用 5％溶液静滴，若无效则立即停药。治疗药物、毒物中毒：成人 250ml 静滴，调整剂量使尿量维持在每小时 100～500ml；小儿按体重 2g/kg 或按体表面积 60g/m^2 以将本品稀释为 5％～10％溶液静脉滴注。不良反应 水电解质紊乱、寒战、发热、排尿困难、血栓性静脉炎、甘露醇外渗可致组织水肿、皮肤坏死、皮疹、荨麻疹、呼吸困难、过敏性休克、头晕、视物模糊、口渴、渗透性肾病等。禁忌 急性肾小管坏死的无尿患者；严重失水者；颅内活动性出血者；急性肺水肿或严重肺淤血。注意 除做肠道准备用，均应静脉内给药；下列情况慎用：明显心肺功能损害者、高钾血症或低钠血症、低血容量、严重肾衰竭而排泄减少、对甘露醇不能耐受者、给大剂量甘露醇不出现利尿反应者。相互作用 洋地黄、利尿药、碳酸肝酶抑制剂。贮藏 遮光，密封保存。妊娠分级 C。医保 甲类。

甘油果糖（Glycerol Fructose）

作用类别 组织脱水药。适应证 脑血管病；脑外伤；脑肿瘤；颅内炎症及其他原因引起的急慢性颅内压增高，脑水肿等症。用法 静脉滴注：成人一次 250～500ml，一日 1～2 次，500ml 需滴注 2～3 小时，250ml 需滴注 1～1.5 小时。不良反应 偶可出现溶血现象。禁忌 有遗传性果糖不耐症患者；严重循环系统功能障碍、尿崩症、糖尿病患者慎用。注意 用药时须注意患者食盐摄入量。医保 甲类。

巴氯芬（Baclofen）

作用类别 骨骼肌松弛药。适应证 缓解由以下疾病引起的骨骼肌痉挛：多发性硬化、脊髓空洞症、脊髓肿瘤、横贯性脊髓炎、脊髓外伤和运动神经元病；脑血管病；脑性瘫痪；脑膜炎；颅脑外伤。用法 口服：成人一次 5mg，每日 3 次，每隔 3 天增服 5mg，每日可达 100～120mg。儿童每日 0.75～2mg/kg；10 岁以上儿童每日最大剂量可达 2.5mg/kg；通常治疗开始时每次 2.5mg，每日 4 次，每隔 3 天小心增加剂量。不良反应 日间镇静、嗜睡和恶心、口干、呼吸抑制、头晕、无力、精神错乱、眩晕、呕吐、头痛和失眠等。注意 服药后神经系统失调症状可能加重；癫痫患者使用中应密切观察；消化道溃疡、泌尿系统失调者慎用；服药后驾车或操纵机器应注意。相互作用 阿片制剂、酒精、三环类抗抑郁药、抗高血压药、左旋多巴。妊娠分级 C。医保 乙类。

细胞色素 C（Cytochrome C）

作用类别 纠正细胞呼吸和物质代谢作用。适应证 各种组织缺氧急救的辅助治疗，如一氧化碳中毒、催眠药中毒、氰化物中毒、新生儿窒息、严重休克期缺氧、脑血管意外、脑震荡后遗症、麻醉及肺部疾病引起的呼吸困难和各种心脏疾患引起的心肌缺氧。用法 静脉注射或滴注：成人一次 15～30mg，每日 30～60mg；儿童肌注：＜1 岁，每次 1.5～7.5mg；1～8 岁，每次 15mg，9 岁，每次 15～30mg；儿童静注：＜1 岁，每次 7.5mg；1～8

岁，每次7.5～15mg，>9岁，每次15～30mg；儿童静滴，<8岁，每次15mg，>9岁，每次15～30mg。口服：成人一次20mg，一日三次。不良反应 过敏反应、热原反应。注意 本品为异性蛋白，若发生过敏反应，应立即停药，并对症处理；严禁与酒同时服用；本品需在注射给药前进行皮肤敏感试验。贮藏 凉暗处。医保 非医保。

乙哌立松（Eperisone）

作用类别 中枢性肌肉松弛药。适应证 用于改善下列疾病的肌紧张状态：颈背肩臂综合征、肩周炎、腰痛症；用于改善下列疾病所致的痉挛性麻痹：脑血管障碍、痉挛性脊髓麻痹、颈椎病、手术后遗症（包括脑、脊髓肿瘤）、外伤后遗症（脊髓损伤、头部外伤）、肌萎缩性侧索硬化症、婴儿大脑性轻瘫、脊髓小脑变性症、脊髓血管障碍、亚急性脊髓神经症及其他脑脊髓疾病。用法 饭后口服：成人一次50mg，一日3次。不良反应 休克、肝肾功能异常、红细胞数、血红蛋白值异常等。注意 肝功能障碍的而患者，有时会使肝功能恶化；用药期间，不宜驾驶车辆等有危险性的机械操作。相互作用 甲氧卡巴莫。医保 乙类。

芦丁（Rutin）

作用类别 维持血管弹性，增强毛细血管抵抗力，降低其脆性与通透性，并促进其细胞增生和防止血细胞凝集。适应证 用于脆性增加的毛细血管出血症；高血压脑病、脑出血；视网膜出血；出血性紫癜；急性出血性肾炎；再发性鼻出血；创伤性肺出血；产后出血等的辅助治疗。用法 口服：成人一次20～40mg，每日3次。注意 口服疗效不确切。贮藏 遮光保存。医保 非医保。

桂哌齐特（Cinepazide）

作用类别 钙离子通道阻滞剂。适应证 脑血管疾病：脑动脉硬化、一过性脑缺血发作、脑血栓形成、脑栓塞、脑出血后遗症和脑外伤后遗症；心血管疾病：冠心病、心绞痛；外周血管疾病：下肢动脉粥样硬化、血管闭塞性脉管炎、动脉炎、雷诺病等。用法 静脉滴注：一日1次，一次320mg，稀释于10%葡萄糖注射液或氯化钠溶液500ml中，静脉滴注，速度为100ml/h。不良反应 粒性白细胞减少、白细胞减少、腹泻、腹痛、便秘、头痛、头晕等。禁忌 脑内出血后止血不完全者；白细胞减少者。注意 定期进行血液学检查。贮藏 遮光保存。医保 乙类（限雷诺病和工伤保险）。

谷维素（Oryzanol）

作用类别 调整自主神经功能及内分泌平衡障碍，改善精神神经失调症状。适应证 神经官能症、经前期紧张综合征、更年期综合征的镇静助眠。用法 口服：成人一次10～30mg，一日3次。不良反应 胃不适、恶心、呕吐、口干、皮疹、乳房肿胀、脱发等。禁忌 胃及十二指肠溃疡患者慎用。注意 本品连续服用不得超过1周。医保 乙类。

天麻素（Gastrodine）

作用类别 恢复大脑皮质兴奋与抑制过程间的平衡失调，具有镇静、安眠和镇痛等中枢抑制作用。适应证 神经衰弱、神经衰弱综合征及脑外伤性综合征；眩晕症：梅尼埃病、药性眩晕、外伤性眩晕、突发性耳聋、前庭神经元炎、椎基底动脉供血不足等；神经痛：三叉神经痛、坐骨神经痛、枕骨大神经痛等；头痛：血管性头痛、偏头痛、神经衰弱及神衰综合征等。用法 肌内注射：一次 100～200mg，一日 1～2 次。静脉注射：每次 600mg，一日 1 次，用 5%葡萄糖注射液或 0.9%氯化钠注射液 250～500ml 稀释后使用。口服：每次 50～100mg，一日 3 次。不良反应 口鼻干燥、头昏、胃不适等。医保 非医保。

替扎尼定（Tizanidine）

作用类别 骨骼肌松弛药。适应证 用于降低因脑和骨髓外伤、脑出血、脑炎以及多发性硬化等病所致的骨骼肌张力增高。用法 口服：开始用量每次 2～4mg，6～8 小时 1 次；单剂用量不宜超过 8mg，一日极量为 36mg。不良反应 乏力、头晕、口干、痉挛加重、低血压、失眠、幻觉、肝炎等。注意 服药期间不宜从事驾驶或操纵机械等工作；治疗初期可能伴有血压急剧下降，不应与 α_2-受体激动药合用；肝功能不全、孕妇、哺乳期妇女、儿童、老年患者慎用。相互作用 乙醇、口服避孕药。妊娠分级 C。医保 乙类。

治疗精神障碍药

抗精神病药

奋乃静[基] (Perphenazine)

作用类别 抗精神病药。适应证 精神分裂症或其他精神病性障碍;器质性精神病、老年性精神障碍及儿童攻击性行为障碍;各种原因所致的呕吐或顽固性呃逆。用法 治疗精神分裂症:口服,从小剂量开始,一次 2～4mg,一日 2～3 次,逐渐增至常用治疗剂量一日 20～60mg,分 3 次服,维持剂量一日 10～20mg;止呕:一次 2～4mg,一日 2～3 次。不良反应 震颤、僵直、流涎、运动迟缓、静坐不能、急性肌张力障碍等。禁忌 基底神经节病变;帕金森病;帕金森综合征;骨髓抑制;青光眼;昏迷;对吩噻嗪类药过敏者。注意 心血管疾病、癫痫患者、孕妇慎用;哺乳期妇女使用本品期间应停止哺乳;定期检查肝功能与白细胞计数;用药期间不宜驾驶车辆、操作机械或高空作业。相互作用 乙醇、中枢抑制剂、苯丙胺类药、制酸药或止泻药、抗惊厥药、抗胆碱药。贮藏 遮光,密封保存。妊娠分级 C。医保 甲类。

癸氟奋乃静[基] (Fluphenazine Decanoate)

作用类别 抗精神病药。适应证 精神分裂症的各种表现。用法 肌内注射:每 2～5 周使用 12.5～25mg。不良反应 静坐不能、急性肌张力障碍和类帕金森病;长期大量使用可发生迟发性运动障碍等。禁忌 昏迷或严重抑郁状态的患者;严重肝损害;12 岁以下的儿童;与吩噻嗪衍生物可能产生交叉过敏反应。注意 心血管疾病、癫痫患者、孕妇及哺乳期妇女慎用;应定期检查肝功能与白细胞计数,不宜驾驶车辆、操作机械或高空作业;出现迟发性运动障碍,应停用所有的抗精神病药。相互作用 吩噻嗪类药物。贮藏 遮光,凉暗处保存。妊娠分级 C。医保 乙类。

氯丙嗪[基] (Chlorpromazine)

作用类别 吩噻嗪类抗精神病药。适应证 精神分裂症、躁狂症或其他精神病性障碍;各种原因所致的呕吐或顽固性呃逆。用法 精神分裂症或躁狂症:口服,一次 25～50mg,一日 2～3 次,每隔 2～3 日缓慢逐渐递增至一次 25～50mg,治疗剂量一日 400～600mg;肌内或静脉注射,一次 25～100mg,极量每次 100mg,400mg/d。止呕:口服,一次 12.5～25mg,一日 2～3 次;肌内或静脉注射,一次 25～50mg。心力衰竭:每次 5～10mg,一日 1～2 次。不良反应 口干、上腹不适、食欲缺乏、乏力及嗜睡、体位性低血压、心悸或心电图改变、锥体外系反应等。禁忌 基底神经节病变;帕金森病、帕金森综合征;骨髓抑制;青光眼;昏迷;有意识障碍的精神异常者。注意 心血管疾病、癫痫患者慎用；定期检查肝功能与白细胞计数，用药期间不宜驾驶车辆、操作机械或高空作业。相互作用 乙醇、抗高血压药、舒必利、阿托品、碳酸锂、抗酸剂、单胺氧化酶抑制剂、三环类抗抑郁药、顺铂、巴龙霉素、氨基糖苷类抗生素、水杨酸类、万古霉素。妊娠分级 C。医保 甲类。

氯氮平[基]（Clozapine）

作用类别 抗精神病药。适应证 急性与慢性精神分裂症的各个亚型，对幻觉妄想型、青春型效果好；减轻与精神分裂症有关的情感症状；躁狂症或其他精神病性障碍的兴奋躁动和幻觉妄想。用法 口服：首次剂量一次25mg，一日2～3次，逐渐增加至常用治疗量一日 200～400mg，一日极量600mg，维持量为一日 100～200mg。不良反应 头晕、无力、嗜睡、多汗、流涎、恶心、呕吐、口干、便秘、体位性低血压、心动过速、食欲增加和体重增加等。禁忌 严重心、肝、肾疾患；昏迷；谵妄；低血压；癫痫；青光眼；骨髓抑制或白细胞减少者；孕妇及哺乳期妇女；12 岁以下儿童。注意 老年人、中枢神经抑制状态者、尿潴留患者慎用；定期检查肝功能、心电图、血糖；用药期间出现不明原因的发热，应暂停用药。相互作用 乙醇、中枢神经系统抑制药、抗高血压药、抗胆碱药、地高辛、肝素、苯妥英、华法林、碳酸锂、氟伏沙明、氟西汀、帕罗西汀、舍曲林、大环内酯类抗生素。贮藏 遮光，密封保存。妊娠分级 B。医保 甲类。

三氟拉嗪（Trifluoperazine）

作用类别 抗精神病药。适应证 各型精神分裂症，具有振奋和激活作用。适用于紧张型的木僵症状及单纯型与慢性精神分裂症的情感淡漠及行为退缩症状。用法 口服：一次 5mg，一日 2～3 次。每隔 3～4 日逐渐增至一次 5～10mg，一日 2～3 次。一日极量 45mg。不良反应 静坐不能、急性肌张力障碍和类帕金森病。长期大量使用可发生迟发性运动障碍等。禁忌 基底神经节病变；帕金森病；帕金森综合征；骨髓抑制；青光眼；昏迷及对吩噻嗪类药过敏者。注意 心血管疾病、癫痫与脑器质性疾病患者、孕妇及哺乳期妇女慎用；应定期检查肝功能与白细胞计数，不宜驾驶车辆、操作机械或高空作业；出现迟发性运动障碍，应停用所有的抗精神病药。相互作用 乙醇、中枢神经系统抑制药、抗高血压药、舒必利、阿托品。贮藏 遮光，密封保存。妊娠分级 C。医保 甲类。

硫利达嗪（Thioridazine，利达新，甲硫哒嗪）

作用类别 抗精神病药。适应证 急、慢性精神分裂症及儿童多动症。用法 口服：成人治疗精神病时常用的初始剂量为每次 50～100mg，每日 3 次，1 日极量 800mg。治疗焦虑和紧张日剂量为 30～200mg，老年人应减少剂量。儿童治疗行为问题可分次服用，日剂量为 1mg/kg（不推荐用于 2 岁以下儿童）。不良反应 口干、心动过速、视物模糊、嗜睡、头晕、鼻塞、体位性低血压等。禁忌 昏迷状态或使用了大量中枢神经系统抑制剂（酒精、巴比妥类、麻醉剂等）。注意 肝、肾功能不全者、癫痫病患者、孕妇及哺乳期妇女慎用；用药期间应定期检查肝功能、心电图、白细胞计数，同时不宜驾驶车辆、操作机械或高空作业。相互作用 神经阻滞剂、纳曲酮、抗帕金森病药物。妊娠分级 C。医保 乙类。

哌泊塞嗪（Pipotiazine，尼蒙舒）

作用类别 长效抗精神病药。适应证 慢性或急性非激越型精神分裂症。用法 肌内注射：一次 50～200mg，2～4 周一次。不良反应 震颤、强直、静坐不能、动眼危相、反射亢进、流涎等症状。禁忌 循环衰弱、意识障碍、特别是使用中枢抑制药物中毒、严重抑郁患者、恶病质、肝病、肾功能不全、嗜铬细胞瘤、青光眼、严重心血管疾病及有吩噻嗪药物过敏史、怀疑有皮质下脑损伤患者。注意 开始使用时，应事先停用先前使用的抗精神病药物；严重的锥体外系反应可适当使用抗帕金森病药物，严重低血压可静注去甲肾上腺素。妊娠分级 C。医保 乙类。

氟哌啶醇（Haloperidol，氟哌醇）

作用类别 丁酰苯类抗精神病药。适应证 急、慢性各型精神分裂症、躁狂症、抽动秽语综合征；兴奋躁动、敌对情绪和攻击行为；脑器质性精神障碍和老年性精神障碍。用法 治疗精神分裂症：口服，起始剂量一次 2～4mg，一日 2～3 次，逐渐增加至常用量一日 10～40mg，维持剂量一日 4～20mg；肌内注射，成人一次 5～10mg，一日 2～3 次；静脉滴注，10～30mg 加入 250～500ml 葡萄糖注射液中。治疗抽动秽语综合征：一次 1～2mg，一日 2～3 次。不良反应 锥体外系反应、急性肌张力障碍、扭转痉挛、吞咽困难、静坐不能及类帕金森病、迟发性运动障碍等。禁忌 基底神经节病变；帕金森病；帕金森综合征；严重中枢神经抑制状态者；骨髓抑制；青光眼；重症肌无力。注意 心脏病尤其是心绞痛、药物引起的急性中枢神经抑制、癫痫、肝功能损害、青光眼、甲亢或毒性甲状腺肿、肺功能不全、肾功能不全、尿潴留者及孕妇慎用；哺乳期妇女使用本品期间应停止哺乳；定期检查肝功能与白细胞计数；用药期间不宜驾驶车辆、操作机械或高空作业。相互作用 药物：乙醇、苯丙胺、巴比妥或其他抗惊厥药、抗高血压药、抗胆碱药、肾上腺素、锂盐、甲基多巴、卡马西平；食物：饮茶、咖啡。贮藏 遮光，密封保存。妊娠分级 C。医保 甲类。

奥氮平（Olanzapine）

作用类别 抗精神病药；能显著改善阴性及阳性症状。适应证 精神分裂症及其他有严重阳性症状和（或）阴性症状的精神病的急性期和维持期的治疗，也可缓解精神分裂症及相关疾病的继发性情感症状。用法 精神分裂症：口服，起始剂量为每日 10mg，剂量范围为每日 5～20mg；躁狂发作：单独用药时起始剂量为每日 15mg，合并治疗时每日 10mg；预防双相情感障碍复发：推荐起始剂量为 10mg/d。不良反应 嗜睡和体重增加等。禁忌 闭角型青光眼患者。注意 有癫痫史或有癫痫相关疾病者、白细胞和（或）中性粒细胞降低者、有药物所致骨髓抑制/毒性反应史者、伴发疾病、放疗或化疗所致的骨髓抑制、嗜酸性粒细胞过多性疾病或骨髓及外骨髓增生性疾病、前列腺增生、麻痹性肠梗阻和窄角性青光眼患者、儿童及青少年、孕妇及哺乳期妇女慎用。相互作用 抗酸剂、西咪替丁、氟伏沙明、环丙沙星。妊娠分级 C。医保 乙类。

利培酮[基]（Risperidone，维思通）

作用类别 抗精神病药。适应证 急性和慢性精神分裂症以及其他各种精神病性状态的明显的阳性症状和明显的阴性症状；也可减轻与精神分裂症有关的情感症状。用法 口服：初始剂量每次 1mg，每日 2 次，第 3 天计量增至 3mg，以后每周调整 1 次剂量，最大疗效剂量为 4～6mg/d。不良反应 常见失眠、焦虑、头痛、头晕、口干等。禁忌 孕妇及哺乳期妇女。注意 患有心血管疾病、帕金森综合征、癫痫等慎用；出现迟发性运动障碍，应停止服用所有的抗精神病药；服药期间患者不应驾驶汽车或操作机器。相互作用 吩噻嗪类药、β-受体拮抗剂、三环类抗抑郁药、卡马西平及其他肝药酶诱导剂、锂剂、曲马多、佐替平。妊娠分级 C。医保 乙类。

五氟利多[基]（Penfluridol）

作用类别 抗精神病药。适应证 各型精神分裂症及病情缓解者的维持治疗。用法 口服：治疗剂量范围 20～1200mg，一周一次，宜从每周 10～20mg 开始，逐渐增量，每一周或两周增加 10～20mg，以减少锥体外系反应。通常治疗量为一周 30～60mg，待症状小时用原剂量继续巩固三个月，维持剂量一周 10～20mg。不良反应 静坐不能、急性肌张力障碍和类帕金森病，长期大量使用可发生迟发性运动障碍等。禁忌 基底神经节病变；帕金森病；帕金森综合征；骨髓抑制患者。注意 肝、肾功能不全者、孕妇及哺乳期妇女慎用；定期检查肝功能与白细胞计数；不宜驾驶车辆、操作机械或高空作业。相互作用 乙醇或其他中枢神经系统抑制药、抗高血压药、其他抗精神病药。医保 乙类。

氟哌利多（Droperidol，氟哌啶）

作用类别 抗精神病药。适应证 精神分裂症和躁狂症兴奋状态；与芬太尼合用于神经安定镇痛术。用法 控制急性精神病的兴奋躁动：肌内注射，一日5～10mg；神经安定镇痛：静脉注射，5mg 加入 0.1mg 枸橼酸芬太尼。不良反应 急性肌张力障碍在儿童和青少年更易发生，出现明显的扭转痉挛、吞咽困难、静坐不能及类帕金森病等。禁忌 基底神经节病变；帕金森病；帕金森综合征；严重中枢神经抑制状态者；抑郁症。注意 心脏病尤其是心绞痛、药物引起的急性中枢神经抑制、癫痫、肝功能损害、青光眼、甲亢或毒性甲状腺肿、肺功能不全、肾功能不全及尿潴留、孕妇及哺乳期妇女等慎用；定期检查血常规，肝功能。相互作用 乙醇或其他中枢神经系统抑制药、抗高血压药。妊娠分级 C。医保 乙类。

治疗精神障碍药

齐拉西酮(Ziprasidone)

作用类别 抗精神病药。适应证 精神分裂症。用法 初始治疗：一次20mg，一日2次，餐时服用，可逐渐加量至80mg，一日2次；持续治疗有效剂量为一次20～80mg，一日2次。不良反应 皮疹、呼吸道感染、恶心、便秘、锥体外系症状、视觉异常、体位性低血压。禁忌 Q-T间期延长病史患者；近期出现急性心肌梗死；非代偿性心衰患者。注意 不可用于痴呆相关的精神病；钾血症、低镁血症患者在治疗前应补充电解质；治疗期间服用利尿剂的患者应监测血清电解质；乳腺癌患者、儿童、妊娠期妇女慎用。相互作用 左旋多巴、多巴胺、Ⅰ型和Ⅱ型抗心律失常药、吩噻嗪类、三环类抗抑郁药、氟哌啶醇、舒必利、匹莫齐特、利培酮、硫利达嗪、舍吲哚、大环内酯类抗生素、加替沙星、莫西沙星、普罗布考、奥曲肽、血管升压素、降压药、卡马西平、酮康唑等强效PYP3A4抑制剂。贮藏 避光，室温下保存。妊娠分级 C。医保 乙类。

氟哌噻吨癸酸酯(Flupentixol Decanoate)

作用类别 抗精神病药。适应证 急慢性精神分裂症。尤适用于伴情感淡漠、精力丧失和退缩的幻觉、偏执性妄想和思维紊乱。用法 肌注：每次20mg，疗效维持2～3周。如病情稳定可20mg每4周1次。不良反应 锥体外系症状、口干、便秘、头晕和失眠。禁忌 孕妇及哺乳期妇女；昏迷状态；骨髓抑制；过度兴奋和活动过度的患者。注意 有严重心、肝、肾等器官或系统疾病，急性中毒、昏迷、谵妄者；兴奋、激越患者不宜使用。相互作用 酒精、巴比妥、中枢抑制药、胍乙啶、左旋多巴、肾上腺素、胃复安、驱蛔灵。医保 乙类。

氯普噻吨(Chlorprothixene)

作用类别 抗精神病药。适应证 用于急性和慢性精神分裂症，适用于伴有精神运动性激越、焦虑、抑郁症状的精神障碍。用法 口服：成人首次剂量25～50mg，一日2～3次，以后逐渐增加至一日400～600mg，维持量为一日100～200mg。6岁以上儿童开始剂量为一次25mg，一日3次，渐增至一日150～300mg，维持量为一日50～150mg。不良反应 头晕、嗜睡、无力、体位性低血压和心悸、口干、便秘、视物模糊、排尿困难等抗胆碱能症状。禁忌 基底神经节病变，帕金森病，帕金森综合征，骨髓抑制，青光眼，尿潴留，昏迷及对本品过敏者，6岁以下儿童。注意 心血管疾病、癫痫患者、孕妇及哺乳期妇女慎用；出现迟发性运动障碍，应停用所有的抗精神病药；定期检查肝功能与白细胞计数；不宜驾驶车辆、操作机械或高空作业。可掩盖某些抗生素(如氨基糖苷类)的耳部毒性。相互作用 中枢神经抑制药、苯丙胺、制胃酸药、抗胆碱药、肾上腺素、左旋多巴、三环类或单胺氧化酶抑制剂。贮藏 避光，密封保存。妊娠分级 C。医保 乙类。

舒必利[基]（Sulpiride）

作用类别 抗精神病药。适应证 精神分裂症单纯型、偏执型、紧张型，及慢性精神分裂症的孤僻、退缩、淡漠症状。对抑郁症状有一定疗效且可用于止呕。用法 治疗精神分裂症：口服，开始剂量为一次 100mg，一日 2～3 次，逐渐增至治疗量一日 600～1200mg，维持剂量为一日 200～600mg；止呕：一次 100～200mg，一日 2～3 次，6 岁以上儿童按成人剂量换算，应从小剂量开始，缓慢增加剂量。不良反应 失眠、早醒、头痛、烦躁、乏力、食欲不振等。禁忌 嗜铬细胞瘤、高血压患者、严重心血管疾病和严重肝病患者、对本品过敏者。注意 心血管疾病、癫痫、基底神经节病变、帕金森综合征、严重中枢神经抑制状态者、孕妇及哺乳期妇女慎用；出现迟发性运动障碍，应停用所有的抗精神病药；肝、肾功能不全者应减量。相互作用 抗精神病药、中枢抑制药。医保 甲类。

硫必利（Tiapride）

作用类别 抗精神病药。适应证 舞蹈症、抽动-秽语综合征及老年精神病。亦可用于头痛、痛性痉挛、神经肌肉痛及乙醇中毒等。用法 舞蹈症及抽动-秽语综合征：口服，开始每日 150～300mg 分 3 次服，渐增至每日 300～600mg，待症状控制后 2～3 个月，酌减剂量，维持量每日 150～300mg；肌注或静注，成人 200～400mg/d，分次使用，用 5% 葡萄糖或氯化钠溶液稀释后静脉滴注。老年性精神运动障碍和迟发性运动障碍：口服，开始每日 100～200mg，渐增至每日 300～600mg，分次服用。头痛、痛性痉挛、神经肌肉痛等：口服，开始每日200～400mg，连服 3～8 日，维持量每次 50mg，每日 3 次。慢性酒精中毒：口服，每日 150mg。不良反应 嗜睡、溢乳、闭经、消化道反应及头晕、乏力等。注意 严重循环系统障碍、肝肾功能障碍、脱水营养不良患者、孕妇及哺乳期妇女慎用。相互作用 与中枢抑制药合用应减少后者剂量。医保 乙类。

氨磺必利（Amisulpride，索里昂）

作用类别 抗精神病药。适应证 治疗精神疾患，尤其是伴有阳性症状（谵妄、幻觉、认知障碍）和（或）阴性症状（反应迟缓，情感淡漠及社会能力退缩）的急性或慢性精神分裂症，也包括以阴性症状为主的精神病患。用法 通常情况下，每日剂量≤400mg，1 次服完，每日剂量＞400mg，分 2 次服用。急性精神病发作：每日 400～800mg，根据个体情况可提高至每日 1200mg。阴性症状占优势阶段：50～300mg/d，最佳剂量约为 100mg/d。阳性及阴性症状混合阶段治疗初期：400～800mg/d，然后根据患者的反应调整剂量至最小有效剂量。不良反应 乳溢、闭经、男子乳腺发育、乳房肿胀、阳痿、女性的性冷淡等。禁忌 已知患有或怀疑患有嗜铬细胞瘤的患者，哺乳期妇女，已知患有或怀疑患有催乳素依赖性癌症的患者，严重肾功能不全。注意 可能发生恶性综合征；帕金森病患者慎用；可延长 Q-T间期；中风、老年痴呆、静脉血栓栓塞风险患者慎。相互作用 Ⅰa 类抗心律失常药、Ⅲ类抗心律失常药、精神镇静药、苄普地尔、西沙必利、美沙酮、二苯马尼、静脉用红霉素、咪唑斯汀、静脉用长春胺、卤泛群、喷他米丁、司氟沙星、莫西沙星、左旋多巴、多巴胺受体激动剂、酒精、引起心动过缓的药物、引起低血钾的药物、精神镇静类药物、中枢神经系统抑制剂、抗高血压药物。医保 乙类(限二线用药)。

舒托必利(Sultopride)

作用类别 抗精神病药。适应证 伴有兴奋躁动的精神分裂症;躁狂症及智力发育不全;酒精中毒所致的伴有兴奋躁动的精神障碍。用法 口服:起始剂量0.1g/d,分早、中二次服用,每隔2～3天增加0.1～0.2g/d,治疗剂量0.2～0.6g/d,分早、中二次服用,每日极量0.8g;维持剂量0.1～0.4g/d,分早、中二次服用。肌内注射:一次100～200mg,一日1～2次,一日最大剂量300mg。不良反应 运动困难、躁动、静坐不能、口干、失眠、便秘、心悸等。禁忌 对心、肝、肾等重要器官功能不全;抑郁症;帕金森病;不稳定的癫痫患者;中枢神经系统明显抑制以及对巴比妥等中枢神经抑制药反应强烈的患者;可能有过脑损伤(脑炎、脑肿瘤、头部外伤后遗症等)患者;心率低于65次/分;低血钾。注意 心血管病、甲状腺功能亢进、癫痫、高龄及脱水、营养不良患者、妊娠及哺乳期妇女慎用;服药期间应定期检查血象及心、肝、肾功能;服用本品者不得从事高空作业、驾驶等危险性较高的工作。相互作用 引发心动过缓的药物、心脏传导阻滞剂、三环类抗抑郁药、可能引发或促使尖端扭转性室速的药物、乙醇、吩噻嗪类、抗高血压药、中枢神经系统抑制剂。贮藏 避光,在阴凉处保存。医保 乙类(限二线用药)。

抗焦虑药

阿普唑仑〔精2〕(Alprazolam)

作用类别 催眠镇静药和抗焦虑药。用法 抗焦虑:口服,成人一次0.4mg,一日3次,用量按需递增,最大限量一日可达4mg;镇静催眠:0.4～0.8mg,睡前服;抗惊恐:一次0.4mg,一日3次,用量按需递增,每日最大量可达10mg。18岁以下儿童,用量尚未确定。不良反应 嗜睡、头昏、乏力、共济失调、震颤、尿潴留、黄疸等。禁忌 中枢神经系统处于抑制状态的急性酒精中毒;肝肾功能损害;重症肌无力;急性或易于发生的闭角型青光眼发作;严重慢性阻塞性肺部病变;孕妇及哺乳期妇女;驾驶员;高空作业者;危险精细作业者。注意 避免长期大量使用而成瘾,如长期使用需停药时不宜骤停,应逐渐减量;癫痫患者突然停药可导致发作。相互作用 中枢抑制药、酒精、全麻药、可乐定、镇痛药、吩噻嗪类、单胺氧化酶A抑制剂、三环类抗抑郁药、抗高血压药、利尿剂、西咪替丁、普萘洛尔、扑米酮、左旋多巴、利福平、异烟肼、地高辛。贮藏 遮光,密封保存。妊娠分级 D。医保 甲类。

艾司唑仑〔基〕〔精2〕(Estazolam,舒乐安定)

作用类别 苯二氮䓬类抗焦虑药。适应证 抗焦虑、失眠。也用于紧张、恐

治疗精神障碍药

惧及抗癫痫和抗惊厥。用法 镇静：口服，成人一次 1～2mg，一日 3 次；催眠：成人一次 1～2mg，睡前服；抗癫痫、抗惊厥：一次 2～4mg，一日 3 次。不良反应 口干、嗜睡、头昏、乏力、共济失调、震颤等。禁忌 中枢神经系统处于抑制状态的急性酒精中毒；肝肾功能损害；重症肌无力；急性或易于发生的闭角型青光眼发作；严重慢性阻塞性肺部病变。注意 用药期间不宜饮酒；对其他苯二氮䓬类药物过敏者，可能对本药过敏；癫痫患者突然停药可导致发作；避免长期大量使用而成瘾，如长期使用应逐渐减量，不宜骤停。相互作用 参照阿普唑仑。妊娠分级 X。医保 甲类。

地西泮〔基〕〔精2〕（Diazepam，安定）

作用类别 长效苯二氮䓬类镇静催眠药。适应证 焦虑、镇静催眠、抗癫痫和抗惊厥；缓解炎症引起的反射性肌肉痉挛等；惊恐症；肌紧张性头痛；家族性、老年性和特发性震颤；静注可用于全麻的诱导和麻醉前给药。用法 (1)口服。①成人：抗焦虑，一次 2.5～10mg，一日 2～4 次；镇静，一次 2.5～5mg，一日 3 次；催眠，5～10mg 睡前服；急性酒精戒断，第一日一次 10mg，一日 3～4 次，以后按需要减少到一次 5mg，每日 3～4 次。②儿童：6 个月以上一次 1～2.5mg，每日 3～4 次，最大剂量不超过 10mg。(2)肌内或缓慢静脉注射。①成人：每次 10～20mg，必要时，4 小时重复一次。控制癫痫持续状态，开始静脉注射 10mg。每间隔 10～15 分钟可按需增加剂量；基础麻醉或静脉全麻，10～30mg；镇静、催眠或急性酒精戒断，开始 10mg，以后按需每隔 3～4 小时加 5～10mg，24 小时总量以 40～50mg为限。②儿童：控制癫痫持续状态，出生 30 天～5 岁，静注为宜，每 2～5 分钟 0.2～0.5mg，最大限用量为 5mg，5 岁以上每 2～5 分钟 1mg，最大限用量 10mg，如需要，2～4 小时可重复治疗；重症破伤风解痉，出生 30 天到 5 岁 1～2mg，必要时 3～4 小时后可重复注射，5 岁以上注射 5～10mg，静滴 3 分钟内按体重不超过 0.25mg/kg，间隔 15～30 分钟可重复；新生儿慎用。不良反应 嗜睡、头昏、乏力、共济失调、震颤；长期连续用药可产生依赖性和成瘾性。禁忌 孕妇及哺乳期妇女、新生儿；本品含苯甲醇，禁止用于儿童肌内注射。注意 癫痫患者突然停药可引起癫痫持续状态；避免长期大量使用而成瘾，如长期使用应逐渐减量，不宜骤停；下列情况慎用：严重的急性乙醇中毒、重度重症肌无力、急性或隐性发生闭角型青光眼、低蛋白血症、多动症、严重慢性阻塞性肺部病变、外科或长期卧床患者、有药物滥用和成瘾史者。相互作用 参照阿普唑仑。贮藏 避光保存。妊娠分级 D。医保 甲类。

氟西泮〔精2〕（Flurazepam）

作用类别 长效苯二氮䓬类镇静催眠药。适应证 各种失眠。用法 口服：一次 15～30mg，睡前服；老年或体弱者一次 15mg。不良反应 嗜睡、无力、头痛、晕眩、恶心、便秘等。注意 长期使用可产生耐受性与依赖性，长期用药后骤停可能引起惊厥等撤药反应；应定期检查肝、肾功能与白细胞计数;用药期间不宜驾驶车辆、操作机械或高空作业;服药期间勿饮酒。相互作用 参照阿普唑仑。贮藏 避光保存。妊娠分级 X。医保 非医保。

劳拉西泮[基][精2]（Lorazepam，氯羟安定）

作用类别 苯二氮䓬类抗焦虑药。适应证 焦虑症、失眠及癫痫;紧张性头痛;麻醉前及内镜检查前的辅助治疗。用法 焦虑症:一日 2～3mg,分 2～3 次服;失眠:睡前服 2～4mg。不良反应 镇静、眩晕、虚弱和步态不稳等。禁忌 急性闭角型青光眼患者;哺乳期妇女。注意 本品可能导致生理和心理依赖性;抑郁患者在没有足够抗抑郁治疗下不建议使用;应短期,长期使用应定期检查血常规及肝功能。相互作用 中枢神经抑制药、氯氮平、丙戊酸盐、丙磺舒、茶碱、氨茶碱。妊娠分级 D。医保 乙类。

氯美扎酮（Chlormezanone）

作用类别 镇静催眠抗焦虑药。适应证 本品有抗焦虑、镇静、催眠和缓解肌肉紧张的作用。对情绪紧张、恐惧焦虑、烦躁不眠者起镇静助眠作用。用法 口服:一次 0.2g,睡前服。不良反应 疲倦、皮疹、眩晕、潮红、恶心、厌食、水肿、排尿困难、无力、兴奋、震颤和头痛等。注意 连续服用不得超过 1 周。孕妇及哺乳期慎用;服药期间不得驾驶机车、船、从事高空作业、机械作业及操作精密仪器。相互作用 镇静催眠药、酒精、吩噻嗪类药。医保 乙类。

氯硝西泮[基][精2]（Clonazepam）

作用类别 苯二氮䓬类抗癫痫抗惊厥药。适应证 各型癫痫、焦虑状态和失眠。用法 口服:成人每次 0.5mg,每日 3 次,每 3 天增加 0.5～1mg,直到发作被控制或出现了不良反应为止,极量 20mg/d;10 岁或体重 30kg 以下的儿童,开始每日按体重 0.01～0.03mg/kg,分 2～3 次服用,以后每 3 日增加 0.25～0.5mg,至达到按体重每日 0.1～0.2mg/kg 或出现了不良反应为止。静脉注射:成人一次 1～4mg。癫痫持续状态未能控制者,20 分钟后可重复原剂量 2 次。不良反应 嗜睡、头昏、共济失调、行为紊乱异常兴奋、神经过敏易激惹、肌力减退等。禁忌 孕妇及哺乳期妇女、新生儿。注意 严重的急性乙醇中毒、重度重症肌无力、急性闭角型青光眼、低蛋白血症、多动症、严重慢性阻塞性肺部病变、外科或长期卧床患者、老年患者及儿童慎用;癫痫患者突然停药可引起癫痫持续状态;避免长期大量使用而成瘾,如长期使用应逐渐减量,不宜骤停。相互作用 参照阿普唑仑。贮藏 遮光保存。妊娠分级 D。医保 乙类。

硝西泮[精2]（Nitrazepam）

作用类别 苯二氮䓬类抗焦虑药。适应证 治疗失眠与抗惊厥;与抗癫痫药合用治疗癫痫。用法 治疗失眠:5～10mg,睡前服用;抗癫痫:一次 5～10mg,一日 3 次。不良反应 嗜睡、无力、头痛、晕眩、恶心、便秘、肝损害、骨髓抑制。禁忌 白细胞减少者;重症肌无力者。注意 肝肾功能不全者、孕妇及哺乳期妇女、儿童及老年患者慎用；应定期检查肝功能与白细胞计数；用药期间不宜驾驶车辆、操作机械或高空作业、勿饮酒；长期用药后骤停可能引起惊厥等撤药反应。相互作用 其他成瘾药、酒精、全麻药、可乐定、镇痛药、单胺氧化酶抑制剂、三环类抗抑郁药、抗酸药、抗高血压药、利尿剂、西咪替丁、普萘洛尔、卡马西平、左旋多巴、酮康唑、伊曲康唑。妊娠分级 D。医保 乙类。

奥沙西泮[精2]（Oxazepam）

作用类别 苯二氮䓬类催眠药和镇静药。适应证 短期缓解焦虑、紧张、激动，也用于催眠、焦虑伴有精神抑郁的辅助用药，并能缓解急性酒精戒断症状。用法 抗焦虑：一次 15～30mg，一日 3～4 次；镇静催眠、急性酒精戒断症状：一次 15～30mg，一日 3～4 次；一般性失眠：一次 15mg，睡前服。不良反应 嗜睡、头昏、乏力、共济失调、震颤等。禁忌 孕妇及哺乳期妇女、新生儿。注意 癫痫患者突然停药可引起癫痫持续状态；避免长期大量使用而成瘾，如长期使用应逐渐减量，不宜骤停。以下情况慎用：严重的急性乙醇中毒、重度重症肌无力、急性或隐性发生闭角型青光眼、低蛋白血症、多动症者、严重慢性阻塞性肺部病变、外科或长期卧床患者、重症肌无力、有药物滥用和成瘾史者。相互作用 参照阿普唑仑。贮藏 遮光，密封保存。妊娠分级 D。医保 乙类。

三唑仑[精1]（Triazolam）

作用类别 苯二氮䓬类镇静催眠药。适应证 镇静、催眠。用法 口服：一次 0.25～0.5mg，睡前服用。不良反应 头晕、头痛、嗜睡、恶心、呕吐、头昏眼花、语言模糊、共济失调等。注意 中枢神经系统处于抑制状态的急性酒精中毒、肝肾功能损害、重症肌无力、急性或易于发生的闭角型青光眼发作、严重慢性阻塞性肺部病变慎用。癫痫患者突然停药可引起癫痫持续状态；.避免长期大量使用而成瘾，如长期使用应逐渐减量，不宜骤停。相互作用 参照阿普唑仑。贮藏 遮光，密封保存。妊娠分级 X。医保 非医保。

丁螺环酮（Buspirone）

作用类别 抗焦虑药。适应证 种焦虑症。用法 口服：开始一次 5mg，一日 2～3 次，第二周可加至一次 10mg，一日 2～3 次。不良反应 头晕、头痛、恶心、呕吐及胃肠功能紊乱。禁忌 青光眼；重症肌无力；白细胞减少；孕妇及哺乳期妇女、儿童。注意 肝肾功能不全者、肺功能不全者慎用；用药期间应定期检查肝功能与白细胞计数；不宜驾驶车辆、操作机械或高空作业；服药期间勿饮酒。相互作用 单胺氧化酶抑制剂。贮藏 遮光保存。妊娠分级 B。医保 乙类。

羟嗪（Hydroxyzine）

作用类别 抗焦虑药。适应证 神经症的焦虑、紧张、激动等症状；躯体疾病的焦虑紧张症状。用法 口服：一次 25～50mg，一日 2～3 次。不良反应 嗜睡、无力、头痛、晕眩、低血压与心悸等。禁忌 白细胞减少者；癫痫、孕妇及哺乳期妇女。注意 肝肾功能不全者、肺功能不全者、六岁以下儿童慎用；长期使用可产生依赖性；定期检查肝功能与白细胞计数；用药期间不宜驾驶车辆、操作机械或高空作业、勿饮酒。妊娠分级 C。医保 乙类。

坦度螺酮（Tandospirone，希德）

作用类别 抗焦虑药。适应证 各种神经症所致的焦虑状态，如广泛性焦虑症；原发性高血压、消化性溃疡等躯体疾病伴发的焦虑状态。用法 口服：每次 10mg，每日 3 次，一日极量 60mg。不良反应 嗜睡、步态蹒跚、恶心、倦怠感、情绪不佳、食欲下降等。注意 器质性脑功能障碍的患者、中度或严重呼吸功能衰竭患者、心功能障碍的患者、肝功能、肾功能障碍的患者、孕妇及哺乳期妇女、儿童慎用。相互作用 丁酰苯类药物、氟哌啶醇、螺哌龙、钙拮抗剂（尼卡地平、氨氯地平、硝苯吡啶等）。医保 乙类。

治疗精神障碍药

抗抑郁药

阿米替林[基]（Amitriptyline，阿密替林）

作用类别 三环类抗抑郁药。适应证 各种抑郁症。主要用于治疗焦虑性或激动性抑郁症。用法 口服：成人开始一次 25mg，一日 2～3 次，然后根据病情逐渐增至一日 150～250mg，一日 3 次，极量 300mg/d，维持量 50～150mg/d。不良反应 多汗、口干、视物模糊、排尿困难、便秘、嗜睡、震颤、眩晕、体位性低血压等。禁忌 严重心脏病；近期有心肌梗死发作史；癫痫；青光眼；尿潴留；甲状腺功能亢进；肝功能损害；6 岁以下儿童；对三环类药物过敏者。注意 肝、肾功能严重不全、前列腺增生、老年或心血管疾患者、孕妇及哺乳期妇女慎用；用药期间应监测心电图；应在停用单胺氧化酶抑制剂后 14 天才能使用本品；患者有转向躁狂倾向时应立即停药；用药期间不宜驾驶车辆、操作机械或高空作业。相互作用 舒必利、乙醇、中枢神经系统抑制药、肾上腺素、去甲肾上腺素、可乐定、抗惊厥药、氟西汀、氟伏沙明、阿托品、单胺氧化酶。妊娠分级 C。医保 甲类。

丙咪嗪（Imipramine）

作用类别 三环类抗抑郁药。适应证 各种抑郁症。因具有振奋作用，适用于迟钝抑郁，但不宜用于激越型抑郁或焦虑性抑郁。亦可用于小儿遗尿症。用法 抑郁症：开始一次 25～50mg，一日 2 次，早上与中午服用，晚上服药易引起失眠，不宜晚上使用，以后逐渐增加至一日总量 100～250mg，最高量一日不超过 300mg，维持量一日 50～150mg；小儿遗尿症：一次 25～50mg，一日 1 次，睡前 1 小时服用。不良反应 失眠、多汗、口干、震颤、眩晕、心动过速、视物模糊、排尿困难、便秘或麻痹性肠梗阻等。禁忌 严重心脏病；青光眼；排尿困难；支气管哮喘；癫痫；甲状腺功能亢进；谵妄；粒细胞减少；对三环类药过敏者；高血压；6 岁以下儿童；肝、肾功能不全；

孕妇及哺乳期妇女。注意 前列腺炎、膀胱炎、严重抑郁症患者慎用；不得与升压药和单胺氧化酶抑制药合用。妊娠分级 D。医保 甲类。

多塞平[基]（Doxepin）

作用类别 三环类抗抑郁药。适应证 抑郁症及焦虑性神经症。用法 口服：开始一次 25mg，一日 2～3 次，以后逐渐增加至一日总量 100～250mg，极量 300mg/d。不良反应 嗜睡、多汗、口干、震颤、眩晕、视物模糊、排尿困难、便秘等。禁忌 严重心脏病；近期有心肌梗死发作史；癫痫、青光眼、尿潴留；甲状腺功能亢进；肝功能损害；谵妄；粒细胞减少。注意 肝、肾功能严重不全、前列腺增生、老年或心血管疾患者、儿童、孕妇及哺乳期妇女慎用；用药期间应监测心电图、血象、心、肝、肾功能；应在停用单胺氧化酶抑制剂后 14 天才能使用本品；患者有转向躁狂倾向时应立即停药；用药期间不宜驾驶车辆、操作机械或高空作业。相互作用 舒托必利、乙醇、中枢神经系统抑制药、肾上腺素、去甲肾上腺素、可乐定、抗惊厥药、氟西汀、氟伏沙明、阿托品、单胺氧化酶。贮藏 遮光，密封保存。妊娠分级 C。医保 甲类。

氯米帕明[基]（Clomipramine）

作用类别 三环类抗抑郁药。适应证 各种抑郁状态；强迫性神经症、恐怖性神经症。用法 抑郁症与强迫性神经症：口服，初始剂量一次 25mg，一日 2～3 次，1～2 周内缓慢增加至治疗量一日 150～250mg，极量 300mg/d；恐怖性神经症：一日 75～150mg，分 2～3 次口服；严重抑郁症及难治抑郁症：静脉滴注，开始 25～50mg 稀释于 250～500ml 葡萄糖盐水中，在 1.5～3 小时滴完，一日 1 次，缓慢增加至一日 50～150mg，最高日剂量不超过 200mg。不良反应 多汗、口干、视物模糊、排尿困难、便秘、嗜睡、震颤、眩晕、低血压等。禁忌 6 岁以下儿童；严重心脏病；近期有心肌梗死发作史；癫痫；青光眼；尿潴留。注意 肝、肾功能严重不全、前列腺增生、老年患者、孕妇及哺乳期妇女慎用；用药期间应监测心电图；应在停用单胺氧化酶抑制剂后 14 天，才能使用本品；患者有转向躁狂倾向时应立即停药；用药期间不宜驾驶车辆、操作机械或高空作业。相互作用 参照多塞平。贮藏 遮光，密封，阴凉处保存。妊娠分级 C。医保 甲类（注射剂），乙类（口服常释剂型）。

马普替林（Maprotiline）

作用类别 四环类抗抑郁药。适应证 各型抑郁症。用法 轻度到中毒抑郁症：口服，每次 25mg，每日 1～3 次，或 25～75mg，每日 1 次；严重抑郁症：口服，每次 25mg，每日 3 次，或 75mg，每日 1 次，根据情况逐渐将剂量增至 150mg；老年患者：宜逐渐增加剂量。起始用量每次 10mg，每日 10 次，或 25mg，每日 1 次，必要时根据患者的反应将剂量逐渐增至 25mg，每日 3 次，或 75mg，每日 1 次。不良反应 口干、便秘、排尿困难、眩晕、视物模糊与心动过速等抗胆碱能症状。禁忌 癫痫；青光眼；尿潴留；近期有心肌梗死发作史；孕妇及哺乳期妇女；6 岁以下儿童。注意 肝、肾功能严重不全、前列腺增生、老年或心血管疾患患者慎用；使用期间应监测心电图；应在停用单胺氧化酶抑制剂后 14 天，才能使用本品；患者有转向躁狂倾向时应立即停药；用药期间不宜驾驶车辆、操作机械或高空作业。相互作用 CYP2D6 抑制剂、单胺氧化酶抑制剂、抗心律失常药、抗糖尿病药、抗精神病药、抗凝剂、抗胆碱能药、抗高血压药、拟交感神经类药、中枢神经系统抑制剂、地西泮、哌醋甲酯、选择性-HT 再摄取抑制剂、H_2 受体拮抗剂、利福平、卡马西平、苯巴比妥、苯妥英。妊娠分级 B。医保 乙类。

米安色林（Mianserin）

作用类别 四环类抗抑郁药。适应证 各型抑郁症。用法 成人开始每日 30mg，有效剂量为每日 30～90mg；老年人，开始时不超过每日 30mg。不良反应 造血功能障碍、癫痫发作、轻度躁狂、低血压、肝功能损害、关节痛、水肿及男子女性型乳房等。禁忌 躁狂症患者。注意 服药期间避免从事危险性工作；服药期间可能出现骨髓抑制，停药后可恢复；窄角型青光眼、前列腺增生患者慎用；服药期间禁止饮酒。相互作用 乙醇、单胺氧化酶抑制剂、苄二甲哌、氯压定、甲基多巴、哌乙啶、心得安。医保 乙类（限二线用药）。

吗氯贝胺（Moclobemide，甲氯苯酰胺）

作用类别 A 型单胺氧化酶抑制剂类抗抑郁药。适应证 抑郁症。用法 口服：一次 0.3～0.45g/d，分 2～3 次，饭后服用，高量为一日 600mg。不良反应 轻度恶心、口干、头痛、头晕、出汗、心悸、失眠、体位性低血压等。禁忌 躁狂症患者；接受哌替啶、可待因、5-羟色胺再摄取抑制剂、美沙芬、麻黄素、伪麻黄素、苯丙醇胺等药物治疗的患者。注意 孕妇及哺乳期妇女、肝、肾功能严重不全者慎用；本品禁止与其他抗抑郁药物同时使用；由其他抗抑郁药换用本品时，停药 2 周后再开始使用本品，氟西汀停药 5 周再开始使用本品；使用中枢性镇痛药、麻黄碱、伪麻黄碱或苯丙醇氨患者禁用本品；患者有转向躁狂倾向时应立即停药；用药期间不宜驾驶车辆、操作机械或高空作业；用药期间应定期检查血象，心、肝、肾功能。相互作用 西咪替丁。医保 乙类。

曲唑酮（Trazodone）

作用类别 三唑吡啶类抗抑郁药。适应证 抑郁症。用法 口服，初始剂量 150mg/d，分次服用，3～4 天内剂量可增加 50mg/d。门诊患者最高剂量不得超过 400mg/d，住院患者不得超过 600mg/d。不良反应 嗜睡、疲乏、头晕、头痛、失眠、紧张和震颤、视物模糊、口干、便秘等。禁忌 严重肝功能障碍患者。注意 严重肾功能障碍、心脏疾病患者慎用；服药期间不宜饮酒；服药期间应避免驾驶车辆和操作重要机器；监测肝功能；本品应在餐后服用。相互作用 单胺氧化酶抑制剂、地高辛、苯妥英。妊娠分级 C。医保 乙类。

治疗精神障碍药

噻奈普汀（Tianeptine）

作用类别 抗抑郁药。适应证抑郁症。用法口服：初始剂量每次 12.5mg，一日 3 次，最大剂量每日 100mg，于三餐前服用。超过 70 岁、肾功能不全患者，剂量应限制在 25mg 或遵医嘱。不良反应疲倦、食欲不振、失眠、瞌睡等。禁忌 未满 15 岁儿童、孕妇、哺乳期妇女；与单胺氧化酶抑制合用。注意 手术前 24 或 48 小时停药本品；不可与单胺氧化酶抑制剂合用。相互作用 单胺氧化酶抑制。医保 乙类。

氟西汀（Fluoxetine）

作用类别 选择性 5－羟色胺再摄取抑制剂（SSRI）类抗抑郁药。适应证 抑郁症；强迫症；神经性贪食症。用法 抑郁症：每日 20～60mg，疗程至少 6 个月；强迫症：20～60mg，起始 20mg，2 周未见效建议加量，如治疗 10 周仍无效应考虑换药；神经性贪食症：每日 60mg。不良反应 口干、食欲减退、恶心、失眠、乏力、焦虑、头痛等。注意 有癫痫史者、妊娠或哺乳期妇女慎用；不宜与单胺氧化酶抑制剂并用；儿童和青少年（不足 18 岁）不宜使用。相互作用 单胺氧化酶抑制剂、苯妥英钠、5－羟色胺激动剂、锂盐、色氨酸、CYP2D5 酶抑制剂或经该酶代谢的药物（氟卡胺、恩卡胺、卡马西平、三环类抗抑郁药）、口服抗凝剂、乙醇、圣约翰草。妊娠分级 C。医保 乙类。

帕罗西汀[基]（Paroxetine，赛乐特）

作用类别 选择性 5－羟色胺再摄取抑制剂（SSRI）类抗抑郁药。适应证 抑郁症；强迫症、惊恐障碍或社交焦虑障碍。用法 抑郁症：一次 20mg，一日 1 次，每周以 10mg 递增，最大日剂量为 50mg；强迫症：开始一日 20mg，最大剂量可达 60mg；惊恐障碍与社交焦虑障碍：开始一日 10mg，依病情逐渐以每周增加 10mg 为阶梯递增，最大日剂量为 50mg。每日早餐时顿服。不良反应 恶心、厌食、腹泻、头痛、不安、无力、嗜睡、失眠、头晕等。禁忌 正在使用单胺氧化酶抑制剂、甲硫哒嗪者。注意 闭角型青光眼、癫痫病、肝肾功能不全、儿童、孕妇及哺乳期妇女等患者慎用或减少用量；出现转向躁狂发作倾向时应立即停药；用药期间不宜驾驶车辆、操作机械或高空作业。相互作用 甲硫哒嗪、哌迷清。贮藏 遮光，密封，干燥处保存。妊娠分级 D。医保 乙类。

度洛西汀（Duloxetine）

作用类别 选择性 5－羟色胺与去甲肾上腺素再摄取抑制剂类抗抑郁药。适应证 抑郁症；广泛性焦虑障碍。用法 抑郁症：起始剂量为 20mg，2 次/日，最大剂量为 60mg/d；广泛性焦虑障碍：起始剂量为 60mg，最大剂量为 120mg/d。不良反应 恶心、口干、便秘、食欲下降、疲乏、嗜睡、出汗增多等。禁忌 糖尿病；终末期肾病、肝功能不全者、孕妇及哺乳期妇女；未经治疗的闭角型青光眼；习惯性饮酒和慢性肝病患者；正在服用单胺氧化酶

治疗精神障碍药

抑制剂的患者。注意 有躁狂史的患者、有癫痫发作史的患者、已稳定的窄角型青光眼患者慎用;单胺氧化酶抑制剂停药后至少14天才可开始本品的治疗,本品停药后至少5天才可以开始MOAI的治疗。相互作用 西咪替丁、喹诺酮类抗生素、帕罗西汀、氟西汀、奎尼丁、氟伏沙明、口服抗凝剂、劳拉西泮、替马西泮、影响胃酸的药物、去甲丙咪嗪、单胺氧化酶抑制剂、5-羟色胺药物、曲坦类药物。妊娠分级 C。医保 乙类。

瑞波西汀(Reboxetine)

作用类别 高度选择性的强效去甲肾上腺素再摄取抑制剂类抗抑郁药。适应证 成人抑郁症。用法口服:一次4mg,一日2次。用药3~4周后可增至一日12mg,分3次服用。每日最大剂量不得超过12mg。不良反应 口干、便秘、多汗、失眠、勃起困难、排尿困难、尿潴留、心率加快、静坐不能、眩晕或体位性低血压。禁忌妊娠、分娩、哺乳期妇女、儿童;肝、肾功能不全患者;有惊厥史者;青光眼患者;前列腺增生引起的排尿困难者;血压过低患者;心脏病患者。注意本品停用7天以内不宜使用单胺氧化酶,停用单胺氧化酶抑制剂不超过2周者,亦不宜使用本品。相互作用 酮康唑、氟康唑、单胺氧化酶抑制剂、SSRI、锂剂、丙咪嗪、氯丙嗪、普萘洛尔、阿普洛尔、氟哌酰胺、红霉素、酮康唑、氟康唑、环胞菌素、美沙酮、利多卡因。医保 乙类。

舍曲林(Sertraline)

作用类别 选择性对5-羟色胺的再摄取抑制剂类抗抑郁药。适应证 抑郁症;强迫症。用法 抑郁症和强迫症的有效剂量为50mg/d,疗效不佳可逐渐增加剂量,每次增加50mg,最大可增至200mg/d。不良反应 恶心、厌食、腹泻、头痛、不安、无力、嗜睡、失眠、头晕或震颤等。禁忌 禁止与单胺氧化酶抑制剂合用。注意 肝肾功能不全者、孕妇及哺乳期妇女、儿童、闭角型青光眼、癫痫病、严重心脏病患者慎用;出现转向躁狂发作倾向时应立即停药;用药期间不宜驾驶车辆、操作机械或高空作业。相互作用 单胺氧化酶抑制剂、神经系统抑制剂、酒精、锂剂、苯妥英、舒马普坦、华法林、地高辛、普罗帕酮、氟卡尼、地西帕明。妊娠分级 C。医保 乙类。

西酞普兰(Citalopram)

作用类别 选择性的5-羟色胺再摄取抑制剂类抗抑郁药。适应证 抑郁性精神障碍。用法 口服:成人开始每日20mg,每日一次,可增加至每日40mg或最高剂量每日60mg;超过65岁的患者每日10~30mg。不良反应 恶心、出汗增多、流涎减少、头痛和睡眠时间缩短。禁忌 禁止与单胺氧化酶抑制剂合用。注意 孕妇及哺乳期妇女、癫痫、躁狂病史患者慎用;服药期间避免操作危险的机械;服药期间不宜饮酒。妊娠分级 C。医保 乙类。

艾司西酞普兰(Escitalopram)

作用类别 5-羟色胺再摄取抑制剂类抗抑郁药。适应证 抑郁症。治疗伴有或不伴有广场恐怖症的惊恐障碍。用法 口服：起始剂量一日一次10mg，1周后可调至一日一次20mg，早晚服；老年患者或肝功能不全者一日10mg。不良反应 失眠、阳痿、恶心、便秘、多汗、口干、疲劳、嗜睡等。禁忌 禁与单胺氧化酶、利奈唑胺、匹莫齐特合用；Q-T间期延长或先天性QT综合征患者急用。注意 肝、肾功能不全者、有惊厥史或心脏病患者、甲状腺疾病、电解质紊乱、有其他精神病或自杀念头者、孕妇及哺乳期妇女、婴幼儿慎用；服药期间不宜操作机器。相互作用 吗氯贝胺、丁螺环酮、单胺氧化酶抑制剂、选择性5-HT再摄取抑制剂、匹莫齐特、司来吉兰、三环类抗抑郁药、锂盐、色氨酸、圣约翰草、酒精、西咪替丁、奥美拉唑、氟西汀、氟伏沙明、兰索拉唑、噻氯匹定、氟卡尼、普罗帕酮、美托洛尔、去甲丙咪嗪、氟哌啶醇。妊娠分级 C。医保 乙类(限二线用药)。

文拉法辛(Venlafaxine)

作用类别 抑制5-羟色胺和去甲肾上腺素再摄取类抗抑郁药。适应证 各种类型抑郁症。用法 口服：起始剂量为75mg/d，每日1次，根据病情可递增剂量至最大为225mg/d。不良反应 胃肠道不适、中枢神经系统异常、视觉异常、出汗和性功能异常等。禁忌 本品禁止与单胺氧化酶抑制剂合用。注意 用本品治疗6周或6周以上的患者如需停药，建议逐渐减量，所需的时间不少于2周。相互作用 酒精、西咪替丁、氟哌啶醇、酮康唑、美托洛尔、锂盐、CYP2D6抑制剂、CYP3A4抑制剂、单胺氧化酶抑制剂。妊娠分级 C。医保 乙类。

圣约翰草提取物(Extract of St. John's Wort)

作用类别 抗抑郁药。适应证 抑郁症、焦虑和(或)烦躁不安。用法 口服：成人和12岁以上儿童一次300mg，一日2～3次。不良反应 增强皮肤对光的敏感性、胃肠道反应、疲劳等。禁忌 孕妇及哺乳期妇女、12岁以下儿童。注意 有光敏性皮肤的患者慎用本品。相互作用 环孢菌素、香豆类抗凝药、羟基乙烯戊胺。医保 非医保。

氟哌噻吨美利曲辛(Flupentixol and Melitracen)

作用类别 抗抑郁药的复方制剂，其组分包括盐酸氟哌噻吨和盐酸吴利曲辛。适应证轻、中型焦虑-抑郁-虚弱神经衰弱、心因性抑郁，抑郁性神经官能症，隐匿性抑郁，心身疾病伴焦虑和情感淡漠，更年期抑郁，嗜酒及药瘾者的焦躁不安及抑郁。用法口服：成人每日2片，早晨及中午各一片；老年患者每天1片，晨服。维持量每日1片。不良反应短暂的不安、失眠、头晕、震颤、口干、便秘、疲劳。禁忌循环衰竭；任何原因引起的中枢神经系统抑制；昏迷状态；肾上腺嗜铬细胞瘤；血恶病质；未经治疗的闭角型青光眼；心肌梗死的恢复早期、各种程度的心脏传导阻滞或心律失常及冠状动脉缺血的患者；用单胺氧化酶抑制剂的患者，两周内不能使用本品。注意若患者已预先使用了具镇静作用的安定剂，应逐渐停用；服药期间不得开车或操作危险机器。相互作用 单胺氧化酶抑制剂、拟交感神经药、可乐定、甲基多巴、抗胆碱药、中枢神经系统抑制剂。医保乙类。

氟伏沙明（Fluvoxamine）

作用类别 5 -羟色胺再摄取抑制剂类抗抑郁药。适应证 抑郁症及相关症状；强迫症。用法 抑郁症：起始剂量每日 50mg 或 100mg，晚上一次服用，可逐渐增量直至有效；有效剂量为每日 100mg。若每日剂量超过 150mg，可分次服用，最大剂量为 300mg/d；预防抑郁症复发的推荐剂量为每日 100mg；强迫症：起始剂量为每日 50mg，服用 3～4 天，应逐渐增量直至达到有效剂量，成人每日量大剂量为 300mg；8 岁以上儿童和青少年每日最大剂量为 200mg，分 2～3 次服。不良反应 恶心、呕吐、嗜睡、眩晕、头痛、失眠、便秘、厌食、消化不良等。禁忌 本品禁与单氨氧化酶抑制剂合用；孕妇、儿童、对本品过敏者。注意 肝、肾功能不全患者、癫痫史的患者、有不正常出血史患者、哺乳期妇女慎用。相互作用 单胺氧化酶抑制剂、华法林、苯妥英、茶碱、卡马西平、氟伏沙明、普萘洛尔、锂剂、酒精。贮藏 遮光，密封保存。妊娠分级 C。医保 乙类。

米氮平（Mirtazapine）

作用类别 抗抑郁药。适应证 抑郁症。用法 口服：成人起始剂量每日 15mg 或 30mg，一日 1 次，睡前顿服，有效剂量为一日 15～45mg 不良反应食欲增加、体重增加、嗜睡、镇静、骨髓抑制等。禁忌 孕妇、哺乳期妇女及儿童。注意对心脏病、低血压、前列腺增生、青光眼、糖尿病、肝或肾功能不良、癫痫、精神分裂症、有自杀倾向者慎用。相互作用 HIV 蛋白酶抑制剂、一氮二烯五环抗真菌剂、红霉素、奈法唑酮、痛可宁、利福平、苯妥英、甲氰咪胍、酒精、单胺氧化酶抑制剂、苯二氮䓬类药。贮藏 30℃以下避光干燥处保存。妊娠分级 C。医保乙类。

抗躁狂药

碳酸锂[基]（Lithium Carbonate）

作用类别 抗躁狂症类药。适应证 治疗躁狂症，对躁狂和抑郁交替发作的双相情感性精神障碍有很好的治疗和预防复发作用，对反复发作的抑郁症也有预防发作作用；治疗分裂-情感性精神病。用法 口服：剂量应逐渐增加并参照血锂浓度调整，治疗期一日 0.9～1.5g，分 1～2 次服用，维持治疗一日 0.6～0.9g。不良反应 口干、烦渴、多饮、多尿、便秘、腹泻、恶心、呕吐、上腹痛等。禁忌 肾功能不全者；严重心脏疾病患者；妊娠初期 3 个月妇女、12 岁以下儿童。注意 脑器质性疾病、严重躯体疾病和低钠血症患者慎用；定期监测血锂浓度。相互作用 氨茶碱、咖啡因、碳酸氢钠、氯丙嗪、吩噻嗪衍生物、碘化物、去甲肾上腺素、肌松药、吡罗昔康。妊娠分级 D。医保 甲类（口服常释剂型），乙类（控释缓释剂型）。

呼吸系统药物

化痰药

氯化铵（Ammonium Chloride）

作用类别 反射性祛痰药。适应证 干咳及痰不易咳出者；泌尿系统感染需酸化尿液时；代谢性碱中毒。用法 祛痰：一次 0.3～0.6g，一日 3 次。酸化尿液：一次 0.6～2g，一日 3 次。不良反应 恶心、呕吐等。禁忌 肝肾功能严重损害者；代谢性酸中毒患者。注意 肝肾功能异常者慎用；在镰状细胞贫血患者，可引起缺氧或（和）酸中毒；禁忌与磺胺嘧啶、呋喃妥因等配伍。医保 非医保。

溴己新[基]（Bromhexine）

作用类别 黏痰溶解剂。适应证 黏痰多而不易咳出的急慢性呼吸道疾病。用法 口服：成人一次 8～16mg，一日 3 次。静脉滴注，一次 4mg，一日 2～3 次。不良反应 恶心、胃部不适、血清转氨酶暂时升高等。注意 胃溃疡患者慎用；严重肝肾功能不全者慎用；本品可增强四环素类抗生素的疗效；本品还可深部肌肉给药、缓慢静脉给药以及吸入给药。医保 甲类（口服常释剂型）；乙类（注射剂）。

氨溴索[基]（Ambroxol）

作用类别 黏痰溶解剂。适应证 伴有痰液分泌不正常及排痰功能不良的急、慢性呼吸道疾病；术后肺部并发症的预防性治疗；早产儿及新生儿呼吸窘迫综合征的治疗。用法 口服：成人一次 30～60mg，一日 3 次，饭后服。慢速静脉注射或静滴：成人及 12 岁以上儿童，一次 15～30mg，一日 2～3 次；6～12 岁儿童，一次 15mg，一日 2～3 次；2～6 岁儿童，每次7.5mg，一日 3 次；2 岁以下儿童，每次 7.5mg，一日 2 次；治疗婴儿呼吸窘迫综合征，一日按体重 30mg/kg，分 4 次给药。不良反应 胃部不适、消化不良、恶心、呕吐、皮疹等。注意 孕妇及哺乳期妇女慎用；本品注射液不能与 pH 大于 6.3 的其他溶液混合；避免与中枢性镇咳药同时使用，以免稀化的痰液堵塞气道。医保 甲类（口服常释剂型、口服液体剂型）；乙类（注射剂）。

糜蛋白酶[基]（Chymotrypsin）

作用类别 蛋白水解酶。适应证 用于眼科手术以松弛睫状韧带，减轻创伤性虹膜睫状体炎；用于创口或局部炎症，以减少局部分泌和水肿。用法 肌注：一次 4000U，以 0.9％氯化钠注射液 5ml 溶解后使用。眼科注入后房：一次 800U，以 0.9％氯化钠注射液溶解，配成 1∶5000 溶液，从瞳孔注入后房，经 2～3 分钟后用氯化钠注射液冲洗前后房中遗留的药物。不良反应 过敏性休克、局部疼痛、肿胀、眼痛、角膜水肿等。禁忌 严重肝病或凝血功能不正常者；眼内压高或伴有角膜变性的白内障患者，以及玻璃体有液化倾向者；20 岁以下患者。注意 使用前应先进行皮试；本品不可静脉注射；本品遇血液迅速失活，因此用药部位不得有未凝固的血液；本品溶解后不稳定，宜用时新鲜配制；本品对视网膜有较强的毒性，应用时勿使药物透入玻璃体。医保 乙类。

乙酰半胱氨酸（Acetylcysteine）

作用类别 黏痰溶解药。适应证 用于浓稠痰液过多的呼吸系统疾病；对乙酰氨基酚过量时的解毒药。用法 口服：成人一次 0.2g，一日 3 次；儿童一次0.1g，一日 2～4 次，雾化吸入：一次 3ml(0.3g)，一天 1～2 次，持续 5～10 天。不良反应 支气管痉挛、恶心、呕吐、皮疹、咯血等。禁忌 哮喘患者以及胃溃疡患者。注意 老年患者伴有严重呼吸功能不全者慎用；避免同时服用强力镇咳药，大剂量泡腾片仅用于成人。相互作用 糜蛋白酶、酸性药物、金制剂。妊娠分级 B。医保 乙类。

羧甲司坦[基]（Carbocisteine，羧甲半胱氨酸）

作用类别 黏液调节剂。适应证 伴有咳嗽咳痰、痰液黏稠、咳痰困难的呼吸系统疾病。用法 口服。2～5 岁儿童一次 0.125g，6～12 岁儿童一次 0.25g，12 岁以上儿童及成人一次 0.5g，一日 3 次。不良反应 恶心、胃部不适、腹泻、消化道出血、头痛、皮疹等。禁忌 消化性溃疡活动期患者。注意 孕妇、哺乳期妇女以及有出血倾向的胃和十二指肠溃疡患者慎用。医保 乙类。

厄多司坦（Erdosteine）

作用类别 黏痰溶解剂。适应证 伴有咳嗽、咳痰、痰液黏稠不易咳出的呼吸系统疾病。用法 口服：成人一次 0.3g，一日 2 次。不良反应 腹部不适、恶心、腹泻、口干等。禁忌 严重肝、肾功能不全者，15 岁以下儿童。注意 胃、十二指肠溃疡患者慎用；孕妇及哺乳期妇女避免使用。相互作用 避免与强力镇咳药同时应用。医保 非医保。

标准桃金娘油肠溶胶囊（Myrtol Standardized Enteric Coated Soft Capsules，强力稀化粘素）

作用类别 黏痰溶解性祛痰药。适应证 伴有咳嗽、咳痰、痰液黏稠不易咳出的呼吸系统疾病。用法 口服：成人急性患者，一次 300mg，一日 3～4 次；慢性患者，一次 300mg，一日 2 次。4 岁至 10 岁儿童急性患者，一次 120mg，一日 3～4 次；慢性患者，一次 120mg，一日 2 次。不良反应 胃肠道不适、原有的肾结石和胆结石移动、皮疹、面部水肿、呼吸困难等。注意 应在餐前 30 分钟以凉开水送服。医保 乙类。

镇咳药

可待因[麻]（Codeine，甲基吗啡）

作用类别 中枢性镇咳药。适应证 较剧烈的频繁干咳；中度以上的疼痛的镇痛;局麻或全麻时的镇静。用法 口服:成人:一次 15~30mg,一日 30~90mg;口服一次极量 100mg,一日 250mg。小儿:镇痛,一次按体重 0.5~1mg/kg,一日 3 次;镇咳用量为上述的 1/3~1/2。不良反应 心理异常、呼吸异常、心率异常、依赖性等。注意 下列情况慎用哮喘、急腹症、胆结石、原因不明的腹泻、颅脑外伤或颅内病变、前列腺增生等;重复给药可致耐药性,长期使用可致依赖性;本品可抑制支气管腺体的分泌,使痰液黏稠而难以咳出,不宜用于痰多黏稠患者;本品可通过胎盘使胎儿成瘾,分娩期应用可引起新生儿呼吸抑制;本品可自乳汁排出,哺乳期妇女慎用;新生儿、婴儿慎用。相互作用 抗胆碱药、肌松药。妊娠分级 C/D(根据剂量和使用时间)。医保 乙类。

复方磷酸可待因溶液(Compound Codeine Phosphate Liquor)

作用类别 复方制剂,包括抗组胺药马来酸氯苯那敏,镇咳药磷酸可待因,鼻充血减轻药盐酸麻黄碱以及祛痰药愈创木酚甘油醚。适应证 伤风、流感、上呼吸道感染、咽喉及支气管刺激所引起的咳嗽、痰多咳嗽、干咳、敏感性咳嗽;因感冒、枯草热、过敏性鼻炎引起的流涕、流泪、打喷嚏、鼻塞和咽喉发痒。用法 口服:成人及 12 岁以上儿童,一次 10ml,一日 3 次,睡前 20ml;6~12 岁儿童,一次 5ml,一日 3 次,睡前 10ml;2~5 岁儿童,一次 2.5ml,一日 3 次,睡前 5ml。不良反应 胃肠不适、腹痛、便秘、恶心、呕吐、口干、嗜睡、头晕等。禁忌 严重高血压、冠心病或正服用单胺氧化酶抑制剂的患者。注意 2 岁以下幼儿不宜服用;操作机械或驾驶时需谨慎;严重肝肾功能损害者需调整剂量。本品长期使用可致依赖性,按二类精神药品管理。相互作用 单胺氧化酶抑制剂。妊娠分级 C。医保 乙类。

复方可待因口服溶液(Compound Codeine Phosphate Oral Solution)

作用类别 本品为复方制剂,包括镇咳药磷酸可待因、抗组胺药盐酸曲普利啶、鼻充血减轻药盐酸麻黄碱及祛痰药愈创木酚磺酸钾等。适应证 用于缓解感冒综合症状及上呼吸道感染引起的咳嗽、咳痰、支气管哮喘、鼻塞、流涕、喷嚏、肌肉酸痛、头痛乏力等症状。用法 口服:成人及 12 岁以上儿童,一次 10~15ml,一日 3 次;6~12 岁儿童,一次 10ml,一日 3 次;1~5岁儿童,一次 3~5ml,一日 3 次。不良反应 口干、鼻干、喉干、荨麻疹、药疹、多汗、寒冷、心悸、厌食、尿频等。禁忌 有下呼吸道疾病(包括哮喘)的患者;严重高血压、冠状血管病患者;早产儿和新生儿。注意 不宜过量服用,也不宜长期服用;严重肝、肾功能不全者慎用;孕妇及哺乳期妇女慎用;老年人慎用;本品长期使用可致依赖性,按二类精神药品管理。相互作用 酒精、单胺氧化酶抑制剂、镇静催眠药。医保 乙类。

可愈糖浆(Codeine and Guaifenesin Syrup)

作用类别 抗感冒类复方制剂,含中枢止咳药磷酸可待因和祛痰药愈创木酚甘油醚。适应证 用于感冒、流行性感冒及气管炎、支气管炎、咽炎、喉炎、肺炎、百日咳等引起的咳嗽。用法 口服。12 岁以上儿童及成人,一次

10ml,一日3次,24小时不得超过30ml;6～12岁儿童,一次5ml,一日3次,24小时不超过15ml;2～6岁儿童,一次2.5ml,一日3次,24小时不超过7.5ml。不良反应 恶心、胃肠不适、便秘、困倦等。注意 长期使用可致依赖性;孕妇及哺乳期妇女慎用;老年人慎用;小于2岁儿童不宜使用。相互作用 单胺氧化酶抑制剂。医保 乙类(限二线用药)。

福尔可定(Pholcodine)

作用类别 中枢性镇咳药;作用与右美沙芬相似,成瘾性较磷酸可待因弱。适应证 剧烈干咳和中度疼痛。用法 口服:成人一次5～10mg,一日3～4次;大于5岁儿童,一次2.5～5mg,一日3次;1至5岁儿童一次2～2.5mg,一日3次。不良反应 恶心、便秘、嗜睡等。注意 本品可致依赖性;1岁以下儿童避免使用;不宜用于痰多黏稠患者。相互作用 酒精、中枢神经系统抑制药物。医保 非医保。

复方福尔可定口服溶液(Compound Pholcodine Oral Solution)

作用类别 本品为复方制剂,包括中枢性镇咳药福尔可定、抗组胺药盐酸曲普利啶、鼻充血减轻剂盐酸伪麻黄碱以及祛痰剂愈创木酚甘油醚等。适应证 伤风、流感、咽喉及支气管刺激所引起的咳嗽、痰多咳嗽、干咳、敏感性咳嗽、流涕、鼻塞和咽喉痛。用法 口服。2岁以下儿童,一次2.5ml,一日3～4次;2～6岁儿童,一次5ml,一日3～4次;6岁以上儿童及成人,一次10ml,一日3～4次。不良反应 胃肠不适、胃痉挛、便秘、恶心、呕吐、口干、嗜睡、头晕等。禁忌 对本品有耐受性的患者;有严重高血压、冠心病或正在服用单胺氧化酶抑制剂的患者。注意 操作机械或驾驶时需慎用;严重肝肾功能损害者,需调整剂量;孕妇及哺乳期妇女慎用。相互作用 其他拟交感神经药。医保 非医保。

喷托维林[基](Pentoxyverine)

作用类别 镇咳药。适应证 适用于急、慢性支气管炎及各种原因引起的无痰干咳。用法 口服:成人,一次25mg,一日3～4次;5岁以上儿童,每次12.5mg,一日2～3次。不良反应 便秘、头痛、头晕、嗜睡、口干、恶心、腹胀、皮肤过敏等。禁忌 孕妇及哺乳期妇女;青光眼及心力衰竭者。注意 本品仅为对症治疗;本品可引起嗜睡,驾车及操作机器者工作时禁用;本品无祛痰作用,痰多患者慎用。妊娠分级 C。医保 甲类。

苯丙哌林(Benproperine)

作用类别 非麻醉性镇咳药。适应证 各种刺激性干咳。用法 口服一次20～40mg,一日3次。不良反应 口腔麻木、全身疲乏、眩晕、腹部不适、皮疹等。注意 服药期间如出现皮疹,应停药;本品无祛痰作用,不宜用于痰多黏稠患者;孕妇慎用。医保 非医保。

二氧丙嗪(Dioxopromethazine)

作用类别 镇咳平喘药;有较强的镇咳作用,并具有抗组胺、解痉、抗炎和局麻作用。适应证 镇咳、平喘；治疗荨麻疹及皮肤瘙痒症。用法 口服：成人一次 5mg，一日 3 次。极量，一次 10mg，一日 30mg。儿童用量酌减。不良反应 困倦、乏力等。禁忌 高空作业及驾驶车辆、操作机器者。注意 治疗量与中毒量接近，不得超过极量；癫痫、肝功能不全者慎用。医保 乙类。

依普拉酮（Eprazinone）

作用类别 镇咳祛痰药；兼有局麻、抗组胺以及溶解黏痰的作用。适应证 急慢性支气管炎。用法 口服。一次 40～80mg，一日 3 次。不良反应 头晕、口干、胃部不适、恶心等。注意 不详。医保 非医保。

右美沙芬（Dextromethorphan，右甲吗喃）

作用类别 中枢性镇咳药；通过抑制延髓咳嗽中枢而产生镇咳作用，镇咳作用与可待因相当或稍强。适应证 急慢性呼吸系统疾病引起的干咳。用法 口服：成人一次 15～30mg，一日 3～4 次；儿童每日按体重 1mg/kg，分 3～4 次服用。不良反应 头晕、头痛、嗜睡、易激动、嗳气、食欲不振、便秘、恶心、皮肤过敏等。禁忌 妊娠 3 个月内妇女；哺乳期妇女；有精神病史者；服用单胺氧化酶抑制剂者停药不满两周时。注意 哮喘患者、痰多患者、肝肾功能不全患者慎用；3 个月后的孕妇慎用；服药期间不得驾驶、从事高空作业、机械作业及操作精密仪器。相互作用 乙醇、中枢神经系统抑制药物、单胺氧化酶抑制剂、抗抑郁药。妊娠分级 C。医保 乙类。

美愈伪麻（胶囊、口服溶液）

作用类别 抗感冒复方制剂，包括祛痰剂愈创木酚甘油醚、鼻充血减轻剂盐酸伪麻黄碱以及中枢镇咳药右美沙芬。适应证 用于减轻由普通感冒或流感引起的鼻咽黏膜充血、鼻塞、咳嗽、咳痰等。用法 口服：成人一次 1～2 粒或 10～20ml，每 6 小时 1 次。不良反应 胃肠不适、恶心、口干等。禁忌 妊娠前 3 个月内妇女；严重冠状动脉疾病、有精神病史者及严重高血压患者。注意 驾驶、从事高空作业、机械作业者工作期间；哺乳期妇女、精神抑郁症、心脏病、高血压、甲亢、青光眼、糖尿病、前列腺增生等患者慎用。相互作用 酒精、降压药、抗抑郁药、单胺氧化酶抑制剂。医保 非医保。

愈美（胶囊、颗粒）

作用类别 镇咳祛痰类复方制剂，包含中枢镇咳药氢溴酸右美沙芬和祛痰药愈创木酚甘油醚。适应证 用于上呼吸道感染、急性支气管炎等引起的咳嗽、咳痰。用法 口服：成人及 12 岁以上儿童，一次 2 粒(袋)，一日 3 次，24 小时不超过 8 粒(袋)；6～12 岁儿童每次 1 粒(袋)，一日 3 次，24 小时不超过 4 粒(袋)。不良反应 头晕、头痛、嗜睡、易激动、嗳气、食欲缺乏、便秘、恶心、皮肤过敏等。禁忌 妊娠前 3 个月。注意 驾驶、从事高空作业、机械作业者工作期间禁用；痰量多者、哮喘患者、肝肾功能不全者慎用；哺乳期妇女慎用；老年人慎用；2 岁以下儿童慎用。相互作用 抗抑郁药、乙醇或其他中枢神经系统抑制剂。妊娠分级 C。医保 非医保。

复方甘草片[基]（Compmnd Liquorice Tablets）

作用类别 镇咳祛痰类复方制剂；甘草流浸膏为保护性镇咳祛痰剂，阿片粉有较强镇咳作用，樟脑及八角茴香油具有祛痰作用。适应证 镇咳祛痰。用法 口服或含化。成人一次 3～4 片，一日 3 次。不良反应 恶心、呕吐等。注意 胃炎及胃溃疡患者慎用；运动员慎用；孕妇及哺乳期妇女慎用。相互作用 强力镇咳药。医保 甲类。

复方甘草口服溶液[基]（Compound Glycyrrhiza Oral Solution）

作用类别 镇咳祛痰类复方制剂；甘草流浸膏为保护性镇咳祛痰剂；复方樟脑酊为镇咳药；愈创木酚甘油醚为祛痰止咳药。适应证 用于上呼吸道感染、支气管炎和感冒时所产生的咳嗽及咳痰不爽。用法 口服。一次 5～10ml，一日 3 次，服时振摇。不良反应 恶心、呕吐等。禁忌 孕妇及哺乳期妇女。注意 慢性阻塞性肺疾病合并呼吸功能不全者慎用；胃炎及胃溃疡患者慎用；运动员慎用；相互作用同复方甘草片。医保 甲类。

呼吸系统药物

可待因桔梗片（Compound Codeine Platycodon Tablets）

作用类别 本品为可待因和桔梗流浸膏组成的中西药复方制剂，具有祛痰和镇咳作用。适应证 用于感冒及流行性感冒引起的急、慢性支气管炎、咽喉炎所致的咳痰或干咳。用法 口服：成人，一次 2 片，一日 3 次，24 小时内服用量不超过 7 片；6～12 岁儿童，一次 1 片，一日 3 次，24 小时内服用量不超过 3.5 片。不良反应 头晕、困倦、胃部不适、恶心、呕吐、便秘、低血压等。禁忌 2 岁以下儿童。注意 有下列情况的患者使用本品时应特别注意严重抑郁症、能引起呼吸抑制的中枢或呼吸道病变、急性酒精中毒、急腹症、癫痫、艾迪生病、溃疡性肠炎、前列腺增生、肝肾功能不良者；孕妇及哺乳期妇女慎用；老年人慎用；本品长期使用可致依赖性。相互作用 单胺氧化酶抑制剂。医保 非医保。

阿桔片[麻]

作用类别 镇咳祛痰药。适应证 用于急、慢性支气管炎等所致的咳嗽、咳痰。用法 口服。一次 1～2 片，一日 3 次。不良反应 不详。禁忌 严重肝功能不全患者；肺源性心脏病患者；支气管哮喘患者；婴儿及哺乳期妇女。注意 本品有成瘾性，不宜长期使用；本品按麻醉药品管理。医保 非医保。

平喘药

茶碱类药物

茶碱[基]（Theophylline）

作用类别 磷酸二酯酶抑制剂类平喘药。适应证 适用于支气管哮喘、喘息性支气管炎、慢性阻塞性肺疾病等缓解喘息症状；心源性肺水肿所致的喘息。用法 口服。普通制剂：一次 0.1～0.2g，一日 3 次；极量，一次 0.3g，一日 1g。缓释制剂：成人及 12 岁以上儿童，起始剂量 0.1～0.2g，一日 2 次，一日最大剂量 0.9g。控释制剂：成人每次 0.2～0.3g，一日 1～2 次；12 岁以下儿童每次 0.1g，一日 1～2 次。不良反应 恶心、呕吐、激动、失眠、心动过速、心律失常等。禁忌 不能耐受茶碱的患者、未治愈的潜在癫痫患者、严重心功能不全患者及急性心肌梗死伴有血压降低者。注意 控、缓释制剂不适用于急性支气管痉挛发作患者；应定期监测血清药物浓度；使用期间应监测心率和节律；低氧血症、高血压、非活动性消化道溃疡病史患者慎用；妊娠期及哺乳期妇女慎用；新生儿及老年人慎用。相互作用 地尔硫䓬、美西律、维拉帕米、西咪替丁、红霉素、克拉霉素、依诺沙星。妊娠分级 C。医保 甲类。

氨茶碱[基]（Aminophylline）

呼吸系统药物

作用类别 本品为茶碱与乙二胺复盐。适应证 同茶碱。用法 口服：成人，一次 0.1～0.2g，一日 3 次，极量一次 0.5g，一日 1g；儿童，一日按体重3～5mg/kg，一日 3 次。静脉注射：成人，一次 0.125～0.25g，一日 0.5～1g，用 50%葡萄糖注射液 20～40ml 稀释后缓慢静脉注射，注射时间不得短于 10 分钟；小儿，一次按体重 2～4mg/kg，以 5%～25%葡萄糖注射液稀释后缓慢注射。静脉滴注：一次 0.25～0.5g，一日 0.5～1g，以 5%～10%葡萄糖注射液稀释后缓慢滴注。注射给药极量：一次 0.5g，一日 1g。不良反应 同茶碱。禁忌 活动性消化道溃疡和未经控制的惊厥性疾病患者。注意 静脉注射应慢，时间不得短于 10 分钟。余同茶碱。相互作用 同茶碱。妊娠分级 C。医保 甲类。

二羟丙茶碱（Diprophylline，喘定）

作用类别 茶碱衍生物；平喘作用比茶碱稍弱。适应证 同氨茶碱，尤其适用于伴有心动过速的哮喘患者。用量口服：成人，一次 0.1～0.2g，一日 3 次；极量，一次 0.5g。静脉滴注：一次 0.25～0.75g，以 5%或 10%葡萄糖注射液稀释。不良反应 同茶碱。禁忌 活动性消化道溃疡和未经控制的惊厥性疾病患者。注意 哮喘急性严重发作患者不首选本品；静脉滴注宜慢，每分钟滴速应为30～40 滴。其余同茶碱。相互作用 同茶碱。妊娠分级 C。医保 乙类。

胆茶碱（Choline Theophyllinate）

作用类别 茶碱的胆碱盐。适应证 支气管哮喘、心源性哮喘。用法 口服：成人一次 0.1～0.2g，一日 3 次；极量，一次 0.5g，一日 1g；小儿一日按体重 10～15mg/kg，分 3～4 次。不良反应 恶心、呕吐、上腹部疼痛、头痛、失眠、易激动、心律失常等。禁忌 活动性消化溃疡和未经控制的惊厥性疾病患者。注意 本品不适用于哮喘持续状态或急性支气管痉挛发作的患者；其余同茶碱。相互作用 同茶碱。妊娠分级 C。医保 非医保。

多索茶碱（Doxofylline）

作用类别 茶碱衍生物。适应证 支气管哮喘、喘息性慢性支气管炎及其他支气管痉挛引起的呼吸困难。用法 口服：成人，每次 0.3～0.4g，一日 2 次。静脉注射：成人一次 0.2g，一日 2 次，以 25% 葡萄糖注射液稀释至 40ml 缓慢注射，时间在 20 分钟以上。静脉滴注：一次 0.3g，入 5% 葡萄糖注射液或氯化钠溶液 100ml 中，缓慢静脉滴注，一日 1 次。不良反应 恶心、呕吐、上腹部疼痛、头痛、失眠、易怒、心动过速、高血糖、蛋白尿等。禁忌 急性心肌梗死患者及哺乳期妇女。注意 心脏病、高血压患者、老年人及严重血氧供应不足的患者、甲亢、慢性肺心病、心脏供血不足、肝病、胃溃疡、肾功能不全或合并感染患者慎用；妊娠期妇女慎用。相互作用 黄嘌呤类药物、含咖啡因食品、麻黄素或其他肾上腺素类药物。医保 乙类（限二线用药）。

复方茶碱麻黄碱

作用类别 止咳平喘药；由茶碱、可可碱、咖啡因、麻黄碱、颠茄组成的复方制剂。适应证 支气管哮喘。用法 口服。一次 1～2 片，一日 1 次。剂量，一次 2 片，一日 2 次。不良反应 恶心、呕吐、失眠、激动、心动过速、血压升高等。禁忌 心脏病患者、高血压患者、青光眼患者。注意 合并有心血管疾病者慎用；本品有中枢兴奋作用，晚上服用时可酌情给予安定镇静药。医保 非医保。

抗胆碱类药物

异丙托溴铵[基]（Ipratropium Bromide，异丙阿托品）

作用类别 抗胆碱能药物；阻断乙酰胆碱和气道平滑肌上的胆碱受体相互作用，导致气道扩张。适应证 慢性阻塞性肺疾病相关的支气管痉挛的维持治疗，包括慢性支气管炎、肺气肿、哮喘等。用法 定量吸入：成人及学龄儿童剂量，一次 40μg，一日 4 次；一日最大不超过 240μg。雾化吸入：成人及 12 岁以上青少年，一次 500μg，一日 3～4 次；6～12 岁儿童，一次 250μg，给药间隔可由医师决定；6 岁以下儿童用药经验少。不良反应 头痛、恶心、口干、苦味感、便秘、尿潴留、心悸等。注意 闭角型青光眼倾向患者慎用；前列腺增生或膀胱颈梗阻患者慎用；使用本品可能会立即发生过敏反应，出现荨麻疹、血管性水肿、皮疹、支气管痉挛、咽喉部水肿等；雾化给药时，避免药物进入眼内。妊娠分级 B。医保 乙类。

噻托溴铵（Tiotropium Bromide）

作用类别 长效抗胆碱能药。适应证 慢性阻塞性肺疾病的维持治疗，包括慢性支气管炎和肺气肿、伴随性呼吸困难的维持治疗机急性发作的预防。用法 粉吸入，一次 18μg，一日 1 次。不良反应 ：口干、便秘、鼻窦炎、咽炎、心率增加、视物模糊、尿潴留等。注意 本品不宜用于支气管痉挛急性发作的抢救治疗；窄角型青光眼、前列腺增生或膀胱颈梗阻患者慎用；吸入本品可能引起吸入性支气管痉挛；吸入药物可能引起支气管痉挛；中、重度肾功能不全者慎用；避免药物进入眼内。妊娠分级 C。医保 乙类。

β-肾上腺素受体激动药

沙丁胺醇[基][共]（Salbutamol，舒喘灵）

作用类别 短效 $β_2$-肾上腺素受体激动剂。适应证 支气管哮喘、各种伴有支气管痉挛的肺部疾病。用法 ①喷雾吸入：成人，缓解哮喘急性发作及支气管痉挛，100～200μg 气雾剂吸入；预防过敏原或运动引发的症状，运动前或解除过敏原前吸入气雾剂 100～200μg；长期治疗，最大剂量为每日 4 次，每次 200μg。②粉吸入：成人，一次 0.2～0.4mg，一日 4 次；儿童，一次 0.2mg，一日 4 次。③口服：一次 2～4mg，一日 3 次。④间歇雾化：一次 2.5～5mg，以氯化钠溶液稀释至 2～2.5ml，每 6 小时 1 次。⑤连续雾化：以氯化钠溶液稀释至每毫升含 50～100μg 沙丁胺醇，给药速率为每小时 1～2mg。⑥静脉注射或静滴：一次 0.4mg，用 5% 葡萄糖注射液稀释后给药。不良反应 肌肉震颤、手抖、心率加快、心悸、头痛、恶心、呕吐、口干、低血钾、高血糖、支气管痉挛等。注意 高血压、心血管功能不全、心律失常、糖尿病、甲亢、孕妇及哺乳期妇女慎用；本品与黄嘌呤衍生物、类固醇、利尿剂合用及缺氧都可能加重低血钾，高危患者应监测血钾；伴有糖尿病的患者使用本品时应监测血糖；久用易产生耐受性，疗效降低；吸入法给药需掌握相应的吸入技术；运动员慎用。相互作用 非选择性的 β-受体阻滞剂（如普萘洛尔）。妊娠分级 C。医保 甲类（吸入剂）；乙类（口服常释剂型、口服缓释剂型、注射剂）。

特布他林（Terbutaline）

作用类别 短效 $β_2$-肾上腺素受体激动剂。适应证 支气管哮喘、慢性喘息性支气管炎、阻塞性肺气肿和其他伴有支气管痉挛的肺部疾病。用法 ①喷雾吸入：一次 0.25～0.5mg，一日 3～4 次，严重患者一次可增至 1.5mg，24 小时总量不超过 6mg。②粉吸入：成人及 12 岁以上儿童，一次 0.5mg，病情严重者可增至一次 1.5mg，24 小时总量不应超过 6mg；3～12 岁儿童必要时一次0.5mg，严重者可增至每次 1mg，24 小时总量不应超过 4mg。③口服：成人，一次 1.25～2.5 mg，一日 3 次；儿童每日按体重 6μg/kg，一日 3 次。④雾化吸入：成人及 20kg 以上儿童：一次 5mg，一日 3 次；20kg 以下儿童：一次 2.5mg，一日3～4次。⑤静脉滴注：成人每日 0.5～0.75mg，分 2～3 次给药，每 0.25mg 加入 100ml 0.9%氯化钠注射液中，以 2.5μg/min 的速度缓慢静脉滴注。不良反应 心悸、震颤、头痛、荨麻疹、皮疹、支气管痉挛、低钾血症、恶心等。注意 同沙丁胺醇。相互作用 同沙丁胺醇。妊娠分级 C。医保 乙类。

班布特罗（Bambuterol）

作用类别 特布他林前体药物。适应证 支气管哮喘、慢性喘息性支气管炎、阻塞性肺气肿和其他伴有支气管痉挛的肺部疾病。用法 睡前口服一次。成人，初始剂量 10mg，用药 1～2 周后可增至 20mg；2～5 岁儿童，初始剂量为 5mg；6～12岁儿童，一次不超过 10mg。不良反应 震颤、头痛、心悸、肌肉痉挛、口干、头晕、胃部不适、皮疹等。禁忌 肥厚型心肌病患者。注意 不宜用于支气管痉挛急性发作患者；不宜用于严重肝损害患者；肾功能不全者，初始剂量应减少；高血压、快速型心律失常、严重心力衰竭或甲亢患者慎用；伴有糖尿病的哮喘患者使用本品时应加强血糖控制；不宜与β-受体阻滞剂合用；孕妇及哺乳期妇女慎用；运动员慎用。与黄嘌呤衍生物、类固醇、利尿剂合用可能加重低血钾，高危患者应监测血钾。妊娠分级 B。医保 乙类。

氯丙那林（Clorprenanline）

作用类别 β-受体激动剂。适应证 有喘息症状的支气管哮喘、支气管炎等。用法 口服：成人一次5～10mg，一日3～4次；预防夜间哮喘发作，可在临睡前加服5～10mg。不良反应 头痛、心悸、恶心、胃部不适、手指颤动等。注意 下列情况慎用心律失常、高血压、甲亢、糖尿病及前列腺增生而致排尿困难者。相互作用 肾上腺素及异丙肾上腺素等儿茶酚胺类、单胺氧化酶抑制剂、三环类抗抑郁药。医保 乙类。

克仑特罗[共]（Clenbuterol）

作用类别 $β_2$-受体激动剂。适应证 支气管哮喘及其他呼吸疾病所致的支气管痉挛。用法 口服。一次20μg，一日2次。直肠给药一次60μg，一日2次，或睡前1次。不良反应 心悸、手指震颤、头晕等。注意 心脏病、高血压及甲亢患者慎用。医保 乙类。

丙卡特罗（Procaterol）

作用类别 $β_2$-受体激动剂。适应证 支气管哮喘；喘息性支气管炎；伴有支气管反应性增高的急性支气管炎、慢性阻塞性肺疾病等。用法 口服：成人一次50μg，一日1次，睡前服用或一次50μg，一日2次，清晨及睡前服用；6岁以上儿童，一次25μg，1日1～2次。不良反应 口干、鼻塞、倦怠、恶心、胃部不适、肌颤、头痛、皮疹、心律失常、心悸、面部潮红、低钾血症等。注意 孕妇及哺乳期妇女、婴幼儿、老年人慎用；甲亢、高血压、心脏病、糖尿病患者慎用；可能引起心律失常，应注意；本品有抑制过敏引起的皮肤反应作用，进行皮试时，应提前12小时中止给药。相互作用 单胺氧化酶抑制剂、三环类抗抑郁药。医保 乙类。

沙美特罗[共]（Salmeterol）

作用类别 长效$β_2$-肾上腺素能受体激动剂；选择性兴奋$β_2$-受体，舒张支气管平滑肌。适应证 慢性支气管哮喘的维持治疗和预防，特别适用于哮喘夜间发作；慢性阻塞性肺疾病伴有支气管痉挛的治疗。用法 喷雾吸入。一日2次，每次1～2揿。不良反应 心动过速、心悸、皮疹、气道痉挛、震颤、头痛等。注意 哮喘急性发作、重症及有重症倾向的哮喘患者不宜使用；本品可能导致支气管痉挛；常与吸入糖皮质激素合用，本品不能取代糖皮质激素的使用；高血压、慢性冠状动脉供血不足、糖尿病、心动过速、长 Q－T 综合征及甲亢患者慎用；不宜同时使用非选择性 β－受体阻滞剂、单胺氧化酶抑制剂及三环类抗抑郁药；孕妇及哺乳期妇女慎用；12 岁以下儿童慎用；运动员慎用。**相互作用** 酮康唑。**妊娠分级** C。**医保** 乙类(限二线用药)。

福莫特罗[共]（Formoterol）

作用类别 长效 $β_2$－肾上腺素能受体激动剂。**适应证** 治疗和预防下列疾病所致的可逆性气道阻塞所引起的呼吸困难等症状：支气管哮喘、急慢性支气管炎，喘息性支气管炎、肺气肿等，尤其适用于夜间发作型哮喘及需要长期服药的患者。**用法** 粉吸入：成人，一日 1～2 次，一次 4.5～9μg，早晨和(或)晚间给药，一日最大剂量 36ug。口服：成人一次 40～80μg，一日 2 次；儿童 4μg/(kg·d)，分 2～3 次服用。**不良反应** 头痛、麻木、震颤、心悸、肌肉痉挛、心动过速、恶心、呕吐等。**注意** 规律使用本品者，应同时规律使用适量的抗炎药；甲亢、高血压、糖尿病、心脏疾病患者慎用；孕妇慎用；伴有 Q－T 间期延长的患者及使用影响 Q－T 间期的药物的患者慎用；高危患者应监测血钾、血糖；运动员慎用。**相互作用** 肾上腺素及异丙肾上腺素等儿茶酚胺类、黄嘌呤衍生物、糖皮质激素、利尿剂。**妊娠分级** C。**医保** 乙类(限二线用药)。

呼吸系统药物

激素类药物

倍氯米松（Beclometasone）

作用类别 糖皮质激素类。**适应证** 常年性及季节性过敏性鼻炎；支气管哮喘；过敏性与炎症性皮肤病。**用法** ①鼻腔喷雾：成人及六岁以上儿童，一次每鼻孔 100μg，一日 2 次；或一次每鼻孔 50μg，一日 3～4 次。一日用量不可超过 400μg。②定量吸入：成人及 12 岁以上儿童，一次 1～2 喷，一日 2～4 次；4 岁以上儿童，一日最大剂量 400μg，分次使用。③粉吸入：成人，一次 200μg，一日 3～4 次；儿童一次 100μg，一日 3～4 次。④外用：一日涂患处 2～3 次，必要时包扎。**不良反应** 口腔白色念珠菌感染、声音嘶哑、喉部不适；鼻咽部干燥或烧灼感、鼻出血等。**注意** 活动性及静止期肺结核患者、伴有疱疹和鼻部真菌感染者、孕妇及哺乳期妇女慎用；长期接受吸入激素治疗的儿童应定期测量身高；口服制剂改用吸入给药时，不宜突然停用口服激素；治疗哮喘时，给药剂量应遵循阶梯治疗方案；本品不用于缓解急性哮喘症状；不适用于重度哮喘患者；吸入给药后应漱口；婴儿慎用。**妊娠分级** C。**医保** 乙类。

布地奈德（Budesonide）

作用类别 糖皮质激素类。**适应证** 季节性和常年性的变态反应性鼻炎；常年性非变态反应性鼻炎；支气管哮喘；慢性阻塞性肺疾病。**用法** ①鼻腔喷雾：成人、6 岁及 6 岁以上儿童，起始剂量一日 256μg，早晨每个鼻孔内喷入 128μg，或早晚每个鼻孔内喷 64μg；获得预期的临床效果后，减少用量至控制症状所需的最小剂量。②定量气雾吸入：成人一日 200～

1600μg，分2～4次使用；2～7岁儿童，一日200～400μg，分2～4次；7岁以上儿童，一日200～800μg，分2～4次。③粉吸入：成人一日200～800μg，1次或分2次吸入；成人一次最大剂量800μg，一日2次；6岁及以上儿童，一次最大剂量400μg，一日2次。④雾化吸入：成人一次1～2mg，一日2次；儿童，一次0.5～1mg，一日2次。不良反应 轻度喉部刺激、咳嗽、声嘶、口咽部念珠菌感染、味觉减弱、皮疹、接触性皮炎、荨麻疹、血管性水肿；鼻喷给药时可出现鼻干、喷嚏、血性分泌物或鼻出血。禁忌 2岁以下儿童。注意 本品不适用于快速缓解支气管痉挛；口服转为吸入治疗或长期大剂量治疗时应监测肾上腺皮质功能；肺结核患者及真菌、细菌、病毒感染患者慎用；应监测儿童患者的生长发育情况，权衡治疗利弊；孕妇及哺乳期妇女慎用；每次使用后应漱口；运动员慎用。相互作用 酮康唑、伊曲康唑。妊娠分级 B（吸入、鼻内给药）/C（口服给药）。医保 乙类。

呼吸系统药物

氟替卡松（Fluticasone）

作用类别 糖皮质激素类。适应证 常年性、季节性过敏性鼻炎；支气管哮喘的预防性治疗。用法 ①鼻腔喷雾：成人和12岁以上儿童，每个鼻孔100μg，一日1～2次；维持量，每个鼻孔50μg，一日1次，以早晨用药为好；4～11岁儿童，每个鼻孔50μg，一日1～2次，维持量采用最小有效量。②气雾吸入：成人及16岁以上儿童，一次100～1000μg，一日2次；4岁以上儿童，一次50～100μg，一日2次。应根据病情的严重程度给予适当的起始剂量。不良反应 口咽部念珠菌病、声嘶、肾上腺抑制、生长发育迟缓、骨密度降低、皮疹、荨麻疹、支气管痉挛；鼻部给药时可出现鼻出血、鼻干、喷嚏、血性分泌物或鼻出血等。注意 本品不适用于哮喘急性发作；口服转为吸入治疗或长期大剂量治疗时应监测肾上腺皮质功能，避免突然停药；活动性及静止期肺结核患者、孕妇及哺乳期妇女慎用。相互作用 利托那韦。妊娠分级 C。医保 乙类。

白三烯拮抗药及抗过敏药

色甘酸钠（Sodium Cromoglycate，色甘酸二钠）

作用类别 肥大细胞膜稳定剂。适应证 预防支气管哮喘发作；预防过敏性鼻炎；预防过敏性结膜炎。用法 ①干粉吸入：一次20mg，一日4次；②定量气雾吸入：每次3.5～7mg，一日3～4次，用前摇匀。③鼻腔喷雾：干粉吸入或吹入鼻腔，一次10mg，一日4～6次。④滴眼：每次1～2滴，一日4～6次。不良反应 咽部刺激感、呛咳、胸闷、皮疹、排尿困难等。注意 本品起效慢，不适用于哮喘急性发作的治疗；预防支气管哮喘及结膜炎应在发病季节之前2～3周用药；极少数患者在开始用药时出现哮喘加重，此时可预先吸入β_2-受体激动剂沙丁胺醇预防；孕妇及哺乳期妇女慎用；肝肾功能不全者慎用。妊娠分级 B。医保 乙类。

酮替芬（Ketotifen）

作用类别 本品兼有稳定肥大细胞膜及抗组胺作用。适应证 支气管哮喘或其他过敏性疾病的预防。用法 口服：一次1mg，早晚各一次；或仅睡前服1mg。滴眼一次1～2滴，一日4次。不良反应 嗜睡、倦怠、口干、头晕、头痛、迟钝、体重增加等。注意 本品不直接舒张支气管，不宜用于治疗哮喘急性发作；用药期间禁止驾驶车辆及操作精密仪器；孕妇慎用；与多种中枢神经抑制剂或酒精并用，可增强本品的镇静作用，应避免合用。相互作用 中枢神经抑制剂、酒精、口服降血糖药。妊娠分级 C。医保 乙类。

曲尼司特（Tranilast）

作用类别 本品兼有稳定肥大细胞膜及抗组胺作用。适应证 预防和治疗支气管哮喘及过敏性鼻炎。用法 口服：成人每日3次，每次0.1g，儿童每日5mg/kg，分3次服用。不良反应 乏力、头晕、恶心、肝功能异常。禁忌 孕期及哺乳期妇女。注意 规律用药；对于已经发作哮喘症状，不能迅速起效。医保 乙类。

孟鲁司特（Montelukast）

作用类别 选择性白三烯受体拮抗剂。适应证 哮喘的预防与长期治疗，包括预防白天和夜间的哮喘发作，治疗对阿司匹林敏感的哮喘患者以及预防运动诱发的支气管收缩。本品还用于减轻季节性过敏性鼻炎引起的症状。用法 口服，睡前服用。15及15岁以上成人，一次10mg，一日1次；6～14岁儿童，一次5mg，一日1次；2～6岁儿童一次4mg，一日1次。不良反应 腹痛、头痛、胃肠道紊乱、过敏反应等。注意 妊娠期妇女避免使用，哺乳期妇女慎用；不宜用于治疗哮喘急性发作。与糖皮质激素合用时，可减少前者的剂量，但不能替代其治疗。妊娠分级 B。医保 乙类。

扎鲁斯特（Zafirlukast）

作用类别 选择性白三烯受体拮抗剂。适应证 哮喘的预防和长期治疗。用法 成人及12岁以上儿童，一次20～40mg，一日2次。不良反应 头痛、胃肠道反应、关节痛、肌痛、发热、眩晕、皮疹、肢体水肿、粒细胞缺乏症、转氨酶升高等。禁忌 肝损害及肝硬化患者。注意 食物可降低本品的生物利用度，避免进食时服用；本品不适用于解除哮喘急性发作时的支气管痉挛；治疗期间应监测肝功能；不宜用本品突然替代吸入或口服的糖皮质激素。相互作用 华法林。妊娠分级 B。医保 乙类（限二线用药）。

异丁司特（Ibudilast）

作用类别 白三烯受体拮抗剂。适应证 轻、中度支气管哮喘的治疗。用法 口服：成人，一日2次，一次10mg。不良反应 食欲缺乏、嗳气、上腹不适、恶心、呕吐、眩晕、皮疹、皮肤瘙痒等。禁忌 妊娠、哺乳期妇女；儿童；颅内出血尚未完全控制的患者。注意 本品不能缓解哮喘急性发作；急性脑梗死及肝功能障碍者慎用；如出现皮疹、瘙痒等过敏症状，应停止用药。医保 非医保。

其他平喘药

复方异丙托溴铵（Compound Ipratropium Bromide）

作用类别 含异丙托溴铵和沙丁胺醇。适应证 适用于需要多种支气管扩张剂联合应用的患者，用于治疗气道阻塞性疾病有关的可逆性支气管痉挛。用法 雾化溶液吸入：急性发作期，大部分 1 小瓶即可缓解症状，必要时可给予 2 小瓶治疗；维持治疗期，每日 3～4 次，每次 1 小瓶。定量吸入：成人，一日 4 次，一次 2 喷；一日最大剂量 12 喷。不良反应 参照异丙托溴铵和沙丁胺醇。禁忌 肥厚性梗阻性心肌病；快速心律失常。注意 参照异丙托溴铵和沙丁胺醇。妊娠分级 B。医保 乙类(限二线用药)。

沙美特罗替卡松（Salmeterol Xinafoateand Fluticasone Propionate）

作用类别 含沙美特罗与丙酸氟替卡松。适应证 用于可逆性气道阻塞性疾病的规律治疗，包括成人和儿童哮喘。还包括接受有效维持剂量的长效 β-受体激动剂和吸入型皮质激素治疗的患者；目前使用吸入型皮质激素治疗但仍有症状的患者；接受支气管扩张剂规律治疗但仍然需要吸入型皮质激素的患者。用法 粉吸入：成人及 12 岁以上儿童，根据病情选择合适剂量的丙酸氟替卡松，一次 1 吸，一日 2 次；4 岁及以上儿童，一次 1 吸(50μg/100μg)，一日 2 次。不良反应 心动过速、心悸、皮疹、气道痉挛、震颤、头痛等。禁忌 对本品中任何成分或赋形剂过敏者；对乳糖及牛奶过敏者。注意 本品不适于缓解急性哮喘症状；不推荐本品作为哮喘控制的起始治疗药物；肺结核患者慎用；本品可能导致支气管痉挛；常与吸入糖皮质激素合用，本品不能取代糖皮质激素的使用；严重心血管疾病患者、糖尿病、未经处理的低血钾或甲状腺毒症患者慎用；甲亢患者慎用；口服皮质激素类转为吸入皮质激素时，应特别谨慎，并定期监测肾上腺皮质功能；孕妇及哺乳期妇女慎用；长期接受吸入型皮质激素的儿童应定期检查身高；运动员慎用。相互作用 利托那韦合用、β-受体阻滞剂、单胺氧化酶抑制剂及三环类抗抑郁药。妊娠分级 C。医保 乙类(限二线用药)。

布地奈德福莫特罗（Budesonide and Formoterol Fumarate）

作用类别 含福莫特罗和布地奈德两种成分。适应证 用于需要联合应用吸入皮质激素和长效 β_2 -受体激动剂的哮喘患者的治疗。用法 160μg/4.5μg规格的推荐剂量：成人及 12 岁以上青少年，一次 1～2 吸，一日 2 次。80μg/4.5μg 规格的推荐剂量：成人，一次 1～2 吸，一日 2 次，最大一次4 吸；青少年(12～17 岁)，一次 1～2 吸，一日 2 次；儿童(6 岁及以上)，一次 2 吸，一日 2 次。不良反应 震颤、心悸、头痛、口咽部念珠菌感染、眼部刺激、咳嗽、声嘶等。禁忌 对布地奈德、福莫特罗或吸入乳糖过敏者。注意 本品不用于哮喘的初始治疗；使用本品可发生反常的支气管痉挛现象；儿童和青少年患者长期大剂量时应密切随访生长状况；甲状腺毒症、嗜铬细

呼吸系统药物

胞瘤、未治疗的低钾血症、严重高血压、糖尿病、心血管疾病患者慎用；孕妇慎用；伴有Q－T间期延长的患者及使用影响Q－T间期的药物的患者慎用；高危患者应监测血钾、血糖；为减少口咽部念珠菌感染的风险，每次用药后应漱口；运动员慎用。相互作用 酮康唑；余同沙美特罗氟替卡松。妊娠分级 C。医保 乙类(限二线用药)。

其他呼吸系统用药

伪麻黄碱[共]（Pseudoephedrine）

作用类别 拟交感神经药，减轻鼻塞症状。适应证 减轻感冒、过敏性鼻炎、鼻炎、鼻窦炎引起的鼻充血症状。用法 口服。普通片，成人一次30～60mg，一日3次；缓释片，成人一次120mg，一日2次。不良反应 兴奋、失眠、头痛等。禁忌 对本品敏感或不能耐受者以及严重的高血压、冠心病、脑血管病、服用单胺氧化酶抑制剂者。注意 甲亢、糖尿病、缺血性心脏病、眼压高、高血压、前列腺增生及对拟交感神经药敏感的患者慎用；孕妇及哺乳期妇女慎用；老年患者慎用。相互作用 降压药、抗抑郁药、单胺氧化酶抑制药、饮酒。妊娠分级 C。医保 非医保。

复方甲氧那明（Compound Methoxyphenamine）

作用类别 本品为复方制剂，含有甲氧那明可抑制支气管痉挛，那可丁为外周性止咳药，氨茶碱为平喘药，马来酸氯苯那敏具有抗组胺作用。适应证 用于支气管哮喘和喘息性支气管炎，以及其他呼吸系统疾病引起的咳嗽、咳痰、喘息等症状。用法 饭后口服。15岁以上，一日3次，一次2粒；8～15岁，一日3次，一次1粒。不良反应 皮疹、皮肤发红、瘙痒、恶心、呕吐、食欲不振、眩晕、心悸、排尿困难等。禁忌 哺乳期妇女；哮喘危象；严重心血管疾病；未满8岁的婴幼儿。注意 心脏疾患、高血压、高龄、青光眼、甲亢、排尿困难者需遵医嘱使用；服用本药期间，不宜驾驶或操作机械；发热中的儿童及有痉挛史的儿童应在医生指导下应用；妊娠期妇女慎用。相互作用 其他镇咳祛痰药、抗感冒药、抗组胺药、镇静药。医保 乙类。

消化系统药物

治疗消化性溃疡和胃食管反流病药物

抗酸药

氢氧化铝（Aluminium Hydroxide）

作用类别 抗酸药。适应证 胃酸过多；胃及十二指肠溃疡；反流性食管炎及上消化道出血等。用法 口服：片剂，一次0.6～0.9g，一日3次。凝胶剂，一次4～8ml，一日3次，餐前1小时和睡前服。病情严重时剂量可加倍。不良反应 便秘、肠梗阻、低磷血症导致骨软化、骨质疏松、铝中毒，透析性痴呆。禁忌 阑尾炎；急腹症；婴幼儿。注意 肾功能不全、妊娠及哺乳期妇女、长期便秘及低磷血症者慎用；早产儿和婴幼儿不宜服用；治疗胃出血时宜用凝胶剂；服药1～2小时内应避免摄入其他药物。相互作用 药物：西咪替丁、雷尼替丁；四环素；地高辛、华法林、双香豆素、奎宁、奎尼丁、氯丙嗪、普萘洛尔、吲哚美辛、异烟肼、维生素、巴比妥类药物；肠溶片。妊娠分级 C。医保 甲类。

氧化镁（Magnesium Oxide）

作用类别 抗酸药。适应证 用于伴有便秘的胃酸过多症、胃及十二指肠溃疡患者。对不伴便秘者，其轻泻作用可同服碳酸钙纠正。用法 口服。抗酸：一次0.2～1.0g，一日3次；缓泻：一次3g，一日3次。不良反应 最常见：腹泻；还可见腹痛、皮疹、瘙痒。禁忌 严重肾功能不全；阑尾炎；急腹症；肠梗阻；溃疡性结肠炎；消化道或直肠出血诊断不明及慢性腹泻患者。注意 长期大量服用可导致血清钾浓度降低，出现呕吐及胃部不适；肾病患者长期大量服用可出现眩晕、头昏、心悸或精神状态改变，以及倦怠无力等高镁血症症状；肾功能不全者可能产生滞留性中毒。相互作用 药物：四环素、西咪替丁、雷尼替丁、地高辛、磷酸盐类药物、左旋多巴。妊娠分级 B。医保 非医保。

铝碳酸镁（Hydrotalcite）

作用类别 抗酸药。适应证 胆酸相关性疾病；急、慢性胃炎；反流性食管炎；胃、十二指肠溃疡；与胃酸有关的胃部不适症状，如胃痛、胃灼热、酸性嗳气、饱胀等；预防非甾体药物的胃黏膜损伤。用法 口服：一次0.5～1.0g，一日3～4次，饭后1～2小时、睡前或胃部不适时服用。不良反应 胃肠不适、消化不良、呕吐、腹泻、血清电解质变化。禁忌 低磷酸盐血症；胃酸缺乏；结肠及回肠造口术；原因不明的胃肠出血；阑尾炎；溃疡性结肠炎和憩室炎；慢性腹泻及肠梗阻患者。注意 胃肠道蠕动功能不全和严重肾功能障碍者慎用。相互作用 药物：四环素、喹诺酮类、铁剂、抗凝剂、鹅去氧胆酸、地高辛、H_2受体拮抗剂。医保 乙类。

复方氢氧化铝[基]（Compound Aluminium Hydroxide）

作用类别 抗酸药。适应证 缓解胃酸过多所致的胃痛、胃灼热、反酸；慢性胃炎。用法 口服：一次 2～4 片，一日 3 次，餐前半小时或胃痛发作时嚼碎后服用。不良反应 便秘、肠梗阻、低磷血症导致骨软化、骨质疏松、铝中毒，透析性痴呆。禁忌 阑尾炎、急腹症。注意 肾功能不全、妊娠头三个月、长期便秘及低磷血症者慎用。相互作用 肠溶片、其他药物。医保 甲类。

三硅酸镁（Magnesium Trisilicate）

作用类别 抗酸药。适应证 缓解胃酸过多所致的胃痛、胃灼热、反酸。用法 口服：一次 0.3～0.9g，一日 3～4 次，餐前服。不良反应 轻度腹泻、肾硅酸盐结石。禁忌 严重肾功能不全；阑尾炎；急腹症；肠梗阻；溃疡性结肠炎；不明消化道出血及慢性腹泻患者。注意 连续服用不得超过 7 天；肾功能不全者服用可出现眩晕、惊厥、心律失常、疲乏无力等；妊娠头三个月慎用。相互作用 药物：阿托品、地高辛、苯二氮䓬类药物、异烟肼、左旋多巴、氯丙嗪。医保 非医保。

铝镁加（Almagate）

作用类别 抗酸药与胃黏膜保护药。适应证 胃及十二指肠溃疡；胃酸过多引起的反酸、胃灼热、疼痛、腹胀、嗳气等症状。用法 口服：一次 1 袋，一日 3～4 次，餐后 1～2 小时或睡前服用。不良反应 便秘、腹泻、恶心等。注意 本品连续使用不得超过 7 天，妊娠前 3 个月及习惯性便秘者慎用。相互作用 四环素类。医保 非医保。

胃酸分泌抑制剂

H_2受体拮抗药

西咪替丁（Cimetidine）

作用类别 H_2受体拮抗药。适应证 十二指肠溃疡；胃溃疡；反流性食管炎；应激性溃疡；卓-艾综合征。用法 一次 0.2～0.4g，一日 2～4 次，餐后或睡前服用；或一次 0.8g 睡前服。静脉滴注：一次 0.2～0.6g；静脉注射：一次 0.2g，6 小时一次；肌内注射，一次 0.2g，6 小时一次，一日剂量不超过 2g。不良反应 最常见：腹泻、乏力、头昏、嗜睡、头痛、皮疹；严重：急性间质性肾炎肾衰竭、骨髓抑制、心动过缓、血压骤降、房性早搏、心跳及呼吸骤停、男性乳房发育、女性溢乳、剥脱性皮炎。禁忌 妊娠及哺乳期妇女；急性胰腺炎患者。注意 老人、幼儿或肝肾功能不全者易发生中枢神经系统反应，应慎用。相互作用 药物：氢氧化铝、氧化镁、甲氧氯普胺、硫糖铝、普萘洛尔、苯妥英钠、乙内酰脲类药物、阿片类药物、维拉帕米、茶碱、地西泮、地高辛、奎尼丁、咖啡因、华法林、阿司匹林、酮康唑、卡托普利、氨基糖苷类抗生素。妊娠分级 B。医保 甲类。

雷尼替丁[基](Ranitidine)

作用类别 选择性的 H_2 受体拮抗药。适应证 缓解胃酸过多所致的胃痛、胃灼热感、反酸;静脉注射可用于消化道出血、急性胃黏膜损伤。用法 口服:一次 0.15g,一日 2 次,于清晨和睡前服;静脉注射或滴注:一次 50mg,每 6～8小时 1 次。不良反应 常见:恶心、皮疹、便秘、乏力、头痛、头晕。少见:轻度肝损伤。禁忌 孕妇及哺乳期妇女;8 岁以下儿童。注意 连续使用不得超过 7 天;老年患者及肝肾功能不全慎用。相互作用 药物:普鲁卡因胺、普萘洛尔、利多卡因、维生素 B_{12}。妊娠分级 B。医保 甲类。

枸橼酸铋雷尼替丁(Ranitidine Bismuth Citrate)

作用类别 H_2 受体拮抗药。适应证 良性胃溃疡;活动性十二指肠溃疡;与抗生素合用根除幽门螺杆菌;预防十二指肠溃疡复发。用法 口服:一次 0.4g,一日 2 次,饭前服用。不良反应 过敏反应、胃肠功能紊乱、肝功能异常、头痛、关节痛、粒细胞减少。禁忌 重度肾功能不全者;有急性卟啉病史者。注意 服用后可见粪便变黑、舌发黑;不宜长期、大量使用,疗程不宜超过 12 周。相互作用 药物:抗酸药、克拉霉素、阿司匹林;食物。妊娠分级 C。医保 非医保。

法莫替丁[基](Famotidine)

作用类别 H_2 受体拮抗药。适应证 胃及十二指肠溃疡;应激性溃疡;急性胃黏膜出血;胃泌素瘤;反流性食管炎;卓-艾综合征;上消化道出血。用法 口服:一次 20mg,一日 2 次,早餐后、晚餐后或睡前服用。缓慢静脉注射或滴注:一次 20mg,每 12 小时 1 次。不良反应 常见:头痛、头晕、便秘、腹泻;偶见:皮疹、转氨酶升高、白细胞减少;罕见:腹部胀满、食欲不振、血压上升、月经不调。禁忌 严重肾功能不全者。注意 肝肾功能不全慎用;妊娠及哺乳期妇女、小儿慎用;排除恶性肿瘤后方可使用。相互作用 药物:丙磺舒。妊娠分级 B。医保 甲类。

尼扎替丁(Nizatidine)

作用类别 H_2 受体拮抗药。适应证 膳食引发的发作性胃灼热;胃食管反流病;食管炎;消化性溃疡。用法 口服。膳食引发的发作性胃灼热:一次 0.075g,一日 2 次,餐前 0.5～1 小时口服;活动性十二指肠溃疡、良性溃疡:一次 0.15g,一日 2 次,或一次 0.3g,睡前服。十二指肠溃疡愈合后的维持治疗:一次0.15g,一日 1 次,睡前服。肾功能不全者根据肌酐清除率调整用量。不良反应 最常见:贫血、荨麻疹;还可见头痛、头晕、腹痛、恶心、鼻炎、胸背痛、多汗等。禁忌 对本品及其他 H_2 受体拮抗药过敏者。注意 中至重度肾功能不全者应减量使用;排除恶性肿瘤后方可使用;妊娠期妇女慎用;可使尿胆素原检查假阳性。相互作用 药物:阿司匹林。妊娠分级 B。医保 非医保。

罗沙替丁乙酸酯(Roxatidine Acetate)

作用类别 选择性 H_2受体拮抗药。适应证 胃及十二指肠溃疡;吻合口溃疡;反流性食管炎;卓-艾综合征;麻醉前给药防止吸入性肺炎。用法 口服:一次 75mg,一日 2 次,早餐后及睡前服用。不良反应 皮疹、瘙痒感、嗜酸性粒细胞增多、白细胞减少、便秘、腹泻、恶心、腹胀、转氨酶升高、嗜睡等。禁忌 妊娠及哺乳期妇女。注意 肝肾功能不全慎用;排除恶性肿瘤后方可使用。医保 非医保。

拉呋替丁(Lafutidine)

作用类别 H_2受体拮抗药。适应证 胃及十二指肠溃疡。用法 口服:一次 10mg,一日 2 次,餐后或睡前服用。不良反应 常见:便秘、实验室检查异常;严重:肝功能损害、粒细胞减少、血小板减少、过敏反应等。禁忌 妊娠及哺乳期妇女。注意 有药物过敏史、心功能不全、心律失常、透析患者慎用;有造血系统及肝肾功能损害者慎用;高龄患者注意用量及给药间隔。相互作用 药物:华法林、苯妥英钠、茶碱、苯巴比妥、地西泮、普萘洛尔、西咪替丁。医保 非医保。

消化系统药物

质子泵抑制剂

奥美拉唑[基](Omeprazole)

作用类别 质子泵抑制剂。适应证 胃及十二指肠溃疡;反流性食管炎;胃食管反流病;卓-艾综合征;消化性溃疡急性出血;急性胃黏膜病变出血;与抗生素联合用于 Hp(幽门螺杆菌)根除治疗;预防全身麻醉或大手术后的吸入性肺炎。用法 胃及十二指肠溃疡、胃食管反流病:一次 20mg,清晨顿服;反流性食管炎:一日 20～40mg,晨起顿服或早晚各 1 次;卓-艾综合征:一次 60mg,一日 1 次。溃疡出血:静脉注射或滴注,一次 40mg,每 12 小时一次。不良反应 最常见:头痛、腹泻、恶心、便秘、关节痛、肌痛、肌无力;严重:间质性肾炎、视物模糊。禁忌 正在服用硫酸阿扎那韦的患者。注意 使用前排除恶性肿瘤;可导致维生素 B_{12} 缺乏;长期用药可能发生胃部类癌;严重肝肾功能不全时剂量减半。相互作用 药物:阿扎那韦、地西泮、苯妥英钠、华法林、硝苯地平、酮康唑、伊曲康唑、伏立康唑、他克莫司、克拉霉素、红霉素。妊娠分级 C。医保 甲类(口服常释剂型),乙类(注射剂)。

兰索拉唑(Lansoprazole)

作用类别 质子泵抑制剂。适应证 胃及十二指肠溃疡;反流性食管炎;卓-艾综合征;吻合口溃疡。用法 口服:一次 15～30mg,一日 1 次;静脉滴注:用 0.9%氯化钠注射液 100ml 溶解后静脉滴注,一次 30mg,一日 2 次。不良反应 过敏反应、血细胞减少、肝功能异常、中毒性表皮坏死、间质性肺炎、间质性肾炎。禁忌 正在服用阿扎那韦的患者。注意 有药物过敏史的患者、肝功能障碍的患者、老年患者慎用;溃疡患者不建议使用本品维持治疗；使用前排除胃癌。相互作用 药物：阿扎那韦、茶碱、他克莫司、地高辛、伊曲康唑、吉非替尼、地西泮、苯妥英钠。妊娠分级 B。医保 乙类。

泮托拉唑（Pantoprazole）

作用类别 质子泵抑制剂。适应证 活动性消化性溃疡（胃及十二直肠溃疡）；反流性食管炎；卓-艾综合征；急性胃黏膜病变；复合性溃疡等引起的急性上消化道出血。用法 口服：一次 40mg，一日 1～2 次，早餐前服用；静脉滴注：用 0.9%氯化钠注射液稀释后静滴，15～60 分钟内滴完，一次 40～80mg，一日 1～2 次。不良反应 头晕、失眠、嗜睡、恶心、腹泻、便秘、皮疹、肌肉疼痛等。禁忌 妊娠及哺乳期妇女。注意 大剂量使用可能出现心律不齐、转氨酶升高、肾功能改变、粒细胞降低等；肝功能不全者需调整剂量；使用前排除癌症；妊娠分级 B。医保 乙类。

雷贝拉唑（Rabeprazole）

作用类别 质子泵抑制剂。适应证 胃溃疡；十二指肠溃疡；吻合口溃疡；反流性食管炎；卓-艾综合征等。用法 早餐前口服。一日 1 次，一次 10～20mg。不良反应 严重：休克、血细胞减少、血小板减少、粒细胞缺乏、肝功能障碍、视力障碍；其他：皮疹、便秘、腹泻、腹胀、恶心、头痛、眩晕、四肢乏力、水肿等。禁忌 对苯并咪唑代谢物过敏者。注意 不推荐儿童使用；肝功能损伤者慎用；使用前需排除恶性疾病。相互作用 药物：酮康唑、地高辛。妊娠分级 B。医保 乙类。

埃索美拉唑（Esomeprazole）

作用类别 质子泵抑制剂。适应证 胃食管反流性疾病：糜烂性反流性食管炎、已经治愈的食管炎患者防止复发的维持治疗；胃食管反流病的症状控制、与抗生素联合用于 Hp 根除治疗；急性胃及十二指肠出血。用法 口服：一次20～40mg，一日 1～2 次；静脉注射或滴注：0.9%氯化钠注射液稀释，一次 40mg，一日 1～2 次。不良反应 感觉异常、嗜睡、失眠、男子女性型乳房、血细胞减少、血小板减少、关节痛、肌肉痛、皮疹等。禁忌 正在服用阿扎那韦的患者；对苯并咪唑类药物过敏者。注意 严重肝肾功能不全应调整剂量；使用前排除恶性肿瘤；患有罕见的遗传性疾病，如糖耐受不良、葡萄糖-半乳糖吸收障碍、蔗糖酶-异麦芽糖酶不足的患者不可服用；可能使胃肠道感染的风险增加。相互作用 药物：奈非那韦、阿扎那韦、沙奎那韦、酮康唑、伊曲康唑、地西泮、苯妥英钠、克拉霉素。妊娠分级 B。医保 乙类。

艾普拉唑（Ilaprazole）

作用类别 质子泵抑制剂。适应证 十二指肠溃疡。用法 早餐前口服。一日 1 次，一次 10mg。不良反应 腹泻、头痛头晕、转氨酶升高、皮疹、心电图异常、肾功异常、白细胞减少等。禁忌 肝肾功能不全者；婴幼儿。注意使用前排除癌症；妊娠及哺乳期妇女慎用；老年人慎用。相互作用 药物：酮康唑、伊曲康唑。医保 非医保。

选择性抗胆碱药

哌仑西平（Pirenzepine）

作用类别 选择性的抗胆碱能药物。适应证 各种酸相关性疾患，如胃及十二指肠溃疡、胃食管反流病、高酸性胃炎、应激性溃疡、急性胃黏膜病变出血、胃泌素瘤等。用法 口服：一次 25～50mg，一日 2 次，早晚餐前半小时服用。静脉注射或肌内注射：一次 10mg，一日 2 次。不良反应 口干、腹泻、便秘、眼睛干燥、视力调节障碍、头痛、精神错乱等。禁忌 妊娠期妇女；青光眼及前列腺增生者。注意 肝肾功能不全慎用；哺乳期妇女及儿童慎用。相互作用 药物：H_2受体拮抗药、普鲁卡因胺、西沙必利；食物：乙醇、咖啡。医保 非医保。

胃泌素受体拮抗药

丙谷胺（Proglumide）

作用类别 胃泌素受体拮抗药。适应证 胃及十二指肠溃疡；慢性浅表性胃炎；十二指肠球炎。用法 口服：成人一次 0.4g，一日 3～4 次，饭前 15 分钟服用，连服 1～2 个月；小儿每次 10～15mg/kg，一日 3 次，饭前 15 分钟服用。不良反应 口干、便秘、瘙痒、失眠、腹胀、下肢酸胀。禁忌 胆囊管及胆道完全梗阻的患者。注意 用药期间避免烟、酒、刺激性食物及精神创伤。医保 非医保。

胃黏膜保护剂

胶体铋剂

枸橼酸铋钾[基]（Bismuth Potassium Citrate）

作用类别 胶体铋剂。适应证 慢性胃炎；缓解胃酸过多引起的胃痛、胃灼热感及反酸。用法 口服：一次 1 片、1 包或 1 粒（含铋 0.11g），一日 4 次，前 3 次于三餐前半小时，第 4 次于晚餐后 2 小时服用。不良反应 口中氨味、舌苔及大便呈灰黑色、恶心、便秘。禁忌 严重肾病患者；妊娠期妇女。注意 连续使用不得超过 7 天；不得同时服用其他铋剂；不得大剂量使用；肝肾功能不全者应减量。相互作用 药物：抗酸药、四环素；食物：牛奶。妊娠分级 C/D（妊娠晚期）。医保 甲类（口服常释剂型）；乙类（颗粒剂）。

胶体果胶铋[基]（Colloidal Bismuth Pectin）

作用类别 胶体铋剂。适应证 胃及十二指肠溃疡；慢性胃炎；与抗生素联合用于 Hp 感染的根除治疗。用法 口服：一次 150～200mg（以铋计），一日 4 次，于三餐前 1 小时及睡前服用。不良反应 便秘。禁忌 妊娠期妇女；严重肾功不全者。注意 服药期间粪便可呈无光泽的黑褐色。相互作用 食物：牛奶。医保 乙类。

胶体酒石酸铋（Colloidal Bismuth Tartrate）

作用类别 胶体铋剂。适应证 消化性溃疡，尤其是幽门螺杆菌相关性溃疡；慢性结肠炎；溃疡性结肠炎所致腹泻；慢性浅表性和萎缩性胃炎。用法 口服：一次 165mg，一日 3～4 次，分别于三餐前 1 小时及临睡时服用。不良反应 恶心、便秘。禁忌 妊娠期妇女；肾功能不全者。注意 服药期间粪便可呈无光泽的黑褐色；不宜大剂量长期服用。医保 非医保。

前列腺素及其衍生物

米索前列醇（Misoprostol）

作用类别 前列腺素衍生物。适应证 胃及十二指肠溃疡；预防及治疗非甾体抗炎药相关性溃疡。用法 口服：一次 0.2g，（以铋计），一日 4 次，于三餐前 1 小时及睡前服用。不良反应 腹泻、腹痛、恶心、头痛、眩晕等。禁忌 妊娠期妇女；对前列腺素类药物过敏者；青光眼；哮喘；过敏性结肠炎；过敏体质者。注意 同时服用非甾体抗炎药的患者可能出现胃肠道出血、溃疡和穿孔；女性患者可能出现月经过多和阴道出血；脑血管或冠状动脉病变的患者慎用；癫痫患者慎用。相互作用 药物：非甾体抗炎药、含镁的抗酸剂。妊娠分级 X。医保 乙类。

其他治疗消化性溃疡药

硫糖铝[基]（Sucralfate）

作用类别 胃黏膜保护药。适应证 胃及十二指肠溃疡；胃炎；缓解胃酸过多引起的胃痛、胃灼热、反酸。用法 口服：一次 1g，一日 4 次，餐前 1 小时及睡前服用。不良反应 便秘、腰痛、腹泻、恶心、眩晕、嗜睡、口干、消化不良、疲劳、皮疹、瘙痒、背痛及胃痉挛。禁忌 习惯性便秘患者。注意 连续使用不超过 7 天，肝肾功不全者慎用；妊娠及哺乳期妇女慎用；甲亢、营养不良性佝偻病、低磷血症患者不宜长期服用。相互作用 药物：四环素类、制酸药、维生素、氟喹诺酮、地高辛、华法林、苯妥英钠、多酶片。妊娠分级 B。医保 乙类。

磷酸铝（Aluminium Phosphate）

作用类别 胃黏膜保护药。适应证 胃及十二指肠溃疡；反流性食管炎；胃炎；胃酸过多。用法 口服：一次 2.5～5g，一日 2～3 次，胃炎、胃溃疡患者饭前半小时服用；十二指肠溃疡患者饭后及睡前服用。不良反应 便秘。禁忌 慢性肾衰竭患者；高磷血症患者。注意 含有蔗糖，糖尿病患者服用不宜超过 1 袋。相互作用 药物：四环素类、呋塞米、地高辛、异烟肼、抗胆碱能药、吲哚美辛、泼尼松龙、阿莫西林、丙吡胺、西咪替丁。医保 非医保。

甘珀酸钠（Carbenoxolone Sodium）

作用类别 胃黏膜保护药。适应证 慢性胃溃疡（尤适用于不宜手术和不能卧床休息的患者）；凝胶或糖锭用于口腔溃疡。用法 口服：一次 50～

100mg，一日 3 次；一周后可减为每次 50mg，一日 3 次，餐后服用，疗程 4～6周，最长不超过 3 个月。不良反应 头痛、腹泻、潮红、水肿、血压升高、低血钾、心力衰竭等。禁忌 醛固酮增多症患者；低钾血症患者。注意 正在使用洋地黄的患者不宜使用；心、肝、肾功能不全及老年患者慎用。相互作用 药物：抗酸药、抗胆碱能药、保钾药。医保 非医保。

L-谷氨酰胺呱仑酸钠（L－Glutamine and Sodium Gualenate Granules）

作用类别 胃黏膜保护药。适应证 胃炎、胃及十二指肠溃疡。用法 口服：一日 1 袋(0.67g)，一日 3 次。不良反应 恶心、呕吐、腹泻、便秘、腹痛、饱胀感、面部潮红等。注意 建议直接吞服，避免用水冲服。医保 非医保。

替普瑞酮（Teptenone）

作用类别 胃黏膜保护药。适应证 急性胃炎；慢性胃炎急性加重期；胃黏膜病变；胃溃疡。用法 口服：一次 50mg，一日 3 次，餐后 30 分钟服用。不良反应 肝功能障碍、便秘、腹胀、腹泻、恶心、腹痛；头痛；皮疹、瘙痒；胆固醇升高、上睑发红或发热。注意 妊娠期妇女及儿童慎用；老年人应根据生理代谢功能减量给药。医保 乙类。

吉法酯（Gefarnate）

作用类别 胃黏膜保护药。适应证 胃及十二指肠溃疡、急慢性胃炎、空肠溃疡及痉挛、胃酸过多、胃灼热、腹胀、消化不良。用法 口服：一次 50～100mg，一日 3 次。不良反应 口干、恶心、心悸、便秘。禁忌 尚不明确。注意 孕妇及哺乳期妇女慎用；有前列腺素类药物禁忌者，如青光眼患者慎用。医保 乙类。

甘草锌（Licorzinc）

作用类别 胃黏膜保护药。适应证 口腔、胃及十二指肠溃疡；促进刀口、创伤和烧伤的愈合；儿童厌食、生长发育不良、成人锌缺乏症；青春期痤疮。用法 消化性溃疡：片剂一次 0.5g，颗粒剂一次 10g，一日 3 次；痤疮：片剂一次0.25g，颗粒剂一次 5g，一日 2～3 次；保健营养性补锌：一日 0.25g，分 1 次或 2 次服用。不良反应 轻度水肿。禁忌 急性或活动性消化道溃疡患者。注意 心、肾功不全者慎用；重度高血压患者慎用。相互作用 药物：铝盐、钙盐、碳酸盐、鞣酸、青霉胺、四环素类；食物：牛奶。医保 非医保。

伊索拉定（Irsogladine）

作用类别 胃黏膜保护药。适应证 改善急性胃炎、慢性胃炎急性发作期的胃黏膜病变；胃溃疡。用法 口服：一日 4mg，分 1～2 次服用。不良反应 肝功能异常、皮疹、瘙痒、腹泻、便秘、恶心、呕吐、胸部压迫感等。注意 妊娠及哺乳期妇女、老人、儿童慎用；肝功能异常者慎用。医保 非医保。

瑞巴派特（Rebamipide）

作用类别 胃黏膜保护药。适应证 胃溃疡；急性胃炎、慢性胃炎的急性加重性胃黏膜病变(糜烂、出血、充血、水肿)的改善。用法 口服:一次 0.1g,一日 3 次,早、晚及睡前服用。不良反应 白细胞减少、血小板减少、肝功能障碍、味觉异常、便秘、腹胀、腹泻、恶心、腹痛、喉部异物感、尿素氮升高、乳房肿胀、月经紊乱、皮疹、瘙痒、湿疹等。注意 妊娠及哺乳期妇女、老人、儿童慎用;出现皮疹、瘙痒、转氨酶升高、白细胞减少等症状时应停药。医保 乙类。

醋氨己酸锌(Zinc Acexamate)

作用类别 胃黏膜保护药。适应证 胃及十二指肠溃疡。用法 饭后口服。一次 0.15～0.3g,一日 3 次。不良反应 头晕、恶心、呕吐、便秘等。禁忌 肾功能不全者;早孕期妇女。注意 长期连续服用可影响血铜浓度。相互作用 药物:四环素。医保 乙类。

胃膜素(Gastric Mucin)

作用类别 胃黏膜保护药。适应证 胃及十二指肠溃疡、胃酸过多症、胃痛等。用法 口服:一次 1～3g,一日 4 次,饭前 1 小时及睡前服用。注意 不得与酸性药物同服;与等量碳酸氢钠同服可增加疗效;服用时不可嚼碎。相互作用 药物:酸性药物、碳酸氢钠。医保 非医保。

胸腺蛋白口服溶液(Thymus Protein Oral Solution)

作用类别 胃黏膜保护药。适应证 胃及十二指肠溃疡。用法 口服:一次 30mg,一日 2 次,早晚餐后 2～3 小时服用,30 天为 1 疗程。不良反应 口干、乏力、头晕等。注意 出现絮状沉淀时,禁止服用。医保 非医保。

复方制剂

复方铝酸铋(Compound Bismuth Aluminate)

作用类别 复方制剂。适应证 缓解胃酸过多引起的胃痛、胃灼热感、反酸;慢性胃炎。用法 口服:一次 1～2 片,一日 3 次,餐后服用。不良反应 便秘、稀便、口干、失眠、恶心、腹泻。注意 连续使用不得超过 7 天;孕妇及哺乳期妇女、肾功不全者应在医师指导下使用;治疗期间禁止饮酒,少食煎炸油腻食品。相互作用 药物:四环素类;食物:牛奶。医保 乙类。

胃仙 U(Weisen－U)

作用类别 复方制剂。适应证 胃及十二指肠溃疡;胃炎;胃酸过多症;消化不良、胃痛、便秘等。用法 口服:一次 1～2 片,一日 3 次。注意 服药期间勿食脂肪、荚豆类及刺激性食物,减少吸烟及饮酒。医保 非医保。

胃得乐(Veytalo)

作用类别 复方制剂。适应证 胃及十二指肠溃疡;胃炎;胃酸过多症;神经性消化不良等。用法 口服:一次 2～4 片,一日 3 次,餐后嚼碎服用。禁忌 胃酸缺乏症者。注意 服药后大便呈黑色为正常现象。医保 非医保。

胃肠解痉药

丁溴东莨菪碱（Scopolamine）

作用类别 M受体拮抗药。适应证 胃、十二指肠、结肠内镜检查的术前准备，内镜逆行胰胆管造影和胃、十二指肠、结肠的气钡低张造影或计算机腹部体层扫描（CT扫描）的术前准备；各种病因引起的胃肠道痉挛、胆绞痛、肾绞痛、胃肠道蠕动亢进等。用法 口服：一次10～20mg，一日3次；肌内、静脉注射：一次10～20mg，或一次10mg，间隔20～30分钟再用10mg。不良反应 口渴、视力调节障碍、嗜睡、心悸、面部潮红、恶心、呕吐、眩晕、头痛等。禁忌 未治疗的闭角性青光眼；伴尿潴留的前列腺增生；胃肠道机械性狭窄；心动过速；巨结肠；重症肌无力。注意 静脉注射速度不宜过快；皮下或肌内注射时要避开神经与血管；不要在同一部位反复注射；不宜用于因胃张力低下、胃轻瘫及胃-食管反流所引起的上腹痛、胃灼热等症状；婴幼儿、小儿慎用。相互作用 药物：抗胆碱能药物、吩噻嗪类、甲氧氯普胺、多潘立酮、抗心律失常药、拟肾上腺素能药物、三环类抗抑郁药、地高辛、呋喃妥因、维生素B_2、硝酸甘油；食物：碱、碘、鞣酸。妊娠分级 C。医保 乙类。

消化系统药物

甲溴贝那替秦（Benactyzine Methobromide）

作用类别 解痉药。适应证 胃及十二指肠溃疡、胃痛、胆石绞痛、多汗症、胃酸过多。用法 口服：一次10～20mg，一日3次，饭后服。不良反应 口干、排尿困难、瞳孔散大、便秘等。禁忌 青光眼患者，前列腺增生患者。注意 妊娠及哺乳期妇女、老年患者、婴幼儿慎用。相互作用 药物：单胺氧化酶抑制剂，包括呋喃唑酮、丙卡巴肼等。医保 非医保。

曲美布汀（Trimebutine）

作用类别 胃运动调节药。适应证 胃肠道运动功能紊乱引起的食欲不振、恶心、呕吐、嗳气、腹胀、腹鸣、腹痛、腹泻、便秘等症状的改善；肠道易激综合征。用法 口服，一次0.1～0.2g，一日三次。不良反应 肝功能损伤、口渴、口麻、便秘、腹泻、腹鸣、心动过速、头痛、眩晕、皮疹等。注意 妊娠、哺乳期妇女、儿童慎用；出现皮疹应停药。相互作用 药物：普鲁卡因、西沙必利。医保 乙类。

匹维溴铵（Pinaverium Bromide）

作用类别 钙离子拮抗剂。适应证 与肠道功能紊乱有关的疼痛、排便异常和胃肠不适；与胆道功能紊乱有关的疼痛；钡剂灌肠准备用药。用法 口服：一次50mg，一日3～4次。不良反应 胃肠不适、皮疹。禁忌 妊娠期妇女。注意 哺乳期妇女慎用。医保 非医保。

奥替溴铵（Otilonium Bromide）

作用类别 类似钙离子拮抗剂。适应证 胃肠道痉挛；运动功能障碍（肠易激综合征、胃炎、胃十二指肠炎、肠炎、食管病变）；内窥镜检查前准备。用

法 口服：一次 40～80mg，一日 2～3 次。禁忌 青光眼；前列腺增生；幽门狭窄。注意 妊娠及哺乳期妇女慎用。医保 非医保。

屈他维林（Drotaverine）

作用类别 解痉药。适应证 胃肠道平滑肌痉挛、应激性肠道综合征；胆绞痛和胆道痉挛，胆囊炎，胆囊结石，胆道炎；肾绞痛和泌尿道痉挛，肾结石，输尿管结石，肾盂肾炎，膀胱炎；子宫痉挛，痛经，先兆流产，子宫强直。用法 口服：成人一次 40～80mg，一日 3 次；1～6 岁儿童一次 20～40mg，一日 3 次；6 岁以上儿童一次 40mg，一日 3 次。不良反应 恶心、便秘、头痛、眩晕、失眠、心悸、低血压、过敏反应。禁忌 严重肝、肾衰竭的患者；严重心功能不全的患者；1 岁以下儿童。注意 血压过低的患者应慎重使用；半乳糖不耐受、Lapp 乳糖酶缺陷、葡萄糖-半乳糖吸收不良的遗传性疾病患者；有眩晕经历的患者应避免有潜在危险的操作。相互作用 药物：左旋多巴。医保 非医保。

阿尔维林（Alverine）

作用类别 解痉药。适应证 痛经、子宫痉挛，胃肠系统的易激痛、胆道痉挛，泌尿道结石或感染引发的痉挛性疼痛，下泌尿道感染引起的尿频、膀胱痉挛及其泌尿系手术后的痉挛性疼痛。用法 口服：成人一次 60～120mg，一日 3 次；8～12 岁儿童：一次 60mg，一日 3 次。对于手术患者，应在术前 1 小时开始给药。整粒吞服。不良反应 胃肠不适、嗜睡、头晕、虚弱、头痛、口干、低血压。禁忌 麻痹性肠梗阻患者。注意 前列腺肿瘤患者不宜使用；孕妇或哺乳期妇女慎用。相互作用 药物：三环类抗抑郁药、普鲁卡因或衍生物、抗组胺药等、氟康唑、咪康唑、全身性胆碱能药。医保 非医保。

丙胺太林（Propantheline Bromide）

作用类别 M 受体拮抗药。适应证 胃肠痉挛性疼痛。用法 口服：一次 15mg，疼痛时服。必要时 4 小时后可重复 1 次。不良反应 口干、面部潮红、视物模糊、尿潴留、便秘、头痛、心悸等。禁忌 出血性疾病及术前、尿潴留、前列腺增生、青光眼、哺乳期妇女。注意 心脏病、肝功能损害、高血压、呼吸道疾病等患者、妊娠期妇女及老年人慎用。相互作用 药物：甲氧氯普胺、多潘立酮、红霉素、对乙酰氨基酚、地高辛。医保 乙类。

溴钾阿托品（Atropine Methobromide）

作用类别 M 受体拮抗药。适应证 胃及十二指肠溃疡、胃酸过多症、胃炎、胃肠道痉挛等。用法 口服：一次 1～2mg，一日 4 次，餐后及睡前半小时服用。必要时每日剂量可增加至 12mg。不良反应 瞳孔扩大、口渴、排尿困难、便秘等。禁忌 青光眼、泌尿系疾病患者。妊娠分级 C。医保 非医保。

痛痉平(Diphemin)

作用类别 抗胆碱药。适应证 解痉镇痛;过敏性鼻炎。用法 口服:一次1～3mg,一日3～4次。皮下注射:一次2～6mg。医保 非医保。

颠茄[基](Belladonna)

作用类别 M受体拮抗药。适应证 胃及十二指肠溃疡,轻度胃肠平滑肌痉挛;胆绞痛;输尿管结石腹痛;胃炎及胃痉挛引起的呕吐和腹泻;迷走神经兴奋导致的多汗、流涎、心率慢、头晕等。用法 口服:酊剂,一次0.3～1.0ml,极量一次1.5ml,一日3次;浸膏,一次8～16mg,极量一次50mg;片剂,一次10～30mg,一日30～90mg。不良反应 口干、少汗、瞳孔轻度扩大、排尿困难、皮肤潮红、干燥、呼吸道分泌物减少、心悸、头晕等。禁忌 青光眼;前列腺增生;心动过速患者。注意 不能和促动力药合用;酊剂浓度计量不可过大,以免发生阿托品化现象。医保 甲类。

复方颠茄片

作用类别 参见颠茄。适应证 参见颠茄。用法 口服:一次1片,一日3次。不良反应 参见颠茄、苯巴比妥。禁忌 参见颠茄、苯巴比妥。注意 参见颠茄、苯巴比妥。医保 非医保。

消化系统药物

山莨菪碱[基](Anisodamine)

作用类别 M受体拮抗药。适应证 感染中毒性休克、血管痉挛和栓塞引起的循环障碍、解除平滑肌痉挛、胃肠绞痛、胆道痉挛以及急性微循环障碍及有机磷中毒。用法 口服:一次5～10mg,一日3次;肌内注射:成人一次5～10mg,小儿0.1～0.2mg/kg;静脉注射:用于抗休克及有机磷中毒,一次10～40mg。不良反应 口干、面部潮红、轻度扩瞳、视物模糊、心率加快、排尿困难,阿托品样中毒症状。禁忌 颅内压增高、脑出血急性期、青光眼、前列腺增生,新鲜眼底出血、幽门梗阻、肠梗阻,恶性肿瘤患者。注意 婴幼儿、老年体虚者慎用;急腹症未明诊断时,不宜使用;夏季用药时,可使体温升高;反流性食管炎、重症溃疡性结肠炎患者慎用。相互作用 金刚烷胺、吩噻嗪类药、三环类抗抑郁药、扑米酮、普鲁卡因胺及其他抗胆碱药、单胺氧化酶制剂(包括呋喃唑酮和甲基苄肼)、红霉素、对乙酰氨基酚、地高辛、呋喃妥因。医保甲类。

辛戊胺(Octamylamine)

作用类别 解痉药。适应证 消化道、泌尿道及其括约肌痉挛、偏头痛、呃逆、胃肠道及泌尿道器械检查。用法 复方注射液,肌内注射:1～2ml;复方滴剂,口服:一次25～40滴,一日3～4次。不良反应 恶心、神经过敏、头痛、血压升高等。禁忌 高血压患者。注意 妊娠及哺乳期妇女、老年患者、婴幼儿慎用。医保 非医保。

助消化药

胃蛋白酶（Pepsin）

作用类别 消化酶。适应证 胃蛋白酶缺乏或消化功能减退引起的消化不良症。用法 口服：一次 0.3～0.6g，一日 3 次，饭时或餐前服，同时服稀盐酸0.5～2ml。禁忌 消化性溃疡患者。注意 遇热不稳定，70℃以上失效；合剂在 pH6.0 以上不稳定；易吸潮，使蛋白消化能力降低。相互作用 药物：抗酸药、碱性药物、铝制剂。医保 非医保。

胰酶（Pancereatin）

作用类别 多种酶的混合物，主要为胰蛋白酶、胰淀粉酶和胰脂肪酶。适应证 胰腺外分泌功能不足的替代治疗，常见于囊性纤维化、慢性胰腺炎、胰腺切除术后、胃切除术后、胰腺癌、胃肠道旁路重建术后、胰管或胆总管阻塞、西蒙·席汉综合征等。用法 口服：一次 0.3～0.6g，一日 3 次，餐前或进餐时服。不良反应 恶心、腹泻、便秘、胃部不适、皮疹等；囊性纤维化的患者可出现回盲肠，大肠狭窄和结肠炎。禁忌 急性胰腺炎早期，对猪蛋白及其制品过敏者。注意 妊娠及哺乳期妇女慎用；用药过量可出现恶心、胃痉挛、皮疹、血尿、关节痛、小腿肿胀及腹泻。妊娠分级 C。医保 乙类。

米曲菌胰酶片（Combizym）

作用类别 助消化药。适应证 消化酶减少引起的消化不良。用法 口服：一次 1 片，一日 3 次，饭中或饭后服用。不良反应 过敏性呼吸道反应、皮肤反应；囊性纤维化的患者可出现回盲肠，大肠狭窄和结肠炎。禁忌 急性胰腺炎；慢性胰腺炎活动期急性发作；患有罕见遗传性果糖不耐受症的患者、葡萄糖-半乳糖吸收障碍的患者或者蔗糖酶-异麦芽糖酶不足的患者。注意 一旦观察到有类似肠梗阻症状，应考虑肠道狭窄的可能性；对于胰酶缺乏的患者，饮食恢复期服用本品有时会有帮助。医保 乙类。

复方消化酶（Compound Digestive Enzyme）

作用类别 助消化药。适应证 食欲缺乏；消化不良，包括腹部不适、嗳气、早饱、餐后腹胀、恶心、排气过多、脂肪便；胆囊炎、胆结石以及胆囊切除患者的消化不良。用法 口服：一次 1～2 粒，一日 3 次，餐后服用。不良反应 呕吐、腹泻、软便、口内不快感。禁忌 急性肝炎患者；胆道完全闭锁的患者。注意 服用时可将胶囊打开，但不可嚼碎药片；妊娠及哺乳期妇女慎用。相互作用 药物：铝制剂。医保 非医保。

复方阿嗪米特（Compound Azintamide）

作用类别 助消化药。适应证 因胆汁分泌不足或消化酶缺乏消化不良而引起的症状。用法 口服：一次 1～2 片，一日 3 次，餐后服用。禁忌 肝肾功能障碍者；急性肝炎患者；因胆石症引起的胆绞痛患者；胆管阻塞者。医保 乙类。

干酵母（Dried Yeast）

作用类别 助消化药。适应证 营养不良；消化不良；食欲不振；B族维生素缺乏症。用法 口服：一次0.5～4g，一日3次，嚼碎后服用。不良反应 腹泻。注意 孕妇及哺乳期妇女慎用；过敏体质者慎用。相互作用 药物：碱性药物。医保 乙类。

多酶片[基]（Multienzyme Tablets）

作用类别 助消化药。适应证 消化不良、食欲缺乏。用法 口服：一次1～2片，一日3次。注意 酸性条件下易破坏，服时勿嚼碎；铝制剂可影响本品疗效。相互作用 药物：铝制剂。医保 非医保。

乳糖酶（Lactase）

作用类别 助消化药。适应证 乳糖不耐受症患者（此类患者不能消化乳糖，伴有腹泻、消化不良、灼热及肠易激综合征等症状）。用法 口服：在进食含乳糖的食物前服用。一次1～3片，嚼服或吞服。注意 本品减少钙离子的吸收；妊娠期妇女慎用。相互作用 药物：钙制剂。医保 乙类。

促胃肠动力药及止吐药和催吐药

促胃肠动力药

甲氧氯普胺[基]（Metoclopramide）

作用类别 多巴胺受体拮抗剂。适应证 各种病因所致恶心、呕吐、嗳气、消化不良、胃部胀满、胃酸过多等症状的对症治疗；反流性食管炎、胆汁反流性胃炎、功能性胃滞留、胃下垂等；残胃排空延迟症、迷走神经切除后胃排空延缓；糖尿病性胃轻瘫、尿毒症、硬皮病等胶原疾患所致胃排空障碍。用法 口服：一次5～10mg，一日2～3次，餐前30分钟服用；肌内注射或静脉滴注：一次10～20mg，每日剂量一般不宜超过0.5mg/kg。不良反应 昏睡、烦躁不安、疲怠无力、乳腺肿痛、恶心、便秘、皮疹、腹泻、睡眠障碍、眩晕、严重口渴、头痛、容易激动、乳汁增多、肌震颤、发音困难、共济失调等。禁忌 对普鲁卡因过敏者；癫痫患者；胃肠道出血、机械性肠梗阻或穿孔；嗜铬细胞瘤、放疗或化疗的乳癌患者；抗精神病药所致迟发性运动功能障碍史者。注意 肝肾功能损害者慎用；妊娠及哺乳期妇女、老人、儿童慎用；可导致醛固酮及血清催乳素水平升高。相互作用 药物：对乙酰氨基酚、左旋多巴、锂化物、氨苄青霉素、安定、中枢抑制药、抗胆碱能药物、麻醉止痛药物、抗毒蕈碱麻醉性镇静药、四环素、环孢霉素、阿扑吗啡、西咪替丁、慢溶型剂型地高辛、吩噻嗪类药等。食物：乙醇。妊娠分级 B。医保 甲类。

多潘立酮[基]（Domperidone）

作用类别 多巴胺受体拮抗剂。适应证 消化不良、腹胀、嗳气、恶心、呕吐、腹部胀痛。用法 口服：一次10mg或10ml，一日3次，餐前15～30分钟服用。不良反应 腹部痉挛、口干、皮疹、头痛、腹泻、神经过敏、嗜睡、头晕、血清泌乳素水平升高、溢乳、男子乳房女性化、兴奋、闭经、血管神经性水肿、过敏反应、瘙痒、肝功能检验异常、惊厥、荨麻疹、锥体外系副作用。禁忌 嗜铬细胞瘤；乳癌；胃肠出血、机械性梗阻、穿孔、催乳素瘤等疾病患者。注意 心脏病及接受化疗的肿瘤患者慎用；妊娠期及哺乳期妇女慎用；乳糖不耐受、半乳糖血症或葡萄糖/半乳糖吸收障碍的患者慎用；肝肾功能不全者慎用。相互作用 药物：唑类抗真菌药、大环内酯类抗生素、HIV蛋白酶抑制剂、奈法唑酮、抗胆碱能药、抗酸药和抑制胃酸分泌药、钙拮抗剂、阿瑞吡坦。妊娠分级 C。医保 甲类（口服常释剂型），乙类（栓剂，限儿童及吞咽困难者）。

西沙必利（Cisapride）

作用类别 促胃肠动力药。适应证 其他治疗不耐受或疗效不佳的严重胃肠道动力性疾病，如：慢性特发性或糖尿病性胃轻瘫、慢性假性肠梗阻、胃食管反流病。用法 口服：一次5～10mg，一日3次。不良反应 Q－T间期延长、室性心律失常、尖端扭转型室性心动过速、腹部痉挛、腹痛、腹泻、过敏、头痛、头晕、尿频、肝功异常、胆汁淤积、惊厥性癫痫、锥体外系反应。禁忌 心脏病、心律失常、Q－T间期延长者；有水、电解质紊乱的患者；心动过缓者；患有其他严重心脏节律性疾病者；非代偿性心力衰竭患者；先天Q－T间期延长或有先天长Q－T间期综合征家族史者；肺、肝、肾功能不全者；增加胃肠道动力可造成危害的疾病（如胃肠梗阻）患者；早产新生儿。注意 哺乳期妇女、肝肾功能不良者慎用；老年患者剂量酌减；用药前应排除心律失常的潜在风险，检查心电图、血清电解质及血肌酐。相互作用 药物：三唑类抗真菌药、大环内酯类抗生素、HIV蛋白酶抑制剂、奈法唑酮、ⅠA类抗心律失常药、Ⅲ类抗心律失常药、苄普地尔、卤泛群、喹诺酮类抗生素、三环及四环类抗抑郁药、长春胺、精神安定剂、二苯马尼、抗组胺药等。妊娠分级 C。医保 非医保。

伊托必利（Itopride）

作用类别 促胃肠动力药。适应证 因胃肠动力减弱引起的消化不良症状，包括上腹部饱胀感、上腹痛、食欲缺乏、恶心和呕吐等。用法 口服：一次50mg，一日3次，餐前服用。不良反应 低血压、呼吸困难、喉水肿、荨麻疹、脸色苍白和出汗等休克和过敏性样反应、肝功能异常。禁忌 胃肠道出血、梗阻或穿孔；其他刺激胃肠道可能引起危险的疾病。注意 严重肝肾功不良、妊娠及哺乳期妇女、儿童慎用；可增强乙酰胆碱的作用，应谨慎使用；使用中出现Q－Tc间期延长，应停药。相互作用 药物：替喹溴胺、丁溴东莨菪碱、噻哌溴胺等抗胆碱能药物。医保 乙类。

莫沙必利（Mosapride）

作用类别 促胃肠动力药。适应证 缓解慢性胃炎伴有的消化系统症状（胃灼热、早饱、上腹胀、上腹痛、恶心、呕吐）。用法 口服：一次5mg，一日3

次，饭前或饭后服用。不良反应 腹泻、腹痛、口干、皮疹、头晕、嗜酸性粒细胞增多、三酰甘油升高、转氨酶升高、碱性磷酸酶及γ-谷氨酰转肽酶升高。禁忌 胃肠道出血、穿孔及刺激胃肠道可能引起危险的疾病。注意 妊娠及哺乳期妇女、儿童及青少年、有肝肾功能障碍的老年患者慎用；服用2周症状无改善应停药。相互作用 药物：红霉素。医保 乙类。

止吐药和催吐药

昂丹司琼（Ondansetron）

作用类别 高选择性5-HT_3受体拮抗剂。适应证 细胞毒性药物化疗和放射治疗引起的恶心呕吐；预防和治疗手术后的恶心呕吐。用法 放化疗引起的呕吐：8～32mg。治疗开始前口服或缓慢静脉注射8mg，中度呕吐患者12小时后再口服8mg，严重呕吐患者间隔2～4小时再缓慢静注8mg，共2次；预防或治疗手术后呕吐：麻醉前1小时口服8mg，间隔8小时再口服8mg，共2次。不良反应 头痛、腹部不适、便秘、口干、皮疹、支气管哮喘、过敏反应、转氨酶升高、癫痫发作、胸痛、心律不齐、低血压及心动过缓。禁忌 胃肠道梗阻者。注意 肝功能损害者每日剂量不宜超过8mg；腹部手术后不宜使用。相互作用 药物：地塞米松。贮藏 避光保存。妊娠分级 B。医保 乙类(限二线用药)

托烷司琼（Tropisetron）

作用类别 高选择性5-HT_3受体拮抗剂。适应证 预防肿瘤化疗所引起的恶心和呕吐；治疗手术后的恶心和呕吐。用法 口服或静脉给药，一日5mg，疗程6天。不良反应 便秘、头晕、疲乏、胃肠功能紊乱、皮疹、面部潮红、呼吸困难等。禁忌 妊娠期妇女。注意 哺乳期妇女、儿童慎用；未控制的高血压患者慎用；有心率或传导异常疾病的患者以及同时服用抗心律失常药物或β-受体阻滞剂的患者慎用。相互作用 药物：利福平、苯巴比妥、可能会导致Q-Tc延长的药物。贮藏 30℃以下避光保存。妊娠分级 B。医保 乙类(限二线用药)。

格拉司琼（Granisetron）

作用类别 高选择性5-HT_3受体拮抗剂。适应证 预防或治疗因化疗所引起的恶心和呕吐；预防和治疗手术后的恶心和呕吐。用法 口服：一次1mg，一日2次，首次给药于化疗前和放疗前1小时服用，第二次于第一次服药后12小时服用。静脉注射或滴注：3mg用注射液稀释至15ml做静脉推注，时间不少于30秒，或用20～50ml注射液稀释后作静脉点滴，时间不少于5分钟。每日最大剂量9mg。不良反应 头痛、倦怠、发热、便秘、转氨酶升高等。禁忌 胃肠道梗阻者。注意 孕妇及哺乳期妇女慎用；可减慢消化道运动，消化道运动障碍的患者使用时应密切观察。相互作用 药物：地塞米松、利福平。贮藏 30℃以下避光保存。妊娠分级 B。医保 乙类(限二线用药)。

阿扎司琼（Azasetron）

作用类别 高选择性5－HT_3受体拮抗剂。适应证 细胞毒类化疗药物引起的呕吐。用法 静脉滴注：一日1次，一次10mg，于化疗前30分钟使用。不良反应 过敏性休克、口渴、便秘、头痛、头晕、腹部不适等。禁忌 胃肠道梗阻者。注意 尽量避免与碱性药物配伍；遇光易分解，应注意避光。相互作用 药物：碱性注射液（如呋喃苯胺酸、甲氨蝶呤、氟尿嘧啶、吡咯他尼注射液）、鬼臼乙叉苷、氟氧头孢钠、地西泮。贮藏 室温，避光保存。医保 非医保。

雷莫司琼（Ramosetron）

作用类别 高选择性5－HT_3受体拮抗剂。适应证 预防和治疗抗恶性肿瘤治疗所引起的恶心、呕吐等消化道症状。用法 静脉注射：一日1次，一次0.3mg，抗恶性肿瘤治疗前15～30分钟静脉注射给药。一日最大剂量0.6mg。不良反应 休克、过敏样症状（情绪不振、胸内苦闷感、呼吸困难、喘鸣、颜面潮红、发红、瘙痒、发绀、血压降低等）、癫痫样发作、头痛、头晕、腹泻、肝功能损害等。注意 妊娠及哺乳期妇女、老年患者慎用。相互作用 药物：甘露醇、布美他尼、呋塞米。贮藏 室温，避光保存。医保 非医保。

阿扑吗啡（Apomorphine）

作用类别 中枢性催吐药。适应证 抢救意外中毒及不能洗胃的患者；治疗石油蒸馏液吸入患者，如煤油、汽油、煤焦油、燃料油或清洁液等，以防止严重的吸入性肺炎。用法 皮下注射：成人一次2～5mg，小儿按体重0.07～0.1mg/kg。极量：每次5mg。不得重复使用。不良反应 中枢抑制的呼吸短促、呼吸困难或心动过缓；用量过大可引起持续性呕吐、昏睡、晕厥和直立性低血压等、快速或不规则的呼吸、疲倦无力、颤抖或心率加快，以及中枢神经刺激反应。禁忌 士的宁或误吞入强酸或强碱等腐蚀剂的中毒；麻醉药物中毒；心力衰竭或心衰先兆；张口反射抑制；醉酒状态明显；已有昏迷或有严重呼吸抑制；阿片、巴比妥类或其他中枢神经抑制药所导致的麻痹状态；癫痫发作先兆；休克前期。注意 皮下注射5～10分钟后先出现恶心、面色苍白、继而发生呕吐；与吗啡存在交叉过敏；为提高疗效，注药前应先喝水，成人250ml；给药过程中可出现血清催乳素浓度降低；遇光易变质，变为绿色者即不能使用。相互作用 药物：吩噻嗪类镇吐药、纳洛酮、口服避孕药。妊娠分级 C。贮藏 避光，密封保存。医保 甲类。

氯波必利（Clebopride Malate）

作用类别 高选择性多巴胺受体拮抗药。适应证 因胃排空延缓、胃食管反流、胃炎、食管炎所引起的上腹饱胀、疼痛、恶心、呕吐、嗳气、反酸、食欲不振、消化不良及便秘；糖尿病性胃轻瘫和恶心呕吐时的对症治疗。用法 首次服用半片（0.34mg），每日2～3次，一次一片。早晚或餐前30分钟服用。不良反应 口干、头晕、倦怠、乏力、嗜睡、腹泻、腹痛等。禁忌 机械性胃肠道梗阻；帕金森病患者；对苯甲酰类药物过敏者；驾驶员及妊娠期妇女。注意 有上述不良反应的驾驶员、机械操作者，于工作时禁用。相互作用 药物：抗胆碱能药。医保 非医保。

地芬尼多（Difenidol）

作用类别 强效抗晕止吐药。适应证 防治多种原因或疾病引起的眩晕、恶心、呕吐，如乘车、船、机时的晕动病等。用法 口服：成人，一次 25～50mg，一日 3 次。肌内注射：一次 20～40mg，一日 4 次。预防晕动病应在出发前 30 分钟服药。不良反应 口干、心悸、头昏、头痛、嗜睡、不安、轻度胃肠不适、幻听、幻视、定向力障碍、精神错乱、忧郁、皮疹、一过性低血压反应。禁忌 6 个月以内婴儿；肾功能不全者。注意 青光眼、胃肠道或泌尿道梗阻性疾病以及心动过速患者慎用；孕妇慎用。医保 甲类。

泻药和止泻药

泻药

硫酸镁（Magnesium Sulfate）

作用类别 渗透性泻药；抗惊厥药。适应证 便秘、肠内异常发酵、与活性肽合用治疗食物或药物中毒；阻塞性黄疸及慢性胆囊炎；惊厥、子痫、尿毒症、破伤风、高血压脑病、急性肾性高血压危象等；心绞痛；消炎去肿。用法 口服：导泻，一次 5～20g，一日 1 次，或一次 10ml，一日 3 次；利胆，一次 2～5g，一日 3 次，饭前或两餐间服。肌内注射、静脉滴注：抗惊厥、降压等，一次 1～2.5g。不良反应 脱水、镁中毒、面部潮红、出汗、口干、恶心、呕吐、心慌、呼吸抑制、心律失常、低钙血症、肺水肿、新生儿高镁血症、嗳气、腹痛、食欲减退、便秘、麻痹性肠梗阻等。禁忌 急腹症、肠道失血、妊娠及绝经期妇女。注意 呼吸功能不全、肾功不全、儿童、老年人、严重心血管疾病患者慎用；服用中枢抑制药中毒需要导泻时应避免使用；保胎治疗时，不宜与 β-受体激动药同用。相互作用 药物：硫酸多黏菌素 B、硫酸链霉素、葡萄糖酸钙、盐酸多巴酚丁胺、盐酸普鲁卡因、四环素、青霉素、萘夫西林。妊娠分级 B。医保 甲类。

比沙可啶（Bisacodyl）

作用类别 刺激性缓泻药。适应证 急、慢性及习惯性便秘；腹部 X 线检查或内镜检查前以及手术前清洁肠道。用法 口服：一次 5～10mg，一日 1 次，整片吞服。不良反应 腹部绞痛、腹泻。禁忌 急腹症、炎症性肠病、严重水电解质紊乱者；6 岁以下儿童及孕妇。注意 刺激性较强，避免吸入或与眼、皮肤接触；进餐 1 小时内不宜服用，服药前 2 小时不得服牛奶或抗酸药；不宜长期使用；妊娠及哺乳期妇女慎用。相互作用 药物：阿片类止痛药、抗酸药；食物：牛奶。妊娠分级 C。医保 非医保。

酚酞[基]（Phenolphthalein）

作用类别 刺激性轻泻药。适应证 习惯性顽固性便秘；肠镜检查前清洁肠道。用法 口服：成人，一次50～200mg；2～5岁儿童，一次15～20mg；6岁以上儿童，一次25～50mg。睡前服药。不良反应 皮炎、药疹、瘙痒、灼痛、肠炎、出血倾向等。禁忌 阑尾炎、肠梗阻、直肠出血诊断不明、充血性心力衰竭、高血压、粪块阻塞患者、哺乳期妇女及婴儿。注意 幼儿及妊娠期妇女慎用；长期应用可使血糖升高、血钾降低；长期应用可引起对药物的依赖性。相互作用 药物：碳酸氢钠、氧化镁等碱性药物。医保 甲类。

甘油（Glycerol）

作用类别 润滑性泻药。适应证 便秘。用法 直肠给药：栓剂，一次1粒塞入肛门（成人3g，儿童1.5g）；灌肠剂，成人一次20ml，儿童一次10ml，挤入直肠。不良反应 外用无明显不良反应。禁忌 妊娠及绝经期妇女。注意 避免长期使用。相互作用 药物：脂溶性驱肠虫药。医保 乙类。

聚乙二醇（Polyethylene Glycol）

作用类别 渗透性泻药。适应证 功能性便秘；术前肠道清洁准备；肠镜及其他检查前的肠道清洁准备。用法 口服：一次10g，一日1～2次；或一日20g，一次顿服。不良反应 腹泻、腹胀、腹痛、恶心。禁忌 胃肠梗阻；肠穿孔；胃潴留；消化道出血；中毒性肠炎；中毒性巨结肠症；克罗恩病患者。注意 严重的溃疡性结肠炎患者慎用；用于肠道清洁时，服药前3～4小时至检查完毕患者不得进固体食物，在服药的近3小时内，不得进食固体食物。相互作用 药物：用于肠道清洁时，服用前1小时服用的其他口服药物可能会被从胃肠道冲走而不被吸收。妊娠分级 C。医保 乙类。

开塞露[基]（Magnesium Sulfate）

作用类别 润滑性泻药。适应证 便秘。用法 直肠给药：成人一次20ml，儿童一次10ml。注意 刺破或剪开后的注药导管的开口应光滑，以免擦伤肛门或直肠。医保 甲类。

硫酸钠（Sodium Sulfate）

作用类别 容积性泻药。适应证 便秘。用法 口服，一次5～20g，溶于250ml水，清晨空腹服用。禁忌 水肿患者；妊娠期妇女；肠道器质性病变患者。注意 老人，经期妇女，严重的心、脑、肺、肾疾病及重度衰竭患者慎用。医保 甲类。

液状石蜡（Liquid Paraffin）

作用类别 润滑性泻药。适应证 肠梗阻、肠粪块嵌塞、便秘；器械润滑。用法 口服：成人一次15～30ml，一日2次；6岁以上儿童，一次10～15ml，睡前服用。不良反应 淋巴结内异物肉芽肿、液状石蜡瘤。禁忌 婴幼儿。注意 避免长期使用；服用后保持直立位2小时以减少脂肪性肺炎；吞咽异常者不宜使用。相互作用 药物：脂溶性维生素。医保 乙类。

多库酯钠（Docusate Sodium）

作用类别 泻药。适应证 偶发性便秘。用法 口服：成人一日 50～150mg，首次排便之前服用高剂量，维持阶段服用较低剂量，1～3 天后起效。不良反应 腹胀、腹痛、口苦、皮疹。禁忌 肠梗阻（尤其是粪便嵌塞所致）患者。注意 如出现腹痛、恶心、呕吐等症状超过 2 周，使用前需咨询医师；使用后无效或便血，需立即停用；作用温和，起效缓慢，口服后 1～3 天才能见效，不宜用于肠镜手术前清洁肠道的患者或需要立即通便的患者；口服后基本不吸收，药物均随肠内容物排出，因此可能影响肛管手术患者伤口的愈合。相互作用 药物：液状石蜡。医保 非医保。

蓖麻油（Oleum Rinii）

作用类别 刺激性缓泻药。适应证 外科手术前或诊断检查前清洁肠道；器械润滑。用法 口服：成人，一次 10～20ml，总量不超过 60ml；儿童，一次 5～10ml；2 岁以下婴幼儿，一次 1～5ml。不良反应 短期便秘、恶心、呕吐、腹痛、脱水、电解质失衡。禁忌 妊娠及绝经期妇女。注意 避免长期使用。相互作用 药物：脂溶性驱肠虫药。医保 乙类。

欧车前亲水胶（Psyllium Hydrophilic Mucilloid）

作用类别 容积性泻药。适应证 便秘及相关疾病，如功能性便秘、肠易激综合征等；非特异性腹泻；高胆固醇血症；非胰岛素依赖型糖尿病的辅助治疗。用法 口服：一次 6g，一日 1～3 次，餐后半小时服用。不良反应 腹胀、恶心、肠胀气、肠梗阻、肠绞痛、过敏反应等。禁忌 原因不明的腹痛、炎症性肠道病变、肠梗阻、肠麻痹、胃肠出血及粪便嵌塞；对本品过敏者；妊娠及哺乳期妇女、婴幼儿；长期卧床及吞咽困难者。注意 应保证足够的水分摄入，以防肠梗阻和食管阻塞；不能在睡前服用；老年人、体弱、肠道狭窄、胃肠动力不足者应认真监护；橙味剂型含苯丙氨酸，苯丙酮尿症者慎用。医保 非医保。

止泻药

地芬诺酯[麻]（Diphenoxylate，苯乙哌啶）

作用类别 抗动力药。适应证 急、慢性功能性腹泻；慢性肠炎。用法 口服：一次 2.5～5mg，一日 2～4 次。不良反应 口干、腹部不适、恶心、呕吐、头晕、嗜睡、失眠、抑郁、烦躁、皮疹、腹胀、肠梗阻等。禁忌 2 岁以下儿童；青光眼、严重肝病、肝硬化、梗阻性黄疸、脱水患者；与假膜性肠炎或产肠毒素的细菌有关的腹泻患者。注意 肝功能不全或正在服用成瘾性药物者慎用；妊娠期妇女长期服用可引起新生儿的戒断症状及呼吸抑制；儿童慎用；哺乳期慎用；用药前后及期间应监测水电解质、呼吸抑制；长期用药产生成瘾性。相互作用 药物：中枢抑制药、单胺氧化酶抑制剂、呋喃妥因。医保 非医保。

洛哌丁胺（Loperamide）

作用类别 抗动力药。适应证 控制急、慢性腹泻的症状；用于回肠造瘘术患者可减少排便量及次数，增加大便稠硬度。用法 口服：成人：起始剂量4mg，以后每次不成形便后服用2mg，一日最大剂量16mg；5岁以上儿童：起始剂量2mg，以后每次不成形便后服用2mg，一日最大剂量8～12mg。不良反应 口干、嗜睡、倦怠、头晕、恶心、呕吐、便秘、胃肠不适、过敏反应。禁忌 有发热、便血的细菌性痢疾；肠梗阻、便秘、胃肠胀气、严重脱水者；溃疡性结肠炎的急性发作期；广谱抗菌药所致的假膜性肠炎患者；细菌性小肠结肠炎患者。注意 注意补充水、电解质；急性腹泻患者服用本品48小时临床症状无改善者，改用其他治疗；肝功障碍者注意中枢系统中毒；妊娠、哺乳期妇女慎用。相互作用 药物：奎尼丁、利托那韦。妊娠分级 B。医保 乙类。

双八面体蒙脱石[基]（Dioctahedral Smectite）

作用类别 吸附药。适应证 成人及儿童急、慢性腹泻；食管、胃及十二指肠疾病引起的相关疼痛症状的辅助治疗。用法 口服：成人一次3g，一天3次；1岁以下儿童一日3g，1～2岁儿童一日3～6g，2岁以上儿童一日6～9g，均分3次服用。不良反应 便秘，大便干结。注意 治疗急性腹泻注意纠正脱水。相互作用 药物：可能影响其他药物的吸收，合用时需间隔1小时以上。医保 甲类。

鞣酸蛋白（Albumine Tannate）

作用类别 收敛、止泻药。适应证 消化不良性腹泻。用法 口服：一次1～20g，一日3次，空腹服用。不良反应 便秘。禁忌 细菌性痢疾等感染性腹泻。注意 急性腹泻患者服用本品48小时临床症状无改善者，改用其他治疗。相互作用 药物：胰酶、胃蛋白酶、乳酶生、碱性药物。医保 非医保。

碱式碳酸铋（Bismuth Subcarbonate）

作用类别 保护胃肠黏膜、收敛、止泻药。适应证 腹泻；慢性胃肠炎；胃及十二指肠溃疡。用法 口服：一次0.3～0.9g，一日3次，餐前服用。不良反应 舌苔及大便呈黑色、可逆性精神失常、便秘、碱中毒。禁忌 肠道高位阻塞性疾病；发热；3岁以下儿童。注意 由细菌感染所致的肠炎，宜先控制感染后再使用本品。医保 非医保。

白陶土（Kaolin）

作用类别 吸附药。适应证 腹泻。用法 口服：一次10～20ml，每4小时1次。注意 合并感染或水电解质失衡时慎用。医保 非医保。

复方地芬诺酯（Compound Diphenoxylate）

作用类别 参见地芬诺酯。适应证 参见地芬诺酯。用法 口服：片剂，成人一次1～2片，一日2～4次，餐前服用；儿童一次1片，一日2～4次。溶液剂,2～5 岁,一次 5ml,一日 2 次;5～8 岁,一次 5ml,一日 3 次;8～12 岁,一次 5ml,一日 4 次。不良反应 参见地芬诺酯、阿托品。禁忌 参见地芬诺酯、阿托品。注意 参见地芬诺酯、阿托品。相互作用 参见地芬诺酯、阿托品。妊娠分级 C。医保 甲类。

复方樟脑酊[麻] (Compound Camphor Tineture)

作用类别 抗动力药。适应证 干咳、腹泻。用法 口服:一次 2～5ml,一日 3 次。禁忌 严重肝肾功能不全者;肺源性心脏病患者;支气管哮喘患者;婴儿、妊娠及哺乳期妇女。注意 可致依赖性,不应持续服用。医保 乙类。

消旋卡多曲 (Racecadotril)

作用类别 抗分泌药。适应证 急性腹泻的对症治疗。用法 口服:成人一次 0.1g,一日 3 次,餐前服用。婴儿:1～9 月龄(体重＜9kg),每次 10mg,每日 3 次。9～30 月龄(体重 9～13kg),每次 20mg,每日 3 次。儿童:0 月龄～9 岁(13～27kg),每次 30mg,每日 3 次;9 岁以上(体重＞27kg),每次 60mg,每日 3 次。不良反应 嗜睡、皮疹、便秘、恶心、腹痛。禁忌 肾功能不全者。注意 如出现脱水现象,应与口服补液盐合用;连续使用不超过 7 日。医保 乙类(限儿童)。

微生态药物

地衣芽胞杆菌制剂 (Bacillus Licheniformobiogen)

作用类别 活菌制剂。适应证 细菌与真菌引起的急、慢性腹泻;各种原因所致的肠道菌群失调症的防治。用法 口服:成人一次 0.5g,一日 3 次,首剂加倍;儿童减半。不良反应 大便干结、腹胀、便秘。禁忌 对微生态制剂过敏者。注意 勿置于高温处保存;溶解时水温不宜超过 40℃。相互作用 药物:抗菌药物;铋剂、鞣酸、药用炭等吸附剂。医保 乙类(限菌群失调)。

蜡样芽胞杆菌活菌 (Live Aerobic Bacillus)

作用类别 活菌制剂。适应证 婴幼儿腹泻、轮状病毒胃肠炎、婴幼儿菌痢、成人急性肠炎;慢性肝炎、肝硬化引起的腹胀及其他原因引起的肠道菌群失调;对老年人食欲不振等胃肠道症状有预防保健作用。用法 口服:一次 1～2 粒,一日 2～3 次,连续用药 5～7 天。禁忌 对微生态制剂过敏者。注意 儿童用量酌减。医保 非医保。

嗜酸乳杆菌 (Laclobacillus)

作用类别 微生态制剂。适应证 急慢性腹泻的对症治疗。用法 口服:成人及儿童一次 2 粒,一日 2 次,首剂加倍;婴儿减半。注意 不诱导致病菌产生的耐药性。相互作用 药物:抗菌药物;抗酸药;铋剂、鞣酸、药用炭等吸附剂。医保 乙类(限菌群失调)。

复合乳酸菌 (Complex Capsules)

作用类别 微生态制剂。适应证 各种原因引起的肠道菌群紊乱、急慢性腹泻、肠易激综合征、抗生素相关性腹泻。用法 口服：一次 1～2 粒，一日 1～3次。不良反应 皮疹、头晕、口干、恶心、呕吐、便秘等。禁忌 对微生态制剂过敏者。注意 儿童用量酌减。相互作用 药物：抗菌药物。医保 非医保。

双歧杆菌嗜酸乳杆菌肠球菌三联活菌（Live Combined Bifidobacterium, Lactobacillus and Enterococcus）

作用类别 三联活菌。适应证 肠道菌群失调引起的腹泻、腹胀；轻、中型急性及慢性腹泻。用法 口服：成人一次 0.42～0.84g，1 岁以下儿童一次 0.105g，1～6岁儿童一次 0.21g，6～13 岁儿童一次 0.21～0.42g，一日 2～3 次，用低于 40℃的水或牛奶冲服。不良反应 便秘。禁忌 对微生态制剂过敏者。注意 溶解时水温不宜超过 40℃；不宜与抗菌药同服。相互作用 药物：抗酸药、抗菌药物、铋剂、鞣酸、药用炭等吸附剂。贮藏 干燥处低温或室温保存。医保 乙类（限菌群失调）。

枯草杆菌、肠球菌二联活菌制剂（Live Combined Bacillus Subtilis and Enterococcus Faecium）

作用类别 二联活菌。适应证 治疗和预防抗生素相关性腹泻、旅行者腹泻及其他腹泻；肠易激综合征及炎症性肠病的辅助治疗。用法 口服：一次 1～2粒，一日 2～3 次。禁忌 对微生态制剂过敏者。注意 溶解时水温不宜超过 40℃；过敏体质者慎用。贮藏 冷暗处保存。医保 乙类（限菌群失调）。

乳酶生[基]（Lactasin）

作用类别 助消化药。适应证 消化不良、肠内过度发酵、肠炎、腹泻等。用法 口服：一次 0.3～1g，一日 3 次，餐前服用。贮藏 室温干燥避光处保存。医保 甲类。

双歧杆菌（Bifidobacteria）

作用类别 微生态制剂。适应证 治疗和预防抗生素相关性腹泻、旅行者腹泻及其他腹泻；肠易激综合征及炎症性肠病的辅助治疗。用法 口服：一次0.35～0.7g，早晚餐后各服 1 次。禁忌 对微生态制剂过敏者。注意 溶解时水温不宜超过 40℃。医保 乙类（限菌群失调）。

双歧四联活菌制剂（Live Bifidobacterium Preparation）

作用类别 四联活菌。适应证 与肠道菌群失调相关的腹泻、便秘、功能性消化不良。用法 口服：一日 3 次，一次 3 片，餐后用 50℃以下的水或牛奶冲服。禁忌 对微生态制剂过敏者。注意 铋剂、鞣酸、药用炭、酊剂等能抑制、吸附或杀灭活菌，不宜合用。医保 非医保。

肝胆疾病辅助用药

治疗肝性脑病药

乳果糖（Lactulose）

作用类别 半合成双糖。适应证 慢性、习惯性便秘；治疗和预防肝性脑病或昏迷前状态。用法 口服：便秘，一次 5～10g，一日 1～2 次；肝性脑病，起初 1～2 日，一次 10～20g，一日 2～3 次，后改为一次 3～5g，一日 2～3 次，以一日排便 2～3 次为宜。不良反应 腹胀、腹泻、水电解质失衡。禁忌 半乳糖血症；肠梗阻；急腹痛。注意 妊娠初始 3 个月、糖尿病慎用；有个体差异性，应调节剂量。妊娠分级 B。医保 乙类。

谷氨酸钠（Sodium Glutamate）

作用类别 肝性脑病用药。适应证 血氨过多所致的肝性脑病及其他精神症状。用法 静脉滴注：一次 11.5g，一日不超过 23g。不良反应 大量使用时，可导致严重的碱中毒与低钾血症；输注太快可出现流涎、面部潮红、呕吐等；儿童用药可出现震颤；合并焦虑状态的患者可出现晕厥、心动过速、恶心等。禁忌 少尿、尿闭患者。注意 肾功不全患者、儿童、老人、妊娠及哺乳期妇女慎用；用药期间注意电解质平衡，监测血二氧化碳结合力、钾、钠、氯含量；用于肝性脑病时，与谷氨酸钾合用，二者比例为3∶1或 2∶1，钾低时为 1∶1。贮藏 避光保存。医保 甲类。

门冬氨酸鸟氨酸（L－Ornithine－L－Aspartate）

作用类别 肝性脑病用药。适应证 急、慢性肝病（各型肝炎、肝硬化、脂肪肝、肝炎后综合征）引发的血氨升高及肝性脑病。用法 口服：一次 5g，一日 2～3 次。静脉滴注：急性肝炎，一日 5～10g；慢性肝炎或肝硬化，一日 10～20g，最大剂量不超过 40g。不良反应 恶心、呕吐。禁忌 严重肾功能不全患者（血清肌酐水平超过 3mg/100ml）。注意 儿童、老年人、妊娠及哺乳期妇女慎用；大剂量使用时，应监测血清和尿中的药物水平。医保 乙类。

支链氨基酸（Branch Amino Acid）

作用类别 肝性脑病用药。适应证 支链氨基酸/芳香氨基酸比例失调引起的肝性脑病；各种肝病引起的氨基酸代谢紊乱。用法 静脉滴注：每日 2 次，每次 250ml，与等量 10% 葡萄糖注射液串联后静脉滴注，不宜超过 3ml/min。不良反应 恶心、呕吐。注意 加强钠离子、氯离子的监测。贮藏 阴凉处保存，避免过热或过冷，防止冻结。医保 乙类。

拉克替醇（Lactitol）

作用类别 肝性脑病用药。适应证 肝性脑病；慢性便秘。用法 口服。肝性脑病：以每日排软便 2 次为标准，增减本品的服用剂量。推荐的初始剂量为每日每千克体重 0.6g，分 3 次于就餐时服用；便秘：起始剂量为第一日 20g，于早餐或晚餐时一次服用，第二日起，每日 10g，于早餐时一次服用。不良反应 胃肠胀气、腹部胀痛和痉挛、恶心、腹泻、肠鸣、瘙痒、胃灼热、呕吐、头痛、头晕等。禁忌 肠道不通畅患者；半乳糖不耐受患者。注意 出现不明原因的腹痛和便血时应及时停用；水和电解质紊乱患者及腹泻患者不得服用。相互作用 药物：促钾排泄药物，如噻嗪类利尿剂，皮质类固醇、两性霉素等；胃酸中和剂；新霉素。贮藏 避光、密封保存。医保 非医保。

谷氨酸钾（Potassium Glutamate）

作用类别 肝性脑病用药。适应证 血氨过多所致的肝性脑病及其他精神症状。用法 静脉滴注：一次 18.9g，溶于 5%或 10%葡萄糖注射液500～1000ml 中缓慢滴注，一日 1～2 次。常与谷氨酸钠以 1∶3 或1∶2合用。不良反应 大量使用时可导致高钾血症；输注太快可出现流涎、面部潮红、呕吐等；合并焦虑状态的患者可出现晕厥、心动过速、恶心等。禁忌 碱血症患者。注意 肾功不全患者、无尿患者儿童、老人、妊娠及哺乳期妇女慎用；不与谷氨酸钠合用时易出现高钾血症；大剂量或高浓度使用可致心律失常。医保 甲类。

谷氨酸钙（Calcium Glutamate）

作用类别 肝性脑病用药。适应证 肝性脑病；神经衰弱；脑外伤；脑功能减退；癫痫小发作等。用法 静脉注射：一次 1g，加入 50%葡萄糖注射液 20～40ml中缓慢注射，一日 1～2 次。不良反应 恶心、灼热感、胃部不适。相互作用 药物：强心苷类药物。医保 非医保。

精氨酸（Arginine）

作用类别 肝性脑病用药。适应证 肝性脑病、其他原因引起血氨升高所致的精神症状的治疗。用法 静脉滴注：一次 15～20g 用 5%葡萄糖注射液 1000ml 稀释后于 4 小时内滴完。不良反应 高氯性酸中毒；血中尿素、肌酸、肌酐浓度升高；呕吐、流涎、皮肤潮红等。禁忌 高氯性酸中毒、肾功能不全及无尿患者。注意 定期进行血气和酸碱平衡检测，注意患者的酸碱平衡；危重感染患者的肠外营养中添加精氨酸有报道称可增加风险，慎用。医保 甲类。

氨酪酸（Aminobutyric Acid）

作用类别 肝性脑病用药。适应证 脑卒中后遗症、脑动脉硬化症、头部外伤后遗症、一氧化碳中毒所致昏迷的辅助治疗、各型的肝性脑病。用法 静脉滴注：用于肝性脑病的治疗：一次 1～4g(1～4 支)，以 5%～10%葡萄糖注射液250～500ml稀释后于 2～3 小时时内滴完。不良反应 灼热感、恶心、头晕、失眠、便秘、腹泻；大剂量时可出现肌无力、运动失调、血压降低及呼呼吸抑制。注意 必须充分稀释后缓慢静脉滴注，以免引起血压急剧下降而导致休克；静脉滴注过程中如出现胸闷、气急、头昏、恶心等症状，应立即停药。医保 非医保。

治疗肝炎辅助用药

联苯双酯[基]（Bifendate）

作用类别 治疗肝炎辅助用药。适应证 慢性迁延肝炎伴 ALT 升高者，也可用于化学毒物、药物引起的 ALT 升高。用法 口服：一次 25～50mg，一日 3 次。不良反应 恶心、口干、胃部不适、皮疹等。禁忌 肝硬化患者；妊娠及哺乳期妇女。注意 慢性活动性肝炎慎用；停药后可出现转氨酶反跳；服药过程中出现黄疸及病情恶化，应停药。相互作用 药物：肌苷。医保 甲类。

门冬氨酸钾镁[基]（Potassium Magnesium Aspartate）

作用类别 治疗肝炎辅助用药。适应证 低钾血症；洋地黄中毒引起的心律失常；病毒性肝炎；肝硬化和肝性脑病的治疗。用法 静脉滴注：一次 10～20ml，加入 5％葡萄糖注射液 500ml 中缓慢滴注，一日 1 次。不良反应 恶心、呕吐、血管疼痛、面色潮红、血压下降、心率减慢等。禁忌 高血钾患者；肾功能不全者。注意 未经稀释不得进行注射；滴注速度应缓慢；用于治疗低钾血症时，需监测血清镁的浓度；房室传导阻滞者慎用；老年人慎用。相互作用 药物：保钾利尿剂。医保 乙类。

原卟啉钠（Protoporphyrin Disodium）

作用类别 治疗肝炎辅助用药。适应证 急性肝炎；慢性迁延性肝炎；慢性活动性肝炎，肝硬化；胆囊炎及胆石症。用法 口服：一次 10～20mg，一日 3 次。不良反应 皮肤色素沉着、头晕、上腹痛、皮疹。禁忌 有遗传性卟啉症家族史者。注意 夏季服药时，应避免阳光照晒；加服核黄素可防止或减轻色素沉着。医保 非医保。

核糖核酸（Ribonucleic Acid）

作用类别 治疗肝炎辅助用药。适应证 急性肝炎；慢性迁延性肝炎；肝硬化。用法 肌内注射：一次 6mg，以氯化钠注射液稀释，隔日 1 次，3 个月为 1 疗程。静脉注射：一次 30mg，一日 1 次，或一次 50mg，隔日 1 次。不良反应 头晕、恶心、胸闷、心悸、荨麻疹、体温升高、注射部位红肿疼痛。注意 注意过敏反应，给药后 10 分钟内如果出现荨麻疹、体温升高者慎用；过敏体质者慎用。贮藏 2～10℃保存。医保 非医保。

水飞蓟宾（Silibinin）

作用类别 治疗肝炎辅助用药。适应证 急慢性肝炎、脂肪肝的肝功能异常的恢复。用法 口服：一次 70～140mg，一日 3 次，餐后服用，维持剂量减半。不良反应 恶心、呃逆、胸闷等。医保 乙类。

齐墩果酸（Oleanolic Acid）

作用类别 治疗肝炎辅助用药。适应证 急、慢性肝炎的辅助治疗。用法口服:急性黄疸型肝炎,一次 30mg,一日 3 次;慢性肝炎,一次 50mg,一日 4 次。不良反应 口干、腹泻、上腹不适、血小板减少等。注意 儿童慎用;用药过程中定期检查肝功。医保 非医保。

牛磺酸(Taurine)

作用类别 治疗肝炎辅助用药。适应证 急慢性肝炎;脂肪肝;胆囊炎;支气管炎、扁桃体炎等感染性疾病。用法 口服:一次 0.5g,一日 3 次;儿童一次 0.5g,一日 2 次。注意 本品为对症治疗药,连续使用不得超过 3 天。相互作用 药物:脂溶性维生素、激素。医保 非医保。

促肝细胞生长素[基](Hepatocyte Growth－promoting Factors)

作用类别 治疗肝炎辅助用药。适应证 各种重型病毒性肝炎(急性、亚急性、慢性重症肝炎的早期或中期)的辅助治疗。用法 静脉滴注:一次 80～100mg,加入 10%葡萄糖注射液 250ml 缓慢静脉点滴,一日 1 次,疗程 4～6周,慢性重型肝炎疗程为 8～12 周;肌内注射:一次 40mg,一日 2 次。不良反应 过敏、皮疹、低热。注意 过敏体质者慎用;肌内注射的制剂不能用于静脉点滴。医保 乙类(限工伤保险)。

托尼萘酸(Ribonucleic Acid)

作用类别 治疗肝炎辅助用药。适应证 胆管系统的急性、亚急性、慢性炎症性疾病;各种阻断了肝脏胆汁分泌的疾病,如肝炎、胆囊炎、胆管炎、胆石症、胆汁性绞痛、胆汁阻滞及黄疸等;因胆汁分泌不良,进食脂肪或饱食后引起消化不良性疼痛的预防;胆道胆囊造影的 X 线显影增强剂。用法 口服:每次 1～2 片,每日 3 次,饭前 30 分钟服用;用于胆道静脉造影时,注射造影剂前服 5 片,注射 20 分钟后再服 5 片,注射 50 分钟后再服 5 片;用于口服造影时,按每次服用造影剂的间隔时间,同时服用托尼萘酸片 2 片,即总量为 12～14 片。不良反应 稀便、恶心、皮疹等。禁忌 胆道梗阻性疾病;严重肝功能衰竭;肝性脑病;胆囊气肿。注意 肾功能不良者慎用。相互作用 药物:抗菌药物。医保 非医保。

多烯磷脂酰胆碱(Polyene Phosphatidylcholine)

作用类别 治疗肝炎辅助用药。适应证 各种类型的肝病,如:肝炎,慢性肝炎,肝坏死,肝硬化,肝性脑病;脂肪肝;胆汁阻塞;中毒;预防胆结石复发;手术前后的治疗,尤其是肝胆手术;妊娠中毒,包括呕吐;银屑病,神经性皮炎,放射综合征。用法 口服:起始一次 456mg,一日 3 次,一日最大量为 1368mg,维持剂量为一次 228mg,一日 3 次。静脉滴注:一日 465～930mg,用不含电解质的溶液稀释后静脉滴注。不良反应 皮疹、荨麻疹、胃肠功能紊乱。禁忌 新生儿;早产儿。注意 孕妇慎用。相互作用 药物:含电解质的溶液。医保 乙类。

双环醇(Bicyclol)

作用类别 治疗肝炎辅助用药。适应证 慢性肝炎所致的氨基转移酶升高。

用法 口服：一次25～50mg，一日3次，最少服用6个月。不良反应 皮疹、头晕、腹胀、恶心、头痛、转氨酶升高、睡眠障碍、胃部不适、血小板下降等。注意 有肝功能失代偿者如胆红素明显升高、低白蛋白血症、肝硬化腹水、食管静脉曲张出血、肝性脑病及肝肾综合征慎用。贮藏 避光、密封保存。医保 乙类。

甘草酸二胺[基]（Diammonium Glycyrrhizinate）

作用类别 治疗肝炎辅助用药。适应证 伴有丙氨酸氨基转移酶升高的急、慢性病毒性肝炎。用法 口服：一次150mg，一日3次；静脉滴注：一次150mg，以10%葡萄糖注射液250ml稀释后缓慢滴注，一日1次。不良反应 食欲减退、恶心、呕吐、腹胀、头痛、头晕、胸闷、心悸、血压升高、瘙痒、荨麻疹、口干、水肿。禁忌 严重低钾血症、高钠血症、高血压、心力衰竭、肾衰竭患者。注意 治疗过程中定期监测血压、血清钾、钠浓度。医保 乙类(限抢救、肝功能衰竭和工伤保险)。

消化系统药物

复方甘草酸苷（Compound Glycyrrhizin）

作用类别 治疗肝炎辅助用药。适应证 慢性肝病，改善肝功能异常；湿疹、皮炎、荨麻疹。用法 口服：一次2～3片，一日3次；静脉注射或滴注：一次5～20ml，一日1次。不良反应 血钾降低、心悸、血压升高、上腹不适、皮肤瘙痒、荨麻疹、口干、头痛、头晕、横纹肌溶解、过敏性休克、假性醛固酮症、肌肉痛、感觉异常等。禁忌 醛固酮症、肌病、低钾血症患者。注意 高龄患者慎用；与含甘草的制剂合用时，易出现假性醛固酮增多症。相互作用 药物：袢利尿剂、莫西沙星。医保 乙类(限抢救、肝功能衰竭和工伤保险)。

异甘草酸镁（Magnesium Isoglycyrrhizinate）

作用类别 治疗肝炎辅助用药。适应证 慢性病毒性肝炎和急性药物性肝损伤；改善肝功异常。用法 静脉滴注：一次0.1g，一日1次，以10%葡萄糖注射液250ml稀释后静脉滴注，4周为1个疗程。不良反应 假性醛固酮症、心悸、眼睑水肿、头晕、皮疹、呕吐。禁忌 严重低钾血症、高钠血症、高血压、心力衰竭、肾衰竭。注意 治疗期间定期监测血压、血钾、钠浓度；可引起假性醛固酮增多症，如出现发热、皮疹、高血压、水钠潴留、低血钾，应停药；妊娠及哺乳期妇女、新生儿、婴幼儿慎用。相互作用 药物：利尿剂。医保 乙类(限抢救、肝功能衰竭和工伤保险)。

硫普罗宁（Tiopronin）

作用类别 治疗肝炎辅助用药。适应证 改善各类急慢性肝炎的肝功能；脂肪肝、酒精肝、药物性肝损伤、重金属解毒；降低放化疗的不良反应、预防化疗所致的外周白细胞减少；老年性早期白内障、玻璃体混浊。用法 口服：一次0.1～0.2g，一日3次，疗程2～3个月；静脉滴注：一次0.2g，一日1次，先用5%的碳酸氢钠溶液2ml溶解再用5%～10%的葡萄糖溶液或氯化钠溶液250～500ml稀释后静滴，连用4周。不良反应 血小板减少、食欲减退、恶心、呕吐、腹痛、腹泻、瘙痒、皮疹、皮肤发红、蛋白尿、肾病综合征、胰岛素性自体免疫综合征、疲乏、肢体麻木。禁忌 重症肝炎并伴有高度黄疸、顽固性腹水、消化道出血等并发症的肝病患者；肾功能不全合并糖尿病者；孕妇及哺乳妇女；急性重症铅、汞中毒患者；儿童；既往使用本药时发生过粒细胞缺乏症、再生障碍性贫血、血小板减少或其他严重不良反应者。注意 老年患者、有哮喘病史患者慎用；用药期间定期监测血常规、血浆蛋白、24小时尿蛋白。相互作用 药物：具有氧化作用的药物。贮藏 避光、密封、阴凉处保存。妊娠分级 C。医保 乙类。

苦参素（Marine）

作用类别 治疗肝炎辅助用药。适应证 慢性乙型病毒性肝炎；肿瘤放化疗引起的白细胞下降；其他原因引起的白细胞减少症。用法 口服：一次0.2g，一日3次。肌内注射：用于慢性乙肝，一次0.4～0.6g，一日1次；用于升高白细胞，每次0.2g，每日2次。静脉滴注：用于慢性乙肝，一次0.6g，一日1次；可溶于5%葡萄糖注射液或0.9%氯化钠注射液100～250ml中静滴，滴注速度以每分钟60滴为宜，二个月为一疗程。不良反应 头晕、恶心、呕吐、口苦、腹泻、上腹不适、皮疹、胸闷、发热等。注意 严重肾功能不全者慎用；肝功能衰竭者慎用；妊娠及哺乳期妇女慎用。医保 乙类。

葡醛内酯[基]（Glucurolactone）

作用类别 治疗肝炎辅助用药。适应证 急慢性肝炎的辅助治疗。用法 口服：成人，一次0.1～0.2g，一日3次；5岁以下儿童，一次50mg，一日3次；5岁以上儿童，一次0.1g，一日3次。不良反应 面部潮红、轻度胃肠不适。注意 妊娠及哺乳期妇女慎用。医保 乙类。

乙型肝炎人免疫球蛋白（Human Hepatiris B Immunoglobulin）

作用类别 治疗肝炎辅助用药。适应证 乙型肝炎的预防：乙型肝炎表机抗原(HBSAg)阳性的母亲所生的婴儿；意外感染的人群；与乙型肝炎患者和乙型肝炎病毒携带者密切接触者。用法 肌内注射。母婴阻断：HBSAg阳性母亲所生婴儿出生24小时内注射品100IU；乙型肝炎预防：一次注射量儿童为100IU，成人为200IU，必要时可间隔3～4周再注射一次；意外感染者，立即(最迟不超过7天)按体重注射8～10IU/kg，隔月再注射1次。不良反应 红肿、疼痛感。禁忌 对人免疫球蛋白过敏或有其他严重过敏史者；有IgA抗体的选择性IgA缺乏者。注意 有摇不散的沉淀或异物时不得使用。相互作用 其他减毒活疫苗。医保 乙类。

马洛替酯（Malotilate）

作用类别 治疗肝炎辅助用药。适应证 慢性肝炎、肝硬化、晚期血吸虫病肝损伤和肺结核并发的低蛋白血症。用法 口服：一日0.6g，体重在50kg

消化系统药物

以下者为0.4g，分3次饭后服用。不良反应 皮疹、瘙痒、食欲不振、腹部胀、胃部不适、恶心、呕吐、腹痛、腹泻、头痛等。禁忌 黄疸、肝腹水患者；孕妇及哺乳期妇女、儿童。注意 转氨酶及胆红素明显升高的患者慎用；用药过程中罕见转氨酶升高、胆红素及甲胎蛋白升高。医保 非医保。

还原型谷胱甘肽（Reduced Glutathione）

作用类别 治疗肝炎辅助用药。适应证 酒精及某些药物（化疗药、抗肿瘤药、抗结核药、精神抑郁药、抗抑郁药、扑热息痛）导致的中毒的辅助治疗；酒精、病毒、药物及其他化学物质导致的肝损伤的辅助治疗；电离射线所致治疗性损伤的辅助治疗；各种低氧血症的辅助治疗。用法 口服：一次400mg，一日3次，疗程12周；静脉滴注：一次1.2～2.4g，一日1次，肝脏疾病30日为1个疗程。不良反应 恶心、呕吐、头痛、皮疹等。注意 注射前必须完全溶解，外观澄清、无色；溶解后在室温下可保存2小时，0～5℃保存8小时。相互作用 药物：维生素B_{12}、甲萘醌、泛酸钙、乳清酸、抗组胺制剂、磺胺药、四环素。医保 乙类。

利胆药

苯丙醇（Phenylpropanol）

作用类别 利胆药。适应证 慢性胆囊炎的辅助治疗。用法 口服：一次0.1～0.2g，一日3次，餐后服用。不良反应 胃部不适。禁忌 胆道阻塞性黄疸患者。注意 ：使用超过3周时，一日剂量不宜超过0.2g；妊娠头3个月慎用。贮藏 避光、密封、阴凉处保存。医保 乙类。

非布丙醇（Febuprol Soft）

作用类别 利胆药。适应证 胆囊炎、胆石症。用法 口服：成人一次0.2g，一日3次，儿童一次2～4mg/kg，一日3次，餐前服用。不良反应 胃部不适、腹泻。禁忌 肝功能不全或胆道梗阻的患者；胃肠肿瘤；消化性溃疡；肠道急性炎症患者。注意 用药初期会发生腹泻，此时应减量或停药数日，重新用药时由低剂量开始逐渐增加至所需剂量。医保 非医保。

羟甲烟胺（Hydroxymethylnicotinanlide）

作用类别 利胆药。适应证 胆囊炎、胆管炎。用法 口服：一次1g，一日3次。不良反应 胃部不适、头晕、腹胀、胸闷、皮疹等。禁忌 胆道阻塞患者；肝性脑病患者。注意 妊娠期妇女慎用。医保 非医保。

曲匹布通（Trepibutone）

作用类别 利胆药。适应证 胆囊炎；胆道疾病。用法 口服：一次40mg，一日3次，餐后服用，疗程2～4周。不良反应 恶心、呕吐、食欲缺乏、涎液分泌过多、胃部不适、腹泻、腹胀、便秘、皮疹、瘙痒、眩晕、头痛、倦怠等。禁忌 妊娠期妇女；严重肝肾功能不全者。注意 完全性胆道梗阻、急性胰腺炎患者慎用。医保 乙类。

羟甲香豆素(Hymecromone)

作用类别 利胆药。适应证 胆囊炎;胆石症;胆道感染;胆囊术后综合征。用法 口服:一次 0.4g,一日 3 次,餐前服用。不良反应 头晕、腹胀、胸闷、皮疹、腹泻等。禁忌 肝功能不全者;胆道梗阻者。注意 大剂量可引起胆汁分泌过度和腹泻;炎症明显时应加用抗生素。医保 非医保。

去氢胆酸(Dehydrocholic Acid)

作用类别 利胆药。适应证 胆囊及胆道功能失调;胆囊切除后综合征;慢性胆囊炎;胆石症;某些肝脏疾病。用法:口服:一次 0.25～0.5g,一日 3 次,餐后服用。不良反应 口苦、皮肤瘙痒、呼吸困难、心搏骤停、心律失常、肌痉挛、疲乏无力等。禁忌 胆道完全阻塞;严重肝肾功减退者。注意 长期或大剂量使用可致电解质紊乱。医保 乙类。

熊去氧胆酸[基](Ursodeoxycholic Acid)

作用类别 利胆药。适应证 胆囊胆固醇结石(必须是 X 射线能穿透的结石,同时胆囊收缩功能须正常);胆汁淤积性肝病;胆汁反流性胃炎。用法 口服:胆囊胆固醇结石和胆汁淤积性肝病,按体重一日 10mg/kg,早、晚进餐时分次给予,疗程 6～24 个月;胆汁反流性胃炎:一次 250mg,一日 1 次,疗程 10～14 天。不良反应 腹泻、便秘、过敏、头痛、头晕、胰腺炎等。禁忌 胆道阻塞;急性胆囊炎和胆管炎;胆囊不能在 X 射线下被看到、胆结石钙化、胆囊不能正常收缩以及经常性的胆绞痛等不能使用熊去氧胆酸。注意 使用中注意监测肝功能,评价治疗效果。相互作用 药物:考来烯胺、考来替泊、氢氧化铝、蒙脱石散、环丙沙星、环孢素、尼群地平、氨苯砜。医保 甲类。

亮菌甲素(Armillarisin A)

作用类别 利胆药。适应证 急性胆囊炎、慢性胆囊炎发作;其他胆道疾病并发急性感染;慢性浅表性胃炎;慢性浅表性萎缩性胃炎。用法:口服:一次 10～40mg,一日 4 次;肌内注射:一次 1～2mg,一日 2～4 次;静脉滴注:一次 2.5～5mg,一日 1 次。不良反应 上腹不适、腹泻。注意 严重胆道梗阻或化脓性胆管炎慎用。医保 乙类。

腺苷蛋氨酸(Ademetionine)

作用类别 利胆药。适应证 肝硬化前和肝硬化所致肝内胆汁淤积;妊娠期肝内胆汁淤积。用法 肌内或静脉注射:初始治疗,一日 0.5～1g,连续 2 周。口服:维持治疗,一日 1～2g。不良反应 胃灼热、腹部坠胀、昼夜节律紊乱。注意 血氨升高的患者注意血氨水平。相互作用 药物:碱性液体、含钙的液体。医保 乙类(限重症肝硬化和工伤保险)。

茴三硫(Anethole Trithione)

作用类别 利胆药。适应证 胆囊炎;胆结石;消化不良;急、慢性肝炎的辅助治疗。用法 口服:一次 25mg,一日 3 次。不良反应 荨麻疹样红斑、皮肤瘙痒、腹胀、腹泻、恶心、软便、转氨酶升高、心悸等。禁忌 胆道完全梗阻者。注意 甲亢患者慎用。医保 乙类。

治疗炎性肠病药

美沙拉嗪(Mesalazine)

作用类别 治疗炎性肠病药。适应证 溃疡性结肠炎;克罗恩病。用法 口服:溃疡性结肠炎,急性期一日 4g,缓解期一日 1.5g;克罗恩病,一日 2g。分 3 次服用。直肠给药:栓剂,一次 0.25～0.5g,一日 2～3 次;灌肠剂,一次 4g,一日 1 次,睡前用药。不良反应 恶心、呕吐、急性胰腺炎、白细胞减少、心包炎、心肌炎等。禁忌 对水杨酸制剂过敏者;严重肝肾功能不全者;胃和十二指肠溃疡者;出血体质者。注意 幽门梗阻、凝血机制异常、老年患者、肝肾功能不全者慎用;哺乳期妇女慎用。相互作用 药物:抗凝血药、糖皮质激素、磺胺类药物、甲氨蝶呤、丙磺舒、苯磺唑酮、安体舒通、呋塞米、利福平。妊娠分级 B。医保 乙类。

消化系统药物

柳氮磺吡啶[基](Sulfasalazine)

作用类别 治疗炎性肠病药。适应证 用于炎症性肠病,即克罗恩病和溃疡性结肠炎。用法 口服:成人初始剂量为一日 2～3g,分 3～4 次服用,无明显不适,可渐增至一日 4～6g,待肠病症状缓解后可逐渐减至维持量,一日 1.5～2g;儿童初始量一日 40～60mg/kg,分 3～6 次口服,病情缓解后改为维持量一日 30mg/kg,分 3～4 次口服。直肠给药:一日 2～3 次,一次 1 粒,排便后使用,症状改善后,改用维持量每晚或隔日晚睡前用 1 粒。不良反应 药疹、光敏反应、药物热、关节及肌肉疼痛、发热、中性粒细胞减少或缺乏、血小板减少、再障、溶血性贫血、血红蛋白尿、高胆红素血症、新生儿核黄疸、肝损害、肾损害、恶心、呕吐等。禁忌 对磺胺及水杨酸过敏者;妊娠及哺乳期妇女;2 岁以下儿童。注意 缺乏葡萄糖-6-磷酸脱氢酶、肝功能损害、肾功能损害患者、血卟啉症、血小板及粒细胞减少、血紫质症、肠道或尿路阻塞患者应慎用;老年患者不良反应率增加;服药期间多饮水,保持高尿量,必要时服碱化尿液的药物;用药期间定期复查血象、肝肾功能;对呋塞米、砜类、噻嗪类利尿剂、磺脲类及其磺胺类过敏者,对本品也会过敏;定期复查血常规、肝肾功能等。相互作用 药物:尿碱化药、对氨基苯甲酸、口服抗凝药、口服降糖药、甲氨蝶呤、苯妥英钠、硫喷妥钠、骨髓抑制药、雌激素类避孕药、溶栓药、肝毒性药物、洋地黄类药物、叶酸。妊娠分级 B/D(妊娠晚期)。医保 甲类。

巴柳氮钠(Balsatazide Sodium)

作用类别 治疗炎性肠病药。适应证 轻、中度活动性溃疡性结肠炎及缓解期维持治疗。用法 口服:一次 1.5g,一日 4 次,饭后及睡前服用。不良反应 头痛、恶心、呕吐、腹痛、腹泻、关节痛等。禁忌 水杨酸过敏者;支气管哮喘病史者；严重心、肝、肾功能损害者。注意 妊娠及哺乳期妇女慎用；用药期间定期监测肾功。妊娠分级 B。医保 非医保。

奥沙拉嗪（Olsalazine）

作用类别 治疗炎性肠病药。适应证 急、慢性溃疡性结肠炎与节段性回肠炎，并用于缓解期维持治疗。用法 口服：治疗开始时每日 1g，分次服用，根据患者反映提高至每日 3g，分 3～4 服用。儿童为每日 20～40mg/kg。长期维持治疗：成人每日 1g，分 2 次服用；儿童每日 15～30mg/kg 本品随食物同服。不良反应 腹泻、腹部痉挛、头痛、失眠、恶心、消化不良、皮疹、关节痛。禁忌 水杨酸过敏者；严重肝肾功损害者。注意 妊娠及哺乳期妇女慎用。妊娠分级 C。医保 非医保。

其他消化系统用药

奥曲肽（Octreotide）

作用类别 天然生长抑素衍生物。适应证 肢端肥大症；缓解与功能性胃肠胰内分泌瘤有关的症状和体征：具有类癌综合征表现的类癌肿瘤、VIP瘤、胰高糖素瘤、胃泌素瘤、胰岛素瘤、生长激素释放因子瘤、预防胰腺疾病手术并发症、与内窥镜硬化剂等特殊手段联合用于肝硬化所致的食管-胃静脉曲张出血的紧急治疗。用法 肢端肥大症：①皮下注射，一般 100～200μg，最大剂量 500μg，每 8 小时一次。用药 1 个月后血清生长激素水平下降小于 50%时需停药。生长激素水平降至正常后可试减小剂量，用最小有效量维持，起效后改用长效奥曲肽治疗。②肌内注射，直接用长效奥曲肽，起始剂量 20mg，深部肌内注射，4 周 1 次，疗效不满意时，第 4 针后改为一次 30mg。血清生长激素水平下降小于 50%时需停药改用其他治疗。胃肠道神经内分泌肿瘤：起始50～100μg，皮下注射，一日 2 次；按需调整为 100～200μg，一日 2～3 次。预防胰腺术后并发症：皮下注射，每日 3 次，每次 0.1mg，连续 7 天，第一次用药至少在术前 1 小时进行。食管-胃静脉曲张出血：连续静脉滴注 0.025mg/h，最多治疗 5 天。奥曲肽可用氯化钠溶液稀释。不良反应 局部疼痛、胆汁淤积、胆结石、血糖改变、肝功异常。注意 长期使用需监测甲状腺功能；糖尿病患者需调整胰岛素用量；孕妇、哺乳期妇女、儿童慎用；肢端肥大症患者需长期用药，选择长效制剂为佳。相互作用 药物：溴隐亭、环孢素、西咪替丁等。贮藏 2～8℃冰箱内保存。妊娠分级 B。医保 乙类。

生长抑素（Somatostatin）

作用类别 人工合成的环状氨基酸十四肽。适应证 严重急性胃及十二指肠溃疡出血；预防胰腺手术后并发症；严重急性食管静脉曲张出血；胰、胆和肠瘘的辅助治疗；糖尿病酮症酸中毒的辅助治疗。用法 使用前用氯化钠溶液溶解。上消化道出血：初始 250μg 缓慢静脉注射，以后每小时 250μg 静脉滴注，止血后连续用药 48～72 小时；胰胆肠瘘的辅助治疗：每小时 250μg 静脉滴注至瘘管闭合，继续用药 1～3 日，逐渐停药；预防胰腺手术后并发症：手术开始时每小时 250μg 静脉滴注，手术后持续用药 5 日；糖尿病酮症酸中毒的辅助治疗：每小时 100～500μg 静脉滴注，同时配合胰岛素治疗。不良反应 恶心、呕吐、眩晕、头痛、面部潮红等。禁忌 妊娠期妇女。注意 胰岛素依赖性糖尿病患者慎用；用药期间监测血糖。相互作用 药物：环己烯巴比妥、戊烯四唑。医保 乙类（限胰腺炎、食管静脉出血）。

加贝酯（Gabexate Mesilate）

作用类别 非肽类蛋白酶抑制剂。适应证 急性轻型水肿型胰腺炎；急性出血坏死型胰腺炎的辅助治疗。用法 静脉滴注：一次 100mg，前 3 天一日剂量 300mg，症状减轻后改为一日 100mg，疗程 6～10 日。先以 5ml 注射用水溶解，再用 5% 葡萄糖液或林格液 500ml 稀释后静滴，滴速应控制 1mg/(kg·h)以内，不宜超过 2.5mg/(kg·h)。不良反应 轻度浅表静脉炎、皮疹、面部潮红、过敏、胸闷、呼吸困难、血压下降等。禁忌 儿童、妊娠期妇女。注意 勿将药液注入血管外。医保 乙类。

消化系统药物

二甲硅油（Dimethicone）

作用类别 调节胃肠功能药。适应证 胃肠道胀气。用法 口服：一次 0.1～0.2g，一日 3～4 次，餐前和睡前服用，嚼碎服。医保 乙类。

复方角菜酸酯（Compound Carraghenates）

作用类别 肛门直肠黏膜保护剂及润滑剂。适应证 痔疮及其他肛门疾病引起的疼痛、肿胀、出血和瘙痒的对症治疗；缓解肛门局部手术后的不适。用法 外用：塞肛门内约 2cm 处，一次 1 枚，一日 1 次。不良反应 用药部位皮肤不适。注意：使用 2 周后症状无缓解应及时就医。医保 乙类。

醋酸兰瑞肽（Lanreotide Acetate）

作用类别 天然生长抑素衍生物用。适应证 肢端肥大症；类癌临床症状的治疗。用法：肢端肥大症：第一次深部肌内注射 20mg，14 天后血清生长激素水平下降小于 25% 者每 10 天注射 1 次，大于 25% 者每 14 天注射 1 次。胃肠道神经内分泌肿瘤：每 14 天肌内注射 40mg，疗效不显著时增至每 10 天 1 次。不良反应 注射部位疼痛、红斑、腹泻、腹痛、胃肠胀气、恶心、呕吐、血糖紊乱、胆结石。禁忌 孕妇及哺乳期妇女。注意 肢端肥大的患者使用时需对垂体瘤体积进行监测；类癌综合征者在使用前应排除阻塞性肠道肿瘤；长期治疗时，建议在治疗前和治疗期间每 6 个月应进行胆囊超声波检查；持续明显出现脂肪泻者，应用胰腺提取物补充治疗。使用中应监测血糖。相互作用 药物：环孢素、胰岛素。医保 非医保。

乌司他丁（Ulinastatin）

作用类别 蛋白酶抑制剂。适应证 急性胰腺炎、慢性复发性胰腺炎、急性循环衰竭的抢救辅助用药。用法 静脉注射或滴注：初始一次 10 万 U，一日 1～3 次，以后随症状减量。不良反应 白细胞减少、嗜酸性粒细胞增多、恶心、呕吐、腹泻、转氨酶升高、瘙痒、皮疹、过敏反应。注意 有高龄患者应适当减量；过敏史及过敏体质者慎用；用于循环衰竭时，不能代替一般的休克疗法，休克症状改善后应停止用药；溶解后迅速使用。相互作用 药物：加贝酯、globulin 制剂。医保 乙类。

特利加压素（Terlipressin）

作用类别 加压素的前体药物。适应证 食管静脉曲张出血。用法：静脉注射：食管胃底静脉曲张出血，首剂 2mg 缓慢注射，维持剂量为每 4 小时 1～2mg，缓慢静脉注射，延续 24～48 小时。建议每日最大剂量 120～150μg/kg。不良反应 腹绞痛、排便次数增加、头痛、面色发白、血压变化、呼吸困难、心动过缓、心律失常、心力衰竭、少尿、尿失禁等。禁忌 败血症性休克；妊娠期妇女、儿童。注意 支气管哮喘、高血压、心血管疾病（严重动脉硬化、冠状动脉供血不足、心律失常）、肾功能不全者慎用。相互作用 药物：丙泊酚、舒芬太尼等降低心率的药物。医保 非医保。

垂体后叶素[基]（Pitutrin）

作用类别 从动物脑垂体后叶中提取的水溶性成分，内含催产素及加压素。适应证 宫缩不良所致的产后出血、产后子宫复旧不全；肺出血、食管及胃底静脉出血；尿崩症。用法 肌内注射：一次 5～10U；静脉注射或静脉滴注：一次 5～10U，极量 20U。不良反应 血压升高、尿量减少、尿急、心悸、胸闷、心绞痛、出汗、面色苍白、恶心、呕吐、腹痛、血管神经性水肿、支气管哮喘、荨麻疹、过敏性休克。禁忌 妊娠高血压、高血压、心力衰竭、冠状动脉病、肺源性心脏病患者、骨盆狭窄、胎位不正、产道阻碍者。注意 有剖宫产史者慎用；注意控制药物浓度和滴速；不宜用于引产或催产，分娩前严禁静脉注射；用于产后子宫出血时，应在胎盘娩出后给药；药液稀释后冷处储存。医保 甲类。

循环系统药物

强心药

地高辛[基]（Digoxin）

作用类别 中效强心苷。适应证 急、慢性心力衰竭；控制伴有快速心室率的心房颤动、心房扑动的心室率及室上性心动过速。用法 口服：①成人常用量：一次 0.125～0.5mg，一日 1 次，7 日可达稳态血药浓度；快速洋地黄化，每 6～8 小时给药 0.25mg，总剂量一日 0.75～1.25mg；维持量，0.125～0.5mg，一日 1 次。②儿童常用量：一日总量按体重计算，早产儿 0.02～0.03mg/kg；1 个月以下新生儿 0.03～0.04mg/kg；1 个月至 2 岁 0.05～0.06mg/kg；2～5 岁 0.03～0.04mg/kg；5～10 岁 0.02～0.035mg/kg；10 岁或 10 岁以上，按照成人常用量。总量分 3 次或每 6～8 小时 1 次给予，维持剂量为总量的 1/5～1/3，每 12 小时 1 次或一日 1 次。不良反应 心律失常、胃纳不佳、恶心、呕吐、腹痛、无力、软弱、视物模糊、色视、精神抑郁或混乱、嗜睡、头痛、皮疹、荨麻疹等。禁忌 与钙注射剂合用；任何洋地黄类制剂中毒；室性心动过速；心室颤动；梗阻性肥厚型心肌病；预激综合征伴心房颤动或扑动。注意 剂量个体化，注意监测血药浓度；不能与酸、碱类配伍；慎用于低钾血症、不完全房室传导阻滞、高钙血症、甲状腺功能低下、缺血性心脏病、心肌梗死、心肌炎、肾功能损害者；用药期间随访检查血压、心率及心律、心电图、心功能监测、电解质（钾、钙、镁）、肾功能、血药浓度。相互作用 两性霉素 B、皮质激素、排钾利尿剂、制酸药、止泻吸附药、抗心律失常药、钙盐注射剂、可卡因、泮库溴胺、萝芙木碱、琥珀胆碱、拟肾上腺素类药、β-受体阻滞剂、奎尼丁、维拉帕米、地尔硫䓬、胺碘酮、螺内酯、血管紧张素转换酶抑制剂及其受体拮抗剂、吲哚美辛、肝素、硫酸镁、红霉素、甲氧氯普胺。妊娠分级 C。医保 甲类（口服常释剂型、注射剂）；乙类（口服液体剂）。

毒毛花苷 K（Strophanthin K）

作用类别 速效强心苷。适应证 急性心力衰竭。用法 静脉注射：①成人常用量：首剂 0.125～0.25mg，加入 5%葡萄糖注射液 20～40ml 后缓慢注入，时间不少于 5 分钟，按需要可 2 小时后重复一次 0.125～0.25mg，每日总剂量0.25～0.5mg。极量一次 0.5mg，一日 1mg。②儿童常用量：一日按体重0.007～0.01mg/kg 或按体表面积 0.3mg/m²，首剂给予一半剂量，其余分成几个相等部分，间隔 0.5～2 小时给予。不良反应 心律失常（最重要）、胃纳不佳、恶心、呕吐、腹痛、无力、软弱、视物模糊、色视、精神抑郁或混乱、嗜睡、头痛、皮疹、荨麻疹等。禁忌 任何强心苷制剂中毒患者；室性心动过速、心室颤动；梗阻性肥厚型心肌病；预激综合征伴心房颤动或扑动；二度以上房室传导阻滞。注意 本品毒性剧烈，过量时可引起严重心律失常；近一周使用过洋地黄制剂者，不宜应用；已用全效量洋地黄者禁用，停药 7 天后慎用；不宜于碱性溶液配伍；急性心肌炎、感染性心内膜炎、晚期心肌硬化等患者忌用；慎用于低钾血症、不完全性房室传导阻滞、高钙血症、甲状腺功能低下、缺血性心脏病、急性心肌梗死早期、活动性心肌炎、肾功能损害、房性早搏、室性早搏者；忌用钙剂；用药期间随访检查血压、心率、心律、心电图、心功能监测、电解质(钾、钙、镁)、肾功能、血药浓度。相互作用 两性霉素 B、皮质激素、排钾利尿剂如布美他尼等、抗心律失常药、钙盐注射剂、可卡因、泮库溴铵罗夫木碱、琥珀胆碱、拟肾上腺素、噻嗪类利尿剂、β-受体阻滞剂、奎尼丁、维拉帕米、地尔硫䓬、胺碘酮、螺内酯、血管紧张素转换酶抑制剂及其受体拮抗剂、酚氯胺、吲哚美辛、肝素、硫酸镁或钙盐。医保 甲类。

毛花苷丙（Lanatoside，西地兰）

作用类别 速效强心苷。适应证 急、慢性心力衰竭；控制伴有快速心室率的心房颤动、心房扑动的心室率。用法 静脉注射：①成人常用量：首剂 0.4～0.6mg，用 5% 葡萄糖注射液稀释后缓慢注射，以后可 2～4 小时后再给 0.2～0.4mg，总量 1～1.6mg。②小儿常用量：早产儿和足月新生儿或肾功能减退、心肌炎患儿，肌内注射按体重 0.022mg/kg，2 周～3 岁，按体重 0.025mg/kg。静脉注射获满意疗效后，可改用地高辛常用维持量以保持疗效。不良反应 心律失常、胃纳不佳、恶心、呕吐、腹痛、无力、软弱、视物模糊、色视、精神抑郁或混乱、嗜睡、头痛、皮疹、荨麻疹等。禁忌 与钙注射剂合用；任何强心苷制剂中毒；室性心动过速；室性心动过速、心室颤动；梗阻性肥厚型心肌病；预激综合征伴心房颤动或扑动。注意 过量时，由于蓄积性小，一般于停药后 1～2 天中毒表现可以消退；慎用于低钾血症、不完全性房室传导阻滞、高钙血症、甲状腺功能低下、缺血性心脏病、急性心肌梗死早期、活动性心肌炎、肾功能损害；用药期间随访检查血压、心率及心律、心电图、心功能监测、电解质(钾、钙、镁)、肾功能、血药浓度。相互作用 两性霉素 B、皮质激素、失钾利尿剂、制酸药、止泻吸附药、抗心律失常药、钙盐注射剂、可卡因、泮库溴胺、萝芙木碱、琥珀胆碱、拟肾上腺素类药、β-受体阻滞剂、奎尼丁、维拉帕米、地尔硫䓬、胺碘酮、螺内酯、血管紧张素转换酶抑制剂及其受体拮抗剂、吲哚美辛、肝素、硫酸镁及钙盐、红霉素、甲氧氯普胺、酸碱类。医保 甲类。

去乙酰毛花苷[基]（Deslanoside）

作用类别 速效强心苷。适应证 急性心力衰竭或慢性心力衰竭急性加重；控制心房颤动、心房扑动引起的快心室率。用法 肌内或静脉注射：①成人常用量：首剂 0.4～0.6mg，用 5% 葡萄糖注射液 20ml 稀释后缓慢输注，以后每 2～4 小时再给 0.2～0.4mg，总量一日 1～1.6mg。②小儿常用量：早产儿和足月新生儿或肾功能减退、心肌炎患儿，肌肉内注射按体

循环系统药物

重 0.022mg/kg,2 周～3 岁,按体重 0.025mg/kg。静脉注射获满意疗效后,可改用地高辛常用维持量以保持疗效。不良反应 心律失常、胃纳不佳、恶心、呕吐、腹痛、无力、软弱、视物模糊、色视、精神抑郁或混乱、嗜睡、头痛、皮疹、荨麻疹等。禁忌 与钙注射剂合用;任何强心苷制剂中毒;室性心动过速;室性心动过速、心室颤动;梗阻性肥厚型心肌病;预激综合征伴心房颤动或扑动。注意 不宜与酸、碱类配伍;慎用于低钾血症、不完全性房室传导阻滞、高钙血症、甲状腺功能低下、缺血性心脏病、急性心肌梗死早期、活动性心肌炎、肾功能损害;用药期间随访检查血压、心率及心律、心电图、心功能监测、电解质(钾、钙、镁)、肾功能、血药浓度。相互作用 参照毛花苷丙。医保 甲类。

米力农(Milrinone)

作用类别 PDE 抑制剂。适应证 急、慢性顽固性充血性心力衰竭。用法 静脉注射:负荷量 25～75μg/kg,用适量氯化钠溶液或葡萄糖液稀释,5～10 分钟缓慢注射,以后每分钟 0.25～1.0μg/kg 速度维持,最大剂量每日 1.13mg/kg。口服:一次 2.5～7.5mg,每日 4 次。不良反应 头痛、低血钾、室性心律失常、血小板计数减少、无力、低血压、心动过速等。禁忌 低血压;严重室性心律失常;心肌梗死;肾功能不全者宜减量。注意 用药期间应监测心率、心律、血压、必要时调整剂量;不宜用于严重瓣膜狭窄病变及梗阻性肥厚型心肌病、急性缺血性心脏病;合用利尿剂时,易引起水和电解质失衡;房扑、房颤患者先用洋地黄;肝肾功能损害慎用;心肌梗死、孕妇及哺乳妇女、儿童应慎重。相互作用 丙吡胺、硝酸酯类、洋地黄、速尿。妊娠分级 C。医保 乙类。

氨力农(Amrinone)

作用类别 PDE 抑制剂。适应证 急、慢性顽固性充血性心力衰竭。用法 静注或静滴:每支氨力农粉针加注射用氨力农溶剂 1 支,温热,振摇,完全溶解后,再用适量的氯化钠溶液稀释后使用。负荷量 0.5～1.0mg/kg,5～10分钟缓慢静脉注射,继续以 0.5～1.0μg/(kg·min)静脉滴注,单次剂量最大不超过 2.5mg/kg,每日最大量<10mg/kg。疗程不超过 2 周。不良反应 胃肠道反应、血小板减少、室性心律失常、低血压、肝肾功能损害、发热、皮疹、胸痛、呕血、肌痛、精神症状、静脉炎及注射局部刺激。禁忌 严重低血压。注意 氨力农在溶媒中成盐速度较慢,需 40～60℃温热、振摇,待溶解完全后,方可稀释使用;静脉注射用氯化钠溶液稀释成 1～3mg/ml;监测心率、心律、血压;不宜用于严重瓣膜狭窄病变及梗阻性肥厚型心肌病患者;急性心肌梗死或其他急性缺血性心脏病患者慎用;肝肾功能损害者慎用。相互作用 丙吡胺、硝酸酯类、洋地黄、速尿、含右旋糖酐或葡萄糖的溶液。妊娠分级 C。医保 非医保。

奈西利肽(Nesiritide)

作用类别 与利钠肽 A 型和 B 型受体结合,改善心衰症状和预后。适应证急性、慢性心力衰竭。用法 首剂静注 1.5～2μg/kg，再以维持剂量 0.0075～0.01μg/(kg·min)静脉滴注。一般连续静脉滴注 24～48 小时。不良反应 剂量相关性低血压、恶心、头痛、腹痛。禁忌 低血压、瓣膜狭窄、肥厚梗阻型心肌病、限制型心肌病、缩窄性心包炎、心包填塞。注意 用药期间密切监测血压；妊娠和哺乳期妇女慎用；不能与肝素、胰岛素、依他尼酸钠、布美他尼、依那普利拉、肼屈嗪和呋塞米使用同一静脉通道。妊娠分级 C。医保 非医保。

抗心律失常药

胺碘酮[基]（Amiodarone）

作用类别 Ⅲ类抗心律失常药。适应证 房性心律失常；结性心律失常；室性心律失常；伴预激综合征的心律失常。用法 口服：负荷剂量 600mg/d，连续应用 8～10 天。维持剂量宜应用最小有效剂量，根据个体反应，可给予一日100～400mg。由于胺碘酮的延长治疗作用，可给予隔日 200mg 或一日 100mg。静脉滴注：①负荷滴注（先快后慢）：头 10 分钟给药 150mg(15mg/min)，3ml 注射液(150mg)溶于 100ml 等渗葡萄糖溶液；随后 6 小时给药 360mg(1mg/min)，18ml 注射液(900mg)溶于 500ml 等渗葡萄糖溶液。②维持滴注：剩余 18 小时给药 540mg(0.5mg/min)。第一个 24 小时以后维持滴注速度 0.5mg/min(720mg/24h)。不良反应 甲状腺功能异常、严重窦房结功能异常、二或三度房室传导阻滞、双束支传导阻滞、心动过缓、恶心、呕吐、便秘、弥漫性肺间质纤维化、角膜、皮肤色素沉着、肝炎、转氨酶升高、光敏反应、皮疹、低血钙症等。禁忌 严重窦房结功能异常者、二或三度房室传导阻滞者、心动过缓引起晕厥者。注意 过敏反应，对碘过敏者对本品可能过敏；对诊断的干扰（本品可引起心电图变化、转氨酶和碱性磷酸酶升高、甲状腺功能变化）；慎用于窦性心动过缓、长 Q－T间期综合征、低血压、肝肺功能不全、严重充血性心力衰竭者；多数不良反应与剂量有关，故需长期服药者尽可能用最小有效维持量；半衰期长，故停药后换用其他抗心律失常药时应注意相互作用。定期进行心电图、肝功、肺功能、甲状腺功能、眼科等检查。相互作用 华法林、奎尼丁、普鲁卡因胺、氟卡尼、苯妥英、β－受体阻滞剂、钙通道阻滞剂、地高辛及其他洋地黄制剂、排钾利尿剂、日光敏感性药物。妊娠分级 D。医保 甲类。

奎尼丁（Quinidine）

作用类别 Ⅰa 类抗心律失常药。适应证 心房颤动或心房扑动经电转复后的维持治疗。用法 口服：成人应先试服 0.1～0.2g，观察有无过敏及特异质反应。常用量一次 0.2～0.3g，一日 3～4 次。转复治疗：首日，一次 0.2g，2 小时 1 次，连续 5 次；如无不良反应，第 2 日每次 0.3g，第 3 日每次 0.4g，2 小时 1 次，连续 5 次。一日总量不宜超过 2.4g。恢复窦性心律后改为维持量，一次0.2～0.3g，每日 3～4 次。剂量每日 3g，应分次给予。不良反应 心脏停搏、传导阻滞、室性心动过速、室颤、心电图改变、晕

循环系统药物

厥、恶心、呕吐、痉挛、腹泻、金鸡纳反应(耳鸣、心悸、惊厥、发热、兴奋等)、特异质反应(头晕、冷汗、休克、呼吸抑制等)、转氨酶升高、皮疹、血小板及中性粒细胞减少等。禁忌 曾应用该药引起血小板减少性紫癜者;没有起搏器保护的病态窦房综合征、二或三度房室传导阻滞者。注意 可能发生完全性房室传导阻滞而无起搏器保护的患者慎用;饭后 2 小时或前 1 小时服药并多次饮水可加快吸收、与食物或牛奶可减少胃肠道刺激;肝功能不全者慎用;长期应用监测肝、肾功能,心电图及血药浓度;转复前应先服用洋地黄制剂或β-受体拮抗药,控制心室率;加强心电图检测,QRS 间期超过药前 20%应停药。相互作用 维拉帕米、胺碘酮、口服抗凝药、苯巴比妥、苯妥英钠、地高辛、洋地黄毒苷、抗胆碱药、拟胆碱药、神经肌肉阻滞药(如筒箭毒碱、琥珀胆碱及泮库溴铵)、尿的碱化药(如乙酰唑胺、抗酸药、碳酸氢盐)、降压药、扩血管药、β-受体阻滞剂、利福平、异丙肾上腺素。妊娠分级 C。医保 甲类。

美西律[基] (Mexiletine)

作用类别 Ⅰb 类抗心律失常药。适应证 慢性室性心律失常。用法 口服:首剂 200～300mg,必要时 2 小时后再服 100～200mg。一般维持量 400～800mg/d,分 2～3 次,极量 1.2g。不良反应 恶心、呕吐、头晕、震颤、共济失调、眼球震颤、嗜睡、昏迷、惊厥、复视、视物模糊、精神失常、失眠、皮疹、肺纤质化、白细胞和血小板减少、窦性心动过缓及窦性停搏、心律失常、低血压、心力衰竭。禁忌 心源性休克;病窦综合征;二或三度房室传导阻滞。注意 在危及生命的心律失常患者中有使心律失常恶化的可能;在一度房室传导阻滞的患者慎用;肝功能不全者慎用;室内传导阻滞或严重窦性心动过缓者慎用;长期应用监测血压、心电图、血药浓度;低血压、充血性心力衰竭、电解质紊乱者慎用。相互作用 Ⅰb 类药物、苯妥英钠、利福平、苯巴比妥、制酸药、吗啡。妊娠分级 C。医保 甲类。

普鲁卡因胺[基] (Procainamide)

作用类别 Ⅰa 类抗心律失常药。适应证 危及生命的室性心律失常。用法 静脉注射:一次 0.1g,静注 5 分钟,必要时每隔 5～10 分钟重复一次,总量按体重不超过 10～15mg/kg;或者 10～15mg/kg 静滴 1 小时,然后以每小时按体重 1.5～2mg/kg 维持。不良反应 心脏停搏、传导阻滞、室性心律失常或室颤、心脏停搏、低血压、恶心、呕吐、腹泻、肝功能损害、头晕、抑郁、精神失常、荨麻疹、瘙痒、血管神经性水肿及斑丘疹、红斑狼疮样综合征。禁忌 病窦综合征;二或三度房室传导阻滞者;红斑狼疮;低钾血症;重症肌无力者。注意 交叉过敏反应;心室率明显降低需停药;静脉滴注易引起低血压;低血压、肝肾功能障碍、支气管哮喘者、心脏收缩功能明显降低、洋地黄中毒慎用;老年人及肾功能受损者酌情调整剂量。相互作用 抗心律失常药、抗毒蕈碱药物、降压药、拟胆碱药、神经肌肉阻滞剂。妊娠分级 C。医保 甲类。

普罗帕酮[基]（Propafenone）

作用类别 Ic类抗心律失常药。适应证 阵发性室性心动过速；室上性心动过速；预激综合征伴室上性心动过速；心房扑动或心房颤动的预防；各种早搏。用法 口服：一次0.1～0.2g，一日3～4次。治疗量，一日0.3～0.9g，分4～6次服用。维持量，一日0.3～0.6g，分2～4次服用。静脉注射：按体重1～1.5mg/kg或以70mg加5%葡萄糖液稀释，于10分钟内缓慢注射，必要时10～20分钟可重复一次，总量不超过210mg。静注起效后改为静滴，滴速每分钟0.5～1.0mg或口服维持。不良反应 口干、舌唇麻木、头痛、头晕、闪耀、恶心、呕吐、便秘、胆汁淤积性肝损伤、房室阻断、房室传导阻滞、Q－T间期延长。禁忌 无起搏器保护的窦房结功能障碍，严重房室传导阻滞，双束支传导阻滞，严重充血性心力衰竭，心源性休克，严重低血压。注意 心肌严重损害者，严重心动过缓、低血压、肝肾功能不全者慎用，老年患者、孕妇、哺乳期妇女慎用。相互作用 奎尼丁、局麻药、地高辛、普萘洛尔、美托洛尔、华法林、西咪替丁。妊娠分级 C。医保 甲类。

阿普林定（Aprindine）

作用类别 Ⅰb类抗心律失常药。适应证 频发的室性和房性期前收缩；阵发性室性和房性心动过速；预激综合征合并心动过速等。用法 口服：成人首次100mg，其后6～8小时50～100mg，当日不超过300mg；第2、3日各100～150mg，分2～3次服用，此后减至每日2次，50～100mg维持。不良反应 眩晕、感觉异常、幻视、手颤、癫痫样抽搐、恶心、呕吐、记忆障碍、胆汁淤积性黄疸、轻度或暂时性粒细胞减少、转氨酶升高。禁忌 中、重度房室传导阻滞及重度室内传导阻滞；癫痫发作史；黄疸或血象异常者；严重心功能不全者。注意 器质性心脏病、帕金森病、精神病史者慎用；肝肾功能不全者慎用；儿童、老年患者、孕妇、哺乳期妇女慎用。相互作用 普鲁卡因或利多卡因用作浸润麻醉时；其他抗心律失常药。医保 非医保。

丙吡胺（Disopyramide）

作用类别 Ⅰa类抗心律失常药。适应证 其他药物无效的危及生命的室性心律失常。用法 口服：成人首次0.2g，以后0.1～0.15g，每6小时1次。不良反应 口干、尿潴留、尿急、便秘、视物模糊、青光眼加重、恶心、呕吐、腹泻、厌食、呼吸暂停、心脏停搏、传导阻滞及心律失常、心力衰竭复发或加重、低血压、胆汁淤积、皮疹、粒细胞减少。禁忌 病窦综合征；二或三度房室传导阻滞者；心源性休克；青光眼；尿潴留；重症肌无力者。注意 心肌病或可能产生心功能不全者、心力衰竭、一度房室或室内阻滞、低血压、低钾血症、肝肾功能障碍者、孕期及哺乳期妇女慎用。相互作用 其他抗心律失常药、中至大量乙醇、华法林、药酶诱导剂如苯巴比妥、苯妥英钠及利福平。妊娠分级 C。医保 乙类。

莫雷西嗪（Moracizine）

作用类别 Ⅰ类抗心律失常药。适应证 室性期前收缩；室性心动过速。用法 口服：成人一次150～300mg，每8小时1次。每日极量900mg。不良反应 口干、恶心、呕吐、消化不良、头晕、头痛、嗜睡、乏力、出汗、感觉异常、心律失常。禁忌 心源性休克；二或三度房室传导阻滞及双束支传导阻滞且无起搏器保护者。注意 剂量应个体化，在应用本品前，应停用其他抗心律失常药物1～2个半衰期。心梗后非致命性心律失常、一度房室传导阻滞和室内阻滞、肝肾功能不全、严重心衰慎用；用药期间检查血压、心电图、肝功能。相互作用 西咪替丁、茶碱类、华法林。妊娠分级 B。医保 乙类。

溴苄铵（Bretylium）

作用类别 Ⅲ类抗心律失常药。适应证 各种病因所致的室性心律失常。用法 静脉注射或肌内注射：按体重一次5～10mg/kg，用5%葡萄糖注射液或氯化钠注射液稀释后缓慢静注，在10～20分钟内完成。必要时，4～6小时后再用。静脉给药后可肌内给药维持。不良反应 低血压、恶心、呕吐、胸闷、心慌、消化不良、头晕、头痛、鼻出血、皮炎、出汗、高热、心律失常、心绞痛。禁忌 低血压。注意 肾功能不全、主动脉瓣狭窄、肺动脉高压者慎用；肌内注射不宜超过5ml；不宜与含钙离子的药物合用。相互作用 强心苷类、Ⅰ类抗心律失常药、三环类抗抑郁药、肾上腺素、去甲肾上腺素及多巴胺。妊娠分级 C。医保 乙类。

循环系统药物

苯妥英钠[基]（Phenytoin Sodium）

作用类别 Ⅰb类抗心律失常药。适应证 全身强直-阵挛性发作；复杂部分性发作；单纯部分性发作和癫痫持续状态；三叉神经痛；洋地黄中毒所致的室性及室上性心律失常。用法 ①抗癫痫：成人常用量，每日250～300mg，开始时100mg，每日二次，1～3周内增加至250～300mg，分三次口服，极量一次300mg，一日500mg。如发作频繁，可按体重12～15mg/kg，分2～3次服用，每6小时一次，第二天开始给予100mg（或按体重1.5～2mg/kg），每日3次直到调整至恰当剂量为止；小儿常用量，开始每日5mg/kg，分2～3次服用，按需调整，以每日不超过250mg为度。维持量为4～8mg/kg或按体表面积250mg/m^2，分2～3次服用。②抗心律失常：成人常用量100～300mg，一次服或分2～3次服用，或第一日10～15mg/kg，第2～4日7.5～10mg/kg，维持量2～6mg/kg；小儿常用量，开始按体重5mg/kg，分2～3次口服，根据病情调整每日量不超过300mg，维持量4～8mg/kg，或按体表面积250mg/m^2，分2～3次口服。不良反应 齿龈增生、恶心、呕吐、眩晕、头痛、巨幼红细胞贫血、皮疹、眼球震颤、共济失调、语言不清和意识模糊、剥脱性皮炎、多形糜烂性红斑、系统性红斑狼疮和致死性肝坏死、淋巴系统霍奇金病、致癌。禁忌 阿-斯综合征；二至三度房室阻滞；窦房结阻滞；窦性心动过缓等心功能损害者。注意有酶诱导作用，可对某些诊断产生干扰；用药期间检查血象、肝功能、血钙、口腔、脑电图、甲状腺功能及血药浓度；嗜酒、贫血、心血管病尤其是老人、糖尿病、肝功能损害、甲状腺功能异常者慎用。**相互作用** 对乙酰氨基酚、皮质激素、洋地黄类、口服避孕药、环孢素、雌激素、左旋多巴、奎尼丁、土霉素、三环类抗抑郁药、饮酒、氯霉素、异烟肼、保泰松、磺胺类、抗凝剂、含镁、铝或碳酸钙、降糖药、胰岛素、多巴胺、利多卡因或心得安、叶酸、苯巴比妥或扑米酮、丙戊酸、卡马西平、抗精神药。**妊娠分级** C。**医保** 甲类。

伊布利特（Ibutilide）

作用类别 Ⅲ类抗心律失常药。**适应证** 近期发作的房颤或房扑逆转成窦性心律。**用法** 静注：可以未经稀释直接给药，也可在给药前加到 0.9%的氯化钠注射液或 5%的葡萄糖注射液。首次注射 10 分钟以上，≥60kg 的患者剂量为 1mg，<60kg 的患者剂量为 0.01mg/kg。首次注射结束后 10 分钟，若心律失常未消失，可十分钟再次注射等量本品，注射时间持续 10 分钟。**不良反应** 恶心、连续性多行性室性心动过速和间歇性多行性室性心动过速、心律失常、房室传导阻滞、心衰、早搏、束支传导阻滞、昏厥、肾衰竭、心悸、高血压、头痛、Q－T 间期延长。**注意** 可能诱发或加重某些患者室性心律失常症状，可导致有潜在致命性后果，心律失常预兆必须被充分估计到。**相互作用** 抗心律失常药、延长 Q－T 间期的药物、地高辛、钙通道阻滞剂、β－肾上腺素受体阻滞剂。**妊娠分级** C。**医保** 非医保。

多非利特（Dofetilide）

作用类别 Ⅲ类抗心律失常药。**适应证** 心房纤颤；心房扑动；室上性心动过速。**用法** 房颤和房扑：用 5%葡萄糖注射液或 0.9%氯化钠注射液稀释，静脉注射 8μg/kg，3 小时可以缓解。口服：一次 0.125～0.5mg，2 次/天。阵发性室上性心动过速：口服 0.5mg，2 次/天。**不良反应** 呼吸道感染或呼吸困难、头痛、眩晕、胸痛、流感样症状、面部水肿、荨麻疹、心动过速。**禁忌** 期前收缩或束支阻滞；先天性 Q－T 间期延长；多源性室速；与其他 Q－T 间期延长药物合用；低钾血症；低镁血症；孕妇和哺乳期妇女；肌酐清除率小于 20ml/min。**注意** 可餐前或餐后服用，应在每日的同一时间服用；勿漏服、随意增加剂量、突然停药；严密监测 Q－T 间期；肾功能不全或正进行肾透析患者慎用；肝功能不全慎用。**相互作用** 西咪替丁、酮康唑、TMP 及其复方制剂、丙氯拉嗪、甲地孕酮、维拉帕米、Ⅲ或Ⅰ类抗心律失常药。**医保** 非医保。

阿齐利特（Azimilide）

作用类别 Ⅲ类抗心律失常药。**适应证** 房扑、房颤及阵发性室上性心动过速、心肌梗死后猝死的预防。**用法** 口服：每次 50mg，每日 2 次；静脉给药：用 5%葡萄糖注射液或 0.9%氯化钠注射液稀释，0.6mg/kg。**不良反应** 头痛、疲乏、呼吸困难、腹泻、恶心、呕吐、食欲不振、出汗、口渴、室性早搏、室性心动过速及室上性心动过速。禁忌 期前收缩或束支阻滞；先天性Q-T间期延长；多源性室速；也不与其他Q-T间期延长药物合用；低钾血症；低镁血症；孕妇和哺乳期妇女；肝功能不全。注意 勿漏服、随意增加剂量、突然停药；严密监测Q-T间期；肾功能不全或正进行肾透析患者慎用；肝功能不全慎用。相互作用 西咪替丁、酮康唑、TMP及其复方制剂、丙氯拉嗪、甲地孕酮、维拉帕米、Ⅲ或Ⅰ类抗心律失常药。医保 非医保。

腺苷（Adenosine）

作用类别 降低自律性抗心律失常药物。适应证 阵发性室上性心动过速；室上性心动过速的鉴别诊断用药；核素心肌血流灌注显像的药物负荷试验用药。用法 成人：静脉注射。①室上性心动过速：首剂6mg，在2秒内直接静脉快速推注，然后以氯化钠注射液快速冲洗。如心动过速未终止，可在1～2分钟后给第二剂和第三剂各12mg；也可以先给初始剂量3mg，如心动过速仍然存在，可间隔1～2分钟给第二剂6mg，第三剂12mg。每次给药不超过12mg。②核素心肌血流显像：按每分钟140μg/kg静脉给药，总量为0.84mg/kg，在6分钟内输注完。不良反应 一过性心律失常、心悸、高血压、低血压、心绞痛样胸痛、头痛、眩晕、头昏、腹痛、恶心、呕吐、呼吸困难、颜面发红及烧灼感等。禁忌 严重房室传导阻滞或病态窦房综合征（未置心脏起搏器者）；心房颤动、心房扑动伴异常旁路者；哮喘。注意 高血压、低血压、心肌梗死、不稳定心绞痛患者慎用。相互作用 双嘧达莫、卡马西平、茶碱、咖啡因。妊娠分级 C。医保 非医保。

循环系统药物

硝酸酯类药

硝酸甘油[基]（Nitroglycerin）

作用类别 血管扩张药。适应证 防治心绞痛；降血压；充血性心力衰竭。用法 ①急性心绞痛：舌下含服片剂，一次0.3～0.6mg，必要时每5分钟重复含服，一日不超过5mg；黏膜片剂应置于上唇和齿龈之间，一次1～2mg，一日3～4次；舌下喷雾，一次0.4～0.8mg（1～2撳），然后闭嘴，必要时可喷3次。②稳定性心绞痛长期治疗：通常以透皮贴剂给予，贴于左前胸皮肤，一次2.5mg，一日1次。③控制性降压或治疗心力衰竭：静脉滴注，用5%葡萄糖注射液或氯化钠注射液稀释后静脉滴注，开始时5μg/min，可每3～5分钟增加5μg/min已达到满意效果。如在20μg/min时无效可10μg/min递增，以后可按20μg/min。不良反应 头痛、眩晕、心悸、心动过速、体位性低血压、口干、恶心、呕吐、虚弱、出汗、面部潮红、皮炎、药疹。禁忌 心肌梗死早期；青光眼；严重贫血；颅内压增高者；禁止与西地那非合用。注意 严重肝肾功能不全、低收缩压、血容量不足者慎用；可对血管作用和抗心绞痛作用耐受性；剂量过大引起剧烈头痛；妊娠及哺乳期妇女慎用；不可突然停药，有反跳现象。相互作用 中度或过量饮酒、降压药、血管扩张药、阿司匹林、西地那非、乙酰胆碱、组胺及拟交感胺类、三环类抗抑郁药。妊娠分级 C。医保 甲类(口服常释剂型、注射剂);乙类(舌下片剂)。

硝酸异山梨酯[基] (Isosorbide Dinitrate)

作用类别 血管扩张药。适应证 冠心病的长期治疗;心绞痛的预防;心肌梗死后持续心绞痛的治疗;慢性充血性心力衰竭。用法 片剂:急性心绞痛发作时缓解心绞痛,舌下给药,一次 5mg;预防心绞痛发作,一日 2～3 次口服,一次5～10mg,一日 10～30mg;治疗心力衰竭,口服一次 5～20mg,6～8小时一次。缓释片:一次 20～40mg,一日 2 次。静脉注射:0.9%氯化钠注射液或 5%葡萄糖液稀释,常用浓度为 50μg/ml 或 100μg/ml,限制液体摄入时可达 100μg/ml。初始剂量 2mg/h,剂量依据患者反应调节,密切监测脉搏、心率和血压。喷雾吸入:每次 1.25～3.75mg。不良反应 头痛、眩晕、心悸、心动过速、体位性低血压、口干、恶心、呕吐、虚弱、出汗、面部潮红、皮炎、药疹。禁忌 心肌梗死早期;青光眼;严重贫血;颅内压增高者;禁止与西地那非合用。注意 严重肝肾功能不全、低收缩压、血容量不足者慎用;可对血管作用和抗心绞痛作用耐受性;剂量过大引起剧烈头痛;妊娠及哺乳期妇女慎用;不可突然停药,有反跳现象。相互作用 中度或过量饮酒、降压药、血管扩张药、阿司匹林、西地那非、乙酰胆碱、组胺及拟交感胺类、三环类抗抑郁药。妊娠分级 C。医保 甲类。

单硝酸异山梨酯 (Isosorbide Mononitrate)

作用类别 血管扩张药。适应证 冠心病的长期治疗;心绞痛的预防;心肌梗死后持续心绞痛的治疗;慢性充血性心力衰竭。用法 ①口服:包括片剂、胶囊剂、胶丸剂,一次 10～20mg,严重病例一次 40mg,一日 2～3 次。缓释片,早晨服用,一次 50mg 或 60mg,一日 1 次,需个体化给药。②静脉注射:5%葡萄糖注射液稀释后,初始剂量每小时 1～2mg,最大剂量每小时不超过 8～10mg。不良反应 头痛、眩晕、心悸、心动过速、体位性低血压、口干、恶心、呕吐、虚弱、出汗、面部潮红、皮炎、药疹。禁忌 心肌梗死早期;青光眼;严重贫血;颅内压增高者;禁止与西地那非合用。注意 严重肝肾功能不全、低收缩压、血容量不足者慎用;可对血管作用和抗心绞痛作用耐受性;剂量过大引起剧烈头痛;妊娠及哺乳期妇女慎用;不可突然停药,有反跳现象。相互作用 β-受体阻滞剂、钙通道阻滞剂、血管扩张药、酒精、精神安定剂、三环类抗抑郁药、西地那非。妊娠分级 B。医保 乙类。

钙拮抗药

硝苯地平[基] (Nifedipine)

作用类别 二氢吡啶类钙通道阻滞剂。适应证 高血压;冠心病;心绞痛。用法 口服。片(胶囊)剂:起始剂量一次 10mg,一日 3 次;维持量为一次 10～20mg,一日 3 次;冠脉痉挛患者,一次 20～30mg,一日 3～4 次;一日

循环系统药物

最大剂量不宜超过120mg。控释片剂：一次30～60mg，一日1次，应整粒吞服。缓释片（胶囊）剂：一次10～20mg，一日2次。单次最大剂量，一次40mg，一日0.12g。不良反应 面部潮红、踝部水肿、头痛、头晕、恶心、心动过速、低血压、胆石症、心肌梗死、充血性心力衰竭、肺水肿、心律失常、传导阻滞。禁忌 心源性休克；严重低血压；有KOCK小囊（直肠、结肠切除术后做回肠造口）的患者；与利福平合用；怀孕20周内、哺乳期妇女。注意 胃肠道严重狭窄患者慎用；行X线钡餐造影时，可引起假阳性；肝功能损害须严格检测；停药应缓慢减量。相互作用 药物：利福平、大环内酯类抗生素、抗HIV蛋白酶抑制剂、吡咯类抗真菌类、其他降压药、氟西汀、奈法唑酮、奎奴普丁/达福普汀、丙戊酸、西咪替丁、西沙必利、地高辛、奎尼丁、他克莫司；食物：葡萄柚汁。妊娠分级 C。医保 甲类（口服常释剂型）；乙类（缓释控释剂型）。

尼群地平[基]（Nitrendipine）

作用类别 二氢吡啶类钙通道阻滞剂。适应证 高血压。用法 口服：一次10～20mg，每日1～2次。不良反应 足踝部水肿、头痛、头晕、面部潮红、低血压、心动过速、皮疹、过敏性肝炎。禁忌 严重主动脉瓣狭窄。注意 严重冠状动脉狭窄患者定期作心电图；与β-受体阻滞剂合用监测血压和心功能；肝肾功能不全者慎用。相互作用 β-受体阻滞剂、ACEI、长效硝酸盐类、洋地黄、双香豆素类抗凝药、西咪替丁。医保 甲类。

氨氯地平（Amlodipine）

作用类别 二氢吡啶类钙通道阻滞剂。适应证 高血压；冠心病。用法 口服：成人起始剂量5mg，一日1次。身材小、虚弱、老年或伴肝功能不全患者，起始剂量为2.5mg，每日一次。治疗冠心病的推荐剂量为5～10mg，每日一次。不良反应 外周水肿（尤其是踝部）、呼吸困难、消化不良、肌肉痉挛、头痛、潮红、低血压、心律失常（包括室性心动过速及房颤）。禁忌 重度主动脉瓣狭窄；严重低血压。注意 低血压；心绞痛加重或心肌梗死；β-受体阻滞剂停药；肝功能不全者慎用。相互作用 辛伐他汀、CYP3A4抑制剂。妊娠分级 C。医保 乙类。

左旋氨氯地平（Levamlodipine）

作用类别 二氢吡啶类钙通道阻滞剂（氨氯地平的左旋单体）。适应证 高血压；心绞痛。用法 口服。初始剂量一次2.5mg，一日1次；最大剂量一次5mg，一日1次；虚弱或老年患者、肝功能不全患者一次1.25mg，一日1次。不良反应 外周水肿（尤其是踝部）、呼吸困难、消化不良、肌肉痉挛、头痛、潮红、低血压、心律失常（包括室性心动过速以及房颤）。禁忌 重度主动脉瓣狭窄；严重低血压。注意 从小剂量开始服用；充血性心力衰竭、重度主动脉瓣狭窄者、肝功能不全者慎用。医保 乙类。

乐卡地平（Lercanidipine）

作用类别 二氢吡啶类钙通道阻滞剂。适应证 轻、中度原发性高血压。用法 口服。餐前15分钟服用，一次10mg，一日1次；依据患者反应可增至20mg，一日1次。不良反应 心悸、心动过速、足踝水肿、眩晕、头痛、疲劳、嗜睡、胃肠道反应、多尿、面部潮红、低血压、肌痛、皮疹、心肌梗死。禁忌 左室流出道梗阻；急性心肌梗死；未治疗的充血性心衰；不稳定型心绞痛；严重的肝肾疾病；同时服用CYP3A4强效抑制剂、环孢素或柚子汁。注意 病态窦房综合征应密切观察；不能应用于Lapp乳糖酶不足，半乳糖血症或葡萄糖/半乳糖吸收不良综合征患者；肝肾功能不全者需调整剂量；孕妇、儿童、哺乳期妇女不宜使用。相互作用 药物：CYP3A4酶的诱导剂和抑制剂、环孢素、其他CYP3A4酶底如特非那定、阿司咪唑、Ⅲ类抗心律失常药、美托洛尔、β-受体阻滞剂、西咪替丁、地高辛、酒精；食物：柚子汁。医保 乙类。

贝尼地平（Benidipine）

作用类别 二氢吡啶类钙通道阻滞剂。适应证 原发性高血压。用法 口服。早餐后服用，一次2～4mg，一日1次；效果不佳时可增至一次8mg，一日1次。重症高血压患者应一次4～8mg，一日1次。不良反应 心悸、心动过速、足踝水肿、眩晕、头痛、疲劳、嗜睡、胃肠道反应、多尿、面部潮红、低血压、肌痛、皮疹、心肌梗死。禁忌 心源性休克；孕妇、可能妊娠的妇女、哺乳期妇女不宜使用。注意 血压过低者；老年人从小剂量开始；肝肾功能不全者慎用；突然停用，症状恶化；出现一过性意识消失应停用；高空作业、驾驶汽车应注意。相互作用 药物：其他降压药、地高辛、西咪替丁、利福平；食物：葡萄柚汁。医保 乙类。

循环系统药物

非洛地平（Felodipine）

作用类别 二氢吡啶类钙通道阻滞剂。适应证 高血压；心绞痛。用法 口服：普通制剂，初始剂量一次2.5mg，一日2次；维持剂量一次5mg或10mg，一日1次。缓释片(胶囊)，初始剂量一次5mg，一日1次；维持剂量一次5mg或10mg，一日1次。不良反应 轻微至中度踝部水肿、头痛、潮红、心悸、疲劳、感觉异常、皮疹、晕厥、尿频、齿龈增生、肌痛、视力异常、早搏、低血压伴心动过速。禁忌 不稳定型心绞痛；失代偿性心力衰竭；急性心肌梗死；妊娠妇女。注意 老年人需减小剂量；主动脉瓣狭窄、肝脏损害、严重肾功能损害、急性心肌梗死后心衰慎用；半乳糖不耐受者、乳糖酶缺乏症、葡萄糖/半乳糖吸收不良患者应禁忌使用；肝肾功能不全者慎用；哺乳妇女需停药。相互作用 药物：细胞色素P450诱导剂、细胞色素P450抑制剂、他克莫司、环孢素、西咪替丁；食物：葡萄柚汁。妊娠分级 C。医保 乙类。

拉西地平（Lacidipine）

作用类别 二氢吡啶类钙通道阻滞剂。适应证 高血压。用法 口服。初始剂量一次 2mg，一日 1 次，晨服最佳；必要时 3～4 周后可增加至一次 4mg 或 6mg，一日 1 次。不良反应 水肿、头痛、头晕、心悸、心动过速、皮肤潮红、胃肠道不适、恶心、皮疹、多尿、无力、肌痛、视力异常、耳鸣、齿龈增生、肝酶升高、心绞痛恶化、昏厥、低血压。禁忌 严重主动脉狭窄；急性心肌梗死。注意 窦房结和房室结活性异常患者、Q－T 间期延长患者、心脏储备力差、不稳定性心绞痛、心肌梗死、肝功能损伤患者慎用；哺乳妇女需停药。相互作用 药物：利尿剂、β－受体阻滞剂、血管紧张素转换酶抑制剂、西咪替丁、环孢素、CYP3A4 诱导和抑制剂；食物：葡萄柚汁。医保 乙类。

西尼地平（Cilnidipine）

作用类别 二氢吡啶类钙通道阻滞剂。适应证 高血压。用法 口服。初始剂量一次 5mg，一日 1 次，早饭后服用；必要时可增加至一次 10mg，一日 1 次。不良反应 胸痛、低血压、心电图异常、心悸、头痛、眩晕、失眠、手颤、血小板减少、白细胞计数、中性粒细胞异常、潮红、皮疹、口渴、腹胀、呕吐、便秘、肝酶升高、尿频、尿酸升高、味觉异常、眼干燥。禁忌 严重主动脉狭窄；妊娠及哺乳期妇女；高空作业、驾驶机动车及操作机器工作时禁用。注意 老年人从小剂量开始；肝肾功能不全者、左室流出道梗阻、一个月内曾发生心肌梗死、充血性心力衰竭者慎用。相互作用 药物：麻黄、金丝桃、其他降压药、地高辛、西咪替丁、利福平、偶氮类抗真菌药；食物：葡萄汁。医保 乙类。

尼卡地平（Nicardipine）

作用类别 二氢吡啶类钙通道阻滞剂。适应证 原发性高血压；手术时异常高血压的急救处置；高血压急症。用法 口服：初始剂量一次 20mg，一日 3 次；维持剂量一次 20～40mg，一日 3 次。缓释片（胶囊），剂量一次 40mg，一日 2 次。静滴：用氯化钠溶液或 5% 葡萄糖注射液稀释，配成浓度为 0.01%～0.02% 后使用。手术时异常高血压的紧急处理，滴注速度为每分钟 2～10μg/kg，必要时增至每分钟 10～30μg/kg；高血压急症时为每分钟 0.5～6μg/kg，根据血压监测调节滴速。不良反应 足踝部水肿、恶心、呕吐、食欲不振、便秘、腹泻、体位性低血压、倦怠、皮疹、尿频、抑郁、粒细胞减少、颜面潮红、麻痹性肠梗阻、低氧血症、肺水肿、心绞痛、肝功能异常、血小板减少。禁忌 严重主动脉狭窄；颅内出血未完全止血；脑中风急性期颅内压增高者。注意 肝肾功能不全、充血性心力衰竭、急性脑梗死和缺血患者、低血压、青光眼、孕妇、儿童慎用；肝肾功能不全者从低剂量开始。相互作用 西咪替丁、其他降压药、地高辛、环孢素。妊娠分级 C。医保 乙类。

维拉帕米[基]（Verapamil）

作用类别 非二氢吡啶类钙通道阻滞剂。适应证 心绞痛；心律失常；原发性高血压。用法 ①口服：普通制剂，心绞痛每次 80～120mg，一日 3 次；肝功能不全者及老年人的安全剂量为每次 40mg。心律失常、预防阵发性室上速一日 240～320mg，分 3～4 次。原发性高血压，每日 90～180mg，分 1～2 次服用，日安全剂量 480mg。缓释制剂，原发性高血压，初始剂量一次 180mg，一日 1 次。②静脉注射：起始剂量为 5～10mg，静注 2～3 分钟。如无效则 15～30 分钟后再给一次。③静脉滴注：每小时 5～10mg，加入氯化钠注射液或 5% 葡萄糖注射液中滴注，1 日总量不超过 50～100mg。不良反应 眩晕、恶心、呕吐、便秘、头痛、潮红、足踝水肿、血管性水肿、齿龈增生、乳房发育、肌肉痛、关节痛、皮疹、症状性低血压、心动过缓、房室阻滞、充血性心力衰竭、窦性心动过缓。禁忌 严重左心室功能不全；低血压或心源性休克；病窦综合征；二或三度房室阻滞未安置起搏器者；心房扑动或心房颤动患者合并房室旁路通道。注意 需要密切监测心力衰竭、预激综合征、传导阻滞、肝肾功能损害、神经肌肉传导减弱、血清钙的情况，必要时减量、停药或禁用。相互作用 环磷酰胺、长春新碱、甲基苄肼、强的松、长春新碱胺、阿霉素、顺铂、苯巴比妥、乙内酰脲、维生素 D、苯磺唑酮、雷米封、乙醇、阿司匹林、地高辛、β-受体阻滞剂、血管扩张剂、血管紧张素转换酶抑制剂、利尿剂、胺碘酮、氟卡胺、卡马西平、环孢素、阿霉素、茶碱、锂盐、吸入性麻醉剂。妊娠分级 C。医保 甲类(口服常释剂型、注射剂)；乙类(缓释控释剂型)。

地尔硫䓬（Diltiazem）

作用类别 非二氢吡啶类钙通道阻滞剂。适应证 变异型心绞痛；劳力型心绞痛；高血压；室上性心律失常。用法 口服：普通制剂，初始剂量一次 30mg，一日 4 次；每 1～2 日增加一次剂量，维持剂量一日 90～360mg。缓释片(胶囊)，初始剂量一次 60～120mg，一日 2 次，维持剂量一日 240～360mg。注射：将注射用盐酸地尔硫䓬用 5ml 以上氯化钠溶液或葡萄糖注射液溶解。①室上性心动过速：3 分钟单次静注 10mg。②手术时异常高血压的急救，单次静注 10mg，每分钟按体重静脉滴注 5～15μg/kg，当血压降至目标值以后，边监测血压边调节点滴速度。③不稳定性心绞痛：每分钟按体重静脉滴注 1～5μg/kg，最大速度为每分钟 5μg/kg。④高血压急症，静脉滴注，每分钟 5～15μg/kg。不良反应 水肿、头晕、恶心、眩晕、呕吐、食欲不振、便秘、腹泻、心绞痛、心律失常、低血压、皮疹、房室传导阻滞、急性肝损害。禁忌 病态窦房结综合征未安置起搏器者；二或三度房室传导阻滞未安置起搏器者；收缩压低于 90mmHg；急性心肌梗死或肺充血。注意 老年人从小剂量开始；心室功能受损慎用；肝肾功能不全者减量；心肌病、低血压、伴有预激综合征的房颤、房扑患者慎用。相互作用 β-受体阻滞剂、西咪替丁、地高辛、麻醉药、三唑仑和咪达唑仑、卡马西平、环孢菌素、利福平。妊娠分级 C。医保 乙类。

桂利嗪(Cinnarizine)

作用类别 哌嗪类钙通道拮抗剂。适应证 脑血栓形成、脑栓塞、脑动脉硬化、脑出血恢复期、蛛网膜下腔出血恢复期、脑外伤后遗症、内耳眩晕症、冠状动脉硬化及由于末梢循环不良引起的疾病。用法 口服，每次 25～50mg，每日 3 次。不良反应 嗜睡、疲惫、体重增加、抑郁和锥体外系反应。禁忌 抑郁症病史。注意 疲惫症状逐步加重者应当减量或停药；严格控制药物应用剂量；患有帕金森病等锥体外系疾病时慎用；驾驶员和机械操作者慎用。相互作用 酒精、催眠药或镇静药、苯妥英钠、卡马西平。妊娠分级 C。医保 乙类。

氟桂利嗪[基]（Flunarizine Hydrochloride）

作用类别 哌嗪类钙通道阻滞剂。适应证 脑供血不足，椎动脉缺血，脑血栓形成后；耳鸣，头晕；癫痫辅助治疗；典型或非典型偏头痛的预防性治疗；由前庭功能紊乱引起的眩晕的对症治疗。用法 口服，每次 6～12mg（每次 1～2 片），每日一次，睡前服用。不良反应 嗜睡、疲惫感、抑郁症、锥体外系反应、失眠、焦虑、锥体外系反应。禁忌 抑郁症病史、帕金森病或其他锥体外系疾病症状患者。注意 极个别患者治疗过程中乏力现象会逐渐加剧；在推荐剂量下使用，定期观察患者，在出现锥体外系症状或抑郁症状时能及时停药，在维持治疗期间如疗效下降应及时停止治疗；驾驶车辆或操纵机器者慎用；有锥体外系症状、抑郁症和帕金森病发病倾向的老年患者慎用。相互作用 酒精、催眠药或镇静药。妊娠分级 C。医保 乙类。

循环系统药物

β－受体阻滞药

普萘洛尔[基][共]（Propranolol）

作用类别 非选择性竞争 β－肾上腺素受体拮抗剂。适应证 室性及室上性心律失常；心绞痛；高血压；肥厚型心肌病；嗜铬细胞瘤；心肌梗死；二尖瓣脱垂综合征；偏头痛；非丛集性头痛；甲亢。用法 口服：①抗心律失常，一次 10～30mg，一日 3～4 次。②心绞痛、高血压，开始 5～10mg，一日 3～4 次，每 3 日可增加 10～20mg，可渐增至每日 200mg，分次服；每日最大剂量 200mg。③心肌梗死，一次 30～240mg，一日 2～3 次。④肥厚型心肌病、嗜铬细胞瘤患者控制心动过速，一次 10～20mg，一日 3～4 次。⑤偏头痛，一日 30～100mg，一日 3 次。静脉注射：盐酸普萘洛尔灭菌用水溶液，缓慢注射一次 1～3mg，必要时 5 分钟后可重复，总量 5mg；儿童，按体重一次 0.01～0.1mg/kg，缓慢注入（>10 分钟），不宜超过 1mg。不良反应 眩晕、头晕、意识模糊、充血性心力衰竭、恶心、呕吐、口干、食欲不振、便秘、腹泻、咽痛、支气管痉挛、心动过缓、房室传导阻滞、抑郁、焦虑、血糖异常、性功能障碍。禁忌 哮喘、支气管痉挛；心源性休克；重度或急性心力衰竭；二或三度房室传导阻滞；窦性心动过缓。注意 与食物共进，可提高生物利用度；首次需从小剂量开始，逐渐增加剂量并密切观察反应；根据心率及血压等临床征象指导用药；冠心病患者不宜骤停，逐渐撤药；过敏史、充血性心力衰竭、糖尿病、肺气肿或非过敏性支气管哮喘、肝功能不全、甲状腺功能低下、雷诺综合征或其他周围血管疾病、肾衰竭慎用；运动员慎用；妊娠及哺乳期妇女慎用。**相互作用** 抗高血压药物（如利血平）、单胺氧化酶抑制剂、洋地黄、钙拮抗剂（特别是维拉帕米）、肾上腺素、苯福林或拟交感胺类、异丙肾上腺素、黄嘌呤、氢氧化铝、酒精、苯妥英钠、苯巴比妥、利福平、氯丙嗪、安替比林、茶碱类、利多卡因、甲状腺素、西咪替丁、降糖药。**妊娠分级** C。**医保** 甲类（口服常释剂型）；乙类（缓释控释剂型、注射剂）。

阿替洛尔[基][兴]（Atenolol）

作用类别 选择性 β_1-肾上腺素受体拮抗剂。**适应证** 高血压；心绞痛；心肌梗死；心律失常；嗜铬细胞瘤；甲亢。**用法** 口服：成人，初始剂量每次 6.25～12.5mg，一日 2 次，按需要及耐受量渐增至 50～200mg；儿童，初始剂量按体重 0.25～0.5mg/kg，一日 2 次；肾功损害时，肌酐清除率小于 15ml/min 者每日 25mg，15～35ml/min 者每日最多 50mg。**不良反应** 心动过缓、低血压、四肢冰冷、眩晕、头晕、疲劳、胃肠不适、脱发、抑郁、多梦、血糖异常、银屑病样皮肤反应。**禁忌** 支气管哮喘；心源性休克；二或三度房室传导阻滞；病窦综合征；窦性心动过缓。**注意** 临床效应与血药浓度可不完全平行，剂量调节以临床效应为准；肾功能损害时剂量须减少；心力衰竭患者，本品与洋地黄或利尿药合用，如心力衰竭症状仍存在，应逐渐减量使用；停药过程至少 3 天，常可达 2 周，如有撤药症状，则暂时再给药；与饮食共进不影响其生物利用度；可改变因血糖降低而引起的心动过速；患有慢性阻塞性肺部疾病的高血压患者慎用；本药可使末梢动脉血循环失调；运动员慎用；妊娠及哺乳期妇女慎用。**相互作用** 抗高血压药、利尿剂、Ⅰ类抗心律失常药、维拉帕米、麻醉剂、可乐定。**妊娠分级** D。**医保** 甲类。

美托洛尔[基][兴]（Metoprolol）

作用类别 选择性 β_1-肾上腺素受体拮抗剂。**适应证** 高血压；心绞痛；心肌梗死；肥厚性心肌病；主动脉夹层；心律失常；心房颤动控制心室率；甲亢；心脏神经症；慢性心力衰竭；预防和治疗急性心肌梗死患者的心肌缺血、快速性心律失常和胸痛。**用法** 口服：①高血压：普通制剂一次 100～200mg，一日 1～2 次；缓释制剂一次 47.5～95mg，一日 1 次；控释制剂一日 100mg，早晨顿服。②心绞痛、心律失常、肥厚性心肌病、甲亢：普通制剂一次 25～50mg，一日 2～3 次，或一次 100mg，一日 2 次；缓释制剂一次 95～190mg，一日 1 次；控释制剂一日 100mg，早晨顿服。③心力衰竭：应在使用洋地黄和利尿药、ACEI 等药物基础上使用本药。酒石酸美托洛尔，初始剂量一次 6.25mg，一日 2～3 次，根据情况每 2～4 周可增加剂量，一次 6.25～12.5mg，一日 2～3 次。最大剂量可用至一次 50～100mg，一日 2 次。琥珀酸美托洛尔缓释片，心功能Ⅱ级的稳定型心力衰竭患者，起始治疗的 2 周内，一次 23.75mg，一日 1 次，以后每 2 周剂量可加倍，目标用量一次 190mg，一日 1 次。心功能Ⅲ～Ⅳ级的稳定型心力衰竭患者，起始剂量一次 11.875mg，一日 1 次，剂量应该个体化，1～2 周后，剂量可增至一次 23.75mg，一日 1 次，2 周后剂量可加倍，最大可至一次 190mg，一日 1 次。静脉注射：葡萄糖溶液稀释后，缓慢静脉注射。①急性心肌梗死、不稳定型心绞痛，一次 5mg，间隔 2 分钟可重复给予，直到最大剂量 15mg，15 分钟后开始口服，一次 25～50mg，6～12 小时一次，共 24～48 小时，然后 50～100mg，一日 2 次。②室上性心律失常，开始以每分钟 1～2mg 静注，一次 5mg，视情况可间隔 5 分钟重复给药，总剂量 10～15mg，注射后 4～6 小时，心律失常已控制，可口服维持，一日 2～3 次，每次不超过 50mg。**不良反应** 心率减慢、低血压、心脏传导阻滞、心衰加重、四肢冰冷、雷诺现象、眩晕、头晕、疲劳、胃肠不适、便秘、腹泻、抑郁、多梦、瘙痒、耳聋、血小板减少、关节痛、坏疽。**禁忌** 心源性休克；中度或急性心衰；二、三度房室传导阻滞；心动过缓或低血压；急性心肌梗死；伴有坏疽危险的严重外周血管疾病；病窦综合征、哮喘及喘息性支气管炎。**注意** 支气管哮喘、慢性阻塞性肺部疾病、低血压、变异性心绞痛、运动员、肝功能不全者慎用；全麻患者，在麻醉前 48 小时停用；孕妇不宜使用。**相互作用** 抑制 CYP2D6 的药物、巴比妥类药物、普罗帕酮、维拉帕米、胺碘酮、I 类抗心律失常药、非甾体抗炎/抗风湿药、苯海拉明、地尔硫䓬、肾上腺素、苯丙胺醇、奎尼丁、可乐定、利福平、其他 β-受体阻滞剂、单胺氧化酶抑制剂、口服降血糖药。**妊娠分级** C。**医保** 甲类（口服常释剂型、注射剂）；乙类（缓释控释剂型）。

阿罗洛尔（Arotinolol）

作用类别 α、β-受体阻滞剂。**适应证** 原发性高血压；心绞痛；快速型心律失常；原发性震颤。**用法** 口服：一次 10mg，一日 1～2 次，最大剂量一日 30mg。**不良反应** 心动过缓、眩晕及站立不稳、乏力及倦怠感、疲劳、食欲不振、腹泻、恶心、心力衰竭、房室传导阻滞、窦房传导阻滞、病态窦房结综合征。**禁忌** 窦性心动过缓；房室传导阻滞；窦房传导阻滞；病态窦房综合征；糖尿病酮症；代谢性酸中毒；支气管哮喘或痉挛；心源性休克；肺动脉高压所致右心衰竭；充血性心力衰竭；未治疗的嗜铬细胞瘤；妊娠妇女。**注意** 有充血性心力衰竭可能的患者、迟发性低血糖、控制不充分的糖尿病、长期间禁食的患者、低血压、心动过缓、房室传导阻滞、严重肝肾功能障碍、老年患者、末梢循环障碍的患者、运动员慎用；长期给药须定期进行心功能检查；术前 48 小时内不宜给药；原发性震颤患者注意观察有无心动过缓、眩晕、低血压；有可能出现眩晕、站立不稳症状，服药初期在驾驶汽车等危险机械作业时应注意。**相互作用** 交感神经抑制药、降血糖药、钙拮抗剂、可乐定、吡二丙胺、普鲁卡因胺、阿马林、洋地黄、非类固醇类解热镇痛药、降压药。**医保** 乙类。

比索洛尔[共]（Bisoprolol）

作用类别 选择性 β_1-肾上腺受体拮抗剂。**适应证** 高血压；冠心病；期前收缩；快速型室上性心动过速；中、重度慢性稳定性心力衰竭。用法 口服：①高血压或心绞痛，一次 5mg，一日 1 次，轻度高血压患者可以从 2.5mg开始治疗，可增至 10mg，一日 1 次。②慢性稳定性心力衰竭，一次 1.25mg，一日 1 次，每隔 1 周逐渐加量至 5mg，然后每隔 4 周逐渐加量至 10mg 维持治疗。不良反应 头晕、乏力、头痛、肢端发冷或麻木、低血压、食欲不振、恶心、呕吐、腹泻、便秘、瘙痒、疲劳、房室传导障碍、心动过缓、晕厥、肝炎。禁忌 急性心力衰竭；心源性休克；二或三度房室传导阻滞；病窦综合征；窦房阻滞；心动过缓；低血压；严重支气管哮喘或严重慢性阻塞性肺部疾病；严重外周动脉闭塞疾病和雷诺综合征；嗜铬细胞瘤；代谢性酸中毒。注意 不得突然停药；银屑病或有银屑病家族史；血糖波动大的糖尿病患者；运动员慎用；孕妇、哺乳期妇女慎用。相互作用 一类和三类抗心律失常药、钙拮抗剂、中枢降压药、拟副交感神经药物、其他β-受体阻滞剂、胰岛素、口服降糖药、麻醉剂、洋地黄毒苷、非甾体抗炎药、α 和 β-受体激动剂、抗高血压药、其他有降压作用的药物（如三环类抗抑郁药、巴比妥类、吩噻嗪）、甲氟喹、单胺氧化酶抑制剂。妊娠分级 C。医保 乙类。

卡维地洛[共]（Carvedilol）

作用类别 α、β-受体阻滞剂。适应证 原发性高血压；有症状的心力衰竭。用法 口服：①原发性高血压，开始 2 天每次 12.5mg，一日 1 次；2 天后一次 25mg，一日 1 次，两周后渐加至每日 50mg，分 1～2 次服用。②慢性充血性心力衰竭，剂量应个体化，起始剂量一次 3.125mg，一日 2 次，每间隔至少 2 周后剂量加倍。体重小于 85 千克，最大推荐剂量为 25mg，每日 2 次，体重大于 85 千克，最大推荐剂量为 50mg，每日 2 次。不良反应 心动过缓、心悸、头痛、眩晕、头晕、乏力、下肢水肿、四肢冰凉、食欲不振、腹泻、恶心、瘙痒等。禁忌 失代偿性心力衰竭；严重心动过缓；二或三度房室传导阻滞；病窦综合征；哮喘及伴有支气管痉挛的慢性阻塞性肺疾病；过敏性鼻炎；心源性休克；严重低血压（收缩压低于 85mmHg）；肝功能异常；手术前 48 小时内。注意 老年人应从低剂量开始用药；密切监测心电图、血压、肾功能，肾功能减退应减量或停药；糖尿病、嗜铬细胞瘤、外周血管疾病、变异型心绞痛患者慎用。相互作用 其他抗高血压药、能引起血压降低的药物（如巴比妥类、吩噻嗪、三环类、血管扩张药和酒精）、钙拮抗剂（尤其是维拉帕米和地尔硫䓬）、Ⅰ类抗心律失常药、利血平、胍乙啶、甲基多巴、可乐定、胍法辛、单胺氧化酶抑制剂、地高辛、环氧化酶抑制剂、环孢素、胰岛素、口服降糖药、西咪替丁、麻醉药。妊娠分级 C。医保 乙类。

拉贝洛尔[共]（Labetalol）

作用类别 α、β-受体阻滞剂。适应证 各种类型高血压。用法 口服：一次 100mg，一日 2～3 次；2～3 日后根据需要加量。常用维持量为 200～400mg，一日 2 次。饭后服。日最大剂量 2400mg。静注：一次 25～50mg

(1/2～1 支)加 10%葡萄糖注射液 20ml，于 5～10 分钟内缓慢推注。静滴：本品 100mg(2 支)加 5%葡萄糖注射液或 0.9%氯化钠注射液稀释至 250ml，静脉滴注速度为 1～4mg/min，直至取得较好效果，然后停止滴注，有效剂量为 50～200mg(1～4 支)。不良反应 头昏、胃肠道不适、疲乏、感觉异常、哮喘加重、体位性低血压。禁忌 支气管哮喘；病态窦房综合征未安起搏器；二或三度房室传导阻滞未安起搏器；重度或急性心力衰竭；心源性休克。注意 过敏史、充血性心力衰竭、糖尿病、肺气肿或非过敏性支气管炎、肝功能不全、甲状腺功能低下、雷诺综合征或其他周围血管疾病、肾功能减退者慎用；用药剂量应该逐渐增加；强调个体化用药；对尿儿茶酚胺、VMA(香草扁桃酸)和苯异丙胺有干扰；嗜铬细胞瘤患者慎用；运动员慎用。相互作用 三环类抗抑郁药、西咪替丁、硝酸甘油、维拉帕米、甲氧氯普胺、氟烷。妊娠分级 C。医保 乙类。

索他洛尔[共] (Sotalol)

作用类别 β-受体阻滞剂。适应证 口服：转复，预防室上性心动过速；心房扑动，心房颤动；各种室性心律失常；急性心肌梗死并发严重心律失常。静脉：各种危及生命的室性快速心律失常。用法 口服：一次 40～80mg，一日 2 次；从小剂量开始，逐渐加量；室性心动过速，一日 160～480mg。静脉注射：按体重 0.5～1.5mg/kg，用 5%葡萄糖 20ml 稀释，10 分钟内缓慢注射，可在 6 小时后重复给药。不良反应 低血压、传导阻滞、眩晕、头晕、乏力、气短、恶心、呕吐、皮疹、支气管痉挛、心动过速、心律失常、传导阻滞、心动过缓。禁忌 支气管哮喘；窦性心动过缓；心源性休克；二或三度房室传导阻滞；长 Q-T 间期综合征；心源性休克；充血性心力衰竭。注意 避免与能延长 Q-T 间期的药物合用；用药前进行电解质检查，低血钾、低血镁患者应纠正后用本品；长期腹泻和同时服用利尿剂的患者需要监测电解质；与排钾利尿剂合用时注意补钾；支气管痉挛性疾病避免使用；病窦综合征慎用；心功能不全患者在用洋地黄或利尿剂控制心功能不全后，方可慎用本品；老年人、孕期、哺乳期妇女慎用。相互作用 延长 Q-T 间期药物(如Ⅰ类抗心律失常药、吩噻嗪类、三环类抗抑郁药、特非那定)、地高辛、钙拮抗剂、利血平、胍乙啶、其他有 β-受体阻滞作用的药物、异丙肾上腺素等 β-受体激动剂。妊娠分级 B。医保 乙类。

艾司洛尔[共] (Esmolol)

作用类别 β-受体阻滞剂。适应证 心房颤动、心房扑动时控制心室率；围手术期高血压；窦性心动过速。用法 控制心房颤动、心房扑动时心室率：成人先静脉注射负荷量 0.5mg/(kg·min)，约 1 分钟，随后静脉点滴维持量，自 0.05mg/(kg·min)开始，4 分钟后若疗效理想则继续维持，若疗效不佳可重复给予负荷量并将维持量以 0.05mg/(kg·min)的幅度递增。维持量最大可加至 0.3mg/(kg·min)。围手术期高血压或心动过速：即刻控制剂量为 1mg/kg 30 秒内静注，继续予 0.15mg/(kg·min)静点，最大维持量为 0.3mg/(kg・min)。不良反应 低血压、炎症、恶心、眩晕、嗜睡、神志不清、头痛、易激惹、乏力、呕吐、癫痫发作、低血压、血栓性静脉炎和外渗性皮肤坏死。禁忌 支气管哮喘或有支气管哮喘病史；严重慢性阻塞性肺病；窦性心动过缓；二或三度房室传导阻滞；难治性心功能不全；心源性休克。注意 高浓度给药会造成血栓性静脉炎、局部坏死；肾衰竭患者需注意监测肾功能；可掩盖糖尿病患者的低血糖反应；支气管患者慎用；用药期间监测血压、心率、心功能变化；运动员慎用。相互作用 交感神经阻滞剂、华法林、地高辛、吗啡、琥珀胆碱、肾上腺素、异搏定。妊娠分级 C。医保 乙类。

作用于 α－受体的药物

酚妥拉明[基]（Phentolamine）

作用类别 α_1、α_2-肾上腺素受体阻滞药。适应证 控制嗜铬细胞瘤所致的高血压危象；协助诊断嗜铬细胞瘤；左心衰；预防治疗去甲肾上腺素、去氧肾上腺素等静脉液体外溢所致皮肤坏死或腐烂。用法 嗜铬细胞瘤血压控制：静注 2～5mg；防止皮肤坏死：每 1L 含去氧肾上腺素液中加入 10mg 后静滴，已外溢时用 5～10mg 加 10ml 氯化钠注射液作局部浸润，外溢 12 小时内有效；心衰：每分钟静滴 0.17～0.4mg。不良反应 直立性低血压、心动过速或心律失常、鼻塞、眩晕、恶心、呕吐、神志模糊、共济失调、言语含糊、心绞痛心肌梗死。禁忌 严重动脉粥样硬化者；低血压；冠心病；心肌梗死；胃炎及消化性溃疡；严重肝肾功能不全。注意 精神病患者、冠状动脉供血不足者、糖尿病患者、老年人、孕期、哺乳期妇女慎用。相互作用 拟交感胺类、胍乙啶、二氮嗪、苯巴比妥、导眠能、铁剂。妊娠分级 C。医保 甲类。

哌唑嗪（Prazosin）

作用类别 选择性 α_1-受体阻滞药。适应证 高血压；充血性心力衰竭；麦角胺过量。用法 口服：成人首剂 0.5mg，睡前顿服，此后 0.5～1mg，一日 2～3次，按疗效逐渐调整为一日 6～15mg 一日 2～3 次。小儿常用量：口服，7 岁以下开始 0.01mg/kg，逐渐增加至 0.02～0.04mg/kg，一日 2～3 次，按疗效调整剂量。不良反应 直立性低血压、眩晕、头痛、嗜睡、精神差、心悸、恶心、呕吐、腹泻、便秘、水肿、体位性低血压、晕厥、头晕、抑郁、易激动、急性多发性关节炎、结节性红斑、皮疹、视物模糊、鼻塞。注意 个体化给药，服药期间观察血压；加量不宜过快；建议卧床时给药；肾功能不全者减小剂量；治疗心力衰竭时可以出现耐药性。相互作用 钙拮抗剂、噻嗪类利尿药、β－受体阻滞剂、非甾体抗炎药（吲哚美辛）、拟交感胺类、PDE－5 抑制剂。妊娠分级 C。医保 甲类。

特拉唑嗪[基]（Terazosin）

作用类别 选择性 α_1-受体阻滞药。适应证 轻中度高血压；改善良性前列

循环系统药物

腺增生症患者的排尿症状。用法 良性前列腺增生：口服，初始剂量为一日 1mg，睡前服用，通常推荐量为一日 5～10mg；高血压：口服，首剂 1mg，以后剂量逐渐增至一次 15mg，一日 1 次，一日最多不超过 20mg。除首剂在睡前服用外，其他剂量均在清晨服用。不良反应 无力、视觉模糊、颜面潮红、口干、眼睑水肿、头晕、鼻充血、恶心、外周水肿、心悸和嗜睡、心律失常。注意 老年人、肾功能损伤者无需改变剂量；首次用药或加量易发生眩晕、头痛或瞌睡；用药期间应注意监测血压。相互作用 血管紧张素转换酶抑制剂、利尿剂、降压药物、PDE－5 抑制剂。妊娠分级 C。医保 甲类。

阿呋唑嗪（Alfuzosin）

作用类别 选择性 α_1-受体阻滞药。适应证 高血压；良性前列腺增生症。用法 良性前列腺增生：口服，一次 2.5mg，一日 3 次，一日最大剂量为 10mg。高血压：口服，一日 7.5～10mg，分 3 次服用。缓释片一次 10mg，一日 1 次。不良反应 心悸、直立性低血压、水肿、体虚、疲乏、头昏、晕厥、恶心、胸痛、口干、心动过速、皮疹、瘙痒。禁忌 体位性低血压；严重肝功能不全；肾衰竭者；肠梗阻；妊娠及哺乳期妇女。注意 老年人、严重肾功能不全者慎用；冠心病患者心绞痛发作期间停用；麻醉前停用；驾驶员和机械操作者注意。相互作用 抗高血压药。妊娠分级 B。医保 乙类。

循环系统药物

多沙唑嗪（Doxazosin）

作用类别 选择性 α_1-受体阻滞药。适应证 轻中度原发性高血压；良性前列腺增生对症治疗。用法 口服，睡前服用。普通片起始剂量 1mg，一日 1 次，根据耐受，调整至维持剂量 1～8mg，一日 1 次。控释片，成年人推荐剂量一日 4mg，睡前服用。不良反应 直立性低血压、心悸、外周性水肿、眩晕、头昏、失眠、恶心、腹痛、血尿、排尿障碍、胆汁淤积、皮疹、瘙痒、心动过速。禁忌 对喹唑啉类过敏者；近期发生心肌梗死者；胃肠道、食管梗阻或缩窄者。注意 药片完整吞服；注意体位性低血压/晕厥；肝功能不全者、胃肠道异常、术中虹膜松弛综合征、阴茎异常勃起、白细胞减少/中性粒细胞减少症、心绞痛、妊娠及哺乳期妇女慎用。妊娠分级 C。医保 乙类。

酚苄明[基]（Phenoxybenzamine）

作用类别 强效 α_1、α_2-受体阻滞药。适应证 嗜铬细胞瘤治疗及术前准备；周围血管痉挛性疾病；前列腺增生引起的尿潴留。用法 口服：初始剂量一次 10mg，一日 2 次，以后隔日增加 10mg，直至获得预期临床疗效或出现轻微的 α-受体阻滞效应。维持量为一次 20～40mg，一日 2 次。静脉注射：按体重一日 0.5～1mg/kg。静脉滴注，0.5～1mg/kg，加入 5%葡萄糖 200～500ml 中稀释后静滴，2 小时滴完，一日总量不超过 2mg/kg。嗜铬细胞瘤术前应用 3 日，必要时麻醉诱导给药一次。不良反应 直立性低血压、鼻塞、口干、瞳孔缩小、反射性心跳加快、胃肠刺激、眩晕、嗜睡、疲乏、阳痿、心绞痛、心肌梗死。禁忌 心绞痛；心肌梗死；低血压。注意 长期口服引起胃肠道癌；加重脑供血不足；导致代偿性心力衰竭患者失代偿；诱发冠心病患者心绞痛；加重肾功能不全；上呼吸道感染因鼻塞加重症状；定时测血压；治疗嗜铬细胞瘤，定时测定尿儿茶酚胺及其代谢物决定用药量；本品过量不能使用肾上腺素；局部刺激性强，不应皮下或肌内注射给药。相互作用 拟交感胺类、胍乙啶、二氮嗪、左旋肾上腺素、利血平。妊娠分级 C。医保 乙类。

甲基多巴（Methyldopa）

作用类别 中枢降压药。适应证 高血压。用法 成人常用量：口服，一次250mg，一日 2～3 次，每 2 日调整一次剂量至达到疗效。晚上加量。若与噻嗪类利尿药合用，起始剂量一日 0.5g，利尿药剂量可不变。维持量一日 0.5～2.0g，分 2～4 次口服，最大剂量不宜超过一日 3.0g。儿童常用量：口服，每日 10mg/kg，或按体表面积 300mg/m^2 给药，分 2～4 次口服。每 2 天调整剂量一次，至达到要求疗效。最大剂量不超过 65mg/kg 或 3g/日。不良反应 下肢水肿、口干、乏力、鼻塞、头痛、腹胀、便秘、嗜睡及直立性低血压、窦性心动过缓、肝功能损害、溶血性贫血、药物热、嗜酸性粒细胞增多、肝功能变化、精神改变、性功能降低、恶心、呕吐、腹泻、乳房增大、晕厥。禁忌 活动性肝病；直接抗人球蛋白（Coombs）试验阳性。注意 定期检查血常规、Coombs 试验和肝功能；直接和间接抗球蛋白（Coombs）试验均阳性，请教血液科或输血科专家；服用本品出现水肿或体重增加可用利尿剂治疗，一旦水肿进行性加重或有心衰迹象停用；嗜铬细胞瘤、肝肾功能不全者慎用。相互作用 口服抗凝药、中枢神经抑制剂、三环类抗抑郁药、拟交感胺类、非甾体抗炎镇痛药、溴隐亭、其他抗高血压药、左旋多巴、麻醉药、锂剂。妊娠分级 B。医保 乙类。

可乐定（Clonidine）

作用类别 中枢性 α_2-受体激动剂。适应证 高血压；高血压急症；偏头痛；偏头痛、绝经期潮热、痛经、阿片类成瘾的戒毒治疗；滴眼液用于青光眼。用法 口服。降低血压：起始剂量 0.1mg，一日 2 次；需要时隔 2～4 天递增，每日 0.1～0.2mg。常用维持剂量为 0.3～0.9mg/d，分 2～4 次口服。严重高血压需紧急治疗时开始口服 0.2mg，继以每小时 0.1mg，直到舒张压控制或总量达0.7mg，然后用维持剂量。绝经期潮热：一次0.025～0.075mg，每日 2 次。严重痛经：口服 0.025mg，每日 2 次，在月经前及月经时，共服 14 日。偏头痛：一次 0.025mg，每日 2～4 次，最多为 0.05mg，每日 3 次。极量：一次 0.6mg，一日2.4mg。青光眼：滴入眼睑内，一次 1 滴，一日 2～3 次或遵医嘱。不良反应 口干和便秘，其他有嗜睡、焦虑、抑郁、眩晕、血管性水肿、腮腺肿痛、水肿、恶心、体重增加、心动过缓、轻度体位性低血压、食欲不振、欣快、头痛、眼睛刺痛、阳痿、排尿困难、乳房胀大、肢麻、皮疹和软弱乏力、雷诺现象、心力衰竭、心电图异常如传导紊乱、心律失常。注意 长期用药可产生耐药性；突然停药或漏服数剂，可导致血压反跳性升高；脑血管病、冠状动脉供血不足、精神抑郁史、近期心肌梗死、雷诺病、慢性肾功能障碍、窦房结或房室结功能低下、血栓闭塞性脉管炎者慎用；老年人需减量；孕妇、哺乳期妇女慎用。相互作用 乙醇、巴比妥类或镇静药、其他降压药、β-受体阻滞剂、三环类抗抑郁药、非甾体抗炎药。妊娠分级 C。医保 乙类。

乌拉地尔（Urapidil）

作用类别 α-肾上腺素受体阻滞药。适应证 高血压。用法 口服：缓释制剂，一日 30～60mg，一日 2 次，维持剂量一日 30～180mg。静脉注射：缓慢静注10～50mg，监测血压变化，降压效果应在 5 分钟内显现，效果不满意可重复用药；然后持续静滴：本品溶于氯化钠溶液、5%或 10%的葡萄糖、5%的果糖或右旋糖酐 40 加 0.9%的氯化钠溶液，静脉滴注的最大浓度为 4mg/ml，初始输入速度为每分钟 2mg，维持剂量为每小时 9mg。不良反应 头痛、头晕、出汗、坐立不安、恶心、疲乏、心悸、心律失常、失眠、呼吸困难、瘙痒、皮肤发红、皮疹等。禁忌 主动脉狭窄、动静脉分流患者；哺乳期妇女、孕妇。注意 机械功能障碍引起的心力衰竭、肝功能障碍患者、头部创伤者、颅内压升高者、中重度肾损害者慎用；老年患者须慎用，且初始剂量宜小。相互作用 其他抗高血压药、饮酒、西咪替丁、碱性液体。医保 乙类。

血管紧张素转化酶抑制药

卡托普利[基]（Captopril）

作用类别 血管紧张素转换酶抑制剂。适应证 高血压；心力衰竭。用法 成人常用量：①高血压，口服一次 12.5mg，每日 2～3 次，按需要 1～2 周内增至 50mg，每日 2～3 次，疗效仍不满意时可加用其他降压药。②心力衰竭，开始一次口服 12.5mg，每日 2～3 次，必要时逐渐增至 50mg，每日 2～3次，若需进一步加量，宜观察疗效 2 周后再考虑；对近期大量服用利尿剂，处于低钠，低血容量，而血压正常或偏低的患者，初始剂量宜用 6.25mg每日 3 次，以后通过测试逐步增加至常用量。小儿常用量：降压与治疗心力衰竭，均开始按体重 0.3mg/kg，每日 3 次，必要时，每隔 8～24 小时增加 0.3mg/kg，求得最低有效量。不良反应 皮疹、心悸、心动过速、胸痛、咳嗽、味觉迟钝、蛋白尿、眩晕、血管神经性水肿、面部潮红或苍白、心律不齐、头痛、腹泻、便秘、消化性溃疡、胰腺炎、粒细胞减少、发热、寒战。禁忌 双侧肾动脉狭窄；有血管神经性水肿史；活动性肝脏疾病患者；高钾血症患者；青光眼患者；妊娠期妇女。注意 肾功能不全者、自身免疫性疾病患者、骨髓抑制患者、脑动脉或冠状动脉供血不足、血钾过高、严格饮食限制钠盐或进行透析者、主动脉瓣狭窄者慎用；老年患者须减量；与保钾利尿药合用时注意检查血钾；随访检查白细胞计数、尿蛋白。相互作用 利尿药、其他扩血管药、潴钾药物（如螺内酯、氨苯蝶啶、阿米洛利）、内源性前列腺素合成抑制剂如吲哚美辛、其他降压药、影响交感神经活性的药物、β-受体阻滞剂、锂剂。妊娠分级 C(妊娠早期)/D(妊娠中、晚期)。医保 甲类。

依那普利[基](Enalapril)

作用类别 血管紧张素转换酶抑制剂。适应证 原发性高血压、肾性高血压、心力衰竭。用法 口服。开始剂量为一日 5～10mg(半片至 1 片),分1～2次服,肾功能严重受损患者(肌酐清除率低于 30ml/min)为一日2.5mg(1/4 片)。根据血压水平,可逐渐增加剂量,一般有效剂量为一日10～20mg(1～2 片),一日最大剂量一般不宜超过 40mg(4 片)。本品可与其他降压药特别是利尿剂合用,降压作用明显增强,但不宜与潴钾利尿剂合用。不良反应 头昏、头痛、嗜睡、口干、疲劳、上腹不适、恶心、心悸、胸闷、咳嗽、面红、皮疹、蛋白尿、白细胞减少、血管神经性水肿。禁忌 应用利尿剂或血容量减少者,可能会引起血压过度下降,故首次剂量宜从2.5mg(1/4 片)开始;定期作白细胞计数和肾功能测定;哺乳期妇女慎用。相互作用 其他降压药、潴钾利尿剂。妊娠分级 C(妊娠早期)/D(妊娠中、晚期)。医保 甲类。

贝那普利(Benazepril)

作用类别 血管紧张素转换酶抑制剂。适应证 高血压;充血性心力衰竭。用法 口服:①高血压,初始剂量一次 10mg,一日 1 次,疗效不佳可增至一日 20mg,最大剂量一次 40mg,一日 1 次。维持剂量一次 10～20mg,一日1 次,最大剂量一日 40mg,分 1～2 次服。②心力衰竭,初始剂量一次2.5mg,一日 1 次,据耐受情况可增至一次 5～20mg,一日 1 次。不良反应 皮疹、心悸、心动过速、胸痛、咳嗽、味觉迟钝、蛋白尿、眩晕、血管神经性水肿(见于面部、手足)、面部潮红或苍白、心律不齐、头痛、腹泻、便秘、消化性溃疡、胰腺炎、粒细胞减少、发热、寒战等。禁忌 孤立肾、移植肾、双侧或单侧肾动脉狭窄而肾功能减退者;有血管神经性水肿史;孕妇和儿童。注意 可能出现过敏样反应和相关反应、血管性水肿、脱敏治疗和透析中的过敏样反应、症状性低血压、粒细胞缺乏症/中性粒细胞减少症、肝炎和肝衰竭;肾功能受损、咳嗽、手术麻醉、高血钾、主动脉瓣狭窄、二尖瓣狭窄、驾驶及操纵机器者慎用;哺乳期妇女慎用。相互作用 利尿剂、引起高钾血症的药物、锂盐、二肽基肽酶-Ⅳ抑制剂、具有降压作用药物、降糖药、促红细胞生成素、金剂、丙磺舒。妊娠分级 C(妊娠早期)/D(妊娠中、晚期)。医保 乙类。

赖诺普利(Lisinopril)

作用类别 血管紧张素转换酶抑制剂。适应证 高血压;充血性心力衰竭;急性心肌梗死。用法 口服。高血压:初始剂量一次 10mg,一日 1 次,维持剂量一次 20～40mg,一日 1 次,最大剂量一次 80mg,一日 1 次。心力衰竭:初始剂量一次 2.5mg,一日 1 次,据耐受情况可增至一次 5～20mg,

一日1次。急性心肌梗死：在心肌梗死24小时内应用，首剂5mg，24小时及48小时后再分别给予5mg、10mg，以后一日10mg。不良反应 眩晕、头痛、疲乏、咳嗽、胸痛、肌肉痉挛、昏厥、直立性低血压、心悸、心动过速、口干、消化不良、便秘、昏厥、失眠、神经过敏、感觉异常、心肌梗死或脑血管意外、心律失常、心绞痛、雷诺现象。禁忌 孤立肾、移植肾、双侧或单侧肾动脉狭窄者；有血管神经性水肿史；妊娠期妇女。注意 症状性低血压、急性心肌梗死时的低血压、血液透析、过敏/血管神经性水肿、脱敏、咳嗽、外科麻醉、肝肾功能不全者、主动脉瓣狭窄患者、哺乳期妇女慎用。相互作用 利尿剂、消炎痛、排钠利尿剂、锂盐、保钾利尿剂或钾补充剂。妊娠分级 C(妊娠早期)/D(妊娠中、晚期)。医保 乙类。

福辛普利（Fosinopril）

作用类别 血管紧张素转换酶抑制剂。适应证 高血压；心力衰竭。用法 口服。高血压：初始剂量一次10mg，一日1次，维持剂量一日10～40mg，一日1次，最大剂量一日80mg。心力衰竭：初始剂量一次10mg，一日1次，据耐受情况可增至一次20～40mg，一日1次。不良反应 头晕、咳嗽、上呼吸道症状、恶心或呕吐、腹泻和腹痛、心悸或胸痛、皮疹或瘙痒、骨骼肌疼痛或感觉异常、疲劳、味觉障碍、低血压、胰腺炎。禁忌 妊娠哺乳期妇女。注意 自身免疫性疾病患者、骨髓抑制患者、高钾血症患者、低血压或血容量不足的患者慎用；肝肾功能不全者、主动脉瓣狭窄患者、哺乳期妇女慎用。相互作用 补钾药、保钾利尿剂、抗酸药、非甾体抗炎药、锂盐、其他抗高血压药。妊娠分级 C(妊娠早期)/D(妊娠中、晚期)。医保 乙类。

雷米普利（Ramipril）

作用类别 血管紧张素转换酶抑制剂。适应证 原发性高血压；充血性心力衰竭；急性心肌梗死后出现的轻至中度心力衰竭；非糖尿病肾病。用法 口服。高血压：初始剂量一次2.5mg，一日1次，晨服。维持剂量一次2.5～5mg，一日1次，最大剂量一日10mg。急性心肌梗死后：初始剂量一日1.25～2.5mg，分2次服用。间隔1～2日剂量可加倍，最大剂量一日5mg，一日2次，分2次服用。不良反应 胃痛、恶心、呕吐、上腹部不适、干咳、皮疹等。禁忌 有血管神经性水肿病史；肾动脉狭窄(双侧或单肾患者单侧)；肾移植后；血流动力学相关的主动脉或二尖瓣狭窄；肥厚性心肌病；原发性醛固酮增多症；妊娠及哺乳；用于急性心肌梗死后轻到中度心力衰竭时，有下列额外禁忌证包括持续的低血压、直立性低血压、严重心衰、不稳定型心绞痛、致命的室性心律失常、肺源性心脏病；由于缺乏治疗经验，不能用于下列情况：正接受甾体、非甾体抗炎药物、免疫调节剂和(或)细胞毒化合物治疗的肾病、透析、原发性肝脏疾病或肝功能损害、未经治疗的失代偿性心力衰竭、儿童。注意 下列情况仅在利大于弊且对相关指标规律监测时使用：临床相关的电解质紊乱、免疫反应紊乱或结缔组织疾病、同时全身应用抑制免疫反应的药物（如皮质甾类、细胞抑制剂、抗代谢类）、别嘌呤醇、普鲁卡因胺、锂；下列情况，如果第一次使用雷米普利或者增加剂量，应严密监测血压：已经服用利尿剂的患者、盐和（或）液体丢失的患者、严重高血压患者、心衰患者，尤其在急性心肌梗死后、左室流入道、流出道梗阻患者、血流动力学相关的肾动脉狭窄患者。相互作用 钾盐、保钾利尿剂、抗高血压药、催眠药、镇静剂、麻醉剂、拟交感类血管药升压药、别嘌呤醇、普鲁卡因胺、细胞生长抑制剂、免疫抑制剂、有全身作用的皮质醇类和其他能引起血象变化的药物、锂盐、口服降糖药、非甾体抗炎药、止痛剂、肝素、氯化钠、乙醇。妊娠分级 C（妊娠早期）/D（妊娠中、晚期）。医保 乙类。

咪达普利（Imidapril）

作用类别 血管紧张素转换酶抑制剂。适应证 原发性高血压；肾实质性病变所致继发性高血压。用法 口服，一次 5～10mg，一日 1 次。严重高血压及肾实质性病变所致继发性高血压剂量，最好从 2.5mg 开始用药，一日 1 次。不良反应 咳嗽、咽部不适、胃部不适、心悸、转氨酶升高、肌酐升高、血管神经性水肿、肾功能损害、血小板减少、高血钾、剥脱性皮炎。禁忌 双侧肾动脉狭窄者；有血管神经性水肿史；妊娠、哺乳期妇女；用葡萄糖硫酸纤维素吸附器进行治疗的患者；用丙烯腈甲烯丙基磺酸钠膜进行血液透析的患者。注意 老年患者、双侧或单侧肾动脉狭窄患者、脑或冠状动脉供血不足者、高钾血症患者、低血压或血容量不足的患者慎用；肝肾功能不全者、主动脉瓣狭窄患者慎用。相互作用 保钾利尿剂、补钾制剂、锂盐、非甾体抗炎药、其他降压药。医保 乙类。

培哚普利（Perindopril）

作用类别 血管紧张素转换酶抑制剂。适应证 高血压；充血性心力衰竭。用法 高血压：口服，初始剂量一次 2～4mg，一日 1 次，餐前服用。最大剂量一日 8mg，一日 1 次。充血性心力衰竭：初始剂量一次 2mg，一日 1 次，维持剂量一次 2～4mg，一日 1 次。严重心力衰竭：初始剂量一次 1mg，一日 1 次。不良反应 头痛、眩晕、疲乏、嗜睡、情绪或睡眠紊乱、痛性痉挛、恶心、咳嗽、低血压、皮疹、胃痛、厌食、恶心、腹痛、味觉障碍、咳嗽、血管神经性水肿。禁忌 双侧肾动脉狭窄者；有血管神经性水肿史；妊娠中晚期、哺乳期妇女、儿童；先天性半乳糖血症患者。注意 自身免疫性疾病患者、骨髓抑制患者、脑或冠状动脉供血不足者、高钾血症患者慎用；低血压或血容量不足的患者、肝肾功能不全者、主动脉瓣狭窄患者慎用。相互作用 锂盐、降糖药、氯苯氨丁酸、非甾体抗炎药、丙咪嗪类抗抑郁药、精神安定药、皮质激素、替可克肽、保钾利尿剂、麻醉剂、抗高血压药、可引起 Q－T 间期延长或扭转性室速的非抗心律失常药、降血钾药物、强心苷类、二甲双胍、环孢霉素。妊娠分级 C（妊娠早期）/D（妊娠中、晚期）。医保 乙类。

西拉普利（Cilazapril）

作用类别 血管紧张素转换酶抑制剂。适应证 原发性高血压；肾性高血压；慢性心力衰竭。用法 口服。原发性高血压：初始剂量一次 1mg，一日 1 次，维持剂量一次 2.5～5mg，一日 1 次。肾性高血压：初始剂量一次 0.25～0.5mg，一日 1 次，维持剂量按个体调整。充血性心力衰竭：初始剂量一次 2mg，一日 1 次，维持剂量一次 2～4mg，一日 1 次。慢性心力衰竭：初始剂量一次 0.5mg，一日 1 次，依据病情增至一次 1～2.5mg，一日 1 次，最大剂量一次 5mg，一日 1 次。不良反应 头痛、眩晕、疲乏、嗜睡、恶心、咳嗽、低血压、晕厥、心悸、消化不良、皮疹、血管神经性水肿。禁忌 双侧肾动脉狭窄者；有血管神经性水肿史；患有腹水的患者；主动脉瓣狭窄或心脏流出道阻塞患者；孕妇、哺乳期妇女。注意 症状性低血压、血管神经性水肿、脱敏、咳嗽、外科麻醉、肝肾功能不全者、主动脉瓣狭窄患者、哺乳期妇女慎用。相互作用 其他降压药、潴钾利尿剂、非甾体抗炎药。医保 乙类。

血管紧张素 II 受体拮抗药

氯沙坦（Losartan）

作用类别 血管紧张素Ⅱ受体拮抗药。适应证 原发性高血压。用法 口服，一次 50mg，一日 1 次。部分患者剂量可增至一次 100mg，一日 1 次。对血容量不足的患者，可考虑采用起始剂量为一次 25mg，一日 1 次。不良反应 疲乏、胸痛、水肿、心悸、心动过速、腹泻、腹痛、消化不良、恶心、背痛、肌肉痉挛、头晕、头痛、失眠、瘙痒、皮疹、贫血等。禁忌 孕妇、哺乳期妇女。注意 血管性水肿、低血压及电解质/体液平衡失调、肝肾功能障碍者、肾动脉狭窄、高钾血症患者慎用。相互作用 保钾利尿药、补钾剂、含钾的盐代品、锂盐、非甾体抗炎药。妊娠分级 C(妊娠早期)/D(妊娠中、晚期)。医保 乙类(限对血管紧张素转换酶抑制剂治疗不能耐受的患者)。

厄贝沙坦（Irbesartan）

作用类别 血管紧张素Ⅱ受体拮抗药。适应证 原发性高血压；合并高血压的 2 型糖尿病肾病的治疗。用法 口服，初始剂量和维持剂量为每日 0.15g，饮食对服药无影响，一日 1 次。依据病情可增至一次 300mg，一日 1 次。进行血液透析和年龄超过 75 岁的患者，初始剂量一次 75mg，一日 1 次。合并 2 型糖尿病的高血压患者，初始剂量 150mg 每日一次，并增量至 300mg 每日一次，作为治疗肾病较好的维持剂量。不良反应 头晕、体位性头晕、体位性低血压、骨骼肌疼痛、恶心呕吐、疲劳。禁忌 妊娠第 4～9 个月、哺乳期妇女。注意 低血压-容量不足患者可能出现症状性低血压；存在双侧肾动脉狭窄或单个功能肾的动脉发生狭窄的肾血管性高血压患者发生严重低血压和肾功能不全的危险增加；对合并有 2 型糖尿病和肾脏疾病的高血压患者的肾脏和心血管事件的效应不一致；高钾血症患者建议密切监测血清钾水平；不建议与锂剂合用；主动脉和二尖瓣狭窄，肥厚梗阻性心肌病慎用。相互作用 利尿剂、锂剂、非甾体抗炎药物、华法林、甲苯磺丁脲、尼非地平。妊娠分级 C(妊娠早期)/D(妊娠中、晚期)。医保 乙类(限对血管紧张素转换酶抑制剂治疗不能耐受的患者)。

坎地沙坦（Candesartan）

作用类别 血管紧张素Ⅱ受体拮抗药。适应证 原发性高血压。用法 口服，一次 4～8mg，一日 1 次。必要时剂量可增至一次 12mg，一日 1 次。不良反应 血管性水肿、晕厥和失去意识、急性肾衰竭、高血钾、肝功能恶化或黄疸、粒细胞缺乏症、横纹肌溶解、间质性肺炎、头晕、蹒跚、心悸、发热，期前收缩、心房颤动、罕有心绞痛和心肌梗死、头痛、头重、失眠、嗜睡、舌部麻木、肢体麻木、恶心、呕吐、食欲缺乏、胃部不适、皮疹、贫血、白细胞减少或增多、低血压、肌痛等。禁忌 妊娠或计划妊娠的妇女；严重肝功能不全或胆汁淤积者。注意 有双侧或单侧肾动脉狭窄、高血钾、肝肾功能障碍、药物过敏史、老年、肾移植、大动脉和左房室瓣狭窄、轻中度肾上腺皮质激素过多症患者慎用；进行血液透析、严格进行限盐疗法的患者、服用利尿降压药的患者应从小剂量开始，应仔细观察患者的状况，缓慢进行；进行高空作业、驾驶车辆等操作时应注意；手术前 24 小时最好停止服用。相互作用 保钾利尿剂、补钾药、利尿降压药。妊娠分级 C(妊娠早期)/D(妊娠中、晚期)。医保 乙类(限对血管紧张素转换酶抑制剂治疗不能耐受的患者)。

替米沙坦（Telmisartan）

作用类别 血管紧张素Ⅱ受体拮抗药。适应证 原发性高血压。用法 口服，应个体化给药，一次 40mg，一日 1 次。必要时可加大剂量，最大剂量为一次 80mg，一日 1 次。轻或中度肝功能不全，每日用量不应超过 40mg。老年人和轻中度肾功能不全的患者不需要调整剂量。不良反应 感染症状(例如泌尿道感染，包括膀胱炎)、上呼吸道感染包括咽炎及鼻窦炎、腹痛、腹泻、消化不良、湿疹样皮肤病变、关节炎、背痛、腿部抽筋或腿痛、肌痛、胸痛、流感样症状、肾功能受损包括急性肾衰竭、肝脏疾病、低血压、心动过缓、心动过速、肝功能异常。禁忌 妊娠中末期及哺乳期妇女；严重肝肾功能不全者；胆道梗阻性疾病患者。注意 慎用于肝功能损害患者；肾血管性高血压患者会增加低血压及肾功能不全的危险；肾功能损害和肾移植患者应定期监测血钾及血肌酐水平；低血容量患者出现症状性低血压；原发性醛固酮增多症患者不建议使用；主动脉及二尖瓣狭窄及肥厚型梗阻性心肌病患者慎用；本品导致的高钾血症在老年人、肾功能不全、糖尿病、同时使用其他会增加钾的水平的药物和(或)有并发症的患者中可能是致命的。相互作用 保钾利尿剂、钾补充剂、锂、非甾体抗炎药、噻嗪类或髓袢利尿剂、其他降压药、巴氯芬、阿米斯丁、酒精、麻醉剂或抗抑郁药、皮质类固醇。妊娠分级 C(妊娠早期)/D(妊娠中、晚期)。医保 乙类(限对血管紧张素转换酶抑制剂治疗不能耐受的患者)。

缬沙坦[基]（Valsartan）

作用类别 血管紧张素Ⅱ受体拮抗药。适应证 轻、中度原发性高血压。用法 口服，一次 80mg，一日 1 次。降压不佳者，一次 160mg，一日 1 次，或加用利尿药。可以在进餐时或空腹服用。不良反应 关节痛、无力、背痛、腹泻、头晕、头痛、失眠、性欲减退、恶心、水肿、咽炎、鼻炎、窦炎、上呼吸道感染、病毒感染。禁忌 孕妇。注意 低钠和（或）血容量不足者用药前应纠正低钠和（或）血容量不足；肾动脉狭窄者建议监测 BUN 和肌酐；肾功能不全者不需要调整剂量；肝功能不全者不需要调整剂量；胆道梗阻患者慎用；服药患者在驾驶、操纵机器时应小心。相互作用 保钾利尿剂、补钾或含钾制剂。妊娠分级 C（妊娠早期）/D（妊娠中、晚期）。医保 乙类（限对血管紧张素转换酶抑制剂治疗不能耐受的患者）。

其他降压药

硝普钠[基]（Sodium Nitroprusside）

作用类别 速效和短时作用的血管扩张药。适应证 高血压急症，外科麻醉期间进行控制性降压；急性心力衰竭包括急性肺水肿，亦用于急性心肌梗死或瓣膜关闭不全时的急性心力衰竭。用法 静脉滴注：5％葡萄糖注射液稀释。①成人开始按体重 0.5μg/(kg・min)。根据疗效以 0.5μg/(kg・min)递增，逐渐调整剂量，常用剂量为按体重 3μg/(kg・min)，极量 10μg/(kg・min)。总量为 3.5mg/kg。②儿童常用量按体重 1.4μg/(kg・min)，按效应逐渐调整用量。不良反应 硫氰酸盐中毒或超量时：运动失调、视物模糊、谵妄、眩晕、头痛、意识丧失、恶心、呕吐、耳鸣、气短；氰化物中毒或超量时：反射消失、昏迷、心音遥远、低血压、脉搏消失、皮肤粉红色、呼吸浅、瞳孔散大；血压下降过快过剧时：眩晕、大汗、头痛、肌肉抽搐、神经紧张或焦虑、烦躁、胃痛、反射性心动过速或心律不齐等、光敏感反应、皮肤石板蓝样色素沉着、过敏性皮疹等。禁忌 代偿性高血压（如伴动静脉分流或主动脉缩窄的高血压）。注意 脑血管或冠状动脉供血不足、颅内压增高、肝/肾功能损害者、甲状腺功能降低、肺功能不全、维生素 B_{12} 缺乏、肾功能不全者慎用；麻醉中控制性降压时，如有贫血或低血容量应先予纠正再给药；左心衰竭时应用本品可恢复心脏泵血功能，但伴有低血压时，须同时加用心肌正性肌力药如多巴胺或多巴酚丁胺。相互作用 其他降压药、多巴酚丁胺、拟交感胺类、PDE－5 抑制剂。贮藏 避光。妊娠分级 C。医保 甲类。

复方利血平氨苯蝶啶[基]（Compound Reserpine and Hydrochlorthiazide）

作用类别 抗高血压复方制剂，其组分为每片含氢氯噻嗪、氨苯蝶啶、硫酸双肼屈嗪、利血平。适应证 轻、中度高血压；重度高血压需与其他降压药合用。用法 口服常用量，一次 1 片，一日 1 次。维持量，一次 1 片，2～3 日 1 次。不良反应 恶心、头胀、乏力、鼻塞、嗜睡等。禁忌 活动性溃疡、溃疡性结肠炎、抑郁症、严重肾功能障碍。注意 胃与十二指肠溃疡患者；高尿酸血症或有痛风病史者；心律失常和有心肌梗死病史患者慎用。医保甲类。

复方利血平[基]（Compound Reserpine）

作用类别 抗高血压复方制剂，其组分包括利血平、氢氯噻嗪、维生素 B_6、泛酸钙、三硅酸镁、氯化钾、维生素 B_1、硫酸双肼屈嗪、盐酸异丙嗪。适应证 早期及中期高血压。用法 口服，一次 1～2 片，一日 3 次。不良反应 鼻塞、胃酸分泌增多，及大便次数增多、乏力、体重增加等。禁忌 胃及十二指肠溃疡患者。注意 用药期间出现明显抑郁症状应减量或停药；运动员慎用。相互作用 洋地黄。妊娠分级 C。医保 甲类。

利血平（Reserpine）

作用类别 肾上腺素能神经元阻滞性降压药。适应证 高血压；高血压危象。用法 口服：初始剂量一次 0.1～0.25mg，一日 1 次，最大剂量一次 0.5mg。肌内注射：高血压危象，首次 0.5～1mg，以后按需要每 4～6 小时肌内注射 0.4～0.6mg。不良反应 鼻塞、胃酸分泌增多、大便次数增多、乏力、体重增加等。禁忌 抑郁症；活动性溃疡；溃疡性结肠炎；严重肾功能障碍；孕妇。注意 胃及十二指肠溃疡、溃疡性结肠炎、胃功能失调、胆结石、过敏患者慎用；体弱和老年患者、肾功能不全、帕金森病、癫痫、心律失常和心肌梗死慎用；可能导致低血压；需周期性检查血电解质；妊娠、哺乳期妇女慎用。相互作用 乙醇、中枢抑制剂、β-受体阻滞剂、洋地黄、奎尼丁、左旋多巴、间接性拟肾上腺素药、三环类抗抑郁药、其他降压药。妊娠分级 C。医保 甲类（注射剂）；乙类（口服常释剂型）。

肼屈嗪（Hydralazine，肼苯哒嗪）

作用类别 血管扩张剂。适应证 高血压；心力衰竭。用法 口服：①成人初始剂量一次 10mg，一日 4 次，饭后服用。2～4 日后逐渐加量：第 1 周一次 25mg，一日 4 次；第 2 周后一次 50mg，一日 4 次。一日最大剂量为 300mg。②儿童按体重一次 0.75mg/kg，一日 2～4 次，1～4 周内渐增至最大量，一日 7.5mg/kg 或一日 300mg。不良反应 头痛、恶心、呕吐、心悸、心动过速等。禁忌 脑卒中；主动脉瘤；严重肾功能障碍。注意 有冠心病、心绞痛、心肌梗死、心动过速、心力衰竭、妊娠、哺乳期妇女慎用；冠状动脉硬化、脑血管硬化慎用；单独使用效果不好，易致耐药性，易出现副作用；长期大量用药会引起类风湿关节炎、播散性红斑狼疮综合征等，应立即停药；停药时须缓慢减量，以免血压突然升高。相互作用 异烟肼、神经节阻滞剂。妊娠分级 C。医保 乙类。

二氮嗪（Diazoxide）

作用类别 血管扩张药。适应证 高血压危象、恶性高血压；幼儿特发性低血糖症及由胰岛细胞瘤引起的严重低血糖。用法 静脉注射：将本品溶于专用溶剂。成人一次 150mg 或按体重 1～3mg/kg，隔 5～15 分钟重复注射1次，以后根据疗效每4～24小时给药1次，一日总量不超过1.2g。快速静注，一次200～400mg，15～20秒钟内注射完。可在0.5～3小时内再注射1次，一日总量不超过1.2g。儿童按体重一次5mg/kg，用法同成人。口服：每日2～3次，每次50～150mg。不良反应 水钠潴留、水肿、充血性心力衰竭、低血压、尿量减少、心肌缺血、心绞痛、心肌梗死、味觉改变、食欲减退、恶心、呕吐、胃痛、便秘、神志模糊、手麻、失眠、高血糖、发热、皮疹、出血、颜面潮红、头痛、乏力、耳鸣等。禁忌 充血性心力衰竭；糖尿病；肾功能不全的重型高血压；夹层主动脉瘤；心绞痛、心肌缺血、和心肌梗死；孕妇、哺乳期妇女。注意 注射时防止漏出血管外，以免引起疼痛和炎症；不宜与噻嗪类利尿剂合用，可加剧高血糖和高尿酸血症；本品不宜与其他药物及输液配伍；脑血管、冠状动脉供血不足、心肌梗死、主动脉夹层动脉瘤的高血压患者慎用；对噻嗪、磺胺过敏者慎用；对单胺氧化酶抑制剂和嗜铬细胞瘤引起的高血压无效。相互作用 噻嗪类利尿药、β-受体阻滞剂、利血平、胍乙啶、其他降压药。妊娠分级 C。医保 乙类。

地巴唑（Dibazol）

作用类别 直接扩血管药。适应证 轻度高血压；妊娠高血压综合征；脑血管痉挛；胃肠平滑肌痉挛；脊髓灰质炎后遗症；外周颜面神经麻痹等。用法 口服。高血压、胃肠痉挛：一次10～20mg，一日3次。神经疾患：一次5～10mg，一日3次。不良反应 多汗、面部潮红、轻度头痛、头晕、恶心、血压下降等。禁忌 血管硬化症患者。相互作用 烟酸。医保 乙类。

吲达帕胺[基][兴]（Indapamide）

作用类别 磺胺类利尿剂。适应证 原发性高血压。用法 口服。普通制剂，一次2.5mg，一日1次，早晨服用。一日不应超过2.5mg。缓释制剂，一次1.5mg，一日1次。加大剂量并不能提高吲达帕胺的抗高血压疗效，只能增加利尿作用。不良反应 腹泻、食欲缺乏、反胃、头晕、头痛、疲劳、感觉异常、低血压、低血钠、低血钾、低氯性碱中毒、血容量减少、血糖增高、血小板、白细胞减少，粒细胞缺乏症、皮疹、肝功能改变等。禁忌 对本药及磺胺类药过敏者；严重肾衰竭；肝性脑病或严重肝功能不全；低钾血症；孕妇、哺乳期妇女。注意 糖尿病、无尿或严重肾功能不全、交感神经切除术后、肝功能不全、痛风或高尿酸血症、电解质紊乱者慎用。相互作用 锂、Ⅰa类抗心律失常药、Ⅲ类抗心律失常药、一些抗精神失常药如吩噻嗪类、苯甲酰胺类、丁酰苯类等。妊娠分级 B。医保 甲类。

米诺地尔（Minoxidil）

作用类别 钾通道开放剂。适应证 高血压。用法 口服：成人：初始剂量一次2.5mg，一日2次，以后每3日将剂量加倍，逐渐增至疗效出现。维持量为一日10～40mg，单次或分次服用。一日最大剂量为100mg。儿童：初始按体重一次0.2mg/kg，一日1次。以后每3日调整剂量，每次每日按体重增加0.1mg/kg，12岁以下一日最多50mg。维持量一日0.25～

1mg/kg，单次或分次服用。不良反应 心率加快、心律失常、皮肤潮红、水钠潴留、体重增加、下肢水肿、毛发增生、心绞痛、胸痛、头痛、过敏反应、皮疹、瘙痒、心律失常等。禁忌 嗜铬细胞瘤患者。注意 脑血管疾病、非高血压所致的心力衰竭、冠心病、心绞痛、心包积液、肾功能障碍、嗜铬细胞瘤患者慎用。相互作用 其他降压药、硝酸盐类、非甾体抗炎镇痛药、拟交感胺类。妊娠分级 C。医保 乙类。

抗休克血管活性药

多巴胺[基]（Dopamine）

作用类别 儿茶酚胺类。适应证 心肌梗死、创伤、内毒素败血症、心脏手术、肾衰竭、充血性心力衰竭等引起的休克综合征；补充血容量后休克仍不能纠正者；也可用于洋地黄及利尿药无效的心功能不全。用法 静脉滴注，开始按体重每分钟 1～5μg/kg，10 分钟内以每分钟 1～4μg/kg 速度递增，以达到最佳疗效。危重者，先以每分钟 5μg/kg 滴注，然后每分钟 5～10g/kg 递增至 20～50/kg，以达到满意效应。或本品 20mg 加入葡萄糖注射液 200～300ml 中静滴，开始时按 75～100μg/min 滴入，以后根据血压情况，可加快速度和加大浓度，但最大剂量不超过每分钟 500μg。不良反应 胸痛、呼吸困难、心悸、心律失常、全身软弱无力、心跳缓慢、头痛、恶心、呕吐、局部组织坏死或坏疽。禁忌 环丙烷麻醉者；快速型心律失常者。注意 交叉过敏反应；嗜铬细胞瘤患者；肢端循环不良患者；闭塞性血管病；频繁的室性心律失常患者慎用；静脉滴注时，应根据血压、心率、尿量、外周血管灌注以及异位搏动出现与否等控制滴速和时间，可能时应做心排血量测定，稀释浓度取决于剂量及个体需要的液量。相互作用 硝普钠、异丙肾上腺素、多巴酚丁胺、α-受体阻滞剂、全麻药、β-受体阻滞剂、硝酸酯类、利尿药、胍乙啶、三环类抗抑郁药、单胺氧化酶抑制剂、苯妥英钠。妊娠分级 C。医保 甲类。

多巴酚丁胺[基]（Dobutamine）

作用类别 儿茶酚胺类。适应证 器质性心脏病心肌收缩力下降时引起的心力衰竭，包括心脏直视手术所致的低排血量综合征。用法 静脉滴注，加入 5%葡萄糖注射液或 0.9%氯化钠 250～500ml 中滴注，每分钟 2.5～10μg/kg。用药前应先补充血容量，药液浓度随用量和患者所需液体量而定，但不应超过 5mg/ml。不良反应 心悸、呼吸短促、胸痛、恶心、呕吐、头痛、血小板减少等、心律失常。禁忌 梗阻性肥厚型心肌病患者。注意 交叉过敏反应、梗阻性肥厚心肌病、心房颤动、室性心律失常、心肌梗死、高血压、低血容量、严重的机械性梗阻者慎用；妊娠及哺乳期妇女慎用；用药期间应定时或连续监测心率、心律、心电图、血压、心排血量，必要或可能时监测肺楔压，根据病情调整合适剂量，以保证静脉滴注本药时的安全性和有效性。相互作用 全麻药（尤其环丙烷、氟烷）、β-受体阻滞剂、硝普钠、碳酸氢钠等碱性药。妊娠分级 B。医保 甲类。

间羟胺[基]（Metaraminol）

作用类别 抗休克及血管收缩剂。适应证 防治椎管内阻滞麻醉时发生的急性低血压；因出血、药物过敏、手术并发症及脑外伤或脑肿瘤合并休克而发生的低血压的辅助性对症治疗；心源性休克或败血症所致的低血压。用法 成人：皮下或肌内注射，一次 2～10mg(以间羟胺计)，重复用药前应观察 10 分钟；静脉注射，初量 0.5～5mg，继而静滴，将间羟胺 15～100mg 加入 5%葡萄糖或 0.9%氯化钠注射液 500ml 中，调节滴速维持血压，极量一次 100mg。小儿：肌内或皮下注射，0.1mg/kg，用于于严重休克；静滴，按体重 0.4mg/kg 或 12mg/m^2，用 0.9%氯化钠注射液稀释至每 25ml 中含间羟胺 1mg 的溶液，滴速以维持理想的血压为度。不良反应 升压反应过快过猛可致急性肺水肿、心律失常、心脏停顿、过量变现为抽搐、严重心律失常。禁忌 用氯仿、氟烷、环丙烷做全身麻醉或两周内曾用过单胺氧化酶抑制剂者忌用。注意 甲状腺功能亢进、高血压、冠心病、充血性心力衰竭、糖尿病、疟疾病史者慎用；血容量不足者应先纠正后再用；长期使用骤然停药时可能发生低血压；给药时选取较粗大静脉注射，并避免药液外溢；配置后应于 24 小时内用完，滴注液中不得加入其他难溶于酸性溶液及有配伍禁忌的药物；可与血管扩张药合用以防不良反应的发生；短期内连续应用，出现快速耐受性。相互作用 环丙烷、氟烷、其他卤化羟类麻醉药、单胺氧化酶抑制剂、洋地黄、其他拟肾上腺素药、碱性药物。妊娠等级 D 级。医保 甲类。

去甲肾上腺素[基]（Noradrenaline，正肾素）

作用类别 非选择性的 α、β-受体激动药。适应证 急性心肌梗死、体外循环引起的低血压；血容量不足所致的休克或低血压或嗜铬细胞瘤切除术后引起的低血压，急救时补充血容量的辅助治疗；椎管内阻滞时的低血压及心搏骤停复苏后血压维持。用法 静脉滴注，用 5%葡萄糖注射液或葡萄糖氯化钠注射液稀释后静滴。成人常用量：开始以每分钟 8～12μg(以去甲肾上腺素计，下同)速度滴注，调整滴速以达到血压升到理想水平；维持量每分钟 2～4μg。在必要时可超越上述剂量，但需注意保持或补足血容量。儿童常用量：小儿开始按体重以 0.02～0.1μg/kg 静滴，按需调节滴速。不良反应 缺氧、酸中毒、无尿、肾实质损伤、急性肾衰竭、沿静脉路径处的皮肤变白、发绀或发红、严重眩晕、药液外漏可引起局部组织坏死、过敏出现皮疹、面部水肿；过量出现心律失常、血压升高、心率减慢、头痛、高血压、焦虑不安、抽搐等。禁忌 高血压；脑动脉硬化者；缺血性心脏病；少尿或无尿；急性肺水肿及微循环障碍的休克；可卡因中毒者；心动过速者；禁止与含卤素的麻醉剂和其他儿茶酚胺类药合并使用；孕妇。注意 缺氧、高血压、动脉硬化、闭塞性血管炎、血栓病患者、糖尿病、甲状腺功能亢进症慎用；儿童应选择粗大静脉，并需更换注射部位；老年人长期使用减少心排血量；用药过程中必须监测动脉压、中心静脉压、尿量、心电图。

相互作用 全麻药(如氯仿、环丙烷、氟烷)、β-受体阻滞剂、降压药、甲基多巴、其他拟交感胺类、麦角制剂(如麦角胺、麦角新碱、缩宫素)、三环类抗抑郁药、甲状腺激素、妥拉唑林、碱性药物。妊娠等级 C。医保 甲类。

肾上腺素[基][兴](Adrenaline，副肾素)

作用类别 α、β-受体激动药。适应证 各种原因引起的心搏骤停进行心肺复苏的主要抢救用药;用于因支气管痉挛所致严重呼吸困难,可迅速缓解药物等引起的过敏性休克,亦可用于延长浸润麻醉用药的作用时间。用法 皮下注射,常用量一次 0.5～1mg;极量一次 1mg。过敏性休克:皮下或肌内注射0.5～1mg,也可用 0.1～0.5mg 缓慢静脉注射(以氯化钠溶液稀释至10ml),如疗效不好,可改用 4～8mg 静脉滴注(溶于 5%葡萄糖注射液500～1000ml)。心脏停搏:0.25～0.5mg 以氯化钠溶液 10ml 稀释后静脉注射,同时进行心脏按压、人工呼吸、纠正酸中毒引起的心搏骤停,亦可用本品配合电除颤仪或利多卡因等进行抢救。支气管哮喘:一次 0.25～0.5mg,3～5 分钟即见效,仅维持 1 小时。必要时可重复注射 1 次。与局麻药合用:加少量于局麻药,在混合液中,浓度为 2～5μg/ml,总量不超过 0.3mg。治疗荨麻疹、枯草热、血清反应等:皮下注射 1∶1000 溶液 0.2～0.5ml,必要时再以上述剂量注射一次。外用:制止鼻黏膜和齿龈出血:将浸有 1∶20 000～1∶1000溶液的纱布填塞出血处。不良反应 心悸、头痛、血压升高、震颤、无力、眩晕、呕吐、四肢发凉、心律失常、出汗和皮肤发白、严重者心室颤动而致死、用药局部水肿、炎症、充血。禁忌 心血管病;器质性脑病;青光眼;帕金森病;噻嗪类引起的循环虚脱及低血压;精神神经疾病;糖尿病;甲状腺功能亢进;洋地黄中毒;外伤性及出血性休克;心源性哮喘。注意 用过量或皮下注射时误入血管;每次局麻使用剂量不可超过 300μg,否则可引起心悸、头痛、血压升高等;与其他拟交感药有交叉过敏反应;可透过胎盘;抗过敏休克时补充血容量。相互作用 α-受体阻滞剂、各种血管扩张药、全麻药、洋地黄、三环类抗抑郁药、麦角制剂、利血平、胍乙啶、β-受体阻滞剂、其他拟交感胺类、硝酸酯类。妊娠分级 C。医保 甲类。

异丙肾上腺素[基](Isoprenaline)

作用类别 非选择性 β-受体激动剂。适应证 完全性房室传导阻滞、心搏骤停;心源性或感染性休克;支气管哮喘急性发作。用法 抢救心搏骤停:心腔内注射 0.5～1mg。三度房室传导阻滞:心率每分钟不及 40 次时,用本品 0.5～1mg 入 5%葡萄糖注射液 200～300ml 中缓慢静滴。治疗支气管哮喘:喷雾吸入,成人一次 1～2 揿,一日 2～4 次,极量,一次 0.4mg,一日 2.4mg。小儿常用量(婴幼儿除外):0.25%喷雾吸入;舌下含服:成人每次 10～20mg,1 日 3 次,1 日量不超过 60mg。小儿 5 岁以上,每次2.5～10mg,1 日 2 次或 3 次。不良反应 口咽发干、心悸不安、头晕、目眩、面部潮红、恶心、心率增快、震颤、多汗、乏力。禁忌 心绞痛、心肌梗死、甲亢、嗜铬细胞瘤患者。注意 心律失常并伴有心动过速、心血管疾病、糖尿病、高血压、甲亢、洋地黄中毒所致的心动过速等情况慎用；遇有胸痛及心律失常应及早重视；注意交叉过敏者。相互作用 其他拟肾上腺素药物、普萘洛尔。妊娠分级 C。医保 甲类。

去氧肾上腺素（Phenylephrine）

作用类别 α-受体激动剂。适应证 治疗休克及麻醉时维持血压；也可用于治疗室上性心动过速。用法 局麻：20ml 局麻药加 1mg。蛛网膜下腔阻滞：可在阻滞前 3～4 分钟内注射本品 2～3mg。轻至中度低血压：肌内注射 2～5mg，再次给药间隔不短于 10～15 分钟，静脉注射一次 0.2mg，按需要每隔 10～15 分钟给药一次。阵发性室上性心动过速：初量静注 0.5mg，20～30 秒钟注入，以后用量递增，一次增量不超过 0.1～0.2mg，一次极量为 1mg。严重低血压和休克：用氯化钠溶液注射液或 5%葡萄糖注射液每 500ml 中加入本药 10mg 稀释后静脉滴注，开始时滴速为每分钟 100～180 滴，血压稳定后递减至每分钟 40～60 滴，必要时浓度可加倍滴速则根据血压而调节。不良反应 胸部不适、胸痛、眩晕、易激怒、震颤、呼吸困难、虚弱、持续头痛、异常心率缓慢、呕吐、头胀、手足刺痛感等、阵发性心动过速。禁忌 高血压；冠状动脉硬化；甲状腺功能亢进；糖尿病；近 2 周内用过单胺氧化酶抑制药。注意 交叉过敏反应；严重动脉粥样硬化、心动过缓、高血压、甲状腺功能亢进、糖尿病、室性心动过速、心肌病、心脏传导阻滞、周围或肠系膜动脉血栓形成等患者慎用；治疗期间除应经常测量血压外，须根据不同情况作其他必要的检查和监测；防止药液漏出血管，出现缺血性坏死；老年人、哺乳期妇女慎用。相互作用 α-受体阻滞剂、全麻药、不宜加入局麻药用于指趾末端、降压药、胍乙啶、催产药、单胺氧化酶抑制剂、拟交感神经药、甲状腺激素、三环类抗抑郁药、硝酸盐类。妊娠分级 C。医保 乙类。

米多君（Midodrine）

作用类别 α_1-肾上腺素受体激动剂的前体药。适应证 体位性低血压；女性压力性尿失禁。用法 低血压：口服，初始剂量一次 2.5mg，一日 2～3 次。依据耐受能力剂量可增至一次 10mg，一日 2～3 次。本品应当在白天、患者需要起立进行日常活动时服用。每 4 小时间隔的服药时间推荐如下：晨起直立或晨起直立前，中午，和下午晚些时候（通常不迟于下午 6 点）。压力性尿失禁：一次 2.5～5mg，一日 2～3 次，每天剂量不超过 10mg。不良反应 高血压、胃肠道不适、视物模糊、头痛、眩晕、焦虑、嗜睡、晕厥、耳痛、感觉异常、瘙痒、寒战、毛发竖立、口干、尿频、尿急、尿潴留及皮疹。禁忌 高血压；嗜铬细胞瘤；急性肾炎；严重肾功能障碍；青光眼；前列腺增生伴尿潴留；机械性排尿梗阻；甲状腺功能亢进者；如有严重的器质性心脏病变，心血管疾病或心律失常；持续性卧位高血压和过高的卧位高血压患者。注意 本品与其他血管活性药物如苯肾上腺素、麻黄素、双氢麦角胺、苯丙醇胺或伪麻黄碱等合用时，应严密监测血压变化；慎重考虑与强心苷、精神类药物、β-受体阻滞剂或其他直接或间接降低心率的药物的联合应用;尿潴留、合并糖尿病的低血压患者、视力障碍而服用氟氢可的松的患者、肺源性心脏病、儿童、老年人、孕妇、肝功能受损者慎用;用药期间应定期检测血压、心率、血清电解质和肾脏功能,血压极度升高,需停药。相互作用 强心苷、α-受体激动剂及其他引起血管收缩的药物、盐皮质类固醇、β-受体阻滞剂、萝芙木类生物碱、二甲双胍、雷尼替丁、普鲁卡因胺、氨苯蝶啶、氟卡胺和奎尼丁。妊娠分级 C。医保 乙类。

调血脂药

辛伐他汀[基](Simvastatin)

作用类别 HMG-CoA 还原酶抑制药。适应证 高脂血症;冠心病;患有杂合子家族性高胆固醇血症儿童患者。用法 口服。①高胆固醇血症:初始剂量一次 20mg,晚间顿服,心血管事件高危人群,初始剂量 20～40mg/d。②纯合子家族性高胆固醇血症,推荐每日 40mg,晚间一次服用;或一日 80mg,分早晨 20mg、午间 20mg 和晚间 40mg 服用。③肾功能不全者:轻、中度肾功能不全不需调整剂量,严重肾功能不全慎用,起始剂量每日 5mg,并密切监测。④杂合子家族性高胆固醇血症儿童患者(10～17 岁):起始剂量每日 10mg,晚间一次服用。剂量范围每日 10～40mg。不良反应 恶心、腹泻、皮疹、消化不良、瘙痒、脱发、眩晕、肌痛、胰腺炎、感觉异常、外周神经病变、血清 AST 显著和持续升高、横纹肌溶解、肝炎、黄疸、血管神经性水肿、脉管炎、血小板减少症、嗜酸性粒细胞增多、关节痛、光敏感性、发热、潮红、呼吸困难。禁忌 活动性肝病患者或原因不明的转移酶持续升高者;孕妇、哺乳期妇女。注意 肌病/横纹肌溶解;避免同时应用 CYP3A4 抑制剂;同时服用环孢菌素、达那唑、吉非贝齐、其他贝特类(非诺贝特除外)或降脂剂量的烟酸的患者,本品剂量不能超过 10mg/d;同时服用胺碘酮或维拉帕米的患者,本品使用量不应超过每日 20mg/d;肾功能不全者需密切监测横纹肌溶解的发生;对饮用大量酒精和(或)有既往肝病史的患者慎用;血清转氨酶上升到正常值上限的 3 倍并持续不降时,应停药;育龄期女性服药期间需避孕。相互作用 CYP3A4 抑制剂、伊曲康唑、酮康唑、红霉素、克拉霉素、泰利霉素、HIV 蛋白酶抑制剂、奈法唑酮、吉非贝齐、其他贝特类(非诺贝特除外)、烟酸、环孢菌素、达那唑、胺碘酮、维拉帕米、地尔硫䓬、夫西地酸、葡萄柚汁、香豆素衍生物。妊娠分级 X。医保 甲类(口服常释剂型);乙类(滴丸剂)。

阿托伐他汀(Atorvastatin)

作用类别 HMG-CoA 还原酶抑制药。适应证 高胆固醇血症;冠心病和脑卒中的防治。用法 口服。原发性高胆固醇血症和混合型高脂血症:初始剂量 10mg,每日一次。杂合子型家族性高胆固醇血症:初始剂量一次 10mg,一日 1 次。逐步加量(间隔 4 周)至 40mg,如仍不满意,可将剂量增加至一次 80mg,一日 1 次或以 40mg 每日一次加用胆酸螯合剂。纯合子型家族性高胆固醇血症：一次 10～80mg，一日 1 次。不良反应 胃肠道不适、头痛、眩晕、感觉异常、失眠、皮疹、瘙痒、视物模糊、味觉障碍、少见厌食、呕吐、血小板减少症、脱发、高糖血症、低糖血症、胰腺炎、外周神经病变、阳痿、罕见肝炎、黄疸横纹肌溶解与肌病、肝酶异常。禁忌 活动性肝病患者，包括原因不明的肝脏转氨酶持续升高；孕妇或可能受孕的育龄女性、哺乳期妇女。注意 骨骼肌病变；肝功能异常；影响内分泌功能；中枢神经系统毒性；近期有卒中或短暂性脑缺血发作患者出血性卒中增加；肾功能不全患者用药剂量，无需调整剂量。相互作用 药物：CYP3A4 抑制剂、克拉霉素、蛋白酶抑制剂、伊曲康唑、环孢霉素、利福平和其他细胞色素 P4503A4 诱导剂、地高辛、口服避孕药、华法林；食物：葡萄柚汁。妊娠分级 X。医保 乙类(限二线用药)。

氟伐他汀（Fluvastatin）

作用类别 HMG－CoA 还原酶抑制药。适应证 原发性高胆固醇血症；原发性混合型血脂异常。用法 口服，一次 20 或 40mg，晚餐时或睡前吞服。剂量可按需调整，反应不佳者可一次 40mg，一日 2 次。轻至中度肾功能不全者不需调整剂量。不良反应 腹泻、腹痛、消化不良、头痛、恶心、皮疹、失眠、肌炎、横纹肌溶解。禁忌 活动性肝病或原因不明的转移酶持续升高者；严重肾功能不全；妊娠、哺乳期妇女及未采取可靠避孕措施的育龄妇女。注意 严重肾功能不全者不能用本品；慎用于有肝脏疾病或大量饮酒的患者；出现不明原因的弥漫性肌肉疼痛，触痛或无力和(或)明显的肌酸激酶水平升高，要考虑肌病、肌炎或横纹肌溶解；肌酸激酶的测定；慎用于具有横纹肌溶解及其并发症的易患人群如肾脏损伤、甲状腺功能低下、遗传性肌病的家族史或个人史、既往使用他汀或贝特类药物的肌毒性史、酗酒、脓毒血症、创伤、大型手术、重度代谢、内分泌病或电解质紊乱、未控制的癫痫、高龄患者。相互作用 贝特类药物、烟酸、伊曲康唑、红霉素、氟康唑、环孢素、胆盐结合剂、利福平、组胺 H_2 受体阻滞剂、质子泵抑制剂、苯妥英、心血管药物、华法林和其他香豆素类衍生物、口服降血糖药物。妊娠分级 X。医保 乙类(限二线用药)。

洛伐他汀（Lovastatin）

作用类别 HMG－CoA 还原酶抑制药。适应证 高胆固醇血症；混合型高脂血症。用法 口服，一次 10～20mg，一日 1 次，晚餐时服用，最大剂量不超过一日 80mg。不良反应 胃肠道不适、腹泻、胀气、眩晕、头痛、恶心、皮疹、视物模糊、味觉障碍、血转氨酶可逆性升高、阳痿、失眠、肝炎、肌痛、横纹肌溶解。禁忌 活动性肝病或原因不明的转移酶持续升高者；对其他 HMG－CoA 还原酶抑制剂过敏者；妊娠、哺乳期妇女。注意 用药期间应定期检查血胆固醇和血肌酸磷酸激酶、有肝病史患者服用还应定期监测肝功能试验；如发生血氨基转移酶增高达正常高限的 3 倍，或血肌酸磷酸酶显著增高或有肌炎、胰腺炎表现时，应停用；如有低血压、严重急性感染、创伤、代谢紊乱等情况，须注意可能出现的继发于肌溶解后的肾衰竭；肾功能不全者减量；宜与饮食共进，以利吸收。相互作用 口服抗凝药、免疫抑制剂如环孢素、阿奇霉素、克拉霉素、红霉素、达那唑、伊曲康唑、吉非罗齐、烟酸、考来替泊、考来烯胺等。妊娠分级 X。医保 乙类(限二线用药)。

普伐他汀(Pravastatin)

作用类别 HMG－CoA 还原酶抑制药。适应证 原发性高胆固醇血症；混合型高脂血症；冠心病和脑卒中的防治。用法 口服，初始剂量一次 10～20mg，一日 1 次，睡前服用，最大剂量一日 40mg。不良反应 胃肠道不适、腹泻、胀气、眩晕、头痛、恶心、皮疹、视物模糊、味觉障碍、血转氨酶可逆性升高、阳痿、失眠、肌炎、肌痛、横纹肌溶解。禁忌 活动性肝炎或肝功能试验持续升高者；妊娠、哺乳期妇女。注意 伴有活动性肝脏疾病或不明原因的持续性转氨酶升高者禁用；近期患有肝脏疾病、酗酒的患者慎用；肾功能不全者。相互作用 红霉素、环孢素等免疫抑制剂、烟酸、贝特类药物、CYP3A4 抑制剂(如地尔硫䓬、伊曲康唑、咪拉地尔)、安替比林/考来烯胺、考来替泊、华法林、西咪替丁、地高辛、秋水仙碱。妊娠分级 X。医保 乙类(限二线用药)。

瑞舒伐他汀(Rosuvastatin)

作用类别 HMG－CoA 还原酶抑制药。适应证 混合型血脂异常症；原发性高胆固醇血症；混合型高脂血症；纯合子家族性高胆固醇血症。用法 口服，初始剂量一次 5mg，一日 1 次。强化治疗初始剂量一次 10mg，一日 1 次。如有必要，可在治疗 4 周后调整剂量至高一级的剂量水平。一日最大剂量为 20mg。轻中度肾功能损害的患者无需调整剂量。不良反应 头痛、头晕、便秘、恶心、腹痛、肌痛、肌病、横纹肌溶解、转氨酶升高、多发性神经痛、黄疸、肝炎。禁忌 活动性肝病患者，包括原因不明的血清转氨酶持续升高和任何血清转氨酶升高超过 3 倍的正常值上限的患者；严重的肾功能损害的患者；肌病患者；同时使用环孢素的患者；妊娠、哺乳期间以及有可能怀孕而未采用适当避孕措施的女性。注意 对肾脏的影响如蛋白尿；对骨骼肌的作用如肌痛、肌病；监测肌酸激酶；治疗前，有肌病或横纹肌溶解症易患因素的患者慎用(如肾功能损害、甲状腺功能减退、本人或家族史中有遗传性肌肉疾病、既往有其他 HMG－CoA 还原酶抑制剂或贝特类的肌肉毒性史的、酒精滥用、年龄大于 70 岁、可能发生血药浓度升高的情况、同时使用贝特类)；治疗中要求患者立即报告原因不明的肌肉疼痛、无力或痉挛，监测 CK 水平；过量饮酒和(或)有肝病史应慎用；不建议与蛋白酶抑制剂合用；乳糖不耐症不能服用本品；升高血糖或增加新发糖尿病；儿科患者群体激酶升高或出现肌肉症状发生率较成人高。相互作用 环孢素、维生素 K 拮抗剂、吉非贝齐和其他降脂产品、蛋白酶抑制剂、抗酸药、红霉素、口服避孕药、激素替代治疗、细胞色素 P450 酶。妊娠分级 X。医保 乙类(限二线用药)。

阿昔莫司（Acipimox）

作用类别 烟酸类。适应证 高三酰甘油血症（Ⅳ型高脂蛋白血症）；高胆固醇血症（Ⅱa 型）；混合型高脂血症（Ⅱb、Ⅲ及Ⅴ型）。用法 口服，一次0.25g，一日 2～3 次，进餐时或餐后服用。根据 TC 及 TG 水平调整剂量，一日总剂量不超过 1.2g。不良反应 面部潮热、皮肤瘙痒、恶心、呕吐、胃灼热感、上腹隐痛、腹泻、便秘、皮疹、荨麻疹、哮喘、低血压等、局部或全身过敏反应。禁忌 严重消化性溃疡患者；孕妇、哺乳期妇女、儿童。注意 先采取低胆固醇饮食、低脂肪饮食和停止酗酒的治疗措施；肾功能不全者慎用；长期用药者，用药期间应随访血脂、肝肾功能。医保 乙类。

苯扎贝特（Bezafibrate）

作用类别 贝特类。适应证 高三酰甘油血症、高胆固醇血症及混合型高脂血症。用法 口服：普通片，一次 0.2～0.4g，一日 3 次，餐后或与饭同服。维持量一日 0.4g，一日 2 次。缓释片，一日 1 次，一次 400mg，晚饭后服用。肾功能障碍时按肌酐清除率调整剂量，40～60ml/min 时，每日 2 次，每次 0.4g；15～40ml/min 时，每日或隔日 1 次，每次 0.4g；低于 15ml/min时，每 3 日 1 次，每次 0.4g。不良反应 腹胀、恶心、食欲缺乏、呕吐、腹泻、便秘、头痛、眩晕、肌痛、肌无力、肌病、横纹肌溶解、性欲丧失、瘙痒、荨麻疹、肝功能损害、脱发、有使胆石增加的趋向、血氨基转移酶增高。禁忌 胆囊疾病史；胆石症者；肝功能不全或原发性胆汁性肝硬化者；严重肾功能不全、肾病综合征引起血白蛋白减少的患者；妊娠；哺乳妇女；儿童。注意 肾功能不全者慎用；用药期间应定期检查全血象及血小板计数、肝功能试验、血脂、血肌酸磷酸激酶；用药后临床上出现胆石症、肝功能显著异常、可疑的肌病症状或血肌酸磷酸激酶显著升高，应停药；肌酐清除率小于 60ml/min 的老年患者，推荐使用普通片剂替代缓释片，并减少剂量。相互作用 口服抗凝药、高蛋白结合率药物（如甲苯磺丁脲、磺脲类降糖药、苯妥英钠、呋塞米等）、氯贝丁酸衍生物、HMG－CoA 还原酶抑制剂、免疫抑制剂（如环孢素）、降糖药。医保 乙类。

非诺贝特（Fenofibrate）

作用类别 氯贝丁酸衍生物类。适应证 高胆固醇血症（Ⅱa 型）；内源性高三酰甘油血症；单纯型（Ⅳ型）和混合型（Ⅱb 和Ⅲ型）。用法 口服。普通片、胶囊，一次 0.1g，一日 3 次，维持量一次 0.1g，一日 1～2 次，用餐时服。微粒化胶囊剂，一次 0.2g，一日 1 次。不良反应 腹胀、恶心、食欲缺乏、呕吐、腹泻、便秘、头痛、眩晕、肌痛、肌无力、肌病、横纹肌溶解、性欲丧失、瘙痒、荨麻疹、肝功能损害、脱发、有使胆石增加的趋向、血氨基转移酶增高。禁忌 有胆囊病史、患胆石症的患者；原发性胆汁性肝硬化或不明原因的肝功能持续异常；肝功能不全者；肾功能不全者；出现光毒性或光敏反应；与其他贝特类药物合用；妊娠；哺乳妇女；儿童。注意 每隔三个月全面检查转氨酶；血清 ALT、AST 升高超过 3 倍正常值以上时，停止治疗。相互作用 其他贝特类药物、HMG-CoA还原酶抑制剂、口服抗凝剂。妊娠分级 C。医保 乙类。

吉非贝齐（Gemfibrozil）

作用类别 非卤化的氯贝丁酯类。适应证 饮食控制及减轻体重无效的Ⅳ、Ⅴ型高脂血症；饮食控制及减轻体重及其他药物治疗无效的Ⅱb型高脂血症。用法 口服，一次0.3～0.6g，一日2次，早餐及晚餐前30分钟服用。不良反应 腹胀、恶心、食欲缺乏、呕吐、腹泻、便秘、头痛、眩晕、肌痛、肌无力、肌病、横纹肌溶解、性欲丧失、瘙痒、荨麻疹、肝功能损害、脱发、有使胆石增加的趋向、血氨基转移酶增高。禁忌 胆囊疾病史；胆石症、原发性胆汁性肝硬化、不明原因肝功能持续异常者；肝及肾功能不全者；妊娠；哺乳妇女；儿童。注意 糖尿病、甲状腺功能减退者慎用；用药期间应定期检查全血象及血小板计数、肝功能试验、血脂、血肌酸磷酸激酶；用药后临床上出现胆石症、肝功能显著异常、可疑的肌病的症状或血肌酸磷酸激酶显著升高，则应停药；治疗3个月无效者停药；老年人如有肾功能不良时，须适当减少本品用量。相互作用 口服抗凝药、其他高蛋白结合率药物（如甲苯磺丁脲及其他磺脲类降糖药、苯妥英、呋塞米等）、氯贝丁酸衍生物、HMG-CoA还原酶抑制剂、胆汁酸结合树脂（如考来替泊）、免疫抑制剂（如环孢素）。妊娠分级 C。医保 乙类。

循环系统药物

普罗布考（Probucol）

作用类别 抗氧化剂类。适应证 高胆固醇血症。用法 口服，一次0.5g，一日2次，早、晚餐时服用。不良反应 腹痛、腹泻、胀气、恶心、呕吐、头痛、头晕、感觉异常、失眠、耳鸣、皮疹、皮肤瘙痒、心电图Q-T间期延长、室性心动过速、血小板减少等。禁忌 近期心肌损害；严重室性心律失常；心源性或不明原因昏厥；Q-T间期延长或正在使用延长Q-T间期药物；血钾或血镁过低者。注意 定期检查心电图Q-T间期；服用三环类抗抑郁药、Ⅰ类及Ⅲ类抗心律失常药和吩噻嗪类药物的患者，服用本品心律失常风险大；孕妇、哺乳期妇女慎用。相互作用 三环类抗抑郁药、Ⅰ类及Ⅲ类抗心律失常药、吩噻嗪类药物、香豆素类药物、降糖药、环孢素。医保 乙类。

考来烯胺（Cholestyramine）

作用类别 胆酸螯合剂类。适应证 Ⅱa型高脂血症；高胆固醇血症。用法 口服：成人剂量：维持量每日2～24g，用于止痒为16g，分三次于饭前服或与饮料拌匀服用。小儿剂量：初始剂量每日4g，分2次服用，维持量为每日2～24g，分两次或多次服用。不良反应 便秘、胃灼热、消化不良、恶心、呕吐、胃痛、胃肠出血或胃溃疡、肠梗阻。禁忌 胆道完全闭塞患者。注意 便秘患者慎用；合并甲状腺功能减退、糖尿病、肾病、血蛋白异常或阻塞性肝病患者，服用本品应对上述疾病进行治疗；长期服用注意出血倾向；补充脂溶性维生素；年轻患者较大剂量易产生高氯性酸中毒。相互作用 酸性药物、噻嗪类利尿药、普萘洛尔、地高辛、其他生物碱类药物、洛哌丁胺、保泰松、巴比妥酸盐类、雌激素、孕激素、甲状腺激素、华法林、某些抗生素。妊娠分级 C。医保 乙类。

依折麦布(Ezetimibe)

作用类别 胆固醇吸收抑制剂。适应证 原发性高胆固醇血症;纯合子家族性高胆固醇血症;纯合子谷甾醇血症。用法 口服,每日 1 次,每次 10mg,可空腹或与食物同时服用。不良反应 疲倦、ALT 升高、AST 升高、腹痛、腹泻、胃肠胀气、肌痛、乏力、周围性水肿、肝功能异常、高血压、肌病/横纹肌溶解、多形性红斑。禁忌 活动性肝病或不明原因的血清转氨酶持续升高患者;怀孕及哺乳期妇女。注意 治疗前进行肝功能测定;告知患者要迅速报告任何不明原因的肌痛、触痛或无力;肝肾功能不全者慎用。相互作用 抗酸药、消胆胺、环孢霉素、贝特类、吉非罗齐、他汀类、抗凝剂。医保 非医保。

其他循环系统用药

阿魏酸钠(Sodium Ferulate)

作用类别 抗血小板聚集、扩张小动脉、改善微循环和脑血流的作用。适应证 动脉粥样硬化、冠心病、脑血管病、肾小球疾病、肺动脉高压、糖尿病性血管病变、脉管炎等血管性病症的辅助治疗;偏头痛、血管性头痛。用法 口服:①偏头痛、血管性头痛,一次 50～100mg,一日 3 次。②冠心病、脑血管病、脉管炎和血小板减少症,一次 20～100mg,一日 3 次。静脉滴注:一次 0.1～0.3g,一日一次,溶解后加入葡萄糖注射液、氯化钠溶液或葡萄糖氯化钠注射液 100～500ml 静滴。肌内注射:一次 0.1g,一日 1～2 次,临用前以氯化钠溶液 2～4ml 溶解,疗程为 10 天。不良反应 过敏性皮疹。注意 本品性状改变时禁止使用;氯化钠溶液溶解时少许沉淀不影响使用;儿童、孕妇、哺乳期妇女慎用。医保 乙类。

阿魏酸哌嗪(PiperazineFerulate)

作用类别 抗凝、抗血小板聚集;扩张微血管、增加冠脉血流量、解除血管痉挛的作用。适应证 各类伴有镜下血尿和高凝状态的肾小球疾病,如肾炎、慢性肾炎、肾病综合征早期尿毒症以及冠心病、脑梗死、脉管炎等的辅助治疗。用法 口服,一次 100～200mg,一日 3 次。注意 禁与阿苯达唑类和双羟萘酸噻嘧啶类药物合用。医保 乙类。

川芎嗪(Ligustrazine)

作用类别 抗血小板聚集、扩张小动脉、改善微循环和脑血流的作用。适应证 缺血性脑血管病(如脑供血不足、脑血栓形成、脑栓塞)及缺血性血管疾病(如冠心病、脉管炎等)。用法 静脉滴注:40～80mg 稀释于 250～500ml 氯化钠溶液或 5%葡萄糖注射液中,一日 1 次,缓慢滴注。口服:一次 50～100mg,一日 3 次,一个月为一疗程。不良反应 口干、嗜睡等。禁忌 脑出血及出血倾向者;糖尿病患者。注意 脑水肿患者慎用;不得与碱性药物配伍静滴使用;对冠心病患者在静滴时应注意观察心脏、血压的变化;对少量出血与闭塞性脑血管病鉴别诊断困难时应慎用;孕妇、哺乳期妇女慎用。医保 乙类。

辅酶 Q_{10}（Coenzyme Q_{10}）

作用类别 细胞呼吸和细胞代谢的激活剂、抗氧化剂和非特异性免疫增强剂。适应证 心血管疾病、肝炎、癌症综合治疗的辅助药物。用法 肌内或静脉注射:一次 5～10mg 溶于氯化钠溶液,一日 1 次,2～4 周为一疗程。口服:一次一片,一日 3 次,饭后服用。不良反应 胃部不适、食欲减退、恶心、腹泻、皮疹等症状荨麻疹及心悸。注意 静脉制剂见光易分解,静脉注射时应 2 小时内完成,长时间输注,应采取避光措施;可能出现雾状结晶,如有结晶,在沸水中避光加热 10～15 分钟,取出振摇至常温澄清。贮藏 避光保存(静脉制剂)。医保 乙类。

环磷腺苷（Cyclic Adenosine Monophosphate）

作用类别 核苷酸衍生物。适应证 心绞痛;心肌梗死;心肌炎;心源性休克;改善风湿性心脏病的心悸、气急、胸闷等症状。用法 静脉滴注:一次 60～180mg,溶于 5%葡萄糖液 250～500ml 中,一日一次。静脉推注:加入 20～40ml 25%或 10%葡萄糖注射液后缓慢静脉推注,一日一次,一次 90mg。不良反应 发热、皮疹、头痛、腹痛、背痛、肌痛、睾丸痛、四肢乏力、恶心、手足麻木、高热等。禁忌 禁与氨茶碱同时静脉给药。注意 滴注不应太快;如遇心悸、心慌、应停止用药,停药后症状自行消失。相互作用 氨茶碱。医保 乙类。

前列地尔（Alprostadil, 前列腺素 E_1）

作用类别 扩张血管和抑制血小板聚集。适应证 慢性动脉闭塞症引起的四肢溃疡及微小血管循环障碍引起的四肢静息疼痛,改善心脑血管微循环障碍;脏器移植术后抗栓治疗;小儿先天性心脏病动脉导管未闭,用以缓解低氧血症,保持导管血流以等待时机手术治疗。用法 静脉注射,一日剂量 5～10μg 加 10ml 氯化钠溶液或 5%葡萄糖注射液缓慢静注,或直接入小壶缓慢静脉滴注。不良反应 休克、血管痛及发红、皮肤瘙痒、加重心衰、肺水肿、胸部发紧感、血压下降、脸面潮红、心悸、腹痛、食欲不振、呕吐、便秘、转氨酶升高、头晕、头痛、发热、疲劳、发麻、口腔肿胀感、脱发、四肢疼痛、水肿、发热感、荨麻疹等。禁忌 严重心功能不全患者;妊娠或可能妊娠的妇女;阴茎解剖学畸形、假体植入者。注意 心功能不全、青光眼或眼压亢进、胃溃疡合并症、间质性肺炎患者慎用;治疗慢性动脉闭塞症、微小血管循环障碍,停药有复发的可能性;出现不良反应时,应采取减慢给药速度,停止给药等措施;本制剂与输液混合后在 2 小时内使用,残液不能再使用;不能使用冻结的药品;打开安瓿时,先用酒精棉擦净后,把安瓿上的标记点朝上,向下掰。相互作用 血浆增容剂如右旋糖酐、明胶制剂等。妊娠分级 X。医保 乙类(限难治性心脑血管缺血性疾病、慢性动脉闭塞症）。

曲美他嗪（Trimetazidine）

作用类别 抗心绞痛药物。适应证 心绞痛发作的预防性治疗；眩晕和耳鸣的辅助性对症治疗。用法 口服，一次 20mg，一日 3 次，三餐时服用。不良反应 胃痛、消化不良、腹泻、便秘、恶心、呕吐、无力、头痛、眩晕、睡眠障碍、帕金森症状加重、皮疹、瘙痒、荨麻疹、血管神经性水肿、急性全身性脓疱疹、直立性低血压伴有晕厥、眩晕或跌倒、心悸、期外收缩、心动过速。禁忌 妊娠以及哺乳期妇女。注意 不作为心绞痛发作时的对症治疗用药，也不适用于对不稳定心绞痛或心肌梗死的初始治疗，不应用于入院前或入院后最初几天的治疗；曲美他嗪可使帕金森症状加重或诱发帕金森症状，应进行检查，尤其是老年患者；跌倒可能与动脉高血压或体位不稳。医保 乙类。

三磷酸腺苷（Adenosine Triphosphate）

作用类别 辅酶类药。适应证 进行性肌萎缩、脑出血后遗症、心功能不全、心肌疾患及肝炎等的辅助治疗；中止阵发性室上性心动过速而转复为窦性心律。用法 肌内注射或静脉注射，一次 10～20mg，溶于 5%葡萄糖注射液 250～500ml 中，混匀，一日 1～2 次。不良反应 暂时性呼吸困难、低血压、头晕、胸闷、咳嗽、呃逆、无力感，偶有过敏性休克、发热、哮喘等。禁忌 病窦综合征、窦房结功能不全者；老年人。注意 静注宜缓慢，以免引起头晕、头胀、胸闷及低血压等；心肌梗死、脑出血发病期、老年人慎用。妊娠分级 C。医保 乙类(限急救)。

依那普利叶酸（Enalapril and Folic Acid）

作用类别 复方降压药，其组分为马来酸依那普利和叶酸的不同剂量组合。适应证 半胱氨酸水平升高的原发性高血压。用法 口服，推荐起始剂量每日 5mg/0.4mg，根据患者的反应调整给药剂量。不良反应 眩晕、头痛、心肌梗死、脑血管意外、肠梗阻、胰腺炎、肝功能衰竭、肝炎-肝细胞性或胆汁郁积性。禁忌 曾应用血管紧张素转换酶抑制剂治疗发生血管性水肿、遗传性或自发性血管神经性水肿；肾功能严重受损者慎用；妊娠期妇女。注意 监测症状性低血压；主动脉瓣狭窄/肥厚型心脏病慎用；肾功能不全减量或减频次；如发生过敏性/血管神经性水肿需停药；用膜翅目动物的毒液脱敏前停用本品，避免发生危及生命的过敏样反应；用高透量膜血液透析的患者考虑用另一种降压药或用另一种类型的透析膜；引起咳嗽；引起正在进行手术/麻醉患者低血压；同服其他含有叶酸的复合维生素类药物或保健食品需咨询医师；不宜与保钾利尿剂合用；定期做白细胞计数和肾功能检测；老年患者酌情减量。相互作用 其他降压药尤其是利尿剂、神经节阻滞剂、肾上腺素受体阻滞剂、保钾利尿剂、补钾剂、含钾代用食盐、非甾体抗炎药、苯巴比妥、苯妥英钠、扑米酮、微量元素锌。医保 乙类。

泌尿系统用药

利尿药

氨苯蝶啶[基][共]（Triamterene，三氨蝶啶）

作用类别 保钾利尿药。适应证 各类水肿性疾病；特发性水肿。用法 口服：成人一次25～50mg，一日2次，饭后服用；儿童初始剂量2～4mg/kg或120mg/m²，一日2次，以后酌情调整剂量，最大剂量不超过一日6mg/kg或300mg/m²。不良反应 高钾血症、长期使用可致血糖升高、偶见肝损害。禁忌 高钾血症；无尿；严重或进行性加重的肾脏疾病。注意 给药前应了解血钾浓度；给药应个体化并从最小有效剂量开始；老人、肝肾功能不全者慎用。相互作用 噻嗪类利尿药、袢利尿药、β-肾上腺素受体阻滞药、完全肠外营养液、锂剂、雷尼替丁。妊娠分级 C。医保 甲类。

呋塞米[基][共]（Furosemide，速尿）

作用类别 强效髓袢利尿药。适应证 水肿性疾病；高血压；预防急性肾衰竭；高钾血症及高钙血症；稀释性低钠血症；抗利尿激素分泌过多症；急性药物中毒。用法 口服：①水肿性疾病：成人起始20～40mg，一日1次，必要时6～8小时追加20～40mg，儿童起始2mg/kg，必要时4～6小时追加1～2mg/kg，一日最高不超过40mg；②高血压：起始每次20～40mg，一日2次；③高钙血症：每日80～120mg，分1～3次服用。静注：①水肿性疾病：20～40mg；②高血压危象：起始40～80mg；③高钙血症：一次20～80mg。静滴：急性肾衰竭，200～400mg加入氯化钠注射液100ml中，滴注速度不超过4mg/min。不良反应 水、电解质紊乱、直立性低血压、休克、耳鸣、听力障碍。禁忌 低钾血症；肝性脑病。注意 对磺胺药或噻嗪类利尿药过敏者，对此药亦可能过敏；可通过胎盘屏障；以下情况慎用：无尿或严重肾功能损害、糖尿病患者、高尿酸血症或有痛风病史者、严重肝功能损害、急性心肌梗死、胰腺炎或有此病史者，有低钾血症倾向、红斑狼疮、前列腺增生。相互作用 药物：多巴胺、氯贝丁酯、非去极化肌松药；食物：酒精。贮藏 避光。妊娠分级 C。医保 甲类。

螺内酯[基][共]（Spironolactone，安体舒通）

作用类别 低效利尿药。适应证 与其他利尿药合用，治疗心源性水肿、肝硬化腹水、肾性水肿等；原发性醛固酮增多症诊断和治疗；高血压辅助治疗；与噻嗪类利尿药合用预防低血钾。用法 口服。治疗水肿：成人一次20～40mg，一日3次，儿童起始一日1～3mg/kg或30～90mg/m²，单次或分2～4次口服；治疗高血压：开始每日40～80mg，分2～4次服用，至少2周；治疗原发性醛固酮增多症：一次40～60mg，一日3～4次；诊断原发性醛固酮增多症:一次 80～120mg,一日 3～4 次,若 1 周后尿钾明显减少,血 K^+ 升高,血 Na^+ 下降,则提示钾代谢紊乱,可能为体内醛固酮过多所致。不良反应 高钾血症、恶心、呕吐、胃痉挛、腹泻、男性乳房发育、阳痿、性功能低下,女性乳房胀痛、声音变粗、毛发增多、月经失调、性功能低下。禁忌 高血钾症;肾衰竭。注意 :给药前应了解患者血钾浓度;服药期间出现高钾血症应立即停药;禁食或餐后服药;以下情况慎用:无尿、肝肾功能不全、低钠血症、酸中毒、乳房增大或月经失调者。相互作用 多巴胺、噻嗪类利尿药、汞剂利尿药、地高辛、吲哚美辛。贮藏 遮光。妊娠分级 C/D(用于妊娠高血压患者)。医保 甲类。

氢氯噻嗪[基][兴](Hydrochlorothiazide, 双氢克尿塞)

作用类别 噻嗪类利尿药。适应证 水肿性疾病;原发性高血压;中枢性或肾性尿崩症;肾结石。用法 口服:成人:①一般水肿:一日 25～100mg,分 1～3 次服用;②心源性水肿:开始用小剂量,每日 12.5～25mg;③高血压:单用时,一日 25～100mg,分 1～2 次服用;④尿崩症:一次 25mg,一日 3 次,或一次 50mg,一日 2 次。儿童:一日 1～2mg/kg 或 30～60mg/m^2,分 1～2 次服用。不良反应 低钠血症、低钾血症、低氯性碱中毒或低氯、低钾性碱中毒、高血糖症、氮质血症,可诱发肝功能衰竭、升高血氨、诱发肝性脑病,脱水、肝内阻塞性黄疸。注意 可透过胎盘,孕妇不应使用;糖尿病患者、有痛风史者、严重肝肾功能损害者、高血钙、低血钠、红斑狼疮、胰腺炎患者慎用。相互作用 药物:降压药、多巴胺、单胺氧化酶抑制药;食物:咸食。贮藏 遮光。妊娠分级 B。医保 甲类。

布美他尼[兴](Bumetanide, 丁氨速尿)

作用类别 髓袢利尿药。适应证 水肿性疾病;高血压;预防急性肾衰竭;高钾血症及高钙血症;稀释性低钠血症;抗利尿激素分泌失调综合征;急性药物、毒物中毒。用法 水肿:①成人:口服,一次 0.5～2mg,一日 1 次,必要时一日 2～3 次,一日最大剂量 10～20mg;肌内或静脉注射,起始 0.5～1mg,必要时每隔 2～3 小时重复。②儿童口服一次 0.01～0.02mg/kg,必要时 4～6 小时一次;肌内或静脉注射,剂量同口服。急性肺水肿及左心衰:将本品 25mg 加入 500ml 氯化钠溶液注射液中静滴,30～60 分钟滴完,也可肌内注射或静脉注射,一次 0.5～1mg。不良反应 低盐综合征、低氯血症、低钾血症、高尿酸血症、高血糖、氮质血症。禁忌 对磺胺类药物过敏者;孕妇;无尿患者;肝性脑病患者;水、电解质严重失调者。注意 糖尿病患者、高尿酸血症或有痛风病史者、严重肾功能不全者、急性心肌梗死者、胰腺炎或有此病史者、低钾血症、前列腺增生者慎用;用药前后及用药时应检测电解质、血压、肾功能、肝功能、血糖、血尿酸、酸碱平衡情况、听力。贮藏 避光。妊娠分级 C。医保 乙类。

托拉塞米(Torasemide)

作用类别 髓袢利尿药。适应证 水肿性疾病;原发性或继发性高血压;急、慢性心力衰竭；急、慢性肾衰竭；肝硬化腹水；急性毒物或药物中毒。用法 ①心力衰竭：口服或静脉注射，初始剂量一般为一次5～10mg，一日1次，递增至一次10～20mg，一日1次；②急性或慢性肾衰竭：口服，开始5mg，可增加至20mg，一日1次。必要时静脉注射，剂量可用100～200mg；③肝硬化腹水：口服，开始5～10mg，一日1次；以后可增加至一次20mg，一日1次，但最多不超过40mg。静脉注射同口服。④高血压：口服，开始每日2.5mg或5mg，需要时可增至每日10mg，单用或与其他降压药合用。溶媒为5%葡萄糖或氯化钠溶液。不良反应 头痛、头晕、乏力、疲倦、消化道反应、高血糖症、低钾血症。禁忌 对磺酰脲类药物过敏者；无尿者；严重排尿困难者；低血容量、低钾或低钠血症患者；肝性脑病前期或肝性脑病患者。注意 单次注射不宜超过10mg，注射时间不短于2分钟。相互作用 地高辛、箭毒样肌松药、茶碱类药物、盐皮质激素、糖皮质激素、轻泻剂、洋地黄毒苷。妊娠分级 B。医保 乙类。

阿米洛利[典]（Amiloride，咪氯嗪）

作用类别 保钾利钠药。适应证 水肿性疾病；难治性低钾血症辅助治疗；肾上腺腺瘤所致的原发性醛固酮增多症术前准备、或不愿手术者；原发性醛固酮增多症；防治低血钾型家族性周期性麻痹。用法 口服：开始一次2.5～5mg，一日1次，以后酌情调整剂量，一日最大剂量为20mg。不良反应 高钾血症、血糖升高、血浆肾素浓度增高、呼吸困难。相互作用 碘造影剂、抗精神病药、他克莫司。禁忌 高钾血症；严重肾功能不全；糖尿病肾病。注意 无尿、肾功能损害、糖尿病酸中毒和低钠血症患者应慎用。贮藏 避光。妊娠分级 B。医保 乙类。

脱水药

甘油氯化钠（Glycerol and Sodium Chloride，复方甘油）

作用类别 高渗透性脱水剂。适应证 降低颅内压，用于降低脑内出血、脑梗死、脑外伤、脑膜炎、脑肿瘤等引起的高颅压，防止脑疝；降低眼压，用于其他降眼压药无效时或眼内手术前准备。用法 静脉滴注：一次500ml，一日1～2次，滴注速度每分钟不超过3ml。不良反应 血红蛋白尿、血尿。注意 静脉滴注速度不宜过快；严重心力衰竭患者慎用。贮藏 遮光。妊娠分级 D。医保 非医保。

甘露醇（Mannitol，六己醇）

作用类别 高渗透性脱水剂。适应证 治疗各种原因引起的脑水肿，可降低颅内压、防止脑疝；降低眼内压；用于渗透性利尿，预防多种原因引起的急性肾小管坏死，以及鉴别肾前性因素或急性肾衰竭引起的少尿。用法 口服：用于肠道准备，在术前4～8小时，以10%浓度1000ml于30分钟内服用。静脉滴注：利尿，一次1～2g/kg，一般用20%浓度250～500mL，并调整剂量使尿量维持在每小时30～50ml；治疗脑水肿、颅内高压和青光眼，一次 1.5～2g/kg，配制为 15%～25%浓度，并于 30～60 分钟内滴完，衰弱患者剂量应减至 0.5g/kg；鉴别肾前性少尿和肾性少尿，一次 0.2g/kg 或 6g/m²，以 15%～25%浓度滴注 3～5 分钟；预防急性肾小管坏死，一次 1～2g/kg。不良反应 静脉滴注速度过快，可致心动过速、心力衰竭、头痛、头晕、尿潴留、脱水等；可见排尿困难，少见高渗性非酮症糖尿病昏迷。禁忌 已确诊为急性肾小管坏死的无尿患者；严重脱水者；颅内活动性出血者；急性肺水肿者；孕妇。注意 明显心肺功能损害者、高钾血症或低钠血症者、低血容量患者、严重肾功能不全者慎用。相互作用 利尿药、碳酸酐酶抑制剂、洋地黄类药、两性霉素 B、秋水仙碱。贮藏 避光。妊娠分级 C。医保 甲类。

甘油果糖（Glycerol and Fructose）

作用类别 渗透性脱水剂。适应证 用于各种原因所致的颅内压增高，适用于需长时间降低颅内压者，尤其是肾功能有损害而不能使用甘露醇的患者；改善脑梗死、脑内出血、蛛网膜下出血、头部外伤、脑脊髓膜炎等疾病导致的意识障碍、神经障碍和自觉症状。用法 静脉滴注：①一般用法，一次 250～500ml，一日 1～2 次，250ml 需滴注 1～1.5 小时，500ml 需滴注 2～3小时。用量可根据年龄、症状适当增减；②减小脑容积，一次 500ml，30 分钟内滴完；③降低眼压和减小眼容积，一次 250～500ml，45～90 分钟内滴完。不良反应 瘙痒、皮疹、头痛、恶心、口渴、溶血、肾脏损害。禁忌 遗传性果糖不耐受症患者；严重脱水者；高钠血症患者；心功能不全者。注意 严重活动性颅内出血患者无手术条件、严重循环系统功能障碍者、肾功能障碍者、尿崩症患者、糖尿病患者、溶血性贫血患者及老年患者慎用；注意监护水、电解质水平是否异常。贮藏 遮光。医保 甲类。

前列腺疾病用药

非那雄胺[基]（Finasteride，非那司提）

作用类别 甾体类抑制前列腺增生药。适应证 治疗和控制良性前列腺增生；治疗男性雄激素性秃发。用法 口服：前列腺增生，一次 5mg，一日 1 次；男性雄激素性秃发，一次 1mg，一日 1 次。不良反应 性欲减退、阳痿、射精障碍、射精量减少、过敏反应、乳腺增大、乳腺疼痛。禁忌 孕妇和可能怀孕的妇女；怀疑前列腺癌者。注意 肾功能不全者慎用；接受本药治疗前后定期做前列腺检查。妊娠分级 X。医保 乙类。

坦洛新（Tamsulosin，坦索罗辛）

作用类别 治疗良性前列腺增生用药。适应证 前列腺增生所致的排尿异常；适用于轻、中度患者及未导致严重排尿障碍者。用法 口服：一次 0.2mg或0.4mg，一日 1 次，饭后服用。不良反应 头晕、血压下降、恶心、呕吐、失神、意识丧失、黄疸、肝功能障碍。禁忌 儿童。注意 从事高空作业、汽车驾驶等危险性较高的人员在服用本品时应加以注意；合用降压药时应密切注意血压变化。相互作用 西咪替丁、β-肾上腺受体阻滞药。妊娠分级 B。医保 乙类。

黄酮哌酯（Flavoxate）

作用类别 前列腺疾病用药。适应证 膀胱炎、前列腺炎、尿道炎等引起的尿急、下腹部疼痛等症状；妇科痉挛性疼痛，包括痛经及下腹部疼痛；亦可合并其他药物用于肾结石、尿道结石、膀胱镜检和下尿道手术后引起的各种疼痛。用法 口服：一次 0.2g，一日 3～4 次，饭后服。不良反应 偶见恶心、呕吐、嗜睡感、口干、视物模糊、眼压增高、心悸等，极少出现精神错乱、发热、嗜酸性粒细胞增多、可逆性白细胞减少等。禁忌 幽门梗阻、肠梗阻、胃肠道出血、闭角型青光眼、12 岁以下儿童、孕妇及哺乳妇女。注意 服药期间不宜驾驶车辆及操作机器；炎症患者应加用抗生素。相互作用 抗毒蕈碱作用药、单胺氧化酶抑制药、拟副交感神经药。妊娠分级 B。医保 甲类。

依立雄胺（Epristeride，爱普列特）

作用类别 甾体类抑制良性前列腺增生药。适应证 治疗良性前列腺增生症，改善因良性前列腺增生引起的有关症状。用法 口服：一次 5mg，早晚各 1 次，疗程 4 个月。不良反应 轻微恶心、食欲减退、头晕、失眠、性欲下降、射精量下降等。禁忌 妊娠期妇女服用后可引起男性胎儿的外生殖器官异常，儿童、妊娠或可能妊娠的妇女禁用。注意 本品会导致血清 PSA 下降；治疗前需排除感染、前列腺癌、低张力膀胱及其他尿道梗阻性疾病等。相互作用 特拉唑嗪。贮藏 遮光。妊娠分级 X。医保 乙类。

普适泰（Prostat，阿魏酸 γ-丁二胺/植物生长素）

作用类别 抑制前列腺增生药。适应证 良性前列腺增生；慢性或非细菌性前列腺炎、前列腺疼痛。用法 口服：一次 1 片，一日 2 次，疗程 3～6 个月。不良反应 极少数患者有轻微腹胀、胃灼热和恶心，停药后消失。禁忌 儿童、妇女。注意 治疗前应排除前列腺感染、尿道狭窄、前列腺结石、膀胱硬化、前列腺癌症等疾病。贮藏 遮光。医保 乙类。

治疗性功能障碍药

西地那非（Sildenafil）

作用类别 PDE_5 抑制剂。适应证 治疗勃起功能障碍（ED）。用法 口服：对大多数患者，推荐剂量为 50mg，在性活动前约 1 小时（0.5～4 小时之间也可）按需服用，一日剂量可于 25～100mg 之间调整，一日用药勿超过 1 次。不良反应 有发生心肌梗死、心源性猝死、心力衰竭；痛风、糖尿病、外周水肿、高尿酸血症；哮喘、咽喉炎；关节疾病、肌肉痛、骨痛；可出现头痛（16%）、眩晕（2%）、消化不良（7%）、腹泻（3%）、面部潮红（10%）、皮疹（2%）；可出现尿道感染（3%）、有膀胱炎、夜尿增多、尿频、尿失禁、异常射精、生殖器水肿、缺乏性高潮等报道，长期服用会产生药物依赖和心理依赖，可能造成永久性阳痿。注意 治疗ED类药物有导致突发性耳聋的风险；用药后可能发生视觉异常，故驾驶员和高空作业者应慎用；在性活动开始时如出现心绞痛、头晕、恶心等症状，须终止性活动；其他勃起功能障碍的治疗方法与本品合用的安全性和有效性尚未经研究，故不推荐联合使用；若突然出现单眼或双眼视力丧失，应立即停用本药。相互作用 细胞色素P4503A4抑制药（如酮康唑、伊曲康唑、红霉素）、P450的非特异性抑制药（如西咪替丁）、HIV蛋白酶抑制剂（如沙奎那韦、利托那韦）、袢利尿剂、保钾利尿剂、非选择性β-受体阻滞剂、氨氯地平、α-肾上腺素受体阻滞剂（如多沙唑嗪）、有机硝酸酯类、硝普钠、双氢可待因、肝素、CYP3A4诱导药（如利福平）。妊娠分级 B。医保 非医保。

伐地那非（Vardenafil）

作用类别 PDE_5抑制剂。适应证 治疗男性阴茎勃起功能障碍（ED）。用法 口服：推荐开始剂量为10mg，在性活动前25～60分钟服用，最大推荐剂量使用频率为一日一次。剂量可以增加到20mg或减少到5mg。最大推荐剂量是每日20mg。不良反应 可出现头痛、头晕、颜面潮红、鼻腔充血、消化不良、恶心等。注意 心脏疾病患者不推荐使用；对于阴茎具有解剖畸形的（如阴茎成角、海绵体纤维化、Peyronie's病），或阴茎勃起无法消退（如镰状细胞病、多发性骨髓瘤和白血病）的患者，治疗其勃起障碍时需谨慎用药；联合使用其他治疗勃起障碍方法时，伐地那非的安全性和疗效尚未研究，因此不推荐联合使用；除非有进一步的资料，服用α-受体阻滞剂6小时内不能服用伐地那非；驾驶和操作机械之前患者应考虑到自身对伐地那非的反应。相互作用 CYP抑制剂、红霉素、酮康唑、印地那韦、利托那韦、硝酸盐类、一氧化氮供体。妊娠分级 B。医保 非医保。

其他泌尿系统用药

醋酸钙（Calcium Acetate）

作用类别 补钙剂。适应证 主要用于纠正高磷血症，也可用于钙的补充。用法 口服：用于纠正高磷血症时根据血钙、血磷检验数据来定，钙的补充每日最高限300mg（以钙元素计，扣除饮食中的钙），服药时间不宜超过一个月。不良反应 嗳气、便秘、腹部不适，大剂量服用可见高钙血症，表现为厌食、恶心、呕吐、便秘、腹痛、肌无力、心律失常以及骨石灰沉着等。禁忌 高钙血症者。注意 空腹时服用；不宜大量长期服用；不宜用于钙缺乏症的治疗；使用时间超过2周时，应进行血钙血磷的监测；禁止与洋地黄类药物联用；避免与草酸盐类同时服用。相互作用 药物：苯妥英钠、四环素类、维生素D、避孕药、雌激素、含铝的抗酸药、噻嗪类利尿药；食物：酒精、含咖啡因的饮料。妊娠分级 C。医保 乙类。

奥昔布宁（Oxybutynin，羟丁宁）

作用类别 解痉药。适应证 用于缓解膀胱功能障碍所致的尿频、尿急、尿失禁、夜尿和遗尿等症状。用法 口服：一次 5mg，一日 2～3 次。不良反应 嗜睡、眩晕、倦怠、烦躁，胃肠反应，高血压、心悸，阳痿、抑制泌乳，尿路感染、排尿不畅，皮肤瘙痒、红斑等。禁忌 青光眼患者；部分或胃肠道梗阻者；反流性食管炎患者；重症肌无力患者；膀胱出口和尿道阻塞性疾病患者；出血期心血管功能不稳定者。注意 高温环境下服用本药易引起中暑；司机、机器操作者、高空作业者慎用。相互作用 呋喃妥因、普鲁卡因、阿托品、西沙必利、氯米帕明。贮藏 遮光。妊娠分级 B。医保 乙类。

托特罗定（Tolterodine）

作用类别 竞争性 M 胆碱受体阻滞药。适应证 用于膀胱过度兴奋引起的尿频、尿急或紧迫性尿失禁。用法 口服：酒石酸盐制剂，初始剂量为一次 2mg，一日 2 次；缓释片，一次 4mg，一日 1 次；富马酸制剂，初始剂量一次 1.86mg，一日 2 次。不良反应 尿潴留、嗜睡、神经过敏、感觉异常、头痛、口干、呕吐、消化不良、胀气、便秘、腹痛、皮肤干燥、眼干、视物模糊、精神错乱。禁忌 尿潴留者；胃潴留者；未经控制的窄角型青光眼患者；重症肌无力患者；严重溃疡性结肠炎患者；中毒性巨结肠患者。相互作用 CYP3A4 强效抑制药、抗胆碱药、氟西汀、毒蕈碱受体激动药。注意 用药前后及用药期间应检测膀胱内压、常规血液生化、心率及收缩压。妊娠分级 C。医保 乙类。

左卡尼汀（Levocarnitine，左肉毒碱）

作用类别 促进脂类代谢药。适应证 用于防治左卡尼汀缺乏，如慢性肾衰竭患者因血液透析所致的左卡尼汀缺乏；用于冠心病引起的心肌代谢损害，如心绞痛、急性心肌梗死等。用法 用于血液透析患者，每次透析结束时将本品 1g 溶于 15ml 氯化钠溶液静脉缓慢注射 2～3 分钟；用于治疗慢性充血性心力衰竭和心绞痛，将本品 3g 加入 5%葡萄糖注射液 250ml，静滴，2～3 小时内滴完，每日 1 次，10 天为一个疗程。口服时，成人每日 1～3g，分 2～3 次服用，儿童初始剂量 50mg/kg（最大剂量一日不超过 3g）。不良反应 偶有口干、胃肠道轻度不适，停药后消失。注意 用胰岛素或口服降糖药物治疗的糖尿病患者，可能引起低血糖现象。相互作用 醋酸香豆素、丙戊酸。贮藏 遮光。妊娠分级 B。医保 乙类。

血液系统疾病用药

促凝血药

氨甲苯酸[基] (Aminomethylbenzoic Acid)

作用类别 抑制纤维蛋白溶解剂。适应证 原发性纤维蛋白溶解过度引起的出血。用法 口服:成人一次0.25～0.5g,一日2～3次,一日最大剂量2g;5岁以下儿童一次0.1～0.125g,一日2～3次。静脉注射:溶于葡萄糖注射液或氯化钠溶液。成人一次0.1～0.3g,一日不超过0.6g;新生儿一次0.02～0.03g;5岁以下儿童一次0.05～0.1g。不良反应 腹泻、恶心、呕吐、头晕、头痛、腹部不适、血栓形成。注意 不单独用于弥散性血管内凝血所继发的纤溶性出血;监护血栓形成并发症的可能;血尿时慎用;慢性肾功能不全、治疗前列腺手术出血需减量。相互作用 青霉素、尿激酶等溶栓剂、口服避孕药、雌激素、凝血酶原复合物浓缩剂。医保 甲类(口服常释剂型);乙类(注射剂)。

氨甲环酸[基] (Tranexamic Acid)

作用类别 竞争性阻抑纤溶酶原吸附剂。适应证 急性或慢性、局限性或全身性原发性纤维蛋白溶解亢进所致的各种出血。用法 口服:片剂每日1～2g,分2～4次口服;胶囊一次1～1.5g,一日2～6g。静脉注射或滴注:溶于5%葡萄糖注射液或0.9%氯化钠注射液,一次0.25～0.5g,一日1～2g。不良反应 腹泻、恶心、呕吐、血栓形成和出血。注意 与青霉素或输注血液有配伍禁忌;有血栓形成如心肌梗死、血友病或肾盂实质病变发生大量血尿者慎用;不单独用于弥散性血管内凝血所致的继发性纤溶性出血;肾功能不全、前列腺出血应减量。相互作用 青霉素、尿激酶、口服避孕药、雌激素、凝血酶原复合物浓缩胶。妊娠分级 B。医保 甲类(注射剂);乙类(注射剂、口服常释剂型)。

亚硫酸氢钠甲萘醌 (Menadione Sodium Bisulfite, 维生素 K_3)

作用类别 维生素类药。适应证 维生素K缺乏所引起的出血性疾病。用法 口服:一次2～4mg,一日6～12mg。肌内注射:5%葡萄糖或0.9%氯化钠注射液,一次2～4mg,一日4～8mg。防止新生儿出血可在产前一周给孕妇注射,一日2～4mg。不良反应 局部红肿、疼痛、大剂量可致新生儿、早产儿溶血性贫血、高胆红素血症及黄疸、红细胞6-磷酸脱氢酶缺乏症患者可诱发急性溶血性贫血、大剂量致肝损害。禁忌 对维生素K过敏者。注意 因维生素K依赖因子缺乏而发生严重出血时,短期应用常不足以即刻生效,可先静脉输注凝血酶原复合物、血浆或新鲜血;纠正口服抗凝剂引起的低凝血酶原血症时应先使用小剂量;肝硬化或晚期肝病患者出血以及肝素所致出血使用本品无效。相互作用 口服抗凝剂如双香豆素类、较大剂量水杨酸类、磺胺类、奎宁、奎尼丁。医保 甲类。

甲萘氢醌[基]（Menadiol，维生素 K_4）

作用类别 维生素类药。适应证 维生素 K 缺乏所致的凝血障碍性疾病。用法 口服：一次 2～4mg，一日 3 次；肌内或皮下注射：溶于 5%葡萄糖注射液或 0.9%氯化钠注射液，一次 5～15mg，一日 1～2 次。不良反应 恶心、呕吐、肝损害。注意 葡萄糖-6-磷酸脱氢酶缺陷者慎用；用药期间应定期测定凝血酶原时间；肝素引起的出血用本品无效；肝功能损害时，维生素 K 的治疗，反而加重肝脏损害；当患者因维生素 K 依赖因子缺乏而发生严重出血时，维生素 K 往往来不及在短时间即生效，可先静脉输注凝血酶原复合物、血浆或新鲜血。肠道吸收不良者注射给药。相互作用 口服抗凝剂、水杨酸类、磺胺类、奎尼丁。医保 甲类。

鱼精蛋白[基]（Protamine）

作用类别 抗肝素药。适应证 注射肝素过量引起的出血。用法 缓慢静注，用量与所用肝素相当（本品 1mg 可中和肝素 100U），但一次不超过 50mg，一般以每分钟 0.5ml 的速度静注，在 10 分钟内注入量以不超过 50mg 为度。不良反应 恶心、呕吐、面红潮热、倦怠、心动过缓、胸闷、呼吸困难及血压降低、肺动脉高压、高血压、心动过缓。注意 口服无效；禁与碱性物质接触；注射器不能带碱性；静注速度不宜过快；对鱼类过敏者应用时需注意；孕妇及哺乳期妇女慎用。相互作用 碱性药物。妊娠分级 C。医保 甲类。

氨基己酸（Aminocaproic Acid，6-氨基己酸）

作用类别 抗纤维蛋白溶解药。适应证 预防及治疗纤维蛋白溶解亢进引起的各种出血。用法 静脉滴注：溶液初量可取 4～6g 溶于 100ml 0.9%氯化钠溶液或 5%～10%葡萄糖中，于 15～30 分钟滴完，维持量为每小时 1g，一日量不超过 20g。口服：成人一次 2g，一日 3～4 次；儿童一次 0.1g/kg，一日 3～4 次。不良反应 恶心、呕吐、腹泻、眩晕、瘙痒、面红潮热及倦怠、低血压、心动过速、心律失常，少数人可发生惊厥及心脏或肝脏损害。禁忌 尿道手术后出血的患者慎用；有血栓形成倾向或过去有血管栓塞者忌用；肾功能不全者慎用。注意 需持续给药；不能阻止小动脉出血，术中有活动性动脉出血仍需结扎止血；静脉注射过快可引起明显血压降低，心动过速和心律失常。相互作用 对急性大出血宜与其他止血药配伍；止血敏；链激酶或尿激酶。妊娠分级 C。医保 乙类。

酚磺乙胺（Etamsylate）

作用类别 血管收缩剂。适应证 各种手术前后的出血、血小板功能不良及血管脆性增加引起的出血、呕血、尿血。用法 溶于 0.9%氯化钠溶液或 5%葡萄糖注射液。预防手术出血：术前 15～30 分钟静滴或肌注

0.25～0.5g,必要时 2 小时后再注射 0.25g,一日不超过 1.5g。治疗出血:口服,成人每次 0.5～1g,一日 3 次;肌内或静脉注射,一次 0.25～0.5g,一日 2～3 次;静脉滴注,一次 0.25～0.75g,一日 2～3 次。不良反应 恶心、头痛、皮疹、暂时性低血压、过敏性休克。注意 可与维生素 K 注射液混合使用,不可与氨基己酸注射液混合使用。相互作用 右旋糖酐。医保 乙类。

维生素 K_1[基] (Vitamin K_1)

作用类别 维生素类药。适应证 维生素 K 缺乏引起的出血。用法 低凝血酶原血症:肌内或深部皮下注射,每次 10mg 溶于氯化钠溶液或 5%葡萄糖注射液,每日 1～2 次,24 小时内总量不超过 40mg;预防新生儿出血:分娩前 12～24 小时给母亲肌注或缓慢静注 2～5mg,也可在新生儿出生后肌内或皮下注射 0.5～1mg,8 小时后可重复;用于重症患者静注时,给药速度不应超过 1mg/min。不良反应 静注过快(超过 5mg/min)可引起面部潮红、出汗、支气管痉挛、心动过速、低血压;肌注可引起局部红肿和疼痛;新生儿可能出现高胆红素血症、黄疸和溶血性贫血。禁忌 严重肝脏疾患或肝功不良者。注意 静脉注射宜缓慢,给药速度不应超过 1mg/min;避免冻结;对肝素引起的出血无效;外伤出血无必要使用本品。相互作用 苯妥英钠、维生素 C、维生素 B_{12}、右旋糖酐、双香豆素类、水杨酸类、磺胺、奎宁、奎尼丁。妊娠分级 C。医保 甲类(注射剂);乙类(口服常释剂型)。

凝血酶[基] (Thrombin)

作用类别 局部止血药。适应证 用于手术中不易结扎的小血管止血,消化道出血及外伤出血等。用法 局部止血:以灭菌氯化钠注射液制成 50～200U/ml 溶液喷雾或用本品干粉喷洒于创面;消化道止血:以温开水制成溶液(10～100U/ml)口服或局部灌注。不良反应 过敏反应、致低热反应。注意 严禁注射;应新鲜配制使用;必须直接与创面接触。相互作用 酸、碱、重金属。妊娠分级 C。医保 甲类。

纤维蛋白原 (Fibrinogen, 人纤维蛋白原)

作用类别 纤维蛋白前体药。适应证 先天性纤维蛋白原减少或缺乏症;获得性纤维蛋白原减少症。用法 静脉滴注,首次给 1～2g,使用前先将本品及灭菌注射用水预温至 30～37℃,然后按瓶签标示量注入预温的灭菌注射用水,置 30～37℃水浴中,轻轻摇动使制品全部溶解,滴注速度以每分钟 60 滴左右为宜。不良反应 畏寒、发热、过敏反应。注意 专供静脉输注;输液器应带有滤网装置;温度过低造成溶解困难和蛋白变性;一旦溶解应尽快使用;密切监测凝血指标与纤维蛋白原水平;存在代谢紊乱患者慎用;孕妇及哺乳期妇女慎用。相互作用 不可与其他药物合用。贮藏 10℃以下避光干燥处。妊娠分级 C。医保 乙类(限低纤维蛋白原血症的抢救)。

凝血酶原复合物（Thrombogen Complex）

作用类别 提高血液中凝血因子Ⅱ、Ⅶ、Ⅸ、Ⅹ的浓度。适应证 先天性和获得性凝血因子Ⅱ、Ⅶ、Ⅸ、Ⅹ缺乏症（单独或联合缺乏）。用法 静脉输注，先将本品和灭菌注射用水或5%葡萄糖注射液预温至20～25℃，按瓶签标示量注入预温的灭菌注射用水或5%葡萄糖注射液。一般每千克体重输注10～20IU，以后凝血因子Ⅶ缺乏者每隔6～8小时，凝血因子Ⅸ缺乏者每隔24小时，凝血因子Ⅱ和Ⅹ缺乏者，每隔24～48小时，可减少剂量，一般历时2～3日。不良反应 发热、潮红、头痛、偶有弥散性血管内凝血、深静脉血栓、肺栓塞。注意 用药前确诊是缺乏凝血因子Ⅱ、Ⅶ、Ⅸ、Ⅹ方能对症下药（肝病出血除外）；冠心病、心肌梗死、严重肝病、外科手术等患者如有血栓形成或弥散性血管内凝血倾向时慎用；不得用于静脉外注射途径；开瓶应立即使用（一般不得超过3小时）；婴幼儿、妊娠及哺乳期妇女慎用。相互作用 不与其他药物合用。贮藏 8℃以下避光保存。医保 乙类（限手术大出血及肝硬化、肝坏死导致的出血）。

纤维蛋白黏合剂（Fibrin Sealant）

作用类别 局部止血药。适应证 辅助用于处理烧伤创面、普通外科腹部切口、肝脏手术创面和血管外科手术创面的渗血。用法 按说明书将两种溶液混合后喷涂患处。不良反应 过敏反应。禁忌 严禁血管内注射。注意 使用于本品配套的注射器和注射针；不能与制备凝血酶溶液混用；老年、儿童、孕妇及哺乳期妇女慎用。相互作用 酒精、碘或其他重金属。贮藏 2～8℃。医保 非医保。

血凝酶（Hemocoagulase）

作用类别 具有类凝血酶和类凝血激酶作用。适应证 防治多种原因引起的出血。用法 溶于0.9%氯化钠注射液，静注、肌注或皮下注射，也可局部用药。一般出血：成人1～2kU；儿童0.3～0.5kU。紧急出血：立即静注0.25～0.5kU，同时肌内注射1kU。各类外科手术：术前一天晚肌注1kU，术前1小时肌注1kU，术前15分钟静注1kU，术后3天，每日肌注1kU。咯血：每12小时皮下注射1kU，必要时，开始时再加静注1kU。异常出血：剂量加倍，间隔6小时肌注1kU，至出血完全停止。不良反应 过敏样反应。禁忌 有血栓病史者。注意 播散性血管内凝血导致的出血慎用；血中缺乏血小板或某些凝血因子时，宜在补充血小板或缺乏的凝血因子，或输注新鲜血液的基础上应用；注意观察患者的出、凝血时间。相互作用 无水乙醇、乙氧乙醇、结合钙成分的物质。贮藏 避光、冷暗处（2～10℃）保存。医保 乙类。

人凝血因子Ⅷ（Human Blood Coagulation Factor Ⅷ）

作用类别 重组人凝血因子Ⅷ。适应证 甲型血友病和获得性凝血因子Ⅷ缺乏而致的出血症状及这类患者的手术出血治疗。用法 专供静脉滴注，用前应先以 25～37℃灭菌注射用水或 5％葡萄糖注射液按瓶签的标示量注入瓶内。轻中度出血：10～15IU/kg；较严重出血或小手术：首次剂量 15～25IU/kg，每隔8～12小时给予维持剂量 10～15IU/kg；大出血：首次剂量 40IU/kg，每隔 8～12 小时给予维持剂量 20～25IU/kg；手术：术前按 30～40IU/kg；获得性因子Ⅷ抑制物增多症：应给予大剂量的凝血因子Ⅷ，一般超过治疗血友病患者所需剂量一倍以上。**不良反应** 寒战、恶心、头晕或头痛、超敏反应。**注意** 大量反复输入本品应注意过敏反应，溶血反应及肺水肿，有心脏病患者尤应注意；输注器必须带有滤网装置；确诊患者系属因子Ⅷ缺乏，方可使用本品；不得用于静脉外的注射途径；一旦复溶应立即使用；未用完部分必须弃去。**相互作用** 不宜与其他药物混合输注。**妊娠分级** C。**医保** 甲类（冻干人凝血因子Ⅷ）；乙类（重组人凝血因子Ⅷ，限无人血源Ⅷ因子情况下血友患者严重出血时使用）。

白眉蛇毒血凝酶（Hemocoagulase）

作用类别 凝血酶。**适应证** 用于需减少流血或止血的各种医疗情况；预防出血。**用法** 静注、肌注或皮下注射，也可局部用药。一般出血：成人 1～2U；儿童 0.3～0.5U。紧急出血：立即静注 0.25～0.5U，同时肌内注射 1U。各类外科手术：术前一天晚肌注 1U，术前 1 小时肌注 1U，术前 15 分钟静注 1U，术后 3 天，每日肌注 1U。咯血：每 12 小时皮 F 注射 1U，必要时，开始时冉加静注 1U，最好是加入 10ml 的 0.9％氯化钠液中，混合注射。异常出血：剂量加倍，间隔 6 小时肌注 1U，至出血完全停止。**不良反应** 过敏样反应。**禁忌** 有血栓病史者。**注意** 播散性血管内凝血及血液病导致的出血不是禁忌证；溶解后发生混浊或沉淀禁止使用；血中缺乏血小板或某些凝血因子时，宜在补充血小板或缺乏的凝血因子，或输注新鲜血液的基础上应用本品；在原发性纤溶系统亢进的情况下，白眉蛇毒血凝酶宜与抗血纤溶酶的药物联合应用；使用期间注意观察患者的出、凝血时间。**相互作用** 不宜与其他药物混合静注。**贮藏** 避光、冷暗处（2～10℃）保存。**医保** 乙类。

二乙酰氨乙酸乙二胺（Ethylenediamine Diaceturate）

作用类别 促凝剂。**适应证** 预防和治疗各种原因出血。**用法** 用前溶于 5％葡萄糖注射液。肌内注射：每次 200mg，每日 1～2 次；静脉注射：每次 400mg，每日 1～2 次；静脉滴注：每次 600mg，每日最高限量为 1200mg。**不良反应** 头昏、心率减慢、乏力、皮肤麻木、发热感、口干、呕吐、恶心、心率减慢。**医保** 非医保。

卡络磺钠（Carbazochrome Sodium Sulfonatefor）

作用类别 降低毛细血管通透性。**适应证** 泌尿系统、上消化道、呼吸道和妇产科出血疾病；防治手术出血。**用法** 肌注：一次 20mg，一日 2 次；静脉滴注：临用前加入氯化钠注射液中静脉滴注，每次 60～80mg。**不良反应** 恶心、眩晕、注射部红痛。**医保** 非医保。

蛇毒血凝酶(Hemocoagulase)

作用类别 止血药。适应证 各种原因引起的出血性病症;预防手术后出血。用法 静注、肌肉或皮下注射,也可局部用药。一般出血:成人1~2U;儿童0.3~0.5U。紧急出血:立即静注0.25~0.5U,同时肌内注射1U。各类外科手术:术前一天晚肌注1U,术前1小时肌注1U,术前15分钟静注1U,术后3天,每日肌注1U。咯血:每12小时皮下注射1U,必要时,开始时再加静注1U,最好是加入10ml的0.9%氯化钠溶液中,混合注射。异常出血:剂量加倍,间隔6小时肌注1U,至出血完全停止。不良反应 过敏样反应。禁忌 有血栓病史者。注意 外观异常或瓶子破裂、过期失效等情况禁止使用;播散性血管内凝血及血液病所致的出血不宜使用;血中缺乏血小板或某些凝血因子(如凝血酶原)时,宜在补充血小板或缺乏的凝血因子或输注新鲜血液的基础上应用;在原发性纤溶系统亢进情况下,宜与抗纤溶酶的药物联合应用;防止用药过量导致止血作用降低;使用期间注意观察患者的出、凝血时间。贮藏 避光、冷暗处(2~10℃)保存。医保 乙类。

尖吻蝮蛇血凝酶(Haemocoagulase Agkistrodon)

作用类别 酶性止血剂。适应证 辅助用于外科手术浅表创面渗血的止血。用法 单次静脉注射给药。每次2U(2瓶),每瓶用1ml注射用水溶解,静脉注射。用于手术预防性止血,术前15~20分钟给药。不良反应 过敏样反应。禁忌 有血栓史者。注意 弥散性血管内凝血及血液病所致出血慎用;缺乏血小板或某些凝血因子,宜在补充血小板和缺乏的凝血因子或输注新鲜血液的基础上应用本品;溶解后应当日用完;使用期间注意观察患者的出、凝血时间;请勿重复给药。相互作用 不与其他药物混合静注。医保 乙类。

抗凝血药

肝素[基](Heparin)

作用类别 抗凝血药。适应证 防治血栓形成或栓塞性疾病;各种原因引起的弥散性血管内凝血;血液透析、体外循环、导管术、微血管手术等操作中及某些血液标本或器械的抗凝处理。用法 用氯化钠注射液稀释。深部皮下注射:首次5000~10 000U,以后每8小时8000~10 000U或每12小时15000~20 000U,每24小时总量为30 000~40 000U。静脉注射:首次5000~10 000U,之后每4小时100U/kg。静脉滴注:每日20 000~40 000U,滴注前可先静脉注射5000U作为初始剂量。预防性治疗:在外科手术前2小时先给5000U肝素皮下注射,然后每隔8~12小时5000U,共约7日。不良反应 自发性出血、血小板减少、骨质疏松、自发性骨折。禁忌 对肝素过敏、有自发出血倾向者、血液凝固迟缓者、溃疡病、创伤、产后出血者及严重肝功能不全者。注意 用药期间应定时测定凝血时间;妊娠后期和产后慎用。**相互作用** 香豆素及其衍生物、阿司匹林及非甾体抗炎镇痛药、甲芬那酸、水杨酸、双嘧达莫、右旋糖酐、肾上腺皮质激素、促肾上腺皮质激素、利尿药、组织纤溶酶原激活物、碳酸氢钠、乳酸钠、透明质酸酶、卡那霉素、阿米卡星、柔红霉素、乳糖酸红霉素、硫酸庆大霉素、氢化考的松琥珀酸钠、多黏菌素 B、阿霉素、妥布霉素、万古霉素、头孢孟多、头孢氧哌唑、氯喹、氯丙嗪、异丙嗪、麻醉性镇痛药、甲巯咪唑、丙硫氧嘧啶。**妊娠分级** C。**医保** 甲类。

华法林（Warfarin）

作用类别 双香豆素类抗凝剂。**适应证** 预防及治疗深静脉血栓及肺栓塞；预防心肌梗死后血栓栓塞并发症（卒中或体循环栓塞）；预防房颤、心瓣膜疾病或人工瓣膜置换术后引起的血栓栓塞并发症（卒中或体循环栓塞）。**用法** 口服，避免冲击治疗，第 1～3 天 3～4mg（年老体弱及糖尿病患者半量即可），3 天后可给维持量一日 2.5～5mg。**不良反应** 瘀斑、紫癜、牙龈出血、鼻出血、伤口出血经久不愈、月经量过多、恶心、呕吐、腹泻、瘙痒性皮疹、过敏反应及皮肤坏死等。**禁忌** 肝肾功能损害、严重高血压、凝血功能障碍伴有出血倾向、活动性溃疡、外伤、先兆流产、近期手术者、妊娠期。**注意** 老年人或月经期应慎用；个体差异较大，密切监测 INR 来调整剂量；在无凝血酶原测定的条件时，切不可滥用本品；若发生轻度出血，或凝血酶原时间已显著延长至正常的 2.5 倍以上，应即减量或停药；严重出血可静注维生素 K_1 10～20mg，用以控制出血，必要时可输全血、血浆或凝血酶原复合物。**妊娠分级** X。**医保** 甲类。

醋硝香豆素（Acenocoumarol）

作用类别 双香豆素的合成代用品。**适应证** 预防和治疗血管内血栓性疾病。**用法** 口服，第一日 4～8mg，分次服用，第二日为 2～4mg，维持量一日 2.5～5mg，分次服用。**不良反应** 出血（皮肤、黏膜、胃肠道、泌尿道）、头晕、恶心、皮肤过敏等。**禁忌** 出血倾向者；胃肠道溃疡；严重肾功能不全者；分娩或手术后三天内；妊娠后期及哺乳期妇女。**注意** 酒精中毒、结缔组织疾病、充血性心力衰竭、发热、肝功能失代偿或肝硬化、高脂血症、甲状腺功能低下、重度营养不良、维生素 C 或 K 缺乏、严重糖尿病、各种血液病、肾功能不全等慎用；治疗期间应避免任何组织创伤，定期监测凝血酶原时间以及大便潜血和尿隐血。**相互作用** 维生素 K。**医保** 非医保。

低分子量肝素（Low Molecular Heparin）

作用类别 抗凝剂。**适应证** 预防静脉血栓栓塞性疾病；治疗深静脉血栓；治疗不稳定性心绞痛及非 Q 波性心梗；血液透析时预防血凝块形成。**用法** 预防静脉血栓栓塞性疾病：外科患者有中度血栓形成危险时（如腹部手术），推荐剂量 2000Axa IU（0.2ml）或 4000Axa IU（0.4ml），每日一次皮下注射，疗程 7～10 天；内科患者预防用药，推荐剂量 4000Axa IU（0.4ml），每日一次皮下注射，疗程 6～14 天。治疗不稳定性心绞痛及非 Q 波心梗：

推荐剂量每次100AxaIU/kg，每12小时皮下注射一次，疗程2～8天，应与阿司匹林同用。血液透析时预防血凝块形成：于血液透析开始时，于动脉血管通路内给药，推荐剂量为100AxaIU/kg。**不良反应** 出血、血小板减少、过敏反应、骨质疏松、注射部位轻度血肿和坏死、增加血中转氨酶水平。**禁忌** 严重凝血障碍；有低分子肝素或肝素诱导的血小板减少症史（以往有血小板计数明显下降）；活动性消化道溃疡或有出血倾向的器官损伤；急性感染性心内膜炎；严重的肾功能损害；出血性脑卒中；难以控制的动脉高压。**注意** 不能用于肌内注射；硬膜外麻醉方式术前2～4小时者、有过敏史者、有出血倾向及凝血机制障碍者慎用；定期监测血小板计数及血浆抗Xa因子活性；孕妇及哺乳期妇女慎用。**相互作用** 乙酰水杨酸、非甾体抗炎药、噻氯匹定、右旋糖酐40、口服抗凝剂、溶栓剂、糖皮质激素。妊娠分级C。医保乙类。

达肝素（Dalteparin）

作用类别 抗凝剂。**适应证** 治疗急性深静脉血栓；血液透析时防止体外循环系统发生凝血；不稳定型冠状动脉疾病；预防与手术有关的血栓形成。**用法** 急性深静脉血栓的治疗：每日1次用法，皮下注射200IU/kg，每日总量不可起过18 000IU；每日2次用法，皮下注射100IU/kg。慢性肾衰竭（患者无已知出血危险）：血液透析和血液过滤不超过4小时，静脉快速注射5000IU；血液透析和血液过滤超过4小时，静脉快速注射30～40IU/kg，继以静脉输注每小时10～15IU/kg。急性肾衰竭（患者有高度出血的危险）：静脉快速注射5～10IU/kg，继以静脉输注4～5IU/(kg·h)。不稳定型冠状动脉疾病：皮下注射120IU/kg，每日2次，最大剂量为10000IU/12h，至少治疗6天。预防与手术有关的血栓形成：中度血栓风险患者，术前1～2小时皮下注射2500IU，术后每日早晨皮下注射2500IU直到患者可活动，一般5～7天或更长；高度血栓风险患者，术前晚间皮下注射5000IU，术后每晚皮下注射5000IU，治疗须持续到患者可活动为止，一般5～7天或更长。**不良反应** 出血、注射部位的皮下血肿、血小板减少、转氨酶增高、皮肤坏死、过敏反应、动静脉血栓或血栓栓塞。**禁忌** 有明确病史或怀疑患有肝素诱导的免疫介导型血小板减少症；急性胃十二指肠溃疡；脑出血；严重的凝血系统疾病；脓毒性心内膜炎；中枢神经系统、眼部及耳部的损伤或施行手术；进行急性深静脉血栓治疗伴有局部麻醉的患者。**注意** 慎用于血小板减少症和血小板缺陷、严重肝肾功能不全、未能控制的高血压、高血压性或糖尿病性视网膜病的患者；开始治疗前做血小板计数检查并定期监测。**相互作用** 溶血栓药物、乙酰水杨酸、非甾体抗炎药、维生素K拮抗剂和葡聚糖。**妊娠分级** B。**医保** 非医保。

枸橼酸钠（Sodium Citrate）

作用类别 抗凝剂。**适应证** 体外抗凝血。**用法** 输血时防止血凝，每100ml全血中加入2.5%枸橼酸钠溶液10ml。**不良反应** 输血速度太快或输血量大于1000ml时,可致低钙血症、抽搐和心肌收缩抑制。禁忌 肝肾功能不全或新生儿酶系统发育不全时慎用。注意 大量输血时可静脉注射适量钙剂(单独注射)。医保 非医保。

阿加曲班(Argatroban)

作用类别 凝血酶抑制剂。适应证 改善慢性动脉闭塞症(血栓闭塞性脉管炎-闭塞性动脉硬化症)患者的四肢溃疡、静息痛及冷感等症状。用法 一次10mg(一次1支),一日2次,每次用输液稀释后,进行2～3小时的静脉滴注。不良反应 脑出血、消化道出血、休克、过敏性休克、重症肝炎、肝功能障碍、黄疸。禁忌 出血性患者;脑栓塞或有可能患脑栓塞症患者;伴有严重意识障碍的严重梗死患者。注意 有出血可能性的患者慎用:消化道溃疡、内脏肿瘤、消化道憩室炎、大肠炎、亚急性感染性心内膜炎、有脑出血既往史患者、血小板减少患者、重症高血压病和严重糖尿病患者,手术后的患者等;正在使用抗凝剂、具有抑制血小板聚集作用的抑制剂、溶栓剂或有降低血纤维蛋白原作用的酶抑制剂的患者慎用;严重肝功能障碍患者慎用;严格进行血液凝固功能等出凝血检查。相互作用 抗凝血剂(肝素、华法林等)、抑制血小板凝聚作用药物(阿司匹林、奥扎格雷钠、盐酸噻氯匹定、磷酸氯吡格雷、西洛他唑、双嘧啶胺醇等)、溶栓剂(重组人组织型纤溶酶原激活剂、尿激酶等)、具有降低纤维蛋白原作用的酶制剂(巴曲酶等)。妊娠分级 B。医保 非医保。

磺达肝癸钠(Arixtra)

作用类别 选择性Xa因子抗凝剂。适应证 预防静脉血栓栓塞事件(进行下肢重大骨科手术如髋关节骨折、重大膝关节手术或者髋关节置换术等患者);用于无指征进行紧急(<120分钟)侵入性治疗(PCI)的不稳定性心绞痛或非ST段抬高心肌梗死(UA/NSTEMI)患者的治疗;用于使用溶栓或初始不接受其他形式再灌注治疗的ST段抬高心肌梗死患者的治疗。用法 皮下注射给药,2.5mg,每日一次。不良反应 出血、贫血、恶心、呕吐、室性心动过速、心房颤动、低血压。禁忌 具有临床意义的活动性出血;急性细菌性心内膜炎;肌酐清除率<20ml/min的严重肾脏损害者;孕妇及哺乳期妇女。注意 不能用于肌内注射;出血风险;经皮介入治疗(PCI)以及导引导管血栓风险;同时使用磺达肝癸钠和脊椎/硬膜外麻醉或脊椎穿刺时可能导致长期或永久瘫痪的硬膜外或脊椎血肿的发生;老年、低体重、肝肾功能损害、肝素诱发血小板减少症患者慎用。妊娠分级 B。医保 非医保。

比伐卢定(Bivalirudin)

作用类别 凝血酶直接抑制剂。适应证 成人择期经皮冠状动脉介入治疗(PCI)。用法 静注和静滴:临用前溶于5%葡萄糖注射液或0.9%注射用氯化钠。进行PCI前静脉注射0.75mg/kg,然后立即静脉滴注1.75mg/(kg·h)至手术完毕。静脉注射5分钟后,如果需要,再静脉注射0.3mg/

kg。4 小时后如有必要再以低剂量 0.2mg/(kg・h)滴注不超过 20 小时。对于患有 HIT/HITTS 的患者行 PCI 时，先静脉注射 0.75mg/kg，然后在行 PCI 期间静脉滴注 1.75mg/(kg・h)。不良反应 出血、心室性心搏过速、心绞痛、心搏过缓等。禁忌 活动性出血。注意 不能用于肌内注射；出血或怀疑出血应停止给药；注意观察过敏反应。相互作用 血小板抑制剂、抗凝药物。妊娠分级 B。医保 非医保。

达比加群酯（Pradaxa）

作用类别 凝血酶直接抑制剂。适应证 预防成人非瓣膜性房颤患者的卒中和全身性栓塞。用法 口服：成人一次 150mg，每日两次，餐时或餐后服用，应维持终生治疗。不良反应 出血、心肌梗死。禁忌 重度肾功能不全者(CrCl＜30ml/min)；显著的活动性出血；大出血风险的病变或状况；联合应用任何其他抗凝药物；肝功能不全或肝病；联合使用环孢霉素、全身性酮康唑、伊曲康唑、他克莫司和决奈达隆；机械人工瓣膜。注意 肝酶增高＞2ULN 的患者、出血风险增高时慎用；肾功能下降(CrCl 30～50ml/min)、年龄≥75 岁、低体重＜50kg 或联合使用强效 P－gp 抑制剂(如胺碘酮、奎尼丁或维拉帕米)等因素与达比加群血药浓度增高有关。相互作用 抗凝血药、溶栓药物、维生素 K 拮抗剂、抗血小板聚集药、非甾体抗炎药、P－gp 抑制剂(如酮康唑、决奈达隆、胺碘酮、奎尼丁、维拉帕米、克拉霉素等)、P－gp 诱导物(如利福平、贯叶连翘、金丝桃、卡马西平或苯妥英等)、蛋白酶抑制剂(如利托那韦)、P－gp 底物(如地高辛)、SSRI 或选择性 5－羟色胺去甲肾上腺素再摄取抑制剂。妊娠分级 C。医保 非医保。

利伐沙班（Rivaroxaban）

作用类别 Xa 因子直接抑制剂。适应证 择期髋关节或膝关节置换手术成年患者，以预防静脉血栓形成；治疗成人深静脉血栓形成，降低急性深静脉血栓后深静脉血栓复发和肺栓塞的风险；用于具有危险因素的非瓣膜性房颤成年患者，以降低卒中和全身性栓塞的风险。用法 一次口服 10mg，每日 1 次。首次用药时间应于手术后 6～10 小时之间。不良反应 γ－谷氨酰转肽酶升高、转氨酶升高、贫血、出血、心动过速、肾损害等。禁忌 对利伐沙班或片剂中任何辅料过敏的患者；有临床明显活动性出血的患者；具有大出血显著风险的病灶或病情；具有凝血异常和临床相关出血风险的肝病患者；孕妇及哺乳期妇女。注意 提前停用将使血栓栓塞事件风险升高；必须权衡血栓栓塞事件风险与出血风险；尚无特异性拮抗剂，预期无法被透析；肾功能不全者(CrCl＜30ml/min)慎用；脊柱/硬膜外麻醉或穿刺时，接受抗栓剂有发生硬膜外或脊柱血肿的风险。相互作用 CYP3A4 和 P－gp 抑制剂(如酮康唑、伊曲康唑、伏奇康唑、泊沙康唑、利托那韦等)、抗凝血药、非甾体抗炎药、血小板聚集抑制剂、CYP3A4 诱导剂。妊娠分级 C。医保 乙类(限下肢关节置换术后)。

溶栓药

蚓激酶（Lumbrokinase）

作用类别 蛋白水解酶。适应证 缺血性脑血管病。用法 口服，一次2粒，一日3次（饭前半小时服用）。每3～4周为一疗程，可连服2～3个疗程，也可连续服用至症状消失。不良反应 头痛、头晕、皮疹、皮肤瘙痒、便秘、恶心等。注意 必须饭前服用；急性出血患者、有出血倾向者慎用；肠溶胶囊易碎。相互作用 抑制血小板功能的药物。医保 乙类。

重组链激酶（Streptokinase）

作用类别 纤维蛋白溶解药。适应证 急性心肌梗死等血栓性疾病。用法 静滴，首剂150万U溶解于5%葡萄糖100ml，1小时滴完。不良反应 发热、寒战、头痛、出血等。禁忌 两周内有出血、手术、外伤史、心肺复苏或不能实施压迫止血的血管穿刺等患者；近两周内有溃疡出血病史、食管静脉曲张、溃疡性结肠炎或出血性视网膜病变患者；未控制的高血压，血压>180mmHg/110mmHg以上或不能排除主动脉夹层动脉瘤患者；凝血障碍及出血性疾病患者；严重肝肾功能障碍患者；二尖瓣狭窄合并心房颤动伴左房血栓者（溶栓后可能发生脑栓塞）；感染性心内膜炎患者；妊娠期妇女。注意 本品应严格在临床医生的指导下使用；急性心肌梗死溶栓治疗应尽早开始，争取发病12小时内开始治疗；使用前用5%葡萄糖溶液溶解，溶解液应在4～6小时内使用；用链激酶后5天至12个月内不能用重组链激酶；用本品治疗血管再通后，发生再梗死，可用其他溶栓药。妊娠分级 C。医保 甲类。

血液系统疾病用药

尿激酶[基]（Urokinase）

作用类别 纤维蛋白溶解药。适应证 血栓栓塞性疾病的溶栓治疗；人工心瓣手术后预防血栓形成。用法 临用前以注射用灭菌氯化钠溶液或5%葡萄糖溶液配制。肺栓塞：静脉滴注，初次剂量4400U/kg，以90ml/h的速度10分钟内滴完，其后以4400U/h的给药速度，连续静脉滴注2小时或12小时。心肌梗死：按6000U/min速度冠状动脉内连续滴注2小时，滴注前应先行静脉给予肝素2500～10 000U。外周动脉血栓：4000U/min速度经导管注入血凝块，每2小时夹闭导管1次；可调整滴入速度为1000U/min，直至血块溶解。防治心脏瓣膜替换术后的血栓形成：4400U/kg，10～15分钟滴完，然后以4400U/(kg·h)静脉滴注维持。脓胸或心包积脓：胸腔或心包腔内注入1万U～25万U。不良反应 出血、过敏反应、恶心、呕吐、食欲不振等。禁忌 急性内脏出血、急性颅内出血、陈旧性脑梗死、近两月内进行过颅内或脊髓内外科手术、颅内肿瘤、动静脉畸形或动脉瘤、出血素质、严重难控制的高血压患者、延长的心肺复苏术、严重高血压、近4周内的外伤、3周内手术或组织穿刺、妊娠、分娩后10天、活跃性溃疡病患者。注意 用药前对患者进行红细胞压积、血小板记数、凝血酶时间、凝血酶原时间、激活的部分凝血致活酶时间测定；密切观察患者生命体征和出血倾向；静脉给药时，要求穿刺一次成功，以避免局部出血或血肿；动脉穿刺给药时，给药毕，应在穿刺局部加压至少 30 分钟，并用无菌绷带和敷料加压包扎，以免出血。近 10 天内分娩、进行过组织活检、静脉穿刺、大手术的患者及严重胃肠道出血患者、极有可能出现左心血栓的患者，如二尖瓣狭窄伴心房纤颤、亚急性细菌性心内膜炎患者、继发于肝肾疾病而有出血倾向或凝血障碍的患者慎用；脑血管病、糖尿病性出血性视网膜病、妊娠哺乳期妇女慎用。**相互作用** 抗血小板药物、抗凝剂。**贮藏** 遮光，在 10℃以下保存。**妊娠分级** B。**医保** 甲类。

纤溶酶（Fibrinogenase）

作用类别 溶栓剂。**适应证** 脑梗死、高凝血状态及血栓性脉管炎等外周血管疾病。**用法** 以注射用水适量溶解后，加到 250ml 0.9％氯化钠注射液或 5％葡萄糖注射液中。预防用：静脉滴注，一次 100U，一日 1 次，滴速 45～50 滴/分钟。治疗用：第一日每次 100U，一日 1 次；第 2 日以后，每次 200～300U，一日 1 次。**不良反应** 创面、注射部位、皮肤及黏膜出血，头痛、头晕或转氨酶升高。**禁忌** 凝血机制障碍；出血倾向；严重肝肾功能损伤；活动性肺结核空洞；消化性溃疡；孕妇及哺乳期妇女。**注意** 用药过程中如出现血尿或皮下出血点，应立即停止使用，并对症处理；血小板＜80×10^9/L应停药观察；严重高血压应控制在 180/110mmHg 以下才能应用；两个疗程之间间隔 5～7 天。**贮藏** 遮光，冷暗处（避光，2～10℃）。**医保** 乙类（限抢救）。

阿替普酶（Alteplase）

作用类别 重组组织型纤溶酶原激活剂。**适应证** 急性心肌梗死的溶栓治疗；血流不稳定的急性大面积肺栓塞的溶栓疗法；急性缺血性脑卒中。**用法** 配液用生理盐水稀释。心肌梗死：发病后 6 小时内患者，采取 90 分钟加速给药法，15mg 静脉推注，其后 30 分钟内静脉滴注 50mg，剩余 35mg 在 60 分钟内静脉滴注，最大剂量达 100mg；发病后 6～12 小时内患者，采取 3 小时给药法，10mg 静脉推注，其后 1 小时内静脉滴注 50mg，剩余 40mg 在 2 小时内静脉滴注，最大剂量达 100mg。肺栓塞：应在 2 小时内给予 100mg，常用方法为 10mg 在 1～2 分钟内静脉推注，90mg 在 2 小时内静脉滴注。缺血性脑卒中：推荐剂量为 18mg/kg，最大剂量为 90mg，方法是先将剂量的 10％静脉推入，剩余剂量在超过 60 分钟时间内静脉滴注。急性缺血性脑卒中：治疗应在症状发作后的 3 小时内开始，0.9mg/kg（最大剂量为 90mg），总剂量的 10％先从静脉推入，剩余剂量在随后 60 分钟持续静脉滴注。**不良反应** 出血、过敏反应、血压下降、恶心、呕吐、心脏系统异常等。**禁忌** 高危出血倾向者；近两个月内行颅内或脊柱内手术；最近（10 日内）有严重的外伤或大手术；中枢神经系统病变史或创伤史；口服抗凝药；未控制的严重高血压；细菌性心内膜炎；急性胰腺炎；严重肝病；18 岁以下及 80 岁以上的急性脑卒中患者。注意 必须有足够的监测手段才能进行溶栓/纤维蛋白溶解治疗，权衡收益和出血风险。相互作用 抗凝剂、血小板聚集抑制剂、ACEI、不与其他药物混合。妊娠分级 C。医保 乙类（限急性心肌梗死发病 12 小时内及脑梗死发病 3 小时内溶栓治疗）。

瑞替普酶（Reteplase）

作用类别 重组组织型纤溶酶原激活剂。适应证 成人由冠状动脉梗死引起的急性心肌梗死的溶栓疗法，能够改善心肌梗死后的心室功能。用法 两次静脉注射，每次取本品 10MU 溶于 10ml 注射用水中，缓慢推注 2 分钟以上，两次间隔为 30 分钟。注射时使用单独的静脉通路，不能与其他药物混合后给药，也不能与其他药物使用共同的静脉通路。不良反应 出血、恶心、呕吐、发热及低血压、心源性休克、心律失常、心脏停搏、再发性心绞痛、再梗死、心脏穿孔、二尖瓣反流。禁忌 活动性内出血；出血性脑卒中病史及 6 个月内的缺血性脑卒中；2 个月内颅脑或脊柱的手术及外伤史；颅内肿瘤、动静脉畸形或动脉瘤；已知的出血体质；严重的未控制的高血压。注意 仔细观察所有潜在出血点；用药期间，患者的肌内注射和非必需的搬动应尽量避免；最近（10 天内）大的外科手术、脑血管疾病、新近的消化道或泌尿道出血（10 天内）、新近外伤（10 天内）、高血压（收缩压≥180mmHg 及/或舒张压≥110mmHg）、高度怀疑存在左心栓子、急性心包炎、亚急性细菌性心内膜炎、止血功能障碍、妊娠、严重的肝肾衰竭、糖尿病引起的出血性视网膜病变或其他出血性眼病、败血症性栓塞性静脉炎、高龄（＞70 岁）、长期服用口服抗凝剂（华法林等）、潜在难以止血的出血部位等患者慎用。相互作用 肝素、维生素 K 拮抗剂、抗血小板药。贮藏 遮光，室温或 2～8℃保存。妊娠分级 C。医保 非医保。

血浆及血容量扩充药

右旋糖酐 40[基][兴]（Dextran 40）

作用类别 血浆代用品。适应证 用于失血、创伤、烧伤等各种原因引起的休克和中毒性休克；预防手术后静脉血栓形成；血管栓塞性疾病；体外循环时，代替部分血液，充当人工心肺机。用法 静脉滴注：成人：每次 250～500ml，24 小时内不超过 1000～1500ml。婴儿：5ml/kg，儿童：10ml/kg。不良反应 皮肤瘙痒、荨麻疹、恶心、呕吐、哮喘、发热、寒战、淋巴结肿大、关节炎、出血倾向等。禁忌 充血性心力衰竭及其他血容量过多的患者；严重血小板减少及凝血障碍等出血患者；少尿或无尿者；急性炎症脉管炎患者；心、肝、肾功能不良患者、活动性肺结核患者、有过敏史者慎用。注意 首次输用本品，开始应缓慢静滴，严密观察 5～10 分钟，出现所有不正常征象应马上停药；避免用量过大，尤其是老年人、动脉粥样硬化或补液不足者；某些手术创面渗血较多的患者，不应过多使用；脱水患者应同时纠正水电解质平衡紊乱；每日用量不宜超过 1500ml，否则易引起出血倾向和低蛋白血症；对血型鉴定和血交叉配血试验结果有干扰。相互作用 药物：肝素、庆大霉素、巴龙霉素、维生素 C、维生素 B_{12}、维生素 K、双嘧达莫。贮藏 25℃以下保存。医保 甲类。

右旋糖酐 70［基］［共］（Dextran 70）

作用类别 血浆代用品。适应证 防治各种低血容量休克如出血性休克、手术中休克、烧伤性休克等；预防手术后静脉血栓形成和血栓性静脉炎。用法 静脉滴注：每次 500ml。休克：快速扩容每次 500～1000ml，滴速 20～40ml/min，第 1 天最大剂量是 20ml/kg；预防术后发生静脉栓塞：术中或术后给予 500ml，第 2 天继续给予 500ml。不良反应 皮肤瘙痒、荨麻疹、恶心、呕吐、哮喘、发热、寒战、淋巴结肿大、出血倾向、红细胞聚集。禁忌 充血性心力衰竭及其他血容量过多的患者；严重血小板减少，凝血障碍等出血患者；心、肝、肾功能不良患者、有过敏史者慎用。注意 首次输用本品，开始应缓慢静滴，严密观察 5～10 分钟，出现所有不正常征象应马上停药；避免用量过大及重复使用超过 5 天，尤其是老年人、动脉粥样硬化或补液不足者；某些手术创面渗血较多的患者，不应过多使用；脱水患者应同时纠正水电解质平衡紊乱；每日用量不宜超过 1500ml，否则易引起出血倾向和低蛋白血症；对血型鉴定和血交叉配血试验结果有干扰。严重肾功能不全，应降低剂量并严密监测尿量和肾功能。相互作用 药物：肝素、庆大霉素、巴龙霉素、维生素 C、维生素 B_{12}、维生素 K、双嘧达莫、促皮质素、氢化可的松、琥珀酸钠。贮藏 25℃以下保存。医保 甲类。

右旋糖酐 10［共］（Dextran 10）

作用类别 血浆代用品。适应证 急性失血性休克、创伤及烧伤性休克；急性心肌梗死、心绞痛、脑血栓形成、脑供血不足；血栓闭塞性脉管炎；雷诺病等。用法 静脉滴注：每次 500～1000ml，速度为 5～15ml/min，血压上升后可酌情减慢。不良反应 发热、荨麻疹、血压降低、呼吸困难、胸闷、血尿等。用量过大可致贫血、低血浆蛋白、凝血时间延长等。禁忌 血小板减少症；出血性疾病。注意 利尿作用较强，不宜用于严重肾病患者；心功能不全者慎用。贮藏 25℃以下保存。医保 甲类。

右旋糖酐 20［共］（Dextran 20，小分子右旋糖酐）

作用类别 血浆代用品。适应证 用于失血、创伤、烧伤等各种原因引起的休克和中毒性休克；预防手术后静脉血栓形成；血管栓塞性疾病；体外循环时，预充人工心肺机。用法 静脉滴注：成人：每次 250～500ml，24 小时内不超过1000～1500ml。婴儿：5ml/kg，儿童：10ml/kg。不良反应 皮肤瘙痒、荨麻疹、恶心、呕吐、哮喘、发热、寒战、淋巴结肿大、出血倾向等。禁忌 充血性心力衰竭及其他血容量过多的患者；严重血小板减少及凝血障碍等出血患者；少尿或无尿者、急性脉管炎者禁用；心、肝、肾功能不良患者、活动性肺结核患者、有过敏史者慎用。注意 首次输用本品，开始应缓慢静滴，严密观察 5～10 分钟，出现所有不正常征象应马上停药；避免用量过大，尤其是老年人、动脉粥样硬化或补液不足者；某些手术创面渗血较多的患者，不应过多使用；脱水患者应同时纠正水电解质平衡紊乱；每日用量不宜超过 1500ml，否则易引起出血倾向和低蛋白血症；对血型鉴定和血交叉配血试验结果有干扰。相互作用 药物：肝素、庆大霉素、巴龙霉素、维生素 C、维生素 B_{12}、维生素 K、双嘧达莫、促皮质素、氢化可的松、琥珀酸钠。贮藏 25℃以下保存。医保 甲类。

琥珀酰明胶（Succinylated Gelatin）

作用类别 血浆代用品。适应证 低血容量时的胶体性容量替代液；血液稀释；体外循环（心肺机、人工肾）；预防脊髓或硬膜外麻醉后可能出现的低血压；作为输入胰岛素的载体（防止胰岛素被容器和管路吸收而丢失）。用法 静脉输注：1～3 小时内输注 500～1000ml；低血容量休克、容量补充和维持：24 小时内输注 10～15L。不良反应 过敏反应。禁忌 循环超负荷患者。注意 应控制红细胞压积不低于 30%，并注意防止循环超负荷；本品能有效地维持血容量，但并不能补充失血或血浆引起的蛋白缺乏，如果术前或术中输入本品的量大于 2000～3000ml 时，建议术后检查血浆蛋白浓度，特别是有组织水肿现象时；心衰时可能伴有循环超负荷，输液应缓慢进行；对于失血后血液成分的补充，一般在失血量相当于总血容量的 20%才考虑输入红细胞；输注本品期间下列化验指标可能不稳定：血糖、血沉、尿液比重、蛋白、双缩脲、脂肪酸、胆固醇、果糖、山梨醇脱氢酶。本品开封后应在 4 小时内使用。相互作用 药物：脂肪乳。贮藏 25℃以下保存。医保 乙类(限休克抢救)。

血液系统疾病用药

羟乙基淀粉 200/0.5[米]（Hydroxyethyl Starch 200/0.5）

作用类别 血浆代用品。适应证 预防和治疗各种原因引起的血容量不足和休克，如手术、创伤、感染、烧伤等；急性等容血液稀释，减少手术中对供血的需求；治疗性血液稀释。用法 静脉滴注：开始时 10～20ml 缓慢滴注，每日总量不应大于 33ml/kg(6%浓度)。治疗或预防容量不足或休克：使用 6%浓度时最大剂量 33ml/kg，最大滴速 20ml/kg；使用 10%浓度时最大剂量 20ml/kg，最大滴速 20ml/kg。急性等容血液稀释：手术前即刻开展，按 1∶1 比例，每日剂量(2～3)×500ml(6%)，采血量为(2～3)×500ml(自体血)，输注速度 1000ml/(15～30min)，采血速度 1000ml/(15～30min)。治疗性血液稀释：250～1000ml/d。不良反应 荨麻疹、瘙痒。禁忌 严重凝血功能异常；充血性心力衰竭；脑出血；肾衰竭合并无尿或少尿；明显高血容量者。注意 大量输注可抑制凝血因子，出现一过性凝血时间延长；可使血清淀粉酶升高，干扰胰腺炎的诊断；肝肾功能异常者应监测肝功和血肌酐，大剂量使用者应监测血细胞比容和血浆蛋白浓度；避免输注过快、用量过大导致的循环超负荷。相互作用 药物：卡那霉素、庆大霉素、巴龙霉素。贮藏 室温保存。妊娠分级 C。医保 乙类(限休克抢救)。

羟乙基淀粉 130/0.4[米]（Hydroxyethyl Starch 130/0.4）

作用类别 血浆代用品。适应证 治疗和预防血容量不足，急性等容血液稀释(ANH)。用法 静脉滴注：开始时10～20ml缓慢滴注，每日最大剂量50ml/kg。不良反应 过敏反应、类流感症状、心动过缓、心动过速、支气管痉挛、非心源性肺水肿、皮肤瘙痒、红细胞压积下降、血液凝结异常等。禁忌 液体负荷过多，包括肺水肿；少尿或无尿的肾衰竭；接受透析治疗的患者；颅内出血；严重高钠或高氯血症。注意 避免用量过大导致的循环超负荷；为防止重度脱水，使用本品前应先给予晶体溶液；严重肝脏疾病或严重凝血功能紊乱的患者应慎用；应补充充足的液体，定期监测肾功能和液体平衡；监测血清电解质。贮藏 室温保存，不得冷冻。医保 乙类(限休克抢救)。

包醛氧淀粉(Coated Aldehyde Oxystarch)

作用类别 血浆代用品。适应证 各种原因造成的氮质血症、尿毒症。用法 口服。胶囊剂：一日2～3次，一次8～16粒，饭后用温开水送服。散剂：一日2～3次，一次1～2袋，饭后用温开水浸泡后服用。不良反应 胃肠道反应。注意 本品在胃肠道不吸收；服用时要适当控制蛋白质摄入量，如能配合低蛋白饮食，将有助于提高疗效。贮藏 遮光、密封、干燥处保存。医保 乙类。

羟乙基淀粉40[基][共](Hydroxyethyl Starch 40)

作用类别 血浆代用品。适应证 用于失血、创伤、烧伤及中毒性休克。用法 静脉滴注：一日500～1000ml。不良反应 荨麻疹、瘙痒。注意 一次用量过大，可发生自发性出血；大量输入应适当补钾；有出血倾向和心衰者慎用。妊娠分级 C。医保 乙类(限休克抢救)。

人血白蛋白(Human Albumin)

作用类别 血浆代用品。适应证 失血创伤、烧伤引起的休克；脑水肿及损伤引起的颅压升高；肝硬化及肾病引起的水肿或腹水；低蛋白血症的防治；新生儿高胆红素血症；心肺分流术、烧伤的辅助治疗；血液透析的辅助治疗；成人呼吸窘迫综合征。用法 用5%葡萄糖注射液或氯化钠注射液适当稀释后静脉滴注或静脉推注，一日5～10g。不良反应 寒战、发热、颜面潮红、皮疹、恶心呕吐、过敏反应；快速输注可引起血管超负荷导致肺水肿。禁忌 严重贫血患者；肾功能不全者；高血压患者；急性心脏病者；正常血容量及高血容量的心力衰竭患者。注意 有明显脱水者应同时补液；运输及储存过程中严禁冻结。相互作用 药物：血管收缩药、蛋白水解酶、含酒精溶剂的注射液。贮藏 2～8℃保存。妊娠分级 C。医保 乙类(限抢救和工伤保险)。

聚明胶肽(Polygeline)

作用类别 血浆代用品。适应证 用于外伤引起的失血性休克者；严重烧伤、败血症、胰腺炎等引起的失体液性休克者；预防较大手术前可能出现

血液系统疾病用药

的低血压以及用于体外循环，血液透析时的容量补充。用法 静脉滴注：一次 500～1000ml，滴速为 500ml/h，每日最高量可达 2500ml；小儿 10～20ml/kg。不良反应 一过性皮肤反应、恶心呕吐、低血压、心动过速、心动过缓、呼吸困难、发热或寒战、休克等。禁忌 严重肝、肾功能损害；肾性或肾后性无尿；充血性心力衰竭；肺水肿；心源性休克；高血压患者；食管静脉曲张；出血性疾病；有组胺释放高危因素患者。注意 在体外循环或人工肾使用过程中，只能与加肝素的血液混合使用，不得直接与库血混合使用；可导致暂时性红细胞沉降率加快。相互作用 药物：氨苄青霉素、菌必治、甲基氢化泼尼松、丙咪嗪、阿昔洛韦、含枸橼酸盐的血液。医保 非医保。

羧甲基淀粉（Carboxymethyl Starch）

作用类别 血浆代用品。适应证 各种手术、外伤的失血，中毒性休克等的补液。用法 静脉滴注：每次用量一般为 500～1500ml。禁忌 液体负荷过量、少尿或无尿的肾衰竭、接受透析治疗患者、颅内出血、严重高钠或高氯血症及已知对羟乙基淀粉过敏者。注意 严重肝脏疾病及严重凝血功能紊乱的患者慎用；应密切监测血清电解质水平；应避免与其他药物混合。医保 非医保。

抗贫血药

硫酸亚铁[基]（Ferrous Sulfate）

作用类别 抗贫血药。适应证 各种原因引起的缺铁性贫血。用法 口服：硫酸亚铁片：预防用，一次 1 片，一日 1 次；治疗用，一次 1 片，一日 3 次。硫酸亚铁糖浆：儿童一日 0.6～1.2ml/kg。硫酸亚铁缓释片：一次 0.45g，一日 1 次。饭后服。不良反应 恶心、呕吐、上腹疼痛、便秘等。禁忌肝肾功能严重损害，尤其是伴有未经治疗的尿路感染者；铁负荷过高、血色病或含铁血黄素沉着症者；非缺铁性贫血者。注意 治疗期间应定期检查血象和血清铁水平；酒精中毒、肝炎、急性感染、肠道炎症、胰腺炎、胃与十二指肠溃疡、溃疡性肠炎等患者慎用。相互作用 药物：制酸药、维生素 C、磷酸盐类、四环素类、鞣酸、左旋多巴、卡比多巴、甲基多巴、喹诺酮类药物；食物：浓茶。医保 甲类。

葡萄糖酸亚铁（Ferrous Gluconate）

作用类别 抗贫血药。适应证 各种原因引起的缺铁性贫血。用法 口服：成人，预防用，每日 1 次，每次 300mg；治疗用，每日 3 次，每次 300～600mg。儿童，每日 3 次，每次 10mg/kg。饭后服用。不良反应 恶心、呕吐、上腹痛、便秘。禁忌 肝肾功能严重损害，尤其是伴有未经治疗的尿路感染者；铁负荷过高、血色病或含铁血黄素沉着症者；非缺铁性贫血者。注意 治疗期间应定期检查血象和血清铁水平；酒精中毒、肝炎、急性感染、肠道炎症、胰腺炎、胃与十二指肠溃疡、溃疡性肠炎等患者慎用。相互

作用 药物:制酸药、维生素C、磷酸盐类、四环素类、鞣酸、左旋多巴、卡比多巴、甲基多巴、喹诺酮类药物;食物:浓茶。医保 乙类。

蔗糖铁(Ferrous Saccharose)

作用类别 抗贫血药。适应证 口服铁剂效果不好而需要静脉补铁的患者,如口服铁剂不耐受或吸收不好。用法 0.9%氯化钠注射液稀释后静脉滴注。首次用药进行测试:成人用20~50mg铁,体重>14kg的儿童用20mg铁,体重<14kg的儿童用铁1.5mg/kg。15分钟后未出现不良反应,可继续给药。静脉滴注速度:100mg铁至少滴注15分钟;200mg至少滴住30分钟;400mg至少滴住2.5小时;500mg至少滴住3.5小时。静脉注射:可不经稀释缓慢静脉注射,速度为1ml/min,最大注射剂量为10ml。成人和老年人:每周用药2~3次,每次100~200mg铁;儿童:每周用药2~3次,每次铁3mg/kg。不良反应 金属味、头痛、恶心、呕吐、腹泻、低血压、胃肠功能障碍、肌肉痛、发热、过敏反应。禁忌 非缺铁性贫血;铁过量或铁利用障碍;已知对单糖或二糖铁复合物过敏者。注意 有支气管哮喘、铁结合率低或叶酸缺乏的患者,应特别注意过敏反应或过敏样反应的发生;严重肝功能不良、急慢性感染者慎用。谨防静脉外渗漏。相互作用 药物:口服铁剂。妊娠分级 B。医保 乙类。

多糖铁复合物(Polysaccharide-Iron Complex)

作用类别 抗贫血药。适应证 单纯性缺铁性贫血。用法 口服:成人一次0.15~0.3g,一日1次。不良反应 胃肠刺激、便秘。禁忌 血色素沉着症;含铁血黄素沉着症。注意 婴儿补铁过量,可致大肠杆菌感染。相互作用 药物:制酸剂、四环素类药物。妊娠分级 B。医保 非医保。

叶酸[基](Folic Acid)

作用类别 抗贫血药。适应证 各种原因引起的叶酸缺乏及叶酸缺乏所致的巨幼红细胞贫血;妊娠、哺乳期妇女预防给药;慢性溶血性贫血所致的叶酸缺乏。用法 口服:治疗用:成人,一次5~10mg,一日3次;儿童,一次5mg,一日3次;预防用:一次0.4mg,一日1次。不良反应 过敏反应、畏食、恶心、腹胀等。禁忌 维生素B_{12}缺乏引起的巨幼细胞贫血不能单用叶酸治疗。注意 口服大剂量叶酸,可以影响微量元素锌的吸收;营养性巨幼红细胞性贫血常合并缺铁,应同时补充铁,并补充蛋白质及其他B族维生素;恶性贫血及疑有维生素B_{12}缺乏的患者,不单独用叶酸,因这样会加重维生素B_{12}的负担和神经系统症状;一般不用维持治疗。相互作用 药物:苯巴比妥、苯妥英钠、扑米酮、锌。妊娠分级 A。医保 甲类(口服常释剂型);乙类(注射剂)。

维生素B_{12}[基](Vitamin B_{12})

作用类别 抗贫血药。适应证 用于因内因子缺乏所致的巨幼细胞性贫血;用于亚急性联合变性神经系统病变,如神经炎的辅助治疗。用法 肌注:

成人，一日 0.025～0.1mg 或隔日 0.05～0.2mg。用于神经炎时，用量可酌增。不良反应 皮疹、瘙痒、腹泻及过敏性哮喘、过敏性休克。注意 有条件时，用药过程中应监测血中维生素 B_{12} 浓度；痛风患者可能发生高尿酸血症；治疗巨幼细胞性贫血，在起始 48 小时，监测血钾，以防止低钾血症。相互作用 药物：氨基水杨酸、氯霉素、考来烯胺。贮藏 避光、密封保存。妊娠分级 C。医保 甲类。

腺苷钴胺（Cobamamide）

作用类别 抗贫血药。适应证 主要用于巨幼红细胞贫血、营养不良性贫血、妊娠期贫血、多发性神经炎、神经根炎、三叉神经痛、坐骨神经痛、神经麻痹；也可用于营养性神经疾患以及放射线和药物引起的白细胞减少症。用法 口服：成人每次 0.5～1.5mg，一日 1.5～4.5mg。肌内注射，每次 0.5～1.5mg，一日 1 次。注意 注射液遇光易分解，溶解后要尽快使用；治疗后期可能出现缺铁性贫血，应补充铁剂。相互作用 药物：氯丙嗪、维生素 C、维生素 K、消胆胺、葡萄糖液、对氨基水杨酸钠。贮藏 避光、密封保存。医保 乙类。

甲钴胺（Mecobalamin）

作用类别 抗贫血药。适应证 周围神经病；因缺乏维生素 B_{12} 引起的巨红细胞性贫血。用法 口服：一次 0.5mg，一日 3 次。肌内或静脉注射：周围神经病每次 0.5mg，一周 3 次，可按年龄、症状增减；巨幼细胞性贫血每次 0.5mg，一周 3 次，2 个月后作为维持治疗 1～3 个月给药0.5mg。不良反应 血压下降、呼吸困难、皮疹、腹痛、发热感等。注意 遇光易分解，溶解后要尽快使用；避免同一部位反复注射，且对新生儿、早产儿、婴儿、幼儿要特别小心；注射时注意避开神经走向部位。贮藏 室温、避光保存。医保 乙类。

红细胞生成素（Erythropoietin）

作用类别 抗贫血药。适应证 用于肾功能不全所致的贫血，包括慢性肾衰竭进行血液透析、腹膜透析治疗和非透析治疗者。用法 静脉注射或皮下注射，每周分 2～3 次给药，剂量依据贫血程度、年龄及其他相关因素调整。治疗期：血液透析患者每周 100～150IU/kg，腹膜透析和非透析患者每周 75～100IU/kg，血细胞比容应增加到 0.3～0.33，但不宜超过 0.34。维持期：如果血细胞比容达到 0.3～0.33，或血红蛋白达到 100～110g/L，则进入维持治疗阶段。重组人红细胞生成素一般需长期维持使用，但如有特殊情况，可以随时终止治疗。不良反应 血压升高、脑血管意外、癫痫发作、头痛、低热、乏力、肌痛、关节痛等。禁忌 未控制的重度高血压。注意 合并感染者，宜控制感染后再使；用药期间应定期检查红细胞压积，监测血钾；心肌梗死、肺梗死、脑梗死、有药物过敏史及有过敏倾向的患者应慎用；孕妇、哺乳妇女及儿童慎用。相互作用 药物：抗高血压药、肝素。贮藏 2～8℃冷藏。妊娠分级 C。医保 乙类（限肾性贫血）。

琥珀酸亚铁[基]（Ferrous Succinate）

作用类别 抗贫血药。适应证 治疗缺铁性贫血。用法 饭后口服：成人，预防用，一次 0.2g，隔日 1 次；治疗用，一次 0.2～0.4g，一日 1 次。不良反应 食欲减退、恶心、呕吐、腹泻等。禁忌 血色病；含铁血黄素沉着症；不伴缺铁的其他贫血（如地中海贫血）；肝、肾功能严重损害者。注意 酒精中毒、肝炎、肝肾功能不良、急性感染、肠道炎症、胰腺炎、消化性溃疡慎用；用药期间应定期检查血红蛋白、网织红细胞、血清铁蛋白及血清铁；应用本品可使大便隐血试验阳性而干扰上消化道出血的诊断。相互作用 药物：制酸药、四环素类、喹诺酮类、青霉胺、维生素 C、去铁胺、二巯丙醇、胰酶、胰脂肪酶；食物：浓茶。医保 乙类。

富马酸亚铁（Ferrous Fumarate）

作用类别 抗贫血药。适应证 缺铁性贫血。用法口服：成人，预防用，每日 0.2g；治疗用，一次 0.2～0.4g，一日 3 次。不良反应 恶心、呕吐、上腹疼痛、便秘等。禁忌 肝肾功能严重损害，尤其是伴有未经治疗的尿路感染者；铁负荷过高，血色病或含铁血黄素沉着症者；非缺铁性贫血者。注意 日常补铁应采用预防量；治疗期间应定期检查血象和血清铁水平；酒精中毒、肝炎、急性感染，肠道炎症、胰腺炎、胃与十二指肠溃疡、溃疡性肠炎患者慎用。相互作用 药物：维生素 C、磷酸盐类、四环素类、鞣酸、左旋多巴、卡比多巴、甲基多巴、喹诺酮类；食物：浓茶。医保 乙类。

枸橼酸铁铵（Ammonium Ferric Citrate）

作用类别 抗贫血药。适应证 用于各种原因如慢性失血、营养不良、妊娠、儿童发育期等引起的缺铁性贫血。用法口服：一次 0.5～2g，一日 3 次，餐后服。不良反应 轻度恶心、胃部或腹部不适或疼痛、轻度腹泻、便秘。禁忌 铁负荷过高；血色病；含铁血黄素沉着症；不伴缺铁的其他贫血（如地中海性贫血）；肝肾功能严重损害者；铁过敏者。注意 治疗期间应定期检查血象和血清铁水平；酒精中毒、肝炎、急性感染，肠道炎症、胰腺炎，胃与十二指肠溃疡、溃疡性肠炎患者慎用；服用后血清铁或铁蛋白增高，易导致漏诊。相互作用 药物：维生素 C、磷酸盐类、四环素类、鞣酸、左旋多巴、卡比多巴、甲基多巴、喹诺酮类；食物：浓茶。妊娠分级 A。医保 非医保。

右旋糖酐铁[基]（Iron Dextran）

作用类别 抗贫血药。适应证 不能口服铁剂或口服铁剂治疗不满意的缺铁患者。用法 静脉滴注：100～200mg 用 0.9%氯化钠溶液或 5%葡萄糖溶液稀释至 100ml。给予首次剂量时，应先缓慢滴注 25mg 至少 15 分钟，如无不良反应发生，可将剩余剂量在 30 分钟内滴注完毕。静脉注射：将相当于 100～200mg 铁（2～4ml）的右旋糖酐铁用 0.9%氯化钠溶液或 5%葡萄糖溶液 10～20ml 稀释后缓慢静脉推注，同样在初次给药时先缓慢推注 25mg（1～2 分钟），如无不良反应发生，再给予剩余的剂量（0.2ml/min）。肌内注射不需稀释。不良反应 呼吸困难、潮红、胸痛和低血压等急性过敏反应；皮肤瘙痒、恶心、淋巴结肿大、消化不良、腹泻、头痛、心脏停搏，关节肌肉疼痛、注射部位皮肤脱色等。禁忌 非缺铁性贫血（如溶血性贫血）；铁超负荷或铁利用障碍；已知对单价铁或二糖铁复合物高敏；肝硬化失代偿期；传染性肝炎；急慢性感染的患者；哮喘、湿疹或其他特异性变态反应患者。注意 自身免疫性疾病或有炎症的患者用药，可能会引起Ⅲ型变态反应；肠道外途径给予铁剂可能引起过敏或中毒反应，对有感染的儿童可能会产生不利影响；运动员慎用；可能会导致血清胆红素水平的提高和血清钙水平的降低。相互作用 药物：口服铁剂。妊娠分级 C。医保 甲类。

山梨醇铁（Iron Sorbitex）

作用类别 抗贫血药。适应证 预防和治疗各种不宜口服铁剂者、口服治疗无效的缺铁性贫血、需要迅速纠正贫血状况者。用法 深部肌内注射：成人：一次 1～2ml，隔 1～3 日 1 次；儿童：体重大于 6kg，一次 1ml，一日 1 次；体重小于 6kg，一次 0.5ml，一日 1 次。不良反应 发热、心动过速及关节痛等过敏反应、过敏性休克、心脏毒性死亡。禁忌 血色病或含铁血黄素沉着症；溶血性贫血；已知对铁过敏者及肝肾功能损害者。注意 不能静脉注射。相互作用 药物：口服铁剂。医保 乙类。

三维亚铁（Trivitamins Ferrous）

作用类别 抗贫血药。适应证 各种缺铁性贫血。用法 口服：小儿：2 岁以下一次 1 片；2 岁以上一次 2～4 片，一日 2～3 次，嚼服或含服，宜餐后服用。禁忌 血色病或含铁黄素沉着症患者；地中海性贫血患者；对铁过敏者。注意 酒精中毒、肝炎、急性感染、肠道炎症、胰腺炎、消化性溃疡患者慎用；注射铁制剂期间，不宜同时口服铁，以避免毒性反应。相互作用 药物：维生素 C、磷酸盐类、四环素类、鞣酸、左旋多巴、卡比多巴、甲基多巴、喹诺酮类；食物：浓茶。医保 非医保。

十维铁（Ferrous Fumarate）

作用类别 抗贫血药。适应证 4 岁以上儿童、成人及老年人铁元素及维生素的补充。用法 口服：一日 1 片。不良反应 偶见胃部不适。禁忌 对铁过敏者。注意 胃与十二指肠溃疡、溃疡性肠炎者慎用；含维生素 A，可从乳汁中分泌，哺乳期妇女过量服用可致婴儿产生食欲不振、易激动、颅压增高等不良反应。相互作用 药物：抗酸药、磷酸盐类、四环素类、鞣酸等；食物：浓茶。医保 非医保。

复方胚肝铁铵（Compound Ovofoeti）

作用类别 抗贫血药。适应证 缺铁性贫血、恶性贫血、孕期或营养不良引起的贫血及维生素 B 缺乏引起的病症；子宫癌及其他癌症的辅助治疗；急慢性肝炎的辅助治疗。用法 口服：一次 2～3 片，一日 3 次。相互作用 食物：茶。医保 非医保。

升白细胞药

肌苷（Inosine）

作用类别 升白细胞药。适应证 白细胞或血小板减少症，各种急慢性肝脏疾患，肺源性心脏病等心脏疾患，中心性视网膜炎、视神经萎缩等疾患。用法 口服：成人每次 200～600mg，每日 3 次；小儿每次 100～200mg，每日 3 次。静脉滴注：以葡萄糖注射液或氯化钠注射液溶解，每次 200～600mg，每日 1～2 次。不良反应 恶心、颜面潮红。注意 禁与下列药物配伍：乳清酸、氯霉素、双嘧达莫、盐酸山梗菜碱、硫酸阿托品、氢溴酸东莨菪碱、盐酸氯丙嗪、盐酸异丙嗪、马来酸麦角新碱、盐酸普鲁卡因、硫喷妥钠、苯妥英钠、氯氮䓬、盐酸去甲肾上腺素、盐酸丁卡因、利血平、硝普钠、降压嗪、呋塞米、利尿酸钠、促皮质素、维生素 B_{12}、盐酸苯海拉明、马来酸氯苯那敏、细胞色素 C、盐酸万古霉素、盐酸四环素、二盐酸奎宁、盐酸阿糖胞苷、硫酸长春新碱以及所有菌苗和疫苗。医保 甲类（注射剂）；乙类（口服常释剂型）。

小檗胺（Berbamine）

作用类别 升白细胞药。适应证 各种原因引起的白细胞减少症，预防癌症放疗、化疗后白细胞减少。用法 口服：一日 3 次，一次 4 片。不良反应 头痛、无力、便秘、口干并伴有阵发性腹痛、腹胀、心慌、咳喘等。注意 孕妇及哺乳期妇女慎用。相互作用 氨硫脲、环磷酰胺。医保 非医保。

氨肽素（Amino－polypeptide）

作用类别 升白细胞药。适应证 适用于原发性血小板减少性紫癜、再生障碍性贫血、白细胞减少症、银屑病。用法 口服：成人一次 1g，一日 3 次。医保 乙类。

鲨肝醇（Batilolum）

作用类别 升白细胞药。适应证 用于防治因放射治疗、肿瘤化疗及苯中毒等引起的白细胞减少症。用法 口服：成人一日 60～180mg，分 3 次服，4～6周为一疗程。不良反应 口干、肠鸣亢进。注意 临床疗效与剂量相关，故应寻找最佳剂量。医保 乙类。

利可君（Leucogen）

作用类别 升白细胞药。适应证 防治肿瘤放化疗引起的白细胞血小板减少症。用法 口服：一次 20mg，一日 3 次。禁忌 骨髓恶性肿瘤患者。注意 急慢性髓细胞白血病患者慎用。医保 乙类。

维生素 B_4（Vitamin B_4）

作用类别 升白细胞药。适应证 防治各种原因引起的白细胞减少症、急性粒细胞减少症，尤其是对肿瘤化学和放射治疗以及苯中毒等引起的白细胞减少症。用法 口服：成人每次 10～20mg，一日 3 次。小儿：每次 5～10mg，一日 2 次。注意 本品为核酸前体，应考虑是否有促进肿瘤发展的可能性。医保 乙类。

重组人粒细胞刺激因子（Granulocyte Colony－Stimulating Factor，G－CSF）

作用类别 升白细胞药。适应证 促进骨髓移植后中性粒细胞计数升高；癌症化疗引起的中性粒细胞减少症；骨髓增生异常综合征伴发的中性粒细胞减少症；再生障碍性贫血伴发的中性粒细胞减少症；先天性、特发性中性粒细胞减少症。用法 成人：化疗后中性粒细胞数降至 1×10^9/L（白细胞计数 2×10^9/L）以下者，2～5μg/kg，每日 1 次皮下或静脉注射给药。儿童：化疗后中性粒细胞数降至 0.5×10^9/L（白细胞计数 1×10^9/L）以下者，2～5μg/kg，每日 1 次皮下或静脉注射给药；当中性粒细胞数回升至 5×10^9/L（白细胞计数 10×10^9/L）以上时，停止给药。不良反应 肌肉酸痛、骨痛、食欲不振、发热、头痛、乏力及皮疹、休克、间质性肺炎等。禁忌 对大肠杆菌表达的其他制剂过敏者、严重肝、肾、心、肺功能障碍者、骨髓中幼稚粒细胞未显著减少的骨髓性白血病患者或外周血中检出幼稚粒细胞的骨髓性白血病患者。注意 应在化疗药物给药结束后 24～48 小时开始使用；用药期间定期检查血象；对髓性细胞系统的恶性增殖者（急性粒细胞性白血病等）应慎重使用；对促进白细胞释放之药物（如锂剂）应慎用。妊娠分级 C。医保 乙类（限放化疗后的骨髓抑制及工伤保险）。

粒细胞巨噬细胞集落刺激因子（Granulocyte-Macrophage Colony Stimulating Factor，GM－CSF）

作用类别 升白细胞药。适应证 预防和治疗肿瘤放疗或化疗后引起的白细胞减少症；治疗骨髓造血功能障碍及骨髓增生异常综合征；预防白细胞减少可能潜在的感染并发症；加快感染引起的中性粒细胞减少的恢复。用法 用 1ml 注射用水溶解本品，每日 3～10μg/kg，持续 5～7 天。骨髓移植：5～10μg/kg，每日 1 次，静脉滴注 4～6 小时。骨髓增生异常综合征/再生障碍性贫血：一日 3μg/kg，皮下注射。不良反应 发热、寒战、恶心、呼吸困难、腹泻、皮疹、胸痛、骨痛等。禁忌 对本品过敏及自身免疫性血小板减少性紫癜的患者。注意 放化疗停止 24～48 小时后使用本品；孕妇、高血压患者及有癫痫病史者慎用。相互作用 具有高血浆白蛋白结合力的药物；注射丙种球蛋白者，应间隔 1 个月以上再接种本品。医保 乙类（限放化疗后的骨髓抑制及工伤保险）。

地榆升白

作用类别 升白细胞药。适应证 用于白细胞减少症。用法 口服：一次 2～4 片，一日 3 次。医保 非医保。

抗血小板聚集药

阿司匹林[基]（Aspirin）

作用类别 水杨酸类。适应证 降低急性心肌梗死疑似患者的发病风险；预防心肌梗死复发；中风的二级预防；降低短暂性脑缺血发作及其继发脑卒中的风险；降低稳定性和不稳定性心绞痛患者的发病风险；动脉手术或介入手术后；预防大手术后深静脉血栓和肺栓塞；降低心血管危险因素者心肌梗死发作的风险。用法 口服，每日 100～300mg，应饭前用适量水送服。不良反应 胃肠道不适、出血、头晕、耳鸣、溶血性贫血、肾损伤和急性肾衰竭、过敏性休克、一过性肝损害等。禁忌 水杨酸盐或含水杨酸物质、非甾体抗炎药导致哮喘的历史；急性胃肠道溃疡；出血体质；严重肝肾衰竭；严重心功能衰竭；与氨甲蝶呤（剂量为每周 15mg 或更多）合用；妊娠最后三个月。注意 胃十二指肠溃疡史、与抗凝药合用、对于肾功能或心血管循环受损的患者、严重葡萄糖-6-磷酸脱氢酶、肝功能损害患者慎用；阿司匹林可能导致支气管痉挛并引起哮喘发作或其他过敏反应；可能导致手术中或手术后增加出血；低剂量阿司匹林减少尿酸的消除、可诱发痛风。相互作用 氨甲蝶呤、布洛芬、抗凝血药、高剂量的其他含水杨酸盐的非甾体抗炎药、促尿酸排泄的抗痛风药、地高辛、抗糖尿病药、利尿剂、糖皮质激素、ACEI、丙戊酸、乙醇。妊娠分级 C/D（妊娠晚期）。医保 甲类。

双嘧达莫[基]（Dipyridamole）

作用类别 PDE 抑制剂。适应证 抗血小板聚集，预防血栓形成。用法 口服，一次 25～50mg，一日 3 次，饭前服。不良反应 头痛、眩晕、恶心、呕吐、腹泻、心绞痛、肝功能不全、心动过速等。注意 低血压患者、有出血倾向患者、孕妇及哺乳期妇女慎用。相互作用 阿司匹林、双香豆素类抗凝药。妊娠分级 B。医保 甲类（口服常释剂型）；乙类（注射剂）。

曲克芦丁（Troxerutin）

作用类别 抑制血小板聚集药。适应证 闭塞性脑血管病、中心视网膜炎、动脉硬化、血栓性静脉炎、静脉曲张、血管通透性升高引起的水肿等。用法 口服：一次 200～300mg，一日 3 次；肌内注射：一次 60～150mg，一日 2 次。20 日为 1 疗程，可用 1～3 个疗程，每疗程间隔 3～7 天。静脉滴注：一次 240～360mg，一日 1 次，用 5%～10%葡萄糖注射液或低分子右旋糖酐注射液稀释后滴注。不良反应 恶心及便秘。注意 服药期间避免阳光直射、高温及过久站立；当药品性状发生改变时禁止使用。医保 乙类。

奥扎格雷（Ozagrel）

作用类别 血栓素合成酶抑制剂。适应证 急性血栓性脑梗死和脑梗死所伴随的运动障碍，及改善蛛网膜下腔出血手术后的脑血管痉挛收缩和并发脑缺血症状。用法 成人一次 80mg，溶于 500ml 氯化钠溶液或 5%葡萄糖注射液，每日 1～2 次，静脉滴注，2 周为一疗程。不良反应 出血的倾向、GOT 和 GPT 升高、BUN 升高、恶心、呕吐、腹泻、食欲不振、胀满感，荨麻疹、皮疹，心律不齐、血压下降、休克等。禁忌 脑出血或脑梗死伴出血者；严重心、肺、肝、肾功能不全者；血液病或有出血倾向者、严重高血压者（收缩压超过 200mmHg）。注意 避免与含钙输液（林格溶液等）混合使用，以免出现白色混浊。相互作用 抗血小板凝聚剂、血栓溶解剂、其他抗凝药。医保 乙类。

氯吡格雷（Clopidogrel）

作用类别 抗血小板聚集药。适应证 预防下列患者动脉粥样硬化血栓形成事件：近期心肌梗死患者（从几天到小于35天）、近期缺血性卒中患者（从7天到小于6个月）、确诊外周动脉性疾病的患者、急性冠脉综合征的患者。用法 口服，每次75mg，每日一次。不良反应 胃肠道反应、皮疹、皮肤黏膜出血、白细胞减少和粒细胞缺乏、颅内出血、致命的胃肠及腹膜后出血。禁忌 严重肝脏损害；活动性病理出血者。注意 出血及血液学异常；避免中断治疗；可引起血栓性血小板减少性紫癜；近期缺血性卒中、肝肾功能损害者慎用；CYP2C19慢代谢者，氯吡格雷其活性代谢物的血药浓度降低，抗血小板作用降低；患有遗传性疾病-半乳糖不耐症，Lapp乳糖酶缺乏症或葡萄糖-半乳糖吸收不良的患者不应使用此药。相互作用 口服抗凝剂、糖蛋白Ⅱb/Ⅲa拮抗剂、乙酰水杨酸、肝素、溶栓药物、非甾体抗炎药、CYP2C19酶抑制剂、质子泵抑制剂等。妊娠分级 B。医保 乙类。

噻氯匹定（Ticlopidine）

作用类别 抗血小板聚集药。适应证 预防和治疗因血小板高聚集状态引起的心、脑及其他动脉的循环障碍性疾患。用法 口服，一次0.25g，一日1次。不良反应 粒细胞减少或粒细胞缺乏、血小板减少、胃肠功能紊乱及皮疹、血栓形成性血小板减少性紫癜。禁忌 血友病、近期出血者、近期患溃疡病伴有出血倾向或出血时间延长者；有白细胞减少、血小板减少、粒细胞减少病史者或再生障碍性贫血患者；严重肝功能损害；孕妇和哺乳期妇女。注意 用药最初3个月内，须每2周检查白细胞和血小板计数；在任何手术和动脉插管或输注之前（10～14日），应停用；宜进餐前服药；严重肾功能损害应密切监测肾功能。相互作用 血小板聚集抑制剂、溶栓剂、导致低凝血酶原血症或血小板减少的药物、茶碱、地高辛、环孢素。妊娠分级 B。医保 乙类。

西洛他唑（Cilostazol）

作用类别 PDE抑制剂。适应证 慢性动脉闭塞症引起的溃疡、疼痛、冷感和间歇性跛行等缺血性症状。用法 口服：一次50～100mg，一日2次。不良反应 头痛、头晕、心悸、血压偏高、腹胀、恶心、呕吐、胃不适、腹痛、肝功能异常、尿频，尿素氮、肌酐及尿酸值异常、过敏、白细胞减少、皮下出血、消化道出血、鼻出血、血尿、眼底出血、充血性心衰、心肌梗死、心绞痛、室性心动过速。禁忌 出血性疾病患者；充血性心衰患者；妊娠及哺乳期妇女或计划/可能妊娠的妇女。注意 月经期患者、出血倾向患者、正在使用抗凝药或抗血小板药、溶栓药、前列腺素 E_1 制剂及其衍生物患者、合并冠状动脉狭窄患者、糖尿病或糖耐量异常患者、重症肝功能障碍患者、血压持续上升的高血压患者慎用；脑梗死患者应在症状稳定给药；HMG-CoA还原酶抑制剂。相互作用 药物：抗凝药、抑制血小板聚集药、溶栓药、前列腺 E_1 制剂及其衍生物、大环内酯类抗生素、HIV蛋白水解酶抑制剂、吡咯类抗真菌药、西咪替丁、地尔硫䓬、奥美拉唑。食物：西柚汁。妊娠分级 C。医保 乙类（限慢性动脉闭塞症）。

沙格雷酯（Sarpogrelate）

作用类别 5－羟色胺受体选择性拮抗剂。适应证 改善慢性动脉闭塞症引起的溃疡、疼痛以及冷感等缺血性症状。用法 口服：每日 3 次，每次 1 片，饭后服。不良反应 恶心、胃灼热、腹痛、脑出血、消化道出血、血小板减少、肝功能障碍、黄疸等。禁忌 出血性患者；孕妇或已有可能怀孕的妇女。注意 月经期间的患者、有出血倾向以及出血因素的患者、正在使用抗凝剂或者具有抑制血小板凝聚作用的药物的患者、严重肾功能障碍的患者慎用；定期进行血液检查。相互作用 抗凝剂、抗血小板凝聚集剂。医保 乙类（限慢性动脉闭塞症）。

替罗非班（Tirofiban）

作用类别 非肽类血小板受体 GPⅡb/Ⅲa 高选择性拮抗剂。适应证 不稳定型心绞痛或非 Q 波心肌梗死患者，预防心脏缺血事件；冠脉缺血综合征患者进行冠脉血管成形术或冠脉内斑块切除术，预防与经治冠脉突然闭塞有关的心脏缺血并发症。用法 与肝素合用。溶于 0.9％氯化钠注射液或 5％葡萄糖注射液，终浓度为 50μg/ml。静脉滴注：起始 30 分钟滴注速率为 0.4μg/（kg・min），起始输注量完成后，继续以 0.1μg/（kg・min）的速率维持滴注，至少给药 48 小时。不良反应 出血、恶心、发热、头痛、皮疹、荨麻疹、血红蛋白、红细胞比容、血小板减少、心包积血、肺出血和脊柱硬膜外水肿。禁忌 有活动性内出血、颅内出血史、颅内肿瘤、动静脉畸形及动脉瘤的患者；既往使用替罗非班出现血小板减少的患者。注意 近期出血、已知的凝血障碍、血小板异常或血小板减少病史、血小板计数小于 150×10^9/L、1 年内的脑血管病史、1 个月内的大的外科手术或严重躯体创伤史、近期硬膜外的手术、病史症状或检查结果显示为壁间动脉瘤、严重的未控制的高血压、急性心包炎、出血性视网膜病、慢性血液透析者慎用；严重肾功能不全者（肌酐清除率＜30ml/min）需减量。相互作用 肝素、阿司匹林、华法林。妊娠分级 B。医保 乙类（限急性冠脉综合征）。

棓丙酯（Propylgallate）

作用类别 抑制 TXA2 抗血小板聚集；降低全血黏度；松弛血管平滑肌。适应证 预防与治疗脑血栓、冠心病以及外科手术并发症血栓性静脉炎等血栓性疾病。用法 静脉缓缓滴注：加至 250～500ml 氯化钠溶液或 5％葡萄糖注射液中，一次 120～180mg，一日 1 次。不良反应 一过性心率减慢、ALT 轻度增高等。注意 静滴速度不宜过快；用药期间应检查肝肾功能。医保 非医保。

贝前列素钠（Beraprost Sodium）

作用类别 抗血小板和扩张血管药。适应证 改善慢性动脉闭塞性疾病引起的溃疡、间歇性跛行、疼痛和冷感等症状。用法 口服：成人每日 40μg，每日 3 次，餐后服用。不良反应 恶心、腹泻、腹痛、食欲不振、头痛、头晕、皮疹、颜面潮红、发热、头晕、心悸、皮肤潮红、出血倾向、休克、间质性肺炎、心绞痛、心肌梗死、肝功能低下。禁忌 妊娠或可能妊娠的妇女；出血。注意 正在使用抗凝血药、抗血小板药、血栓溶解剂的患者；月经期的妇女；有出血倾向及其因素的患者慎用；老年患者注意用药量；哺乳期妇女应避免服用。相互作用 抗凝血药、抗血小板药、血栓溶解剂、前列腺素 I_2 制剂。医保 非医保。

依替巴肽（Eptifibatide）

作用类别 抗血小板聚集药物（血小板 GP Ⅱb/Ⅲa 受体拮抗剂）。适应证 急性冠状动脉综合征（不稳定型心绞痛/非 ST 段抬高性心肌梗死），包括将接受药物治疗或拟行经皮冠状动脉介入术（PCI）的患者。用法 临用前 0.9%氯化钠或 5%葡萄糖注射液稀释，快速静脉推注 180μg/kg，继之持续静脉输注 2μg/(kg·min)，直至出院或开始行冠状动脉旁路移植术，治疗总时程可达 72 小时。接受 PCI 者，应持续滴注至出院，或滴注至 PCI 结束后 18～24 小时，最多可持续滴注 96 小时。静脉输注时应视患者体重而定。不良反应 血压降低、出血、免疫介导血小板减少、颅内出血和脑卒中。禁忌 出血体质或近 30 天内有活动性出血；未能良好控制的严重高血压；给药前 6 周内曾接受较大的外科手术；有出血性卒中史或给药前 30 天内卒中史；当前或计划使用其他胃肠外用 GP Ⅱb/Ⅲa 抑制剂；依赖肾脏透析者。注意 预防出血；肾功能不全者（血肌酐清除率＜50ml/min）慎用；急性重度血小板减少症或血小板计数减少至＜100×10^9/L 的患者应停用；哺乳期妇女慎用；体重小于 50kg 老年人用药可加重出血。相互作用 阿加曲班、噻氯匹定、双嘧达莫、低分子肝素、非甾体抗炎药如阿司匹林、抗凝药、溶栓药。妊娠分级 B。医保 非医保。

普拉格雷（Prasugrel）

作用类别 血小板 P2Y12 受体拮抗剂。适应证 急性冠状动脉综合征。用法 口服，推荐负荷剂量 60mg，维持剂量 10mg，每日一次；75 岁及以上的老年人或体重＜60kg 的患者维持剂量可降至 5mg，每日一次。不良反应 出血，血小板减少、贫血、肝功能异常、过敏反应、血管性水肿、高血压、头痛、呼吸困难、恶心、头晕、疲劳、皮疹、发热、心房颤动、心动过缓、严重血小板减少。禁忌 活动性病理性出血；既往短暂缺血发作或卒中。注意 近期或复发胃肠道出血患者、严重肝损害患者、近期外伤或手术患者、终末期生病患者慎用；PCI 和支架放置术前不宜过早停药；孕妇和哺乳期妇女需权衡利弊。相互作用 非甾体抗炎药、雷尼替丁、兰索拉唑、肝素、阿司匹林、华法林。妊娠分级 B。医保 非医保。

替格瑞洛（Ticagrelor）

作用类别 血小板 P2Y12 受体拮抗剂。适应证 急性冠脉综合征。用法 口服,饭前或饭后,起始剂量为单次负荷量 180mg,此后每次 90mg,每日两次。不良反应 呼吸困难、鼻出血、胃肠道出血、皮下或真皮出血、致命性或颅内出血、或伴有心包填塞的心包内出血、或由于出血所导致的低血容量休克或严重低血压、血尿酸增加等。禁忌 活动性病理性出血;颅内出血病史者;中重度肝脏损害患者;与强效 CYP3A4 抑制剂如酮康唑、克拉霉素、奈法唑酮、利托那韦和阿扎那韦合用。注意 有出血倾向者慎用;择期手术患者可在术前 7 天停药;心动过缓者或使用起心动过缓药物时慎用;有哮喘和(或)COPD 病史的患者慎用;避免中断治疗;监测肾功能;既往高尿酸血症或痛风性关节炎的患者慎用;不推荐与维持剂量>100mg 的阿司匹林联合用药;不建议与 CYP3A4 强诱导剂(如利福平、地塞米松、苯妥英、卡马西平和苯巴比妥)联合用药;不建议与治疗指数窄的 CYP3A4 底物(即西沙必利和麦角生物碱类)联合用药;不建议与大于 40mg 的辛伐他汀或洛伐他汀联合用药;与地高辛合并用药时,建议进行密切临床和实验室监测。相互作用 CYP3A 抑制剂(酮康唑、伊曲康唑、伏立康唑、克拉霉素、奈法唑酮、利托那韦、沙奎那韦、奈非那韦、茚地那韦、阿扎那韦和泰利霉素等)、CYP3A 诱导剂(如利福平、地塞米松、苯妥英、卡马西平和苯巴比妥)、辛伐他汀、洛伐他汀、阿托伐他汀、口服避孕药、地高辛、帕罗西汀、舍曲林、西酞普兰。妊娠分级 C。医保 非医保。

调节水、电解质及酸碱平衡药

电解质平衡调节药

氯化钠[基] (Sodium Chloride)

作用类别 电解质平衡调节药。适应证 各种缺盐性失水症，如大面积烧伤、严重吐泻、大量发汗、强利尿药、出血等；慢性肾上腺皮质功能不全治疗过程中补充氯化钠；外用冲洗眼部、伤口等。用法 口服：用于轻度急性胃肠患者恶心、呕吐不严重者。静脉滴注：高渗性失水：在治疗开始的48小时内，血浆钠浓度每小时下降不超过0.5mmol/L。补液量(L)＝[血钠浓度(mmol/L)－142]/血钠浓度(mmol/L)×0.6×体重(kg)。一般第一日补给半量，余量在以后2～3日内补给，并根据心肺肾功能酌情调节；等渗性失水：使用等渗溶液，如0.9%氯化钠注射液或复方氯化钠注射液，注意防止高氯血症；低渗性失水：当血钠低于120mmol/L或出现中枢神经系统症状时，可给予3%氯化钠注射液缓解滴注。一般要求在6小时内将血钠浓度提高至120mmol/L以上。补钠量(mmol/L)＝[142－实际血钠浓度(mmol/L)]×体重(kg)×0.2。待血钠回升至120～125mmol/L以上，可改用等渗溶液；低氯性碱中毒：给予0.9%氯化钠注射液或复方氯化钠注射液(林格液)500～1000ml，以后根据碱中毒情况决定用量。外用：用生理氯化钠溶液洗涤伤口、冲洗眼部。不良反应 水肿、血压升高、心率加快、胸闷、呼吸困难、急性左侧心力衰竭、高钠血症、溶血、脑水肿等。禁忌 肺水肿患者。注意 脑、肾、心脏功能不全及血浆蛋白过低者慎用；已有酸中毒者如大量使用，可引起高氯性酸中毒，采用碳酸氢钠氯化钠溶液或乳酸钠氯化钠溶液可避免；静脉注射注意无菌操作，夏季开瓶24小时后不宜继续使用；输入过量可致组织水肿。妊娠分级 C。医保 甲类。

复方氯化钠[基] (Sodium Chloride)

作用类别 电解质平衡调节药。适应证 各种原因所致的低渗性、等渗性、高渗性失水、高渗性非酮症糖尿病昏迷、低氯性代谢性碱中毒。用法 同氯化钠。不良反应 水肿、血压升高、心率加快、胸闷、呼吸困难、急性左侧心力衰竭、高钠血症、溶血、脑水肿等。禁忌 心力衰竭、肺水肿、脑水肿、颅内压增高、肝硬化腹水、急性肾衰竭少尿期、慢性肾衰竭对利尿剂反应不佳者、高钠血症患者。注意 水肿性疾病、脑功能不全、高血压、低血钾、血浆蛋白过低者、妊娠伴水肿、先兆子痫、轻度心肾功能不全者慎用；根据需要检查血清中钠、钾、氯离子浓度，血液中酸碱浓度平衡指标，肾功能及血压和心肺功能。妊娠分级 C。医保 甲类。

氯化钾[基]（Potassium Chloride）

作用类别 电解质平衡调节药。适应证 治疗各种原因引起的低钾血症，如进食不足、呕吐、严重腹泻、应用排钾性利尿药、低钾性家族周期性麻痹、长期应用糖皮质激素和补充高渗葡萄糖后引起的低钾血症等；预防低钾血症，当患者存在失钾情况，尤其是如果发生低钾血症对患者危害较大时（如使用洋地黄类药物的患者），需预防性补充钾盐，如进食很少、严重或慢性腹泻、长期服用肾上腺皮质激素、失钾性肾病、Bartter 综合征等；洋地黄中毒引起频发性、多源性早搏或快速心律失常。用法 静脉滴注：将10％氯化钾注射液 10～15ml 加入 5％葡萄糖注射液 500ml 中滴注。补钾浓度不超过 3.4g/L，速度不超过 0.75g/h，每日补钾量为 3～4.5g；体内缺钾引起严重快速室性异位心律失常：钾盐浓度要高（0.5％，甚至1％），滴速要快，1.5g/h，补钾量可达每日 10g 或以上；小儿剂量每日按体重 0.22g/kg 或按体表面积 $3g/m^2$ 计算。口服：一次 0.5～1g，一日 2～4次，餐后服用。不良反应 疼痛、静脉炎、高钾血症、胃肠道刺激等。禁忌 高钾血症、急慢性肾功不全者。注意 不宜直接静脉注射，未经稀释不得静脉滴注；代谢性酸中毒伴有少尿、肾上腺皮质功能减弱、急慢性肾衰竭、家族性周期性麻痹、肾前性少尿、传导阻滞性心律失常、大面积烧伤、肌肉创伤、严重感染、大手术后 24 小时和严重溶血、肾上腺性异常综合征伴盐皮质激素分泌不足、使用保钾利尿药的患者、胃肠道梗阻等患者慎用；用药期间监测血钾、镁、钠、钙、酸碱平衡、心电图、肾功和尿量；妊娠期妇女及老人慎用。相互作用 肾上腺皮质激素、抗胆碱能药、非甾体抗炎药、库存血、含钾药物、保钾利尿剂、ACEI、环孢菌素 A、肝素。妊娠分级 C。医保 甲类。

门冬氨酸钾镁[基]（Potassium Magnesium Aspartate）

作用类别 电解质平衡调节药。适应证 低钾血症；低钾及洋地黄中毒引起的心律失常；病毒性肝炎；肝硬化和肝性脑病的治疗。用法 静脉滴注：一次 10～20ml，加入 5％或 10％葡萄糖注射液 500ml 中缓慢滴注，一日 1次。不良反应 恶心、呕吐、血管疼痛、面色潮红、血压下降、心率减慢等。禁忌 高血钾患者；肾功能不全者。注意 未经稀释不得进行注射；滴注速度应缓慢；用于治疗低钾血症时，需监测血清镁的浓度；房室传导阻滞者慎用；老年人慎用。相互作用 保钾利尿剂。医保 乙类。

枸橼酸钾（Potassium Citrate）

作用类别 电解质平衡调节药。适应证 防治各种原因引起的低钾血症。用法 餐后口服，口服液一次 10～20ml，一日 3 次；颗粒剂一次 1～2 袋，一日 3 次。不良反应 异味感、胃肠道刺激、高钾血症。禁忌 伴有少尿或氮质血症的严重肾功能损害者、未经治疗的阿狄森病、急性脱水、中暑性痉挛、无尿、严重心肌损害、家族性周期性麻痹、各种原因引起的高钾血症患者。注意 用药期间监测血钾；排尿量低于正常的患者慎用；用适量液体冲服，防止胃肠道损伤。妊娠分级 C。医保 乙类。

氯化钙（Calcium Chloride）

作用类别 电解质平衡调节药。适应证 治疗钙缺乏，急性血钙过低、碱中毒及甲状旁腺功能低下所致的手足搐搦症，维生素D缺乏症等；过敏性疾患；镁中毒时的解救；氟中毒的解救；心脏复苏时应用，如高血钾、低血钙，或钙通道阻滞引起的心功能异常的解救。用法 用于低钙或电解质补充：一次0.5～1g，稀释后缓慢静脉注射（每分钟不超过0.5ml，即13.6mg钙），根据患者情况、血钙浓度，1～3天重复给药；甲状旁腺功能亢进术后的“骨饥饿综合征”患者的低钙：稀释于氯化钠溶液或右旋糖酐内，每分钟滴注0.5～1mg。用作强心剂：用0.5～1g，稀释后静脉滴注，每分钟不超过1ml。心室内注射，0.2～0.8g，单剂使用。治疗高血钾：根据心电图决定剂量；抗高血镁治疗：首次0.5g，缓慢静脉注射。根据患者的反应决定是否重复使用。小儿用量：低钙时治疗量为25mg/kg，静脉缓慢滴注。不良反应 全身发热、恶心、呕吐、心律失常、心跳停止、便秘、嗜睡、持续头痛、食欲不振、口中有金属味、异常口干、精神错乱、高血压、眼和皮肤对光敏感等。禁忌 应用强心苷期间或停药后7日内。注意 不宜皮下或肌内注射；静脉注射时如漏出血管外，可引起组织坏死；可使血清淀粉酶增高，血清羟基皮质甾醇浓度短暂升高；长期或大量应用本品，血清磷酸盐浓度降低；不宜用于肾功能不全低钙患者及呼吸性酸中毒患者。相互作用 药物：雌激素、噻嗪类利尿剂。妊娠分级 C。医保 乙类。

葡萄糖酸钙[基]（Calcium Gluconate）

作用类别 电解质平衡调节药。适应证 口服制剂：预防和治疗钙缺乏症，如骨质疏松、手足抽搐症、骨发育不全、佝偻病以及儿童、妊娠和哺乳期妇女、绝经期妇女、老年人钙的补充。静脉制剂：同氯化钙。用法 口服：成人一次0.5～2g，儿童一次0.5～1g，一日3次。静脉注射：用10%葡萄糖注射液稀释后缓慢注射，每分钟不超过5ml。成人低钙血症：一次1g，需要时可重复；高镁血症：一次1～2g；氟中毒解救：静脉注射1g，1小时后重复，如有搐搦可静注3g；如有皮肤组织氟化物损伤，每平方厘米受损面积应用10%葡萄糖酸钙50mg。小儿低血钙症：按体重25mg/kg缓慢静注。但因刺激性较大，一般情况下不用于小儿。不良反应 口服制剂：可导致便秘。静脉制剂：同氯化钙。禁忌 高钙血症、高钙尿症、含钙肾结石、有肾结石病史者。注意 肾功能不全者慎用；过敏体质者慎用。相互作用 药物：洋地黄类、苯妥英钠、四环素、维生素D、避孕药、雌激素、含铝的抗酸药、噻嗪类利尿剂、含钾的药物、氧化剂、枸橼酸盐、可溶性碳酸盐、磷酸盐及硫酸盐；食物：酒精、咖啡因、烟、富含纤维素的食物。妊娠分级 C。医保 甲类。

戊酮酸钙（Calcium Levulinate）

作用类别 电解质平衡调节药。适应证 低钙血症；荨麻疹、血管神经性水肿等过敏性疾病。用法 静脉注射：一次 1g，加等量葡萄糖注射液稀释后缓慢静脉注射。不良反应 参见氯化钙。禁忌 参见氯化钙。注意 参见氯化钙。相互作用 参见氯化钙。医保 非医保。

乳酸钙（Calcium Laclate）

作用类别 电解质平衡调节药。适应证 预防和治疗钙缺乏症，如骨质疏松、手足抽搐症、骨发育不全、佝偻病以及儿童、妊娠和哺乳期妇女、绝经期妇女、老年人钙的补充。用法 口服：成人一日 1～2g，儿童按体重一日 45～65mg/kg，分 2～3 次口服。不良反应 便秘。禁忌 高钙血症、高钙尿症、含钙肾结石、有肾结石病史者。注意 肾功能不全者慎用；过敏体质者慎用。相互作用 药物：洋地黄类、苯妥英钠、四环素、维生素 D、避孕药、雌激素、含铝的抗酸药、噻嗪类利尿剂、含钾的药物；食物：酒精、咖啡因、烟、富含纤维素的食物。妊娠分级 C。医保 非医保。

甘油磷酸钠（Sodium Glycerophosphate）

作用类别 电解质平衡调节药。适应证 成人肠外营养的磷补充剂；磷缺乏患者。用法 静脉滴注：用量通常为 10ml（相当于磷 10mmol，钠 20mmol），通过周围静脉给药时，在可配伍性得到保证的前提下，可加入复方氨基酸注射液或 5％、10％葡萄糖注射液 500ml 中，4～6 小时内缓慢滴注。禁忌 严重肾功能不足；休克；脱水患者。注意 肾功能障碍者慎用；婴幼儿慎用；必须稀释后使用，输注时间至少 8 小时；长期用药注意血钙、血磷的变化。医保 乙类。

氯化镁（Magnesium Chloride）

作用类别 电解质平衡调节药。适应证 防治低镁血症；配制血液透析液和腹膜透析液。用法 防治低镁血症：轻度时，1g 氯化镁溶于 5％葡萄糖注射液 500ml 内缓慢滴注。重度时，2g 氯化镁溶于 5％葡萄糖注射液 500ml 内缓慢滴注。配制血液透析液和腹膜透析液：一般血液透析液镁浓度为 0.75mmol/L，腹膜透析液镁浓度为 0.5～0.85mmol/L。不良反应 恶心、呕吐、心慌、头晕、眼球震颤、便秘、麻痹性肠梗阻、低钙血症、高镁血症、孕妇肺水肿等。注意 肾功不全者慎用；有心肌损害、心脏传导阻滞者慎用；出现急性镁中毒现象，可用钙剂静注解救。妊娠分级 C。医保 非医保。

聚磺苯乙烯（Polystyrene Sulfonate）

作用类别 电解质平衡调节药。适应证 急、慢性肾功能不全的高钾血症。用法 口服：一次 15～30g，一日 1～2 次，连用 2～3 日，若有便秘可合并服用 30g 甘露醇粉或山梨醇粉；直肠给药：一次 30g，用水或 20％甘露醇 100～200ml 混匀做高位保留灌肠，一日 1～2 次，连用 3～7 日；小儿：用法同成人，剂量按每 1g/kg。不良反应 恶心、呕吐、胃痛、食欲不振、便秘、心律不齐、肌无力、应激性精神错乱等。禁忌 严重高血压；水肿患者；心力衰竭患者。注意 用药期间应进行水、电解质平衡的监测；血清钾浓度降到 4～5mmol/L 时，应暂停用药。医保 非医保。

酸碱平衡调节药

乳酸钠（Sodium Lactate）

作用类别 电解质平衡调节药。适应证 纠正代谢性酸中毒；腹膜透析液中缓冲剂；高钾血症伴严重心律失常 QRS 波增宽者。用法 静脉滴注。代谢性酸中毒：按酸中毒程度计算剂量，碱缺失(mmol/L)×0.3×体重(kg)＝所需乳酸钠(mol/L)的体积(ml)；高钾血症：首次给予 11.2％的注射液 40～60ml，以后酌情给药。不良反应 心率加快、胸闷、气急等肺水肿、心力衰竭表现；血压升高、体重增加、水肿、碱中毒、低血钾等。有低钙血症者(如尿毒症)，在纠正酸中毒后易出现手足发麻、疼痛、搐搦、呼吸困难。禁忌 心力衰竭；急性肺水肿；脑水肿；乳酸性酸中毒显著者；重症肝功能不全；严重肾衰竭有少尿或无尿者。注意 水肿及高血压患者慎用；给药速度不宜过快；心功不全、肝功不全、缺氧及休克、酗酒、水杨酸中毒、Ⅰ型糖原沉积病、糖尿病酮症酸中毒、肾功不全者慎用；用药期间定期监测血气、电解质、心脏功能、肝肾功。相互作用 药物：新生霉素、四环素、磺胺嘧啶。医保 甲类。

乳酸钠林格[基]（Sodium Lactate Ringer's）

作用类别 电解质平衡调节药。适应证 代谢性酸中毒或有代谢性酸中毒的脱水病例。用法 静脉滴注：成人一次 500～1000ml，按年龄、体重及症状不同适当增减。给药速度：成人每小时 300～500ml。不良反应 有低钙血症者在纠正酸中毒后易出现手足发麻、疼痛、抽搐、呼吸困难等症状；心率加快、胸闷、气急等肺水肿、心力衰竭表现；血压升高；体重增加、水肿；过量出现碱中毒。禁忌 心力衰竭及急性肺水肿、脑水肿、严重乳酸性酸中毒、重症肝功不全、严重肾衰竭者。注意 糖尿病患者服用双胍类药物、水肿性疾病、高血压、心功不全者慎用；与含有枸橼酸钠的药物配伍时会产生沉淀。相互作用 药物：大环内酯类抗生素、磺胺类药物、生物碱、枸橼酸钠。妊娠分级 C。医保 甲类。

氨丁三醇（Tromelamol）

作用类别 电解质平衡调节药。适应证 急性代谢性呼吸性酸血症；忌钠情况下的酸血症。用法 静脉滴注：对急症一次用 7.28％溶液 2～3mg/kg，于 1～2 小时内滴完，严重者可再用 1 次。不良反应 低血糖、低血压、恶心、呕吐、呼吸抑制。禁忌 慢性呼吸性酸血症；肾性酸血症。注意 一般用 3.64％溶液滴注；注射时勿溢出静脉，以防局部坏死；用于呼吸性酸中毒时，需同时给氧；避免剂量过大，滴速过快。妊娠分级 C。医保 甲类。

碳酸氢钠[基]（Sodium Bicarbonate）

作用类别 酸碱平衡调节药。适应证 代谢性酸中毒；碱化尿液，如预防尿酸性肾结石、减少磺胺药的肾毒性、急性溶血时防止血红蛋白沉积在肾小管；胃酸过多引起的症状治疗；巴比妥、水杨酸类及甲醇等药物中毒的非特异治疗。用法 口服：制酸，一次 0.5～1g，一日 3 次，餐前服；碱化尿液，首次 4g，以后每 4 小时 1～2g；代谢性酸中毒，一次 0.5～2g，一日 3 次。儿童：6～12 岁一次 0.5g，一日 2 次或 1～10mmol/kg/d。静脉滴注：代谢性酸中毒，所需剂量按下式计算：补碱量(mmol)＝(－2.3－实际测得的 BE 值)×0.25×体重(kg)，或补碱量(mmol)＝正常的 CO_2CP－实际测得的 CO_2CP(mmol)×0.25×体重(kg)。除非体内丢失碳酸氢盐，一般先给计算剂量的 1/3～1/2，4～8 小时内滴注完毕。碱化尿液时 2～5mmol/kg，4～8 小时滴注完毕。心肺复苏抢救时，首次 1mmol/kg，以后根据血气分析结果调整用量。不良反应 心律失常、肌肉痉挛、疼痛、疲倦、虚弱、呼吸减慢、口内异味、尿频、尿急、持续性头痛、食欲减退、恶心呕吐。禁忌 心律失常、肌肉痉挛、疼痛、异常疲倦虚弱、水肿、精神症状、肌肉疼痛或抽搐、呼吸减慢、口内异味、尿频、尿急、持续性头痛、食欲减退、恶心呕吐等。注意 对胃酸分泌试验、血、尿 pH 测定有影响；少尿、无尿、钠潴留并水肿、原发性高血压、妊娠比哺乳期妇女慎用；碱中毒、大量胃液丢失、低钙血症者不宜静脉用药；大流量应用可致代谢性碱中毒。相互作用 药物：肾上腺皮质激素、促肾上腺皮质激素、雄激素、苯丙胺、奎尼丁、抗凝药、含钙药物、H_2受体拮抗剂、排钾利尿药、麻黄碱、锂制剂、乌洛托品、水杨酸制剂。妊娠分级 C。医保 甲类。

葡萄糖及其他

葡萄糖[基] (Glucose)

作用类别 水电解质补充药。适应证 补充能量和体液；低血糖症；高钾血症；高渗溶液用作组织脱水剂；配制腹膜透析液；药物稀释剂；葡萄糖耐量试验；配制极化液。用法 补充热能，患者进食减少或不能进食时，根据所需热能计算葡萄糖用量，一般给予 10%～25%葡萄糖注射液静脉滴注，同时补充体液；静脉营养治疗：5～10g 葡萄糖加入胰岛素 1U；低血糖症：轻者口服，重者给予 50%葡萄糖 20～40ml 静脉注射。饥饿严性酮症：重者应用 5%～25%葡萄糖注射液静脉滴注；等渗性失水：给予 5%葡萄糖注射液；高钾血症：应用 10%～25%注射液，每 2～4g 葡萄糖加 1U 胰岛素输注；组织脱水：高渗溶液(一般采用 50%葡萄糖注射液)快速静脉注射 20～50ml；调节腹膜透析液渗透压：10g 葡萄糖可使 1L 腹膜透析液渗透压提高 55mOsm/kgH_2O。不良反应 静脉炎；高浓度注射液外渗可致局部肿痛；反应性低血糖；高血糖非酮症昏迷；电解质紊乱；心功不全患者可出现心悸、心律失常、急性左心衰竭等。禁忌 糖尿病酮症酸中毒未控制者；高血糖非酮症性高渗状态。注意 胃大部分切除患者作口服糖耐量试验时易出现倾倒综合征及低血糖反应，应改为静脉葡萄糖试验；应用高渗溶液时选用大静脉滴注；分娩时注射过多可刺激胎儿胰岛素分泌，发生产后婴儿低血糖；水肿及严重心肾功能不全、肝硬化腹水患者应注意控制输注量，心功不全者应注意控制滴速。妊娠分级 C。医保 甲类。

果糖（Fructose）

作用类别 水电解质补充药。适应证 注射剂的稀释；烧创伤、术后及感染等胰岛素抵抗状态下、不适宜使用葡萄糖时需补充水分或能源的患者的补液治疗。用法 缓慢静脉滴注：一日 5%～10%果糖注射液 500～1000ml。不良反应 水肿、乳酸性酸中毒、高尿酸血症、脂代谢异常、电解质紊乱、胃肠道反应、发热、荨麻疹、注射部位感染、血栓性静脉炎等。禁忌 遗传性果糖不耐受症；痛风、高尿酸血症患者。注意 肾功不全、有酸中毒倾向患者慎用；不推荐在肠外营养中代替葡萄糖；使用过程中应注意体液、电解质、酸碱平衡；过量使用可致低钾血症；可加剧甲醇氧化成甲醛，不能用于甲醇中毒治疗；注射速度不宜超过 0.5g/(kg・h)。相互作用 药物：氨基己酸、氨苄青霉素、呋喃苯氨酸、硫酸肼苯哒嗪、硫喷妥、华法林。医保乙类(限因胰岛素抵抗无法使用葡萄糖的抢救患者)。

口服补液盐[基]（Oral Rehydration Salts）

作用类别 水电解质补充药。适应证 用于迅速补充因腹泻或呕吐所致的水和电解质的丢失；用于腹泻在胃肠道外补液纠正后，维持水和电解质的平衡。用法 口服：将每包散剂溶于 1000ml 凉开水中。成人一次 500ml，分次于 4～6 小时服完，总量不超过 3000ml/d；儿童 50ml/kg，4 小时内服完。不良反应 恶心、呕吐、咽部不适、胸痛、高钠血症、水钠潴留等。禁忌 严重失水、有休克征象患者；严重心肾功能不全者；肠梗阻、肠麻痹、肠穿孔患者。注意 使用期间避免使用其他电解质补充药；一般不用于早产儿，婴幼儿应分次给予。医保 甲类。

转化糖（Invert Sugar）

作用类别 水电解质补充药。适应证 药物稀释剂；需要非口服途径补充水分或能源患者的补液治疗；糖尿病患者的能量补充剂；烧伤、创伤、术后及感染等胰岛素抵抗患者的能量补充剂；药物中毒、酒精中毒。用法 静脉滴注：一次 250～1000ml，滴注速度低于 0.5g/(kg・h)。不良反应 面部潮红、风疹、发热、乳酸中毒、高尿酸血症、电解质紊乱等。禁忌 遗传性果糖不耐受症；痛风、高尿酸血症患者。注意 ：严重肝肾功不全、有酸中毒倾向患者慎用；糖尿病患者不宜过多输注；不推荐在肠外营养中代替葡萄糖；水肿及严重心功不全患者注意输注量；可加剧甲醇氧化成甲醛，不能用于甲醇中毒治疗。相互作用 不得与已知与果糖和(或)葡萄糖有配伍禁忌的药品同用。医保 乙类(限因胰岛素抵抗无法使用葡萄糖的抢救患者)。

葡萄糖氯化钠[基]（Glucose and Sodium Chloride）

作用类别 水电解质补充药。适应证 补充热能和体液。用于各种原因引起的进食不足或大量体液丢失。用法 参考葡萄糖和氯化钠的用法用量。不良反应 水钠潴留、高钠血症、溶血、脑水肿、静脉炎、局部肿痛、反应性低血糖、高血糖非酮症昏迷、电解质紊乱等。禁忌 脑、肾、心脏功能不全者；血浆蛋白过低者；糖尿病及酮症酸中毒未控制患者；高渗性脱水患者；高血糖非酮症高渗状态。注意 水肿性疾病、急性肾衰竭少尿期、高血压、低钾血症患者慎用；分娩时注射过多可刺激胎儿胰岛素分泌，发生产后婴儿低血糖；根据需要检查血清中钠、钾、氯离子浓度，血液中酸碱浓度平衡指标，肾功能及血压和心肺功能。医保 甲类。

混合糖电解质（Carbohydrate and Electrolyte）

作用类别 电解质补充液。适应证 不能口服给药或口服给药不能充分摄取时，补充和维持水分及电解质，并补给能量。用法 静脉滴注：一次500～1000ml，每小时不超过0.5g/kg。不良反应 水肿、血压升高、心率加快、胸闷、呼吸困难、急性左侧心力衰竭、高钾血症。禁忌 严重肝肾功能障碍；电解质代谢异常，如高钾血症、高钙血症、高磷血症、高镁血症；遗传性果糖不耐受者。注意 肝肾功能不全、心功能不全、因闭塞性尿路疾病引起尿量减少的患者、糖尿病患者慎用；对于只能通过使用胰岛素控制血糖的患者（胰岛素依赖性糖尿病），建议使用葡萄糖制剂；尿液量最好在每日500ml或每小时20ml以上。相互作用 药物：含有磷酸盐及碳酸盐的制剂。医保 非医保。

复方电解质输液及透析液

复方电解质葡萄糖注射液 M3A（Electrolytes and Glucose Composition InjectionM3A）

作用类别 复方电解质输液。适应证 用于肾功能及血钾正常的患者维持输液。用法 静脉滴注：成人一次500～1000ml，给药速度300～500ml/h；小儿50～100ml/h，按年龄、症状、体重适当增减。不良反应 急速给药时，可能出现肺水肿、脑水肿、肢体水肿、水中毒、高钾血症；血栓静脉炎。禁忌 乳酸血症患者；高钾血症；少尿患者；艾迪生病；重症灼伤；高氮血症患者。注意 最好在患者的尿量为500ml/d或20ml/h以上时使用。医保 非医保。

复方电解质葡萄糖注射液 M3B（Electrolytes and Glucose Composition Injection M3B）

作用类别 复方电解质输液。适应证 用于肾功能但血钾偏低的患者维持输液。用法 静脉滴注：成人一次500～1000ml，给药速度300～500ml/h；小儿50～100ml/h，按年龄、症状、体重适当增减。不良反应 急速给药时，可能出现肺水肿、脑水肿、肢体水肿、水中毒、高钾血症；血栓静脉炎。禁忌 乳酸血症患者；高钾血症；少尿患者；艾迪生病；重症灼伤；高氮血症患者。注意 不伴有高钾血症的肾功不全者、心功能不全者、重症肝功能障碍者、因阻塞性尿路疾患而引起尿量减少者、糖尿病患者慎用；最好在患者的尿量为 500ml/d 或 20ml/h 以上时使用。医保 非医保。

复方电解质葡萄糖注射液 MG3（Electrolytes and Glucose Composition Injection MG3）

作用类别 复方电解质输液。适应证 用于经口服摄取水分和电解质发生困难时，可以补充热量和水分、电解质；用于低钾血症的高渗性脱水症；外科手术前及术后的水分和电解质补充。用法 静脉滴注：成人一次 500～1000ml，小儿一次 50～100ml，按年龄、症状、体重适当增减。不良反应 急速给药时，可能出现肺水肿、脑水肿、肢体水肿、水中毒、高钾血症；血栓静脉炎。禁忌 乳酸血症患者；高钾血症；少尿患者；艾迪生病；重症灼伤；高氮血症患者。注意 不伴有高钾血症的肾功不全者、心功能不全者、重症肝功能障碍者、因阻塞性尿路疾患而引起尿量减少者、糖尿病患者慎用；最好在患者的尿量为 500ml/d 或 20ml/h 以上时使用。妊娠分级 C。医保 非医保。

复方电解质葡萄糖注射液 R2A（Electrolytes and Glucose Composition Injection R2A）

作用类别 复方电解质输液，最适用于小儿。适应证 用于开始修复时的重度呼吸性及代谢性酸中毒、重度中毒症状及合并代谢性酸中毒的患者。用法 静脉滴注：成人一次 500～1000ml，给药速度 300～500ml/h；小儿 50～100ml/h，按年龄、症状、体重适当增减。不良反应 急速给药时，可能出现肺水肿、脑水肿、肢体水肿、水中毒、高钾血症；血栓静脉炎。禁忌 乳酸血症患者；高钾血症；少尿患者；艾迪生病；重症灼伤；高氮血症患者；高磷血症；低钙血症；甲状旁腺功能低下患者；高镁血症；甲状腺功能低下者。注意 不伴有高钾血症的肾功不全者、心功能不全者、重症肝功能障碍者、因阻塞性尿路疾患而引起尿量减少者、糖尿病患者慎用；最好在患者的尿量为 500ml/日或 20ml/h 以上时使用。相互作用 药物：含钙的制剂。医保 非医保。

复方电解质葡萄糖注射液 R4A（Electrolytes and Glucose Composition Injection R4A）

作用类别 复方电解质输液，不含钾。适应证 手术后早期及婴幼儿手术后电解质的补充；用于有钾潴留可能性时的水分和电解质的补充。用法 静脉滴注：成人一次 500～1000ml，给药速度 300～500ml/h；小儿 50～100ml/h，按年龄、症状、体重适当增减。不良反应 急速给药时，可能出现肺水肿、脑水肿、肢体水肿、水中毒；血栓静脉炎。注意 乳酸血症患者、因肾病引起的肾功能不全者、心功能不全者、重症肝功能障碍者、因阻塞性尿路疾患而引起尿量减少者、糖尿病患者慎用。医保 非医保。

复合磷酸氢钾（Compound Potassium Dihydrogen Phosphate Injection）

作用类别 复方电解质输液。适应证 完全肠外营养中磷的补充剂；低磷血症。用法 稀释 200 倍以上静脉滴注，每千卡热量加入 2.5ml。不良反应 高磷血症、低钙血症、肌肉抽搐、痉挛、胃肠道不适等，出现中毒症状。禁忌 肾衰竭。注意 稀释 200 倍以上方可静脉注射，严禁直接注射；仅限于不能进食的患者使用。相互作用 含钙注射液。医保 乙类。

皮肤科用药

皮肤抗细菌药

莫匹罗星（Mupirocin）

作用类别 局部外用抗生素。适应证 革兰阳性球菌引起的皮肤感染，脓疱病、毛囊炎等。用法 外用，局部涂于患处，一日3次，5天为一个疗程。不良反应 偶见局部灼烧感、蜇刺感及瘙痒。注意 仅供皮肤给药；误入眼中用水冲洗即可；中、重度肾损害者慎用；孕妇慎用。妊娠分级 B。医保 乙类。

过氧化苯甲酰（Benzoyl Peroxide）

作用类别 强氧化剂。适应证 寻常痤疮的局部治疗；皮脂腺分泌过多而引起的疾病。用法 外用，局部涂于患处，一日2～3次。不良反应 接触性皮炎、皮肤烧灼感、瘙痒、发红、肿胀。注意 仅供皮肤给药，皮肤有急性炎症、破溃者慎用；如出现严重刺激反应应立即停药并治疗；不得用于眼部及周围黏膜处。相互作用 肥皂、清洁剂、含酒精制剂、药用化妆品。妊娠分级 C。医保 乙类。

皮肤抗真菌药

联苯苄唑（Bifonazole）

作用类别 外用抗真菌药。适应证 手足癣、体癣、股癣、花斑癣、皮肤念珠菌病；短小杆菌引起的感染；念珠菌性外阴阴道炎。用法 外用局部涂于患处，一日1次，2～4周为一个疗程。阴道给药，睡前将阴道栓放入阴道深处，一日1次，一次1枚。不良反应 局部红斑、瘙痒、龟裂、烧灼及刺痛感，偶见接触性皮炎。禁忌 妊娠3个月内妇女及哺乳期妇女。注意 患处破溃者慎用；避免用于眼部及其他黏膜（口、鼻）处。医保 乙类。

阿莫罗芬（Amorolfine）

作用类别 广谱局部抗真菌药。适应证 手足癣、体癣、股癣；皮肤念珠菌病；甲真菌病。用法 外用局部涂于患处，每晚1次，2～6周为一个疗程；甲真菌病，锉光病甲后均匀涂抹于患处，每周1～2次。不良反应 红斑、瘙痒，脱屑。禁忌 孕妇及计划怀孕妇女。注意 只限于局部治疗浅表真菌感染；使用期间避免用指甲油及人工指甲。医保 乙类。

舍他康唑（Sertaconazole）

作用类别 广谱抗真菌药。适应证 由真皮菌、酵母菌、念珠菌、曲霉菌引起的皮肤感染，如体癣、股癣、足癣。用法 外用局部涂于患处，每晚2次，28天为一个疗程。不良反应 皮肤发红、瘙痒、灼烧感。妊娠分级 C。医保非医保。

二硫化硒（Selenium Sulfide）

作用类别 抗皮脂溢性、抗头屑、抗真菌、抗细菌及角质溶解作用药。适应证 去头屑及治疗皮脂溢出、头皮脂溢性皮炎、花斑癣；杀灭虱类寄生虫。用法 外用，洗净患处，取 10～30g 药液涂于患处，保留 10 分钟后用温水洗净，一个疗程 2～4 周。不良反应 接触性皮炎、头发或头皮干燥、头发脱色。禁忌 皮肤有炎症、水疱、糜烂、渗出部位；外生殖器部位。注意 在染发、烫发后两天内不得使用本品；头皮用药后应完全冲洗干净；避免接触眼睛及其他黏膜（如口、鼻等）；不要用金属器件接触药液；用药部位有不适感立即停药；本品有剧毒，切勿口服，用后应仔细洗手。妊娠分级 C。医保 乙类。

环吡酮胺（Ciclopirox，环吡酮）

作用类别 为合成的抗真菌药环吡酮和乙醇胺结合而成的盐。适应证 手癣、足癣、体癣、股癣及花斑癣；指（趾）甲真菌感染；外阴阴道念珠菌感染。用法 外用均匀涂于患处，1 日 2 次，涂后应轻轻搓揉数分钟，2 周为一疗程。治疗甲癣，应先用温水泡软并削薄病甲，涂药包扎，治疗第一个月每 2 天 1 次，第二个月每周 2 次，第 3 三个月每周 1 次，直至痊愈。不良反应 局部发红、瘙痒等。禁忌 儿童。注意 避免接触眼睛，不得内服；涂药部位如有灼烧感、瘙痒、红肿等，应停止用药，洗净。妊娠分级 B。医保 乙类。

皮肤用肾上腺皮质激素

氢化可的松[基]（Hydrocortisone）

作用类别 糖皮质激素。适应证 湿疹；皮炎；过敏性皮肤病。用法 外用均匀涂于患处，轻揉 1 分钟后再涂药 1 次，每日 2 次。不良反应 长期使用可引起皮肤痤疮样改变、色素脱失或沉着。禁忌 麻疹，水痘，化脓性皮肤病及皮肤损伤；勿用于眼部。注意 不得用于皮肤破溃处；避免接触眼睛和其他黏膜。妊娠分级 C。医保 乙类。

氟轻松（Fluocinonide）

作用类别 外用皮质激素。适应证 治疗皮肤过敏而引起瘙痒，黏膜的炎症，神经性皮炎、接触皮炎、日光性皮炎、牛皮癣等，特别适合用于婴儿湿疹。用法 外用涂抹于局部患处，一日 3～4 次。不良反应 偶有刺激性。禁忌 结核或细菌感染、病毒感染的皮肤患者。注意 不宜长期或大面积使用，否则可诱发皮肤感染或加重感染性皮肤病变。妊娠分级 C。医保 甲类。

曲安奈德益康唑（Triamcinolone Acetonide and Econazole）

作用类别 硝酸益康唑和曲安奈德组成复方制剂。适应证 伴有真菌感染或有真菌感染倾向的皮炎、湿疹；由皮肤癣菌、酵母菌和霉菌所致的炎症性皮肤真菌病，如手足癣、体癣、股癣、花斑癣；尿布性皮炎；念珠菌性口角炎；甲沟炎；由真菌、细菌所致的皮肤混合感染。用法 局部外用涂于患处，每日早晚各1次；治疗皮炎、湿疹时，疗程为2～4周；治疗炎症性真菌性疾病应持续至炎症反应消退，疗程不超过4周。不良反应 偶见过敏反应如皮肤烧灼感、瘙痒、针刺感等；长期使用时可出现皮肤萎缩、毛细血管扩张、色素沉着以及继发感染。禁忌 皮肤结核、梅毒或病毒感染者（如疱疹、牛痘、水痘）。注意 高血压、心脏病、骨质疏松症慎用；避免接触眼睛和其他黏膜（如口腔内、鼻等）；不得长期大面积使用。妊娠分级 C。医保 乙类。

卤米松（Halometasone）

作用类别 外用糖皮质类固醇药物。适应证 对外用肾上腺皮质激素类有反应的皮肤疾患，如脂溢性皮炎、接触性皮炎、异位性皮炎、局限性皮炎、钱币状皮炎及寻常型银屑病。用法 外用涂患处，一日1～2次，并作轻度按摩。不良反应 偶见皮肤刺激症状。禁忌 细菌及病毒性感染性皮肤病；酒渣鼻；口周皮炎；寻常痤疮。注意 不应长期用在面部及皮肤皱褶期；大面积皮肤上使用密封性包扎时，如用药皮肤发生感染，应立即加用合适的抗真菌治疗；不宜长期使用。医保 乙类。

莫米松（Mometasone）

作用类别 中强效局部糖皮质激素。适应证 湿疹、神经性皮炎、异位性皮炎及皮肤瘙痒症。用法 外用涂患处，一日1次，不应封闭敷裹。不良反应 少数人皮肤瘙痒、灼伤、萎缩。禁忌 本药或其他皮质激素过敏者。注意 不得用于皮肤破溃处；孕妇、哺乳期妇女、婴幼儿、儿童、皮肤萎缩的老人应慎用；避免接触眼睛及其他黏膜（如口、鼻等）；应避免长期使用。妊娠分级 C。医保 乙类。

氯倍他索（Clobetasol）

作用类别 外用糖皮质激素药；抗炎、抗过敏、止痒和强效的收缩毛细血管作用；吸收良好。适应证 慢性湿疹、银屑病、扁平苔藓、盘状红斑狼疮、神经性皮炎、接触性皮炎等。用法 外用涂患处，1日2～3次，待病情控制后，改为1日1次。不良反应 可有局部烧灼感、瘙痒、潮红等不良反应。注意 大面积涂擦时，由于吸收增多，可引起全身不良反应；孕妇、儿童、面部、腋窝及腹股沟处应慎用。妊娠分级 C。医保 乙类。

哈西奈德（Halcinonide）

作用类别 人工合成较强糖皮质激素。适应证 接触性湿疹、异位性皮炎、神经性皮炎、面积不大的银屑病、硬化性萎缩性苔藓、扁平苔藓、盘状红斑性狼疮、脂溢性皮炎（非面部）及肥厚性瘢痕。用法 外用涂患处，每日早晚各1次。不良反应 局部灼烧感、刺痛；经皮吸收过多时，可发生全身性不良反应。禁忌 由真菌、细菌、病毒和寄生虫引起的原发性皮肤病变、渗出性皮肤病、溃疡性病变、痤疮、酒渣鼻患者；禁用于眼睑部。注意 仅供外用，避免接触眼睛；不宜大面积或长期外用。妊娠分级 C。医保 乙类。

银屑病用药

阿维 A（Acitretin，阿维 A 酸）

作用类别 口服视黄醛类药。适应证 严重银屑病；其他角花性皮肤病，如先天性鱼鳞病、毛发红糠疹、毛囊角化病等。用法 银屑病，口服，开始治疗时为一次 25～30mg，一日 1 次，进主食时服用；其他角化性疾病，口服，维持剂量为一日 10mg，最大剂量为 50mg。不良反应 维生素 A 过多综合反应。禁忌 孕妇哺乳期妇女及计划 2 年内怀孕者；维生素 A 过多症者、高脂血症、严重肝肾功能不全者。注意 服药期间或治疗 2 个月内应避免饮酒；服药期间定期检查肝功能；长期服用应定期检查有无骨异常；服药期间及停药后 2 年内，不得献血；治疗期间，避免使用含维生素 A 的制剂或食品，药避免在阳光下过多暴露。相互作用 四环素、甲氨蝶呤、苯妥英、维生素 A、去氧孕烯、炔雌醇、去甲基孕酮。妊娠分级 X。医保 乙类。

地蒽酚（Dithranol）

作用类别 抗角化药。适应证 寻常型银屑病、斑秃。用法 外用涂患处，一日 1 次。不良反应 局部皮肤发红、灼热、瘙痒；皮肤、毛发及指趾甲染色。禁忌 急性皮炎；有糜烂或渗出的皮损部位；面部；外生殖器；皱褶部位。注意 避免接触眼和其他黏膜；本品可将皮肤、头发、衣服、床单、浴缸染色；肝功能障碍者慎用。相互作用 皮质类固醇激素、尿素、水杨酸、四环素、氟喹诺酮、吩噻嗪、磺胺。妊娠分级 C。医保 乙类。

他卡西醇（Tacalcitol）

作用类别 维生素 D_3 衍生物。适应证 寻常性银屑病。用法 外用涂患处，一日 2 次。不良反应 皮肤瘙痒、发红、刺激、微痛感、色素沉着；转氨酶升高；头痛；大量涂抹有引起血清钙升高的可能。注意 不要使用于眼的角膜、结膜；不宜全身大面积、长期使用；避免涂于眼角膜及结膜上；儿童、老人、哺乳期妇女及婴幼儿慎用。相互作用 地蒽酚、维 A 酸、糖皮质激素、维生素 D 及其衍生物。医保 非医保。

卡泊三醇（Calcipotriol）

作用类别 维生素 D_3 的类似物。适应证 寻常性银屑病。用法 外用少量涂于患处皮肤，早晚各 1 次，每周用药不可超过 100g。不良反应 少数患者用药后可能有暂时性局部刺激。禁忌 钙代谢失调者；钙代谢性疾病者。注意 不宜用于面部、眼部及其他黏膜部位；涂药后应小心洗去手上残留之药物；不宜大面积、长期使用。妊娠分级 C。医保 乙类(限牛皮癣)。

他扎罗汀（Tazarotene）

作用类别 皮肤外用的维生素 A 酸类的前体药。适应证 寻常性斑块型银屑病；寻常痤疮。用法 银屑病，外用，睡前半小时将适量药物涂于患处；痤疮，清洁皮肤，待干爽后取适量涂于患处，每日 1 次，每晚用药。不良反应 瘙痒、红斑、灼热、脱屑、皮肤干燥。禁忌 孕妇、哺乳期妇女及计划妊娠妇女；急性湿疹类皮肤病患者。注意 不宜用于眼部及其他黏膜部位；治疗期间，避免在阳光下过多暴露。相互作用 四环素、氟喹诺酮、吩噻嗪、磺胺、使皮肤变干燥的药物及化妆品。妊娠分级 X。医保 非医保。

甲氧沙林（Methoxsalen）

作用类别 色素形成剂。适应证 白癜风；银屑病。用法 口服，两小时后配合日晒或黑光照射，每周至少2～3次（至少相隔48小时）。剂量：白癜风，0.5mg/kg，成人每次25～30mg，每周2～3次；银屑病，0.6mg/kg计算，成人每次30～35mg，每周2～3次。不良反应 皮肤瘙痒；红斑等光过敏症状轻；轻微恶心、头痛等不适反应。禁忌 严重肝病患者；白内障或其他晶体疾病患者；有光敏性疾病患者；12岁以下儿童、年老体弱者、孕妇及哺乳期妇女。注意 配合光照治疗要调整好照射时间和照射强度；有皮肤癌病史、有日光敏感家族史、新近接受放射线或细胞毒治疗及有胃肠道疾病者应慎用；治疗期间不得服用含有呋喃香豆素的食物，如酸橙、无花果、香菜、芥、胡萝卜、芹菜等；治疗期间应戒酒，不宜吃辛辣食物；服药期间不得服用其他光敏性药物。相互作用 吩噻嗪类药物、苯妥英钠、咖啡因。妊娠分级 C。医保 乙类。

痤疮用药

维A酸[基]（Tretinion，维甲酸）

作用类别 抗痤疮用药。适应证 寻常痤疮、扁平苔藓、黏膜白斑、毛发红糠疹、毛囊角化病及银屑病的辅助治疗。用法 口服，一日2～3次，一次10mg。外用，每晚1次，睡前将药轻轻涂于患处。不良反应 内服可产生头痛、头晕、肌肉关节痛等症状；外用可引起皮肤刺激症状。禁忌 哺乳期妇女及孕妇；急性或亚急性皮炎、湿疹类皮肤病患者；严重肝肾功能损害者。注意 育龄妇女及其配偶在口服本品前3个月、服药期间及服药后1年内应严格避孕；不宜用于皮肤褶皱部位；治疗过程避免日晒；不宜大面积使用。相互作用 肥皂、清洁剂、含脱屑药剂、含乙醇制剂、异维A酸、光敏性药物、维生素A、四环素。妊娠分级 D。医保 乙类。

异维A酸（Isotretinoin）

作用类别 维A酸的光学异构体。适应证 治疗聚合性痤疮、结节囊肿性痤疮、暴发性痤疮。用法 口服，每日0.1～1mg/kg，一般建议开始剂量为每日0.5mg/kg，分两次口服。治疗2～4周后可根据临床效果及不良反应酌情调整剂量。6～8周为一疗程，疗程之间可停药8周；局部外用取少量涂于患处，一日1～2次，6～8周为一疗程。不良反应 常见口唇及皮肤干燥、唇炎、脱屑、瘙痒、疼痛、皮疹、皮肤脆性增加、掌跖脱皮、瘀斑，还可出现继发感染等；可见结膜炎、毛发疏松、指甲变软、骨质疏松、肌肉无力疼痛；妊娠服药可导致自发性流产及胎儿发育畸形。禁忌 孕妇；哺乳期妇女；肝肾功能不全；维生素A过量及高脂血症患者。注意 避免与维生素 A 及四环素同时服用；用药期间及停药后 3 个月内不得献血；避免太阳光及 UV 射线过度照射；糖尿病、肥胖症、酗酒及高脂血症、脂质代谢紊乱者慎用；凝胶剂避免用于嘴唇、口、眼、鼻及其他黏膜部位。相互作用 四环素、维生素 A、卡马西平、华法林、甲氨蝶呤、过敏性药物。妊娠分级 X。医保 乙类。

维胺酯（Viaminati，维甲酰胺）

作用类别 维 A 酸类衍生物。适应证 痤疮、银屑病、角化异常病。用法 口服，一次 25～50mg，一日 2～3 次。不良反应 头痛、头晕、抑郁、良性颅内压增高；骨质疏松、肌无力；皮肤干燥、脱屑、瘙痒、皮疹；结膜炎、角膜混浊、视力障碍、视乳头水肿。禁忌 体内维生素 A 过多者、重症糖尿病患者、脂代谢障碍者；孕妇哺乳期妇女；肝肾功能严重不全者。注意 肝肾功能不全者和酗酒者慎用；服药期间及停药后半年内严禁怀孕；禁与维生素 A 同服；避免日光及紫外线过度照射；不得用于急性和亚急性皮炎、湿疹类皮肤病及皮肤褶皱部位；避免接触眼和黏膜。相互作用 四环素类、维生素 A、甲氨蝶呤。医保 非医保。

阿达帕林（Adapalene）

作用类别 维甲酸类化合物。适应证 适用于以粉刺、丘疹和脓疱为主要表现的寻常型痤疮的皮肤治疗；以及面部、胸和背部痤疮的治疗。用法 外用涂患处，一日 1 次。不良反应 红斑、干燥、鳞屑、瘙痒、灼伤或刺痛。禁忌 孕妇及哺乳期妇女。注意 避免进入眼睛、黏膜；用药期间避免过度日晒；不得用于皮损处；不能同时使用酒精或香水；避免涂于眼及其他黏膜处。相互作用 含硫、雷锁锌或水杨酸制剂、维 A 酸、磨砂膏、脱皮剂。妊娠分级 C。医保 乙类(限工伤保险)。

皮肤用非甾体抗炎药

氯芬那酸丁酯（Butyl Flufenamate）

作用类别 外用非甾体抗炎药。适应证 非感染性亚急性湿疹、慢性湿疹、慢性单纯性苔藓。用法 外用涂患处，一日 2 次。不良反应 红斑、干燥、瘙痒、或刺痛。注意 避免进入眼睛、黏膜。医保 非医保。

乙氧苯柳胺（Dithranol）

作用类别 外用非甾体抗炎、抗过敏药。适应证 慢性湿疹及神经性皮炎。用法 外用涂患处，一日 3 次。不良反应 红斑、干燥、脱屑、接触性皮炎。注意 若出现接触性皮炎应立即停药；用后忌用肥皂水清洗患处；用药期间禁食辛辣等刺激性食物。医保 非医保。

其他皮肤科用药

炉甘石[基]（Calamine）

作用类别 为不溶于水的天然碳酸锌。适应证 用于治疗湿疹、皮炎、痱子、荨麻疹等，亦可用于静脉曲张性溃疡、癣症及瘙痒。用法 外用，每日数次涂于患处。不良反应 少见。禁忌 避免接触眼及黏膜。注意 洗剂振摇均匀后涂搽患处。医保 甲类。

鬼臼毒素（Podophyllotoxin）

作用类别 细胞毒性药物。适应证 局部外用主要治疗生殖器或肛门部位的尖锐湿疣。用法 外用，用药时先用消毒或收敛溶液清洗患处，擦干，再用棉签蘸本品，均匀涂抹于疣体表面，暴露患处使药液干燥。一日 2 次，连续 3 日，然后停药观察 4 日，即一疗程。最多使用不超过 3 疗程。不良反应 局部外用后常有灼热、疼痛、红斑；疣体脱落后可出现浅表溃疡或糜烂；本品涂在松脆、出血或接近活检疣的部位，可引起肾衰竭、肝脏中毒。禁忌 孕妇与哺乳期妇女；手术后未愈合创口。注意 仅供外用，不可口服；本药不能接触眼部及其他黏膜；本品有致畸作用。妊娠分级 C。医保 乙类。

咪喹莫特（Imiquimod）

作用类别 局部免疫反应调节剂。适应证 治疗外生殖器及肛门周围的尖锐湿疣。用法 外用，涂前将患处洗净、擦干，用棉签均匀将本品涂于疣体一层，保留 6～10 小时后洗掉。睡前涂抹，隔日 1 次，8～12 周为一疗程。不良反应 红斑；糜烂；皮肤剥脱、剥落和水肿。禁忌 局部破损者；不适于尿道、阴道内、子宫颈、直肠或肛门内尖锐湿疣的治疗。注意 治疗部位不需用绷带等覆盖；用药时应避免性接触。妊娠分级 C。医保 非医保。

皮肤科用药

克罗米通（Crotamiton）

作用类别 局麻、特异性杀蚧螨作用。适应证 疥疮；皮肤瘙痒；继发性皮肤感染。用法 外用，将本品从颈部以下涂擦全身皮肤，特别应涂在手足、指趾间、腋下和腹股沟；24 小时后涂第 2 次，隔 48 小时将药洗去。不良反应 过量使用可能产生局部皮肤刺激症状。禁忌 急性炎症性、糜烂或渗出性皮损处及本品性状发生改变时禁用。注意 勿接触眼或黏膜；疥疮治疗期间不应洗浴；不得大面积用于婴儿及低龄儿童。妊娠分级 C。医保 乙类。

吡美莫司（Pimecrilimus）

作用类别 亲脂性抗炎性的子囊素聚内酰胺的衍生物。适应证 无免疫受损的 2 岁及 2 岁以上轻度至中度异位性皮炎（湿疹）患者。用法 外用，患处涂一薄层，每日 2 次。不良反应 刺激、瘙痒、红斑、脓疱疮、皮疹、疼痛、麻木、脱屑。注意 勿接触眼或黏膜；不能用于急性皮肤病病毒感染部位；本品用于治疗异位性皮炎时，应先治疗感染。相互作用 皮质类固醇、其他抗炎制剂、过度光暴露。妊娠分级 C。医保 非医保。

依沙吖啶（Ethacridine，利凡诺）

作用类别 外用杀菌防腐剂。适应证 多用于外科创伤、皮肤黏膜的洗涤和湿敷；可用于中期妊娠引产。用法 外用，用其 0.1%～0.2%（以粉剂溶解配成），供局部洗涤、湿敷。中期引产，妊娠在14～18周者，先冲洗阴道，每日1次，冲洗3天。然后由导尿管向宫腔注入本品溶液50ml，保留导尿管24小时取出。妊娠在18～24周者，羊膜腔内注射，每次量不超过100mg，妊娠20周以内者用50mg，20周以上者用100mg。不良反应 流产后出血较多和胎膜残留率较高；中毒时表现为少尿、无尿、黄疸、肝肾功能严重损害。禁忌 肝肾功能不全者；严重贫血、心功能不全、急性传染病及生殖器官炎症患者。注意 用于处理伤口患处，应经灭菌处理；必须住院使用。医保 乙类。

硼酸（Boric Acid）

作用类别 外用杀菌剂、消毒剂、收敛剂和防腐剂。适应证 用作皮肤损害的清洁剂；伴大量渗液的急性湿疹、脓疱疮等。用法 3%～4%溶液用于皮肤、黏膜（腔）、膀胱、角膜伤口的冲洗清洁，口腔炎和咽喉炎时含漱，急性湿疹和急性皮炎伴大量渗液时湿敷。不良反应 外用一般毒性不大；用于大面积损害，吸收后可发生急性中毒。禁忌 禁止内服。注意 慎用于婴幼儿。医保 乙类。

碘酊（Iodine Tincture）

作用类别 消毒杀菌剂。适应证 2%用于皮肤消毒；3%、5%用于术野消毒；5%、10%用于毛囊炎、甲癣、传染性软疣。用法 外用涂抹。不良反应 偶见过敏反应。注意 不宜用于破损皮肤、眼及口腔黏膜的消毒；仅供外用，切忌口服。医保 非医保。

高锰酸钾（Potassium Permanganate，P. P. 粉）

作用类别 消毒剂。适应证 皮肤表面消毒；膀胱炎。用法 冲洗感染创面及膀胱炎，0.1%～0.5%溶液；清除皮损表面脓性分泌物和恶臭、湿敷治疗湿疹，0.025%～0.01%溶液；眼科用0.01%～0.02%溶液；洗胃，1∶5000～1∶1000；坐浴，0.02%；水果、食具消毒0.1%。不良反应 皮肤刺激。注意 溶液应新配；褐色斑可用过氧化氢或草酸溶液拭去。医保 乙类。

聚维酮碘（Povidone Iodine，碘伏）

作用类别 消毒防腐剂。适应证 用于化脓性皮炎；皮肤真菌感染；小面积轻度烧烫伤；也用于小面积皮肤、黏膜创口的消毒。用法 皮肤消毒，1%～3%，洗刷2分钟，可作为手术前手的消毒或传染病房、传染病专科门诊医务人员手的消毒；治疗烫、烧伤，用0.5%的溶液，每12小时喷于创面1次，直到焦痂分离为止；日常卫生保健，用于细菌性、真菌性、滴虫性阴道炎，宫颈炎，宫颈糜烂的治疗。不良反应 偶见过敏反应和皮炎。禁忌 孕妇不宜使用；4周岁以下儿童不宜使用；烧伤面积大于20%者，不宜局部使用。注意 如误服中毒，应立即用淀粉糊或米汤洗胃，并送医院救治。妊娠分级 D。医保 非医保。

眼科用药

抗感染药

金霉素（Chlortetracycline，氯四环素）

作用类别 四环素类抗生素。适应证 敏感菌所致的浅表皮肤感染及眼部感染。用法 眼膏：涂于眼睑内，一日1～2次，最后一次宜在睡前使用。软膏：涂于患处，一日1～2次。不良反应 眼部轻微刺激感、视物模糊、皮肤红肿、皮疹等。禁忌 对四环素类药物过敏者。注意 本药不宜长期连续使用易产生耐药性，眼膏连用5日、软膏连用7日症状未缓解应停药；软膏应避免接触眼部及其他黏膜。相互作用 阿维A、含钙、镁、铝离子的药物、肉桂、青霉素G、普鲁卡因青霉素、青霉素V。医保 甲类。

磺胺醋酰钠（Sulfacetamide Sodium，磺胺乙酰钠）

作用类别 磺胺类药物。适应证 结膜炎；睑缘炎；沙眼衣原体感染的辅助治疗。用法 滴眼：一次1～2滴，一日3～5次。不良反应 眼睛刺激。禁忌 磺胺类药物过敏者。注意 过敏体质者慎用；如出现眼睛发红、疼痛等应立即停药并及时就诊。相互作用 吲哚姆钠、局麻药、毛果芸香碱。妊娠分级 C。医保 乙类。

羟苄唑（Hydrobenzole，羟苄苯并咪唑）

作用类别 抗病毒药。适应证 急性流行性出血性结膜炎。用法 滴眼：每次1～2滴，每小时1～2次，病情严重者每小时3～4次。不良反应 轻度刺激性。注意 本品防止阳光直射。医保 甲类。

碘苷（Idoxuridine）

作用类别 抗病毒药。适应证 单纯疱疹性角膜炎；牛痘病毒性角膜炎；带状疱疹。用法 滴眼：一次1～2滴，1～2小时1次。不良反应 畏光、局部充血、水肿、痒、眼睑水肿、接触性皮炎、点状角膜病变、滤泡性结膜炎、泪点闭塞等。禁忌 对本品及碘制剂过敏者。注意 对单纯疱疹病毒Ⅱ型感染无效；长期使用损伤角膜上皮，连续使用不超过3周，痊愈后继续使用一般不宜超过3～5日；频繁滴眼可致角膜上皮点状剥脱，且不能避免复发；孕妇、哺乳期妇女、婴幼儿慎用。相互作用 硼酸、硫柳汞。医保 非医保。

抗青光眼药

毛果芸香碱[基]（Pilocarpine，匹鲁卡品）

作用类别 拟胆碱药。适应证 开角型青光眼；急、慢性闭角型青光眼；继发性青光眼；白内障人工晶体植入手术中缩瞳；唾液腺功能减退。用法 慢性闭角性青光眼、白内障人工晶体植入手术中缩瞳：眼部注射，一次 2～10mg。开角型青光眼、急、慢性闭角型青光眼、继发性青光眼：滴眼液，一次 1～2 滴，一日 3～4 次或酌情增加次数；眼膏，每晚涂搽 1 次。唾液腺功能减退：口服，一次 4mg，一日 3 次。不良反应 眼刺痛、烧灼感、结膜充血等。禁忌 虹膜睫状体炎；瞳孔阻滞性青光眼者。注意 瞳孔缩小常引起暗适应困难；定期检查眼压；哮喘、角膜炎患者、孕妇及哺乳期妇女、儿童慎用。相互作用 β-受体阻滞剂、碳酸酐酶抑制剂、α 和 β-受体激动剂、高渗脱水剂、拉坦前列素、局部抗胆碱药。妊娠分级 C。医保 甲类。

噻吗洛尔[基][兴]（Timolol，噻吗心安）

作用类别 非选择性 β-肾上腺受体阻滞剂。适应证 原发性开角型青光眼；某些继发性青光眼，高眼压症，部分原发性闭角型青光眼以及其他药物及手术无效的青光眼，加用本品可增强降眼压效果。用法 滴眼：一次 1 滴，一日 1～2 次。如眼压已控制，可改为一日 1 次。不良反应 眼烧灼感、刺痛、心动过缓、心律失常、低血压等。禁忌 支气管哮喘者或有支气管哮喘史；严重慢性阻塞性肺部疾病；窦性心动过缓；二度或三度房室传导阻滞；明显的心力衰竭；心源性休克。注意 自发性低血糖患者或接受胰岛素或口服降糖药治疗的患者慎用；对无心衰史的患者，如出现心衰症状应立即停药；当出现呼吸急促、脉搏明显减慢、过敏、脑供血不足等情况时，应立即停药；不宜单独用于治疗闭角型青光眼；本品对授乳婴儿具有多种潜在不良反应，哺乳期妇女应用应权衡利弊。相互作用 肾上腺素、钙通道拮抗剂、儿茶酚胺耗竭药、洋地黄类、奎尼丁、其他 β-肾上腺受体阻滞剂。妊娠分级 C。医保 甲类。

眼科用药

卡替洛尔[兴]（Carteolol，喹诺酮心安）

作用类别 非选择性 β-肾上腺受体阻滞剂。适应证 青光眼；高眼压症。用法 滴眼：一次 1 滴，一日 2 次。不良反应 视物模糊、畏光、暂时性眼烧灼、眼刺痛、流泪、结膜充血等。禁忌 支气管哮喘者或有支气管哮喘史；严重慢性阻塞性肺部疾病；窦性心动过缓；二或三度房室传导阻滞；明显心力衰竭；心源性休克。注意 对 β-肾上腺受体阻滞剂有禁忌或过敏的患者、已有肺功能低下的患者、自发性低血糖患者或接受胰岛素或口服降糖药治疗的患者、儿童、孕妇及哺乳期妇女慎用；不宜单独用于治疗闭角型青光眼。相互作用 肾上腺素、钙通道拮抗剂、儿茶酚胺耗竭药、洋地黄类、酚噻嗪类药物、其他 β-肾上腺受体阻滞剂。妊娠分级 C。医保 乙类。

左布诺洛尔[兴]（Levobunolol，左布洛尔）

作用类别 非选择性 β-肾上腺受体阻滞剂。适应证 原发性开角型青光眼；某些继发性青光眼；高眼压症；手术后未完全控制的闭角型青光眼；其他药物及手术无效的青光眼。用法 滴眼：一次 1 滴，一日 1～2 次。不良反应 暂时性眼烧灼及眼刺痛、结膜炎、心率减慢及血压下降。禁忌 支气管哮喘或有支气管哮喘史；严重慢性阻塞性肺部疾病；窦性心动过缓；二或三度房室传导阻滞；明显的心衰；心源性休克。注意 对β-肾上腺受体阻滞剂有禁忌或过敏的患者、已有肺功能低下的患者、自发性低血糖患者或接受胰岛素或口服降糖药治疗的患者慎用；有明显心脏疾病患者应用本品应监测脉搏；不宜单独用于治疗闭角型青光眼；使用中若出现脑供血不足症状时应立即停药。相互作用 其他β-肾上腺受体阻滞剂、其他降血压药。妊娠分级 C。医保 乙类。

乙酰唑胺[基][兴]（Acetazolamide，醋氮磺胺）

作用类别 碳酸酐酶抑制剂。适应证 各种类型青光眼。用法 开角型青光眼：口服，成人首量 250mg，每日 1～3 次；继发性青光眼和手术前降眼压：口服，一次 250mg，每日 2～3 次；急性病例：口服，首次药量 500mg，以后用 125～250mg 维持量，每日 2～3 次。不良反应 四肢麻木及刺痛感、疲劳、胃肠道不适、多尿、夜尿、暂时性近视等。禁忌 对本品或磺胺药过敏者；低钠血症、低钾血症、高氯性酸中毒者；肝性脑病、肾上腺衰竭及肾上腺皮质功能减退者。注意 糖尿病、肝功能不全及肾功能不全患者慎用；与食物同服可减轻胃肠道反应；应定期测量眼压。相互作用 促肾上腺皮质激素、糖皮质激素、盐皮质激素、苯丙胺、抗 M 胆碱药、抗糖尿病药、苯巴比妥、卡马西平、苯妥英钠、洋地黄类、甘露醇、尿素、拉坦前列素滴眼液、排钾利尿药、锂盐、钙、碘、广谱抗生素、氯化铵、奎尼丁等。妊娠分级 C。医保 甲类：口服常释剂型；乙类：注射剂。

眼科用药

地匹福林（Dipivefrine，普鲁品）

作用类别 肾上腺素前体药。适应证 治疗开角型青光眼和高眼压症。用法 滴眼：一次 1 滴，一日 1～2 次。不良反应 轻度烧灼、刺痛感、滤泡性结膜炎、结膜充血、视物模糊等。禁忌 配戴角膜接触镜；未经手术的闭角型青光眼；甲状腺功能亢进；严重高血压；动脉硬化；冠状动脉供血不全；心律失常；糖尿病。注意 孕妇及哺乳期妇女、小儿、无晶状体青光眼患者慎用。相互作用 β-肾上腺受体阻滞剂、毛果芸香碱。妊娠分级 B。医保 乙类。

溴莫尼定（Brimonidine）

作用类别 选择性 α_2-肾上腺素受体激动剂。适应证 开角型青光眼；高眼压症。用法 滴眼：一次 1 滴，一日 2 次。不良反应 口干、眼部充血、烧灼、头痛、视物模糊、眼睛异物感、疲劳等。禁忌 严重心、肝疾病患者；精神抑郁者；大脑或冠状功能不全者；雷诺病；直立性低血压；血栓闭塞性脉管炎；使用单胺氧化酶抑制药治疗的患者。注意 孕妇及哺乳期妇女、小儿、老年人慎用；滴用本药至少 15 分钟后才可戴角膜接触镜。相互作用 肾上腺素受体拮抗药、抗高血压药、糖苷类心脏病药物、其他降眼压药物。妊娠分级 B。医保 乙类。

布林佐胺（Brinzolamide）

作用类别 碳酸酐酶抑制剂。适应证 高眼压症；开角型青光眼。用法 滴眼：一次1滴，一日2次，必要时一日3次。不良反应 味觉障碍、一过性视物模糊、头痛、口干、局部刺激症状、异物感、眼干、眼部分泌物等。禁忌 对本品或磺胺类药物过敏者；严重肾功能不全者；高氯性酸中毒者。注意 妊娠者慎用；不推荐哺乳期妇女、儿童使用；长期使用应进行血、尿常规检查和肝功能检查。相互作用 其他碳酸酐酶抑制剂、CYP3A4抑制剂。妊娠分级 C。医保 乙类。

拉坦前列素（Latanoprost，拉他诺前列腺素）

作用类别 选择性前列腺素FP受体激动剂。适应证 青光眼；高眼压症。用法 滴眼：一次1滴，一日1次，晚间使用效果较好。不良反应 虹膜颜色加深、眼部刺激、睫毛变化、睑炎、眼痛、结膜充血等。禁忌 角膜接触镜佩戴者。注意 在无晶状体眼、伴有晶状体后囊膜撕裂的人工晶状体眼或前房型人工晶状体眼、具有发生黄斑囊样水肿危险因素的患者慎用；严重哮喘和不稳定哮喘患者慎用；孕妇、哺乳期妇女、儿童不宜使用。贮藏 开封前2～8℃冷藏，遮光密闭保存；开封后可在低于25℃室温保存，4周内用完。妊娠分级 C。医保 乙类(限二线用药)。

曲伏前列素（Travoprost）

作用类别 FP前列腺类受体激动剂。适应证 开角型青光眼或高眼压症患者。用法 滴眼：每晚1次，一次1滴。不良反应 眼充血、点状角膜炎、畏光、眼部不适、干眼、眼部瘙痒、皮肤色素沉着过度等。禁忌 急性眼部感染的患者。注意 在无晶状体眼、伴有晶状体后囊膜撕裂的人工晶状体眼或前房型人工晶状体眼、具有发生黄斑囊样水肿危险因素的患者慎用；在使用本品前应摘去隐形眼镜，且应在用药15分钟后再次戴入；孕妇、哺乳期妇女、儿童不宜使用。妊娠分级 C。医保 乙类(限二线用药)。

双氯非那胺（Diclofenamide，双氯磺酰胺）

作用类别 碳酸酐酶抑制剂。适应证 各种类型的青光眼(尤其适用于对乙酰唑胺有耐药性的患者)。用法 口服，一次100～200mg，以后每隔12小时100mg，直到效果明显时改用维持量：一次25～50mg，一日2～3次。一个疗程约2个月。不良反应 眩晕、耳鸣、四肢麻木及刺痛感、疲劳、厌食、困倦等。禁忌 肝、肾功能不全致低钠血症、低钾血症、高氯性酸中毒者；肾上腺衰竭及肾上腺皮质功能减退者；肝性脑病患者。注意 不能耐受磺胺类药物或其他磺胺衍生物的患者，也不能耐受本品；糖尿病患者及酸中毒及肝、肾功能不全者慎用。医保 非医保。

肾上腺皮质激素类药

氟米龙（Fluorometholone，氟甲松龙）

作用类别 肾上腺皮质激素类。适应证 对类固醇敏感的眼球结膜、角膜及其他眼前段组织的炎症。用法 滴眼，一次1～2滴，一日2～4次。不良反应 眼压升高、眼刺激感、结膜充血、视神经损害、后囊膜下白内障、继发性眼部感染等。禁忌 急性单纯疱疹病毒性角膜炎；眼组织的真菌感染；牛痘、水痘及其他病毒性角膜、结膜感染；眼结核以及对该药成分过敏者。注意 有单纯疱疹病毒感染病史者慎用；在角膜和巩膜组织较薄的患者中用药可能引起眼球穿孔。妊娠分级 C。医保 乙类。

其他眼科用药

普罗碘铵（Prolonium Iodide）

作用类别 有机碘化物。适应证 晚期肉芽肿或非肉芽肿性虹膜睫状体炎；视网膜脉络膜炎；眼底出血；玻璃体混浊；半陈旧性角膜白斑、斑翳；视神经炎的辅助治疗。用法 结膜下注射：一次0.1～0.2g，每2～3日1次，5～7次为一疗程；肌内注射：一次0.4g，每日或隔日1次，10次为一疗程，每疗程间隔7～14日，一般用2～3个疗程。不良反应 恶心、发痒、皮肤红疹、注射局部疼痛等。禁忌 对碘过敏者；严重肝肾功能减退者；活动性肺结核者；消化道溃疡隐性出血者。注意 一般不用于病变早期；不得与甘汞制剂合并使用；甲状腺肿大及有甲状腺功能亢进家族史者慎用。医保 甲类。

倍他洛尔[典]（Betaxolol，倍美多心安）

作用类别 选择性β_1-受体阻滞剂。适应证 慢性开角型青光眼和高眼压症。用法 滴眼：一次1～2滴，一日2次。不良反应 眼部不适、眼睛刺激、眼部充血、视物模糊、眼睛瘙痒、异物感、畏光、心动过缓、呼吸困难、头痛等。禁忌 窦性心动过缓，I度以上房室传导阻滞，有心源性休克或心衰史者。注意 糖尿病、甲亢、肌无力、肺功能不全、哺乳期妇女慎用。妊娠分级 C。医保 乙类。

托吡卡胺（Tropicamide，托品卡胺）

作用类别 抗胆碱药。适应证 滴眼散瞳和调节麻痹。用法 滴眼，一次1滴，间隔5分钟滴第2次。不良反应 刺激症状、视物模糊、眼压升高等。禁忌 闭角型青光眼患者；婴幼儿有脑损伤、痉挛性麻痹及先天愚型综合征者反应强烈患者。注意 如出现口干、颜面潮红等阿托品样毒性反应立即停用，必要时给予拟胆碱类药物解毒；高龄者容易产生阿托品样毒性反应，也有可能诱发未经诊断的闭角型青光眼，一经发现立即停药。妊娠分级 C。医保 甲类。

复方托吡卡胺（Compound Tropicamide，复方托品酰胺滴眼液，润正）

作用类别 托吡卡胺和去氧肾上腺素的复方制剂。适应证 散瞳和调节麻痹。用法 散瞳检查：滴眼，一次1滴，间隔3～5分钟，共滴眼2次；调节麻痹：滴眼，一次1滴，间隔3～5分钟，共滴眼2～3次。可根据症状适当增减。不良反应 眼局部刺激症状、结膜炎、角膜上皮功能障碍、眼压升高等。禁忌 青光眼和具有房角狭窄、前房较浅等眼压上升因素的患者。注意 高血压、动脉硬化症、冠心病或心衰等心脏病、糖尿病、甲亢、小儿慎用；出现过敏症状或眼压升高应停用。相互作用 哌异丙肼、盐酸马普替林、盐酸氯米帕明、阿莫沙平。妊娠分级 C。医保 乙类。

洛度沙胺（Lodoxamide，洛草氨酸，阿乐迈）

作用类别 肥大细胞稳定剂。适应证 各种过敏性眼病及由Ⅰ型速发性变态反应引起的非感染性炎性眼病。用法 滴眼，成人及2岁以上儿童，一次1～2滴，一日4次。不良反应 轻微短暂的眼部不适感。注意 用药时勿配戴角膜接触镜；用药次数勿任意增加；孕妇及哺乳期妇女慎用；用药后症状改善通常需数天，一旦用药有效，应坚持治疗，直至症状进一步改善。医保 非医保。

依美斯汀（Emedastine）

作用类别 组胺H_1受体拮抗剂。适应证 用于暂时缓解过敏性结膜炎的体征和症状。用法 滴眼：一次1滴，一日2次，必要时一日4次。不良反应 头痛、多梦、乏力、视物模糊、眼部灼热或刺痛等。注意 孕妇及哺乳期妇女慎用；治疗期间建议不要佩戴隐形眼镜；因佩戴隐形眼镜引起的眼部刺激症状时，不能应用本品。妊娠分级 B。医保 乙类。

氨碘肽（Amiotide）

作用类别 改善眼部血液循环和新陈代谢，促进玻璃体混浊吸收，促进组织修复再生。适应证 玻璃体浑浊；早期老年性白内障。用法 滴眼，一次1滴，一日3次。肌内注射，一次2ml或遵医嘱，30日为一个疗程。不良反应 局部刺激感、结膜囊分泌物增多等。禁忌 眼部有严重炎症或溃疡者；与汞制剂无论是内服或眼用均应禁用。注意 勿过量使用；如用药后有持续性结膜充血或刺痛不适感，应停药就诊；甲状腺功能亢进者和低血压或其他内分泌紊乱者慎用；滴眼剂用毕后密闭存放于阴凉避光处，开瓶后宜在10日内用完；为维持疗效，宜长期使用。相互作用 汞制剂。医保 非医保。

吡诺克辛（Pirenoxine）

作用类别 醌类物质竞争性抑制剂，防止晶状体内不溶蛋白质形成。适应证 初期老年性白内障；并发性白内障；先天性白内障及轻度糖尿病性白内障。用法 滴眼：一次1～2滴，一日3～5次。不良反应 眼睑炎、接触性皮炎、弥漫性浅表性角膜炎、结膜充血、刺激感等。注意 眼外伤及严重感染时，暂不使用。医保 非医保。

玻璃酸酶（Hyaluronidase，玻璃糖酸酶）

作用类别 糖苷内切酶，可解聚透明质酸，提高毛细血管和组织通透性，加速细胞内容物扩散。适应证 眼局部积贮的药液、渗出液或血液的扩散；玻璃体混浊的吸收；预防结膜化学烧伤后睑球粘连；骨关节炎。用法 本品以适量氯化钠注射液溶解，制成150U/ml或适宜浓度的溶液。①促进局部组织中药液、渗出液或血液的扩散：以上述药液注射于肿胀或其周围部位，用量视需要而定，但一次用量不超过1500U。②促进皮下输液的扩散：在皮下输液每1000ml中添加本品150U，可根据输液品种的不同（黏度和刺激性等）适当增加。③促进玻璃体混浊及出血的吸收：球后注射，每次100～300U/ml，每日1次。④促使结膜下出血或球后血肿的吸收：结膜下注射，每次50～150U/0.5ml，每日或隔日一次。⑤预防结膜化学烧伤后睑球粘连，治疗外伤性眼眶出血、外伤性视网膜水肿等：滴眼，浓度为150U/ml，每2小时滴眼1次。⑥骨关节炎，关节腔内注射，每次2ml，每周一次，连续3～5周。禁忌 恶性肿瘤；心衰或休克。注意 不得注射于感染炎症区及其周围组织，其他部位有感染者应慎用；孕妇慎用；不可静脉注射；不能直接应用于角膜；不能用于被虫叮蜇引起的肿胀；现配现用；本品需在注射给药前进行皮肤敏感试验。相互作用 麻醉药、水杨酸盐类药物。医保 非医保。

吡嘧司特钾（Pemirolast Potassium）

作用类别 特异性Ⅰ型变态反应抑制剂。适应证 过敏性结膜炎；春季卡他性结膜炎。用法 滴眼：一次1滴，一日2次。不良反应 眼睑炎、眼刺激感、结膜充血等。注意 滴眼时如果药液粘到眼睑皮肤等处时，应马上拭去。妊娠分级 C。医保 非医保。

玻璃酸钠（Sodium Hyaluronate，透明质酸钠）

作用类别 具保水润滑和渗透压调节作用。适应证 膝骨关节炎、肩周炎等；预防手术后组织粘连；干眼症、角结膜上皮损伤、眼科手术辅助用药。用法 干眼症、角结膜上皮损伤等：滴眼，一次1滴，一日5～6次，或根据症状适当增减。膝骨关节炎和肩周炎：关节内注射，一次20～25mg，一周1次，4～6周为一疗程。预防手术后组织粘连：视手术部位及创面决定使用剂量。不良反应 短暂的视物模糊、眼痒、结膜充血、表层角膜炎、皮疹、瘙痒、注射部位一过性疼痛、水肿、发热等。注意 不要在佩戴角膜接触镜时使用本品滴眼液；不得将药液注入滑膜、韧带内和血管中；膝关节和肩关节注射时，须进行严格消毒；当关节有较严重的炎症时，应消除炎症后再使用本品。相互作用 季铵盐、氯己定。医保 非医保。

羟苯磺酸（Dobesilate）

作用类别 毛细血管保护剂。适应证 糖尿病性微血管病变；视网膜病及肾小球硬化症；微血管损伤；慢性静脉功能不全及其后遗症的辅助治疗。用法 糖尿病性视网膜病变：口服，一次500mg，一日3次（早、中、晚各一次）；其他适应证：口服，一次500mg，一日2次（早、晚各一次），如临床症状有所改善，则略去晚上服药一次（大约服药一个月后）。不良反应 恶心、腹泻、皮肤反应、发热、关节痛等。禁忌 孕妇及哺乳期妇女。注意 严重肾功能不全需透析的患者应减量。医保 乙类。

樟柳碱（Anisodine）

作用类别 抗胆碱药。适应证 缺血性视神经、视网膜、脉络膜病变。用法 患侧颞浅动脉旁皮下注射：一日 1 次，每次 2ml（急重症者可加球旁注射，一日 1 次），14 次为一疗程。据病情需要可注射 2～4 疗程。不良反应 口干、头昏、面红、疲乏等。禁忌 脑出血及眼出血急性期者；有普鲁卡因过敏史者。注意 青光眼和心房纤颤患者慎用。医保 非医保。

酮咯酸氨丁三醇（Ketorolac Tromethamine，丁三醇胺）

作用类别 非甾体抗炎药。适应证 季节性过敏性结膜炎引起的眼痒；白内障摘除术后的炎症反应。用法 过敏性结膜炎：滴眼，一次 1 滴，一日 4 次；白内障摘除术后的炎症反应：术后 24 小时开始滴用，一次 1 滴，一日 4 次，连用 2 周。不良反应 一过性刺痛或灼热感、过敏反应、眼刺激、浅层眼部感染及浅层角膜炎、视物模糊等。禁忌 对本品有过敏史或对阿司匹林等非甾体抗炎药过敏者；戴软性接触镜者。注意 有出血倾向的患者或因接受其他药物导致出血时间延长者慎用。相互作用 强酸性药物。医保 非医保。

普拉洛芬（Pranoprofen，泊来布洛芬）

作用类别 丙酸类非甾体抗炎药。适应证 外眼及眼前节炎症的对症治疗（眼睑炎、结膜炎、角膜炎、巩膜炎等）。用法 滴眼，一次 1～2 滴，一日 4 次。根据症状可以适当增减次数。不良反应 刺激感、结膜充血、瘙痒感、眼睑发红和肿胀、眼睑炎等。禁忌 服用阿司匹林或其他非甾体抗炎药后诱发哮喘、荨麻疹或过敏反应的患者。注意 用于对症治疗而不是对因治疗，可掩盖眼部感染，因此对于感染引起炎症使用本品时，要仔细观察，慎重使用。贮藏 开封后必须避光保存。医保 乙类。

七叶洋地黄双苷（Esculin and Digitalisglycosides）

作用类别 洋地黄类色素上皮酶激活剂。适应证 眼底黄斑变性；所有类型的眼疲劳。用法 黄斑变性：滴眼，一日 3 次，一次 1 滴，滴入眼结膜囊内；眼疲劳：滴眼，一日 3 次，一次 1 滴，滴入眼结膜囊内，延续一周或至病情好转，建议一日 2 次，一次 1 滴。注意 佩戴隐形镜片时，滴药前摘除，滴后至少 15 分钟后戴回；有新生血管膜患者请咨询医师。医保 非医保。

复方尿维氨（Compound Allantoin Vitamin B6-E and Aminoethylsulfonic Acid）

作用类别 抗菌消炎类复方制剂。适应证 慢性结膜炎、角膜损伤、结膜充血、预防眼病、紫外线或受其他光线影响之眼炎，眼睑炎；缓解因戴隐形眼镜引起的不适，眼睛疲劳，眼痒，眼朦胧等症状；眼部调节功能下降、屈光不正的辅助治疗。用法 滴眼：一日 4～6 次，一次 2～3 滴。禁忌 对本品的成分有过敏史者。注意 建议开盖 1 个月后不再使用。医保 非医保。

卵磷脂络合碘（Iodized Lecithin）

作用类别 促进视网膜的新陈代谢，具有明显的抗炎和改善视网膜电流图的作用。适应证 血管痉挛性视网膜炎、出血性视网膜炎、玻璃体积血、玻璃体混浊等；婴儿哮喘、支气管炎；缺碘性甲状腺肿、缺碘性甲状腺功能减退。用法 口服：成人一次1.5～4.5mg，一日2～3次。不良反应 过敏反应、胃肠不适。禁忌 对碘和碘化物有过敏史者。注意 慢性甲状腺疾病者，曾患突眼性甲状腺肿者，内源性甲状腺素合成不足者慎用。医保 非医保。

萘甲唑林（Naphazoline，萘唑啉）

作用类别 拟肾上腺素药。适应证 过敏性及炎症性鼻充血、急慢性鼻炎；细菌性、过敏性结膜炎、眼充血。用法 鼻充血：滴鼻，每侧鼻孔滴2～3滴；眼充血：滴眼，一次1～2滴，一日2～3次。不良反应 眼部疼痛、流泪等轻度刺激感；连续长期使用易引起反跳性充血。禁忌 高血压、心律失常、甲状腺功能亢进和萎缩性鼻炎患者；闭角型青光眼或其他严重眼病患者。注意 药液过浓，滴药过多，或误吞药液，均可引起中毒，对小儿尤须小心；婴儿、老人、孕妇和哺乳期妇女慎用；滴药的间隔时间不少于4～6小时；不宜长期使用。贮藏 避光贮存。医保 非医保。

羧甲基纤维素钠（Carboxymethylcellulose Sodium）

作用类别 人工泪液。适应证 眼部干燥或因暴露于阳光或风沙所引起的眼部烧灼，刺痛等不适感。用法 滴眼，一次1～2滴，或根据病情需要滴用。注意 应用时，感觉眼痛、视力改变、眼部持续充血或刺激感，症状加重或症状持续72小时以上，则应停止用药并咨询医生；过敏体质者慎用。医保 非医保。

卡波姆（Carbomer，聚羧乙烯）

作用类别 亲水凝胶类眼润滑剂。适应证 干眼症、泪液缺乏的替代治疗。用法 滴眼，一日3～5次或更多，一次1滴，滴入眼睑内。不良反应 短暂的视物模糊。禁忌 对西曲溴铵过敏者。注意 驾车或操纵机器时慎用；佩戴角膜接触镜时不宜使用。医保 非医保。

奥布卡因（Oxybuprocaine，丁氧普鲁卡因）

作用类别 局部麻醉药。适应证 眼科表面麻醉。用法 滴眼，一般成人1～4滴，可根据年龄、体质适当增减。不良反应 休克、过敏样症状、角膜损伤。禁忌 对本品成分或对安息香酸酯类、局部麻醉药（除可卡因外）有过敏史者。注意 不可单独作为镇痛剂使用，不可作为注射剂使用；反复多次使用可导致角膜炎和角膜严重损害。医保 非医保。

卡巴胆碱（Carbachol）

作用类别 人工合成的拟胆碱药。适应证 需要缩瞳的眼科手术。用法 前房内注射，一次 0.2～0.5ml。不良反应 视物模糊、眼痛、眼刺激或烧灼感等。禁忌 禁用于口服、肌注及静脉注射。注意 孕妇、哺乳期妇女慎用。相互作用 非甾体抗炎药。妊娠分级 C。医保 非医保。

维替泊芬（Verteporfin）

作用类别 光敏剂。适应证 继发于年龄相关性黄斑变性，病理性近视或可疑眼组织胞浆菌病的，以典型性为主型中心凹下脉络膜新生血管形成的患者。用法 静脉滴注：临用前将本品 15mg 用灭菌注射用水 7ml 溶解，制成浓度为 2mg/ml 的溶液，按 $6mg/m^2$ 体表面积剂量配制，溶于 5%的葡萄糖注射液，配成 30ml 溶液，用合适的注射泵和过滤器，以 3ml/min 的速度在 10 分钟完全经静脉输注完毕。自输注开始后 15 分钟，用波长 689nm 激光照射患者。不良反应 注射局部反应、视力障碍、头痛、胸痛等。禁忌 卟啉症患者；严重肝损伤患者。注意 注射时避免药液外渗，一旦外渗，外渗局部必须完全避光，直到局部肿胀和变色完全消失，否则会出现严重局部灼伤；输注后 5 日内，应采取防护措施，避免阳光直射皮肤、眼睛。相互作用 钙通道阻滞剂、多黏菌素 B、其他光敏剂（如四环素，磺胺类药物，酚噻嗪，磺脲类降血糖药，噻嗪类利尿药和灰黄霉素）、消除活性氧类或清除自由基的复合物（如二甲基亚砜，β-胡萝卜素，乙醇，甲酸盐和甘露醇）、减少凝血和血管收缩药物、抗血小板聚集药物（如血栓素 A2 抑制剂）。贮藏 包装产品必须在室温下（25℃以下）避光保存。冻干粉针溶解后应避免光照，并 4 小时内使用。妊娠分级 C。医保 非医保。

雷珠单抗（Ranibizumab）

作用类别 抗血管内皮生长因子类生物制剂。适应证 湿性（新生血管性）年龄相关性黄斑变性。用法 玻璃体内注射给药，推荐剂量为每次0.5mg，每月一次给药。不良反应 眼内炎、孔源性视网膜脱离、视网膜撕裂、医源性外伤性白内障、眼内压升高、鼻咽炎、流感、贫血、头痛等。禁忌 活动的或怀疑的眼部或眼周感染的患者；活动期眼内炎症的患者。注意 本品注射时必须采用合格的无菌注射技术；注射后一周内应监测患者的情况，从而早期发现感染并治疗；本品不得与其他抗血管内皮生长因子（VEGF）药物同时使用（全身或局部使用）；孕妇及哺乳期妇女、儿童与青少年不建议使用。贮藏 2～8℃避光保存，不得冷冻。妊娠分级 C。医保 非医保。

耳鼻喉科用药

复方薄荷油（Compound Menthol Glycerid）

作用类别 抑菌；抑制痛觉神经；促进受损鼻黏膜愈合。适应证 干燥性鼻炎；萎缩性鼻炎。用法 滴鼻，一日 3～4 次，一次 2～3 滴。禁忌 鼻出血 24 小时内。医保 非医保。

氯己定鱼肝油（Chlorhexidine Cod－liver Oil）

作用类别 氯己定为双胍类表面活性剂型杀菌剂；鱼肝油保护黏膜。适应证 干燥性、萎缩性鼻炎。用法 鼻腔滴入，一日 3～4 次，每次 2～3 滴。医保 非医保。

地芬尼多[基]（Difenidol，眩晕停）

作用类别 本品有抗眩晕和镇吐作用。适应证 用于防治多种原因或疾病引起的眩晕、恶心、呕吐，如乘车、船、机时的晕动病等。用法 口服。治疗晕动病每次 25～50mg，一日 3 次。应在出发前 30 分钟服药。不良反应 口干、心悸、头晕、头痛、嗜睡、不安、胃肠不适、幻听、幻视、定向力障碍、神经错乱、忧郁等。禁忌 对本品过敏者及 6 个月以内婴儿。注意 青光眼、胃肠道或泌尿道梗阻性疾病以及心动过速者慎用；肾功能不全者慎用。医保 甲类。

塞洛唑啉（Xylometazoline）

作用类别 α_1-受体激动剂。适应证 减轻急慢性鼻炎、鼻窦炎等所致的鼻塞症状。用法 滴鼻：一次 1～2 滴，一日 2 次。不良反应 反跳性鼻充血、药物性鼻炎、一过性轻微烧灼感、针刺感、鼻黏膜干燥、头痛、头晕、心率加快。禁忌 3 岁以下小儿；萎缩性鼻炎和鼻腔干燥者。注意 孕妇、冠心病、高血压、甲状腺功能亢进、糖尿病、闭角型青光眼者慎用。相互作用 不能同时使用其他收缩血管类滴鼻剂。贮藏 遮光保存。医保 乙类。

萘甲唑啉（Naphazoline）

作用类别 α_1-受体激动剂。适应证 过敏性及炎症性鼻充血；急慢性鼻炎；鼻窦炎以及感冒引起的鼻塞；角膜炎、结膜炎、眼干等眼病。用法 滴鼻：一日 3～4 次，一次每鼻孔 2～3 滴。滴眼：一次 1～2 滴，一次 2～3 次。不良反应 参见塞洛唑啉。禁忌 萎缩性鼻炎及鼻腔干燥者；青光眼或其他严重眼疾患者。注意 婴儿、孕妇、高血压、甲状腺功能亢进、血尿、充血性青光眼者慎用；滴药间隔不少于 4～6 小时，连续使用不得超过 7 天。相互作用 不能同时使用其他滴鼻剂。贮藏 遮光保存。妊娠分级 C。医保 非医保。

羟甲唑啉（Oxymetazoline）

作用类别 α_1-受体激动剂。适应证 急慢性鼻炎；鼻窦炎；肥厚性鼻炎；过敏性鼻炎；缓解过敏性结膜炎、非感染性结膜炎的眼部症状；解除过敏、干眼等因素引起的眼部充血。用法 滴滴鼻/喷鼻：成人和 6 岁以上儿童，一次一侧 1～3 滴/喷，早晨和睡前各一次。滴眼：每次 1～2 滴，每 8 小时一次。不良反应 参见塞洛唑啉。禁忌 萎缩性鼻炎、干燥性鼻炎；正在接受单胺氧化酶抑制剂治疗的患者；孕妇及 2 岁以下儿童。注意 连续使用不得超过 7 天；过敏体质者慎用；高血压、冠心病、甲状腺功能亢进以及糖尿病者慎用。相互作用 不能同时使用其他收缩血管类滴鼻剂。贮藏 遮光保存。妊娠分级 C。医保 乙类。

鱼肝油酸钠[基]（Sodium Morrhuate）

作用类别 血管硬化剂。适应证 血管瘤、静脉曲张、内痔、颞颌关节病；妇科、外科等创面渗血和出血。用法 局部注射：一次 0.5～5ml。不良反应 皮疹、注射区疼痛、肿胀不适。禁忌 深部静脉血栓形成者；急性感染、慢性全身性疾病、心脏功能失调者。注意 遇冷析出固体，微热即溶；注射前应做过敏试验；过敏体质者慎用。贮藏 遮光，密封保存。妊娠分级 C。医保 甲类。

复方硼砂（Compound Borax）

作用类别 由硼砂、液化酚、甘油等组成的复方制剂；硼砂有消毒防腐作用，低浓度的液化酚也有消毒防腐作用，甘油对口腔黏膜有保护作用。适应证 口腔炎、咽炎等的口腔消毒防腐。用法 含漱，一日 4 次，一次 10ml，加 5 倍量的温开水稀释后含漱，一次含漱 5 分钟后吐出，一日 3～4 次。禁忌 新生儿、婴儿。注意 含漱后吐出，不可咽下；儿童、老年人、孕妇及哺乳期妇女慎用；本品误服后可引起局部组织腐蚀，吸收后可发生急性中毒，早期表现为呕吐、腹泻、皮疹以及中枢神经系统先兴奋后抑制等症状。相互作用 勿与生物碱的盐、氯化汞、硫酸锌以及其他金属盐并用。医保 甲类。

过氧化氢（Hydrogen Peroxide，双氧水）

作用类别 氧化性消毒剂。适应证 化脓性外耳道炎和中耳炎；文森口腔炎；齿龈脓漏；扁桃体炎；清洁伤口等。用法 3%溶液清洁伤口。不良反应 高浓度刺激皮肤和黏膜产生刺激性灼伤、可逆性舌乳头肥厚。注意 遇光、热易分解变质。相互作用 不可与还原剂、强氧化剂、碱、碘化物混合使用。贮藏 遮光，在阴凉处保存。医保 乙类。

口腔科用药

糠甾醇（Rice Bran Sterol，牙周宁）

作用类别 米糠油中提取的不皂化物。适应证 牙周病引起的牙龈出血、牙周脓肿等病症。用法 口服，治疗量一次 240～320mg，一日 3 次；维持量为一次 80～160mg，一日 3 次。不良反应 未见有关报道。注意 牙周炎症状控制后需继续服用一定时期的维持量来巩固疗效；须与牙周病局部治疗同时进行，方能根治牙周病。医保 乙类。

西地碘（Cydiodine）

作用类别 消毒杀菌剂。适应证 慢性咽喉炎；口腔溃疡；慢性牙龈炎；牙周炎。用法 口含，一次 1 片，一日 3～5 次。不良反应 皮疹、皮肤瘙痒等过敏反应；长期含服可导致舌苔染色，停药可消退。禁忌 对碘制剂过敏者。注意 孕妇和哺乳期妇女慎用。贮藏 遮光，密封保存。医保 非医保。

西吡氯铵（Cetylpyridinium Chloride）

作用类别 阳离子表面活性剂，具有广谱抗菌作用。适应证 急性、亚急性咽炎；牙龈炎；口腔疾病的辅助治疗；日常口腔护理及清洁口腔。用法 口含：一次 1 片，一日 3～4 次。漱口：每次 15ml，强力漱口 1 分钟，每日至少 2 次。不良反应 皮疹、口腔及喉头刺激感。禁忌 孕妇和哺乳期妇女。注意 6 岁以下儿童不宜使用含片；含片应逐渐含化，勿嚼碎口服；漱口剂含漱后吐出，不得咽下。相互作用 与含有阴离子表面活性剂的药物合用，降低杀菌效果。医保 乙类。

地喹氯胺（Dequalinium Chloride）

作用类别 阳离子表面活性剂，具有广谱抗菌作用。适应证 急、慢性咽喉炎；口腔黏膜溃疡；齿龈炎。用法 口含，一次 1～2 片，每 2～3 小时 1 次。不良反应 罕见皮疹等过敏反应；偶见恶心、胃部不适。注意 逐渐含化，勿嚼碎口服。贮藏 遮光保存。医保 非医保。

碘甘油（Iodine Glycerol）

作用类别 消毒防腐剂。适应证 口腔黏膜溃疡；牙龈炎；冠周炎。用法 外用：用棉签蘸取少量涂于患处，一日 2～4 次。不良反应 过敏反应。注意 过敏体质者、新生儿慎用；如误服中毒，立即用淀粉糊或米汤灌胃；涂布部位如有灼烧感、瘙痒、红肿等时应停药，并将局部药物洗净。相互作用 碱、生物碱、水合氯醛、苯酚、硫代硫酸钠、淀粉、鞣酸。医保 非医保。

氯己定（Chlorhexidine，洗必泰）

作用类别 消毒防腐剂。适应证 口腔感染的消毒。用法 0.02%溶液口腔内含漱，不得吞入。不良反应 过敏反应、口腔黏膜浅表脱屑、口腔表面着色、味觉短时改变。禁忌 门牙填补者。注意 含漱时至少在口腔停留 2～5 分钟；对牙周袋内的菌群无作用，不能替代正规的牙周治疗。相互作用 肥皂、碳酸氢钠、碘化钾。贮藏 遮光保存。妊娠分级 B。医保 非医保。

丁硼乳膏（Dingpeng Cream）

作用类别 丁香罗勒油和硼砂组成的复方制剂，具有消炎防腐作用。适应证 牙龈炎；牙周炎；牙龈红肿；口腔炎等。用法 外用：将乳膏涂患处，一次 1 克，一日 3～4 次，在患处滞留 3～5 分钟后用清水漱口洗去。也可将乳膏挤于牙刷上刷牙，睡前使用效果好。不良反应 尚不明确。注意 坏死性牙龈炎或急性牙龈炎患者不宜采用刷牙方法，可将乳膏涂擦患处。医保 非医保。

妇产科用药

麦角新碱[基]（Ergometrine，马来酸麦角新碱）

作用类别 子宫平滑肌兴奋药。适应证 子宫出血；产后子宫复旧不全；月经过多等。用法 口服：一次 0.2～0.5mg，一日 2～3 次，共 2～3 日。肌内或静脉注射：一次 0.2～0.5mg，必要时可 2～4 小时重复注射 1 次，最多 5 次。静脉滴注：1 次 0.2mg，加入 5%葡萄糖注射液 500ml 稀释，缓慢滴入。不良反应 呕吐、血压升高。禁忌 催产和引产；妊娠期高血压、冠心病患者。注意 交叉过敏反应；用量不得过大和时间过长；哺乳期妇女不宜用；患有高血压、血管硬化、血管痉挛、闭塞性周围血管病、冠心病、低血钙、脓毒症、肝或肾功能不全者慎用。相互作用 缩宫素、其他麦角制剂、升压药、血管收缩药（包括局麻药液中的肾上腺素）、麻醉乙醚、硫喷妥钠、氟烷、吗啡等，烟。妊娠分级 X。医保 甲类。

缩宫素[基]（Oxytocin，催产素）

作用类别 子宫平滑肌兴奋药。适应证 引产、催产、产后及流产后子宫出血；了解胎盘储备功能；滴鼻用于促排乳。用法 引产或催产：静脉滴注，一次2.5～5U，用氯化钠注射液稀释至每 1ml 中含有 0.01U，静滴开始时每分钟不超过 0.001～0.002U，缓慢增加滴速，最快每分钟不超过 0.02U，通常为每分钟 0.002～0.005U；控制产后出血：静脉滴注每分钟 0.02～0.04U，胎盘排除后可肌内注射 5～10U；流产：肌内注射，立即肌注 10U；了解胎盘储备功能：静脉滴注，试验剂量同引产，用稀释后的缩宫素作静脉滴注，直到 10 分钟内出现3 次有效的宫缩。此时注意胎心变化，若为阴性说明胎儿耐受力好，阳性者应分析原因，尽早结束分娩；催乳：在哺乳前 2～3 分钟，坐姿，向两侧鼻孔内各喷入滴鼻剂一次。不良反应 恶心、呕吐、高血压、水潴留。禁忌 骨盆过窄；产道受阻；明显头盆不称及胎位异常；有剖宫产史、子宫肌瘤剔除术史者脐带先露或脱垂；前置胎盘；胎儿窘迫；宫缩过强；子宫收缩乏力长期用药无效；产前出血；多胎妊娠；子宫过大；严重的妊娠期高血压患者。注意 心脏病、临界性头盆不称、曾有宫腔内感染史、宫颈手术史、宫颈癌、早产、胎头未衔接、孕妇年龄已超过 35 岁者应慎用；骶管阻滞时用缩宫素，可发生严重的高血压，甚至脑血管破裂；需及时检查及监护多项指标；遇有子宫收缩乏力，注药时间不宜超过 6～8 小时。相互作用 环丙烷等碳氢化合物吸入全麻药、其他宫缩药。妊娠分级 X。医保 甲类。

卡前列甲酯（Carboprost Methylate，卡前列素甲酯）

作用类别 前列腺素类子宫收缩药。适应证 与米非司酮序贯合用，用于终止早期妊娠；预防和治疗宫缩乏力引起的产后出血。用法 终止妊娠：阴道给药，空腹或进食 2 小时后口服 200mg 米非司酮，禁食 2 小时，第三天晨于阴道后穹隆放置卡前列甲酯栓 1mg，卧床休息 2 小时，门诊观察 6 小时；产后出血：阴道给药，胎儿分娩后，立即将卡前列甲酯栓 1mg 放入阴道，贴附于阴道前壁下 1/3 处，约 2 分钟。不良反应 恶心、呕吐、腹泻等。禁忌 前置胎盘及异位妊娠；急性盆腔感染；胃溃疡；哮喘及严重过敏体质；心血管疾病；青光眼。注意 终止早期妊娠，本品不宜单独使用；不能用做足月妊娠引产；糖尿病、高血压及严重心肝肾功能不全者慎用；必须戴无菌手套将药品置入阴道；应在医师监护下使用。医保 乙类。

复方莪术油栓（Compound Zedoaria Oil Pessaries）

作用类别 广谱抗菌药。适应证 白色念珠菌阴道感染；霉菌性阴道炎；滴虫性阴道炎；宫颈糜烂。用法 阴道给药，一次 1 枚，一日一次；重症一日 2 次，或遵医嘱，6 日为一个疗程。不良反应 恶心、局部烧灼感。禁忌 对咪唑类药物过敏者；妊娠 3 个月内妇女及哺乳期妇女。注意 使用时应避开月经期；用药部位如有烧灼感、红肿等应停药，并将局部药物洗净，必要时向医师咨询。相互作用 两性霉素 B。医保 非医保。

聚甲酚磺醛（Policresulen）

作用类别 广谱抗菌作用；血管收缩作用。适应证 局部治疗宫颈及阴道的局部炎症，尖锐湿疣，使用子宫托造成的压迫性溃疡等，宫颈息肉切除或活检后的止血；皮肤与伤口的局部治疗；口腔黏膜和齿龈炎症，口腔溃疡、扁桃体切除术及鼻出血的止血。用法 妇科用聚甲酚磺醛溶液：①局部治疗：涂抹或贴敷，治疗前先彻底清洁宫颈及宫颈管，然后将浸有药液的纱布块轻贴敷于病变组织，持续 1～3 分钟，通常每周 1～2 次；②用于止血：无需稀释，局部贴敷 1～2 分钟可达目的；③阴道冲洗：按 1∶5 的比例用水稀释。妇科用聚甲酚磺醛栓：隔日或每日将一枚栓剂放入阴道。不良反应 局部刺激症状。禁忌 妊娠及哺乳期妇女。注意 切忌内服；避免与眼睛接触；经期停止治疗；不要使用刺激性肥皂清洗患处。医保 乙类。

妇产科用药

利托君（Ritodrine，羟苄羟麻黄碱）

作用类别 β_2-肾上腺素受体激动剂。适应证 预防妊娠 20 周以后的早产。用法 静脉滴注：本品 100mg 用 500ml 静滴溶液（5％葡萄糖注射液，糖尿病患者可用氯化钠注射液）稀释为 0.2mg/ml 的溶液缓慢静滴。口服：静脉滴注结束前 30 分钟，可以开始口服维持剂量 10mg。最初 24 小时为每 2 小时 10mg，此后每 4～6 小时 10～20mg，每日总剂量不超过 120mg。不良反应 孕妇和胎儿心率增加、肺水肿、震颤、恶心、头痛等。禁忌 小于 20 周妊娠；分娩前有任何原因的大出血；子痫；死胎；绒毛膜羊膜炎；肺性高血压；心脏病或重度高血压；甲亢；未控制的糖尿病。注意 静滴时应保持左侧卧位姿势；静滴时应密切监测孕妇的血压、脉搏以及胎儿的心跳速率；可发生心悸、胸闷、胸疼等反应，反应严重者应中断治疗；糖尿病患者及使用排钾利尿剂的患者慎用。相互作用 糖皮质激素、排钾利尿剂、

β－受体激动剂、β－受体拮抗剂、硫酸镁、二氮嗪、哌替啶、强效麻醉剂、副交感神经阻滞剂。妊娠分级 B。医保 乙类。

蹄甲多肽（Hoof Nail Polypeptide）

作用类别 猪蹄甲提取物。适应证 月经过多；功能性子宫出血。用法 口服，一次0.9～1.5g，一日3次，连续服用3个月经周期。或遵医嘱。不良反应 胃部不适。禁忌 孕妇及哺乳期妇女。注意 当药品性状发生改变时禁止使用。医保 非医保。

维生素 E（Vitamin E，生育酚）

作用类别 脂溶性维生素。适应证 习惯性流产；不育症。用法 口服或肌内注射，成人一次10～100mg，一日1～3次。不良反应 恶心、呕吐、眩晕、头痛、视物模糊、腹泻、乳腺肿大。注意 由于维生素K缺乏引起的低凝血酶原血症患者、缺铁性贫血患者慎用。相互作用 维生素A、维生素K_3、口服避孕药、雌激素、肝素、华法林、影响脂肪吸收的药物。妊娠分级 A。医保 非医保。

米非司酮[基]（Mifepristone）

作用类别 强抗孕激素。适应证 与前列腺素药序贯合并使用，用于终止停经49日内的妊娠。用法 空腹或进食后2小时口服。服药方案有2种：①顿服200mg；②一次25～50mg，一日2次，连续服2～3日，总量150mg，每次服药后禁食2小时，第3～4日清晨于阴道后穹隆放置卡前列甲酯栓1mg或口服米索前列醇600μg，卧床休息1～2小时，门诊观察6小时。不良反应 恶心、呕吐、腹痛。禁忌 心肝肾功能不全患者；肾上腺皮质功能不全者；青光眼者；哮喘及过敏体质者；带宫内节育器妊娠；怀疑宫外孕者。注意 必须在具有急诊、刮宫手术和输液输血条件下使用；服药后8～15日应去复诊；使用本品失败者，必须进行人工流产终止妊娠。相互作用 非甾体抗炎药、利福平、卡马西平、灰黄霉素、巴比妥类、苯妥英钠、肾上腺皮质激素。妊娠分级 X。医保 乙类(限生育保险)。

米索前列醇[基]（Misoprostol）

作用类别 前列腺素E_1类似物；抑制胃酸分泌；对妊娠子宫有收缩作用。适应证 胃及十二指肠溃疡〔包括由于服用非甾体抗炎药(NSAID)或预防其所引起的溃疡〕；与米非司酮序贯合并使用，用于终止停经49日内的妊娠。用法 胃及十二指肠溃疡：口服，一日800μg，分2～4次于三餐时和睡前服用，开始时应最少持续4周；预防药物引起的溃疡：口服，一次200μg，一日2～4次；终止早期妊娠：在服用米非司酮36～48小时后，单次空腹口服0.6mg。不良反应 腹泻、腹痛、消化不良、肠胀气、月经过多、阴道出血、瘙痒、眩晕、头痛、寒战、发热。禁忌 对前列腺素类过敏者；青光眼、哮喘、过敏性结肠炎及过敏体质者；心、肝、肾及肾上腺皮质功能不全者；带宫内节育器妊娠和怀疑宫外孕者；除终止早孕外的其他孕妇。注

意 脑血管或冠状动脉病变的患者、低血压、癫痫患者慎用；必须与米非司酮配伍使用终止早孕，严禁单独使用；用于终止早孕时，必须经医师处方，在具有急诊、刮宫手术和输液输血条件下使用；用于终止早孕时，服药后8～15日应去复诊；使用本品失败者，必须进行人工流产终止妊娠。相互作用 非甾体抗炎药、含镁抗酸剂、保泰松、环孢素、泼尼松。妊娠分级 X。医保 乙类(限生育保险)。

卡前列素氨丁三醇(Carboprost Tromethamine)

作用类别 刺激子宫平滑肌收缩药物。适应证 中期流产、常规处理方法无效的因子宫收缩迟缓引起的产后出血。用法 流产：肌注，起始剂量为250μg，用结核菌注射器做深部肌内注射，此后依子宫反应情况，间隔1.5～3.5小时再注射250μg，总剂量不得超过12mg，且不建议连续使用超过2天以上；难治性产后子宫出血：肌注，初始一次250μg，做深部肌注，总剂量不得超过2mg。不良反应 恶心、呕吐、腹泻、体温升高、潮红等。禁忌 盆腔炎性疾病患者；有活动性心、肺、肝、肾疾病患者。注意 青光眼或有眼压升高史者、哮喘病、高血压、低血压、贫血、糖尿病、癫痫、子宫瘢痕者慎用；不推荐与其他宫缩药合用；本品含苯甲醇，禁止用于儿童肌内注射。相互作用 丙酸睾酮素、孕三烯酮、棉酚、非甾体抗炎药、右旋糖酐、其他宫缩药。贮藏 2～8℃保存。医保 乙类(限生育保险)。

氯喹那多-普罗雌烯(Chlorquinaldol/Promestriene)

作用类别 抗菌；对下生殖道黏膜起局部雌激素样作用。适应证 多种阴道感染(淋球菌感染除外)所致的白带增多。用法 阴道给药，一日1片，连续应用18天，推荐在晚上睡前用药。不良反应 局部刺激、瘙痒或过敏反应。禁忌 雌激素依赖性肿瘤患者。注意 妊娠期禁用；哺乳期不推荐使用。医保 非医保。

苯西卤铵(Benzalkonium Chloride and Cetrimonium Bromide)

作用类别 季铵类消毒剂。适应证 婴儿尿布疹；成人阴部皮炎；轻微的烫伤、局限的日光灼伤和因天气效应引起的症状。用法 外用，应用前，应清洗并擦干患处，建议定期涂药。不良反应 接触性皮炎。禁忌 对苯扎氯铵、西曲溴铵或羊毛脂过敏的婴儿和成人。注意 仅供外用，远离儿童放置。医保 非医保。

解毒药

重金属、类金属中毒解毒药

依地酸钙钠（Calcium Disodium Edetate, EDTA Na-Ca, 依地钙）

作用类别 金属离子络合剂。适应证 铅、镉、锰、铬、镍、钴和铜中毒。用法 ①静脉滴注：本品1g用5%葡萄糖注射液250～500ml稀释后滴注，滴注时间4～8小时。成人每次1g，1次/日；小儿25mg/kg，1次/日。连用3日停4日为1疗程。②肌内注射：本品0.5g，1次/日，连用3日停4日为1疗程。不良反应 头晕、前额痛、食欲缺乏、恶心、畏寒、发热、组织样反应如鼻黏膜充血、喷嚏、流涕、流泪。禁忌 少尿、无尿和肾功能不全者。注意 与乙二胺有交叉过敏反应；老年人慎用，应减少剂量和疗程；每一疗程前后检查尿常规，多疗程治疗中检查血尿素氮、肌酐、钙和磷；能络合锌，干扰精蛋白锌胰岛素的作用时间。贮藏 遮光保存。妊娠分级 B。医保 甲类。

喷替酸钙钠（Calcium Tri-Sodium Pentetate, 五醋三胺）

作用类别 氨基多羧酸类金属络合剂。适应证 铅、铁、锌、钴、铬中毒；钚、铀、锶、钇等放射性核素的促排。用法 ①静脉滴注：将本品0.5～1.0g，溶于氯化钠或5%葡萄糖注射液250～500ml中稀释后4～8小时内静脉滴注完毕。成人每次0.5～1.0g，1次/日；小儿25mg/kg，1次/日。连用3～5日，间隔2～4日为1疗程。②肌内注射：本品0.5g，用1%盐酸普鲁卡因注射液2ml稀释后深部肌内注射。成人每次0.5g；小儿25mg/kg，2次/日，3日1疗程。不良反应 恶心、呕吐、食欲不振、腹泻、头晕、无力、皮肤红斑丘疹等。禁忌 少尿、无尿和肾功能不全者。注意 参见依地酸钠钙。医保 甲类。

二巯丙醇（Dimercaprol, 巴尔, 双硫代甘油）

作用类别 竞争性解毒剂。适应证 砷、汞和金中毒；与依地酸钙合用，用于治疗儿童急性铅中毒性脑病。用法 ①砷、汞、金等中毒：肌内注射，2～3mg/kg，最初2日每4小时注射1次，第3日每6小时注射1次，以后每12小时1次，疗程10日。②儿童急性铅中毒性脑病：肌内注射，4mg/kg，每4～6小时1次，同时应用依地酸钙钠一次12.5mg/kg，一日2次，疗程3～5日。不良反应 恶心、呕吐、头痛、唇和口腔灼热感、咽和胸部紧迫感、流泪、流涕、流涎、多汗、腹痛、肢端麻木和异常感觉、肌肉和关节酸痛。禁忌 花生及花生制品过敏者；严重高血压、心力衰竭和肝肾衰竭者；铁、硒、镉中毒者；甲基汞和其他有机汞化合物中毒者。注意 应用前后测量血压和心率；治疗过程中检查尿常规和肾功能；大剂量长期应用时定期检查血浆蛋白。医保 甲类。

二巯丙磺钠（Sodium 2,3－Dimercaptopropane Sulfonate，二巯基丙醇磺酸钠）

作用类别 竞争性解毒剂。适应证 砷、汞、锑、铋、铬和路易氏剂中毒；毒蘑菇毒素毒肽、毒伞肽中毒；沙蚕毒素类农药中毒。用法 肌内注射。成人常用量：①金属中毒：a.急性中毒：每次 250mg，第 1 日 3～4 次，第 2 日 2～3次/日，以后 1～2 次/日，7 日一个疗程。b.慢性中毒：每次 125～250mg，1～2 次/日，用药 3 日停 4 日为一疗程，一般 2～3 个疗程。②毒蕈中毒：每次 250mg，2 次/日，连用 5～7 日。③沙蚕毒素类农药中毒：a.轻、中度中毒，每次 250mg，6 小时/次，用 1 日；b.重度中毒：首剂 250mg 静脉注射，第 2 日如病情所需，每次 250mg，2～3 次即可。小儿常用量：1 次 5mg/kg，用法同成人。不良反应 恶心、头晕、面色苍白、心动过速、皮疹、寒战、发热或剥脱性皮炎、过敏性休克。禁忌 对本品或巯基化合物过敏者。注意 注射速度慢，5 分钟以上。贮藏 遮光保存。医保 甲类。

二巯丁二钠（Sodium Dimercaptosuccinate，DMS，二巯琥珀酸钠）

作用类别 竞争性解毒剂。适应证 锑、汞、砷、铅、铜等重金属中毒；肝豆状核变性。用法 缓慢静脉注射。每次 1g，用氯化钠注射液或 5％葡萄糖注射液 10～15ml 溶解 10～15 分钟注射完毕。成人常用量：①急性中毒，首次 2g，以后每次 1g，1 小时 1 次，连用 4～5 次。②亚急性中毒，每次 1g，1 日2～3次，连用 3～5 日。③慢性中毒，每次 1g，1 日 1 次，连用 5～7 日为一疗程。按病情可用 2～4 疗程。小儿常用量：20mg/kg，用法同成人。不良反应 头昏、头痛、四肢无力、口臭、恶心、腹痛、皮疹、咽喉干、胸闷、食欲减退。禁忌 严重肝功能不全者。注意 水溶液不稳定，粉剂溶解后立即使用；用药前和用药过程中，每 1～2 周检查肝功能 1 次；不可静滴。医保 甲类。

青霉胺（Penicillamine，D－盐酸青霉胺）

作用类别 金属离子络合剂。适应证 治疗铅、汞等金属中毒、肝豆状核变性（wilson 病）；也用于其他药物治疗无效的严重活动性类风湿关节炎。用法 口服。重金属中毒：一日 1～1.5g，分 3～4 次服用，5～7 日为 1 疗程，停药 3 日后开始下一疗程，用 1～4 个疗程。肝豆状核变性、类风湿关节炎：开始一日 0.125～0.25g，以后每 1～2 个月增加 0.125～0.25g，维持量一次0.25g，一日 4 次，一日最大剂量不超过 1.5g。不良反应 厌食、恶心、呕吐、溃疡、味觉改变、过敏反应、血细胞减少、伤口愈合减缓。禁忌 对青霉素类药过敏者；孕妇及哺乳者；粒细胞缺乏症患者；再生障碍性贫血者；肾功能不全者；红斑狼疮患者；重症肌无力患者；严重皮肤病患者。注意 用前应做青霉素皮试；本品应在餐前 1.5 小时服用；如患者须使用铁剂，定期进行血、尿常规和肝功能检查；65 岁以上老人易出现血液系统毒性；治疗类风湿关节炎需 2～3 月奏效，服用 3～4 个月后仍无效者需改用其他药物；宜在服用铁剂前 2 小时服用；服用期间需补充维生素 B_6；吡唑类药物可增加本品血液系统不良反应发生率；本品可明显降低地高辛的血药浓度。相互作用 抗疟药、金制剂、免疫抑制剂、保泰松、铁剂。妊娠分级 D。医保 甲类。

去铁胺（Deferoxamine，去铁敏）

作用类别 铁络合剂。适应证 急性铁中毒；输血型铁质沉着病；慢性肾衰竭伴铝负荷过量引起的脑病、骨病和贫血。用法 肌内、皮下注射：0.5～1g 用灭菌注射用水 2ml 溶解；静脉滴注：0.5～1g 用氯化钠或 5%葡萄糖注射液 250～500ml 溶解，滴注时间 1～2 小时。①急性铁中毒：成人首次 1g，以后每 4 小时给 0.5g，注 2 次后每 4～12 小时给 0.5g；小儿静脉滴注，20mg/kg，每 6 小时 1 次，其他同成人。②输血性铁质沉着病：成人肌内注射每次0.5～1g，1 次/日；小儿皮下注射或静脉滴注，10mg/kg，1 次/日。轻症 3～5 次/周，重症 5～7 次/周。③慢性肾衰竭伴铝负荷过量：20mg/kg，1～2 次/周，透析初 2 小时通过动脉留置导管滴注，一周总量不超过 6g。不良反应 注射局部有疼痛、视力减退、腹部不适、腿肌震颤等；与丙氯拉嗪合用，可引起暂时意识障碍、椎体功能障碍和昏迷。禁忌 严重肾功能不全者；孕妇。注意 治疗急性铁中毒时以肌内注射为宜，休克时可用静脉滴注。贮藏 避光，密封，在 25℃以下保存。妊娠分级 C。医保 甲类。

氰化物中毒解毒药

硫代硫酸钠[基]（Sodium Thiosulfate，次亚硫酸钠，大苏打）

解毒药

作用类别 供硫剂。适应证 氰化物中毒；硝普钠中毒；可溶性钡盐中毒；砷、汞、铋、铅等金属中毒；皮肤瘙痒症。用法 ①氰化物中毒：成人注射高铁血红蛋白形成剂后，立即缓慢静脉注射 25%溶液 40～60ml，每分钟 5ml 以下。必要时 1 小时后再与高铁血红蛋白形成剂联合重复使用半量或全量；小儿 0.25～0.375g/kg，用法同成人。②硝普钠过量中毒：25%溶液 20～40ml 缓慢静脉注射。③可溶性盐中毒：25%溶液 20～40ml 缓慢静脉注射。④砷、汞、铋、铅等金属中毒：静脉注射，每次 0.5～1.0g。⑤过敏性疾病：静脉注射，0.5～1.0g，每日 1 次，10～14 日 1 疗程。不良反应 头晕、乏力、恶心、呕吐、静脉注射过快引起血压下降。注意 不易注射过快；不能与亚硝酸钠混合同时静脉注射。贮藏 避光保存。医保 甲类。

亚硝酸钠（Sodium Nitrite）

作用类别 氧化剂。适应证 氰化物中毒。用法 将本品 0.3～0.45g 用氯化钠注射液 100ml 稀释后缓慢静脉注射，5～20 分钟内注射完毕。①成人注射完本品后，随即用同一针头及相同速度静脉注射 25%硫代硫酸钠溶液 40ml，必要时 0.5～1 小时后重复本品和硫代硫酸钠半量或全量。

②小儿 4.5～9mg/kg，用法同成人，最好根据血液中血红蛋白的含量调整亚硝酸钠的用量。不良反应 速度过快易引起血压下降、心动过速、头痛、出冷汗、晕厥、休克、抽搐；用量过大易引起高铁血红蛋白血症，出现发绀、呼吸困难。禁忌 休克患者。注意 应用时密切观察血压变化；不得与硫代硫酸钠混合注射；用量过大导致形成过多高铁血红蛋白时可静脉注射1%亚甲蓝 5～10ml。医保 甲类。

亚硝酸异戊酯（Amyl Nitrite，亚硝戊酯）

作用类别 氧化剂。适应证 氰化物中毒急救。用法 鼻腔吸入，一次 0.2～0.4ml，每次吸 15 秒，每 2～3 分钟 1 次，直至开始静脉注射亚硝酸钠为止。不良反应 头痛、头晕、心悸、气短、暂时性血压下降、心动过速、晕厥。禁忌 休克患者；青光眼；脑外伤；脑出血患者。注意 老年人、心血管患者慎用；易燃，不可近火；接触可导致接触性皮炎；其余同亚硝酸钠。医保 甲类。

有机磷酸酯类中毒解毒药

碘解磷定[基]（Pralidoxime Iodide，解磷定，派姆）

作用类别 胆碱酯酶复活剂。适应证 有机磷毒物中毒。用法 缓慢静脉注射或用氯化钠、5%或 10%葡萄糖注射液 20～40ml 溶解后注射。①轻度中毒：成人 0.4～0.8g，必要时 1 小时后重复 1 次；小儿每次 15mg/kg。②中度中毒：成人首次 0.8～1.6g，以后每 1 小时 0.4～0.8g，肌颤缓解后酌情减量或停药；小儿每次 20～30mg/kg。③重度中毒：成人首次 1.6～2.4g，以后每小时 0.8～1.6g，肌颤缓解后酌情减量或停药；小儿每次 30mg/kg。不良反应 恶心、呕吐、心率增快、乏力、头痛、眩晕、视物模糊、动作不协调、血压波动、呼吸抑制、咽痛和腮腺肿大。禁忌 对碘过敏者。注意 用药越早越好；对中、重度中毒者，需与抗胆碱药合用；忌与碱性药物配伍；体内维持时间短(仅 1.5～2 小时)，依病情须反复给药。贮藏 遮光保存。妊娠分级 C。医保 甲类。

氯解磷定[基]（Pyroloxime Methylchloride，氯磷定）

作用类别 胆碱酯酶复活剂。适应证 有机磷中毒。用法 肌内注射或将本品 0.75～1g 用氯化钠注射液 20～40ml 稀释后缓慢静脉注射，5～10 分钟内注射完毕。①轻度中毒：成人 0.5～0.75g，肌内注射，必要时 1 小时后重复 1 次；小儿 15～20mg/kg。②中度中毒：成人首次 0.75～1.5g 肌内注射或静脉注射，以后每 1 小时重复 0.5～1.0g，直至肌颤消失后酌情减量或停药；小儿 20～30mg/kg。③重度中毒：成人首次 1.5～2.5g 分两处肌内注射或稀静脉注射，以后每 0.5～1 小时重复 1.0～1.5g，直至肌颤消失后酌情减量或停药；小儿 30mg/kg。不良反应 恶心、呕吐、心率增快、乏力、头痛、眩晕、视物模糊、复视、动作不协调等。注意 可用于对碘及碘解磷定过敏者；用药途径以肌内注射或稀释后静脉注射为好，不宜静脉滴注；不能与碱性药物配伍使用。贮藏 遮光保存。医保 甲类。

其他解毒药

亚甲蓝[基]（Methylthioninum Chloride，次甲蓝，美蓝）

作用类别 氧化-还原剂。适应证 小剂量治疗亚硝酸盐及苯胺类化合物中毒；大剂量治疗氰化物中毒。用法 ①治疗亚硝酸盐及苯胺类中毒：本品1%溶液以1～2mg/kg稀释于25%葡萄糖溶液20～40ml中，缓慢静脉注射。②治疗氰化物中毒：本品1%溶液以5～10mg/kg稀释于25%葡萄糖注射液中，缓慢静脉注射，再注射25%硫代硫酸钠20～40ml。不良反应 头痛、头晕、恶心、呕吐、胸闷、腹痛、呼吸困难、血压下降、心率加快、意识障碍等。注意 不能用作皮下、肌内或椎管内注射；对先天性还原型辅酶Ⅱ及高铁血红蛋白还原酶缺乏引起的高铁血红蛋白血症效果差，异常血红蛋白M病伴有高铁血红蛋白血症无效；葡萄糖-6-磷酸脱氢酶缺乏患者和小儿应用剂量过大可引起溶血；肾功能不全者慎用。贮藏 遮光保存。妊娠分级 C。医保 甲类。

药用炭（Medicinal Charcoal）

作用类别 吸附剂。适应证 解毒；腹泻、腹胀气。用法 口服：解毒，成人一次30～100g，混悬于300～400ml温水中服下；肠道疾患，一次1～3g，一日3～9g。不良反应 恶心、便秘。禁忌 3岁以下儿童。注意 本品能吸附并减弱其他药物的作用，影响消化酶活性；本品摄入后应随即给一剂泻药，以促进毒物-碳复合物迅速排出。医保 甲类。

烯丙吗啡（Nalorphine，纳洛芬）

作用类别 阿片受体部分拮抗剂。适应证 吗啡、哌替啶等镇痛药过量中毒的解救；复合全麻结束时拮抗阿片受体激动药的残余作用；麻醉镇痛药成瘾的诊断。用法 皮下或静脉注射：一次5～10mg，剂量一日40mg。不良反应 大剂量可致发音困难、缩瞳、倦怠和发汗等。禁忌 孕妇。注意 对喷他佐新和其他阿片受体激动-拮抗药引起的呼吸抑制无拮抗作用；可加重巴比妥类或其他全麻药引起的呼吸抑制。医保 甲类。

乙酰胺[基]（Acetamide，解氟灵）

作用类别 氟乙酰胺结构类似物。适应证 氟乙酰胺和氟乙酸钠等有机氟化合物中毒。用法 将本品2.5～5.0g加2%盐酸普鲁卡因注射液1～2ml混合后肌内注射。成人每次2.5～5.0g，一日2～4次；小儿一日0.1～0.3g/kg，分2～4次肌内注射，5～7日1疗程。不良反应 注射局部疼痛、剂量过大或长期用药可引起血尿。注意 所有氟乙酰胺中毒患者，包括可疑中毒者，不管发病与否，都应及时给予本品，早期应给予足量；与2%盐酸普鲁卡因注射液混合注射，可减轻注射局部疼痛。贮藏 遮光保存。医保 甲类。

氟马西尼[基]（Flumazenil，安易醒）

作用类别 苯二氮䓬受体拮抗剂。适应证 苯二氮䓬类药物中毒；乙醇中毒。用法 静脉注射时，本品0.5～1mg溶于氯化钠或5%葡萄糖注射液10ml稀释后缓慢注射，1～3分钟注射完毕；静脉滴注时：本品1～2mg溶于氯化钠或5%葡萄糖注射液100～200ml稀释后缓慢静脉滴注，2～5小时内滴注完毕。①成人0.5～2mg，首次0.2mg静脉注射，1分钟内未达要求的清醒程度，可重复给药；以每小时0.1～0.4mg速度静脉滴注，直至患者清醒为止。②小儿0.01mg/kg，最大剂量1mg。不良反应 面部潮红、恶心、呕吐、焦虑、心悸、恐惧。禁忌 对本品过敏者；妊娠早期妇女；麻醉后肌松剂作用未消失者。注意 混合性药物中毒慎用；哺乳期妇女慎用；应缓慢注射。贮藏 遮光保存。妊娠分级 C。医保 甲类。

纳洛酮[基]（Naloxone）

作用类别 阿片受体拮抗剂。适应证 阿片类药物、镇静催眠药及急性酒精中毒。用法 将本品0.4～0.8mg用灭菌注射用水或5%葡萄糖注射液10～20ml稀释后静脉注射，4～5分钟内注射完毕。成人每次0.4～0.8mg，必要时2～3分钟重复一次。小儿用量同成人。不良反应 口干、恶心、呕吐、厌食、困倦或烦躁不安、血压升高和心率加快。禁忌 对本品过敏者。注意 高血压和心功能不全患者慎用；注射时掌握剂量及注射速度，密切观察生命体征的变化；美索比妥可阻断纳洛酮诱发阿片成瘾者出现的急性戒断症状。妊娠分级 C。医保 甲类。

诊断用药

造影剂

碘佛醇（Ioversol）

作用类别 新型的含三碘低渗非离子型造影剂。适应证 各种血管造影，如脑血管、周围动脉、肾动脉和主动脉、心血管造影等；静脉性尿路造影及CT增强扫描等。用法 成人：①血管造影。脑血管造影，颈动脉或椎动脉需2～12ml(320或240)。主动脉造影，60ml(320)。髂总股动脉造影，每次40ml。锁骨下动脉肱动脉造影，20ml。腹腔及肠系膜动脉造影，45ml。肾动脉造影，9ml。冠状动脉及左室造影（碘佛醇320），左冠状动脉8ml；右冠状动脉6ml；左室造影40ml。动脉数字减影血管造影，颈动脉6～10ml；椎动脉4～8ml；主动脉25～50ml；锁骨下动脉2～10ml；腹动脉主要分支2～20ml。如果必须，可重复注射，总剂量不超过200～250ml。②CT增强扫描。头部50～150ml(320)，100～250ml(240)；体部CT团注25～75ml(320)，35～100ml(240)；体部CT滴注50～150ml(320)，70～200ml(240)。③静脉数字减影血管造影，根据检查部位，一次注射剂量通常为30～50ml，可重复注射，总剂量不超过200～250ml。④静脉尿路造影，50～75ml(320)，75～100ml(240)。儿童用碘佛醇320：①血管造影，一般单次注射1.25ml(1～1.5ml)/kg。多次注射时总量不应超过5ml/kg。②CT增强扫描，头部及体部CT一般一次1ml(1～3ml)/kg。③静脉数字减影血管造影，一次1～1.5ml/kg(320)，总剂量不超过3ml/kg。不良反应 头痛、恶心、呕吐、荨麻疹、胸闷、热感、疼痛及支气管痉挛甚至过敏性休克。注意 有碘过敏史、有高危因素的老年人或幼儿、支气管哮喘患者、心功能不全者、肝、肾功能不全者、甲状腺功能亢进者慎用；不能与对比剂和皮质激素混合注射。贮藏 遮光保存。妊娠分级 B。医保 甲类。

诊断用药

碘曲仑（Iotrolan，碘十醇）

作用类别 水溶性非离子型二聚体三碘环造影剂。适应证 脊髓造影、脑室造影、CT脑循环状态造影及其他体腔造影。用法 脊神经根造影7～10ml(190)；腰脊髓造影10～15ml(190)；胸段脊髓造影10～15ml(240)；颈脊髓造影（直接从C_1/C_2间外侧注入）8～12ml(240)，7～10ml(300)；颈脊髓（间接从腰部注入）15ml(240)，8～15ml(300)；全脊髓造影10～15ml(300)；脑室造影3～5ml(240/300)；CT脑池扫描5～15ml(190)，4～12ml(240)；淋巴管间接造影5～20ml(300)；关节腔造影2～10ml(240/300)；子宫输卵管造影10～25ml(240/300)；乳腺造影1～3ml(240/300)；内镜的逆行胆、胰管造影10～30ml(240/300)；食管-胃-肠腔管造影10～

100ml(300)。不良反应 头痛、恶心、呕吐、循环失调、眩晕、颈项强直、颈痛、脑脊髓液细胞计数增高。禁忌 严重甲状腺功能亢进者。注意 大脑痉挛性疾病者禁行蛛网膜下腔造影，孕妇及患急性盆腔炎者仅作输卵管造影；甲状腺肿大、妊娠期妇女慎用；精神错乱者可肌内注射苯巴比妥钠200mg。贮藏 避光和避免次级X线照射，贮存于30℃以下。医保 乙类。

碘海醇[基]（Iohexol，碘苯六醇）

作用类别 单环非离子型造影剂。适应证 脊髓造影、静脉造影、血管造影、尿路造影、关节造影、疝造影、子宫输卵管造影等。用法 静脉注射。①腰、胸段造影，10～15ml(180)，8～12ml(240)。②颈段造影，10～12ml(240)。③CT扫描脑池造影，5～15ml(180)，4～12ml(240)。④儿科脊髓，用碘海醇180，2岁以下儿童2～6ml，2～6岁儿童4～10ml，六岁以上儿童6～12ml。不良反应 热感、暂时性金属味觉、恶心、呕吐、呼吸困难、皮疹、红斑等。禁忌 严重甲状腺功能亢进者。注意 妊娠及哺乳期妇女慎用；不能与其他药物混用；肝肾功能不全者、心脏和循环系统功能不全、体质虚弱、进行性脑动脉硬化、糖尿病、甲状腺肿及骨髓白血病者慎用。控制椎管造影的注射时间，腰段椎管10秒，颈段椎管30秒，全椎管60秒。贮藏 避光保存。妊娠分级 D。医保 甲类。

碘帕醇（Iopamidol，碘异酞醇）

作用类别 单体非离子型水溶性造影剂。适应证 腰、胸及颈段脊髓造影，脑血管造影，周围动脉造影及静脉造影；心血管、冠状动脉、尿路、关节等的造影及CT增强。用法 成人：①脊髓造影，5～15ml(200～300)。②血管造影。大脑血管造影，5～10ml(300)需要时可重复使用。周围动、静脉造影，20～50ml(300)，需要时可重复使用。心血管及左心室造影，30～80ml(370)。冠状动脉造影，每动脉4～8ml(370)。主动脉造影，50～80ml(370)。肾动脉造影，5～10ml(370)。③关节造影，2～10ml(300)。④尿路造影，20～50ml(300～370)。⑤CT扫描，50～100ml(300～370)。小儿：①大脑血管造影，3～7ml(300)，年龄或体型不同时，剂量不同。②尿路造影，1～2.5ml(300～370)。不良反应 头痛、眩晕、恶心、呕吐、脱水等。禁忌 甲状腺功能亢进、心功能不全及癫痫患者忌用。注意 孕妇不宜行腹部造影；忌与其他药物配合使用；肝、肾功能不全者，患有心血管病、糖尿病、老年人及有过敏、哮喘史者慎用；患嗜铬细胞瘤或可疑者，用前测血压。相互作用 精神抑制药、镇痛药、抗组胺药、吩噻嗪类镇静药。贮藏 30℃以下避光保存。妊娠分级 B。医保 甲类。

碘普罗胺（Iopromide，碘普胺）

作用类别 单聚体非离子型造影剂。适应证 CT增强检查、数字减影血管造影、动脉造影、静脉造影、静脉尿路造影及体腔造影如关节腔造影、瘘管造影、子宫输卵管造影。用法 正常成人常用量。①血管造影。主动脉造影50～80ml(300)。脑血管造影，主动脉弓造影50～80ml(300)；选择性血管造影 6～15ml(300)，注射 1～2 次。胸主动脉造影 50～80ml(300)。腹动脉造影 40～60ml(300)。双侧股动脉造影 40～60ml(300)。外周血管造影，上肢动脉造影 8～12ml(300)；上肢静脉造影 15～30ml(300)；下肢动脉造影 20～30ml(300)；下肢静脉造影 30～60ml(300)。心室造影 40～60ml(370)。冠状动脉造影 5～8ml(370)。②尿路造影 1.3ml/kg(240)；1.01ml/kg(300)；0.8ml/kg(370)。③数字减数血管造影，静脉注射 30～60ml(240～370)；动脉注射 1.5～2.5ml/kg(240～370)。④计算机体层摄影，头部1.5～2.5ml/kg(240)；1.0～2.0ml/kg(300)；1.0～1.5ml/kg(370)。全身应用时视临床需要定。不良反应 灼烧感、皮肤潮红、恶心、呕吐、严重过敏反应。禁忌 严重甲亢患者；急性盆腔炎及妊娠期妇女忌做子宫、输卵管造影。注意 妊娠及哺乳期妇女慎用；对碘过敏者、肝肾功能不全、心脏和循环功能不全、长期糖尿病、潜在性甲状腺功能亢进者、多发性骨髓瘤者慎用。相互作用 二甲双胍、β-受体阻滞剂、白介素-2、放射同位素。贮藏 遮光、避电离辐射，30℃以下保存。妊娠分级 D。医保 甲类。

碘他拉葡胺（Iotalamate Meglumine，异泛影葡胺，碘酞葡胺，碘拉葡胺）

作用类别 有机碘化合物。适应证 脑血管造影、四肢血管造影、腹部脏器选择性血管造影、排泄性或逆行性泌尿道造影、各种直接法胆管造影和计算机处理X线体层摄影增强扫描。用法 ①脑血管造影，颈动脉过椎动脉内注射，成人一次 6～10ml(60%)，重复注射总量小于 50ml，注射速度小于 5ml/秒。小儿用量酌减。②四肢动脉造影，成人常用量 20～40ml(60%)。小儿用量酌减。③下肢静脉造影，足背外侧静脉穿刺后快速推入，成人常用量 30～100ml(30%)。④上肢静脉造影，前臂或手浅静脉穿刺后快速推入，成人常用量 20～40ml(60%)。⑤CT 扫描增强，静脉推注，成人常用量 2ml/kg(60%)，总量小于 150ml；静脉快速滴注成人常用量 200～300ml(30%)。小儿用量酌减。⑥排泄性尿路造影，静脉推注，成人常用量 20～40ml(60%)，1～2 分钟注完；14 岁以下小儿 0.5ml/kg(60%)，14 岁以上小儿同成人量；静脉滴注，成人常用量 4ml/kg(30%)，总量小于 300ml，速率 50ml/min；12 岁以下小儿剂量酌减，12 岁以上小儿同成人量。不良反应 恶心、呕吐、热感、皮肤潮红、头晕、头痛、出汗、寒战、口干、视物模糊、流泪、口内异味等。注意 用前做过敏试验；不宜用做冠状动脉造影；肝肾功能损害、心功能不全、甲状腺功能亢进等慎用。医保 乙类。

碘克沙醇（Iodixanol）

作用类别 非离子型水溶性造影剂。适应证 成人的心血管、脑血管、外周血管、腹部血管、尿路造影、静脉造影及 CT 增强检查。用法 ①动脉造影：选择性脑动脉造影 5～10ml(270/320)；选择性脑动脉数字减影血管造影 5～10ml(150)；主动脉造影 10～40ml(270～320)；外周动脉造影 10～

30ml(270/320);外周动脉数字减影血管造影 30～60ml(150);选择性内脏动脉数字减影血管造影 10～40ml(270)。②血管造影:左心室与主动脉根注射 30～60ml(320);选择性冠状动脉造影 4～8ml(320)。③静脉造影:尿路造影 40～80ml(270/320);静脉造影 50～150ml(270,下肢)。④CT增强:头部 CT 50～150ml(270/320);身体 CT 75～150ml(270/320)。以上给药剂量取决于检查年龄、体重、心排血量计患者全身情况。不良反应 注射部位冷热感、疼痛;恶心、呕吐、腹部不适、味觉紊乱、皮疹、荨麻疹、瘙痒、血管神经性水肿及呼吸困难。禁忌 严重肝肾功能不全者;有明确的甲状腺毒症表现者;代偿失调的心功能不全者。注意 可引起短暂肾功能障碍或肾衰竭,造影前后宜多饮水;使用单独的注射器;肾功能损害者、糖尿病者及有过敏、哮喘、对碘制剂有不良反应史者慎用。相互作用 二甲双胍、白介素-2。贮藏 遮光,低于 30℃贮藏。妊娠分级 B。医保 乙类。

泛影葡胺[基](Meglumine Diatrizoate)

作用类别 经肾排泄的离子型造影剂。适应证 泌尿道造影;心血管、脑血管、其他脏器和周围血管造影;CT 增强扫描;关节腔、瘘管、子宫输卵管造影。用法 静脉注射。①周围血管造影,60%或 76%注射液一次 10～40ml。②尿路造影,60%或 76%注射液一次 20ml。③脑血管造影,60%注射液一次 20ml 颈动脉注射。④心血管造影,76%注射液一次 40ml。不良反应 恶心、呕吐、流涎、眩晕、荨麻疹、咽喉肿痛、血压下降、呼吸困难等。禁忌 严重甲状腺功能亢进者;严重肝肾功能不全者;多发性骨髓瘤、活动性肺结核者。注意 应用前须作过敏试验;检查前 1 日,患者应于下午 6 时后禁食,腹部血管及尿路造影时,建议患者前 2 日起禁食产气食品;肝肾功能不全者慎用;注射速度宜慢。相互作用 二甲双胍、β-受体阻滞剂、白介素。贮藏 避光、避电离辐射,30℃以下贮藏。妊娠分级 D。医保 甲类。

碘苯酯(Iophendylate)

作用类别 含碘造影剂。适应证 主要用于椎管内蛛网膜下腔造影,也用于脑室、脑池、瘘管、手术后 T 形管胆道及淋巴管造影。用法 ①椎管内蛛网膜下腔造影,经腰椎穿刺抽得脑脊液后缓慢注入,腰段 3～12ml;胸段 9～12ml;颈段 6ml;椎管阻塞者用量酌减。②脑池造影,经腰椎穿刺抽得脑脊液后缓慢注入,1～1.5ml。③脑室造影,脑室穿刺后经导管注入,2～3ml。不良反应 荨麻疹、血管神经性水肿、头痛、轻中度发热、呕吐、原有神经症状加剧、坐骨神经痛、尿潴留、性功能减退;蛛网膜炎、神经根炎、肉芽肿、粘连和颅神经功能障碍等。禁忌 脑脊髓疾病者;妊娠期妇女;疑为或患有多发性硬化症者。注意 用前应先做碘过敏试验;有哮喘史或其他过敏性疾病者慎用。医保 甲类。

碘化油[基](Iodinated Oil)

作用类别 含碘造影剂。适应证 支气管、输卵管造影;鼻窦、腮腺管及其他腔道和瘘管造影；预防和治疗地方性甲状腺肿、地方性克汀病及肝恶性肿瘤的栓塞治疗。用法 ①支气管造影，经气管导管直接注入气管或支气管腔内。成人单侧 15～20ml(40%)，双侧 30～40ml；小儿酌减。②子宫输卵管造影，经宫颈管直接注入子宫腔内，5～20ml(40%)。③各种腔室和窦道、瘘管造影，依据病灶大小酌量直接注入。④防治地方性甲状腺肿深部肌内注射。成人：3ml(30%)；小儿：1 岁以下 125mg 碘，1～4 岁 250mg 碘，5～9 岁 750mg 碘，10 岁以上按成人剂量。注射一次可维持药效 5 年。⑤肝癌栓塞治疗，在肝肿瘤供血动脉做选择性插管，或肝总动脉插管，将与抗癌药混匀的碘化油 5～10ml 注入。不良反应 血管神经性水肿、呼吸道黏膜刺激、肿胀和分泌物增多、肺动脉栓塞、盆腔粘连和结核性盆腔浓重恶化等。禁忌 甲状腺功能亢进；老年结节性甲状腺肿、甲状腺肿瘤；有严重心、肝、肺疾患、急性支气管炎症和发热者。注意 用前做口服碘过敏试验，瘘管、窦道等造影时碘化油不在体内贮留，可免试；活动性肺结核、对其他药物及食物过敏或过敏性疾病者，子宫癌、子宫结核者慎用；不宜做羊膜囊造影；支气管造影前进行支气管表面麻醉；子宫输卵管造影时控制注射量和压力，在透视下进行，避免挤破血窦引起肺血管油栓，子宫结核宫腔粘连者尤需注意。贮藏 遮光保存。医保 甲类。

硫酸钡[基]（Barium Sulfate）

作用类别 钡盐。适应证 食管、胃、十二指肠、小肠、结肠的单、双对比造影。用法 ①食管检查：口服 60%～250% 15～60ml。②胃及十二指肠：禁食 6 小时以上，口服产气药物，待产生二氧化碳气体 300～500ml 后，先服钡剂 200%～250% 70～100ml，有必要可加服 150ml。③胃肠单对比随访检查：禁食 6 小时以上，口服 40%～120% 240～480ml 即可观察胃与十二指肠的形态及蠕动情况；15～30 分钟后可观察小肠的形态及蠕动情况；1 个半小时后可观察到所有小肠的形态及蠕动情况；2～6 小时后可观察回盲区和右半大肠。④小肠灌肠检查：禁食 8～12 小时，将 30%～80%的钡剂 800～2400ml 经特制导管直接导入十二指肠或近段空肠，行逐段小肠检查。⑤结肠灌肠检查：经肛门插管入结肠，注入 20%～60%钡剂充盈整个大肠，进行透视和摄片，为单对比造影；排出大部分钡剂，再注入气体充盈大肠，为双对比造影。行直接大肠双对比造影时，注入 60%～80%钡剂 150～300ml。⑥儿童：食管造影，少量调成糊状吞服；胃肠造影，本品 100～200g 加水200～500ml 调匀服用；钡剂灌肠，本品 200g 加水 1000ml 调匀灌肠。不良反应 恶心、便秘、腹泻。禁忌 疑有消化道穿孔者；肠梗阻者、急性胃肠道出血者；全身衰弱者等。注意 急性胃、十二指肠出血、小肠梗阻及习惯性便秘者慎用本品做口服胃肠道检查；结肠梗阻、习惯性便秘、巨结肠、重症溃疡性结肠炎、结肠套叠者慎用本品做结肠灌肠检查；老年患者慎用；做个结肠活体病理检查后 1～2 周方可进行钡剂灌肠，以免发生结肠穿孔。相互作用 铋及钙剂、阿托品、抗酸药及泻药。贮藏 遮光保存。医保 甲类。

钆喷酸葡胺（Dimeglumine Gadopentetate，钆喷酸二甲葡胺）

作用类别 顺磁性 MRI 造影剂。适应证 中枢神经(脑、脊髓)、腹部、胸部、盆腔、四肢等人体脏器和组织的磁共振成像，特别适用于肿瘤的诊断。用法 静脉注射，成人及 2 岁以上儿童 0.2ml/kg，2 分钟内注射完毕。如果需要可在第一次给药后 30 分钟按上述剂量再注射 1 次，90 分钟内进行磁共振成像术。不良反应 面部潮红、荨麻疹、恶心、呕吐、味觉异常、注射部位轻度发热或痛感、头痛、头晕、心悸、惊厥等。禁忌 对磁共振检查禁忌者。注意 有严重肾损害、癫痫、低血压、哮喘及其他变态反应性呼吸道疾病患者及有过敏史者、孕妇及哺乳期妇女慎用；本品有效增强时间为 45 分钟，静注后应立即进行 MRI 检查；一次检查所剩药液应不能再使用。贮藏 遮光，30℃以下保存。医保 乙类。

钆双胺（Gadodiamide）

作用类别 顺磁性 MRI 造影剂。适应证 头颅、脊髓、身体一般磁共振成像造影。用法 静脉注射。肝脏造影，增强时间为 45 分钟，成人 0.1mmol/kg，团注后可立即进行动态增强成像，之后于 40～120 分钟进行延迟成像。不良反应 头痛、恶心、呕吐、味觉改变、心动过速、心律失常、心电图异常、肝肾功能改变、变态反应等。禁忌 妊娠及哺乳期妇女；对磁共振监测禁忌者。注意 肾功能严重损害者、癫痫、低血压、哮喘及其他变态反应性呼吸道疾病患者慎用；用单独的注射针头或注射器注射本品。贮藏 2～30℃、遮光保存。妊娠分级 C。医保 甲类。

胆影葡胺（Meglumine Adipiodone）

作用类别 静脉胆道造影剂。用法 静脉给药。成人：①X 线静脉胆道造影，20ml(50%)以 1ml/min 的速度静脉注射；加入 5%葡萄糖注射液 100ml 中以 4ml/min 的速度缓慢静脉滴注。②CT 静脉滴注胆道造影，将本品 40ml(30%或 50%)加入 5%葡萄糖注射液 160ml(糖尿病患者可用 0.9%氯化钠注射液)，以 3～4ml/min 的速度静脉滴注。小儿：X 线静脉胆道造影，0.3～0.6ml/kg(30%)，总量不超过 20ml，缓慢注射至少 10 分钟以上。其他同成人 X 线静脉胆道造影。不良反应 热感、瘙痒、出汗、心悸、眩晕、头痛、恶心、呕吐。禁忌 严重肝肾功能不全者；甲亢者；孕妇；巨球蛋白血症者。注意 用前应用稀释液(30%)做过敏试验；具有渗透性利尿作用，可加重患者的失水状态；造影前一日白天忌服奶类制品、鸡蛋等，晚上可用缓泻剂排除肠中积气及粪便，造影当日早晨禁食。医保 甲类。

碘番酸（Iopanoic Acid）

作用类别 口服胆囊造影剂。适应证 胆囊及胆管造影。用法 口服：成人，一次 3g，隔五分钟 1 片，半个小时内服完 6 片，极量为 24 小时内一次 6g；小儿，体重小于 13kg 一次 150mg/kg；体重 13～23kg 一次 2g；体重大于 23kg 一次 3g。X 线检查前 10～15 小时进低脂或无脂饮食后服用本品，其后禁食，宜多饮水。不良反应 恶心、呕吐、胃部烧灼感、腹绞痛、腹泻及排尿灼痛或困难。禁忌 碘过敏者；严重肝肾功能不全及甲状腺功能亢进者；急性胃肠功能失调者。注意 用前做碘过敏试验；胃肠功能紊乱者服药后影响本品吸收，不易做此检查。医保 甲类。

其他诊断用药

结核菌素纯蛋白衍生物[基]（Purified Protein Derivative of Tuberculin）

作用类别 体内诊断试剂。适应证 卡介苗接种对象的选择，卡介苗接种后质量监测及临床诊断。用法 婴儿、儿童及成人均可用。①用于检查是否感染，第 1 次试验，前臂掌侧皮内注射 0.1ml(1 个结素单位)，如呈阴性再皮内注射 0.1ml(5 个结素单位)，如仍为阴性，方可判定为阴性。②用于选择卡介苗接种对象及免疫效果的考核：采用陈孟都法于前臂内侧皮内注射0.1ml(5 个结素单位)，48～72 小时检查注射部位反应。如有红肿、水疱、坏死、淋巴管炎，或硬结纵、横直径平均≥1.5cm 者为强阳性反应；硬结纵、横直径平均≥5m 者为阳性反应。不良反应 发热、局部水疱、溃疡及浸润等。禁忌 急性传染病、急性结膜炎、急性中耳炎及广泛性皮肤病患者。注意 注射器及针头不得作其他任何注射用；配置时小心勿触及皮肤或吸入本品，安瓿如有破裂或有异物者禁用。贮藏 2～8℃避光保存和运输。医保 甲类。

荧光素钠（Fluorescein Sodium）

作用类别 体内诊断试剂。适应证 适用于诊断性眼底和虹膜血管的荧光素血管造影检查。用法 在使用前，以内眼对本品进行检查，注意有无颗粒物和变色。不要在注射器内将本品与其他药液混合或稀释。在注射药液以前和以后要冲洗静脉注射套管，避免与注射针头不配套。在小心避免药液外渗的情况下，将药瓶内或事先装在注射器内的药液快速地注入肘前静脉内。不良反应 恶心、头痛、胃肠道不适、晕厥、呕吐、低血压，以及过敏反应的症状和体征；心搏停止、基底动脉缺血、严重休克、抽搐、注射部位发生血栓性静脉炎，以及极个别死亡病例。禁忌 对本品任何成分过敏者。注意 有过敏或支气管哮喘史的患者使用本品时应特别注意。使用时应备有急救用品，包括静脉或肌内注射用的 0.1%肾上腺素、抗组胺药、皮质类固醇注射液、静脉注射用的氨茶碱，以及供氧设施，以备注射荧光素钠后发生反应时用。贮藏 8～27℃保存。妊娠分级 C(眼部)/X(肠道外)。医保 乙类。

吲哚菁绿（Indocyanine Green）

作用类别 体内诊断试剂。适应证 ①用于诊断肝硬化、肝纤维化、韧性肝炎、职业和药物中毒性肝病等各种肝脏疾病，了解肝脏的损害程度及其储备功能。②用于脉络膜血管造影，确定脉络膜疾患的位置。用法 测定血中滞留率或血浆消失率时：以灭菌注射用水将 ICG 稀释成 5mg/ml，按每千克体重相当于 0.5mg 的 ICG 溶液，由肘静脉注入，边观察患者反应，边徐徐地注入，一般在 10 秒钟内注完。不良反应 休克、过敏样症状；恶心、发热、休克。禁忌 对碘过敏史患者。注意 为防止过敏性休克，要充分问诊，对过敏性体质者慎重使用。用药前应预先备置抗休克急救药及器具，注射 ICG 后要注意观察有无口麻、气短、胸闷、结膜充血、水肿等症状，一旦发生休克反应立即终止 ICG 试验，迅速采取急求措施，如输液，给予升压药、强心剂、副肾皮质激素、确保呼吸道畅通、吸氧、人工呼吸、心脏按压、保持适当体位等。一定要用附带的灭菌注射用水溶解，临用前调配。贮藏 遮光，2～10℃保存。医保 乙类。

生物制品

人血白蛋白(Human Serum Albumin)

作用类别 本品具有增加血容量、维持血浆胶体渗透压、运输、解毒、营养供给等作用。适应证 失血创伤、烧伤引起的休克;脑水肿及损伤引起的颅压升高;肝硬化及肾病引起的水肿或腹水;低蛋白血症的防治;新生儿高胆红素血症;用于心肺分流术、烧伤的辅助治疗、血液透析的辅助治疗和成人呼吸窘迫综合征。用法 静脉滴注或静脉推注。为防止大量注射时机体组织脱水,可采用5%葡萄糖注射液或氯化钠注射液适当稀释作静脉滴注(宜用备有滤网装置的输血器),滴注速度应以每分钟不超过2ml为宜,但在开始15分钟内,应特别注意速度缓慢,逐渐加速至上述速度。剂量由医师酌情考虑。一般因严重烧伤或失血等所致休克,可直接注射本品5～10g,隔4～6小时重复注射1次。治疗肾病及肝硬化等慢性白蛋白缺乏症时,可每日注射本品5～10g,直至水肿消失,血清白蛋白含量恢复正常为止。不良反应 寒战、发热、颜面潮红、皮疹、恶心呕吐、过敏反应等。轻微反应通常在滴注速度减慢或者停止后迅速消失,在发生严重反应(如过敏性休克)时,必须立即终止输液,并且立即开始适当治疗。禁忌 对本品及其本品赋形剂有严重过敏反应史者;高血压患者、急性心脏病者、正常血容量及高血容量的心力衰竭患者;严重贫血患者;肾功能不全者。注意 白蛋白溶液不得用注射用水稀释,否则可能导致患者溶血;开启后,须立即使用,且一次输注完毕,不得分次或给第二人输用;有明显脱水者应同时补液。相互作用 血管收缩药、蛋白水解酶或含酒精溶剂的注射液。贮藏 运输及贮存过程中严禁冻结;2～25℃避光保存。妊娠分级 C。医保 乙类(限抢救和工伤保险)

人免疫球蛋白(Human lmmunoglobulin)

作用类别 本品系用乙型肝炎疫苗免疫的健康人血浆,经提取、灭活病毒制成。适应证 预防麻疹和传染性肝炎;与抗生素合并使用,可提高对某些严重细菌和病毒感染的疗效。用法 只限于肌内注射,不得用于静脉输注。预防麻疹:为预防发病或减轻症状,可在与麻疹患者接触7日内按每千克体重注射0.05～0.15ml,5岁以下儿童注射1.5～3.0ml,6岁以上儿童最大注射量不超过6ml。一次注射预防效果通常为2～4周。预防传染性肝炎:按每千克体重注射0.05～0.1ml,或成人每次注射3ml,儿童每次注射1.5～3ml。一次注射预防效果通常为一个月左右。不良反应 注射部位红肿、疼痛反应等。禁忌 对免疫球蛋白过敏或有其他严重过敏史者;有IgA抗体的选择性IgA缺乏者。注意 本品出现混浊、有摇不散的沉淀、异物或安瓿有裂纹、过期失效,均不可使用;开瓶后应一次注射完毕，不得分次使用。贮藏 运输及贮存过程中严禁冻结；2～8℃避光保存。妊娠分级 C。医保 乙类。

静脉注射用人免疫球蛋白（PH4）〔Lyophilized Human Immunoglobulin(PH4) for Intravenous Injection，冻干低 PH 静脉注射用人血丙种球蛋白〕

作用类别 本品含有广谱抗病毒、细菌或其他病原体的 IgG 抗体，具有免疫替代和免疫调节的双重治疗作用。适应证 原发性免疫球蛋白缺乏症；继发性免疫球蛋白缺陷病，如重症感染、新生儿败血症等；自身免疫性疾病，如原发性血小板减少性紫癜、川崎病。用法 用灭菌注射用水将制品溶解至规定容积，静脉滴注或用 5%葡萄糖溶液稀释 1～2 倍作静脉滴注，开始滴注速度为 1.0ml/min(约 20 滴/分)持续 15 分钟后若无不良反应，可逐渐加快速度，最快滴注速度不得超过 3.0ml/min(约 60 滴/分)。原发性免疫球蛋白缺乏或低下症：首次剂量 400mg/kg；维持剂量，200～400mg/kg，给药间隔时间视患者血清 IgG 水平和病情而定，一般每月一次。原发性血小板减少性紫癜：每日 400mg/kg，连续 5 日，维持剂量每次 400mg/kg，间隔时间视血小板计数和病情而定，一般每周一次。重症感染：每日 200～300mg/kg，连续 2～3 日。川崎病发病 10 日内应用，儿童治疗剂量 2.0g/kg，一次输注。不良反应 一过性头痛、心慌、恶心等。禁忌 对人免疫球蛋白过敏或有其他严重过敏史者；有抗 IgA 抗体的选择性 IgA 缺乏者；有严重酸碱代谢紊乱的患者应慎用；孕妇或可能怀孕的妇女慎用。注意 本品专供静脉输注用；如需要，可以用 5%葡萄糖溶液稀释本品，但糖尿病患者应慎用；重溶后的药液呈现混浊、沉淀、异物或瓶子有裂纹、过期失效，不得使用；本品开启后应一次输注完毕，不得分次或给第二人输用。贮藏 2～8℃避光保存。妊娠分级 C。医保 乙类(限儿童重度病毒感染和工伤保险)。

生物制品

全氟丙烷人血白蛋白微球注射液（Perfluoropropane－albumin mincrosphere injection）

作用类别 本品为含气微球制剂，显著增强超声诊断仪监测的声反射信号。适应证 用于常规超声心动图显影不够清晰者，增强左室腔内膜边界的识别。用法 外周静脉注射，推荐剂量为每次 0.01ml/kg。将药品混匀，不可用力振摇以免微球破裂及产生泡沫。为保持压力恒定以免微球破裂，在抽取药液时须在药瓶胶塞上另插入一个注射针头通大气以保持压力恒定，然后将混悬液吸入注射器。药品注射时患者取左侧卧位，将带有三通的头发针插入右上肢手背静脉或肘正中静脉。用 10ml 注射器抽取 0.9%氯化钠注射液 10ml 接三通的一端，用 1ml 或 2ml 注射器抽取混匀的全氟丙烷人血白蛋白微球注射液接三通的另一端，以约 1ml/s 的注射速度推注，随即用 0.9%氯化钠注射液 5～10ml 推注使管内的造影剂全部进入血循环，在注射过程中完成超声检查。如效果不理想，可将注射剂量加大至 0.02ml/kg 予以注射，但注射次数总计不宜超过 2 次。不良反应 头痛、恶心呕吐、潮热感或头晕、畏寒、流感样症状、虚弱、呼吸困难、腹泻、注射部分不适、红斑、味觉改变。禁忌 食物、药物、白蛋白和其他血制品过敏史者禁用；心功能Ⅳ级、严重心律失常者、重度肺动脉高压、肺气肿、肺部脉管炎、肺动脉栓塞、哮喘、成人呼吸窘迫综合征及呼吸衰竭患者禁用；二尖瓣狭窄、先天性心脏病伴心内分流患者慎用。对于先天性心脏病患者，应特别谨慎使用。肝、肾功能不全者慎用。精神病和癫痫病患者慎用。注意 不得将空气注入瓶内。不可用力振摇以免微球破裂及产生泡沫。要求本品在使用前达到室温。外观不合格及胶塞破损者，请不要使用；开启后应立即使用；若本品充分混匀后溶液澄明而非均匀乳白状时，说明微球可能已被破坏；将导致超声造影效果很差或消失，请不要使用；本品应单独输注。贮藏 2～8℃避光保存。请勿倒置和剧烈摇晃。妊娠分级 C。医保 非医保。

破伤风抗毒素[基]（Tetanus Antitoxin，TAT）

作用类别 本品含特异性抗体，能中和破伤风毒素。适应证 用于预防和治疗破伤风。已出现破伤风或其可疑症状时，应在进行外科处理及其他疗法的同时，及时使用抗毒素治疗。开放性外伤（特别是创口深、污染严重者）有感染破伤风的危险时，应及时进行预防。凡已接受过破伤风类毒素免疫注射者，应在受伤后再注射 1 针类毒素加强免疫，不必注射抗毒素；未接受过类毒素免疫或免疫史不清者，须注射抗毒素预防，但也应同时开始类毒素预防注射，以获得持久免疫。用法 皮下注射应在上臂三角肌附着处，同时注射类毒素时，注射部位须分开；肌内注射应在上臂三角肌中部或臀大肌外上部；只有经过皮下或肌内注射未发生反应者方可作静脉注射。静脉注射应缓慢，开始每分钟不超过 1ml，以后每分钟不宜超过 4ml。一次静脉注射不应超过 40ml，儿童每 1kg 体重不应超过 0.8ml，亦可将抗毒素加入葡萄糖注射液、氯化钠注射液等输液中静脉点滴。静脉注射前将安瓿在温水中加热至接近体温，注射中发生异常反应，应立即停止。预防：1 次皮下或肌内注射 1500～3000IU，儿童与成人用量相同；伤势严重者可增加用量 1～2 倍。经 5～6 日，如破伤风感染危险未消除，应重复注射。治疗：第 1 次肌内或静脉注射 50 000～200 000IU，儿童与成人用量相同；以后视病情决定注射剂量与间隔时间，同时还可以将适量的抗毒素注射于伤口周围的组织中。初生儿破伤风：24 小时内分次肌内或静脉注射 20 000～100 000IU。不良反应 过敏性休克、荨麻疹、发热、淋巴结肿大、局部水肿、蛋白尿、呕吐、关节痛、注射部位反应等。禁忌 过敏试验为阳性反应者慎用。注意 注射前必须先做过敏试验并详细询问既往过敏史；同时注射类毒素时，注射部位和注射器须分开；门诊患者注射抗毒素后，须观察 30 分钟始可离开。贮藏 2～8℃避光干燥处保存。医保 乙类。

人破伤风免疫球蛋白（Human Tetanus Immunoglobulin）

作用类别 本品含高效价破伤风抗体，能中和破伤风毒素。适应证 用于预防和治疗破伤风，尤其适用于对破伤风抗毒素有过敏反应者。用法 根据瓶签所载单位数，加入适量的灭菌注射用水轻摇溶解后使用。不需作皮试，供臀部肌内注射，不得用作静脉注射。预防剂量：儿童、成人一次用量250IU，创面严重或创面污染严重者可加倍；参考治疗剂量：3000～6000IU，尽快用完，可多点注射。不良反应 红肿、疼痛感。禁忌 对人免疫球蛋白类制品有过敏史者。注意 应用本品作被动免疫的同时，可使用吸附破伤风疫苗进行自动免疫，但注射部位和用具应分开；安瓿有裂纹、过期失效等情况，均不得使用；开瓶后，制品应一次注射完毕，不得分次使用。贮藏 运输及储存过程中严禁冻结；8℃以下避光干燥保存。医保 乙类。

白喉抗毒素（Diptheria Antitoxin）

作用类别 本品含有特异性抗体，具有中和白喉毒素的作用。适应证 用于预防和治疗白喉。对已出现白喉症状者应及早注射抗毒素治疗。未经白喉类毒素免疫注射或免疫史不清者，如与白喉患者有密切接触，可注射抗毒素进行紧急预防，但也应同时进行白喉类毒素预防注射，以获得持久免疫。用法 注射方法同破伤风抗毒素。预防：1次皮下或肌内注射1000～2000IU；治疗：力争早期大量注射，剂量为8000～72 000 U。不良反应 同破伤风抗毒素。禁忌 过敏试验为阳性反应者慎用。注意 同破伤风抗毒素。贮藏 2～8℃避光干燥处保存。医保 甲类。

重组人血小板生成素注射液（Recombinant Human Thrombopoietin Injection）

作用类别 治疗血小板减少症。适应证 用于治疗实体瘤化疗后所致的血小板减少症，适用对象为血小板低于50×10^9/L且医生认为有必要升高血小板治疗的患者。本品用于特发性血小板减少性紫癜（ITP）的辅助治疗，适用对象为血小板低于20×10^9/L的糖皮质激素治疗无效（包括初始治疗无效、或有效后复发而再度治疗无效）的未接受脾切除治疗的患者。本品仅用于血小板减少及临床状态具有增加的出血风险的患者，不应用于试图使血小板计数升至正常数值的目的。用法 恶性实体肿瘤化疗时，预计药物剂量可能引起血小板减少及诱发出血且需要升高血小板时，可于给药结束后6～24小时皮下注射本品，剂量为每日每千克体重300U，每日一次，连续应用14天；糖皮质激素治疗无效（包括上述适应证第2条中所涵盖的范围）时，可皮下注射本品，剂量为每日每千克体重300U，每日一次，连续应用14天；若不足14天血小板计数已经升至$\geqslant100\times10^9$/L时则停止使用本品。不良反应 偶有发热、肌肉酸痛、头晕等，一般不需处理，多可自行恢复。个别患者症状明显时可对症处理。禁忌 对本品成分过敏者；严重心、脑血管疾病者；患有其他血液高凝状态疾病者，近期发生血栓病者;合并严重感染者,宜控制感染后再使用本品。注意 本品过量应用或常规应用于特异体质者可造成血小板过度升高。贮藏 2~8℃避光保存。医保 乙类(限工伤保险)。

重组牛碱性成纤维细胞生长因子(Recombinant Bovine Basic Fibroblast Growth Factor)

作用类别 具有促进修复和再生作用。适应证 促进创面愈合,用于烧伤创面(包括浅Ⅱ度、深Ⅱ度、肉芽创面)、慢性创面(包括体表慢性溃疡等)和新鲜创面(包括外伤、供皮区创面、手术伤等)。用法 把溶媒加入西林瓶中,使冻干粉充分溶解后,直接用于伤患处或在伤患处覆以适当大小的消毒纱布,充分均匀喷湿纱布(以药液不溢出为准),适当包扎即可。推荐剂量每次150AU/cm^2,每日一次。注意 本品为无菌包装,用后请立即盖上喷盖,操作过程中,尽量保持无污染;勿将本品置于高温或冰冻环境中;高浓度碘酒、酒精、双氧水、重金属等蛋白变性剂可能会影响本品活性,常规清创后,建议用氯化钠溶液冲洗后再使用本品。贮藏 2~8℃冷藏保存。医保 乙类(限工伤保险)。

鼠神经生长因子(Mouse Nerve Growth Factor)

作用类别 本品具有促进神经损伤恢复的作用。适应证 视神经损伤;正己烷中毒性周围神经病。用法 临用前每瓶注射用鼠神经生长因子用 2ml 注射用水溶解,肌内注射,每次 1 支,一日 1 次,3~6 周为一疗程。不良反应 用药后常见注射部位疼痛或注射侧下肢疼痛,一般不需处理。禁忌 对本品过敏者。注意 过敏体质者慎用;本品加注射用水振荡后即可完全溶解,如有不溶的沉淀、混浊或絮状物时不可使用;使用前应仔细检查药瓶,如有裂缝或破损等异常情况时不可使用;孕妇、围产期及哺乳期妇女慎用或遵医嘱。贮藏 2~8℃避光保存。医保 乙类。

中成药部分

内科用药

解表剂

辛温解表剂

感冒清热颗粒[基](胶囊)

组成 荆芥穗、防风、紫苏叶、白芷、柴胡、薄荷、葛根、芦根、苦地丁、桔梗、苦杏仁。功能主治 疏风散寒，解表清热。用于风寒感冒，头痛发热，恶寒身痛，鼻流清涕，咳嗽咽干。用法 口服：颗粒剂，开水冲服，一次 12g 或 3g(含乳糖)或 6g(无糖)，一日 2 次；胶囊剂，一次 3 粒，一日 2 次。不良反应 药疹。注意 风热感冒者不宜使用；不宜在服药期间同时服用滋补性中药；忌烟、酒及辛辣、生冷、油腻食物；过敏体质者慎用。医保 甲类(颗粒)；乙类(胶囊)。

九味羌活丸[基](颗粒、片)

组成 羌活、防风、苍术、细辛、川芎、白芷、黄芩、地黄、甘草。功能主治 疏风解表，散寒除湿。用于外感风寒挟湿所致的感冒，症见恶寒发热，无汗，头重而痛，肢体酸痛。用法 姜葱汤或温开水送服：丸剂，一次 6～9g，一日 2～3 次；颗粒剂，一次 15g，一日 2～3 次；片剂，一次 4～5 片，一日 2～3 次。注意 该品用于风寒挟湿、内有郁热证，风热感冒或湿热证慎用；服药期间，忌食辛辣、生冷、油腻食品。医保 甲类(丸剂、颗粒剂)；乙类(片剂)。

正柴胡饮颗粒[基]

组成 柴胡、陈皮、防风、赤芍、甘草、生姜。功能主治 发散风寒，解热止痛。用于外感风寒所致的发热恶寒、无汗、头痛、鼻塞、喷嚏、咽痒咳嗽、四肢酸痛；流行性感冒初起、轻度上呼吸道感染见上述证候者。用法 开水冲服：一次 10g 或 3g(无蔗糖)，一日 3 次，小儿酌减或遵医嘱。禁忌 孕妇禁用；糖尿病患者禁服。注意 风热感冒者不适用；不宜在服药期间同时服用滋补性中药；忌烟、酒及辛辣、生冷、油腻食物。医保 甲类。

感冒疏风颗粒[兴](胶囊、片、丸)

组成 麻黄绒(炙)、桂枝、白芍(酒炙)、苦杏仁、桔梗、防风、独活、紫苏叶、谷芽(炒)、生姜(捣碎)、大枣(去核)、甘草。功能主治 散寒解表，宣肺止咳。用于风寒感冒，症见恶寒发热、咳嗽气促、头痛鼻塞、鼻流清涕、骨节酸痛、四肢倦怠。用法 口服：颗粒剂，一次 1 袋，一日 2 次；胶囊剂，一次 4 粒，一日 2 次；片剂，一次 4 片，一日 2 次；丸剂，水蜜丸一次 6g，大蜜丸一次 1 丸，一日 2 次。禁忌 孕妇禁用；糖尿病患者禁用含糖型颗粒剂。注意 该品辛温解表，风热感冒者不适用；服药期间忌服滋补性中药；忌烟、酒及辛辣、生冷、油腻食物；高血压、心脏病患者慎用。医保 甲类(颗粒剂、胶囊剂、片剂)；非医保(丸剂)。

桂枝颗粒(合剂)

组成 桂枝、白芍、生姜、甘草、大枣。功能主治 解肌发表，调和营卫。用于感冒风寒表虚证，症见头痛发热，汗出恶风，鼻塞干呕。用法 口服：颗粒剂，一次 1 袋，一日 3 次；合剂，一次 10～15ml，一日 3 次。禁忌 表实无汗或温病内热口渴者忌用。注意 服药期间忌食生冷、油腻食物；服药后多饮热开水或热粥，覆被保暖，取微汗，不可发大汗，慎防重感；不宜在服药期间同时服用滋补性中药；忌烟、酒及辛辣、生冷、油腻食物。医保 乙类(颗粒剂)；非医保(合剂)。

荆防合剂(颗粒)

组成 荆芥、防风、羌活、独活、川芎、柴胡、前胡、桔梗、茯苓、枳壳、甘草。功能主治 解表散寒，祛风胜湿。用于外感风寒挟湿所致的感冒，症见头身疼痛，恶寒无汗，鼻塞流涕，咳嗽者。用法 口服：合剂，一次 10～20ml，一日 3 次，用时摇匀；颗粒剂，开水冲服，一次 15g，一日 3 次。禁忌 风热感冒或湿热证忌用。注意 该品用于风寒挟湿证；服药期间，忌食辛辣、生冷、油腻食品；不宜在服药期间同时服用滋补性中药。医保 乙类。

风寒感冒颗粒

组成 麻黄、葛根、桂枝、防风、紫苏叶、白芷、桔梗、苦杏仁、陈皮、干姜、甘草。功能主治 解表发汗，疏风散寒。用于风寒感冒，发热，头痛，恶寒，无汗，咳嗽，鼻塞，流清涕。用法 口服：一次 8g，一日 3 次。注意 忌烟、酒及辛辣、生冷、油腻食物；不宜在服药期间同时服用滋补性中药；风热感冒者不适用，其表现为发热重，微恶风，有汗，口渴，鼻流浊涕，咽喉红肿热痛，咳吐黄痰。医保 非医保。

辛凉解表剂

柴胡注射液[基]

组成 柴胡。功能主治 清热解表。用于外感风热所致的感冒、流行性感冒及疟疾发热。症见身热面赤、头痛、周身酸楚、口干而渴。用法 肌内注射：一次 2～4ml，一日 1～2 次。不良反应 过敏反应、过敏性休克、急性肺水肿等。注意 该品为退热解表药，无发热者不宜用；孕妇慎用；过敏体质者慎用；应避免与其他药物混合使用；药液出现混浊、沉淀、变色、漏气等现象时不能使用。医保 甲类。

感冒清胶囊(片)

组成 南板蓝根、大青叶、金盏银盘、岗梅、山芝麻、穿心莲叶、盐酸吗啉胍、马来酸氯苯那敏、对乙酰氨基酚。功能主治 疏风解表，清热解毒。用于风热感冒，发热头痛，鼻塞流涕，喷嚏，咽喉肿痛，全身酸痛等症。用法 口服：胶囊剂，每次 1～2 粒，每日 3 次；片剂，一次 3～4 片，一日 3 次；小儿酌减、饭后用水送服。不良反应 急性粒细胞减少、再生障碍性贫血、血小板减少、血尿等。注意 风寒感冒者慎用；孕妇及哺乳妇女慎用；服药期间不得饮酒或饮用含有酒精的饮料；服药期间忌食辛辣、油腻食品；用药期间不宜驾驶车辆、管理机器及高空作业等；方中含有盐酸吗啉胍、马来酸氯苯那敏、对乙酰氨基酚，使用应参照此三种药物的用药禁忌及注意事项。医保 甲类。

双黄连合剂(颗粒、胶囊、片、口服液、糖浆)

组成 金银花、黄芩、连翘。功能主治 疏风解表，清热解毒。用于外感风热所致的感冒，症见发热、咳嗽、咽痛。用法 口服。合剂，一次 10ml，一日 3 次，小儿酌减或遵医嘱。颗粒剂，口服或开水冲服，一次 5g(无糖)，一日 3 次；6 个月以下小儿，一次 1.0～1.5g；6 个月至 1 岁，一次 1.5～2.0g；1 岁～3 岁，一次 2.0～2.5g；3 岁以上儿童酌量或遵医嘱；含糖颗粒，服用量加倍。胶囊剂，一次 4 粒，一日 3 次；小儿酌减或遵医嘱。片剂，一次 4 片，一日 3 次；小儿酌减或遵医嘱。口服液，一次 20ml，一日 3 次；小儿酌减或遵医嘱。糖浆剂，一次 20ml，一日 3 次；小儿酌减或遵医嘱。不良反应 全身皮肤瘙痒、皮疹、丘疹、腹部不适、呕吐等。禁忌 风寒感冒者不适用。注意 该品易伤胃气，脾胃虚寒者慎服；服药期间忌服滋补性中药；饮食宜清淡，忌食辛辣厚味。医保 甲类(合剂、颗粒剂、胶囊剂、片剂)；乙类(口服液)；非医保(糖浆剂)。

银翘解毒丸[基](颗粒、胶囊、片、合剂、软胶囊、口服液)

组成 金银花、连翘、薄荷、荆芥、淡豆豉、牛蒡子(炒)、桔梗、淡竹叶、甘草。功能主治 疏风解表，清热解毒。用于风热感冒，症见发热、头痛、咳嗽、口干、咽喉疼痛。用法 口服：浓缩蜜丸及水蜜丸，用芦根汤或温开水送服，一次 1 丸，一日 2～3 次；浓缩丸，一次 0.7～0.8g，一日 3 次；颗粒剂：开水冲服，一次 15g(含乳糖)，一日 3 次，重症者加服 1 次；胶囊剂，一次 4 粒，一日 2～3 次；片剂，一次 4 片，一日 2～3 次；合剂，一次 10ml，一日 3 次，用时摇匀；软胶囊，一次 4 粒，一日 2～3 次；口服液，一次 20ml，一日 2～3 次。不良反应 心慌、胸闷、憋气。呼吸困难、大汗淋漓、面色苍白、眼前发黑、恶心呕吐、过敏反应及过敏性休克等。注意 风寒感冒者不宜使用；孕妇慎用；忌烟、酒及辛辣、生冷、油腻食物；不宜在服药期间同时服用滋补性中药。医保 甲类(丸剂、颗粒剂、胶囊剂、片剂)；乙类(合剂、软胶囊剂、口服液)。

柴胡滴丸(口服液)

组成 柴胡。功能主治 解表退热。用于外感发热，症见身热面赤、头痛身楚、口干而渴。用法 口服：滴丸剂，或舌下含服，一次 1 袋，一日 3 次；口服液，一次 10～20ml，一日 3 次；小儿酌减。禁忌 风寒感冒者忌用。注意 孕妇及哺乳期妇女慎用；服药期间忌服滋补性中药，饮食宜清淡，忌食辛辣厚味。医保 乙类。

柴黄胶囊(片、颗粒、口服液)

组成 柴胡、黄芩提取物。功能主治 清热解表。用于风热感冒。症见发热、周身不适、头痛、目眩、咽喉肿痛；上呼吸道感染见上述证候者。用法 口服：胶囊剂，一次 2 粒，一日 3 次；片剂，一次 3～5 片，一日 2 次；颗粒剂，一次 4g，一日 2 次；口服液，一次 10ml，一日 3 次，或遵医嘱。注意 风寒感冒者慎服；柴胡、黄芩性味苦寒，脾胃虚寒者忌服；孕妇慎用；服药期间忌服滋补性中药，饮食宜清淡，忌食辛辣厚味。贮藏 密封。医保 乙类（胶囊剂、片剂）；非医保（颗粒剂、口服液）。

牛黄清感胶囊[基]

组成 黄芩、金银花、连翘、人工牛黄、珍珠母、滑石粉。功能主治 疏风解表，清热解毒。用于外感风热，内郁化火所致的感冒发热，咳嗽，咽痛。用法 口服：胶囊剂，一次 2～4 粒，一日 3 次。禁忌 孕妇禁用。注意 忌烟、酒及辛辣、生冷、油腻食物；不宜在服药期间同时服用滋补性中药；风寒感冒及脾胃虚寒者慎用。贮藏 密封。医保 乙类。

桑菊感冒丸（颗粒、片、合剂）

组成 桑叶、菊花、薄荷、苦杏仁、桔梗、连翘、芦根、甘草。功能主治 疏风清热，宣肺止咳。用于风热感冒初起，头痛，咳嗽，口干，咽痛。用法 口服：浓缩丸，一次 25～30 粒，一日 2～3 次；颗粒剂，开水冲服，一次 1～2 袋，一日 2～3 次；片剂，一次 4～8 片，一日 2～3 次；合剂，一次 15～20ml，一日 3 次，用时摇匀。注意 风寒外感者慎用；服药期间忌食辛辣、油腻食品。贮藏 密封。医保 乙类（丸剂、颗粒剂、片剂）；非医保（合剂）。

维 C 银翘颗粒（胶囊、片）

组成 金银花、连翘、薄荷素油、牛蒡子、淡豆豉、荆芥、桔梗、甘草、芦根、淡竹叶、马来酸氯苯那敏、对乙酰氨基酚、维生素 C。功能主治 疏风解表，清热解毒。用于外感风热所致的流行性感冒，症见发热、头痛、咳嗽、口干、咽喉疼痛。用法 口服：颗粒剂，开水冲服，一次 10g，一日 3 次；胶囊剂，一次 2 粒，一日 3 次；片剂，一次 2 片，一日 3 次。不良反应 过敏反应、过敏性休克。禁忌 对马来酸氯苯那敏、对乙酰氨基酚过敏者禁用；妊娠期、哺乳期妇女禁用；溃疡病活动期的患者禁用；严重肝肾功能不全者禁用。注意 风寒感冒者慎服；孕妇慎用；饮食宜清淡，服药期间忌服滋补性中药，忌烟酒及辛辣、生冷、油腻食物。医保 乙类。

芎菊上清丸（颗粒、片）[基]

组成 菊花、川芎、连翘、薄荷、蔓荆子（炒）、黄芩、栀子、黄连、羌活、藁本、防风、白芷、荆芥穗、桔梗、甘草。功能主治 清热解表，散风止痛。用于外感风邪引起的恶风身热、偏正头痛、鼻流清涕、牙痛喉痛。用法 口服：丸剂，一次 6g，一日 2 次；颗粒剂，开水冲服，一次 10g，一日 3 次；片剂，一次 4 片，一日 2 次。注意 肝火上攻、风阳上扰头痛者慎用；服药期间饮食宜清淡易消化，忌食辛辣油腻之品，以免辛热动火助邪。医保 乙类。

银芩胶囊

组成 金银花、黄芩、三七叶、鱼腥草。功能主治 清热解毒，清宣风热。用于外感风热的发热、咳嗽、咽痛及上呼吸道感染见上述症者。用法 口服：一次5粒，一日3次；儿童一次每10kg体重1粒，一日3次；5日为一疗程。禁忌 婴幼儿及孕妇禁用。注意 高血压、糖尿病、心脏病、肝肾功能不全、过敏体质者慎用。医保 非医保。

风热感冒颗粒

组成 桑叶、菊花、连翘、薄荷、荆芥穗、牛蒡子、板蓝根、苦杏仁、桑枝、六神曲、芦根。功能主治 清热解毒，宣肺利咽。用于外感风热所致的感冒，症见发热恶风，鼻塞头痛，咳嗽痰多。用法 口服：颗粒剂，一次10g，一日3次；小儿酌减。注意 风寒外感者慎用；服药期间忌食辛辣、油腻食品。医保 非医保。

表里双解剂

防风通圣丸[基][兴]（颗粒）

组成 麻黄、荆芥穗、防风、薄荷、大黄、芒硝、滑石、栀子、石膏、黄芩、连翘、桔梗、当归、白芍、川芎、白术(炒)、甘草。功能主治 解表通里，清热解毒。用于外寒内热，表里俱实，恶寒壮热，头痛咽干，小便短赤，大便秘结，瘰疬初起，风疹湿疮。用法 口服：水丸一次6g；大蜜丸一次1丸；浓缩丸一次8丸；一日2次。颗粒剂：开水冲服，一次3g，一日2次。不良反应 过敏性皮疹。禁忌 虚寒证者不宜使用。注意 孕妇慎用；不宜久服；服药期间宜清淡、食易消化食物，忌油腻、鱼虾海鲜类食物。医保 甲类。

小柴胡丸（颗粒、胶囊、片）

组成 柴胡、黄芩、党参、大枣、生姜、姜半夏、甘草。功能主治 解表散热，和解少阳。用于外感病，邪犯少阳证，症见寒热往来、胸胁苦满、食欲不振、心烦喜呕、口苦咽干。用法 ：丸剂，一次8丸，一日3次；颗粒剂，开水冲服，一次1～2袋，一日3次；胶囊剂，一次4粒，一日3次；片剂，一次4～6片，一日3次。禁忌 风寒感冒、肝火偏盛、肝阳上亢者忌服。注意 服药期间忌服滋补性中药，饮食宜清淡，忌食辛辣厚味；过敏体质者慎用。医保 甲类。

扶正解表剂

玉屏风颗粒[基]（胶囊）

组成 黄芪、白术(炒)、防风。功能主治 益气，固表，止汗。用于表虚不固，自汗、恶风、面色㿠白，或体虚易感风邪者。用法 口服：颗粒剂，开水冲服，一次5g，一日3次；胶囊剂，一次2粒，一日3次。禁忌 热病汗出者不宜服用。注意 宜饭前服用；阴虚盗汗者慎用；服药期间饮食宜选清淡之品，忌油腻食物。医保 甲类(颗粒剂)；乙类(胶囊剂)。

表虚感冒颗粒

组成 桂枝、白芍、葛根、苦杏仁(炒)、生姜、大枣。功能主治 散风解肌，和营退热。用于外感风寒表虚证，症见发热恶风，有汗，头痛项强，咳嗽痰白，鼻鸣干呕，苔薄白，脉浮缓。用法 开水冲服：一次10～20g，一日2～3次。注意 风热感冒者慎用；服药后多饮开水或热粥，覆被保暖，取微汗，不可发大汗；服药期间忌食生冷、油腻食品。医保 乙类。

参苏丸(胶囊、片)

组成 紫苏叶、葛根、前胡、半夏(制)、桔梗、陈皮、枳壳(炒)、党参、茯苓、木香、甘草。功能主治 益气解表，疏风散寒，祛痰止咳。用于身体虚弱，感受风寒所致感冒，症见恶寒发热、头痛鼻塞、咳嗽痰多、胸闷呕逆、乏力气短。用法 口服：丸剂，一次6～9g，一日2～3次；胶囊剂，一次4粒，一日2次；片剂，一次3～5片，一日2～3次。禁忌 风热感冒者不宜使用。注意 孕妇慎用；服药期间忌服滋补性中药，忌烟、酒及辛辣、生冷、油腻食物。医保 乙类。

祛暑剂

解表祛暑剂

保济丸(口服液)[基]

组成 广藿香、苍术、白芷、化橘红、厚朴、菊花、蒺藜、钩藤、薄荷、茯苓、薏苡仁、神曲茶、稻芽、木香、葛根、天花粉。功能主治 解表，祛湿，和中。用于暑湿感冒，症见发热头痛、腹痛腹泻、恶心呕吐、肠胃不适；亦可用于晕车晕船。用法 口服：水丸，一次1.85～3.7g，一日3次；浓缩丸，一次1.2g，一日3次；口服液，成人一次20ml，3岁以上儿童一次10ml，3岁以下儿童酌减，一日3次。禁忌 孕妇禁用。注意 外感燥热者不宜用；急性胃肠道传染病之剧烈恶心、呕吐、水泻不止者不宜用；哺乳期妇女慎用；服药期间饮食宜清淡，忌生冷油腻食物。医保 甲类(丸剂)；乙类(口服液)。

藿香正气水[基](丸、颗粒、胶囊、软胶囊[基]、片)

组成 广藿香油、紫苏叶油、白芷、厚朴(姜制)、大腹皮、半夏(制)、陈皮、苍术、茯苓、甘草浸膏。功能主治 解表化湿，理气和中。用于外感风寒，内伤湿滞或夏伤暑湿所致的感冒，症见头痛昏重、胸膈痞闷、脘腹胀痛、呕吐泄泻；胃肠型感冒见上述证候者。用法 口服：酊剂，一次5～10ml，一日2次，用时摇匀；丸剂，一次8丸，一日3次；颗粒剂，一次1袋，一日2次；胶囊剂，一次1粒，一日2次；软胶囊剂，一次2～4粒，一日2次；片剂，一次4～8片，一日2次。不良反应 药疹、紫癜、休克等。禁忌 孕妇禁用。注意 外感风热所致的感冒不宜用；阴虚火旺者不宜用；饮食宜清淡；不宜在服药期间同时服用滋补性中成药。医保 甲类(酊剂、丸剂)；乙类(颗粒剂、胶囊剂、软胶囊剂、片剂)。

清热祛暑剂

甘露消毒丸

组成 滑石、茵陈、黄芩、石菖蒲、豆蔻、藿香、薄荷、射干、川贝母、木通、连翘。功能主治 芳香化湿，清热解毒。用于暑湿蕴结，身热肢酸，胸闷腹胀，尿赤黄疸。用法 口服：一次6～9g，一日2次。禁忌 孕妇禁用。注意 寒湿内阻者慎用；服用期间忌食辛辣、生冷、油腻食物。医保 乙类。

健胃祛暑剂

十滴水[基]

组成 樟脑、干姜、桉油、小茴香、肉桂、辣椒、大黄。功能主治 健胃，祛暑。用于因中暑所致的头晕、恶心、腹痛、胃肠不适。用法 口服：酊剂，一次2～5ml。不良反应 猩红热样药疹、接触性皮炎。禁忌 孕妇禁用。注意 服药期间饮食宜清淡，忌食辛辣油腻之品；不宜在服药期间同时服用滋补性中成药。医保 甲类。

避瘟散[共]

组成 朱砂、香榧草、檀香、冰片、丁香、麝香、薄荷脑、姜黄、白芷、零陵香、甘松、木香、玫瑰花。功能主治 祛暑避秽，开窍止痛。用于夏季暑邪所致的头目眩晕、头痛鼻塞、恶心、呕吐、晕车晕船。用法 口服：一次0.6g；外用：适量吸入鼻孔。禁忌 孕妇忌用；肝肾功能不全者禁用。注意 服药期间饮食宜清淡，忌食辛辣油腻之品；该品含有朱砂，不宜久服。医保 乙类。

六合定中丸

组成 广藿香、香薷、陈皮、厚朴（姜制）、枳壳（炒）、木香、檀香、山楂（炒）、六神曲（炒）、麦芽（炒）、稻芽（炒）、茯苓、木瓜、白扁豆（炒）、紫苏叶、桔梗、甘草。功能主治 祛暑除湿，和中消食。用于夏伤暑湿，宿食停滞，寒热头痛，胸闷恶心，吐泻腹痛。用法 口服：一次1丸，一日3次。禁忌 湿热泄泻、实热积滞胃痛者忌服。注意 饮食宜清淡；不宜在服药期间同时服用滋补性中成药；肠炎脱水严重者可以配合适当补液。医保 乙类。

紫金锭（散）[共]

组成 麝香、山慈菇、雄黄、红大戟、千金子霜、五倍子、朱砂。功能主治 辟瘟解毒，消肿止痛。用于中暑，症见脘腹胀痛，恶心呕吐，痢疾泄泻，小儿痰厥；外治疔疮疖肿，痄腮，丹毒，喉风。用法 口服：锭剂，一次0.6～1.5g，一日2次；散剂，一次1.5g，一日2次；外用：取锭剂或散剂醋磨调敷患处。禁忌 该品性猛峻烈，气血虚弱者忌用；该品含有麝香及重金属药，孕妇忌用；该品含有朱砂、雄黄等，肝肾功能不全者禁用。注意 该品含有有毒药物，不宜过量、久服。医保 乙类。

泻下剂

麻仁润肠丸(软胶囊)[基]

组成 火麻仁、大黄、苦杏仁(去皮炒)、白芍、陈皮、木香。功能主治 润肠通便。用于肠胃积热，胸腹胀满，大便秘结。用法 口服：丸剂，一次1～2丸，一日2次；软胶囊剂，一次8粒，一日2次。不良反应 腹痛。禁忌 孕妇禁用；严重气质型病变引起的排便困难，如结肠癌，严重的肠道憩室，肠梗阻及炎症性肠病等禁用。注意 虚寒性便秘者不宜用；月经期间慎用；忌生冷、油腻、辛辣食物；有慢性病史者、小儿及年老体虚者不宜长期服用；服药后大便次数过多，大便偏稀，可酌情减量或停服；年老、体弱者酌情减量或停服。医保 甲类。

三黄胶囊(片、丸)

组成 黄芩浸膏、大黄、盐酸小檗碱。功能主治 清热解毒，泻火通便。用于三焦热盛所致的目赤肿痛、口鼻生疮、咽喉肿痛、牙龈肿痛、心烦口渴、尿黄、便秘；亦用于急性胃肠炎、痢疾。用法 口服：胶囊剂，一次2粒，一日2次；片剂，一次4片，一日2次；丸剂，一次6～9g，一日3次。不良反应 肠易激综合征、恶心、呕吐、皮疹、药物热等。禁忌 冷积便秘，寒湿泻痢，虚火口疮、喉痹者忌服；孕妇忌用。注意 服药期间忌食荤腥油腻之品，以免助湿生热。医保 甲类(胶囊剂、片剂)；乙类(丸剂)。

苁蓉通便口服液

组成 何首乌、肉苁蓉、枳实(麸炒)、蜂蜜。功能主治 滋阴补肾，润肠通便。用于中、老年人、病后产后等虚性便秘及习惯性便秘。用法 口服：一次10～20ml，一日1次；睡前或清晨服用。注意 实热积滞，大便燥结者不宜用；孕妇慎用。医保 乙类。

麻仁丸(胶囊、软胶囊)

组成 麻仁、熟大黄、苦杏仁、白芍(炒)、枳实(炒)、厚朴(姜制)。功能主治 润肠通便。用于肠热津亏所致的便秘，症见大便干结难下，腹部胀满不舒；习惯性便秘见上述证候者。用法 口服：丸剂，水蜜丸一次6g，小蜜丸一次9g，大蜜丸一次1丸，一日1～2次；胶囊剂，一次2～4粒，早、晚各一次，或睡前服用；软胶囊剂，一次3～4粒，早、晚各一次，小儿服用量减半。注意 虚寒性便秘不宜用；该品含攻下破积药，孕妇慎用；忌食辛辣、香燥、刺激性食物。医保 乙类(丸剂、胶囊剂)；非医保(软胶囊剂)。

麻仁滋脾丸

组成 麻仁、大黄(制)、苦杏仁(炒)、郁李仁、当归、白芍、厚朴(姜制)、枳实(麸炒)。功能主治 润肠通便，消食导滞。用于胃肠积热所致的大便秘结、胸腹胀满、口苦尿黄。用法 口服：一次1丸，一日2次。注意 脾胃虚寒性便秘者慎用；孕妇慎用；忌食辛辣香燥刺激性食物。医保 乙类。

通便灵胶囊

组成 番泻叶、当归、肉苁蓉。功能主治 泄热导滞，润肠通便。用于热结便秘，长期卧床便秘，一时性腹胀便秘，老年习惯性便秘。用法 口服：一次5～6粒，一日1次。禁忌 脾胃虚寒者忌用；孕妇及哺乳期、月经期妇女禁用。注意 忌食辛辣、油腻及不易消化的食品，以免助湿生热。医保 乙类。

通便宁片

组成 番泻叶干膏粉、牵牛子、砂仁、白豆蔻。功能主治 宽中理气，泻下通便。用于肠胃实热积滞所致的便秘，症见大便秘结、腹痛拒按、腹胀纳呆、口干苦、小便短赤、舌红苔黄、脉弦滑数。用法 口服：一次4片，一日1次；如服药8小时后不排便再服一次，或遵医嘱。禁忌 脾胃虚寒冷积便秘者忌服；孕妇、哺乳期、月经期妇女禁用。注意 体虚者忌长期服用；服药期间忌食辛辣油腻及不易消化之品，以免助湿生热。医保 乙类。

清热剂

清热泻火剂

黄连上清丸(颗粒、胶囊、片)[基]

组成 黄连、栀子(姜制)、连翘、蔓荆子(炒)、防风、荆芥穗、白芷、黄芩、菊花、薄荷、大黄(酒制)、黄柏(酒炒)、桔梗、川芎、石膏、旋覆花、甘草。功能主治 散风清热，泻火止痛。用于风热上攻、肺胃热盛所致的头晕目眩、暴发火眼、牙齿疼痛、口舌生疮、咽喉肿痛、耳痛耳鸣，大便秘结、小便短赤。用法 口服：水丸或水蜜丸，一次3～6g，大蜜丸一次1～2丸；颗粒剂，一次2g；胶囊剂，一次4粒；片剂，一次6片；一日2次。不良反应 急性肝损害。禁忌 孕妇禁用；对该品过敏者禁用。注意 该品清实热火毒，阴虚火旺者慎用；该品苦寒，易伤胃气，脾胃虚寒者慎用；过敏体质者慎用；服药期间饮食宜清淡，忌食辛辣刺激性食物；不宜在服药期间同时服用温补性中成药。医保 甲类。

牛黄解毒丸(胶囊、软胶囊、片)[基]

组成 人工牛黄、雄黄、石膏、大黄、黄芩、桔梗、冰片、甘草。功能主治 清热解毒。用于火热内盛，咽喉肿痛，牙龈肿痛，口舌生疮，目赤肿痛。用法 口服：丸剂，水丸一次2g，一日3次，大蜜丸一次1丸，一日2～3次；胶囊剂，小粒一次3粒或大粒一次2粒，一日2～3次；软胶囊剂，一次4粒，一日2～3次；片剂，小片一次3片或大片一次2片，一日2～3次。不良反应 药疹、过敏性休克、肝脏损害、砷中毒等。禁忌 孕妇禁用；对该品过敏者禁用。注意 阴虚火旺所致的口疮、牙痛、喉痹者不宜用；该品苦寒泻降，脾胃虚弱者慎用；过敏体质者慎用；因方中含有雄黄，故不宜过量、久服；忌烟、酒及辛辣、油腻食物；不宜在服药期间同时服用滋补性中药。医保 甲类。

牛黄上清丸（胶囊、片）[基]

组成 人工牛黄、菊花、连翘、荆芥穗、白芷、薄荷、黄芩、黄连、黄柏、大黄、栀子、石膏、赤芍、地黄、当归、川芎、冰片、桔梗、甘草。功能主治 清热泻火，散风止痛。用于热毒内盛、风火上攻所致的头痛眩晕、目赤耳鸣、咽喉肿痛、口舌生疮、牙龈肿痛、大便燥结。用法 口服：水丸一次 3g，大蜜丸一次 1 丸；胶囊剂，一次 3 粒；片剂，一次 4 片；一日 2 次。不良反应 药疹、过敏性休克等。注意 阴虚火旺所致的头痛眩晕，牙痛咽痛不宜用；孕妇慎用；该品寒凉，易伤胃气，小儿、年老体弱、大便溏软者慎服；服药期间饮食宜清淡，忌食辛辣、油腻食物；不宜在服药期间同时服用温补性中成药；用该品治疗喉痹、口疮、口糜、牙宣、牙痛时，可配合使用外用药物，以增强疗效；注意保持口腔清洁卫生，经常漱口，以减少邪毒滞留。医保 甲类。

当归龙荟丸（胶囊、片）[兴]

组成 龙胆（酒炒）、大黄（酒炒）、芦荟、黄连（酒炒）、黄芩（酒炒）、黄柏（盐炒）、栀子、青黛、当归（酒炒）、木香、麝香。功能主治 泻火通便。用于肝胆火旺，心烦不宁，头晕目眩，耳鸣耳聋，胁肋疼痛，脘腹胀痛，大便秘结。用法 口服：水丸，一次 6g；胶囊剂，一次 3 粒；片剂，一次 4 片；一日 2 次。禁忌 孕妇禁用。注意 冷积便秘，阴虚阳亢之眩晕者慎用；该品苦寒，故素体脾虚、年迈体弱者及孕妇慎用；饮食宜清淡，忌食辛辣、油腻之品，以免动火助邪。医保 乙类。

牛黄至宝丸

组成 人工牛黄、大黄、芒硝、冰片、石膏、栀子、连翘、青蒿、木香、广藿香、陈皮、雄黄。功能主治 清热解毒，泻火通便。用于胃肠积热所致的头痛眩晕、目赤耳鸣、口燥咽干、大便燥结。用法 口服：一次 1～2 丸，一日 2 次。禁忌 孕妇禁用。注意 脾胃虚弱者慎用；不宜久服；忌食辛辣香燥刺激性食物。医保 乙类。

一清颗粒（胶囊）[基]

组成 黄连、大黄、黄芩。功能主治 清热泻火解毒，化瘀凉血止血。用于火毒血热所致的身热烦躁、目赤口疮、咽喉牙龈肿痛、大便秘结、吐血、咯血、衄血、痔血；咽炎、扁桃体炎、牙龈炎见上述证候者。用法 口服：颗粒剂，开水冲服，一次 7.5g，一日 3～4 次；胶囊剂，一次 2 粒，一日 3 次。不良反应 偶见皮疹、恶心、腹泻、腹痛等。注意 阴虚火旺者慎用；服药期间饮食宜清淡，忌食辛辣、油腻、鱼腥食物，戒烟酒，以免加重病情；本药苦寒，易伤胃气，体弱年迈者慎服；不可过量、久服；出血量多者，应采取综合急救措施。医保 乙类。

清热解毒剂

板蓝根颗粒[基]（片、口服液）

组成 板蓝根。功能主治 清热解毒，凉血利咽。用于肺胃热盛所致的咽喉肿痛、口咽干燥、腮部肿胀；急性腮腺炎见上述证候者。用法 口服：颗粒剂，开水冲服，一次5～10g，或一次3～6g(无蔗糖)，一日3～4次；片剂：一次2～4片，一日3次；口服液，一次10ml，一日4次。禁忌 糖尿病患者禁用含糖颗粒；风寒感冒者不宜使用；阴虚火旺之喉痹、乳蛾者不宜用。注意 忌烟酒及辛辣、生冷、油腻食物。医保 甲类(颗粒剂)；乙类(片剂、口服液)。

穿心莲胶囊(片、丸)

组成 穿心莲。功能主治 清热解毒，凉血消肿。用于邪毒内盛，感冒发热，咽喉肿痛，口舌生疮。用法 口服：胶囊剂，一次2～3粒，一日3～4次；片剂，一次2～3片(小片)或1～2片(大片)，一日3～4次；丸剂，一次50粒，一日2次。注意 忌烟酒及辛辣、生冷、油腻食物；服药期间不宜同时服用滋补性中药；有高血压、心脏病、肝病、糖尿病、肾病等慢性病严重者应在医师指导下服用。医保 甲类(胶囊剂、片剂)；乙类(丸剂)。

冬凌草片

组成 冬凌草。功能主治 清热消肿。用于急慢性扁桃体炎，咽炎、喉炎、口腔炎，试用于抗癌。用法 口服：一次2～5片，一日3次。不良反应 轻度腹胀、肠鸣、大便次数增加等。医保 乙类。

清开灵颗粒[基](胶囊[基]、软胶囊、片[基]、泡腾片、口服液)

组成 胆酸、珍珠母、猪去氧胆酸、栀子、水牛角、板蓝根、黄芩苷、金银花。功能主治 清热解毒，镇静安神。用于外感风热时毒、火热内盛所致高热不退、烦躁不安、咽喉肿痛、舌质红绛、苔黄、脉数者；上呼吸道感染、病毒性感冒、急性化脓性扁桃体炎、急性咽炎、急性支气管炎、高热等病症属上述证候者。用法 口服：颗粒剂，一次3～6g，一日2～3次；胶囊剂，一次2～4粒，一日3次；软胶囊剂，一次1～2粒(规格1)或一次2～4粒(规格2)，一日3次；片剂，一次1～2片，一日3次；泡腾片，热水中泡腾溶解后服用，一次2～4片，一日3次；口服液，一次20～30ml，一日2次；儿童酌减或遵医嘱。禁忌 孕妇禁用；糖尿病患者禁用含糖颗粒。注意 风寒感冒者不宜使用；高血压、心脏病、久病体虚便溏者慎用；忌辛辣、刺激性食物；过敏体质者慎用。医保 甲类(颗粒剂、胶囊剂、片剂)；非医保(泡腾片、口服液)。

清热解毒颗粒[基](胶囊、片、口服液)

组成 金银花、连翘、水牛角浓缩粉、黄连、大青叶、玄参、地黄、知母、石膏。功能主治 清热解毒。用于热毒壅盛所致发热面赤，烦躁口渴，咽喉肿痛；流感、上呼吸道感染见上述证候者。用法 口服：颗粒剂，开水冲服，一次15～30g，一日3次；胶囊剂，一次2～4粒，一日3次；片剂，一次2～4片，一日3次；口服液，一次10～20ml，一日3次。禁忌 孕妇禁用；风寒感冒者不适用；糖尿病患者禁服。注意 忌烟、酒及辛辣、生冷、油腻食物；不宜在服药期间同时服用滋补性中药；该品适用于风热感冒，症见发热咽痛，口干或渴，咳嗽痰黄；脾胃虚寒泄泻者慎服。医保 甲类(颗粒剂、胶囊剂、片剂)；乙类

(口服液)。

金莲清热颗粒(胶囊)

组成 金莲花、大青叶、石膏、知母、地黄、玄参、炒苦杏仁。功能主治 清热解毒,生津利咽,止咳祛痰。用于感冒热毒壅盛证,症见高热、口渴、咽干、咽痛、咳嗽、痰稠;流行性感冒、上呼吸道感染见上述证候者。用法 口服:颗粒剂,一次 5g,一日 4 次;小儿 1 岁以下一次 2.5g,一日 3 次;1～15 岁一次 2.5～5g,一日 4 次;高热时每 4 小时 1 次,或遵医嘱。禁忌 孕妇禁用。注意 忌烟、酒及辛辣、生冷、油腻食物;不宜在服药期间同时服用滋补性中药;高热体温超过 38.5℃的患者,请上医院就诊;脾胃虚寒泄泻者慎服。医保 乙类。

抗病毒颗粒(片、口服液)

组成 板蓝根、石膏、芦根、地黄、郁金、知母、石菖蒲、广藿香、连翘。功能主治 清热祛湿,凉血解毒。用于风热感冒,温病发热及上呼吸道感染,流感、腮腺炎病毒感染疾患。用法 口服:颗粒剂,开水冲服,一次 12～24g,一日 3 次;片剂,成人一次 4～6 片,3～7 岁一次 2 片,2 岁以下一次 1 片,一日 3 次;口服液,一次 10ml,一日 2～3 次(早饭前、午饭后和晚饭后各服一次),小儿酌减。禁忌 孕妇、哺乳期妇女禁用。注意 临床症状较重、病程较长或合并有细菌感染的患者,应加服其他治疗药物;高血压、心脏病、肝病、糖尿病、肾病等慢性病严重者,脾胃虚寒泄泻者慎服。医保 乙类。

蓝芩口服液

组成 板蓝根、黄芩、栀子、黄柏、胖大海。功能主治 清热解毒,利咽消肿。用于肺胃实热所致的咽痛、咽干、咽部灼热;急性咽炎见上述证候者。用法 口服:一次 20ml,一日 3 次。注意 该品为治疗肺胃实热所致急喉痹的常用中成药,若属虚火喉痹者慎用;服药期间饮食宜清淡,忌食辛辣、油腻、鱼腥之品,戒烟酒,以免加重病情;用该品治疗急性咽炎时,宜配合使用漱口液和含片,减轻咽部不适症状;急性咽炎感染严重,有发热等全身症状者,应在医生指导下应用。医保 乙类。

热毒宁注射液

组成 青蒿、金银花、栀子。功能主治 清热、疏风、解毒。用于外感风热所致的感冒、咳嗽,症见高热、微恶风寒、头痛、身痛、咳嗽、痰黄;上呼吸道感染、急性支气管炎见上述证候者。用法 静脉滴注:成人剂量,一次 20ml,以 5%葡萄糖注射液或 0.9%氯化钠注射液 250ml 稀释后使用,滴速为每分钟 30～60滴,一日 1 次;上呼吸道感染患者疗程为 3 日,急性气管-支气管炎患者疗程为 5 日;或遵医嘱。儿童剂量,3～5 岁最高剂量不超过 10ml,以 5%葡萄糖注射液或 0.9%氯化钠注射液 50～100ml 稀释后静脉滴注,滴速为每分钟 30～40 滴,一日 1 次;6～10 岁,一次 10ml,以 5%葡萄糖注射液或 0.9%氯化钠注射液 100～200ml 稀释后静脉滴注,滴速为每分钟30～60

滴，一日1次；11～13岁，一次15ml，以5％葡萄糖注射液或0.9％氯化钠注射液200～250ml稀释后静脉滴注，滴速为每分钟30～60滴，一日1次；14～17岁，一次20ml，以5％葡萄糖注射液或0.9％氯化钠注射液250ml稀释后静脉滴注，滴速为每分钟30～60滴，一日1次；或遵医嘱；该品使用后需用5％葡萄糖注射液或0.9％氯化钠注射液冲洗输液管后，方可使用第二种药物。不良反应 个别患者可出现头晕、胸闷、口干、腹泻、恶心呕吐；偶见有全身发红，瘙痒或皮疹等过敏反应。注意 该品不宜与其他药物在同一容器内混合使用；与青霉素类、氨基苷类和大环内酯类等药物配伍使用时可产生混浊或沉淀；既往有溶血现象者慎用；用药期间定期检查血清胆红素；溶液配制浓度不低于1∶4；使用前如发现该品出现混浊、沉淀、变色、漏气或瓶身细微破裂者，均不能使用；如经溶媒稀释后出现混浊亦不得使用。医保 乙类。

清热散结片

组成 千里光。功能主治 清热解毒，散结止痛。用于急性结膜炎，急性咽喉炎，急性扁桃体炎，急性肠炎，急性菌痢，急性支气管炎，淋巴结炎，疮疖疼痛，中耳炎，皮炎湿疹。用法 口服：一次5～8g，一日3次。医保 乙类。

新癀片

组成 人工牛黄、肿节风、猪胆汁膏、肖梵天花、珍珠层粉、水牛角浓缩粉、三七、红曲、吲哚美辛。功能主治 清热解毒，活血化瘀，消肿止痛。用于热毒瘀血所致的咽喉肿痛、牙痛、痹痛、胁痛、黄疸、无名肿毒。用法 口服：一次2～4片，一日3次；小儿酌减。外用：用冷开水调化，敷患处。禁忌 有消化道出血者禁用。注意 该品为治疗肺胃实热火毒瘀结所致急喉痹、牙痛、痹病的中成药，若属虚火喉痹、牙痛、风寒湿痹、外伤胁痛、阴疽慢肿者慎用；服药期间饮食宜清淡，忌食辛辣、油腻、鱼腥食物，戒烟酒，以免加重病情；牙痛证应禁食较硬食品；该品苦寒，老人、儿童及素体脾胃虚弱者慎服；一般应避免空腹服用；过敏体质者慎用；急性咽炎、胆囊炎感染严重，有高热等全身症状者，酌情应用抗生素，以促使炎症尽快消退；用该品治疗急性咽炎时，可配合使用漱口液含漱，以保持口腔清洁，或配合外用药吹敷患处，以增强疗效；无名肿毒应配合局部用药，以增强疗效。医保 乙类。

新清宁片(胶囊)

组成 熟大黄。功能主治 清热解毒，泻火通便。用于内结湿热所致的喉肿、牙痛、目赤、便秘、发热。用法 口服：片剂，一次3～5片；胶囊剂，一次3～5粒；一日3次，必要时可适当增量；学龄前儿童酌减或遵医嘱；用于便秘，临睡前服5片。禁忌 冷积便秘者；月经期妇女。注意 服药后大便次数增多且不成形者，应酌情减量；该品不宜长期服用；儿童、孕妇、哺乳期妇女、年老体弱及脾虚便溏者慎用。医保 乙类。

黏膜溃疡散

组成 青黛、儿茶、冰片。功能主治 清热解毒，收敛止痛。用于热毒内盛所致的咽喉肿痛，口舌生疮。用法 外用：将此药粉涂擦或吹于患处，一日数次。禁忌 阴虚火旺、虚火上炎之口疮、咽喉痛禁用。注意 喷药时不要吸气，以防药粉进入呼吸道而引起呛咳。医保 乙类。

肿节风片(注射液)

组成 肿节风。功能主治 消肿散结，清热解毒。用于热毒壅盛所致的肺炎、阑尾炎、蜂窝织炎、菌痢、脓肿以及消化道癌、胰腺癌、肝癌等肿瘤。用法 口服：一次 3 片，一日 3 次。肌内注射：抗菌消炎，一次 2～4ml，一日 1～2 次。静脉滴注：抗肿瘤，一次 3～4ml，加入 5%葡萄糖或 0.9%氯化钠注射液中，一日 2 次。不良反应 偶见过敏反应。注意 孕妇及过敏体质者慎用；注射液如出现混浊、沉淀、变色、漏气等现象时不能使用。医保 乙类。

清脏腑热剂

清热理肺剂

银黄颗粒[基](片[基]、口服液[基]、微丸、注射液)

组成 金银花提取物、黄芩提取物。功能主治 清热疏风，利咽解毒。用于外感风热、肺胃热盛所致的咽干、咽痛、喉核肿大、口渴、发热；急慢性扁桃体炎、急慢性咽炎、上呼吸道感染见上述证候者。用法 口服：颗粒剂，开水冲服，一次 4～8g，一日 2 次；片剂，一次 2～4 片，一日 4 次；口服液，一次 10～20ml，一日 3 次；微丸剂，一次 0.5～1g，一日 4 次；注射液，一次 2～4ml，每日 1～2 次；小儿酌减。不良反应 药疹。注意 阴虚火旺者慎用；脾胃虚寒大便溏薄者慎用；服药期间忌食辛辣、鱼腥食物。医保 甲类(颗粒剂、胶囊剂、片剂)；乙类(口服液、丸剂、注射液)。

黛蛤散

组成 青黛、蛤壳。功能主治 清肝利肺，降逆除烦。用于肝火犯肺所致的头晕耳鸣，咳嗽吐衄，痰多黄稠，咽膈不利，口渴心烦。用法 口服：一次 6g，一日 1 次，随处方入煎剂。注意 该品清肝泻肺，性味苦寒，阳气虚弱者慎用；孕妇慎用；服药期间忌食辛辣、生冷、油腻食物。医保 乙类。

连花清瘟颗粒[基](胶囊[基]、片)

组成 连翘、金银花、炙麻黄、苦杏仁(炒)、石膏、板蓝根、绵马贯众、鱼腥草、广藿香、大黄、红景天、薄荷脑、甘草。功能主治 清瘟解毒，宣肺泄热。用于治疗流行性感冒属热毒袭肺证，症见发热或高热，恶寒，肌肉酸痛，鼻塞流涕，咳嗽，头痛，咽干，咽痛，舌偏红，苔黄或黄腻等。用法 口服：颗粒剂，开水冲服，一次 6g；胶囊剂，一次 4 粒；片剂，一次 4 粒；一日 3 次。禁忌 风寒感冒者禁用。注意 忌食烟酒及辛辣、生冷、油腻食物；不宜长期服用。医保 乙类。

清肺抑火丸

组成 黄芩、栀子、黄柏、浙贝母、桔梗、前胡、苦参、知母、天花粉、大黄。功能主治 清肺止咳，化痰通便。用于痰热阻肺所致的咳嗽，痰黄稠黏，口干咽痛，大便干燥。用法 口服：水丸一次 6g；大蜜丸一次 1 丸，一日 2～3 次，小儿酌减。禁忌 风寒咳嗽或脾胃虚弱者忌服。注意 孕妇慎用；服药期间饮食宜清淡，忌食生冷、辛辣、燥热之品，忌烟酒。医保 乙类。

痰热清注射液

组成 黄芩、熊胆粉、山羊角、金银花、连翘。功能主治 清热、化痰、解毒。用于风温肺热病，痰热阻肺症，症见发热、咳嗽、咳痰不爽、咽喉肿痛、口渴、舌红、苔黄；肺炎早期、急性支气管炎、慢性支气管炎急性发作以及上呼吸道感染属上述证候者。用法 静脉滴注：成人一次 20ml，重症患者一次可用 40ml，加入 5％葡萄糖注射液或 0.9％氯化钠注射液 250～500ml，控制滴数每分钟不超过 60 滴，一日 1 次；儿童按体重 0.3～0.5ml/kg，最高剂量不超过 20ml，加入 5％葡糖注射液或 0.9％氯化钠注射液 100～200ml，控制滴数每分钟不超过 30～60 滴，一日 1 次。不良反应 过敏反应如皮疹、瘙痒等。注意 使用前发现瓶盖漏气、瓶体有裂缝、溶液混浊或有沉淀物不得使用；不得和其他药物混合滴注；如病情需要，可和其他抗生素联合使用。医保 乙类。

鱼腥草注射液

组成 鱼腥草。功能主治 清热、解毒、利湿。用于肺脓疡，痰热咳嗽，白带，尿路感染，痈疖。用法 肌内注射：一次 2～4ml，一日 4～6ml；静脉滴注：一次 20～100ml，用 5％～10％葡糖注射液稀释后应用，或遵医嘱。不良反应 肌内注射局部疼痛、输液反应、过敏反应等。注意 使用前发现瓶盖漏气、瓶体有裂缝、溶液混浊或有沉淀物不得使用；不得和其他药物混合滴注。医保 乙类（限二级以上医院）。

清肝解毒剂

护肝片（胶囊、颗粒）[基]

组成 柴胡、茵陈、板蓝根、猪胆粉、绿豆、五味子。功能主治 疏肝理气，健脾消食。具有降低转氨酶作用，用于慢性肝炎及早期肝硬化等。用法 口服：片剂，一次 4 片，一日 3 次；胶囊剂，一次 4 粒，一日 3 次；颗粒剂，用温开水送服，一次 2g，一日 3 次。禁忌 重症肝炎、肝衰竭、肝硬化失代偿期、脾胃虚寒患者不宜用。注意 该品降酶时，一般疗程为一个月，在血清丙氨酸氨基转移酶（ALT）指标下降时，应注意血清天门冬氨酸氨基转移酶（GPT）是否下降，并全面观察肝功能及相应体征是否好转，以免延误病情；如果肝功能全面好转，需停用该品时应递减剂量，不宜骤停，以免 ALT 反跳；服药期间应绝对戒酒。医保 甲类。

益肝灵胶囊(片)

组成 水飞蓟素。功能主治 保肝药。具有改善肝功能、保护肝细胞膜的作用,用于急、慢性肝炎。用法 口服:胶囊剂,一次 2 粒;片剂,一次 2 片;一日 3 次。注意 服药期间饮食宜清淡,忌食辛辣、生冷、油腻食物。忌愤怒、忧郁、劳碌。医保 甲类。

澳泰乐颗粒

组成 返魂草、郁金、黄精(蒸)、白芍、麦芽(生)。功能主治 疏肝理气,清热解毒。用于疲乏无力,厌油腻,纳呆食少,胁痛腹胀,口苦恶心,甲、乙型肝炎及慢性肝炎见上述证候者。用法 口服:一次 15g,一日 3 次。注意 脾胃虚寒者慎用;服药期间戒酒。医保 乙类。

复方益肝灵胶囊(片)

组成 水飞蓟素、五仁醇浸膏。功能主治 益肝滋肾,解毒祛湿。用于肝肾阴虚、湿毒未清所致的胁痛,症见胁痛、纳差、腹胀、腰酸乏力、尿黄;慢性肝炎见上述证候者。用法 饭后口服:胶囊剂,一次 4 粒;片剂,一次 4 片,一日 3 次。禁忌 肝郁脾虚所致的胁痛禁用。注意 不得与含铝离子的物质同时服用;服药期间饮食宜清淡,忌食辛辣、生冷、油腻食物;忌愤怒、忧郁、劳碌。医保 乙类。

护肝宁片(胶囊)

组成 垂盆草、虎杖、丹参、灵芝。功能主治 清热利湿,益肝化瘀,疏肝止痛,退黄,降低丙氨酸氨基转移酶。用于急、慢性肝炎。用法 口服:片剂,一次 4～5 片,一日 3 次;胶囊剂,一次 4～5 粒,一日 3 次。医保 乙类。

利肝隆颗粒(胶囊、片)[共]

组成 郁金、板蓝根、茵陈、黄芪、当归、刺五加、五味子、甘草。功能主治 疏肝解郁,清热解毒,益气养血,用于肝郁湿热、气血两虚所致的两胁胀痛或隐痛、乏力、尿黄;急、慢性肝炎见上述证候者。用法 口服:颗粒剂,开水冲服,一次 10g;胶囊剂,一次 2～4 粒;片剂,一次 5 片;一日 3 次;小儿酌减。禁忌 寒湿型黄疸忌用。注意 肝阴不足所致胁痛者不宜应用;服药期间饮食宜清淡,忌食油腻、辛辣之品,并宜戒酒。医保 乙类。

双虎清肝颗粒

组成 金银花、虎杖、黄连、白花蛇舌草、蒲公英、野菊花、紫花地丁、法半夏、枳实(麸炒)、丹参、瓜蒌、甘草。功能主治 清热利湿,化痰宽中,理气活血。用于湿热内蕴所致的胃脘痞闷、口干不欲饮、恶心厌油、食少纳差、胁肋隐痛、腹部胀满、大便黏滞不爽或臭秽,或身目发黄,舌质暗、边红,舌苔厚腻或腻,脉弦滑或弦数者,以及慢性乙型肝炎见有上述证候者。用法 口服:颗粒剂,开水冲服,一次 12～24g,一日 2 次,或遵医嘱。注意 脾虚便溏者慎用。医保 乙类。

乙肝清热解毒颗粒(胶囊、片)

组成 虎杖、白花蛇舌草、野菊花、北豆根、拳参、茵陈、土茯苓、白茅根、茜草、蚕砂、淫羊藿、橘红、甘草。功能主治 清肝利胆，解毒。用于肝胆湿热所致的胁痛、黄疸或无黄疸、发热或低热、口干苦或黏臭、厌油，胃肠不适、舌红苔厚腻、脉弦滑数；慢性乙型肝炎见上述证候者。用法 口服：颗粒剂，开水冲服，一次 20g，一日 3 次；片剂，一次 4～8 片，一日 3 次；胶囊剂，一次 6 粒，一日 3 次。禁忌 寒湿阴黄者忌用。注意 慢性肝炎非活动期，小便不黄，大便不干者，不宜服用；肝郁气滞、瘀血停滞、肝阴不足所致胁痛者不宜应用；孕妇慎用；服药期间饮食宜选清淡、易消化之品，忌食辛辣、油腻，并戒烟酒；体质虚弱者不可过量服用或久用。医保 乙类。

清肝胆湿热剂

龙胆泻肝丸(颗粒、胶囊、片、口服液)

组成 龙胆、柴胡、黄芩、栀子(炒)、泽泻、木通、盐车前子、酒当归、地黄、炙甘草。功能主治 清肝胆，利湿热。用于肝胆湿热，头晕目赤，耳鸣耳聋，耳肿疼痛，胁痛口苦，尿赤涩痛，湿热带下。用法 口服：丸剂，水丸一次 3～6g，大蜜丸一次 1～2 丸，一日 2 次；颗粒剂，一次 4～8g，一日 2 次；胶囊剂，一次 4 粒，一日 3 次；片剂，一次 4～6 片，一日 3 次；口服液，一次 10ml，一日 3 次。不良反应 恶心、腹痛、腹泻等。禁忌 脾胃虚寒者忌用。注意 孕妇慎用；年迈体弱者慎服，体质壮实者，也当中病即止，不可过服、久服；临床症状较重、病程较长或合并有细菌感染的患者，应加服其他治疗药物；原发性高血压患者慎用。医保 甲类(丸剂、颗粒剂、胶囊剂、片剂)；非医保(口服液)。

茵栀黄颗粒[基](口服液[基]、胶囊、片、注射液)

组成 茵陈提取物、栀子提取物、黄芩苷、金银花提取物。功能主治 清热解毒，利湿退黄。用于肝胆湿热所致的黄疸，症见面目俱黄、胸胁胀痛、恶心呕吐、小便黄赤；急慢性肝炎见上述证候者。用法 口服：颗粒剂，开水冲服，一次 3g，一日 3 次；口服液，一次 10ml，一日 3 次；胶囊剂，一次 3 粒，一日 3 次；片剂，一次 2 片，一日 3 次；注射液，静脉滴注，一次 10～20ml，用 10%葡萄糖注射液 250～500ml 稀释后滴注，症状缓解后改用肌内注射，一日 2～4 ml。不良反应 过敏性皮疹、胃肠道反应、畏寒、心悸、过敏性休克等。禁忌 寒湿所发黄疸，症见黄色晦暗，肢凉怕冷，大便溏泻者不宜用；该品不宜用于肝衰竭引起的黄疸，梗阻性黄疸以及残留黄疸。注意 自身免疫性肝炎、原发性胆汁性肝硬化和原发性硬化性胆管炎的黄疸应慎用；妊娠及哺乳期妇女慎用。医保 甲类(颗粒剂、口服液、注射液)；乙类(胶囊剂、片剂)。

当飞利肝宁胶囊

组成 水飞蓟、当归。功能主治 清利湿热，益肝退黄。用于湿热郁蒸所致的黄疸，症见面黄或目黄、口苦尿黄、纳少乏力；急、慢性肝炎见湿热证候者。

用法 口服：一次4粒，一日3次，小儿酌减，或遵医嘱。注意 忌烟酒及油腻食物。医保 乙类。

苦黄注射液

组成 苦参、大黄、大青叶、茵陈、春柴胡。功能主治 清热利湿，疏肝退黄。用于湿热黄疸、黄疸型病毒性肝炎。用法 静脉滴注：一次10～60ml，用5%或10%葡萄糖注射液500ml稀释，一日1次，15天为一疗程。不良反应 消化道症状；过敏反应如过敏性休克、急性喉头水肿、药疹、药物热等。禁忌 过敏体质者禁用；严重心、肾功能不全者禁用。注意 使用剂量应逐日增加，第一天10ml、第二天20ml、第三天30～60ml；每500ml滴注液应在3～4小时内缓慢滴入；妊娠期和哺乳期妇女慎用。医保 乙类。

利胆片

组成 柴胡、白芍、茵陈、金钱草、黄芩、大黄、芒硝、知母、金银花、大青叶、木香。功能主治 疏肝止痛，清热利湿。用于肝胆湿热所致的胁痛，症见胁肋及胃腹部疼痛、按之痛剧，大便不通，小便短赤，身热头痛，呕吐不食；胆道疾患见上述证候者。用法 口服：一次6～10片，一日3次。禁忌 肝郁血虚胁痛者、黄疸属寒湿蕴结阴黄者、脾胃虚寒者及孕妇忌用。注意 脾虚便溏、体弱年迈者不可过量、久服；该品适用于泥沙样结石，若结石较大，或出现梗阻以致药物排石无效时，应采取碎石或手术等相应治疗措施。医保 乙类。

舒胆胶囊

组成 大黄、金钱草、枳实、柴胡、栀子、延胡索、黄芩、木香、茵陈、薄荷脑。功能主治 疏肝利胆止痛，清热解毒排石。用于胆囊炎、胆管炎、胆道术后感染及胆道结石属湿热蕴结、肝胆气滞证侯者。用法 口服：一次4粒，一日4次。注意 寒湿困脾、脾虚便溏者慎用。医保 乙类。

清利肠胃剂

复方黄连素片[基]

组成 盐酸小檗碱、木香、吴茱萸、白芍。功能主治 清热燥湿，行气止痛，止痢止泻。用于大肠湿热，赤白下痢，里急后重或暴注下泻，肛门灼热；肠炎、痢疾见上述证候者。用法 口服：一次4片，一日3次。禁忌 溶出性贫血及葡萄糖-6-磷酸脱氢酶缺乏者禁用。注意 该品苦寒，虚寒性泻痢者慎用；妊娠期慎用；不可过服、久服；服药期间饮食宜清淡，忌食辛辣、油腻之品；勿与含鞣质的中药合用；严重脱水者，则应采取相应的治疗措施。医保 甲类。

香连丸[基]（片、胶囊）

组成 黄连（吴茱萸制）、木香。功能主治 清热化湿，行气止痛。用于大肠湿热所致的痢疾，症见大便脓血、里急后重、发热腹痛；肠炎、细菌性痢疾见上述证候者。用法 口服：浓缩丸，一次6～12丸，一日2～3次；水丸，一次3～

6g，一日 2～3 次；片剂，一次 5 片（大片），一日 3 次；小儿一次 2～3 片（小片），一日 3 次；胶囊剂，一次 2～3 粒，一日 2 次。注意 忌食生冷油腻、辛辣刺激性食物；寒湿及虚寒下痢者慎用；孕妇慎用；小儿用药请遵医嘱或酌减。医保 甲类。

枫蓼肠胃康颗粒（胶囊、片）

组成 牛耳枫、辣蓼。功能主治 理气健胃，除湿化滞。用于脾胃不和、气滞湿困所致的泄泻，症见腹胀、腹痛、腹泻，急性胃肠炎见上述证候者。用法 口服：颗粒剂，开水冲服，一次 3g，一日 3 次；胶囊剂，一次 2 粒，一日 3 次；片剂，一次 4～6 片，一日 3 次；浅表性胃炎 15 天为一个疗程。禁忌 孕妇忌用；脾胃虚寒泄泻者忌用。注意 严重脱水者，则应采取相应治疗措施。医保 乙类。

葛根芩连丸（颗粒、胶囊、片、口服液）

组成 葛根、黄芩、黄连、炙甘草。功能主治 解肌生热，止泻止痢。用于湿热蕴结所致的泄泻、痢疾，症见身热烦渴、下痢臭秽、腹痛不适。用法 口服：丸剂，一次 3g；小儿一次 1g，一日 3 次；颗粒剂，开水冲服，一次 6g，一日 3 次；胶囊剂，一次 3～4 粒，一日 3 次；片剂，一次 3～4 片，一日 3 次；口服液，一次 10ml，一日 2 次。禁忌 脾胃虚寒腹泻、慢性虚寒性痢疾者忌用。注意 服药期间饮食宜清淡，忌食辛辣油腻之品；本药苦寒，易伤胃气，不可过服、久用；严重脱水者，则应采取相应的治疗措施。医保 乙类。

香连化滞丸（片）

组成 黄连、木香、黄芩、枳实（麸炒）、厚朴（姜炙）、陈皮、青皮（醋炙）、当归、白芍（炒）、槟榔（炒）、滑石、甘草。功能主治 清热利湿，行血化滞。用于湿热凝滞引起的里急后重，腹痛下痢。用法 口服：丸剂，一次 12g（60 丸），一日 2 次；片剂，一次 4 片，一日 2 次。禁忌 孕妇忌服。注意 寒湿及虚寒下痢者慎用；忌食生冷油腻、辛辣刺激性食物。医保 乙类。

温里剂

温中散寒剂

附子理中丸（片）[基]

组成 附子（制）、干姜、党参、白术（炒）、甘草。功能主治 温中健脾。用于脾胃虚寒，脘腹冷痛，呕吐泄泻，手足不温。用法 口服：大蜜丸，一次 1 丸，一日 2～3 次；水蜜丸，一次 6g，一日 2～3 次；浓缩丸，一次 8～12 丸，一日 3 次；片剂，一次 6～8 片，一日 2～3 次。不良反应 心律失常。禁忌 大肠湿热泄泻者不宜用；急性胃肠炎，泄泻兼有大便不畅，肛门灼热者不宜用。注意 孕妇慎用；服药期间忌生冷、油腻之品；该品中有附子，服药后如有血压增高、头痛、心悸等症状，应立即停药，去医院就诊；小儿应在医师指导下服用。医保 甲类。

理中丸[基](片)

组成 炮姜、党参、白术(土炒)、炙甘草。功能主治 温中散寒,健胃。用于脾胃虚寒,呕吐泄泻,胸满腹痛,消化不良。用法 口服:大蜜丸,一次 1 丸,一日 2 次;浓缩丸,一次 8 丸,一日 3 次;片剂,一次 5～6 片,一日 2 次;小儿酌减。禁忌 该品药性偏于温燥,故阴虚内热,感冒发热者忌用;湿热中阻所致胃痛、呕吐、泄泻者不宜使用。注意 忌食生冷油腻、酸性及不易消化的食物。医保 甲类(丸剂);乙类(片剂)。

桂附理中丸

组成 肉桂、附片、党参、炮姜、白术(炒)、炙甘草。功能主治 补肾助阳,温中健脾。用于肾阳衰弱,脾胃虚寒,脘腹冷痛,呕吐泄泻,四肢厥冷。用法 用姜汤或温开水送服:一次 1 丸,一日 2 次。禁忌 该品含肉桂、附子等大热之品,故肝胃郁热所致胃脘痛者忌用。注意 孕妇慎用;忌生冷、油腻、不易消化及刺激性食物,戒烟酒。医保 乙类。

良附丸

组成 高良姜、香附(醋制)。功能主治 温胃理气。用于寒凝气滞,脘痛吐酸,胸腹胀满。用法 口服:一次 3～6g,一日 2 次。禁忌 胃部灼痛,口苦便秘之胃热者忌用;湿热中阻、胃痛、呕吐者不宜使用。注意 忌食生冷油腻、酸性及不易消化的食物。医保 乙类。

温胃舒颗粒(胶囊、片)

组成 党参、附子(制)、炙黄芪、白术(炒)、山药、肉桂、肉苁蓉(制)、补骨脂、砂仁、乌梅、山楂(炒)、陈皮。功能主治 温中养胃,行气止痛。用于中焦虚寒所致的胃痛,症见胃脘冷痛、腹胀嗳气、纳差食少、畏寒无力;慢性萎缩性胃炎、浅表性胃炎见上述证候者。用法 口服:颗粒剂,一次 10～20g,一日 2 次;胶囊剂,一次 3 粒,一日 2 次;片剂,一次 3 片,一日 2 次。不良反应 过敏反应如瘙痒、风团皮疹等。禁忌 湿热中阻胃痛者忌用。注意 该品含大辛大热、活血通经之品,孕妇慎用;忌食生冷、油腻及不易消化的食物。医保 乙类。

小建中颗粒(胶囊、片、合剂)

组成 饴糖、桂枝、白芍、炙甘草、生姜、大枣。功能主治 温中补虚,缓急止痛。用于脾胃虚寒,脘腹疼痛,喜温喜按,嘈杂吞酸,食少;胃及十二指肠溃疡见上述证候者。用法 口服:颗粒剂,一次 15g,一日 3 次;胶囊剂,一次 2～3粒,一日 3 次;片剂,一次 2～3 片,一日 3 次;合剂,一次 20～30ml,一日 3 次,用时摇匀。禁忌 孕妇禁用;阴虚内热胃痛者忌用。注意 忌食生冷、油腻、不易消化及刺激性食物,宜食清淡易消化之品,戒烟酒。医保 乙类(颗粒剂、胶囊剂、片剂);非医保(合剂)。

虚寒胃痛颗粒(胶囊)

组成 党参、炙黄芪、高良姜、干姜、桂枝、白芍、大枣、炙甘草。功能主治 益气健脾，温胃止痛。用于脾虚胃弱所致的胃痛，症见胃脘隐痛、喜温喜按、遇冷或空腹加重；十二指肠球部溃疡、慢性萎缩性胃炎见上述证候者。用法 口服：颗粒剂，开水冲服，一次1袋，一日3次；胶囊剂，一次4粒，一日3次；或遵医嘱。禁忌 阴虚火旺胃痛者忌用。注意 忌食生冷、油腻、不易消化及刺激性食物，宜食清淡易消化之品，戒烟酒。医保 乙类。

香砂养胃丸[基](颗粒[基]、胶囊、片[基])

组成 白术、木香、砂仁、豆蔻(去壳)、广藿香、陈皮、厚朴(姜制)、香附(醋制)、茯苓、枳实(炒)、半夏(制)、甘草。功能主治 温中和胃。用于胃阳不足、湿阻气滞所致的脘闷不舒、胃痛隐隐、呕吐酸水、嘈杂不适、不思饮食、四肢倦怠。用法 口服：水丸，一次9g，一日2次；浓缩丸，一次8丸，一日3次；颗粒剂，一次5g，一日2次；胶囊剂，一次3粒，一日3次；片剂，一次4～8片，一日2次。注意 胃阴虚表现为口干欲饮、大便干结、小便短少者不宜用；湿热中阻所致痞满、胃痛、呕吐者慎用；孕妇慎用；过敏体质者慎用；饮食宜清淡，忌烟酒及辛辣、生冷、油腻食物。医保 甲类。

香砂理中丸

组成 干姜(炮)、党参、白术(土炒)、木香、砂仁、炙甘草。功能主治 健脾和胃，温中理气。用于脾胃虚寒所致的胃痛，症见胃脘冷痛、喜按喜暖、不思饮食、反胃泄泻。用法 口服：一次1丸，一日2次。禁忌 胃阴不足，内热壅盛者忌用。注意 宜用温开水送服，服药期间忌食辛辣、油腻及不易消化之食品；服药时不宜服用藜芦及其制剂。医保 乙类。

香砂平胃丸[基](散、颗粒[基])

组成 苍术、厚朴(姜制)、木香、砂仁、陈皮、甘草。功能主治 理气化湿，和胃止痛。用于湿浊中阻、脾胃不和所致的胃脘疼痛、胸膈满闷、恶心呕吐、纳呆食少。用法 口服：丸剂，一次6g，一日1～2次；散剂，一次6g，一日1～2次；颗粒剂，一次10g，一日2次。注意 本方为燥湿和胃之剂，脾胃阴虚者不宜；服药期间饮食宜清淡，忌生冷、油腻、煎炸食物和海腥发物。医保 乙类。

回阳救逆剂

四逆汤

组成 附子(制)、干姜、炙甘草。功能主治 温中祛寒、回阳救逆。用于阳虚欲脱，冷汗自出，四肢厥逆，下利清谷，脉微欲绝。用法 口服：一次10～20ml，一日3次；或遵医嘱。禁忌 该品性温热，湿热、阴虚、实热之证禁用；妊娠期妇女禁用。注意 冠心病心绞痛病情急重时应配合抢救措施，避免延误病情；该品不宜单独用于休克，应结合其他抢救措施；凡热邪所致呕吐、腹痛、泄泻者均不宜使用；该品含附子，不宜过量、久服；饮食忌生冷、油腻。

医保 甲类。

参附注射液

组成 红参、附片。功能主治 回阳救逆，益气固脱。用于阳气暴脱所致的厥脱证（感染性、失血性、失液性休克等）；也可用于阳虚或气虚所致的惊悸、怔忡、喘咳、胃痛、泄泻、痹证。用法 肌内注射：一次 2～4ml，一日 1～2 次；静脉滴注：一次 20～100ml，用 5%～10%葡萄糖注射液或 0.9%氯化钠注射液 250～500ml 稀释后使用；静脉推注：一次 5～20ml，用 5%～10%葡萄糖注射液 20ml 稀释后使用，或遵医嘱。不良反应 偶见头痛、心动过速、药物性急性胃肠炎、过敏性休克等。禁忌 神昏闭证者忌用。注意 该品一般不宜与其他药物同时滴注；孕妇慎用；过敏体质者慎用；该品含附子，有小毒，过量易致心血管毒性，不宜长期使用。医保 甲类（限二级以上医院急救和抢救）。

化痰、止咳、平喘剂

温化寒痰剂

通宣理肺丸[基][兴]（颗粒[基]、胶囊[基]、片[基]、口服液）

组成 紫苏叶、麻黄、前胡、苦杏仁、桔梗、陈皮、半夏（制）、茯苓、黄芩、枳壳（炒）、甘草。功能主治 解表散寒，宣肺止嗽。用于风寒束表，肺气不宣所致的感冒咳嗽，症见发热恶寒，咳嗽，鼻塞流涕，头痛无汗，肢体酸痛。用法 口服：水蜜丸，一次 7g；大蜜丸，一次 2 丸；浓缩丸，一次 8～10 丸，一日 2～3 次；颗粒剂，一次 9g，一日 2 次；胶囊剂，一次 2 粒，一日 2～3 次；片剂，一次 4 片，一日 2～3 次。禁忌 孕妇禁用。注意 风热感冒者不宜使用；忌烟酒及辛辣、生冷、油腻食物。医保 甲类（丸剂、颗粒剂、胶囊剂、片剂）；乙类（口服液）。

二陈丸

组成 陈皮、半夏（制）、茯苓、甘草。功能主治 燥湿化痰，理气和胃。用于痰湿停滞所致的咳嗽痰多，胸脘胀闷，恶心呕吐。用法 口服：一次 9～15g，一日 2 次。禁忌 肺阴虚所致的燥咳、咯血等忌用。注意 该品辛香温燥易伤阴津，不宜长期服用；忌食辛辣、生冷、油腻之品。医保 乙类。

橘红痰咳煎膏（颗粒、口服液）

组成 化橘红、苦杏仁、半夏（制）、百部（蜜炙）、白前、五味子、茯苓、甘草。功能主治 理气化痰，润肺止咳。用于痰浊阻肺所致的咳嗽，气喘，痰多；感冒、支气管炎、咽喉炎见上述证候者。用法 口服：煎膏剂，一次 10～20g，一日 3 次，小儿减半；颗粒剂，开水冲服，一次 10～20g，一日 3 次；口服液，一次 10～20ml，一日 3 次。注意 阴虚燥咳者慎用；服药期间饮食宜清淡，忌食生冷、辛辣、厚腻之品，忌烟酒。医保 乙类。

小青龙颗粒[共]（胶囊、合剂、糖浆）

组成 麻黄、桂枝、干姜、细辛、五味子、白芍、法半夏、炙甘草。功能主治 解表化饮，止咳平喘。用于风寒水饮，恶寒发热，无汗，喘咳痰稀。用法 口服：颗粒剂，一次 13g 或 6g（无蔗糖），一日 3 次；胶囊剂，一次 2～4 粒，一日 3 次；合剂，一次 10～20ml，一日 3 次，用时摇匀；糖浆剂，一次 15～20ml，一日 3 次。禁忌 内热咳喘及虚喘者忌服；孕妇禁用。注意 服药期间忌食辛辣、生冷、油腻食物；该品含麻黄，高血压、青光眼患者慎用。医保 乙类（颗粒剂、胶囊剂）；非医保（合剂、糖浆剂）。

杏苏止咳糖浆（颗粒、口服液）

组成 苦杏仁、前胡、紫苏叶、桔梗、陈皮、甘草。功能主治 宣肺散寒，止咳祛痰。用于风寒感冒咳嗽，气逆。用法 口服：糖浆剂，一次 10～15ml，一日 3 次；颗粒剂，一次 12g，一日 3 次；口服液，一次 10ml，一日 3 次；小儿酌减。禁忌 风热、燥热及阴虚干咳者忌用。注意 服用该品期间，宜食清淡易消化之品，忌食辛辣、油腻食物。医保 乙类。

镇咳宁糖浆[共]（颗粒、胶囊、口服液）

组成 盐酸麻黄碱、桔梗酊、桑白皮酊、甘草流浸膏。功能主治 止咳，平喘，祛痰。用于风寒束肺所致的咳嗽，气喘，咳痰；支气管炎、支气管哮喘见上述证候者。用法 口服：糖浆剂，一次 5～10ml，一日 3 次；颗粒剂，一次 2～4g，一日 3 次；胶囊剂，一次 1～2 粒，一日 3 次；口服液，一次 10ml，一日 3 次。禁忌 该品性温，故风热或痰热咳嗽者忌用。注意 在服药期间，忌烟酒及生冷、肥腻、辛辣刺激性食物；该品含盐酸麻黄碱，应在医生指导下用药；高血压、冠心病和甲状腺功能亢进、前列腺增生患者慎用。医保 乙类。

理肺止咳剂

内科用药

祛痰止咳颗粒（胶囊）

组成 党参、芫花（醋制）、甘遂（醋制）、水半夏、紫花杜鹃、明矾。功能主治 健脾燥湿、祛痰止咳。用于脾胃虚弱，水饮内停所致的痰多，咳嗽，喘息；慢性支气管炎，肺气肿，肺心病等见上述证候者。用法 口服：颗粒剂，温开水冲服，一次 12g，一日 2 次；胶囊剂：一次 6 粒，一日 2 次；小儿酌减。禁忌 外感咳嗽、阴虚久咳者忌服。注意 痰饮内停所致的咳嗽、喘证，肾虚作喘者慎服；孕妇慎用；服药期间饮食宜清淡，忌食生冷、辛辣燥热之品，忌烟酒；该品含芫花、甘遂药力峻猛，易伤正气，应中病即止，不宜过量、久服；体弱年迈者不宜使用。医保 甲类（颗粒剂）；乙类（胶囊剂）。

蛇胆陈皮散（胶囊、片、口服液）

组成 蛇胆汁、陈皮（蒸）。功能主治 理气化痰，祛风和胃。用于痰浊阻肺，胃失和降，咳嗽，呕吐。用法 口服：散剂，一次 0.3～0.6g，一日 2～3 次；胶囊剂，一次 1～2 粒，一日 2～3 次；片剂，一次 2～4 片，一日 3 次；口服液，一次 10ml，一日 2～3 次；小儿酌减或遵医嘱。不良反应 有文献报道该品可引起全身多处黏膜溃烂。注意 服药期间饮食宜清淡，忌辛辣厚味食物，忌烟酒。医保 甲类（散剂、胶囊剂、片剂）；乙类（口服液）。

蛇胆川贝液[基]（散、胶囊）

组成 蛇胆汁、平贝母。功能主治 清肺，止咳，祛痰。用于肺热咳嗽，痰多。用法 口服：口服液，一次 10ml，一日 2 次；散剂，一次 0.3～0.6g，一日 2～3次；胶囊剂，一次 1～2 粒，一日 2～3 次。不良反应 全身荨麻疹样药疹、弥漫性红斑型药疹、水肿型紫癜型药疹等。注意 风寒咳嗽，痰湿犯肺，久咳不止者慎用；孕妇、体质虚弱者慎用；过敏体质者慎用；服药期间忌辛辣、油腻食物，忌烟酒。医保 甲类（口服液）；乙类（散剂、胶囊剂）。

消咳喘颗粒（胶囊、片、糖浆）

组成 满山红。功能主治 止咳，祛痰，平喘。用于寒痰阻肺所致的咳嗽气喘、咳痰色白；慢性支气管炎见上述证候者。用法 口服：颗粒剂，一次 2g，一日 3 次；胶囊剂，一次 2 粒，一日 3 次；片剂，一次 4～5 片，一日 3 次；糖浆剂，一次 10ml，一日 3 次；小儿酌减。不良反应 文献报道该品可致皮肤潮红、眼睑水肿、体温上升、哮喘发作、过敏性休克、室上性心动过速、肾病综合征等。注意 服药期间饮食宜清淡，忌食辛辣、厚味食物，忌烟酒；糖尿病患者慎用糖浆剂。医保 甲类（颗粒剂、胶囊剂、片剂）；乙类（糖浆剂）。

克咳胶囊[共]（片）

组成 麻黄、罂粟壳、甘草、苦杏仁、石膏、莱菔子、桔梗。功能主治 清热祛痰，止咳定喘。用于痰热蕴肺所致的咳嗽，喘息气短。用法 口服：胶囊剂，一次 3 粒，一日 2 次；片剂，一次 2 片，一日 2 次。不良反应 全身皮肤血管性水肿、双眼睑及口周红皮病样改变等过敏反应。禁忌 婴幼儿、孕妇及哺乳期妇女禁用；风寒袭肺者不宜使用。注意 服药期间饮食宜清淡，忌生冷、肥腻、辛辣及烟酒等刺激性食品；本方含有麻黄，运动员慎用。医保 乙类。

牛黄蛇胆川贝散（胶囊、片、滴丸、口服液）

组成 人工牛黄、川贝母、蛇胆汁、薄荷脑。功能主治 清热，化痰，止咳。用于热痰、燥痰咳嗽，症见咳嗽，痰黄；或干咳，咳痰不爽。用法 口服：散剂，一次 0.5～1g，一日 2～3 次；胶囊剂，一次 1～2 粒（大粒）或 2～4 粒（小粒），一日 3 次；片剂，一次 1～2 片，一日 3 次；滴丸剂，口服或舌下含服，一次 10 丸，一日 3 次；口服液，一次 10ml，一日 3 次；小儿酌减或遵医嘱。禁忌 该品以苦寒药为主，用于痰热阻肺所致的咳嗽，故风寒咳嗽、阴虚久咳及寒痰、湿痰患者忌服。注意 该品含人工牛黄，药性苦寒，孕妇慎用；服药期间饮食宜清淡，忌食生冷、辛辣、燥热之品，忌烟酒。医保 乙类（散剂、胶囊剂、片剂、滴丸剂、口服液）。

蛇胆川贝枇杷膏

组成 蛇胆汁、枇杷叶、川贝母、半夏、桔梗、薄荷脑。功能主治 润肺止咳，祛痰定喘。用于燥邪犯肺所致的咳嗽痰多、胸闷气促。用法 口服：一次15ml，一日 3 次。禁忌 外感风寒者忌用。注意 服药期间饮食宜清淡，忌辛辣油腻之品，以免助火生痰。医保 乙类。

痰咳净散(片)

组成 桔梗、远志、苦杏仁、冰片、五倍子、炙甘草、咖啡因。功能主治 通窍顺气，镇咳祛痰。用于痰浊阻肺所致的咳嗽，痰多，胸闷，气促，喘息；急、慢性支气管炎，咽喉炎，肺气肿见上述证候者。用法 含服：散剂，一次0.2g(一小药匙)，一日 3～6 次；片剂，一次 1 片，一日 3～6 次；儿童用量酌减。禁忌 孕妇禁用。注意 服药期间饮食宜清淡，忌食生冷、辛辣燥热之品；该品含咖啡因，不宜过量服用。医保 乙类。

治咳川贝枇杷露(滴丸)

组成 枇杷叶、平贝母流浸膏、水半夏、桔梗、薄荷脑。功能主治 清热化痰止咳。用于感冒、支气管炎属痰热阻肺证，症见咳嗽，痰黏或黄。用法 口服：露剂，一次 10～20ml，一日 3 次；滴丸剂：或含服，一次 3～6 丸，一日 3 次。注意 寒痰咳嗽者不宜使用；服药期间，忌食辛辣食物及羊肉、鱼腥等发物。医保 乙类。

清热化痰剂

急支颗粒[兴](糖浆)[基]

组成 鱼腥草、金荞麦、四季青、麻黄、前胡、紫菀、枳壳、甘草。功能主治 清热化痰，宣肺止咳。用于外感风热所致的咳嗽，症见发热恶寒，胸膈满闷，咳嗽咽痛；急性支气管炎、慢性支气管炎急性发作见上述证候者。用法 口服：颗粒剂，一次 4g，一日 3～4 次；糖浆剂，一次 20～30ml，一日 3～4 次，儿童周岁以内一次 5ml，1～3 岁一次 7ml，3～7 岁一次 10ml，7 岁以上一次 15ml。不良反应 药疹。禁忌 寒证者忌服。注意 服药期间饮食宜清淡，忌食辛辣刺激及油腻之品；该品含有麻黄，心脏病、高血压患者、孕妇应慎用。医保 甲类(颗粒剂)；乙类(糖浆剂)。

橘红丸(颗粒、胶囊、片)[基]

组成 化橘红、浙贝母、陈皮、半夏(制)、茯苓、甘草、苦杏仁、紫苏子(炒)、桔梗、紫菀、款冬花、瓜蒌皮、石膏、地黄、麦冬。功能主治 清肺、化痰、止咳。用于痰热咳嗽，痰多，色黄黏稠，胸闷口干。用法 口服：水蜜丸，一次7.2g，小蜜丸，一次 12g，大蜜丸，一次 2 丸(每丸重 6g)或 4 丸(每丸重3g)，一日 2 次；颗粒剂，一次 11g，一日 2 次；胶囊剂，一次 5 粒，一日 2 次；片剂，一次 6 片，一日 2 次。注意 气虚喘咳及阴虚燥咳者不宜用；脾胃虚寒，腹痛、喜暖、泄泻者慎用；忌烟酒及辛辣、生冷、油腻食物。医保 甲类。

川贝枇杷颗粒[共]（胶囊、片、糖浆、口服液）

组成 川贝母流浸膏、枇杷叶、桔梗、薄荷脑。功能主治 清热宣肺，化痰止咳。用于风热犯肺、痰热内阻所致的咳嗽痰黄或咳痰不爽、咽喉肿痛、胸闷胀痛；感冒、支气管炎见上述证候者。用法 口服：颗粒剂，一次3g，一日3次；胶囊剂，一次3粒，一日3次；片剂，一次3片，一日3次；糖浆剂，一次10ml，一日3次；口服液，一次10ml，一日3次。禁忌 外感风寒者忌用。注意 服药期间饮食宜清淡，忌食辛辣、油腻之品，以免助火生痰。医保 乙类（颗粒剂、胶囊剂、片剂）；非医保（糖浆剂、口服液）。

肺力咳合剂（胶囊）

组成 黄芩、前胡、百部、红花龙胆、梧桐根、白花蛇舌草、红管药。功能主治 清热解毒，镇咳祛痰。用于痰热犯肺所引起的咳嗽痰黄，支气管哮喘，气管炎见上述证候者。用法 口服：合剂，7岁以内一次10ml，7～14岁一次15ml，成人一次20ml，一日3次；胶囊剂，一次3～4粒，一日3次。注意 孕妇慎用；使用合剂之前摇匀；合剂含辅料阿司帕坦，苯丙酸尿酸症患者不宜使用。医保 乙类（限儿童）。

枇杷止咳颗粒[共]（胶囊）

组成 枇杷叶、罂粟壳、百部、白前、桑白皮、桔梗、薄荷脑。功能主治 止咳化痰。用于痰热蕴肺所致的咳嗽、咳痰；支气管炎见上述证候者。用法 口服：颗粒剂，开水冲服，一次3g，一日3次；胶囊剂，一次2粒，一日3次；小儿酌减。禁忌 儿童、孕妇及哺乳期妇女禁用；糖尿病患者禁用颗粒剂。注意 该品有收敛之性，外感咳嗽者慎用；服用期间饮食宜清淡，忌辛辣、油腻食物，忌烟酒；该品含罂粟壳，不宜过量，久服。医保 乙类。

强力枇杷露[基][共]（胶囊）

组成 枇杷叶、罂粟壳、百部、桑白皮、白前、桔梗、薄荷脑。功能主治 养阴敛肺，止咳祛痰。用于久咳痨嗽，支气管炎等。用法 口服：露剂，一次15ml，一日3次；胶囊剂，一次2粒，一日2次；小儿酌减。禁忌 该品清热化痰，敛肺止咳，外感咳嗽及痰浊壅盛者忌用。注意 服用期间，忌食辛辣、厚味食物；该品含罂粟壳，不可久服；孕妇、哺乳期妇女及儿童慎用；运动员慎用。医保 乙类。

清肺消炎丸[共]

组成 麻黄、石膏、地龙、苦杏仁（炒）、葶苈子、牛蒡子、人工牛黄、羚羊角。功能主治 清肺化痰，止咳平喘。用于痰热阻肺，咳嗽气喘，胸胁胀痛，吐痰黄稠；上呼吸道感染，急、慢性支气管炎急性发作及肺部感染见上述证候者。用法 口服：周岁以内小儿一次10丸，1～3岁一次20丸，3～6岁一次30丸，6～12岁一次40丸，12岁以上及成人一次60丸，一日3次。禁忌 风寒表证引起的咳嗽忌用。注意 孕妇慎用；服用期间忌食辛辣、生冷、油腻食物；该品含麻黄，高血压，青光眼者慎用。医保 乙类。

内科用药

清气化痰丸

组成　胆南星、黄芩（酒炙）、瓜蒌仁霜、苦杏仁、陈皮、枳实、茯苓、半夏（制）。功能主治　清肺化痰。用于痰热阻肺所致的咳嗽痰多，痰黄稠黏，胸腹满闷。用法　口服：一次6～9g，一日2次；小儿酌减。注意　痰湿阻肺者不适用；孕妇慎用；服用期间饮食宜清淡，忌食生冷、辛辣、燥热之品，忌烟酒。医保　乙类。

矽肺宁片

组成　连钱草、虎杖、岩白菜素。功能主治　活血散结，清热化痰，止咳平喘。适用于硅沉着病、煤硅肺病等引起的咳嗽，胸闷，胸痛，气短，乏力等症。用法　口服：一次4片，一日3次。不良反应　皮疹、恶心、食欲不佳等。注意　服用期间饮食宜清淡，忌食生冷、酒类及辛辣之品。医保　乙类。

止咳橘红丸（颗粒、胶囊、口服液）

组成　化橘红、瓜蒌皮、陈皮、法半夏、茯苓、石膏、知母、紫苏子（炒）、苦杏仁（去皮炒）、紫菀、款冬花、桔梗、地黄、麦冬、甘草。功能主治　清肺、止咳、化痰。用于痰热阻肺所致的咳嗽痰多，胸满气短，咽干喉痒。用法　口服：丸剂，一次2丸，一日2次；颗粒剂，一次3g，一日2～3次；胶囊剂，一次3粒，一日2～3次；口服液，一次10ml，一日2～3次；儿童用量遵医嘱。注意　外感风寒咳嗽及干咳无痰者慎用；服药期间饮食宜清淡，忌食辛辣、油腻食物，忌烟酒。医保　乙类（丸剂、颗粒剂、胶囊剂）；非医保（口服液）。

止嗽化痰颗粒[兴]（胶囊、丸）

组成　桔梗、苦杏仁、葶苈子、款冬花（制）、前胡、川贝母、瓜蒌子、马兜铃（制）、百部（制）石膏、知母、玄参、麦冬、天冬、紫苏叶、桑叶、密蒙花、陈皮、半夏（姜制）、枳壳（炒）、木香、罂粟壳、五味子（制）、大黄（制）、炙甘草。功能主治　清肺止嗽，化痰定喘。用于痰热阻肺引起的咳嗽气喘，痰黄稠黏。用法　临睡前口服：颗粒剂，一次3g，一日1次；胶囊剂，一次2粒，一日1次；丸剂，一次15丸，一日1次。禁忌　风寒咳嗽者忌服；该品含马兜铃药材，可引起肾脏损害等不良反应，孕妇、婴幼儿及肾功能不全者禁用。注意　儿童及老年人慎用；服药期间饮食宜清淡，忌食辛辣燥热之品，忌烟酒；该品含有罂粟壳，不宜过量及久服。医保　乙类。

润肺化痰剂

养阴清肺丸[基]（膏[基]、糖浆、颗粒[基]、口服液）

组成　地黄、玄参、麦冬、白芍、牡丹皮、川贝母、薄荷脑、甘草。功能主治　养阴润燥，清肺利咽。用于阴虚肺燥，咽喉干痛，干咳少痰或痰中带血。用法　口服：丸剂，一次1丸，一日2次；煎膏剂，一次10～20ml，一日2～3次；糖浆剂，一次20ml，一日2次；颗粒剂，一次15g，一日2次；口服液，一次10ml，一日2～3次。禁忌　糖尿病患者禁用糖浆剂及含糖颗粒剂；

痰湿壅盛，表现为痰多黏稠，或稠厚成块者禁用；风寒咳嗽者不宜服用。**注意** 孕妇慎用；忌烟、酒及辛辣、生冷、油腻性食物。**医保** 甲类（丸剂）；乙类（煎膏剂、糖浆剂、颗粒剂、口服液）。

二母宁嗽丸（颗粒、片）[基]

组成 知母、川贝母、石膏、栀子（炒）、黄芩、瓜蒌子、桑白皮（蜜炙）、茯苓、陈皮、枳实、五味子（蒸）、甘草。**功能主治** 清肺润燥，化痰止咳。用于燥热蕴肺所致的咳嗽、痰黄而黏不易咳出，胸闷气促，久咳不止，声哑喉痛。**用法** 口服：丸剂，一次 1 丸，一日 2 次；颗粒剂，一次 10g，一日 2 次；片剂，一次 4 片，一日 2 次。**禁忌** 外感风寒，痰涎壅盛者忌用。**注意** 服药期间，忌食辛辣食物以及牛肉、羊肉、鱼等发物。**医保** 乙类。

蜜炼川贝枇杷膏

组成 枇杷叶、水半夏、川贝母、杏仁、款冬花、北沙参、陈皮、桔梗、五味子、薄荷脑。**功能主治** 清热润肺，化痰止咳。用于肺燥咳嗽，痰黄而黏，胸闷，咽喉疼痛或痒，声音嘶哑。**用法** 口服：一次 15ml，一日 3 次，小儿酌减。**注意** 外感风寒咳嗽慎用；服药期间饮食宜清淡，忌食辛辣、油腻之品，以免助火生痰。**医保** 乙类。

枇杷叶膏[兴]

组成 枇杷叶。**功能主治** 清肺润燥，止咳化痰。用于肺热燥咳，痰少咽干。**用法** 口服：一次 9～15g，一日 2 次。**注意** 该品性凉，对于风寒咳嗽者不宜使用；忌食辛辣，油腻食物，忌烟酒。**医保** 乙类。

润肺膏[基]

组成 莱阳梨清膏、炙黄芪、党参、川贝母、紫菀（蜜炙）、百部（蜜炙）。**功能主治** 润肺益气，止咳化痰。用于肺虚气弱所致的久咳痰嗽，气喘，自汗，胸闷；慢性支气管炎见上述证候者。**用法** 口服或开水冲服：一次 15g，一日 2 次。**禁忌** 糖尿病患者忌用。**注意** 外感咳嗽不宜；忌食辛辣，油腻食物。**医保** 乙类。

平喘剂

蛤蚧定喘丸[兴]（胶囊）[基]

组成 蛤蚧、百合、紫苏子（炒）、苦杏仁（炒）、紫菀、瓜蒌子、麻黄、黄芩、黄连、石膏（煅）、鳖甲（醋制）、麦冬、甘草。**功能主治** 滋阴清肺，止咳平喘。用于肺肾两虚、阴虚肺热所致的虚劳咳喘、气短胸闷，自汗盗汗。**用法** 口服：水蜜丸，一次 5～6g，一日 2 次；小蜜丸，一次 9g，一日 2 次；大蜜丸一次 1 丸，一日 2 次；胶囊剂，一次 3 粒，一日 2 次。**注意** 该品用于虚劳咳喘，咳嗽新发者不适用；服药期间忌食辛辣、生冷、油腻食物。**医保** 甲类（丸剂）；乙类（胶囊剂）。

桂龙咳喘宁胶囊(片)[基]

组成 桂枝、白芍、苦杏仁(炒)、瓜蒌皮、法半夏、龙骨、牡蛎、生姜、大枣、黄连、炙甘草。功能主治 止咳化痰,降气平喘。用于外感风寒、痰湿阻肺引起的咳嗽、气喘、痰涎壅盛;急、慢性支气管炎见上述证候者。用法 口服:胶囊剂,一次5粒,一日3次;片剂,一次4片,一日3次。不良反应 心慌、胸闷、憋气、呼吸困难等过敏反应。注意 该品解肌散寒,外感风热者慎服;服药期间饮食宜清淡,忌烟、酒、猪肉、生冷等食物。医保 甲类。

海珠喘息定片

组成 胡颓子叶、蝉蜕、防风、天花粉、珍珠层粉、冰片、甘草、盐酸氯喘、盐酸去氯羟嗪。功能主治 宣肺平喘,止咳化痰。用于痰浊阻肺,肺气不降所致的咳嗽、咳痰、气喘;慢性支气管炎,支气管哮喘见上述证候者。用法 口服:一次2～4片,一日3次。不良反应 因含西药盐酸氯喘、盐酸去氯羟嗪等,偶见心悸、手颤、嗜睡、口干、失眠等不良反应。禁忌 孕妇禁用。注意 该品用于痰浊阻肺、肺气不降所致的咳嗽,外感咳嗽者不宜服;服药期间禁食生冷、辛辣、油腻及刺激性食物;年老体弱者慎用;甲亢、高血压、心律不齐者慎服。医保 甲类。

丹葶肺心颗粒

组成 麻黄、石膏、鱼腥草、前胡、苦杏仁、浙贝母、葶苈子、桑白皮、枳壳、丹参、川芎、太子参、甘草。功能主治 清热化痰,止咳平喘,用于肺心病(发作)属痰热证,症见咳嗽喘促,痰黄黏稠,或胸闷,心悸,发热,口唇发绀,便干,舌红,苔黄或黄腻等。用法 温开水冲服:每次10g,一日3次。注意 运动员慎用;可视情况配合使用抗生素等综合治疗措施。医保 乙类。

定喘膏

组成 干姜、附子、生川乌、天南星、血余炭、洋葱头。功能主治 温阳祛痰,止咳定喘。用于阳虚痰阻所致的咳嗽痰多,气急喘促,冬季加重。用法 外用:温热软化,外贴肺俞穴。禁忌 该品性味温燥,阴虚喘嗽者禁用;该品为外贴剂,皮肤过敏及皮肤破损处禁用。注意 该品含附子、生川乌和天南星,孕妇慎用。医保 乙类。

复方川贝精胶囊[共](片)

组成 川贝母、麻黄浸膏、桔梗、陈皮、法半夏、远志、五味子、甘草浸膏。功能主治 宣肺化痰,止咳平喘。用于风寒咳嗽、痰喘引起的咳嗽气喘、胸闷、痰多;急、慢性支气管炎见上述证候者。用法 口服:胶囊剂,一次2～3粒,一日3次;片剂,一次3～6片,一日3次;小儿酌减。注意 方中麻黄辛温发散,有碍胎气,孕妇慎用;服药期间,忌食辛辣食物以及牛肉、羊肉、鱼等发物;本方含有麻黄,心脏病、原发性高血压患者应慎用。医保 乙类。

固本咳喘胶囊(片)

组成 党参、白术(麸炒)、茯苓、补骨脂(盐水炒)、麦冬、五味子(醋制)、炙甘草。功能主治 益气固表，健脾补肾。用于脾虚痰盛、肾气不固所致的咳嗽、痰多、喘息气促、动则喘剧；慢性支气管炎，肺气肿，支气管哮喘见上述证候者。用法 口服：胶囊剂，一次3粒，一日3次；片剂，一次3片，一日3次。禁忌 外感咳嗽时忌用。注意 该品为扶正固本之剂，急性发作期不宜单独使用；服药期间忌食辛辣之品。医保 乙类。

固肾定喘丸

组成 补骨脂(盐制)、附子(制)、肉桂、益智仁(盐制)、金樱子(肉)、熟地黄、山药、茯苓、牡丹皮、泽泻、车前子、牛膝、砂仁。功能主治 温肾纳气，健脾利水。用于肺脾气虚，肾不纳气所致的咳嗽、气喘、动则尤甚；慢性支气管炎、肺气肿、支气管哮喘见上述证候者。用法 口服：一次1.5～2.0g，一日2～3次。可在发病预兆前服用，也可预防久喘复发，一般15天为一疗程。禁忌 肺热壅盛及痰浊阻肺所致咳喘者忌服；孕妇禁用。注意 服药期间忌食辛辣、生冷、油腻食物。医保 乙类。

咳喘宁合剂(颗粒、胶囊、片、口服液)

组成 麻黄、石膏、苦杏仁、桔梗、百部、罂粟壳、甘草。功能主治 宣通肺气，止咳平喘。用于久咳、痰喘属痰热证候者，症见咳嗽频作、咯痰色黄、喘促胸闷。用法 口服：合剂，一次10～20ml，一日3次；颗粒剂，一次15g，一日3次；胶囊剂，一次2～4粒，一日2次；片剂，一次2～4片，一日2次；口服液，一次10ml，一日2次；或遵医嘱。禁忌 该品为清化痰热之品，对于寒痰咳喘及正虚邪恋者忌用。注意 孕妇慎用；该品含罂粟壳，不可过量、久服；该品含麻黄，高血压、心脏病患者慎用。医保 乙类。

咳喘顺丸

组成 鱼胆草、瓜蒌仁、桑白皮、紫苏子、前胡、款冬花、紫菀、苦杏仁、半夏(制)、陈皮、茯苓、甘草。功能主治 宣肺化痰，止咳平喘。用于痰浊壅肺，肺气失宣所致的咳嗽，气喘痰多，胸闷；慢性支气管炎、支气管哮喘、肺气肿见上述证候者。用法 口服：一次5g，一日3次，7天为一疗程。注意 气虚久嗽者慎用；服药期间忌食辛辣、油腻食物。医保 乙类。

苓桂咳喘宁胶囊

组成 茯苓、桂枝、桔梗、苦杏仁、白术(麸炒)、陈皮、法半夏、龙骨、牡蛎、生姜、大枣、甘草(蜜炙)。功能主治 温肺化饮，止咳平喘。用于外感风寒、痰湿阻肺所致的咳嗽痰多、喘息胸闷、气短；急、慢性支气管炎见上述证候者。用法 口服：一次5粒，一日3次，10天为一疗程。禁忌 外感风热，痰热蕴肺，阴虚燥咳者忌用。注意 孕妇慎用；服药期间忌食辛辣刺激之品，忌烟酒。医保 乙类。

苏子降气丸

组成 紫苏子(炒)、姜半夏、厚朴、前胡、陈皮、沉香、当归、甘草。功能主治 降气化痰，温肾纳气。用于气逆痰盛，咳嗽，喘息，胸膈痞寒。用法 口服：一次 6g，一日 1～2 次。禁忌 外感痰热咳喘者忌服。注意 服药期间忌食生冷、油腻食物，忌烟酒；孕妇慎服。医保 乙类。

开窍剂

清热开窍剂

安宫牛黄丸[基][兴]

组成 牛黄、水牛角浓缩粉、麝香、黄连、黄芩、栀子、雄黄、冰片、郁金、朱砂、珍珠。功能主治 清热解毒，镇惊开窍。用于热病，邪入心包，高热惊厥，神昏谵语；中风昏迷及脑炎、脑膜炎、中毒性脑病、脑出血、败血症见上述症状者。用法 口服：一次 1 丸，一日 1 次，3 岁以内小儿一次 1/4 丸，4～6 岁一次 1/2 丸，一日 1 次；或遵医嘱。不良反应 有本品使用不当致体温过低、使用该品后引起汞中毒性肾病或过敏反应等不良反应的报道。禁忌 寒闭神昏、孕妇禁用。注意 中风脱证神昏，舌苔白腻，寒痰阻窍者不宜用；该品含朱砂、雄黄，不宜与硝酸盐、硫酸盐类同服或过量久服，神志清醒后当停用；肝肾功能不全者慎用；服药期间饮食宜清淡，忌食辛辣油腻之品；在治疗过程中如出现肢寒畏冷，面色苍白，冷汗不止，脉微欲绝，由闭证变为脱证时，应立即停药；高热神昏，中风昏迷等口服该品困难者，可鼻饲给药。医保 甲类(限高热引起神昏抢救时使用)。

清开灵注射液[基]

组成 胆酸、猪去氧胆酸、黄芪苷、水牛角(粉)、金银花、板蓝根、栀子、珍珠母(粉)。功能主治 清热解毒，化痰通络，醒神开窍。用于热病，神昏，中风偏瘫，神志不清；急性肝炎、上呼吸道感染、肺炎、脑血栓形成、脑出血见上述证候者。用法 肌内注射：一次 2～4ml；重症患者静脉滴注，一次 20～40ml，以 10%葡萄糖注射液 200ml 或 0.9%氯化钠注射液 100ml 稀释后使用。不良反应 一般过敏反应包括皮疹、面红、局部疼痛等；严重过敏反应包括过敏性休克、急性喉头水肿、过敏性哮喘、过敏性间质性肾炎等。禁忌 孕妇禁用。注意 有表证恶寒发热者慎用；有药物过敏史者慎用；如出现过敏反应应及时停药并做脱敏处理；该品如产生沉淀或混浊时不得使用，如经 10%葡萄糖或氯化钠注射液稀释后，出现混浊亦不得使用；药物配伍到目前为止，已确认该品不能与硫酸庆大霉素、青霉素 G 钾、肾上腺素、间羟胺、乳糖酸红霉素、多巴胺、洛贝林、硫酸美芬丁胺等药物配伍使用；该品稀释以后，必须在 4 小时内使用；输液速度注意滴速勿快，儿童以 20～40 滴/分钟为宜，成年人以 40～60 滴/分钟为宜；除按说明使用以外，还可以用 5%葡萄糖注射液、0.9%氯化钠注射液，按每 10ml 药液加入 100ml 溶液稀释后使用；该品不能与其他注射剂混合使用。医

保 甲类(限二级以上医院)。

紫雪散[典](颗粒、胶囊)

组成 水牛角浓缩粉、羚羊角、麝香、石膏、寒水石、滑石、玄参、升麻、朱砂、磁石、木香、沉香、丁香、芒硝(制)、硝石(精制)、甘草。功能主治 清热开窍，止痉安神。用于热病，热入心包及热动肝风证，症见高热烦躁，神昏谵语，惊风抽搐，斑疹吐衄，尿赤便秘。用法 口服：散剂，一次 1.5～3g，一日 2 次；周岁以内小儿一次 0.3g，5 岁以内小儿每增 1 岁递增 0.3g，一日 1 次；5 岁以上小儿酌情服用。颗粒剂，一次 1.5～3g，一日 2 次。胶囊剂，一次 1.5～3g，一日 2 次。禁忌 虚风内动者忌用；该品含芒硝、硝石、磁石、朱砂、麝香，孕妇忌服。注意 该品清热解毒，止痉安神，用于外感热病，热盛动风证；高热神昏难以口服者，可鼻饲给药，并采用综合疗法。医保 甲类(限高热抢救)。

瓜霜退热灵胶囊[典]

组成 西瓜霜、寒水石、石膏、滑石、羚羊角、水牛角浓缩粉、麝香、冰片、玄参、升麻、丁香、沉香、磁石、朱砂、甘草。功能主治 清热解毒，开窍镇惊。用于热病热入心包，肝风内动证，症见高热，惊厥，抽搐，咽喉肿痛。用法 口服：周岁以内一次 0.15～0.3g，1～3 岁 0.3～0.6g，3～6 岁 0.6～0.75g，6～9 岁 0.75～0.9g，9 岁以上 0.9～1.2g，成人 1.2～1.8g，一日 3～4次。禁忌 孕妇忌服。注意 该品性味寒凉，脾虚便溏者慎用；该品含有朱砂，不宜过量、久服。医保 乙类。

局方至宝丸[典](散)

组成 牛黄、麝香、水牛角浓缩粉、玳瑁、冰片、安息香、朱砂、琥珀、雄黄。功能主治 清热解毒，开窍镇惊。用于热病，热入心包，热盛动风证，症见高热痉厥，烦躁不安，神昏谵语及小儿急热惊风。用法 口服：丸剂，一次 1 丸；散剂，一次 2g，一日 1 次，小儿 3 岁以内一次 0.5g，4～6 岁一次 1g；或遵医嘱。禁忌 方中含有麝香，芳香走窜，有损胎气，孕妇忌服。注意 该品为热闭神昏所设，寒闭神昏者不宜；服药期间饮食宜清淡，忌食辛辣油腻之品，以免助火生痰，加重病情；该品含有朱砂、雄黄，不宜久服，肝肾功能不全者慎用；在治疗过程中如出现肢寒畏冷，面色苍白，冷汗不止，脉微欲绝，由闭证变为脱证时，应立即停药；该品用于高热神昏、小儿急惊风，口服困难者，可鼻饲给药。医保 乙类(丸剂、限高热惊厥)；非医保(散剂)。

万氏牛黄清心丸(片)

组成 牛黄、黄连、黄芩、栀子、朱砂、郁金。功能主治 清热解毒，镇静安神。用于热入心包，热盛动风证，症见高热神昏谵语，惊厥及小儿高热惊厥。用法 口服：大蜜丸，一次 2 丸(小丸)或一次 1 丸(大丸)；浓缩丸，一次 4 丸，一日 2～3 次；片剂，一次 4～5 片，一日 2～3 次。禁忌 虚风内动者忌用；孕妇忌服。注意 方中含有牛黄、朱砂，不宜长期服用；属高热急症者，应采取综合治疗。医保 乙类。

醒脑静注射液

组成 麝香、郁金、栀子、冰片。功能主治 清热解毒，凉血活血，开窍醒脑。用于气血逆乱的脑脉瘀阻所致的中风昏迷、偏瘫；外伤头痛，神智昏迷；酒毒攻心，头痛呕恶，昏迷抽搐，脑栓塞、脑出血急性期、颅脑外伤、急性酒精中毒见上述证侯者。用法 肌内注射：一次 2～4ml，一日 1～2 次；或遵医嘱。禁忌 孕妇禁用；外感发热，寒闭神昏者忌用。注意 慢性乙醇中毒，颅脑外伤中、后期者慎用；饮食宜清淡、低盐、低脂，食勿过饱，忌食生冷、辛辣、油腻之品，忌烟酒、浓茶；该品一般不宜与其他药物同时滴注，以免发生不良反应。医保 乙类(限神志障碍)。

珍黄安宫片

组成 水牛角片、牛黄、大黄、黄芩提取物、小檗根提取物、朱砂、珍珠、珍珠层粉、竹沥、天竺黄、胆南星、青黛、郁金、冰片、石菖蒲。功能主治 镇静安神，清热解毒。用于痰热闭阻所致的高热烦躁、神昏谵语、惊风抽搐、癫狂不安、失眠多梦、头痛眩晕。用法 口服：一次 4～6 片，一日 3 次。禁忌 孕妇忌用。注意 虚寒证及脾胃虚弱者慎用；对于高热不退、神志不清患者，应视病情轻重积极采取综合治疗措施；忌食辛辣、油腻食物；该品寒凉，不宜多服、久服。医保 乙类。

芳香、化痰开窍剂

礞石滚痰丸[基](片)

组成 金礞石(煅)、黄芩、熟大黄、沉香。功能主治 逐痰降火。用于痰火扰心所致的癫狂惊悸，或喘咳痰稠、大便秘结。用法 口服：丸剂，一次 6～12g，一日 1 次；片剂，一次 8 片，一日 1 次。禁忌 非痰热实证、体虚及小儿虚寒成惊者忌用；孕妇禁用。注意 癫狂重症者，需在专业医生指导下配合其他治疗方法；忌食辛辣、油腻食物；药性峻猛，易耗损气血，须病除即止，切勿久服过量。医保 甲类(丸剂)；乙类(片剂)。

苏合香丸[基][兴]

组成 苏合香、安息香、麝香、冰片、沉香、檀香、木香、香附、乳香(制)、丁香、荜茇、白术、朱砂、水牛角浓缩粉、诃子肉。功能主治 芳香开窍，行气止痛。用于痰迷心窍所致的痰厥昏迷，中风偏瘫，肢体不利以及中暑，心胃气痛。用法 口服：一次 1 丸，一日 1～2 次。禁忌 孕妇禁用；热病、阳闭、脱证不宜用。注意 中风正气不足者慎用，或配合扶正中药服用；服药期间饮食宜清淡，忌辛辣、油腻食物；该品香燥药物过多，易耗散正气，故不宜久服；急性脑血管病患者服用该品，应结合其他抢救措施；对中风昏迷者，应鼻饲给药。医保 甲类。

十香返生丸[兴]

组成 苏合香、麝香、安息香、冰片、檀香、土木香、沉香、丁香、乳香(醋炙)、降香、郁金、香附(醋炙)、牛黄、金礞石(煅)、天麻、僵蚕(麸炒)、瓜蒌子(蜜炙)、莲子心、朱砂、琥珀、诃子肉、广藿香、甘草。功能主治 开窍化痰，镇静安神。用于中风痰迷心窍所致的言语不清、神志昏迷、痰涎壅盛、牙关紧闭。用法 口服：一次 1 丸，一日 2 次。禁忌 孕妇忌服。注意 脑出血及脑梗死均属重危疾病，应采用综合方法救治；中风脱证不宜用；该品所含朱砂有一定毒性，不宜过量或长期服用。医保 乙类。

痫愈胶囊

组成 天麻、僵蚕、酸枣仁、黄芪、党参、丹参、远志、石菖蒲、钩藤、当归、郁金、白附子(制)等 16 味。功能主治 豁痰开窍，安神定惊，息风解痉。用于风痰闭阻所致的癫痫抽搐，小儿惊风，面肌痉挛。用法 口服：一次 5 粒，一日 3 次。医保 乙类。

固涩剂

固精止遗剂

金锁固精丸

组成 沙苑子(炒)、芡实(蒸)、莲须、莲子、龙骨(煅)、牡蛎(煅)。功能主治 固精涩精。用于肾虚不固，遗精滑泄，神疲乏力，四肢酸软，腰痛耳鸣。用法 淡盐水送服：一次 1 丸，一日 2 次。注意 湿热下注，扰动精室所致遗精、早泄者不宜使用；服药期间，不宜进食辛辣、油腻食物及饮酒，忌房事。医保 乙类。

固涩止泻剂

固本益肠胶囊(片)

组成 党参、黄芪、补骨脂、白术、山药、炮姜、当归、白芍。功能主治 健脾益肾，涩肠止泻。用于脾肾阳虚所致的泄泻，症见腹痛绵绵、大便清稀或有黏液及黏液血便、食少腹胀、腰酸乏力、形寒肢冷、舌淡苔白、脉虚；慢性肠炎见上述证候者。用法 口服：胶囊剂，一次 5 粒；片剂，一次 8 片，一日 3 次。30 天为一疗程，连服 2 至 3 个疗程。禁忌 湿热痢疾、泄泻者忌用。注意 服药期间宜选清淡饮食，忌食生冷、辛辣油腻之品。医保 乙类。

固肠止泻丸[兴](胶囊)

组成 乌梅(或乌梅肉)、黄连、罂粟壳、干姜、木香、延胡索。功能主治 调和肝脾，涩肠止痛。用于肝脾不和所致的泄泻，症见腹痛腹泻、两胁胀满；慢性非特异性溃疡性结肠炎见上述证候者。用法 口服：浓缩丸，一次 4g，水丸，一次 5g，一日 3 次；胶囊剂，一次 6 粒，一日 3 次。禁忌 孕妇忌用。注意 湿热或伤食泄泻者慎用；儿童慎用；服药期间宜清淡营养饮食，忌食生冷、辛辣、油腻等刺激性食物；该品含罂粟壳，不可过量长期服用。医保 乙类。

补肾缩尿剂

缩泉丸(胶囊)[基]

组成 益智仁(盐炒)、乌药、山药。功能主治 补肾缩尿。用于肾虚所致的小便频数、夜卧遗尿。用法 口服:丸剂,一次 3～6g,一日 3 次;胶囊剂,成人每次 6 粒,5 岁以上儿童每次 3 粒,一日 3 次。或遵医嘱。禁忌 感冒发热患者,肝经湿热所致遗尿者不宜用。注意 服药期间饮食宜清淡,忌烟酒、辛辣食物;宜饭前服用。医保 甲类。

扶正剂

补气剂

健脾益气剂

补中益气丸[基](颗粒[基]、合剂、片、口服液)

组成 炙黄芪、党参、白术(炒)、升麻、柴胡、陈皮、当归、炙甘草。功能主治 补中益气,升阳举陷。用于脾胃虚弱、中气下陷所致的泄泻、脱肛、阴挺,症见体倦乏力、食少腹胀、便溏久泻、肛门下坠或脱肛、子宫脱垂。用法 口服:小蜜丸,一次 9g,大蜜丸,一次 1 丸,水丸,一次 6g,一日 2～3 次;颗粒剂,一次 3g,一日 2～3 次;合剂,一次 10～15ml,一日 3 次;片剂,一次 4～6片,一日 2～3 次;口服液,一次 10～15ml,一日 3 次。禁忌 阴虚内热者禁用;有恶寒发热表证时不宜用。注意 宜空腹或饭前服,亦可在进食时同服;服药期间忌生冷、油腻食物;高血压患者慎服。医保 甲类(丸剂、颗粒剂);乙类(合剂、片剂、口服液)。

参苓白术丸[基](散[基]、颗粒[基]、胶囊、片)

组成 人参、白术(炒)、伏苓、山药、莲子、白扁豆(炒)、薏苡仁(炒)、砂仁、桔梗、甘草。功能主治 补脾胃,益肺气。用于脾胃虚弱,食少便溏,气短咳嗽,肢倦乏力。用法 口服:散剂,一次 6～9g,一日 2～3 次;丸剂,一次 6g,一日 3 次;颗粒剂,一次 6g,一日 3 次;胶囊剂,一次 3 粒,一日 3 次;片剂,一次6～12片,一日 2 次。小儿酌减。禁忌 湿热内蕴所致泄泻、厌食、水肿及痰火咳嗽者不宜用;泄泻兼有大便不畅者不宜用。注意 孕妇慎用;该品宜饭前服用或进食同时服;服药期间忌食荤腥油腻食物。医保 甲类(丸剂、散剂、颗粒剂);乙类(胶囊剂、片剂)。

刺五加颗粒(胶囊、片)

组成 刺五加浸膏。功能主治 益气健脾,补肾安神。用于脾肾阳虚,体虚乏力,食欲不振,腰膝酸痛,失眠多梦。用法 口服:颗粒剂,一次 8g,一日 2 次;胶囊剂,一次 2～3 粒,一日 2 次;片剂,一次 2～3 片,一日 2 次。禁忌 阴虚内热及邪实体壮者忌用。注意 睡前不宜服用咖啡、浓茶等兴奋性饮品。医保 乙类。

四君子丸(颗粒、合剂)

组成 党参、白术(炒)、茯苓、大枣、生姜、炙甘草。功能主治 健脾益气,用于脾胃气虚,胃纳不佳,食少便溏。用法 口服:丸剂,一次 3～6g,一日 3 次;颗粒剂,一次 15g,一日 3 次;合剂,一次 15～20ml,一日 3 次,用时摇匀。禁忌 阴虚或实热证者忌用。注意 服药期间忌食辛辣、油腻、生冷之品,宜食清淡易消化之品。医保 乙类(丸剂、颗粒剂);非医保(合剂)。

健脾和胃剂

香砂六君丸[基](片)

组成 党参、白术(炒)、茯苓、陈皮、木香、半夏(制)、砂仁、炙甘草。功能主治 益气健脾,和胃。用于脾胃气滞,消化不良,嗳气食少,脘腹胀满,大便溏泄。用法 口服:水丸,一次 6～9g,一日 2～3 次;浓缩丸,一次 12 丸,一日 3 次;片剂,一次 4～6 片,一日 2～3 次。禁忌 阴虚内热及湿热证者不宜用;口干、舌少津、大便干者不宜用;急性胃肠炎,主要表现为恶心、呕吐、大便水泻频频,脘腹作痛者不宜用。注意 孕妇慎用;忌食生冷、油腻及刺激性食物。医保 甲类(丸剂);乙类(片剂)。

补脾益肠丸

组成 黄芪、党参(米炒)、白术(土炒)、肉桂、干姜(炮)、补骨脂(盐制)、白芍、当归(土炒)、砂仁、木香、延胡索(制)、荔枝核、防风、赤石脂(煅)、炙甘草。功能主治 益气养血,温阳行气,涩肠止泻。用于脾虚气滞所致的泄泻,症见腹胀疼痛、肠鸣泄泻、黏液血便;慢性结肠炎、溃疡性结肠炎、过敏性结肠炎见上述证候者。用法 口服:一次 6g,一日 3 次;儿童酌减,重症加量或遵医嘱。30 天为一疗程,一般连服 2～3 个疗程。禁忌 大肠湿热泄泻者忌用。注意 服药期间宜食易消化食物,忌生冷、辛辣、油腻之品。医保 乙类。

健脾丸(颗粒、糖浆)

组成 党参、白术(炒)、陈皮、枳实(炒)、山楂(炒)、麦芽(炒)。功能主治 健脾开胃。用于脾胃虚弱,脘腹胀满,食少便溏。用法 口服:小蜜丸,一次 9g,一日 2 次;大蜜丸,一次 1 丸,一日 2 次;颗粒剂,开水冲服,一次 14g,一日 2 次;糖浆剂,一次 10～15ml,一日 2 次。小儿酌减。注意 湿热内蕴所致胃痛、痞满、泄泻者慎用;忌油腻、生冷及不易消化的食物。医保 乙类(丸剂);非医保(颗粒剂、糖浆剂)。

六君子丸

组成 党参、白术(麸炒)、茯苓、半夏(制)、陈皮、炙甘草。功能主治 补脾益气,燥湿化痰。用于脾胃虚弱,食量不多,气虚痰多,腹胀便溏。用法 口服:一次 9g,一日 2 次,温开水送服。注意 脾胃阴虚胃痛、痞满,湿热泄泻,痰热咳嗽者不宜使用该品;忌食生冷、油腻等不易消化的食物。医保 乙类。

启脾丸(口服液)

组成 人参、白术(炒)、茯苓、山药、莲子(炒)、陈皮、山楂(炒)、六神曲、麦芽(炒)、泽泻、甘草。功能主治 健脾和胃。用于脾胃虚弱，消化不良，腹胀便溏。用法 口服：丸剂，一次 1 丸，一日 2～3 次；口服液，成人 10ml，一日2～3次。3 岁以内儿童酌减。注意 湿热泄泻，虚寒冷泻者不宜单用该品；感冒时不宜服用；忌食生冷、油腻等不易消化的食品。医保 乙类。

人参健脾丸(片)

组成 人参、白术(麸炒)、茯苓、山药、黄芪、木香、陈皮、砂仁、炙当归、酸枣仁(炒)、远志(制)。功能主治 健脾益气，和胃止泻。用于脾胃虚弱所致的饮食不化、脘闷嘈杂、恶心呕吐、腹痛便溏、不思饮食、体弱倦怠。用法 口服：水蜜丸，一次 8g，一日 2 次；大蜜丸，一次 2 丸，一日 2 次。注意 湿热积滞泄泻、痞满纳呆、口疮者不宜单独服用；忌食荤腥、油腻、黏滑不易消化的食物；忌恼怒、忧郁、劳累过度，保持心情舒畅。医保 乙类。

养胃舒颗粒(胶囊)

组成 黄精(蒸)、党参、白术(炒)、山药、菟丝子、北沙参、玄参、乌梅、陈皮、山楂、干姜。功能主治 益气养阴，健脾和胃，行气导滞。用于脾胃气阴两虚所致的胃痛，症见胃脘灼热疼痛、痞胀不适、口干口苦、纳少消瘦、手足心热；慢性萎缩性胃炎、慢性胃炎见上述证候者。用法 口服：颗粒剂，开水冲服，一次 10～20g，一日 2 次；胶囊剂，一次 3 粒，一日 2 次。注意 肝胃火盛吞酸嗳腐者慎用；服药期间饮食宜清淡，忌食辛辣刺激性食物，戒烟酒。医保 乙类。

养血剂

归脾丸[基](合剂[基]、颗粒、胶囊、片)

组成 炙黄芪、龙眼肉、党参、白术(炒)、当归、茯苓、酸枣仁(炒)、远志(制)、木香、炙甘草。功能主治 益气健脾，养血安神。用于心脾两虚，气短心悸，失眠多梦，头晕头昏，肢倦乏力，食欲不振，崩漏便血。用法 口服：大蜜丸，用温开水或生姜汤送服，一次 1 丸，一日 3 次；浓缩丸，一次 8～10丸，一日 3 次；合剂，一次 10～20ml，一日 3 次，用时摇匀；颗粒剂，开水冲服，一次 3g，一日 3 次；胶囊剂，一次 4 粒，一日 3 次，4 周为 1 疗程；片剂，一次 4～5 片，一日 3 次。禁忌 外感或实热内盛者，阴虚火旺者不宜用。注意 宜饭前服用；服药期间饮食宜清淡，忌辛辣、生冷、油腻食物。医保 甲类(丸剂、合剂)；乙类(颗粒剂、胶囊剂、片剂)。

八珍丸[基](颗粒[基]、胶囊[基]、片)

组成 熟地黄、党参、当归、白芍(炒)、白术(炒)、茯苓、川芎、炙甘草。功能主治 补气益血。用于气血两虚，面色萎黄，食欲不振，四肢乏力，月经过多。用法 口服：丸剂，水蜜丸一次 6g，大蜜丸一次 1 丸，一日 2 次；颗粒剂，一次 1 袋，一日 2 次；胶囊剂，一次 3 粒，一日 2 次；片剂，一次 3 片，一日2次。禁忌 体实有热者忌服。注意 感冒慎用，以免表邪不解；服药期间饮食宜选清淡易消化之品，忌食辛辣、油腻、生冷之品。医保 乙类。

当归补血丸(颗粒、胶囊、口服液)

组成 黄芪、当归。功能主治 补养气血。用于气血两虚所致的头晕目眩、气短乏力、四肢倦怠、心悸、失眠、面色㿠白。用法 口服：丸剂，一次1丸，一日2次；颗粒剂，一次5g，一日2次；胶囊剂，一次5粒，一日2次；口服液，一次10ml，一日2次。禁忌 阴虚火旺者忌用。注意 感冒者慎用，以免表邪不解；用于治疗失眠时，睡前不宜喝茶和咖啡；服药期间，饮食宜清淡，忌食辛辣、油腻、生冷之品。医保 乙类。

复方阿胶浆

组成 阿胶、熟地黄、红参、党参、山楂。功能主治 补气养血。用于气血两虚所致的头晕目眩、心悸失眠、食欲不振；白细胞减少症和贫血见上述证候者。用法 口服：一次20ml，一日3次。注意 服用该品同时不宜服用藜芦、五灵脂、皂荚或其制剂；不宜喝茶和吃萝卜，以免影响药效；凡脾胃虚弱，呕吐泄泻，腹胀便溏、咳嗽痰多者慎用；感冒者不宜使用；该品宜饭前服用。医保 乙类(限中重度贫血)。

维血宁颗粒(合剂)

组成 熟地黄、地黄、白芍(炒)、太子参、仙鹤草、鸡血藤、虎杖、墨旱莲。功能主治 滋阴养血，清热凉血。用于阴虚血热所致的出血；血小板减少症见上述证候者。用法 口服：颗粒剂，开水冲服，一次20g，一日3次；合剂，一次25～30ml，一日3次。小儿酌减或遵医嘱。注意 气不摄血的出血证慎用；感冒者慎用，以免表邪不解；该品含有虎杖，孕妇慎用；服药期间忌食辛辣之品，以免助火生热。医保 乙类(颗粒剂)；非医保(糖浆剂)。

养血饮口服液

组成 黄芪、当归、鹿角胶、阿胶、大枣。功能主治 补气养血。用于气血两亏所致的体虚羸弱、崩漏下血；血小板减少、贫血及放、化疗后白细胞减少症见上述证候者。用法 口服：一次10ml，一日2次。注意 体实有热者忌服；感冒者慎用，以免表邪不解；服药期间饮食宜选清淡易消化之品，忌食辛辣、油腻、生冷之品。医保 乙类。

养阴生血合剂

组成 地黄、黄芪、当归、麦冬、石斛、玄参、川芎。功能主治 养阴清热，益气生血。用于阴虚内热、气血不足所致的口干咽燥、食欲减退、倦怠无力；有助于减轻肿瘤患者白细胞下降，改善免疫功能，用于肿瘤患者放疗时见上述证候者。用法 口服：一次50ml，一日1次。放射治疗前3天开始服用，放疗期间，在每次放疗治疗前1小时服用，至放疗结束。注意 该品为补益之剂，外感表证及内有湿热证时慎用；服药期间饮食宜选清淡易消化之品，忌食辛辣、油腻、生冷之品。医保 乙类。

益气维血颗粒(胶囊、片)

组成 黄芪、大枣、猪血提取物。功能主治 补血益气。用于气血两虚所致的面色萎黄或苍白、眩晕、神疲乏力、少气懒言、自汗、唇舌色淡、脉细弱;缺铁性贫血见上述证候者。用法 口服:颗粒剂,开水冲服,成人一次10g,一日3次;儿童一次10g,一日2次;3岁以下儿童一次5g,一日2次;胶囊剂,一次3粒,一日3次;片剂,一次3片,一日3次。禁忌 实证、热证不宜使用。注意 感冒者慎用,以免表邪不解;由于缺铁性贫血,可合用铁剂以增强疗效,并应结合病因治疗;服药期间忌食辛辣、油腻、生冷之品。医保 乙类。

再造生血胶囊(片)

组成 菟丝子(酒制)、女贞子、墨旱莲、枸杞子、黄精(酒制)、补骨脂(盐制)、鹿茸(去毛)、淫羊藿、黄芪、红参、党参、白术(炒)、当归、熟地黄、白芍、制何首乌、阿胶、鸡血藤、麦冬、仙鹤草、益母草。功能主治 补肝益肾,补气养血。用于肝肾不足、气血两虚所致的血虚虚劳,症见心悸气短、头晕目眩、倦怠乏力、腰膝酸软、面色苍白、唇甲色淡、或伴出血;再生障碍性贫血、缺铁性贫血见上述证候者。用法 口服:胶囊剂,一次5粒,一日3次;片剂,一次5片,一日3次。注意 该品为补益之剂,感冒者慎用,以免表邪不解;服药期间饮食宜选清淡易消化之品;再生障碍性贫血和缺铁性贫血必要时采取综合治疗措施。医保 乙类。

滋阴剂

滋补肾阴剂

六味地黄丸[基](颗粒[基]、胶囊[基]、片、软胶囊、口服液)

组成 熟地黄、山茱萸(制)、山药、泽泻、茯苓、牡丹皮。功能主治 滋阴补肾。用于肾阴亏损,头晕耳鸣,腰膝酸软,骨蒸潮热,盗汗遗精,消渴。用法 口服:水蜜丸,一次6g,一日2次;小蜜丸,一次9g,一日2次;大蜜丸,一次1丸,一日2次;浓缩丸,一次8丸,一日3次;颗粒剂,一次5g,一日2次;胶囊剂,一次8粒,一日2次;片剂,一次8片,一日2次;软胶囊剂,一次3粒,一日2次;口服液,一次10ml,一日2次。儿童酌减或遵医嘱。注意 脾虚、气滞、食少纳呆者慎用;感冒者慎用;服药期间饮食宜清淡,忌辛辣、油腻之品。医保 甲类(丸剂);乙类(颗粒剂、胶囊剂、片剂);非医保(软胶囊、口服液)。

知柏地黄丸[基](颗粒、胶囊、片)

组成 熟地黄、山茱萸(制)、山药、知母、黄柏、茯苓、泽泻、牡丹皮。功能主治 滋阴降火。用于阴虚火旺,潮热盗汗,口干咽痛,耳鸣遗精,小便短赤。用法 口服:水蜜丸,一次6g,一日2次;小蜜丸,一次9g,一日2次;大蜜丸,一次1丸,一日2次;浓缩丸,一次8丸,一日3次;颗粒剂,一次8g,一日2次;胶囊剂,一次6粒,一日4次;片剂,一次6片,一日4次。禁忌 气虚发热及实热者忌服。注意 感冒者慎用，以免表邪不解；该品药性滋腻而寒凉，凡脾虚便溏、气滞中满者不宜使用；服药期间饮食宜选清淡易消化之品，忌食辛辣、油腻之品。医保 甲类（丸剂）；乙类（颗粒剂、胶囊剂、片剂）。

补肾固齿丸

组成 熟地、紫河车、骨碎补（盐水炙）、地黄、鸡血藤、山药、枸杞子、黄芪（炙）、丹参（酒制）、郁金（醋炙）、五味子（酒炙）、茯苓、泽泻（盐水炙）、牛膝、漏芦、牡丹皮、野菊花、肉桂。功能主治 补肾固齿，活血解毒。用于肾虚火旺所致的牙齿酸软、咀嚼无力、松动移位、龈肿齿衄；慢性牙周炎见上述证候者。用法 口服：一次 4g，一日 2 次。注意 实热证牙宣者慎用；配合口腔局部用药，促进炎症消退；因牙齿松动，不要吃过硬食品。医保 乙类。

大补阴丸

组成 熟地黄、龟甲（醋炙）、知母（盐炒）、黄柏（盐炒）、猪脊髓。功能主治 滋阴降火。用于阴虚火旺，潮热盗汗，咳嗽，咯血，耳鸣，遗精。用法 口服：水蜜丸，一次 6g，一日 2～3 次；大蜜丸，一次 1 丸，一日 2 次。禁忌 气虚发热者及火热实证者忌服。注意 感冒者慎用，以免表邪不解；该品滋腻而寒凉，凡脾胃虚弱、痰湿内阻、脘腹胀满、食少便溏者慎用；服药期间饮食宜选清淡易消化之品，忌食辛辣、油腻之品。医保 乙类。

麦味地黄丸（胶囊、片、口服液）

组成 熟地黄、山茱萸（制）、山药、麦冬、牡丹皮、茯苓、泽泻、五味子。功能主治 滋肾养肺。用于肺肾阴亏，潮热盗汗，咽干咳血，眩晕耳鸣，腰膝酸软，消渴。用法 口服：水蜜丸，一次 6g，一日 2 次；小蜜丸，一次 9g，一日 2 次；大蜜丸，一次 1 丸，一日 2 次；胶囊剂，一次 3～4 粒，一日 3 次；片剂，一次 3～4 片，一日 3 次；口服液，一次 10ml，一日 2 次。注意 感冒患者慎用；服药期间，忌食辛辣之品。医保 乙类（丸剂、胶囊剂、片剂）；非医保（口服液）。

左归丸

组成 熟地黄、龟板胶、鹿角胶、枸杞子、菟丝子、山茱萸、山药、牛膝。功能主治 滋肾补阴。用于真阴不足，腰酸膝软，盗汗遗精，神疲口燥。用法 口服：一次 9g，一日 2 次。禁忌 外感寒湿、湿热或跌扑外伤，气滞血瘀所致腰痛者忌用。注意 肾阳亏虚、命门火衰、阳虚腰痛者慎用；治疗期间不宜食用辛辣、油腻之品；该品含牛膝等药，孕妇慎用。医保 乙类。

滋补心肺剂

百合固金丸（颗粒、片、口服液）

组成 百合、熟地黄、麦冬、川贝母、玄参、地黄、当归、白芍、桔梗、甘草。功能主治 养阴润肺，化痰止咳。用于肺肾阴虚，燥咳少痰，痰中带血，咽干疼痛。用法 口服：水蜜丸，一次 6g，一日 2 次；大蜜丸一次 1 丸，一日 2 次；浓缩丸一次 8 丸，一日 3 次；颗粒剂，一次 9g，一日 3 次；片剂，一次 5 片，一日 3 次；口服液，一次 20ml，一日 3 次。禁忌 外感咳嗽，寒湿痰喘者忌用。注意 该品滋阴碍脾，脾虚便溏、食欲不振者慎服；服药期间忌食辛辣、生冷油腻之品。医保 乙类（丸剂、颗粒剂、片剂）；非医保（口服液）。

滋心阴颗粒（胶囊、口服液）

组成 麦冬、北沙参、赤芍、三七。功能主治 滋养心阴，活血止痛。用于阴虚血瘀所致的胸痹，症见胸闷胸痛、心悸怔忡、五心烦热、夜眠不安、舌红少苔、脉细数；冠心病心绞痛见上述证候者。用法 口服：颗粒剂，开水冲服，一次 6g，一日 3 次；胶囊剂，一次 2 粒，一日 3 次；口服液，一次 10ml，一日 3 次。禁忌 阴寒凝滞或痰湿内阻证禁用。注意 该品含活血药物，孕妇慎用；在治疗期间，心绞痛持续发作，应及时就诊。医保 乙类。

滋补肝肾剂

杞菊地黄丸（胶囊、片）[基]

组成 熟地黄、山茱萸（制）、山药、枸杞子、菊花、茯苓、泽泻、牡丹皮。功能主治 滋肝养肾。用于肝肾阴亏，眩晕耳鸣，畏光，迎风流泪，视物昏花。用法 口服：水蜜丸，一次 6g，一日 2 次；小蜜丸，一次 9g，一日 2 次；大蜜丸一次 1 丸，一日 2 次；浓缩丸一次 8 丸，一日 3 次；胶囊剂，一次 5～6 粒，一日 3 次；片剂，一次 3～4 片，一日 3 次。注意 实火亢盛所致的头晕、耳鸣慎用；脾胃虚寒，大便稀溏者慎用；服药期间忌酸冷食物。医保 甲类。

二至丸

组成 女贞子（蒸）、墨旱莲。功能主治 补益肝肾，滋阴止血。用于肝肾阴虚，眩晕耳鸣，咽干鼻燥，腰膝酸痛，月经量多。用法 口服：一次 9g，一日 2 次。注意 肝火上炎所致的头晕、耳鸣慎用；实热内盛所致的月经过多，色泽鲜红者慎用；服药期间，宜食用清淡易消化食品，忌食辛辣、油腻之品；脾胃虚寒腹泻者慎用。医保 乙类。

慢肝养阴胶囊（片）

组成 地黄、枸杞子、北沙参、当归、党参、麦冬、五味子、川楝子、人参、桂枝。功能主治 滋补肝肾，养阴清热。用于肝肾阴虚所致胁痛、癥积，症见胁痛、乏力、腰酸、目涩；慢性肝炎见上述证候者。用法 口服：胶囊剂，一次 4 粒，一日 3 次；片剂，一次 3 片，一日 3 次。禁忌 急性活动性肝炎或湿热毒盛者忌用；气滞血瘀所致胁痛者不宜使用。注意 该品偏于滋补，治疗一个疗程后，应复查肝功能，若无好转或见舌苔黄厚腻、脉滑数应停药或请专科医师诊治；服药期间饮食宜清淡，忌食辛辣、油腻之品，并戒酒。医保 乙类。

眩晕宁颗粒（片）

组成 泽泻、菊花、陈皮、白术、茯苓、半夏（制）、女贞子、墨旱莲、牛膝、甘草。功能主治 利湿化痰，补益肝肾。用于痰湿中阻、肝肾不足所致眩晕，症见头晕目眩、胸脘痞闷、腰膝酸软。用法 口服：颗粒剂，开水冲服，一次8g，一日3～4次；片剂，一次4～6片，一日3～4次。注意 肝火上炎所致的眩晕者慎用；服药期间忌食辛辣、寒凉食物；平素大便干燥者慎服。医保 乙类。

养阴清热、和胃剂

阴虚胃痛颗粒(胶囊、片)

组成 北沙参、麦冬、石斛、玉竹、川楝子、白芍、炙甘草。功能主治 养阴益胃，缓急止痛。用于胃阴不足所致的胃脘隐隐灼痛，口干舌燥、纳呆干呕；慢性胃炎、消化性溃疡见上述证候者。用法 口服：颗粒剂，开水冲服，一次10g，一日3次；胶囊剂，一次6粒，一日3次；片剂，一次6片，一日3次。禁忌 虚寒胃痛者忌用。注意 服药期间饮食宜清淡，忌食生冷、辛辣、油腻之品，戒烟酒。医保 乙类。

温阳剂

济生肾气丸[基](片)

组成 肉桂、附子(制)、牛膝、熟地黄、山茱萸(制)、山药、茯苓、泽泻、车前子、牡丹皮。功能主治 温肾化气，利水消肿。用于肾阳不足、水湿内停所致的肾虚水肿、腰膝酸痛、小便不利、痰饮咳喘。用法 口服：水蜜丸，一次6g，一日2～3次；小蜜丸，一次9g，一日2～3次；大蜜丸，一次1丸，一日2～3次；片剂，一次6片，一日3次。不良反应 偶见恶心等消化道症状。禁忌 湿热壅盛，风水泛滥水肿者不宜。注意 该品含辛温大热之品，孕妇慎用；该品含附子有毒，不可过服、久服；服药期间饮食宜清淡，宜低盐饮食；该品含钾量高，与保钾利尿药安体舒通、氨苯蝶啶合用时，应防止高血钾症；应避免与磺胺类药物同时服用。医保 甲类。

金匮肾气丸(片)[基]

组成 附子(炙)、桂枝、牛膝(去头)、地黄、山茱萸(酒炙)、山药、茯苓、泽泻、车前子(盐炙)、牡丹皮。功能主治 温补肾阳，化气行水。用于肾虚水肿，腰膝酸软，小便不利，畏寒肢冷。用法 口服：水蜜丸，一次4～5g，一日2次；大蜜丸，一次1丸，一日2次；片剂，一次4片，一日2次。不良反应 服用该品后偶见荨麻疹、心动过缓、胃酸过多。禁忌 孕妇禁用。注意 湿热壅盛，风水泛滥水肿者不宜用；该品含附子，不可过服、久服；服药期间饮食宜清淡，宜低盐饮食。医保 甲类。

四神丸(片)[基]

组成 补骨脂(盐炒)、肉豆蔻(煨)、吴茱萸(制)、五味子(醋制)、大枣(去核)。功能主治 温阳散寒，涩肠止泻。用于肾阳不足所致的泄泻，症见肠鸣腹胀、五更泄泻、食少不化、久泻不止、面黄肢冷。用法 口服：丸剂，一次9g，一日2～3次；片剂，一次4片，一日2次。禁忌 湿热痢疾、湿热泄泻者不宜用。注意 服药期间饮食宜清淡，忌食生冷、油腻之品。医保 甲类。

桂附地黄丸(颗粒、胶囊、片)

组成 肉桂、附子(制)、熟地黄、山茱萸、山药、茯苓、泽泻、牡丹皮。功能主治 温补肾阳。用于肾阳不足，腰膝冷痛，肢体浮肿，小便不利或反多，痰饮喘咳，消渴。用法 口服：水蜜丸，一次6g，一日2次；小蜜丸，一次9g，一日2次；大蜜丸，一次1丸，一日2次；浓缩丸一次8丸，一日3次；颗粒剂，一次5g，一日2次；胶囊剂，一次7粒，一日2次；片剂，一次4～6片，一日2次。禁忌 该品为阴阳两虚消渴所致，若肺热津伤，胃热炽盛，阴虚内热消渴忌用。注意 治疗期间，宜节制房事；该品药性温热，中病即可，不可过服以防止化燥伤阴；该品含辛温大热之品，孕妇慎用；该品含附子有毒，不可过服、久服；服药期间忌食生冷、油腻，以防寒凉伤阴。医保 乙类。

右归丸(胶囊)

组成 肉桂、附子(炮附片)、鹿角胶、杜仲(盐炒)、菟丝子、山茱萸(酒制)、熟地黄、枸杞子、当归、山药。功能主治 温补肾阳，填精止遗。用于肾阳不足，命门火衰，腰膝酸冷，精神不振，怯寒畏冷，阳痿遗精，大便溏薄，尿频而清。用法 口服：丸剂，一次1丸，一日3次；胶囊剂，一次4粒，一日3次。禁忌 该品温肾涩精，用于肾阳亏虚，精关不固的遗精虚证，若阴虚火旺、心肾不交，湿热下注，扰动精室，劳伤心脾，气不摄精者忌用；该品为命门火衰精气虚寒、阳痿虚证所致，若思虑忧郁，劳伤心脾，恐惧伤肾，湿热下注所致阳痿忌用；该品为脾肾阳虚泄泻所致，若外感寒湿或外感暑湿、湿热以及食滞伤胃，肝气乘脾所致泄泻忌用。注意 服药期间忌生冷饮食，忌房事；方中含肉桂、附子大温大热之品，不宜过服，以免伤阴；孕妇慎用。医保 乙类。

阴阳双补剂

复方苁蓉益智胶囊

组成 制何首乌、荷叶、肉苁蓉、地龙、漏芦。功能主治 益智养肝，活血化瘀，健脑增智。用于轻、中度血管性痴呆肝肾亏虚兼痰瘀阻络证。症见智力减退、思维迟钝、神情呆滞、健忘，或喜怒不定、腰膝酸软、头晕耳鸣、失眠多梦等。用法 口服：一次4粒，一日3次。不良反应 偶见心慌、恶心、腹痛、便溏、腹泻、脘腹胀满、食欲下降、轻度皮肤瘙痒等。医保 乙类。

心脑欣丸(胶囊、片)

组成 红景天、枸杞子、沙棘鲜浆。功能主治 益气养阴，活血化瘀。用于气阴不足，瘀血阻滞所引起头晕，头痛，心悸，气喘，乏力。用法 口服：丸剂，一次5丸，一日2次；胶囊剂，一次2粒，一日2次；片剂，一次2片，一日2次。饭后服。禁忌 孕妇禁用。注意 忌食生冷、油腻及难消化食品；服药期间要保持情绪乐观、切忌生气愤怒。医保 乙类。

气血双补剂

补肾益脑丸(胶囊、片)

组成 鹿茸(去毛)、红参、熟地黄、当归、茯苓、山药(炒)、枸杞子、补骨脂(盐炙)、麦冬、酸枣仁(炒)、远志(蜜炙)、牛膝、玄参、五味子、川芎、朱砂。功能主治 补肾生精,益气养血。用于肾虚精亏、气血两虚所致的心悸、气短、失眠、健忘、遗精、盗汗、腰腿酸软、耳鸣耳聋。用法 口服:丸剂,一次8～12丸,一日2次;胶囊剂,一次3～4粒,一日2次;片剂,一次4～6片,一日2次。禁忌 体实及阴虚火旺者忌服。注意 感冒者慎用,以免表邪不解;服药期间宜食易消化食品,忌食辛辣、油腻、生冷之品;该品含有朱砂,有毒,应在医生指导下使用,不可过量、久服;用于治疗失眠时,睡前勿吸烟,勿喝酒、茶和咖啡。医保 乙类。

利舒康胶囊

组成 手参、甘青青兰、红景天、烈香杜鹃、黄柏、甘草。功能主治 健脾补胃,生精养血,益肺宁心。用于脾肾不足,精血亏虚所致头晕目眩,心悸气短,动辄喘乏,食少纳差,腰膝酸软,易于疲劳,以及高原反应,高原红细胞增多症见上述证候者。用法 口服:一次4粒,一日3次。医保 乙类。

强肝丸(颗粒、胶囊、片、糖浆)

组成 生黄芪、党参、山药、当归、白芍、黄精、丹参、地黄、郁金、神曲、山楂、茵陈、泽泻、板蓝根、秦艽、甘草。功能主治 健脾疏肝,清利湿热,益气养血。用于肝郁脾虚、湿热蕴结所致的两胁胀痛、乏力、脘痞、腹胀、面色无华、腰膝酸软;慢性肝炎见上述证候者。用法 口服:丸剂,一次2丸,一日2次;颗粒剂,一次5g,一日2次;胶囊剂,一次5粒,一日2次;片剂,一次5片,一日2次;糖浆剂,一次10ml,一日2次;每服六日停一日,八周为一疗程,停一周,再进行第二疗程。不良反应 晕厥。注意 该品多适宜慢性肝炎或早期肝硬化患者,不宜用于急性肝炎;服药期间饮食宜清淡,忌食辛辣、油腻之品,并戒酒;有胃、十二指肠溃疡或高酸性慢性胃炎者应减量服用。医保 乙类(丸剂、颗粒剂、胶囊剂、片剂);非医保(糖浆剂)。

人参归脾丸

组成 人参、炙黄芪、当归、龙眼肉、白术(麸炒)、茯苓、远志(去心、甘草炙)、酸枣仁(炒)、木香、炙甘草。功能主治 益气补血,健脾养心。用于心脾两虚、气血不足所致的心悸、怔忡、失眠健忘、食少体倦、面色萎黄以及脾不统血所致的便血、崩漏、带下。用法 口服:一次1丸,一日2次。禁忌 该品温补气血,若热邪内伏,阴虚脉数以及痰湿壅盛者禁用。注意 服药期间应进食营养丰富而易消化吸收的食物,饮食有节。忌食生冷食物,忌烟酒、浓茶;保持精神舒畅,劳逸适度。忌过度思虑,避免恼怒、抑郁、惊恐等不良情绪。医保 乙类。

人参养荣丸

组成 人参、熟地黄、白术(土炒)、茯苓、炙黄芪、五味子(酒蒸)、当归、白芍(麸炒)、肉桂、远志(制)、陈皮、炙甘草。功能主治 温补气血。用于心脾不足,气血两亏,形瘦神疲,食少便溏,病后虚弱。用法 口服:水蜜丸,一次 6g,一日 1～2 次;大蜜丸,一次 1 丸,一日 1～2 次。禁忌 阴虚、热盛者忌用。注意 孕妇慎用;服药期间饮食宜选清淡之品。医保 乙类。

养心定悸颗粒(胶囊、膏、口服液)

组成 地黄、红参、麦冬、阿胶、炙甘草、大枣、黑芝麻、桂枝、生姜。功能主治 养血益气,复脉定悸。用于气虚血少,心悸气短,心律不齐,盗汗失眠,咽干舌燥,大便干结。用法 口服:颗粒剂,一次 12g,一日 2 次;胶囊剂,一次 6～8 粒,一日 2 次;煎膏剂,一次 15～20g,一日 2 次;口服液,一次 20ml,一日 2 次。禁忌 脾胃湿滞,腹胀,便溏,纳呆食少,舌苔腻者禁用。注意 阴虚内热、痰热内盛者慎用;不宜与感冒类药同服;进食营养丰富且易消化吸收的食物,饮食有节;服药期间忌食生冷食物;忌烟酒、浓茶;保持心情舒畅,劳逸适度;忌过度思虑,避免恼怒、抑郁等不良情绪。医保 乙类(颗粒剂、胶囊剂);非医保(煎膏剂、口服液)。

益气养阴剂

消渴丸[基]

组成 地黄、葛根、黄芪、天花粉、五味子、山药、玉米须、格列本脲。功能主治 滋肾养阴,益气生津。用于气阴两虚所致的消渴病,症见多饮、多尿、多食、消瘦、体倦乏力、眠差腰痛;2 型糖尿病见上述证候者。用法 口服:一次 5～10 丸,一日 2～3 次。饭后温开水送服。不良反应 服用该品后偶见肠道不适、发热、皮肤过敏等不良反应。禁忌 孕妇、哺乳期妇女禁用;胰岛素依赖型糖尿病患者禁用;磺胺类药物过敏者禁用;伴有酮症酸中毒、昏迷、严重烧伤、严重外伤和重大手术者禁用;肝、肾功能不全者禁用;白细胞减少、粒细胞缺乏、血小板减少者禁用。注意 服药期间忌肥甘、辛辣之品,控制饮食,注意合理饮食结构,忌烟酒;服用该品时禁止加服磺酰脲类抗糖尿病药;若合用其他类型口服抗糖尿病药,必须在医生指导下服用。医保 甲类。

玉泉丸(颗粒、胶囊、片)

组成 葛根、天花粉、地黄、麦冬、五味子、甘草。功能主治 清热养阴,生津止渴。用于阴虚内热所致的消渴,症见多饮、多食、多尿;2 型糖尿病见上述证候者。用法 口服:丸剂,一次 6g,一日 4 次;7 岁以上一次 3g,3～7 岁小儿一次 2g;颗粒剂,一次 5g,一日 4 次;胶囊剂,一次 5 粒,一日 4 次;片剂,一次 4 片,一日 4 次。禁忌 孕妇忌用。注意 阴阳两虚消渴者慎用;服药期间忌食肥甘、辛辣之品,控制饮食,注意合理的饮食结构并戒烟酒;避免长期精神紧张并适当进行体育活动;对重症病例,合用其他降血糖药物治疗，以防病情加重；在治疗过程中，尤其是与西药降糖药联合用药时，要及时监测血糖，避免低血糖反应发生。医保 甲类。

参芪降糖颗粒(胶囊、片)[基]

组成 人参茎叶皂苷、黄芪、山药、麦冬、五味子、枸杞子、覆盆子、地黄、天花粉、茯苓、泽泻。功能主治 益气养阴，健脾补肾。用于气阴两虚所致的消渴病，症见咽干口燥、倦怠乏力、口渴多饮、多食多尿、消瘦；2 型糖尿病见上述证候者。用法 口服：颗粒剂，开水冲服，一次 1g，一日 3 次，1 个月为一疗程，效果不显著或治疗前症状较严重者，一次用量可达 3g，一日 3 次；胶囊剂，一次 3 粒，一日 3 次，1 个月为一疗程，效果不显著或治疗前症状较严重者，一次用量可达 8 粒，一日 3 次；片剂，一次 3 片，一日 3 次，1 个月为一疗程，效果不显著或治疗前症状较严重者，一次用量可达 8 片，一日 3 次。禁忌 属实热者禁用，待实热退后可服用；孕妇忌用。注意 属阴阳两虚消渴者慎用；服药期间忌食肥甘、辛辣之品，控制饮食，注意合理的饮食结构并忌烟酒；避免长期精神紧张并适当进行体育活动；对重症病例，应合用其他降血糖药物治疗，以防病情加重；在治疗过程中，尤其是与西药降糖药联合用药时，要及时监测血糖，避免低血糖反应发生。医保 乙类。

固本丸

组成 熟地黄、党参、地黄、天冬、麦冬。功能主治 滋阴补气，清肺降火。用于气阴两虚，症见潮热，咳嗽咳血，形体瘦弱，自汗盗汗，乏力或病后津伤等。用法 口服：一次 10～12 丸，一日 3 次。注意 忌油腻食物；凡脾胃虚弱，呕吐泄泻，腹胀便溏、咳嗽痰多者慎用；感冒患者不宜服用；该品宜饭前服用。医保 乙类。

津力达颗粒

组成 人参、黄精、苍术(炒)、苦参、麦冬、地黄、制何首乌、山茱萸、茯苓、佩兰、黄连、知母、淫羊藿(炙)、丹参、葛根、荔枝核、地骨皮。功能主治 益气养阴，健脾运津。用于 2 型糖尿病气阴两虚证，症见口渴多饮，消谷易饥，尿多，形体渐瘦，倦怠乏力，自汗盗汗，五心烦热，便秘等。用法 开水冲服：一次 9g，一日 3 次。8 周为一疗程，或遵医嘱。对已经使用西药患者，可合并使用该品，并根据血糖情况，酌情调整西药用量。禁忌 忌食肥甘厚味、油腻食物。注意 孕妇慎用；定期复查血糖。医保 乙类。

芪冬颐心口服液

组成 黄芪、麦冬、生晒参、茯苓、地黄、龟甲(烫)、丹参、郁金、桂枝、紫石英(煅)、淫羊藿、金银花、枳壳(炒)。功能主治 益气养心，安神止悸。用于肝肾不足，气血亏虚所致的心悸、胸闷、胸痛、气短乏力、失眠多梦、自汗、盗汗、心烦；病毒性心肌炎、冠心病心绞痛见上述证候者。用法 饭后口服：一次 20ml，一日 3 次。或遵医嘱，28 天为一疗程。禁忌 痰热内盛者不宜使用；月经期及有出血倾向者禁用。注意 孕妇慎用；饮食宜清淡、低盐、低脂；食勿过饱，忌食生冷、辛辣、油腻之品，忌烟酒、浓茶；保持心情舒畅，劳逸适度；忌过度思虑，避免恼怒、抑郁等不良情绪；在治疗期间，心绞痛持续发作，宜加用硝酸酯类药；若出现剧烈心绞痛，心肌梗死，或见有气促、汗出、面色苍白者，应及时急诊救治；心肌炎危重者，应结合其他方法治疗；注意生活起居，寒温适宜。医保 乙类。

芪蛭降糖胶囊（片）

组成 黄芪、地黄、黄精、水蛭。功能主治 益气养阴，活血化瘀。用于气阴两虚兼血瘀所致的消渴病，症见口渴多饮、多尿易饥、体疲乏力、自汗盗汗、面色晦暗、肢体麻木；2 型糖尿病见上述证候者。用法 口服：胶囊剂，一次 5 粒，一日 3 次；片剂，一次 5 片，一日 3 次。疗程 3 个月。禁忌 孕妇忌用。注意 阴阳两虚消渴者慎用；服药期间注意合理的饮食结构，控制饮食，忌食肥甘、辛辣之品，忌烟酒；对重症病例，应合用其他降血糖药物治疗，以防病情加重；在治疗过程中，尤其是与西药降糖药联合用药时，要及时监测血糖，避免低血糖反应发生。医保 乙类。

生脉饮（片）（党参方）

组成 党参、麦冬、五味子。功能主治 益气，养阴生津。用于气阴两亏，心悸气短，自汗。用法 口服：合剂，一次 10ml，一日 3 次；片剂，一次 8 片，一日 3 次。禁忌 感冒患者不宜服用。注意 凡脾胃虚弱，呕吐泄泻，腹胀便溏、咳嗽痰多者慎用；该品宜饭前服用，忌油腻食物。医保 乙类。

十味玉泉胶囊

组成 天花粉、葛根、地黄、麦冬、五味子、人参、黄芪、茯苓、乌梅、甘草。功能主治 益气养阴，生津止渴。用于气阴两虚所致的消渴病，症见气虚乏力、口渴喜饮、易饥烦热；2 型糖尿病见上述证候者。用法 口服：一次 4 粒，一日 4 次。禁忌 孕妇忌用。注意 阴阳两虚消渴者慎用；服药期间忌食肥甘、辛辣之品；忌烟酒；对重症病例，应合用其他降血糖药物治疗，以防病情加重；在治疗过程中，尤其是与西药降糖药联合使用时，要及时监测血糖，避免低血糖反应发生。医保 乙类。

糖脉康颗粒（胶囊、片）

组成 黄芪、生地黄、丹参、牛膝、麦冬、黄精。功能主治 养阴清热，活血化瘀，益气固肾。用于气阴两虚血瘀所致的口渴喜饮，倦怠乏力，气短懒言，自汗，盗汗，五心烦热，胸中闷痛，肢体麻木或刺痛，便秘，2 型糖尿病及并发症见上述证候者。用法 口服：颗粒剂，一次 5g，一日 3 次；胶囊剂，一次 3 粒，一日 3 次；片剂，一次 3 片，一日 3 次。注意 孕妇慎服。医保 乙类。

心通颗粒（口服液）

组成 黄芪、党参、葛根、麦冬、丹参、当归、何首乌、淫羊藿、海藻、昆布、牡蛎、皂角刺、枳实。功能主治 益气活血，化痰通络。用于气阴两虚，痰瘀阻痹所致的胸痹，症见心痛，胸闷，气短，呕恶纳呆等；冠心病心绞痛见上述证候者。用法 口服：颗粒剂，开水冲服，一次 5～10g，一日 2～3 次；口服液，一次 10～20ml，一日 2～3 次。不良反应 偶见过敏性皮疹。禁忌 方中含有活血破血，软坚散结之品，有碍胎气，孕妇禁用。注意 寒凝血瘀、胸痹心痛者，不宜单用该品；如有服后泛酸者，可于饭后服用；过敏体质者慎服；在治疗期间，心绞痛加重或持续发作，宜加用硝酸酯类药；若出现剧烈心绞痛，心肌梗死，或见有气促、汗出、面色苍白者，应及时急诊救治；服药期间忌食油腻、高脂高糖食品。医保 乙类。

虚汗停胶囊(颗粒)

组成 黄芪、大枣、浮小麦、糯稻根、牡蛎(煅)。功能主治 益气养阴，固表敛汗。用于气阴不足所致的自汗、盗汗及小儿盗汗。用法 口服：胶囊剂，一次 3 粒，一日 3 次；颗粒剂，开水冲服，一次 10g，一日 3 次，4 岁以下儿童一次 5g，一日 2 次，4 岁以上儿童一次 5g，一日 3 次。禁忌 实热汗出者忌用。注意 服药期间忌食辛辣、油腻、生冷之品。医保 乙类(胶囊)；非医保(颗粒)。

益脑胶囊(片)

组成 人参、灵芝、龟甲胶、五味子、党参、茯苓、麦冬、龙骨、石菖蒲、远志。功能主治 益气养阴，滋肾健脑，益智安神。用于气阴两亏、肝肾不足所致的失眠多梦、头晕耳鸣、乏力腰酸、健忘；神经衰弱症、脑动脉硬化症见上述证候者。用法 口服：胶囊剂，一次 3 粒，一日 3 次；片剂，一次 3 片，一日 3 次。注意 饮食宜清淡，忌辛辣食物；感冒时不宜使用；失眠患者睡前不宜服用咖啡、浓茶等兴奋性饮品。医保 乙类。

振源胶囊(片)

组成 人参果实总皂苷。功能主治 滋补强壮，安神益智，生津止渴，增强免疫功能，调节内分泌和自主神经功能紊乱，增强心肌收缩力，提高心脏功能，保肝和抗肿瘤等作用。主要用于治疗胸痹，心悸，不寐，冠心病，更年期综合征，久病体弱，神经衰弱，心悸不安，失眠健忘，气短乏力，心律失常，隐性糖尿病，亦可用于慢性肝炎和肿瘤的辅助治疗。用法 口服：胶囊剂，一次 1～2 粒，一日 3 次；片剂，一次 4 片，一日 3 次。注意 忌辛辣、生冷、油腻食物；感冒发热患者不宜服用；该品宜饭前服用。医保 乙类。

益气复脉剂

参麦注射液[基]

组成 红参、麦冬。功能主治 益气固脱，养阴生津，生脉。用于治疗气阴两虚型休克、冠心病、病毒性心肌炎、慢性肺心病、粒细胞减少症。能提高肿瘤患者的免疫功能，与化疗药物合用时，有一定的增效作用，并能减少化疗药物所引起的毒副作用。用法 肌内注射：一次 2～4ml，一日 1 次；静脉滴注：一次 10～60ml，用 5%葡萄糖注射液 250～500ml 稀释后应用，或遵医嘱。不良反应 偶见过敏反应，严重者包括过敏性休克、呼吸困难。注意 不能与其他药物混用或同时滴注；使用前应对光检查，药液出现混浊、沉淀、变色、漏气等现象不能使用。医保 甲类(限二级以上医院急重症抢救)。

生脉饮(颗粒、胶囊)[基]

组成 红参、麦冬、五味子。功能主治 益气复脉，养阴生津。用于气阴两亏，心悸气短脉微，自汗。用法 口服：口服液，一次 10ml，一日 3 次；颗粒剂，开水冲服，一次 10g，一日 3 次；胶囊剂，一次 3 粒，一日 3 次。注意 服用该品同时不宜服用藜芦、五灵脂、皂荚或其制剂；脾胃虚弱，呕吐泄泻，腹胀便溏、咳嗽痰多者慎用；感冒患者不宜用；宜饭前服用；服药期间饮食宜清淡，忌辛辣、油腻之物；在治疗过程中，心绞痛持续发作，宜加用硝酸酯类药；若出现剧烈心绞痛，心肌梗死，见有气促、汗出、面色苍白者，应及时急诊救治。医保 甲类。

生麦注射液

组成 红参、麦冬、五味子。功能主治 益气养阴，复脉固脱。用于气阴两虚所致的脱证，心悸，胸痹，症见心悸气短，四肢厥冷，面白汗出，脉微细，休克，心肌梗死，病毒性心肌炎见上述证候者。用法 肌内注射：一次 2～4ml，一日 1～2 次；静脉滴注：一次 20～60ml，用 5% 葡萄糖注射液 250～500ml 稀释后使用。不良反应 偶见过敏反应、多发性室性心动过速、窦性停搏、低血压及过敏性休克等。注意 寒凝血瘀胸痹心痛者不宜用；过敏体质者慎用；药液出现混浊、沉淀、变色、漏气等现象时不能使用；该品不能与其他注射剂混合使用。医保 甲类(限急重症用药)。

稳心颗粒[基](胶囊、片)

组成 黄精、党参、三七、琥珀、甘松。功能主治 益气养阴，活血化瘀。用于气阴两虚，心脉瘀阻所致的心悸不宁、气短乏力、胸闷胸痛；室性早搏、房性早搏而见上述证候者。用法 口服：颗粒剂，开水冲服，一次 9g，一日 3 次；胶囊剂，一次 3～4 粒，一日 3 次；片剂，一次 3～4 片，一日 3 次。疗程四周。禁忌 痰热内盛者禁用。注意 孕妇及月经期慎用；保持心情舒畅，劳逸适度；忌过度思虑，避免恼怒、抑郁等不良情绪；饮食有节，进食营养丰富而易消化吸收的食物；服药期间忌食生冷食物，忌烟酒、浓茶；偶见轻度头晕恶心，一般不影响用药；用药时应将药液充分摇匀，勿将杯底药粉丢弃；危重患者应结合其他治疗方法。医保 乙类(限心律失常)。

益气复脉颗粒(胶囊)

组成 红参、麦冬、五味子。功能主治 益气复脉、养阴生津；能改善冠状动脉循环，降低心肌耗氧量等功能，用于冠心病、心绞痛、扩张型心肌痛、气阴两虚、心悸气短、脉微自汗等症。用法 口服：颗粒剂，开水冲服，一次 3～6g，一日 2 次；胶囊剂，一次 2～4 粒，一日 2 次。禁忌 服用该品同时不宜服用藜芦、五灵脂、皂荚或其制剂。注意 脾胃虚弱，呕吐泄泻，腹胀便溏、咳嗽痰多者慎用；感冒患者不宜用；饭前服用；服药期间饮食宜清淡，忌辛辣、油腻之物；在治疗过程中，心绞痛持续发作，宜加用硝酸酯类药；若出现剧烈心绞痛，心肌梗死，见有气促、汗出、面色苍白者，应及时急诊救治。医保 乙类。

安神剂

养心安神剂

柏子养心丸[基]（胶囊、片）

组成 柏子仁、党参、炙黄芪、川芎、当归、茯苓、远志（制）、酸枣仁、五味子（蒸）、朱砂。功能主治 补气，养血，安神。用于心气虚寒，心悸易惊，失眠多梦，健忘。用法 口服：水蜜丸，一次 6g，一日 2 次；小蜜丸，一次 9g，一日 2 次；大蜜丸一次 1 丸，一日 2 次；胶囊剂，一次 3～4 粒，一日 2 次；片剂，一次 3～4 片，一日 3 次。禁忌 阴虚火旺或肝阳上亢者禁用。注意 服药期间保持精神舒畅，劳逸适度；忌过度思虑，避免恼怒、抑郁、惊恐等不良情绪；失眠患者睡前不宜饮用浓茶、咖啡等兴奋性饮品；宜饭后服用；该品含朱砂，不宜大量服用，也不宜少量久服；不可与溴化物、碘化物同服。医保 甲类。

天王补心丸[基]（片）[基]

组成 丹参、当归、党参、石菖蒲、茯苓、五味子、麦冬、天冬、地黄、玄参、桔梗、远志、甘草、酸枣仁、朱砂。功能主治 滋阴，养血，补心安神。用于心阴不足，心悸健忘，失眠多梦，大便干燥。用法 口服：水蜜丸，一次 6g，一日 2 次；小蜜丸，一次 9g，一日 2 次；大蜜丸，一次 1 丸，一日 2 次；浓缩丸，一次 8 丸，一日 3 次；片剂，一次 4～6 片，一日 2 次。禁忌 脾胃虚寒者不宜用。注意 该品含朱砂，不可过服、久服；服药期间忌食辛辣、油腻、生冷的食物；睡前不宜饮用浓茶、咖啡等兴奋性饮品；严重心律失常者，冠心病发病严重者，心肌炎发作急性期者，应及时做心电图或动态心电图，或采取妥善救治措施；该品含丹参、玄参，忌与含藜芦的药物同用；该品含甘草，忌与含海藻、大戟、甘遂、芫花的药物同用；该品含朱砂，不可与溴化物、碘化物药物同服。医保 甲类。

枣仁安神颗粒[基]（胶囊[基]、口服液）

组成 酸枣仁（炒）、五味子（醋制）、丹参。功能主治 补心安神。用于失眠、头晕，健忘。用法 口服：颗粒剂，开水冲服，一次 5g，一日 1 次；胶囊剂，一次 5 粒，一日 1 次；口服液，一次 10～20ml，一日 1 次。临睡前服。禁忌 由于消化不良所导致的睡眠差者忌用；肝火内扰，心火炽盛，痰浊壅滞所致不寐、心悸者忌用；方中五味子性酸，胃酸过多者不宜使用。注意 按照用法用量服用，糖尿病患者以及孕妇、哺乳期妇女、老人、儿童应在医师指导下服用；方中五味子性酸，胃酸过多者不宜使用；睡前不宜饮用咖啡、浓茶等兴奋性饮品。医保 乙类（颗粒剂、胶囊剂）；非医保（口服液）。

安神补心丸(颗粒、胶囊、片)

组成 丹参、五味子(蒸)、石菖蒲、合欢皮、菟丝子、墨旱莲、女贞子、首乌藤、地黄、珍珠母。**功能主治** 养心安神。用于心血不足、虚火内扰所致的心悸失眠、头晕耳鸣。**用法** 口服:丸剂,一次 15 丸,一日 3 次;颗粒剂,一次1.5g,一日 3 次;胶囊剂,一次 4 粒,一日 3 次;一次 5 片,一日 3 次。**禁忌** 肝肾功能不全者禁用;脾胃虚寒,素有痰湿者禁用。**注意** 感冒发热患者不宜服用;有高血压、心脏病、肝病、糖尿病、肾病等慢性病严重者以及儿童、孕妇、哺乳期妇女、年老体弱者应在医师指导下服用;痰火扰心之失眠、心悸者不宜单独使用该品;失眠患者睡前不宜饮用浓茶、咖啡等兴奋性饮品;保持精神舒畅,劳逸适度;忌过度思虑,避免恼怒、抑郁、惊恐等不良情绪。**医保** 乙类。

刺五加脑灵液

组成 刺五加浸膏、五味子浸膏。**功能主治** 补益心脾,宁心安神。用于心脾两虚所致的失眠多梦、健忘、倦怠乏力、食欲不振。**用法** 口服:一次10ml,一日 2 次。**禁忌** 痰热互扰之不寐不宜;外感发热患者忌服。**注意** 该品宜餐后服;睡前不宜饮用浓茶、咖啡等兴奋性饮品。**医保** 乙类。

清脑复神液

组成 人参、黄芪、当归、鹿茸(去皮)、菊花、薄荷、柴胡、决明子、荆芥穗、丹参、远志、五味子、枣仁、莲子心、麦冬、百合、竹茹、黄芩、桔梗、陈皮、茯苓、甘草、半夏、枳壳、干姜、石膏、冰片、大黄、木通、黄柏、柏子仁、莲子肉、知母、石菖蒲、川芎、赤芍。**功能主治** 清心安神,化痰醒脑,活血通络。用于神经衰弱,失眠,顽固性头痛,脑震荡后遗症所致头痛、眩晕、健忘、失眠等症。**用法** 口服,轻症一次 10ml,重症一次 20ml,一日 2 次。**注意** 孕妇及对酒精过敏者慎用。**医保** 乙类。

益心宁神片

组成 人参叶总皂苷、五味子、藤合欢、灵芝。**功能主治** 补气生津,养心安神。用于心悸气短,多梦失眠,记忆力减退,神经衰弱。**用法** 口服:每片0.52g,一次 3 片,一日 3 次;每片 0.32g,一次 5 片,一日 3 次。**禁忌** 外感发热患者忌服。**注意** 该品宜饭前服,忌辛辣、生冷、油腻食物。邪热内盛、痰瘀壅滞之失眠、心悸、健忘者慎用;五味子性酸,胃酸过多者不宜使用;失眠患者睡前不宜饮用浓茶、咖啡等兴奋性饮品。高血压、心脏病、肝病、糖尿病、肾病等慢性病患者以及儿童、孕妇应在医师指导下服用;该品含人参茎叶总皂苷,不宜与含藜芦、五灵脂、皂荚的制剂同用;服用该品,不宜喝茶、吃萝卜,以免影响药力。**医保** 乙类。

益气养血安神剂

参芪五味子胶囊(片)

组成 五味子、黄芪、党参、酸枣仁(炒)。**功能主治** 健脾益气,宁心安神。

用于气血不足、心脾两虚所致的失眠、多梦、健忘、乏力、心悸、气短、自汗。用法 口服：胶囊剂，一次 3～5 粒，一日 3 次；片剂，一次 3～5 片，一日 3 次。禁忌 外感发热患者忌服；痰火扰心，瘀血阻络之不寐、心悸者不宜。注意 失眠患者睡前不宜饮用浓茶、咖啡等兴奋性饮品；保持精神舒畅，劳逸适度；忌过度思虑，避免恼怒、抑郁、惊恐等不良情绪；忌不易消化的食物，该品宜餐后服；孕妇慎用。医保 乙类。

活力苏口服液

组成 制何首乌、枸杞子、黄精（制）、黄芪、淫羊藿、丹参。功能主治 益气补血，滋养肝肾。用于年老体弱，精神萎靡，失眠健忘，眼花耳聋，脱发或头发早白属气血不足、肝肾亏虚者。用法 口服，一次 10 毫升，一日 1 次，睡前服。禁忌 外感或实热内盛者不宜服用。注意 忌油腻食物；该品宜睡前服用。医保 乙类。

七叶神安片

组成 三七叶总皂苷。功能主治 益气安神。用于心气不足所致的心悸、失眠。用法 口服：一次 50～100mg，一日 3 次。饭后服，或遵医嘱。不良反应 临床偶见对三七过敏的报道。禁忌 感冒发热患者不宜服用。注意 忌烟、酒及辛辣、油腻食物；服药期间要保持情绪乐观，切忌生气恼怒。医保 乙类。

养血安神丸（糖浆、颗粒、片）

组成 首乌藤、鸡血藤、熟地黄、地黄、合欢皮、墨旱莲、仙鹤草。功能主治 养血安神。用于失眠多梦，心悸头晕。用法 口服：丸剂，一次 6g，一日 3 次；糖浆剂，一次 18ml，一日 3 次；颗粒剂，一次 1 袋，一日 3 次（含糖型每袋 10g；无糖型每袋 3g）；片剂，一次 5 片，一日 3 次。禁忌 痰火扰心，瘀血闭阻心悸失眠者不宜应用；脾胃虚寒，大便溏者忌服。注意 脾胃虚弱者宜在饭后服用，以减轻药物对肠胃的刺激。医保 乙类。

内科用药

清肝安神剂

百乐眠胶囊

组成 百合、刺五加（生）、首乌藤、合欢花、珍珠母、石膏、酸枣仁、茯苓、远志、玄参、地黄（生）、麦冬、五味子、灯心草、丹参。功能主治 滋阴清热，养心安神。用于肝郁阴虚型失眠症，症见入睡困难、多梦易醒、醒后不眠、头晕乏力、烦躁易怒、心悸不安等。用法 口服：一次 4 粒，一日 2 次。14 天为一疗程。注意 哺乳期妇女慎用；不宜与葱、姜、大蒜、辣椒、海腥发物、寒凉及刺激性食物同服；服药期间要保持情绪乐观，切忌生气恼怒；忌烟、酒及辛辣、油腻食物。医保 乙类。

舒眠胶囊（片）

组成 酸枣仁（炒）、柴胡（酒炒）、白芍（炒）、合欢花、合欢皮、僵蚕（炒）、蝉蜕、灯心草。功能主治 疏肝解郁、宁心安神。用于肝郁伤神所致的失眠症，症见失眠多梦，精神抑郁或急躁易怒，胸胁苦满或胸膈不畅，口苦目眩，舌边尖略红，苔白或微黄，脉弦。用法 口服：胶囊剂，一次 3 粒，一日 2 次；片剂，一次 3 片，一日 2 次。晚饭后及临睡前各服 1 次，小儿酌减或遵医嘱。不良反应 少数患者服药后出现胃部不适。禁忌 孕妇、幼儿禁用；对阴虚阳亢及痰瘀蕴阻的失眠忌用。注意 服药期间注意避免精神刺激、酗酒、过度疲劳；睡前避免摄食过量；不参加导致过度兴奋的活动等。医保 乙类。

补肾安神剂

安神补脑颗粒（胶囊、片、液）

组成 鹿茸、制何首乌、淫羊藿、干姜、甘草、大枣、维生素 B_1。功能主治 生精补髓，益气养血，强脑安神。用于肾精不足、气血两亏所致的头晕、乏力、健忘、失眠；神经衰弱症见上述证候者。用法 口服：颗粒剂，开水冲服，一次 2g，一日 2 次；胶囊剂，一次 1 粒，一日 2 次；片剂，一次 1 片，一日 2 次；口服液，一次 10ml，一日 2 次。禁忌 该品性温，心火亢盛、痰热互扰、阴虚阳亢之不寐者忌用；感冒发热患者不宜服用。注意 服药期间要保持情绪乐观，切忌生气恼怒；忌烟、酒及辛辣、油腻食物。医保 乙类。

补脑安神胶囊（片）

组成 当归、制何首乌、女贞子、酸枣仁（生、炒各半）、黄精、茯苓、合欢皮、墨旱莲、朱砂、远志、桑叶。功能主治 补肝益肾，养血安神。用于肝肾不足所致头痛眩晕，心悸不宁，失眠多梦，健忘。用法 口服：胶囊剂，一次 3～4粒，一日 3 次；片剂，一次 3～4 片，一日 3 次。禁忌 肝肾功能不全者禁服。注意 该品含有朱砂不宜大量服用，也不宜少量久服。医保 乙类。

精乌胶囊（颗粒）

组成 黄精（制）、何首乌（制）、女贞子（酒蒸）、墨旱莲。功能主治 补肝肾，益精血，壮筋骨。用于失眠多梦，耳鸣健忘，头发脱落及须发早白。用法 口服：胶囊剂，一次 6 粒，一日 3 次；颗粒剂，开水冲服，每次 1 块或 1 袋，一日 2～3 次。2 周为一疗程。禁忌 痰火扰心之不寐，瘀血闭阻之健忘及血热脱发者不宜使用该品；感冒患者不宜服用。注意 痰湿内阻，脘闷便溏者慎用；服药期间出现食欲不振，恶心呕吐，腹胀便溏者应去医院就诊；忌辛辣食物。医保 乙类（胶囊剂）；非医保（颗粒剂）。

甜梦胶囊[兴]（口服液）

组成 刺五加、蚕蛾、黄精、党参、桑椹、砂仁、黄芪、山楂、枸杞子、淫羊藿（制）、熟地黄、茯苓、陈皮、法半夏、马钱子（制）、山药、泽泻。功能主治 益气补肾，健脾和胃，养心安神。用于头晕耳鸣，视减听衰，失眠健忘，食欲不振，腰膝酸软，心慌气短，脑卒中后遗症；对脑功能减退，冠状血管疾患，脑血管栓塞及脱发也有一定作用。用法 口服：胶囊剂，一次 3 粒，一日 2 次；口服液，一次 10～20ml，一日 2 次。注意 失眠患者睡前不宜饮用浓茶、咖啡等兴奋性饮品；保持精神舒畅，劳逸适度；忌过度思虑，避免恼怒、抑郁、惊恐等不良情绪。医保 乙类。

乌灵胶囊

组成 乌灵菌粉。功能主治 补肾健脑，养心安神。用于心肾不交所致的失眠、健忘、心悸心烦、神疲乏力、腰膝酸软、头晕耳鸣、少气懒言、脉细或沉无力；神经衰弱见上述证候者。用法 口服：一次 3 粒，一日 3 次。不良反应 临床偶见服用该品致严重腹泻。注意 脾胃虚寒者慎用；服药期间要保持情绪乐观，切忌生气恼怒；孕妇慎用；忌烟、酒及辛辣、油腻食物。医保 乙类。

重镇安神剂

朱砂安神丸(片)

组成 朱砂、黄连、地黄、当归、甘草。功能主治 清心养血，镇惊安神。用于胸中烦热，心悸不宁，失眠多梦。用法 口服：水蜜丸，一次 6g，一日 1～2 次；小蜜丸，一次 9g，一日 1～2 次；大蜜丸，一次 1 丸，一日 1～2 次；片剂，一次 4～5 片，一日 2 次。禁忌 孕妇禁用。注意 忌烟、酒及辛辣、油腻食物；服药期间要保持情绪乐观，切忌生气恼怒；该品不宜大量服用，也不宜少量久服。医保 乙类。

止血剂

槐角丸[基]

组成 槐角(炒)、地榆(炭)、防风、黄芩、当归、枳壳(炒)。功能主治 清肠疏风，凉血止血。用于血热所致的肠风便血、痔疮肿痛。用法 口服：水蜜丸，一次 6g，一日 2 次；小蜜丸，一次 9g，一日 2 次；大蜜丸，一次 1 丸，一日 2 次。不良反应 部分患者服药后可有轻度腹泻。禁忌 虚寒性便血者不宜用。注意 服药期间保持大便通畅；忌烟酒及辛辣、油腻、刺激性食物；内痔出血过多或原因不明的便血应去医院就诊。医保 甲类。

三七胶囊(片)

组成 三七。功能主治 散瘀止血，消肿定痛。用于外伤出血，跌扑肿痛。用法 口服：胶囊剂，一次 6～8 粒，一日 2 次；片剂，小片(每片含三七 0.25g)一次 4～12 片，大片(每片含三七 0.5g)一次 2～6 片，一日 3 次。禁忌 孕妇禁用；肝肾功能异常者禁用。注意 6 岁以下儿童慎用；服药期间忌生冷、油腻食物；如出血较多或不止者，应及时去医院就诊。医保 甲类。

断血流颗粒(胶囊、片、口服液)

组成 断血流浸膏。功能主治 凉血止血。用于血热妄行所致的月经过多、崩漏、吐血、衄血、咯血、尿血、便血，血色鲜红或紫红；功能失调性子宫出血、子宫肌瘤出血及各种出血症、单纯性紫癜、原发性血小板减少性紫癜见上述证候者。用法 口服：颗粒剂，开水冲服，一次一袋，一日 3 次；胶囊剂，一次 3～6 粒，一日 3 次；片剂，一次 3～6 片，一日 3 次；口服液，一次 10ml，一日 3 次。禁忌 脾虚证、肾虚证、血瘀证者忌用；妊娠出血者忌用。注意 暴崩者慎用；饮食忌肥甘厚味，忌辛辣之品；使用该品止血时，应结合病因治疗；出血量多，应结合其他疗法治疗；糖尿病患者慎用。医保 乙类。

荷叶丸

组成 荷叶、藕节、大蓟（炭）、小蓟（炭）、白茅根（炭）、棕榈（炭）、栀子（焦）、知母、黄芩（炭）、玄参、当归、白芍、香墨。功能主治 凉血止血。用于血热所致的咯血、衄血、尿血、便血、崩漏。用法 口服：一次 1 丸，一日 2～3 次。禁忌 虚寒性出血者忌用。注意 服药期间饮食宜清淡，忌食辛辣、油腻之品，以免动血加重病情；本药苦寒，易伤正气，体弱年迈者慎服；出血量大者，应立即采取综合急救措施。医保 乙类。

裸花紫珠颗粒（胶囊、片）

组成 裸花紫珠。功能主治 消炎，解毒，收敛，止血。用于细菌感染引起的炎症，急性传染性肝炎，呼吸道和消化道出血。用法 口服：颗粒剂，开水冲服，一次 3g，一日 3～4 次；胶囊剂，一次 3～5 粒，一日 3～4 次；片剂，一次3～5片，一日 3～4 次。注意 该品寒凉，脾胃虚寒者慎用；服药期间饮食宜清淡，忌食辛辣、油腻之品，以免加重病情；出血量多者，应采取综合急救措施；用该品治疗细菌感染引起的炎症时，可配合使用抗生素，以增疗效。医保 乙类。

三七血伤宁胶囊

组成 三七、重楼、生草乌、大叶紫珠、山药、黑紫藜芦、冰片、朱砂。功能主治 止血镇痛，祛瘀生新。用于瘀血阻滞、血不归经之各种血证及瘀血肿痛，如胃、十二指肠溃疡出血，支气管扩张出血，肺结核咯血，功能性子宫出血，外伤及痔疮出血，妇女月经不调，经痛，经闭及月经血量过多，产后瘀血，胃痛，肋间神经痛等。用法 用温开水送服，一次 1 粒（重症者 2 粒），一日 3 次，每隔 4 小时服一次，初服者若无副作用，可如法连服多次；小儿 2～5 岁一次 1/10 粒，5 岁以上一次 1/5 粒。跌打损伤较重者，可先用酒送服 1 粒保险子。瘀血肿痛者，用酒调和药粉，外擦患处。禁忌 虚寒证出血者忌用；方中含有活血及有毒之品，孕妇忌用。注意 轻伤及其他病症患者忌服保险子；服药期间忌食蚕豆、鱼类和酸冷食物，以免助热生湿；该品含有朱砂、生草乌等有毒药物，应在医生指导下使用，不宜过量、久服；出血量多者，应采取综合急救措施。医保 乙类。

致康胶囊

组成 大黄、黄连、三七、白芷、阿胶、龙骨（煅）、白及、没药（制）、海螵蛸、茜草、龙血竭。功能主治 清热凉血，化瘀止血。用于呕血、崩漏及便血等。

用法 口服:一次2～4粒,一日3次。禁忌 孕妇禁服。医保 乙类。

紫地宁血散

组成 大叶紫珠、地荵。功能主治 清热凉血,收敛止血。用于治疗胃及十二指肠溃疡或胃炎引起的吐血,便血,属胃中积热型者。用法 口服:一次8g,一日3～4次。禁忌 该品含有地荵,孕妇忌用。注意 该品清热凉血,阴虚火旺出血者慎用;服药期间饮食宜清淡,忌食辛辣、油腻之品,以免加重病情;出血量多者,应采取综合急救措施。医保 乙类。

祛瘀剂

益气活血剂

参松养心胶囊[基]

组成 人参、麦冬、山茱萸、丹参、酸枣仁(炒)、桑寄生、赤芍、土鳖虫、甘松、黄连、南五味子、龙骨。功能主治 益气养阴,活血通络,清心安神。用于治疗冠心病室性早搏属气阴两虚,心络瘀阻证,症见心悸不安,气短乏力,动则加剧,胸部闷痛,失眠多梦,盗汗,神倦懒言。用法 口服:一次2～4粒,一日3次。不良反应 个别患者服药期间可出现胃胀。注意 应注意配合原发性疾病的治疗;危重患者应结合其他治疗;孕妇慎用。医保 甲类。

麝香保心丸[基][兴]

组成 人工麝香、人参提取物、人工牛黄、肉桂、苏合香、蟾酥、冰片。功能主治 芳香温通,益气强心。用于气滞血瘀所致的胸痹,症见心前区疼痛、固定不移;心肌缺血所致的心绞痛、心肌梗死见上述证候者。用法 口服:一次1～2丸,一日3次;或症状发作时服用。不良反应 该品舌下含服者偶有麻木感。禁忌 孕妇禁用。注意 过敏体质者慎用;运动员慎用;该品具有强心作用,不宜与洋地黄类药物同用;该品含有蟾酥,不宜过用久服;心绞痛持续发作,服药后不能缓解时,应加用硝酸甘油等药物;如出现剧烈心绞痛、心肌梗死,应及时救治;饮食宜清淡、低盐、低脂,忌生冷、辛辣、油腻之品,忌烟酒。医保 甲类。

通心络胶囊[基](片)

组成 人参、水蛭、全蝎、赤芍、蝉蜕、土鳖虫、蜈蚣、檀香、降香、乳香(制)、酸枣仁(炒)、冰片。功能主治 益气活血,通络止痛。用于冠心病心绞痛属心气虚乏、血瘀络阻证,症见胸部憋闷,刺痛、绞痛,固定不移,心悸自汗,气短乏力,舌质紫暗或有瘀斑,脉细涩或结代。亦用于气虚血瘀络阻型中风病,症见半身不遂或偏身麻木,口舌歪斜,言语不利。用法 口服:胶囊剂,一次2至4粒,一日3次;片剂,一次2至4片,一日3次。不良反应 个别患者用药后可出现胃部不适。禁忌 出血性疾患,孕妇及妇女经期及阴虚火旺型中风禁用。注意 方中活血破瘀、通窍行气之品均能伤及脾胃,服药后胃部不适者宜改为饭后服用;保持心情舒畅,忌过度思虑,避免恼怒、抑郁等不良情绪;在治疗期间,心绞痛持续发作,应及时就诊。医

保 甲类。

血栓心脉宁胶囊[兴]（片）

组成 川芎、丹参、水蛭、毛冬青、牛黄、麝香、槐花、人参茎叶皂苷、冰片、蟾酥。功能主治 益气活血，开窍止痛。用于气虚血瘀所致的中风、胸痹，症见头晕目眩、半身不遂、胸闷心痛、心悸气短；缺血性中风恢复期、冠心病心绞痛见上述证候者。用法 口服：胶囊剂，一次 4 粒，一日 3 次；片剂，一次 2 片，一日 3 次。禁忌 孕妇禁用。注意 寒凝、阴虚血瘀，胸痹心痛者不宜单用；经期妇女慎用；久服伤及脾胃，以餐后服用为宜；该品中蟾酥有强心作用，正在服用洋地黄类药物的患者慎用；在治疗期间，心绞痛持续发作，宜加用硝酸酯类药；如果出现剧烈心绞痛、心肌梗死等，应及时救治；运动员慎用。医保 甲类。

血栓通胶囊[基]

组成 三七总皂苷。功能主治 活血祛瘀，通脉活络。用于脑络瘀阻引起的中风偏瘫，心脉瘀阻引起的胸痹心痛；脑梗死，冠心病心绞痛见上述证候者。用法 口服，一次 1 至 2 粒，一日 3 次。注意 该品具有止血祛瘀、扩张血管、增加血流量、改善血液循环和微循环作用及补气作用，使用时请遵医嘱。医保 非医保。

血栓通注射液[基]

组成 三七总皂苷、氯化钠。功能主治 活血祛瘀；扩张血管，改善血液循环。用于视网膜中央静脉阻塞，脑血管病后遗症，内眼病，眼前房出血等。用法 静脉注射，一次 2～5ml，以氯化钠注射液 20～40ml 稀释后使用，一日 1～2 次；静脉滴注，一次 2～5ml，用 10％葡萄糖注射液 250～500ml 稀释后使用，一日 1～2 次；肌内注射，一次 2～5ml，一日 1～2 次；理疗一次 2ml，加注射用水 3ml，从负极导入。不良反应 偶有过敏反应如皮疹、荨麻疹、斑丘疹、皮肤瘙痒、皮肤溃疡、溃疡性口炎；发热、寒战、畏寒、多汗、呼吸困难、胸闷、心悸、面色发青、面色潮红、血压升高、过敏样反应、过敏性休克；头晕、头痛、嗜睡；恶心、呕吐、口苦、口干；静脉炎、关节痛、局部疼痛；与海王降纤酶及三七类中药针剂合用可致皮下出血。注意 该品遇冷可能析出结晶，可置 50～80℃热水中溶解，放冷至室温即可使用。医保 非医保。

注射用血栓通（冻干）[基]

组成 三七总皂苷。功能主治 活血祛瘀，通脉活络。用于瘀血阻络，中风偏瘫，胸痹心痛及视网膜中央静脉阻塞症。用法 临用前用注射用水或氯化钠注射液适量使溶解。①静脉注射：一次 150mg，用 10％葡萄糖注射液 30～40ml 稀释。一日 1～2 次，或遵医嘱。②静脉滴注。一次 250～500mg，用 10％葡萄糖注射液 250～500ml 稀释。一日 1 次，或遵医嘱。③肌内注射。一次 150mg，用注射用水稀释至 40mg/ml。一日 1～2 次，或遵医嘱。④理疗：一次 100mg，加注射用水 3ml，从负极导入。医保 非医保。

参芍胶囊(片)

组成 人参茎叶皂苷、白芍。功能主治 活血化瘀、益气止痛。适用于气虚血瘀所致的胸闷、胸痛、心悸、气短等症。用法 口服：胶囊剂，一次 4 粒，一日 2 次；片剂，一次 4 片，一日 2 次。不良反应 临床偶见服用后大便溏薄。禁忌 妇女经期及孕妇禁用；感冒发热患者不宜服用。注意 该品宜饭后服用；忌辛辣、生冷、油腻食物。医保 乙类。

脑安颗粒(胶囊、片、滴丸)[基]

组成 川芎、当归、红花、人参、冰片。功能主治 活血化瘀、益气通络。用于中风气虚血瘀证，症见半身不遂、肢体麻木、口舌歪斜、舌强语蹇、气短乏力、口角流涎、手足肿胀、舌暗或有瘀斑、苔薄白；缺血性中风急性期、恢复期见上述证候者。用法 口服：颗粒剂，开水冲服，一次 1.2g，一日 2 次；胶囊剂，一次 2 粒，一日 2 次；片剂，一次 2 片，一日 2 次；滴丸剂，一次 20 粒，一日 2 次。疗程为 4 周或遵医嘱。不良反应 少数患者服药后可出现恶心，胃胀。禁忌 孕妇禁用。注意 出血性中风慎用；产妇慎用；中风病痰热证、风火上扰证慎用；气虚血瘀是中风病常见证候，但以恢复期和后遗症期最为多见，因此，该药物虽可用于中风病的各个阶段，但临床中仍以恢复期、后遗症期应用机会最多。医保 乙类。

脑脉泰胶囊

组成 红参、三七、当归、丹参、鸡血藤、红花、银杏叶、山楂、菊花、石决明、何首乌(制)、石菖蒲、葛根。功能主治 益气活血，熄风豁痰。用于缺血性中风(脑梗死)恢复期中经络属于气虚血瘀证、风痰瘀血闭阻脉络证者。症见半身不遂，口舌歪斜，舌强言蹇或不语，头晕目眩，偏身麻木，面色㿠白，气短乏力，口角流涎等。也可用于急性期以上病症的轻症。用法 口服：一次 2 粒，一日 3 次。禁忌 孕妇忌用。注意 中风病痰热证、风火上扰证慎用；忌辛辣、厚腻肥甘之品；夹有感冒发热、目赤、咽痛等火热症者慎用。医保 乙类。

脑心通丸(胶囊、片)

组成 黄芪、赤芍、丹参、当归、川芎、桃仁、红花、乳香(制)、没药(制)、鸡血藤、牛膝、桂枝、桑枝、地龙、全蝎、水蛭。功能主治 益气活血、化瘀通络。用于气虚血滞、脉络瘀阻所致中风中经络，半身不遂、肢体麻木、口眼歪斜、舌强语謇及胸痹心痛、胸闷、心悸、气短；脑梗死、冠心病心绞痛属上述证候者。用法 口服：丸剂，一次 1～2 袋，一日 3 次；胶囊剂，一次 2～4 粒，一日 3 次；片剂，一次 2～4 片，一日 3 次；或遵医嘱。禁忌 孕妇禁用。注意 胃病患者宜饭后服用。医保 乙类。

诺迪康口服液(胶囊)

组成 圣地红景天。功能主治 益气活血。用于气虚血瘀所致胸闷，心悸气短，神疲乏力，少气懒言，头晕目眩。用法 口服：口服液，一次 10ml，一日 3 次；胶囊剂，一次 1～2 粒，一日 3 次。禁忌 孕妇禁用。注意 月经期妇女慎用；在治疗期间，心绞痛持续发作，宜加用硝酸酯类药；若出现剧烈心绞痛、心肌梗死，应及时救治；饮食宜清淡。医保 乙类（口服液）；非医保（胶囊）。

肾衰宁颗粒（胶囊、片）

组成 丹参、大黄、太子参、黄连、牛膝、半夏（制）、红花、茯苓、陈皮、甘草。功能主治 益气健脾，活血化瘀，通腑泄浊。用于脾失运化，瘀浊阻滞，升降失调所引起的腰痛疲倦，面色萎黄，恶心呕吐，食欲不振，小便不利，大便黏滞多种原因引起的慢性肾功能不全见上述证候者。用法 口服：颗粒剂，开水冲服，一次 5g，一日 3～4 次；胶囊剂，一次 4～6 粒，一日 3～4 次；片剂，一次 4～6 片，一日 3～4 次；或遵医嘱。禁忌 孕妇禁用。注意 肝肾阴虚，脾肾阳虚，阴阳两虚所致水肿、肾衰竭者不宜；服药期间饮食宜清淡、低盐，忌烟酒及辛辣、油腻食品，以免助湿生热；服药期间宜配合优质低蛋白饮食，若出现营养不良时，可适当制订合理营养方案，并注意补充水溶性维生素、矿物质及微量元素。医保 乙类。

舒心口服液（糖浆）

组成 党参、黄芪、红花、当归、川芎、三棱、蒲黄。功能主治 补益心气，活血化瘀。用于气虚血瘀所致的胸闷胸痛、气短乏力；冠心病、心绞痛见有上述症状者。用法 口服：口服液，一次 20ml，一日 2 次；糖浆剂，一次 30～35ml，一日 2 次。注意 该品补气活血，用于治疗气虚血瘀之胸痹，凡阴虚血瘀，痰瘀互阻，胸痹心痛者不宜单独使用；孕妇及月经期妇女慎用；饮食宜清淡、低盐、低脂；食勿过饱；忌食生冷、辛辣、油腻之品，忌烟酒、浓茶；保持心情舒畅；忌过度思虑，避免恼怒、抑郁等不良情绪；在治疗期间，心绞痛持续发作，宜加用硝酸酯类药物；若出现剧烈心绞痛、心肌梗死，或见有气促、汗出、面色苍白者，应及时急诊救治；糖尿病患者不宜服用糖浆剂。医保 乙类（口服液）；非医保（糖浆剂）。

养心氏片

组成 黄芪、党参、丹参、葛根、淫羊藿、山楂、地黄、当归、黄连、延胡索（炙）、灵芝、人参、甘草（炙）。功能主治 扶正固本，益气活血，行脉止痛。用于气虚血瘀型冠心病、心绞痛、心肌梗死及合并高血脂、高血糖等症见有上述证候者。用法 口服：糖衣片，一次 4～6 片，一日 3 次；薄膜衣片，一次 2～3 片，一日 3 次。注意 该品含有活血化瘀药物，孕妇慎用；在治疗期间，心绞痛持续发作，应及时就诊。医保 乙类。

益心舒丸（颗粒、胶囊、片）

组成 人参、黄芪、丹参、麦冬、五味子、川芎、山楂。功能主治 益气复脉，活血化瘀，养阴生津。用于气阴两虚，瘀血阻脉所致的胸痹，症见胸痛胸闷，心悸气短，脉结代；冠心病心绞痛见上述证候者。**用法** 口服：丸剂，一次2g，一日3次；颗粒剂，开水冲服，一次4g，一日3次；胶囊剂，一次4粒，一日3次；片剂，一次3片，一日3次。**注意** 痰热盛者不宜使用；服用该品同时，忌食辛辣、油腻之物；在治疗期间，心绞痛持续发作，宜加用硝酸酯类药物；若出现剧烈心绞痛、心肌梗死，或见有气促、汗出、面色苍白者，应及时救治。**医保** 乙类。

行气活血剂

地奥心血康胶囊[基]（片）

组成 甾体总皂苷，黄山药或穿龙薯蓣根茎的提取物。**功能主治** 活血化瘀，行气止痛，扩张冠脉血管，改善心肌缺血。用于预防和治疗冠心病、心绞痛以及瘀血内阻之胸痹、眩晕、气短、心悸、胸闷或胸痛。**用法** 口服：胶囊剂，一次1～2粒，一日3次；片剂，一次1～2片，一日3次。饭后服，或遵医嘱。**不良反应** 服用该品后偶有头晕、头痛，可自行缓解；极少数病例空腹服用有胃肠道不适。**注意** 月经期妇女及有出血倾向者慎用；在治疗期间，心绞痛持续发作，服药后不能缓解时，应加用硝酸甘油等药物；如出现剧烈心绞痛、心肌梗死，应及时救治。**医保** 甲类（胶囊剂）；乙类（片剂）。

复方丹参颗粒[基]（胶囊、片、滴丸）

组成 丹参、三七、冰片。**功能主治** 活血化瘀，理气止痛。用于气滞血瘀所致的胸痹，症见胸闷、心前区刺痛；冠心病心绞痛见上述证候者。**用法** 口服：颗粒剂，开水冲服，一次1g，一日3次；胶囊剂，一次3粒，一日3次；片剂，一次3片，一日3次；滴丸剂，吞服或舌下含服，一次10丸，一日3次，28天为一疗程或遵医嘱；丸剂，一次5丸，一日3次，疗程4周。**不良反应** 服用该品少数可出现胃肠道症状或皮疹，偶有月经过多现象。**注意** 寒凝血瘀胸痹心痛者不宜用；该品含有活血化瘀药，妇女月经期慎用；孕妇慎用；肝肾功能异常者慎用；饮食宜清淡、低盐、低脂，忌生冷、辛辣、油腻之品，忌烟酒、浓茶；在治疗期间，心绞痛持续发作，服药后不能缓解时，应加用硝酸甘油等药物；如出现剧烈心绞痛、心肌梗死，应及时救治。**医保** 甲类（颗粒剂、胶囊剂、片剂、滴丸剂）；乙类（丸剂）。

速效救心丸[基]

组成 川芎、冰片。**功能主治** 行气活血，祛瘀止痛，增加冠脉血流量，缓解心绞痛。用于气滞血瘀型冠心病，心绞痛。**用法** 含服：一次4～6粒，一日3次；急性发作时，一次10～15粒。**不良反应** 临床偶有引发口腔溃疡、口唇肿胀、急性荨麻疹、全身性皮疹者。**禁忌** 孕妇禁用。**注意** 寒凝血脉，阴虚血瘀，胸痹心痛不宜单用；饮食宜清淡、低盐、低脂；忌生冷、辛辣、油腻之品，忌烟酒、浓茶；伴有中重度心力衰竭的心肌缺血者慎用；在治疗期间，心绞痛持续发作，服药后不能缓解时，应加用硝酸甘油等药物；如出现剧烈心绞痛、心肌梗死，应及时急诊救治。**医保** 甲类。

血府逐瘀丸[基]（胶囊、片、颗粒、口服液）

组成 当归、赤芍、桃仁、红花、川芎、地黄、牛膝、枳壳（麸炒）、桔梗、柴胡、甘草。**功能主治** 活血祛瘀，行气止痛。主治瘀血内阻之头痛或胸痛，内热瞀闷，失眠多梦，心悸怔忡，急躁善怒。该品主要用于头痛、眩晕、脑损伤后遗症、冠心病、心绞痛等。**用法** 口服：丸剂，每次1～2丸，每日2次，空腹用红糖水送服；胶囊剂，一次6粒，一日2次，一个月为一疗程；片剂，一次2～3片，一日2～3次；颗粒剂，开水冲服，一次5g，一日3次；口服液，一次10ml，一日3次。**禁忌** 体弱无瘀者不宜用；孕妇禁用。**注意** 气虚血瘀者慎用；服药期间，饮食宜清淡，忌生冷、油腻食物；在治疗期间，心绞痛持续发作，服药后不能缓解时，应加用硝酸酯类药物；如出现剧烈心绞痛、心肌梗死，应及时救治。**医保** 甲类（丸剂、胶囊剂、片剂）；乙类（颗粒剂、口服液）。

丹七软胶囊（片）

组成 丹参、三七。**功能主治** 活血化瘀，通脉止痛。用于瘀血闭阻所致的胸痹，症见胸部刺痛、痛处固定、眩晕头痛、经期腹痛。**用法** 口服：软胶囊剂，一次4～6粒，一日3次；片剂，一次3～5片，一日3次。**注意** 寒凝血瘀之胸痹、头痛、痛经者，不宜单独使用该品；该品活血化瘀，孕妇慎用，月经期及有出血倾向者慎用；在治疗期间，心绞痛持续发作，服药后不能缓解时，应加用硝酸酯类药物，如出现剧烈心绞痛、心肌梗死，应及时救治。**医保** 乙类（软胶囊剂）；非医保（片剂）。

冠心丹参颗粒（胶囊、片、滴丸）

组成 丹参、三七、降香油。**功能主治** 活血化瘀，理气止痛。用于气滞血瘀所致的胸痹，症见胸闷刺痛、心悸气短；冠心病心绞痛见上述证候者。**用法** 口服：颗粒剂，开水冲服，一次1.5g，一日3次；胶囊剂，一次3粒，一日3次；片剂，一次3片，一日3次；滴丸剂，舌下含服，一次10丸，一日3次。**不良反应** 少数病例服药后有口干、胃轻度不适，但继续服药或稍停药后即减轻或消失。**禁忌** 月经期及有出血倾向者禁用。**注意** 寒凝血瘀，气虚血瘀，阴虚血瘀之胸痹心痛者不宜单独使用该品；孕妇慎用；饮食宜清淡、低盐、低脂，食勿过饱，忌生冷、辛辣、油腻之品，忌烟酒、浓茶；保持心情舒畅；忌过度思虑，避免恼怒、抑郁等不良情绪；在治疗期间，心绞痛持续发作，服药后不能缓解时，应加用硝酸甘油等药物；如出现剧烈心绞痛、心肌梗死，应及时救治。**医保** 乙类。

黄杨宁片

组成 环维黄杨星D。**功能主治** 行气活血，通络止痛。用于气滞血瘀所致的胸痹心痛、脉结代；冠心病、心律失常见上述证候者。**用法** 口服：一次1～2mg，一日2～3次。**禁忌** 该品活血化瘀，有碍胎气，孕妇忌用。**注意** 月经期妇女慎用；在治疗期间，心绞痛持续发作，服药后不能缓解时，应加用硝酸酯类等药物；如出现剧烈心绞痛、心肌梗死，应及时救治；饮食宜清淡。医保 乙类。

乐脉丸(颗粒、胶囊、片)

组成 丹参、川芎、赤芍、红花、香附、木香、山楂。功能主治 行气活血，化瘀通脉。用于气滞血瘀所致的头痛、眩晕、胸痛、心悸；冠心病心绞痛、多发性脑梗死见上述证候者。用法 口服：丸剂，一次1～2袋，一日3次；颗粒剂，开水冲服，一次3～6g，一日3次；胶囊剂，一次4～6粒，一日3次；片剂，一次3～6片，一日3次。或遵医嘱。不良反应 临床偶见服用该品后引起迟缓过敏性反应。禁忌 气虚血瘀，痰瘀互阻之胸痹，中风，眩晕，头痛者不宜。注意 该品含有活血化瘀药，孕妇慎用；有出血倾向或出血性疾病者慎用；饮食宜清淡、低盐、低脂，食勿过饱，忌生冷、辛辣、油腻之品，忌烟酒、浓茶；保持心情舒畅，忌过度思虑，避免恼怒、抑郁等不良情绪；在治疗期间，心绞痛持续发作，服药后不能缓解时，应加用硝酸酯类等药物；如出现剧烈心绞痛、心肌梗死，应及时救治；血性中风急性期应及时留院观察和加用静脉制剂，待病情稳定后方可用此药。医保 乙类。

脑得生丸(颗粒、胶囊、片)

组成 三七、葛根、红花、川芎、山楂(去核)。功能主治 活血化瘀，通经活络。用于瘀血阻络所致的眩晕，中风，症见肢体不用、言语不利及头晕目眩；脑动脉硬化、缺血性中风及脑出血后遗症见上述证候者。用法 口服：丸剂，一次一袋，一日3次；颗粒剂，开水冲服，一次3g，一日3次；胶囊剂，一次4粒，一日3次；片剂，一次6片，一日3次。禁忌 本方为活血化瘀通络之剂，孕妇忌服；脑出血急性期忌用。医保 乙类。

心可舒丸(颗粒、胶囊[基]、片[基])

组成 丹参、葛根、三七、山楂、木香。功能主治 活血化瘀，行气止痛。用于气滞血瘀引起的胸闷、心悸、头晕、头痛、颈项疼痛；冠心病心绞痛、高血脂、高血压、心律失常见上述证候者。用法 口服：丸剂，一次8丸，一日3次；颗粒剂，开水冲服，一次5g，一日3次；胶囊剂，一次4粒，一日3次；片剂，一次4片，一日3次。注意 气虚血瘀，痰瘀互阻之胸痹、心悸不宜单用；有出血性疾病及出血倾向者慎用；孕妇慎用；饮食宜清淡、低盐、低脂；食勿过饱，忌生冷、辛辣、油腻之品，忌烟酒、浓茶；在治疗期间，心绞痛持续发作，服药后不能缓解时，应加用硝酸酯类等药物；如出现剧烈心绞痛、心肌梗死，应及时救治；脑梗死发作期应及时留院观察，待病情稳定后方可用药。医保 乙类。

银丹心脑通软胶囊[基]

组成 银杏叶、丹参、灯盏细辛、三七、山楂、绞股蓝、大蒜、天然冰片、植物油、山梨酸、蜂蜡。功能主治 活血化瘀、行气止痛，消食化滞。用于气滞血瘀引起的胸痹，症见胸痛、胸闷、气短、心悸等；冠心病、心绞痛、高血压、脑动脉硬化、中风、中风后遗症见上述症状者。用法 口服：一次 2～4 粒，一日 3 次。禁忌 该品含有活血化瘀药，孕妇禁用。注意 有出血性疾病及出血倾向者慎用；饮食宜清淡、低盐、低脂，食勿过饱，忌生冷、辛辣、油腻之品，忌烟酒、浓茶；在治疗期间，心绞痛持续发作，服药后不能缓解时，应加用硝酸酯类等药物；如出现剧烈心绞痛、心肌梗死，应及时救治。医保 乙类。

养血活血剂

丹参注射液[基]

组成 丹参。功能主治 活血化瘀，通脉养心。用于冠心病胸闷，心绞痛。用法 肌内注射：一次 2～4ml，一日 1～2 次；静脉注射：一次 4ml，用 50% 葡萄糖注射液 20ml 稀释后使用，一日 1～2 次；静脉滴注：一次 10～20ml，用 5% 葡萄糖注射液 100～500ml 稀释后使用，一日 1 次，或遵医嘱。不良反应 偶见过敏反应。主要症状体征为瘙痒、头痛、气急、心慌、发热、恶心、呕吐、腹痛、咳嗽、哮喘、低血压、心律失常、局限性水肿，口唇疱疹、荨麻疹等。禁忌 月经期及有出血倾向者禁用。注意 孕妇慎用；该品不宜与抗癌药、止血药、抗酸药、阿托品、细胞色素 c、维生素 B_1、维生素 B_6、麻黄碱、络贝宁、士的宁、雄性激素等药联合使用；该品不宜与中药藜芦同时使用；该品与抗生素、维生素 C、肝素、东莨菪碱、酚妥拉明、硫酸镁等联合使用，可产生协同作用及减少药物某些不良反应；该品不宜与其他药物在同一容器内混合使用；该品是中药制剂，保存不当可能影响产品质量，使用前必须对光检查，如发现药液出现混浊、沉淀、变色、漏气或瓶身细微破裂者，均不能使用。医保 甲类（限心脑血管病发作期，二级以上医院）。

丹参合剂（颗粒、胶囊、片、滴丸）

组成 丹参。功能主治 活血化瘀。用于瘀血闭阻所致的胸痹，症见胸部疼痛、痛处固定、舌质紫暗；冠心病心绞痛见上述证候者。用法 口服：合剂，一次 10ml，一日 2 次；颗粒剂，开水冲服，一次 10g，一日 3 次；胶囊剂，一次3～4粒，一日 3 次；片剂，一次 3～4 片，一日 3 次；滴丸剂，口服或舌下含服，一次 10 丸，一日 3 次。4 周为一个疗程，或遵医嘱。禁忌 月经期及有出血倾向者禁用。注意 该品活血化瘀，孕妇慎用；过敏体质慎服；服药期间饮食宜清淡；在治疗期间，心绞痛持续发作，服药后不能缓解时，应加用硝酸甘油等药物；如出现剧烈心绞痛，心肌梗死，或见气促、汗出、面色苍白者，应及时救治。医保 乙类。

丹红注射液

组成 丹参、红花。功能主治 活血化瘀，通脉舒络。用于瘀血闭阻所致的胸痹及中风，证见胸痛、胸闷、心悸、口眼歪斜、言语蹇涩、肢体麻木、活动不利等症；冠心病、心绞痛、心肌梗死、缺血性脑病、脑血栓及肺心病所瘀诸症。用法 肌内注射，一次 2～4ml，一日 1～2 次；静脉注射，一次 4ml，加入 50%葡萄糖注射液 20ml 稀释后缓慢注射，一日 1～2 次；静脉滴注，一次 10～60ml，加入 5%葡萄糖注射液 100～500ml 稀释后缓慢滴注，一日 1～2 次；或遵医嘱。不良反应 偶见头晕、头痛、心悸、发热、皮疹，停药后均能恢复正常；罕见过敏性休克。禁忌 有出血倾向者禁用；孕妇禁用。注意 该品不能与其他药物在同一容器中混合使用；该品为纯中药制剂，保存不当可能影响产品质量；发现药液出现混浊、沉淀、变色、漏气等现象时不能使用。医保 乙类（限心脑血管病发作期）。

双丹颗粒（胶囊、片、口服液）

组成 丹参、牡丹皮。功能主治 活血化瘀，通脉止痛。用于瘀血闭阻所致的胸痹，症见胸闷、心痛。用法 口服：颗粒剂，开水冲服，一次 5g，一日 2 次；胶囊剂，一次 4 粒，一日 2 次；片剂，一次 6 片，一日 2 次；口服液，一次 20ml，一日 3 次。小儿酌减或遵医嘱。禁忌 月经期及有出血倾向者禁用。注意 寒凝血瘀胸痹心痛者慎用；该品活血化瘀，孕妇慎用；服药期间饮食宜清淡，忌食油腻；在治疗期间，心绞痛持续发作，服药后不能缓解时，应加用硝酸酯类等药物；如出现剧烈心绞痛，心肌梗死，应及时救治。医保 乙类（颗粒剂、胶囊剂、片剂）；非医保（口服液）。

银丹心泰滴丸

组成 银杏叶、滇丹参、绞股蓝、天然冰片。功能主治 活血化瘀，通脉止痛。用于瘀血闭阻引起的胸痹，症见胸闷、胸痛、心悸；冠心病、心绞痛属上述证候者。用法 口服或舌下含服：一次 10 丸，一日 3 次。疗程 4 周，或遵医嘱。禁忌 孕妇禁用。注意 饮食宜清淡；在治疗期间，心绞痛持续发作，服药后不能缓解时，应加用硝酸酯类等药物；如出现剧烈心绞痛，心肌梗死，应及时救治。医保 乙类。

温阳活血剂

参桂胶囊

组成 红参、川芎、桂枝。功能主治 益气通阳，活血化瘀。用于心阳不振，气虚血瘀证。症见：胸部刺痛，固定不移，入夜更甚，遇冷加重，或畏寒喜暖，面色少华；冠心病、心绞痛、心功能不全见上述证候者。用法 口服：一次 4 粒，一日 3 次。不良反应 少数患者服药后可出现口干、口渴症状，一般不需特殊处理，症状可自行消失。禁忌 阴虚内热者禁用；合并中度以上高血压者禁用。医保 乙类。

芪苈强心胶囊

组成 黄芪、人参、附子、丹参、葶苈子、泽泻、玉竹、桂枝、红花、香加皮、陈皮。功能主治 益气温阳，活血通络，利水消肿。用于冠心病、高血压病所致轻、中度充血性心力衰竭证属阳气虚乏，络瘀水停者，症见心慌气短，动则加剧，夜间不能平卧，下肢浮肿等。用法 口服：一次 4 粒，一日 3 次。注意 临床应用时，如果正在服用其他治疗心衰的药物，不宜突然停用。

医保 乙类。

滋阴活血剂

脉络宁注射液[基]

组成 牛膝、玄参、金银花、石斛。功能主治 清热养阴，活血化瘀。用于血栓闭塞性脉管炎、动脉硬化性闭塞症、脑血栓形成及后遗症、静脉血栓形成等病。用法 静脉滴注：一次10～20ml，一日1次，用5%葡萄糖注射液或0.9%氯化钠注射液250～500ml稀释后使用，10～14天为一疗程，重症患者可连续使用2～3个疗程。不良反应 静滴速度快时偶有头晕、恶心、心悸等症状出现；该品偶见皮肤瘙痒、皮疹、头痛、心悸，罕见呼吸困难、过敏性休克。禁忌 孕妇禁用。注意 该品应在医生指导下使用；静脉滴注时，初始速度应缓慢，观察15～20分钟，并注意巡视；临床使用发现不良反应时，应立即停药，停药后症状可自行消失或酌情给予对症治疗；该品不宜与其他药物在同一容器中混合滴注；该品出现混浊、沉淀、颜色异常加深等现象不能使用。使用中应警惕脉络宁注射液的严重过敏反应。医保 甲类。

脉络宁颗粒(口服液)

组成 牛膝、玄参、金银花、石斛。功能主治 养阴清热，活血祛瘀。用于阴虚内热、血脉瘀阻所致的脱疽，症见患肢红肿热痛、破溃、持续性静止痛、夜间为甚，兼见腰膝酸软、口干欲饮；血栓闭塞性脉管炎、动脉硬化性闭塞症见上述证候者。亦用于脑梗死阴虚风动、瘀毒阻络证，症见半身不遂、口舌歪斜、偏身麻木、语言不利。用法 口服：颗粒剂，开水冲服，一次10g，一日3次；口服液，一次20ml，一日3次。注意 该品性属寒凉，体质虚寒者慎用；该品含有活血通经之品，孕妇慎用。医保 乙类。

通塞脉颗粒(胶囊、片)

组成 黄芪、当归、党参、金银花、甘草、玄参、石斛、牛膝。功能主治 培补气血、养阴清热、活血化瘀、通经活络。用于血栓闭塞性脉管炎(脱疽)的毒热证。用法 口服：颗粒剂，开水冲服，一次一袋，一日3次；胶囊剂，一次5粒，一日3次；片剂，一次5～6片，一日3次。注意 属脉管炎阴寒证者慎用；该品含牛膝，孕妇慎用；肢端出现坏疽时，应及时去医院就诊治疗；忌食辛辣、油腻之品，以免助湿生热，加重病情。医保 乙类。

补肾活血剂

丹鹿通督片

组成 丹参、鹿角胶、黄芪、延胡索、杜仲。功能主治 活血通督，益肾通络。用于腰椎管狭窄症(如黄韧带增厚、椎体退行性改变、陈旧性椎间盘突出)属瘀阻督脉型所致的间歇性跛行，腰腿疼痛，活动受限，下肢酸胀疼痛，舌质暗或有瘀斑等。用法 口服：一次4片，一日3次。1个月为一疗程，或遵医嘱。不良反应 个别患者服药后出现恶心，一般不影响继续服药；个别患者发生皮疹。禁忌 孕妇忌服。注意 该品不宜用于先天性腰椎管狭窄症或脊椎滑脱症所致腰椎管狭窄症。医保 乙类。

心宝丸[共]

组成 附子、鹿茸、人参、肉桂、洋金花、三七、麝香、蟾酥、冰片。功能主治 温补心肾，益气助阳，活血通脉。用于治疗心肾阳虚、心脉瘀阻引起的慢性心功能不全，窦房结功能不全引起的心动过缓，病窦综合征以及缺血性心脏病引起的心绞痛及心电图缺血性改变。用法 口服：慢性心功能不全按心功能Ⅰ、Ⅱ、Ⅲ级一次分别用120、240、360mg，一日3次，一疗程为2个月；心功能正常后改为日维持量60～120mg。病窦综合征病情严重者一次300～600mg，一日3次，疗程为3～6个月。其他心律失常（期外收缩）及房颤，心肌缺血或心绞痛一次120～240mg，一日3次，一个疗程为1～2个月。禁忌 青光眼患者禁服；阴虚内热、肝阳上亢、痰火内盛者不宜应用；服药后如觉口干者，可饮淡盐开水或每日用生地10g水煎送饮；孕妇、经期妇女禁用。注意 该品所含洋金花有毒，不宜过服、久服；该品中蟾酥有强心作用，正在服用洋地黄类药物者慎用；运动员慎用。医保 乙类。

心可宁胶囊

组成 丹参、三七、红花、水牛角浓缩粉、牛黄、冰片、蟾酥、人参须。功能主治 益气活血，通脉止痛。用于气虚血瘀、痹阻心脉所致的胸痹，症见胸闷心痛、心悸气短、痛处固定；冠心病、心绞痛见上述证候者。用法 口服：一次2粒，一日3次。禁忌 该品活血化瘀，出血性疾病及妇女月经期禁用。注意 本方中含有蟾酥，辛温有毒，慎与洋地黄类药品同用；孕妇慎用；饮食宜清淡，忌食油腻；在治疗期间，心绞痛持续发作，宜加用硝酸酯类药；若出现剧烈心绞痛，心肌梗死，应及时急诊救治。医保 乙类。

正心泰颗粒（胶囊、片）

组成 黄芪、丹参、川芎、槲寄生、山楂、葛根。功能主治 补气活血，化瘀通络。用于气虚血瘀所致的胸痹，症见胸痛、胸闷、心悸、气短、乏力；冠心病心绞痛见上述证候者。用法 口服：颗粒剂，开水冲服，一次5g，一日3次；胶囊剂，一次4粒，一日3次；片剂，一次4片，一日3次。注意 该品含有活血化瘀药，孕妇慎用；在治疗期间，心绞痛持续发作，宜加用硝酸酯类药；若出现剧烈心绞痛、心肌梗死，应及时救治；保持心情舒畅，忌过度思虑、避免恼怒、抑郁等不良情绪。医保 乙类。

化瘀宽胸剂

冠心苏合丸[基]（胶囊[基]、软胶囊[基]）

组成 苏合香、冰片、乳香（制）、檀香、土木香。功能主治 理气，宽胸，止痛。用于寒凝气滞、心脉不通所致的胸痹，症见胸闷、心前区疼痛；冠心病心绞痛见上述证候者。用法 口服：大蜜丸，嚼碎服，一次1丸，一日1～3次，或遵医嘱；胶囊剂，一次 2 粒，一日 1～3 次，临睡前或发病时服用；软胶囊剂，一次 2 粒，一日 3 次，或遵医嘱。不良反应 个别病例服药后，出现上腹部不适、胃痛、咽痛、胸闷、面部皮炎等轻微副作用，均在开始服药时出现，继续用药则消失。禁忌 孕妇禁用。注意 热郁神昏、气虚津伤者不宜用；该品属温开，阴虚血瘀、痰瘀互阻所致胸痹者不宜用；该品多为芳香开窍药，不宜长期服用；苏合香、冰片对胃黏膜有一定刺激作用，胃炎、胃溃疡、食管炎者慎用；服药期间忌食生冷、辛辣、油腻之品，忌烟酒、浓茶；在治疗期间，心绞痛持续发作，服药后不能缓解时，应加用硝酸酯类药物；如出现剧烈心绞痛、心肌梗死，应及时救治。医保 甲类。

速效心痛滴丸

组成 牡丹皮、川芎、冰片。功能主治 清热凉血，活血止痛。用于偏热型轻、中度胸痹、心痛兼烦热，舌苔色黄。用法 舌下含服：一次 3～9 粒，一日 3 次。急性发作时 12～18 粒。注意 孕妇慎用。医保 乙类。

心脉通胶囊（片）

组成 当归、丹参、毛冬青、牛膝、三七、决明子、钩藤、夏枯草、槐花、葛根。功能主治 活血化瘀，通脉养心，降压降脂。用于高血压、高脂血症等。用法 口服：胶囊剂，一次 4 粒，一日 3 次；片剂，一次 4 片，一日 3 次。不良反应 偶有患者服药后感觉口干、腹胀、纳差，此乃处方偏寒所致，饭后服用可避免。禁忌 月经期及有出血倾向者禁用；孕妇忌服。注意 脾胃虚寒便溏者慎用；饮食宜清淡，低盐、低脂，勿过饱；忌食生冷、辛辣、油腻之品，忌烟酒、浓茶；保持心情舒畅，忌过度思虑、避免恼怒、抑郁等不良情绪。医保 乙类。

银杏叶胶囊（口服液、片）

组成 银杏叶提取物。功能主治 活血化瘀通络。用于瘀血阻络引起的胸痹，心痛，中风，半身不遂，舌强语蹇；冠心病稳定型心绞痛、脑梗死见上述证候者。用法 口服：胶囊剂，一次 1 至 2 粒，一日 3 次；口服液，一次 10ml，一日 3 次；片剂，一次 2 片（每片含总黄酮醇苷 9.6mg，萜类内酯 2.4mg）或一次 1 片（每片含总黄酮醇苷 19.2mg，萜类内酯 4.8mg），一日 3 次。或遵医嘱。不良反应 极少见轻微的胃肠不适及皮肤过敏。禁忌 月经期及有出血倾向者禁用。注意 寒凝血瘀，气虚血瘀，阴虚血瘀，痰瘀互阻之胸痹心痛及风痰阻窍之中风偏瘫者不宜单用该品；孕妇及心力衰竭者慎用；饮食宜清淡，低盐、低脂；食勿过饱；忌食生冷、辛辣、油腻之品，忌烟酒、浓茶；保持心情舒畅，忌过度思虑、避免恼怒、抑郁等不良情绪；在治疗期间，心绞痛持续发作，服药后不能缓解时，应加用硝酸甘油等药物；如出现剧烈心绞痛，心肌梗死，应及时救治。医保 乙类。

愈风宁心丸（颗粒、胶囊、片、滴丸）

组成 葛根。功能主治 解痉止痛，增强脑及冠脉血流量。用于高血压引起的头晕、头痛、颈项疼痛，冠心病心绞痛，神经性头痛，早期突发性耳聋。用法 口服：丸剂，一次10丸，一日3次；颗粒剂，一次5g，开水冲服，一日3次；胶囊剂，一次4粒，一日3次；片剂，一次5片，一日3次；滴丸剂，一次15丸，一日3次，4周一个疗程。禁忌 月经期及有出血倾向者忌用。注意 寒凝血瘀，气虚血瘀，阴虚血瘀，痰瘀互阻之胸痹心痛慎用；饮食宜清淡、低盐、低脂；忌生冷、辛辣、油腻之品，忌烟酒、浓茶；保持心情舒畅；忌过度思虑、避免恼怒、抑郁等不良情绪；在治疗期间，心绞痛持续发作，服药后不能缓解时，应加用硝酸甘油等药物；如出现剧烈心绞痛、心肌梗死，应及时救治。医保 乙类。

化瘀通脉剂

灯盏花素片[基]

组成 灯盏花素。功能主治 活血化瘀，通经活络。用于脑络瘀阻，中风偏瘫，心脉痹阻，胸痹心痛；中风后遗症及冠心病心绞痛见上述证候者。用法 口服：一次2片，一日3次。不良反应 个别患者有皮肤瘙痒、皮疹、口干、乏力、心悸等。停药或对症处理后可消失，不影响继续治疗。禁忌 不宜用于脑出血急性期或有出血倾向患者。注意 心痛剧烈及持续时间长者，应做心电图及心肌酶学检查，并采取相应的医疗措施；孕妇慎用。医保 甲类。

灯盏细辛胶囊

组成 灯盏细辛。功能主治 活血化瘀，通经活络。用于脑络瘀阻，中风偏瘫，心脉痹阻，胸痹心痛，舌质暗红、紫暗或瘀斑，脉弦细、涩或结代。用法 口服：一次2～3粒，一日3次。禁忌 不宜用于脑出血急性期或有出血倾向患者。注意 心痛剧烈及持续时间长者，应做心电图及心肌酶学检查，并采取相应的医疗措施；孕妇慎用。医保 非医保。

通心络胶囊[基]

组成 人参、水蛭、全蝎、赤芍、蝉蜕、土鳖虫、蜈蚣、檀香、降香、乳香（制）、酸枣仁（炒）、冰片。功能主治 益气活血，通络止痛。用于冠心病心绞痛属心气虚乏、血瘀络阻证，症见胸部憋闷，刺痛、绞痛，固定不移，心悸自汗，气短乏力，舌质紫暗或有瘀斑，脉细涩或结代。亦用于气虚血瘀络阻型中风病，症见半身不遂或偏身麻木，口舌歪斜，言语不利。用法 口服：一次2～4粒，一日3次。禁忌 出血性疾患，孕妇及妇女经期及阴虚火旺型中风禁用。注意 服药后胃部不适者宜改为饭后服用；保持心情舒畅；在治疗期间，心绞痛持续发作，应及时就诊。医保 甲类。

消栓通络颗粒（胶囊、片）

组成 川芎、丹参、黄芪、三七、桂枝、郁金、木香、泽泻、槐花、山楂、冰片。功能主治 活血化瘀，温经通络。用于瘀血阻络所致的中风，症见神情呆滞、言语蹇涩、手足发凉、肢体疼痛；缺血性中风及高脂血症见上述证候者。用法 口服：颗粒剂，开水冲服，一次12g，一日3次；胶囊剂，一次6

粒，一日3次；片剂，一次6片，一日3次。禁忌 风火、痰热证突出者忌用；出血性中风者忌用；孕妇忌用。注意 阴虚内热者慎用；禁食生冷、辛辣、动物油脂食物；应按照用法用量服用，患有肝脏疾病、肾脏疾病、出血性疾病及糖尿病患者，或正在接受其他治疗的患者以及年老体虚者应在医师指导下服用。医保 乙类。

心达康胶囊(片)

组成 沙棘。功能主治 活血化瘀。用于瘀血痹阻所致的胸痹，症见心悸、心痛、气短、胸闷；冠心病心绞痛见上述证候者。用法 口服：胶囊剂，一次10mg，一日3次；片剂，一次10mg，一日3次。3个月为一疗程。禁忌 月经期及有出血倾向者禁用。注意 该品活血化瘀，孕妇慎用；在治疗期间，心绞痛持续发作，服药后不能缓解时，应加用硝酸酯类药物；如出现剧烈心绞痛、心肌梗死，应及时救治；饮食宜清淡，忌食油腻。医保 乙类。

心脑康胶囊(片)

组成 丹参、赤芍、川芎、红花、九节菖蒲、郁金、远志(蜜炙)、地龙、葛根、泽泻、制何首乌、枸杞子、鹿心粉、牛膝、酸枣仁(炒)、甘草。功能主治 活血化瘀，通窍止痛。用于瘀血阻络所致的胸痹、眩晕、头痛；冠心病心绞痛、脑动脉硬化见上述证候者。用法 口服：胶囊剂，一次4粒，一日3次；片剂，一次4片，一日3次。禁忌 该品含活血化瘀药，孕妇禁用。注意 方中活血化瘀之品久服伤及脾胃，宜饭后服用；保持心情舒畅，忌过度思虑、避免恼怒、抑郁等不良情绪；若出现剧烈心绞痛、心肌梗死，并伴有气促、汗出、面色苍白者，应及时救治。医保 乙类。

心脑舒通胶囊(片)

组成 蒺藜。功能主治 活血化瘀，舒利血脉。用于瘀血阻络所致的胸痹心痛，中风半身不遂、语言障碍；冠心病、心绞痛、中风恢复期及血液高黏综合征见上述证候者。用法 口服：胶囊剂，一次2～3粒，一日3次；片剂，一次2～3片，一日3次。饭后服用，连续服药21天，间隔4天，总疗程为2～3个月。不良反应 临床偶有服用后出现胃肠道反应，口干及头晕等症。禁忌 活动性出血患者及孕妇禁用。注意 寒凝血瘀、气虚血瘀，阴虚血瘀，痰瘀互阻之胸痹心痛及风痰阻窍之中风偏瘫者不宜单用该品；有出血史或血液低黏综合征患者慎用；月经期及有出血倾向者禁用；饮食宜清淡、低盐、低脂；食勿过饱，忌食生冷、辛辣、油腻之品，忌烟酒、浓茶；保持心情舒畅，忌过度思虑、避免恼怒、抑郁等不良情绪；在治疗期间，心绞痛持续发作，宜加用硝酸酯类药；若出现剧烈心绞痛、心肌梗死，并伴有气促、汗出、面色苍白者，应及时救治。医保 乙类。

活血消癥剂

大黄䗪虫丸(胶囊、片)

组成 熟大黄、土鳖虫(炒)、水蛭(制)、虻虫(去翅足，炒)、蛴螬(炒)、干漆

（煅）、桃仁、地黄、白芍、黄芩、苦杏仁（炒）、甘草。功能主治 活血破瘀，通经消瘕。用于瘀血内停所致的癥瘕、闭经，症见腹部肿块、肌肤甲错、面色暗黑、潮热羸瘦、闭经不行。用法 口服：水蜜丸，一次3g，一日1～2次；小蜜丸，一次3～6丸，一日1～2次；大蜜丸，一次1～2丸，一日1～2次；胶囊剂，一次5粒，一日2次；片剂，一次5片，一日2次。或遵医嘱。禁忌 该品含有破血逐瘀之品，孕妇禁用。注意 该品为瘀血干结，阴血不足所致经闭癥瘕所设，若属气虚血瘀者不宜；该品破血攻伐之力较强，易耗伤正气，体弱年迈者慎用；体质壮实者也当中病即止，不可过用、久用；服药后出现皮肤过敏者停用；服药期间忌食寒凉之品；患有感冒时停用。医保 乙类。

脑血康丸（颗粒、胶囊、片、滴丸）

组成 水蛭。功能主治 活血化瘀、破血散结。用于中风瘀血阻络证，症见半身不遂、口眼㖞斜、舌强语謇；高血压脑出血后脑血肿、脑血栓见上述证候者。用法 口服：丸剂，一次1袋，一日3次；颗粒剂，一次2g，一日3次；胶囊剂，一次1粒，一日3次；片剂，一次3片，一日3次；滴丸剂，口服、含服均可，每次10～20丸，一日3次。不良反应 临床使用该品后有致脑梗死患者脑出血及肺结核患者咯血死亡1例的报道。禁忌 出血患者禁用；孕妇忌用。注意 肝阳化风者不宜单独使用该品。医保 乙类。

消瘀康胶囊（片）

组成 当归、苏木、木香、赤芍、泽兰、乳香、地黄、泽泻、没药、川芎、川木通、川牛膝、桃仁、续断、甘草、红花、香附。功能主治 活血化瘀，消肿止痛。用于治疗颅内血肿吸收期。用法 口服：胶囊剂，一次3～4粒，一日3次；片剂，一次3片，一日3次。或遵医嘱。禁忌 孕妇禁用。注意 该品破血攻伐之力较强，易耗伤正气，体弱年迈者慎用；体质壮实者也当中病即止，不可过用、久用；服药期间忌食寒凉之品。医保 乙类。

祛瘀化痰剂

滇白珠糖浆

组成 透骨香。功能主治 祛湿化痰，活血化瘀。用于眩晕痰瘀交阻证，症见头晕、胸闷、腹胀、舌暗苔腻、脉弦滑等。用法 口服：一日3次，一次20ml。不良反应 个别患者服药后口干、面色潮红；部分患者服药后可能出现肝功能、肾功能异常。禁忌 孕妇、哺乳期妇女禁用。注意 请在医生指导下用药；服用本药的同时应根据引起眩晕的病因进行治疗，如眩晕明显者应加用其他对症治疗措施；肝功能、肾功能异常者慎用。医保 乙类。

醒脑再造丸（胶囊）

组成 黄芪、淫羊藿、石菖蒲、红参、当归、地龙、三七、红花、粉防己、赤芍、桃仁、石决明、天麻、仙鹤草、槐花、白术、胆南星、葛根、玄参、黄连、连翘、泽泻、川芎、枸杞子、全蝎（去钩）、制何首乌、决明子、沉香、白附子、细辛、木香、僵蚕、猪牙皂、冰片。功能主治 化痰醒脑，祛风活络。用于神志不清，语言蹇涩，肾虚痿痹，筋骨酸痛，手足拘挛，半身不遂。用法 口服：丸剂，一次 1 丸，一日 2～3 次；胶囊剂，一次 4 粒，一日 2 次。禁忌 孕妇禁用。注意 感冒期间停服。医保 乙类。

理气剂

疏肝解郁剂

丹栀逍遥丸[基]（胶囊、片）

组成 柴胡（酒制）、当归、白芍（酒炒）、栀子（炒焦）、牡丹皮、白术（土炒）、茯苓、甘草（蜜炙）、薄荷。功能主治 疏肝解郁，清热调经。用于肝郁化火，胸胁胀痛，烦闷急躁，颊赤口干，食欲不振或有潮热，以及妇女月经先期，经行不畅，乳房与少腹胀痛。用法 口服：丸剂，一次 6g，一日 2 次；胶囊剂，一次 3～4 粒，一日 2 次；片剂，一次 6～8 片，一日 2 次。注意 孕妇、妇女月经期慎用；服药期间饮食宜清淡，忌生冷及油腻食物；服药期间保持心情舒畅。医保 甲类（丸剂）；乙类（胶囊剂、片剂）。

逍遥丸[基]（颗粒[基]、胶囊、片）

组成 柴胡、当归、白芍、白术（炒）、茯苓、炙甘草、薄荷。功能主治 疏肝解郁，养血调经。用于肝郁脾虚所致的郁闷不舒、胸胁胀痛、头晕目眩、食欲减退、月经不调。用法 口服：水丸，一次 6～9g，一日 1～2 次；大蜜丸，一次 1 丸，一日 2 次；浓缩丸一次 8 丸，一日 3 次；颗粒剂，一次 15g，一日 2 次；胶囊剂，一次 2～3 粒，一日 2～3 次；片剂，一次 2～3 片，一日 2～3 次。不良反应 连续服用该品后有出现头昏、身倦、嗜睡、恶心呕吐、心慌、大汗淋漓、血压升高等不良反应的报道。注意 感冒时不宜服用；胁痛属湿热毒瘀所致的肝胆病，如急、慢性肝炎、急性胆囊炎，症见口苦、发热、舌苔黄、厚腻者不宜用；胁隐痛属慢性肝病（如肝硬化），症见咽干口燥，烦躁易怒，劳累加重，舌红少津者慎用；肝肾阴虚，久而化火者不宜用；平素月经正常，突然出现月经量少，或月经错后，或阴道不规则出血应去医院妇科就诊。医保 甲类（丸剂、颗粒剂）；乙类（胶囊剂、片剂）。

柴胡舒肝丸

组成 茯苓、枳壳（炒）、豆蔻、白芍（酒炒）、甘草、香附（醋制）、陈皮、桔梗、厚朴（姜炙）、山楂（炒）、防风、六神曲（炒）、柴胡、黄芩、薄荷、紫苏梗、木香、槟榔（炒）、三棱（醋炙）、大黄（酒炒）、青皮（炒）、当归、半夏（姜炙）、乌药、莪术（制）。功能主治 疏肝理气，消胀止痛。用于肝气不舒，胸胁痞闷，食滞不清，呕吐酸水。用法 口服：一次 1 丸，一日 2 次。禁忌 该品含有行气、破血之品，有碍胎气，孕妇忌用。注意 该品不适用于肝胆湿热、食滞胃肠、脾胃虚弱诸证；饮食宜清淡易消化，忌食辛辣、油腻，以免助湿伤脾，有碍气机；切忌郁闷、恼怒，应保持心情舒畅。医保 乙类。

加味逍遥丸(颗粒、胶囊、片、口服液)

组成 柴胡、栀子(姜炙)、牡丹皮、薄荷、白芍、当归、白术(麸炒)、茯苓、甘草。功能主治 疏肝清热、健脾养血。用于肝郁血虚，肝脾不和所致的两胁胀痛、头晕目眩、倦怠食少、月经不调、脐腹胀痛。用法 口服：丸剂，一次 6g，一日 2 次；颗粒剂，一次 2g，一日 2 次；胶囊剂，一次 3 粒，一日 2 次；片剂，一次 3 片，一日 2 次；口服液，一次 10ml，一日 2 次。禁忌 该品用于肝郁血虚有热之证，脾胃虚寒，脘腹冷痛，大便溏薄者禁用。注意 服药期间饮食宜清淡，忌生冷及油腻，以免伤脾生湿；服药期间注意调节情志，切忌气恼劳碌。医保 乙类(丸剂、颗粒剂、胶囊剂、片剂)；非医保(口服液)。

平肝舒络丸

组成 柴胡、青皮(炒)、陈皮、防风、香附(醋制)、枳壳(炒)、木香、乌药、半夏(姜炙)、茯苓、桔梗、厚朴(姜炙)、紫苏梗、豆蔻、甘草、山楂(炒)、槟榔(炒)、六神曲(炒)、大黄(酒炒)、白芍(酒炒)、当归、三棱(酒炙)、莪术(制)、黄芩、薄荷。功能主治 平肝舒络，活血祛风。用于肝气郁结，经络不疏引起的胸胁胀痛、肩背串痛、手足麻木、筋脉拘挛。用法 温黄酒或温开水送服：一次 1 丸，一日 2 次。禁忌 纯属阴虚风动，热病神昏者不宜使用。注意 方中含有破血通经之品，冰片芳香走窜，有碍胎气，孕妇慎用；服药期间饮食宜清淡，忌食辛辣、油腻之品；该品含有朱砂，主要成分为硫化汞，对肝肾功能有一定的损害，不宜过量、久服；忌忧伤，保持乐观心态。医保 乙类。

越鞠丸

组成 香附(醋制)、川芎、栀子(炒)、苍术(炒)、六神曲(炒)。功能主治 理气解郁，宽中除满。用于胸脘痞闷，腹中胀满，饮食停滞，嗳气吞酸。用法 口服：一次 6～9g，一日 2 次。注意 阴虚火旺者慎用；久服易伤正气；忌生冷食物；忌忧思恼怒，避免情志刺激。医保 乙类。

疏肝和胃剂

气滞胃痛颗粒[基](胶囊、片[基])

组成 柴胡、香附(炙)、白芍、延胡索(炙)、枳壳、炙甘草。功能主治 疏肝理气，和胃止痛。用于肝郁气滞，胸痞胀满，胃脘疼痛。用法 口服：颗粒剂，开水冲服，一次 5g，一日 3 次；胶囊剂，一次 6 粒，一日 3 次；片剂，一次 6 片，一日 3 次。注意 肝胃郁火、胃阴不足所致胃痛者慎用；该品含有活血行气之品，孕妇慎用；服药期间忌辛辣、油炸食物；服药期间宜保持心情舒畅。医保 甲类。

三九胃泰颗粒[基](胶囊[基])

组成 三叉苦、九里香、两面针、木香、黄芩、茯苓、地黄、白芍。功能主治 清热燥湿，行气活血，柔肝止痛。用于湿热内蕴、气滞血瘀所致的胃痛，症见脘腹隐痛、饱胀反酸、恶心呕吐、嘈杂纳减；浅表性胃炎、糜烂性胃炎、萎缩性胃炎见上述证候者。用法 口服：颗粒剂，开水冲服，一次 1 袋，一日 2 次；胶囊剂，一次 2～4 粒，一日 2 次。不良反应 服用该品后有发生鼻塞流涕、面部潮红、皮肤瘙痒等过敏反应的报道。注意 胃寒患者慎用；孕妇慎用；服药期间忌食辛辣刺激食物；服药期间宜保持心情舒畅。医保 甲类（颗粒剂）；乙类（胶囊剂）。

胃苏颗粒[基]

组成 紫苏梗、香附、陈皮、枳壳、槟榔、香橼、佛手、鸡内金（制）。功能主治 疏肝理气，和胃止痛。用于肝胃气滞所致的胃脘痛，症见胃脘胀痛，窜及两胁，得嗳气或矢气则舒，情绪郁怒则加重，胸闷食少，排便不畅，舌苔薄白，脉弦；慢性胃炎及消化性溃疡见上述证候者。用法 口服：一次 15g，一日 3 次。15 天为一个疗程，可服 1～3 个疗程或遵医嘱。制剂颗粒剂：每袋装 15g。不良反应 服用该品后偶有口干，嘈杂。禁忌 孕妇忌服。注意 脾胃虚弱或肝胃郁火胃痛者慎用；服药期间忌生冷及油腻食品，戒烟酒；服药期间宜保持心情舒畅。医保 甲类。

元胡止痛颗粒[基]（胶囊[基]、片[基]、滴丸[基]、口服液、软胶囊）

组成 元胡（醋制）、白芷。功能主治 理气，活血，止痛。用于气滞血瘀所致的胃痛、胁痛、头痛及痛经等。用法 口服：颗粒剂，开水冲服，一次 5g，一日 3 次；胶囊剂，一次 4～6 粒，一日 3 次；片剂，一次 4～6 片，一日 3 次；滴丸剂，一次 20～30 丸，一日 3 次；口服液，一次 10ml，一日 3 次；软胶囊剂，一次 2 粒，一日 3 次；或遵医嘱。注意 虚证痛经，表现为经期或经后小腹隐痛喜按，月经质稀或色淡，伴有头晕目花，心悸气短者不宜用；脾胃虚寒及胃阴不足胃痛者不宜用；方中含有活血、行气之品，孕妇慎用；服药期间忌生冷食物。医保 甲类（颗粒剂、胶囊剂、片剂、滴丸剂）；乙类（口服液）；非医保（软胶囊剂）。

荜铃胃痛颗粒

组成 荜澄茄、川楝子、延胡索（醋制）、香附（醋制）、佛手、香橼、大黄（酒）、黄连、吴茱萸、海螵蛸、瓦楞子（煅）。功能主治 行气活血，和胃止痛。用于气滞血瘀所致的胃脘痛；慢性胃炎见上述证候者。用法 开水冲服：一次 5g，一日 3 次，7 天为一个疗程，可服 1～3 个疗程或遵医嘱。不良反应 有文献报道在服用常规剂量的该品后出现面部、颈部潮红伴有瘙痒，继而出现皮疹的过敏反应 1 例。注意 胃阴不足、脾胃虚寒胃脘痛者不宜应用；方中含有活血、行气之品，孕妇慎用；服药期间饮食宜清淡，忌食辛辣、油腻之品，戒烟酒。医保 乙类。

复方陈香胃片

组成 陈皮、木香、石菖蒲、大黄、碳酸氢钠、重质碳酸镁、氢氧化铝。功能主治 行气和胃，制酸止痛。用于气滞型胃脘疼痛、脘腹痞满、嗳气吞酸等症，胃及十二指肠溃疡见上述症状属气滞证者。用法 口服：一次 4 片，一日 3 次。不良反应 极少数患者服药后有便溏现象，不需处理，药物反应会自行消失。禁忌 孕妇忌用；脏腑燥热，胃气虚弱者，气虚阴虚燥咳患者及腹泻者禁用；胃酸缺乏者不宜服用。注意 肝胃火郁所致胃痛、痞满者慎用；饮食宜选易消化之品，忌食辛辣、油腻及酸性食物；吐血证慎服；阑尾炎或急腹症时，服用该品可使病情加重，可增加阑尾穿孔的危险，应禁用。医保 乙类。

复方田七胃痛胶囊(片)

组成 三七、延胡索、香附(醋制)、川楝子、吴茱萸(醋制)、白芍、甘草、白及、枯矾、瓦楞子(煅)、氧化镁、碳酸氢钠、颠茄(流浸膏)。功能主治 温中理气，制酸止痛，化瘀止血。用于阳虚畏寒、气滞血瘀所致的胃痛，症见胃脘冷痛、痛处不移、喜温喜按、泛酸嘈杂，或有黑便；胃及十二指肠球部溃疡、慢性胃炎见上述证候者。用法 口服：胶囊剂，一次 3～4 粒，一日 3 次，维持用量，症状消失后，继续用药 15 天，一次 2 粒，一日 2 次；片剂，一次 3～4 片，一日 3 次。不良反应 口干、便秘、出汗减少、口鼻咽喉及皮肤干燥、视物模糊、排尿困难(老人)。禁忌 前列腺增生、青光眼患者禁用；孕妇及月经过多者禁用；哺乳期妇女禁用。注意 饮食宜清淡，忌食辛辣、生冷、油腻食物；忌情绪激动及生闷气；不宜在服药期间同时服用滋补性中药；胃热痛者不适用，其表现为口渴、口臭、胃中嘈杂易饥、大便秘结，甚则口腔糜烂、牙周肿痛；高血压、心脏病、反流性食管炎、胃肠道阻塞性疾患、甲状腺功能亢进、溃疡性结肠炎患者慎用；有肝病、糖尿病、肾病等慢性病严重者以及儿童、老人应在医师指导下服用；服用该品后，有时有口干渴现象，停药后可消失；该品与金刚烷胺、阿托品类药等同用时，不良反应可加剧。医保 乙类。

肝达康颗粒(胶囊、片)

组成 北柴胡(醋炙)、白芍(醋炙)、枳实(麸炒)、青皮(麸炒)、甘草、党参、茯苓、白术(麸炒)、砂仁、湘曲、鳖甲(醋炙)、地龙(炒)、当归(酒炙)、茜草、白茅根。功能主治 疏肝健脾，化瘀通络。用于肝郁脾虚兼血瘀所致的疲乏纳差、胁痛腹胀、大便溏薄、胁下痞块、舌淡或色暗有瘀点、脉弦缓或涩；慢性乙型肝炎见上述证候者。用法 口服：颗粒剂，开水冲服，一次 8g，一日 3 次；胶囊剂，一次 8～10 粒，一日 3 次；片剂，一次 8～10 片，一日 3 次。一个月为一疗程，可持续使用 3 个疗程。不良反应 偶见服药后腹胀、恶心，停药后症状可消失。禁忌 肝阴不足所致胁痛者不宜使用。注意 该品含破气之品，孕妇慎用；服药期间饮食宜清淡，忌食生冷及辛辣油腻之品，并戒烟酒。医保 乙类。

加味左金丸

组成 黄连(姜炙)、吴茱萸(甘草炙)、柴胡、延胡索(醋炙)、木香、香附(醋炙)、枳壳(去瓤麸炒)、郁金、陈皮、青皮(醋炙)、黄芩、白芍、当归、甘草。

功能主治 平肝降逆，疏郁止痛。用于肝郁化火、肝胃不和引起的胸脘痞闷、急躁易怒、嗳气吞酸、胃痛少食。**用法** 口服：一次 6g，一日 2 次。**注意** 该品为清泻肝火之药，肝寒犯胃及体虚无热者不宜服用；忌气恼，忌食生冷、辛辣、油腻、不易消化的食物；方中含有活血之品，孕妇慎用。**医保** 乙类。

健胃愈疡颗粒（胶囊、片）

组成 柴胡、党参、白芍、延胡索、白及、珍珠层粉、青黛、甘草。**功能主治** 疏肝健脾，生肌止痛。用于肝郁脾虚、肝胃不和所致的胃痛，症见脘腹胀痛、嗳气吞酸、烦躁不适、腹胀便溏；消化性溃疡、慢性胃炎见上述证候者。**用法** 口服：颗粒剂，开水冲服，一次 3g，一日 3 次；胶囊剂，一次 4～5 粒，一日 4 次；片剂，一次 4～5 片，一日 4 次。**禁忌** 湿热蕴结所致胃痛、泄泻者忌用。**注意** 忌食辛辣、酸性及刺激性食物；溃疡病出血较多者宜综合治疗。**医保** 乙类。

快胃片

组成 海螵蛸、延胡索（醋制）、白及、白矾（煅）、甘草。**功能主治** 制酸和胃，收敛止痛。用于肝胃不和所致的胃脘疼痛、呕吐反酸、纳食减少；浅表性胃炎、胃及十二指肠溃疡、胃窦炎见上述证候者。**用法** 口服：小片，一次 6 片，11～15 岁一次 4 片；大片，一次 3 片，11～15 岁一次 2 片；一日 3 次，饭前 1～2 小时服。**不良反应** 有文献报道，口服快胃片可致周身药物性皮炎和过敏性休克。**禁忌** 孕妇禁用。**注意** 本方有制酸作用，低酸性胃病、胃阴不足者慎用；忌食生冷、油腻、不易消化的食物；该品含有白矾，不宜多服久服。**医保** 乙类。

摩罗丹

组成 百合、茯苓、白术（麸炒）、延胡索（醋炙）、乌药、鸡内金（炒香）、川芎、蒲黄、当归、白芍、麦冬、石斛、玄参、三七、地榆、九节菖蒲、茵陈、泽泻。**功能主治** 和胃降逆，健脾消胀，通络定痛。用于脾胃虚弱、健运失职所致的胃痛、胀满、痞闷、纳呆、嗳气、胃灼热；慢性萎缩性胃炎见上述证候者。**用法** 口服：大蜜丸，一次 1～2 丸，小蜜丸，一次 55～110 粒，一日 3 次。饭前用米汤或温开水送下，或遵医嘱。**注意** 湿热中阻胃痛、痞满者慎用；饮食宜清淡，忌辛辣刺激性食物；孕妇慎用；宜保持心情舒畅，以免加重病情。**医保** 乙类。

木香顺气丸（颗粒）

组成 木香、香附（醋制）、厚朴（制）、青皮（炒）、枳壳（炒）、槟榔、陈皮、砂仁、苍术（炒）、甘草。**功能主治** 行气化湿，健脾和胃。用于湿浊中阻、脾胃不和所致的胸膈痞闷、脘腹胀痛、呕吐恶心、嗳气纳呆。**用法** 口服：丸剂，一次6～9g，一日 2～3 次；颗粒剂，开水冲服，一次 15g，一日 2 次。3 天为一疗程，或遵医嘱。**不良反应** 有文献报道口服该品后出现面色潮红、口干、视物模糊、心悸、烦躁不安等症状。禁忌 该品含降气破积之品，孕妇忌用。注意 木香为香燥之品，肝胃郁火胃痛痞满者，应当慎用；服药期间，饮食要清淡，忌油腻厚味；服药期间保持心情舒畅。医保 乙类。

胃肠安丸[共]

组成 厚朴(姜炙)、枳壳(麸炒)、木香、沉香、檀香、川芎、大黄、巴豆霜、朱砂、麝香、大枣(去核)。功能主治 芳香化浊，理气止痛，健胃导滞。用于消化不良引起的腹泻，肠炎，菌痢，脘腹胀满，腹痛，食积乳积。用法 口服：小丸，成人一次 20 丸，一日 3 次；小儿 1 岁内一次 4～6 丸，一日 2～3 次；1～3 岁一次 6～12 丸，一日 3 次；3 岁以上酌加。大丸，成人一次 4 丸，一日 3 次；小儿 1 岁内一次 1 丸，一日 2～3 次，1～3 岁一次 1～2 丸，一日 3 次；3 岁以上酌加。禁忌 该品为伤食泻痢所设，若湿热或虚寒所致的泄泻痢疾者不宜应用。注意 该品含大黄、巴豆峻下攻邪之品，不可久用，中病即止；该品含朱砂，不可过量久服；饮食宜清淡，忌食辛辣、油腻食品；运动员慎用。医保 乙类。

胃康胶囊

组成 香附、黄芪、白芍、三七、白及、海螵蛸、鸡内金、乳香、没药、百草霜、鸡蛋壳(炒焦)。功能主治 行气健胃，化瘀止血，制酸止痛。用于气滞血瘀所致的胃脘疼痛、痛处固定、吞酸嘈杂，或见吐血、黑便；胃及十二指肠溃疡、慢性胃炎、上消化道出血见上述证候者。用法 口服：一次 2～4 粒，一日 3 次。不良反应 偶尔出现咽喉干燥。禁忌 该品为气滞血瘀胃痛、吐血、便血所设，若属脾胃虚寒或阴虚火旺者不宜使用；方中含有活血化瘀之品，故孕妇禁用。注意 服药期间饮食宜清淡，忌食辛辣、油腻、生冷之品，戒烟酒；本药含有乳香、没药，胃弱者多服易致呕吐，故胃弱者慎用。医保 乙类。

香砂枳术丸

组成 白术(麸炒)、木香、砂仁、枳实(麸炒)。功能主治 健脾开胃，行气消痞。用于脾虚气滞，脘腹痞闷，食欲不振，大便溏软。用法 口服：一次 10g，一日 2 次。注意 湿热中阻痞满、胃痛者慎用；胃脘灼热，便秘口苦者不宜服用；该品方中有破气之枳实，孕妇慎用；忌生冷食物。医保 乙类。

枳术丸(颗粒)

组成 枳实(炒)、白术(炒)。功能主治 健脾消食，行气化湿。用于脾胃虚弱，食少不化，脘腹痞满。用法 口服：丸剂，一次 6g，一日 2 次；颗粒剂，开水冲服，一次 6g，一日 3 次。一周为一疗程。禁忌 孕妇禁用。注意 湿热中阻痞满者慎用；忌生冷、辛辣、油腻及不易消化的食物。医保 乙类。

中满分消丸

组成 厚朴(姜炙)、枳实、姜黄、黄芩、黄连、半夏(制)、知母、猪苓、茯苓、白术(麸炒)、泽泻、陈皮、砂仁、党参、甘草。功能主治 健脾行气，利湿清热。用于脾虚气滞、湿热郁结所致的食积，症见脘腹胀痛、烦热口苦、倒饱嘈杂、二便不利。用法 口服：一次 6g，一日 2 次。注意 该品为中满热胀、二便不利而设，若寒湿困脾所致鼓胀者不宜使用；该品内含破气活血之品，有碍胎气，孕妇慎用；服药期间饮食宜用清淡易消化之品，慎食辛辣、肥腻之物。医保 乙类。

左金丸（胶囊、片）

组成 黄连、吴茱萸。功能主治 泻火，疏肝，和胃，止痛。用于肝火犯胃，脘胁疼痛，口苦嘈杂，呕吐酸水，不喜热饮。用法 口服：丸剂，一次 3～6g，一日 2 次；胶囊剂，一次 2～4 粒，一日 2 次，饭后服用，15 天为一疗程；片剂，一次 8 片，一日 2 次。禁忌 脾胃虚寒胃痛及肝阴不足胁痛者忌用。注意 饮食宜清淡，忌食生冷、油腻、辛辣饮食，戒烟酒；保持心情舒畅，以免加重病情。医保 乙类。

消导剂

保和丸[基]（颗粒[基]、片[基]）

组成 山楂（焦）、六神曲（炒）、莱菔子（炒）、麦芽（炒）、半夏（制）、陈皮、茯苓、连翘。功能主治 消食、导滞、和胃。用于食积停滞，脘腹胀满，嗳腐吞酸，不欲饮食。用法 口服：水丸，一次 6～9g，一日 2 次；大蜜丸，一次 1～2 丸，一日 2 次；浓缩丸，一次 8 丸，一日 3 次；颗粒剂，开水冲服，一次 4.5g，一日 2 次；片剂，一次 4 片，一日 3 次。禁忌 孕妇禁用。注意 哺乳期妇女慎用；身体虚弱或老年人不宜长期服用；因肝病或心肾功能不全所致不欲饮食、脘腹胀满者不宜用；服药期间饮食宜清淡，忌生冷、油腻食物。医保 甲类。

槟榔四消丸（片）

组成 槟榔、牵牛子（炒）、大黄（酒炒）、香附（醋制）、猪牙皂（炒）、五灵脂（醋炒）。功能主治 消食导滞、行气泻水。用于食积痰饮，消化不良，脘腹胀满，嗳气吞酸，大便秘结。用法 口服：水丸，一次 6g，一日 2 次；大蜜丸，一次 1 丸，一日 2 次；片剂，一次 4 片，一日 2 次。不良反应 有文献报道服用该品后出现肉眼血尿、大便潜血阳性。禁忌 脾胃虚寒胃痛、大便冷秘者忌服；脾虚便溏者忌服；儿童、孕妇忌用；肝肾功能不全者忌用。注意 该品中牵牛子、猪牙皂有毒，不宜过量、久服；体弱者慎用；服药期间饮食宜清淡，忌生冷、寒滑、黏腻食物。医保 乙类（限儿童）。

沉香化滞丸

组成 沉香、大黄、牵牛子（炒）、枳实（炒）、青皮、香附（制）、山楂（炒）、木香、枳壳（炒）、厚朴（制）、陈皮、砂仁、三棱（制）、莪术（制）、五灵脂（醋炒）。功能主治 理气化滞。用于食积气滞所致的胃痛，症见脘腹胀闷不舒、恶心、嗳气、饮食不下。用法 口服：一次 6g，一日 2 次。禁忌 该品有泻下药和活血化瘀药，孕妇忌用。注意 脾胃虚寒胃痛、腹痛者慎用；饮食宜清淡，忌辛辣厚味。医保 乙类。

化积口服液

组成 茯苓(去皮)、海螵蛸、鸡内金(炒)、三棱(醋制)、莪术(醋制)、红花、槟榔、雷丸、鹤虱、使君子仁。功能主治 健脾导滞，化积除疳。用于脾胃虚弱所致的疳积，症见面黄肌瘦、腹胀腹痛、厌食或食欲不振、大便失调。用法 口服：周岁以内一次 5ml，一日 2 次；2～5 岁一次 10ml，一日 2 次；5 岁以上一次 10ml，一日 3 次。注意 该品健脾导滞，化积除疳，用于脾胃虚弱所致疳积，若见气液耗伤，脾胃衰败所致干疳重症者，不宜应用；感冒时不宜服用；服药期间，饮食宜清淡，富有营养，忌食生冷、油腻之品；该品消导克伐之力较强，应中病即止，不宜久服，以免损伤正气。医保 乙类(限儿童)。

开胸顺气丸(胶囊)

组成 槟榔、厚朴(姜炙)、牵牛子(炒)、三棱(醋炙)、莪术(醋炙)、木香、猪牙皂、陈皮。功能主治 消积化滞，行气止痛。用于气郁食滞所致的胸胁胀满、胃脘疼痛、嗳气呕恶、食少纳呆。用法 口服：丸剂，一次 3～9g，一日 1～2 次；胶囊剂，一次 3 粒，一日 2 次。不良反应 部分患者可能出现腹泻。禁忌 孕妇忌用。注意 该品消积导滞，脾胃虚弱者慎用；年老体弱者慎用；忌食生冷、油腻难消化食物。医保 乙类。

木香槟榔丸

组成 木香、槟榔、牵牛子(炒)、大黄、芒硝、黄连、黄柏(酒炒)、青皮(醋炒)、香附(醋制)、枳壳(炒)、三棱(醋炙)、莪术(醋炙)、陈皮。功能主治 行气导滞，泻热通便。用于湿热壅滞所致的赤白痢疾、里急后重、胃肠积滞、脘腹胀痛、大便不通。用法 口服：一次 3～6g，一日 2～3 次。禁忌 孕妇禁用。注意 寒湿内蕴胃痛、痢疾及冷积便秘者慎用；年老体弱及脾胃虚弱者慎用；忌食辛辣、油腻、酸性及不易消化的食物。医保 乙类。

越鞠保和丸

组成 香附(醋制)、木香、槟榔、六神曲(麸炒)、苍术、川芎、栀子(姜制)。功能主治 疏肝解郁，开胃消食。用于气食郁滞所致的胃痛，症见脘腹胀痛、倒饱嘈杂、纳呆食少、大便不调；消化不良见上述证候者。用法 口服：一次 6g，一日 1～2 次。注意 孕妇慎用；湿热中阻、肝胃火郁胃痛、痞满者慎用；忌食生冷、硬黏及难消化的食物。医保 乙类。

枳实导滞丸

组成 大黄、枳实(炒)、六神曲(炒)、黄芩、黄连(姜汁炒)、茯苓、白术(炒)、泽泻。功能主治 湿热积滞内阻，胸脘痞闷，下痢或泄泻，腹痛，里急后重，或大便秘结，小便黄赤，舌苔黄腻，脉象沉实。用法 口服：一次 6～9g，一日 2 次。禁忌 虚寒痢疾者。注意 该品清热攻下力猛，易伤正气，久病正虚、年老体弱以及妇女胎前产后均应慎用；饮食宜清淡，忌食辛辣刺激性食物；建立良好饮食习惯，忌暴饮暴食及偏食。医保 乙类。

治风剂

疏散外风剂

川芎茶调丸[基]（散[基]、颗粒[基]、片[基]、口服液）

组成 川芎、羌活、白芷、荆芥、薄荷、防风、细辛、甘草。功能主治 疏风止痛。用于外感风邪所致的头痛，或有恶寒、发热、鼻塞。用法 口服，饭后清茶送服：水丸，一次3～6g，一日2次；浓缩丸，一次8丸，一日3次；散剂，一次3～6g，一日2次；颗粒剂，一次7.8g，一日2次；片剂，一次4～6片，一日3次；口服液，一次10ml，一日3次。禁忌 孕妇忌服，出血性脑病患者禁服。注意 久病气虚、血虚，或因肝肾不足，肝阳上亢之头痛不宜用；方中含有芳香走窜之品，有碍胎气，孕妇忌服；该品药性发散，易伤正气，中病即止，不可多服、久服；服药期间饮食宜清淡，忌辛辣、油腻之物。医保 甲类（丸剂、散剂、颗粒剂、片剂）；乙类（口服液）。

都梁软胶囊（滴丸、丸）

组成 白芷（黄酒浸蒸）、川芎。功能主治 祛风散寒，活血通络。用于风寒瘀血阻滞脉络所致的头痛，症见头胀痛或刺痛，痛有定处，反复发作，遇风寒诱发或加重。用法 口服：软胶囊剂，一次3粒，一日3次；滴丸，口服或舌下含服，一次6粒，一日4次；丸剂，一次1丸，一日3次。不良反应 个别患者药后出现上腹不适，恶心。禁忌 妊娠及哺乳期妇女禁服。注意 阴虚阳亢、肝火上扰引起的头痛、头晕者慎用；该品辛香走窜，服药期间忌食辛辣、油腻食物。医保 乙类（软胶囊剂、滴丸剂）；非医保（丸剂）。

活络丸[兴]

组成 蕲蛇（酒炙）、乌梢蛇（酒炙）、地龙、全蝎、铁丝威灵仙（酒炙）、附子（炙）、肉桂（去粗皮）、竹节香附、细辛、麻黄、羌活、白芷、防风、松香、广藿香、草豆蔻、豆蔻、乌药、木香、沉香、丁香、青皮（醋炙）、香附（醋炙）、赤芍、没药（醋炙）、乳香（醋炙）、血竭、麝香、安息香、冰片、天麻、天竺黄、僵蚕（麸炒）、黄连、黄芩、葛根、熟大黄、玄参、水牛角浓缩粉、朱砂、人工牛黄、人参、白术（麸炒）、茯苓、甘草、熟地黄、当归、川芎、何首乌（黑豆酒炙）、骨碎补、龟甲（沙烫醋淬）、狗骨（油炙）。功能主治 祛风除湿，舒筋活络。用于风寒湿瘀所致的痹病，症见肢体疼痛、手足麻木、筋脉拘挛，或中风偏瘫、口眼㖞斜、半身不遂、言语不清。用法 温黄酒或温开水送服：一次1丸，一日2次。禁忌 该品含有毒及活血通络药物，孕妇忌服；对该品过敏反应者忌用；出血性中风初期，神志不清者忌用。注意 该品药性偏于温燥，中风属肝肾阴虚者慎用；服药期间，忌食肥甘厚味，油腻不化之食；该品含附子有毒，应在医生指导下使用，不可过量服用；该品含有麻黄，高血压、心脏病患者慎用。医保 乙类。

祛风止痛丸（胶囊、片）

组成 老鹳草、槲寄生、续断、威灵仙、独活、制草乌、红花。功能主治 祛风寒，补肝肾，壮筋骨。用于风寒湿邪闭阻，肝肾亏虚所致的痹病，症见关节肿胀、腰膝疼痛、四肢麻木。用法 口服：丸剂，一次 2.2g，一日 2 次；胶囊剂，一次 6 粒，一日 2 次；片剂，一次 6 片，一日 2 次。禁忌 该品含有毒及活血之品，孕妇忌服。注意 该品性味辛温，热证、关节红肿者慎用；儿童、老弱者慎服；该品含草乌有毒，应在医生指导下使用，不可过量服用。医保 乙类。

疏风活络丸[共]（片）

组成 马钱子（炒）、麻黄、桂枝、防风、秦艽、菝葜、木瓜、虎杖、桑寄生、甘草。功能主治 祛风散寒，除湿通络。用于风寒湿闭阻所致的痹病，症见关节疼痛、局部畏恶风寒、四肢麻木、腰背疼痛。用法 口服：丸剂，一次半粒，一日二次，或于睡前服一粒；片剂，一次 2～3 片，一日 2 次。禁忌 该品性味辛温，主治风湿寒痹，若属风湿热痹者忌用；该品含有毒药材，孕妇忌服；高血压、心脏病、肝肾功能不全、癫痫、破伤风、甲亢患者忌用。注意 该品含马钱子有大毒，过量使用可引起肢体颤抖、惊厥、呼吸困难，甚至昏迷，因此不可过服、久服，如出现中毒症状时，应立即停药并采取相应急救措施。医保 乙类。

通天口服液

组成 川芎、天麻、羌活、白芷、赤芍、菊花、薄荷、防风、细辛、茶叶、甘草。功能主治 活血化瘀、祛风止痛。用于瘀血阻滞、风邪上扰所致的偏头痛发作期。症见：头部胀痛或刺痛，痛有定处，反复发作，头晕目眩或恶心呕吐，恶风或遇风加重。用法 口服。第 1 日服法：分即刻、服药 1 小时后、2 小时后、4 小时后各服 10ml，以后每 6 小时服 10ml；第 2 日、3 日服法：一次 10ml，一日 3 次，3 天为一疗程。禁忌 出血性脑血管病、阴虚阳亢患者和孕妇禁服。注意 肝火上炎的头痛患者慎用；该品发散力较强，有碍胎气，孕妇禁服；服药期间忌食辛辣、油腻食物。医保 乙类。

镇脑宁胶囊

组成 水牛角浓缩粉、天麻、川芎、丹参、细辛、白芷、葛根、藁本、猪脑粉。功能主治 息风通络。用于风邪上扰所致的头痛头昏、恶心呕吐、视物不清、肢体麻木、耳鸣；血管神经性头痛、高血压、动脉硬化见上述证候者。用法 口服：一次 4～5 粒，一日 3 次。不良反应 临床有患者服用该品后出现水肿，停药后水肿消退。禁忌 外感头痛者忌用；痰湿中阻所致眩晕者忌用。注意 肝火上炎所致的头痛者慎用；该品含细辛，不宜久服；服药期间忌食辛辣、油腻食物。医保 乙类。

平肝熄风剂

松龄血脉康胶囊[基]

组成 鲜松叶、葛根、珍珠层粉。功能主治 平肝潜阳，镇心安神。用于肝阳上亢所致的头痛，眩晕，急躁易怒，心悸，失眠；高血压病及原发性高脂血症见上述证候者。用法 口服：一次3粒，一日3次，或遵医嘱。不良反应 个别患者服药后可出现轻度腹泻，胃脘胀满等，饭后服用有助于减轻或改善这些症状。注意 气血不足证者慎用；服药期间忌辛辣、生冷、油腻食物；高血压持续不降及出现高血压危象者应及时到医院就诊。医保 甲类。

牛黄降压丸(胶囊、片)

组成 人工牛黄、羚羊角、珍珠、冰片、水牛角浓缩粉、黄芩提取物、黄芪、党参、白芍、郁金、川芎、决明子、薄荷、甘松。功能主治 清心化痰，平肝安神。用于心肝火旺、痰热壅盛所致的头晕目眩、头痛失眠、烦躁不安；高血压病见上述证候者。用法 口服：小蜜丸，一次20～40丸，一日1次；大蜜丸，一次1～2丸，一日1次；胶囊剂，一次2～4粒，一日1次；片剂，一次2～4片，一日1次。禁忌 腹泻者忌服；气血不足所致的头晕目眩、失眠患者忌服。注意 该品过于苦寒、芳香，孕妇慎用；服药期间忌寒凉、油腻食物；体弱、便溏者忌服。医保 甲类。

清脑降压颗粒(胶囊、片)

组成 黄芩、夏枯草、决明子、槐米、钩藤、磁石(煅)、珍珠母、牛膝、地黄、当归、丹参、地龙、水蛭。功能主治 平肝潜阳。用于肝阳上亢所致的眩晕，症见头晕、头痛、项强、血压偏高。用法 口服：颗粒剂，开水冲服，一次2～3g，一日3次；胶囊剂，一次3～5粒，一日3次；片剂，一次4～6片，一日3次。禁忌 孕妇忌用。注意 气血不足所致头晕、头痛者慎用；有出血倾向者慎用；血压明显升高，或服药后血压不降时，应配合其他降血压药使用；饮食宜清淡，低盐，低脂，忌油腻、烟酒；保持心情舒畅，忌过度思虑、避免恼怒、抑郁等不良情绪。医保 乙类。

全天麻胶囊(片)

组成 天麻。功能主治 平肝，熄风，止痉。用于肝风上扰所致的眩晕、头痛、肢体麻木、癫痫抽搐。用法 口服：胶囊剂，一次2～6粒，一日3次；片剂，一次2～6片，一日3次。禁忌 外感头痛眩晕者忌服。注意 该品平肝熄风止痉以治标为主，用于痫病、中风时，应配合其他药物治疗；由气血亏虚引起的眩晕，应结合辨证用药，不宜单纯使用该品。医保 乙类。

平肝潜阳剂

安宫降压丸

组成 牛黄、水牛角浓缩粉、天麻、黄连、黄芩、栀子、郁金、珍珠母、黄芪、丹参、麦冬、白芍、五味子(炙)、川芎。功能主治 清热镇惊，平肝潜阳。用于肝阳上亢、肝火上炎所致的眩晕，症见头晕、目眩、心烦、目赤、口苦、耳鸣耳聋；原发性高血压见上述证候者。用法 口服：一次1～2丸，一日2次。禁忌 孕妇禁用。注意 该品性寒，痰湿中阻，清阳不升之眩晕、头痛者忌服；忌食辛辣香燥、肥甘油腻、动火生痰之品；治疗期间，血压降低不明显者，宜配合其他降压药物；无高血压症状时停服或遵医嘱。医保 乙类。

复方罗布麻颗粒

组成 罗布麻叶、菊花、山楂。功能主治 平肝泄热，镇静安神。用于肝阳上亢，肝火上攻所致的头晕，头胀，失眠；高血压病、神经衰弱见上述证候者。用法 口服：颗粒剂，开水冲服，一次1～2块，一日2次。禁忌 该品清肝胆实火，脾胃虚寒者忌用。注意 服药期间饮食宜清淡易消化，忌食辛辣、油腻之品，以免助热生湿；体弱虚寒便溏者慎用。医保 乙类。

脑立清丸（胶囊、片）

组成 磁石、珍珠母、赭石、猪胆汁、冰片、薄荷脑、半夏（制）、熟酒曲、酒曲、牛膝。功能主治 平肝潜阳，醒脑安神。用于肝阳上亢，头晕目眩，耳鸣口苦，心烦难寐；高血压病见上述证候者。用法 口服：丸剂，一次10丸，一日2次；胶囊剂，一次3粒，一日2次；片剂，一次5片，一日2次。不良反应 有文献报道，服用该品可致慢性皮肤过敏。禁忌 肾精亏虚所致的头晕、耳鸣者忌用；该品芳香走窜，孕妇及体弱虚寒者忌服。注意 服药期间忌食寒凉、油腻之品。医保 乙类。

平眩胶囊

组成 万丈深、楤木、黄精、天麻、三七、猪殃殃、仙鹤草。功能主治 滋补肝肾，平肝潜阳。用于肝肾不足，肝阳上扰所致眩晕、头痛、心悸耳鸣、失眠多梦、腰膝酸软。用法 口服：一次2～4粒，一日3次。或遵医嘱。禁忌 孕妇禁用。注意 服药后两小时内忌食鱼、酸冷食物。医保 乙类。

化痰熄风剂

半夏天麻丸

组成 法半夏、天麻、人参、炙黄芪、白术（麸炒）、苍术（米泔炙）、陈皮、茯苓、泽泻、六神曲（麸炒）、麦芽（炒）、黄柏。功能主治 健脾祛湿，化痰息风。用于脾虚湿盛、痰浊内阻所致的眩晕、头痛、如蒙如裹、胸脘满闷。用法 口服：一次6g，一日2～3次。禁忌 肝肾阴虚，肝阳上亢所致的头痛、眩晕者忌用。注意 服药期间忌食生冷、油腻及海鲜类食物；平素大便干燥者慎服。医保 乙类。

癫痫宁片

组成 马蹄香、甘松、石菖蒲、钩藤、牵牛子、千金子、薄荷脑、缬草。功能主治 豁痰开窍，息风安神。用于风痰上扰所致的癫痫，症见突然昏倒、不省人事、四肢抽搐、喉中痰鸣、口吐涎沫，或眼目上视、少倾清醒，或用于癔症、失眠等。用法 口服：一次2～4片，一日3次。禁忌 该品含攻逐之品，孕妇禁用。注意 虚证患者慎用；一般在癫痫未发作时给予药物治疗，对于发作频繁者，应按照癫痫的处理原则，可配合抗癫痫药治疗；如出现严重的癫痫发作或癫痫持续状态，应及时采取应急措施，避免延误病情；对于已经服用抗癫痫西药的患者，不可突然停药而改服中成药，以避免诱发癫痫持续状态，应在加服中药有效后根据具体病情在专科医生指导下调整用药；该品所含千金子有毒，不可过服、久服；忌辣酒、羊肉及刺激性食物。医保 非医保。

化风丹[共]

组成 天麻、僵蚕、全蝎、天南星（制）、荆芥、雄黄、药母、麝香、朱砂、硼砂、巴豆霜、冰片等15味。功能主治 息风镇痉，豁痰开窍。用于风痰闭阻，中风偏瘫，癫痫，面神经麻痹，口眼歪斜。用法 口服：成人一次8～10丸，一日2～3次，18天为一疗程；或遵医嘱。禁忌 肝肾功能不全、造血系统疾病，孕妇及哺乳期妇女禁用。注意 该品为处方药，必须在医生指导下使用；儿童慎用；服用该品定期检查血、尿中汞、砷离子浓度，检查肝、肾功能；运动员慎用。医保 乙类。

化瘀祛风剂

正天丸[共]（胶囊）[基]

组成 钩藤、白芍、川芎、当归、地黄、白芷、防风、羌活、桃仁、红花、细辛、独活、麻黄、附片、鸡血藤。功能主治 疏风活血，养血平肝，通络止痛。用于外感风邪、瘀血阻络、血虚失养、肝阳上亢引起的偏头痛、紧张性头痛、神经性头痛、颈椎病型头痛、经前头痛。用法 口服：丸剂，饭后服，一次6g，一日2～3次，15天为一疗程；胶囊剂，一次2粒，一日3次，疗程2周。不良反应 服用该品后有发生过敏性药疹等不良反应的报道；个别病例服药后谷丙转氨酶轻度升高；偶有口干、口苦、腹痛及腹泻。禁忌 婴幼儿、孕妇、哺乳期妇女禁用；肝肾功能不全者禁用。注意 高血压、心脏病患者慎用；该品不宜长期服用；服药期间忌烟、酒及辛辣、油腻食物。医保 甲类。

复方夏天无片[共]

组成 夏天无、夏天无总碱、制草乌、豨莶草、安痛藤、鸡血藤、鸡矢藤、威灵仙、广防己、五加皮、羌活、独活、秦艽、蕲蛇、麻黄、防风、全蝎、僵蚕、马钱子、苍术、乳香、没药、木香、川芎、丹参、当归、三七、骨碎补、赤芍、山楂叶、麝香、冰片、牛膝。功能主治 祛风逐湿，舒筋活络，行血止痛。用于风湿瘀血阻滞，经络不通引起的关节肿痛、肢体麻木、屈伸不利、步履艰难；风湿性关节炎、坐骨神经痛、脑血栓形成后遗症及小儿麻痹后遗症见上述证候者。用法 口服：一次2片，一日3次，小儿酌减。注意 孕妇慎用。医保 乙类。

强力天麻杜仲丸（胶囊）

组成 天麻、杜仲（盐制）、川牛膝、槲寄生、玄参、地黄、当归、附子（制）、制草乌、羌活、独活、藁本。功能主治 平肝息风，活血散寒，舒筋止痛。用于肝阳化风，寒湿阻络所致的中风，症见筋脉挛痛，肢体麻木，行走不便，腰腿酸痛，头昏头痛。用法 口服：丸剂，一次12丸，一日2～3次；胶囊剂，一次0.8～1.2g，一日2次。禁忌 孕妇忌用。注意 内热炽盛中风及风湿热痹者不宜使用该品；该品含草乌、附子，不宜过服久服。医保 乙类。

养血祛风剂

养血清脑丸（颗粒）[基]

组成 熟地黄、当归、钩藤、珍珠母、决明子、夏枯草、白芍、川芎、鸡血藤、延胡索、细辛。功能主治 养血平肝，活血通络。用于血虚肝旺所致的头痛眩晕、心烦易怒、失眠多梦。用法 口服：丸剂，一次 2.5g，一日 3 次；颗粒剂，开水冲服，一次 4g，一日 3 次。不良反应 偶见恶心、呕吐，罕见皮疹，停药后即可消失。注意 外感或湿痰阻络所致头痛、眩晕者慎用；该品含活血药物，孕妇慎用；服药期间饮食宜清淡易消化，忌食辛辣、油腻之品，以免助热生湿；平素脾虚便溏者慎用。医保 乙类。

养血荣筋丸

组成 当归、何首乌（黑豆酒炙）、党参、白术（麸炒）、铁丝威灵仙（酒炙）、续断、桑寄生、补骨脂（盐炒）、伸筋草、透骨草、油松节、鸡血藤、赤芍、赤小豆、木香、陈皮。功能主治 养血荣筋，祛风通络。用于陈旧性跌打损伤，症见筋骨疼痛、肢体麻木、肌肉萎缩、关节不利。用法 口服：一次 1～2 丸，一日 2 次。禁忌 孕妇忌服。注意 6 岁以下儿童慎用；年老体虚者应在医师指导下服用。医保 乙类。

祛风通络剂

华佗再造丸[基]

组成 川芎、吴茱萸、冰片等。功能主治 活血化瘀，化痰通络，行气止痛。用于痰瘀阻络之中风恢复期和后遗症，症见半身不遂，拘挛麻木，口眼㖞斜，言语不清。用法 口服：一次 4～8g，一日 2～3 次，重症一次 8～16g，或遵医嘱。禁忌 孕妇禁用；脑出血急性期禁用。注意 中风痰热壅盛证，表现为面红目赤，大便秘结者不宜用；平素大便干燥者慎服；服药期间，忌辛辣、生冷、油腻食物。服药期间如有燥热感，可用白菊花蜜糖水送服，或减半服用，必要时暂停服用 1～2 天。常用量：每次 8 克（约 48～50 粒丸），早晚各服 1 次。连服 10 天，停药一天，30 天为一疗程，可连服 3 个疗程。预防量与维持量每次 4 克，早晚各服 1 次。医保 甲类。

人参再造丸[共]

组成 人参（去芦）、黄芪、白术（麸炒）、茯苓、制何首乌、当归、熟地黄、龟板（制）、豹骨（制）桑寄生、骨碎补（炒）、天麻、胆南星等。功能主治 益气养血，祛风化痰，活血通络。用于气虚血瘀、风痰阻络所致的中风，症见口眼歪斜、半身不遂、手足麻木、疼痛、拘挛、言语不清。用法 口服：浓缩丸，一次 4 丸，一日 2 次；大蜜丸，一次 1 丸，一日 2 次。禁忌 孕妇忌服。注意 肝阳上亢、肝风内动所致的中风及风热痹者不宜使用该品；该品含有朱砂，不宜过量或长期服用；肝肾功能不全者慎用；运动员慎用。医保 甲类。

骨龙胶囊

组成 狗腿骨、穿山龙。功能主治 散寒止痛，活血祛风，强筋壮骨。用于肝肾两虚，寒湿瘀阻所致的痹症，症见筋骨痿软无力，肢体腰膝冷痛；风湿性关节炎，类风湿关节炎见上述证候者。用法 口服：一次 4～6 粒，一日 3 次。注意 该品药性甘温，湿热痹者慎用；该品有活血作用，孕妇慎用；服药期间忌食生冷、油腻食物。医保 乙类。

天和追风膏[共]

组成 生草乌、生川乌、麻黄、细辛、羌活、白芷、独活、高良姜、肉桂、威灵仙、蜈蚣、蛇蜕、海风藤、乌药、红花、桃仁、苏木、赤芍、乳香、没药、广西血竭、当归、牛膝、续断、香加皮、冰片、红大戟、麝香酮、肉桂油、薄荷脑、辣椒流浸膏、丁香罗勒油、樟脑、水杨酸甲酯。功能主治 温经通络，祛风除湿，活血止痛。用于风湿痹痛，腰背酸痛，四肢麻木，经脉拘挛等症。用法 外用：贴患处。不良反应 偶见皮肤红痒。禁忌 孕妇禁用。注意 该品性味辛温，主治风湿寒痹，风湿热痹者忌用；该品为外用药，忌生冷、油腻食物，运动员慎用；对橡胶膏过敏、皮肤溃烂有渗液者及外伤合并感染化脓者不宜贴用；每次贴用的时间不宜超过 12 小时；皮肤过敏者慎用，如出现较严重过敏反应应找医师处理。医保 乙类。

天麻丸(胶囊、片)

组成 天麻、羌活、独活、粉萆薢、杜仲(盐炒)、牛膝、附子(制)、地黄、玄参、当归。功能主治 祛风除湿，通络止痛，补益肝肾。用于风湿瘀阻，肝肾不足所致的痹病，症见肢体拘挛、手足麻木、腰腿酸痛。用法 口服：水蜜丸，一次 6g，一日 2～3 次；大蜜丸，一次 1 丸，一日 2～3 次；胶囊剂，一次 6 粒，一日 2～3 次；片剂，一次 6 片，一日 2～3 次。不良反应 有文献报道，患者服用常规量该品后，出现红色丘疹，伴瘙痒、眼睑浮肿等过敏反应；又有患者同时服用该品和艾司唑仑，3 天后出现过敏性紫癜。禁忌 儿童、孕妇禁用。注意 该品祛风除湿，补益肝肾，热痹者不适用，主要表现为关节肿痛如灼、痛处发热，疼痛窜痛无定处，口干唇燥；该品有活血药物，有碍胎气，并含有毒药材附子，孕妇忌用；该品宜饭后服用，忌寒凉及油腻食物；不宜在服药期间同时服用其他泻火及滋补性中药；严格按照用法用量服用，有高血压、心脏病、肝病、糖尿病、肾病等慢性病严重者应在医师指导下服用。医保 乙类。

通络开痹片[共]

组成 马钱子粉、全蝎、川牛膝、荆芥、防风、木瓜、当归、红花。功能主治 祛风通络，活血散结。用于寒热错杂、瘀血阻络所致的痹病，症见关节疼痛、肿胀；类风湿关节炎见上述证候者。用法 晚饭后服：一次 3 片，一日 1 次，60 天为一疗程，或遵医嘱。不良反应 个别患者发生头晕，舌、唇麻，口干，胃部不适，便秘，肌肉抽动，阳强，皮疹，全身发紧。有文献报道，有患者服用常规量该品后引起肝细胞损害，过量引起口唇发麻、肌肉抽动。禁忌 该品含有毒药材马钱子及活血通络之品，孕妇忌用；高血压、心脏病、肝肾功能不全、癫痫、破伤风、甲亢患者忌用。注意 该品以风湿瘀阻，风湿痹病为主，若属风湿热痹者慎用；该品含马钱子有大毒，需在医生指导下使用，过量使用可引起肢体颤抖、惊厥、呼吸困难，甚至昏迷，因此不可过服、久服，如出现中毒症状时，应立即停药并采取相应急救措施。医保 乙类。

再造丸[共]

组成 人参、黄芪、白术(炒)、制何首乌、熟地黄、当归、玄参、龟板(制)、骨碎补(炒)、桑寄生、冰片、麝香、人工牛黄、黄连、朱砂、水牛角浓缩粉、威灵仙(酒炒)、豹骨(制)、白芷、羌活、防风、麻黄、细辛、粉萆薢、蕲蛇肉、葛根等。功能主治 祛风化痰，活血通络。用于风痰阻络所致的中风，症见半身不遂、口舌歪斜、手足麻木、疼痛拘挛、言语謇涩。用法 口服：一次 1 丸，一日 2 次。禁忌 孕妇禁用。注意 感冒期间停服；过敏体质者慎用；运动员慎用，或在医师指导下使用；年老体弱者应在医师指导下服用；服药期间宜进低盐、低脂饮食，清淡易消化食品，不要食用辛辣、油腻食物；多吃水果及富含纤维食物，保持大便通畅；注意休息，避免劳累，保证充足的睡眠。医保 乙类。

中风回春丸(颗粒、胶囊、片)

组成 川芎(酒制)、丹参、当归(酒制)、川牛膝、桃仁、红花、茺蔚子(炒)、鸡血藤、土鳖虫(炒)、全蝎、蜈蚣、地龙(炒)、僵蚕(麸炒)、木瓜、金钱白花蛇、威灵仙(酒制)、忍冬藤、络石藤、伸筋草。功能主治 活血化瘀，舒筋通络。用于痰瘀阻络所致的中风，症见半身不遂、肢体麻木、言语謇涩、口舌歪斜。用法 口服：丸剂，一次 1.2～1.8g，一日 3 次；颗粒剂，开水冲服，一次 2g，一日 3 次；胶囊剂，一次 2～3 粒，一日 3 次；片剂，一次 4～6 片，一日 3 次。或遵医嘱。不良反应 文献报道有脑血管病患者，特别是脑血栓伴血压偏低患者在服用该品后出现不同程度的头晕目眩症状；若减量眩晕可自行恢复。禁忌 脑出血急性期忌用；风火痰热上攻者忌用；孕妇禁用。注意 有文献报道血压偏低的患者服用该品后，眩晕明显；注意由小剂量开始逐渐加量。医保 乙类。

祖师麻膏药

组成 祖师麻。功能主治 祛风除湿，活血止痛。用于风寒湿痹、瘀血痹阻经脉。症见肢体关节肿痛、畏寒肢冷，局部肿胀有硬结或瘀斑。用法 外用：温热软化后贴于患处。禁忌 该品偏于辛温，风湿热痹者忌用；皮肤破损处忌用。注意 该品为活血化瘀之品，孕妇慎用或在医生指导下使用。医保 乙类。

祖师麻片

组成 祖师麻浸膏。功能主治 祛风除湿，活血止痛。用于风湿痹症，关节炎,类风湿关节炎。也可用于坐骨神经痛,肩周炎寒湿阻络证,证见关节痛,遇寒增痛,得热痛减,以及腰腿肩部疼痛重着者等。用法 口服:一次3片,一日3次。不良反应 个别患者出现胃部反应及头晕。注意 该品为活血化瘀之品,有碍胎气,孕妇及风湿热痹者慎用或在医生指导下使用;有胃病者可饭后服用,并配合健胃药使用。医保 乙类。

祛湿剂

散寒除湿剂

追风透骨丸[基][兴]

组成 制川乌、制草乌、麻黄、桂枝、细辛、白芷、秦艽、防风、羌活、天麻、当归、川芎、赤芍、香附(制)、地龙、乳香(制)、没药(制)、朱砂、茯苓、白术(炒)、制天南星、甘松、赤小豆、甘草。功能主治 祛风除湿,通经活络,散寒止痛。用于风寒湿痹,症见肢节疼痛、局部畏寒、肢体麻木。用法 口服:丸剂,一次6g,一日2次;胶囊剂,一次4粒,一日2次;片剂,一次4片,一日2次。不良反应 有患者服用该品后引起药疹及胃肠道反应。禁忌 湿热痹阻、脾胃湿热者忌用;孕妇忌用;脾胃虚寒者禁忌。注意 该品含制川乌、制草乌,不宜与半夏、贝母、瓜蒌、白蔹、白及同时服用;有心脑血管疾病及肝肾功能不全患者慎用;该品不宜久服,不宜过量服用;建议在医师指导下使用。若服药过程中出现过敏症状,立即停用本药。医保 甲类。

附桂骨痛颗粒(胶囊、片)

组成 附子(制)、川乌(制)、党参、当归、白芍(炒)、淫羊藿、乳香(制)、肉桂。功能主治 温阳散寒,益气活络,消肿止痛。用于阳虚寒湿所致颈椎及膝部骨性关节炎,症见骨关节疼痛、屈伸不利、麻木肿胀、遇热则减、畏寒肢冷。用法 口服:颗粒剂,开水冲服,一次5g,一日3次;胶囊剂,一次6粒,一日3次;片剂,一次6片,一日3次。饭后服,疗程3个月,如继续治疗,必需停药一个月后遵医嘱服用。不良反应 少数患者服药后可见胃脘不舒,停药后即可自行消除。禁忌 该品含有活血及有毒药物,孕妇及有出血倾向者、阴虚内热者禁用。注意 关节红肿热痛者慎用;该品含辛温燥烈有毒的附子、乌头,应在医生指导下使用,不可过量、久服;服药期间注意血压变化;高血压、严重消化道疾病患者慎用。医保 乙类。

复方雪莲胶囊

组成 天山雪莲、延胡索(醋制)、羌活、川乌(制)、独活、草乌(制)、木瓜、香加皮。功能主治 温经散寒,祛风逐湿,化瘀消肿,舒筋活络。用于风寒湿邪,痹阻经络所致类风湿关节炎,风湿性关节炎,强直性脊柱炎和各类退行性骨关节病。用法 口服:一次2粒,一日2次。禁忌 该品性味辛温,为风湿寒痹所设,若属风湿热痹者忌服;该品含川乌、草乌、香加皮,孕妇忌服。注意 该品含川乌、草乌有毒,应在医生指导下使用,不可过量服用;

该品含香加皮，具有强心作用，缺血性心脏病患者慎用；忌食生冷。医保 乙类。

关节止痛膏

组成 辣椒流浸膏、樟脑、薄荷油、颠茄浸膏、水杨酸甲酯、碘、碘化钾、盐酸苯海拉明。功能主治 活血散瘀，温经镇痛。用于寒湿瘀阻经络所致风湿关节痛及关节扭伤。用法 外用：贴患处。不良反应 少数患者用药后可能出现轻度的皮肤红肿、瘙痒。如出现水疱则应停贴。禁忌 该品含樟脑，孕妇忌用。注意 该品为外用药；该品含有刺激性药物，忌贴于创伤处，有皮肤病者慎用，皮肤过敏者停用；该品含盐酸苯海拉明，哺乳期妇女慎用；青光眼、前列腺增生患者应在医师指导下使用；儿童、老年患者应在医师指导下使用；该品不宜长期或大面积使用，用药后皮肤过敏如出现瘙痒、皮疹等现象时，应停止使用，症状严重者应去医院就诊。医保 乙类。

寒湿痹颗粒(片)

组成 附子(制)、制川乌、麻黄、桂枝、细辛、威灵仙、木瓜、白术(炒)、黄芪、当归、白芍、甘草(制)。功能主治 祛寒除湿、温通经络。用于肢体关节疼痛、疲困或肿胀、局部畏寒、风湿性关节炎。用法 口服：颗粒剂，开水冲服，一次 3g(无糖型)或 5g，一日 3 次；片剂，一次 4 片，一日 3 次。禁忌 该品性味辛温，主治风寒湿痹，风湿热痹者忌用；该品含有毒药材，孕妇忌服；高热者禁用。注意 儿童、老年及体弱者慎服；该品所含附子、川乌有毒，应在医生指导下使用，不可过量服用。医保 乙类。

木瓜丸(片)

组成 木瓜、当归、川芎、白芷、威灵仙、狗脊、牛膝、鸡血藤、海风藤、人参、制川乌、制草乌。功能主治 祛风散寒，活络止痛。用于风寒湿痹，四肢麻木，周身疼痛，腰膝无力，步履艰难。用法 口服：丸剂，一次 30 丸，一日 2 次；片剂，一次 4 片，一日 2 次。不良反应 文献报道该品有致心律失常、紫癜性胃炎的不良反应。禁忌 该品性味辛温，主治风湿寒痹，风湿热痹者忌服；该品含有毒及活血之品，孕妇忌服。注意 该品含川乌、草乌有毒，应在医生指导下使用，不可过量服用。医保 乙类。

万通筋骨片[兴]

组成 制川乌、制草乌、马钱子(制)、淫羊藿、牛膝、羌活、贯众、黄柏、乌梢蛇、鹿茸、续断、乌梅、细辛、麻黄、桂枝、红花、刺五加、金银花、地龙、桑寄生、甘草、骨碎补(烫)、地枫皮、没药(制)、红参。功能主治 祛风散寒，通络止痛。用于痹症，肩周炎，颈椎病，腰腿痛，肌肉关节疼痛，屈伸不利，以及风湿性关节炎、类风湿关节炎见以上证候者。用法 口服：一次 2 片，一日 2～3 次。或遵医嘱。禁忌 孕妇禁服。注意 该品含川乌、草乌有毒，应在医生指导下使用，不可过量服用；定期复查肾功能；高血压、心脏病患者慎用，或在医生指导下服用；运动员慎用。医保 乙类。

内科用药

清热除湿剂

二妙丸

组成 苍术(炒)、黄柏(炒)。功能主治 燥湿清热。用于湿热下注，足膝红肿热痛，下肢丹毒，白带，阴囊湿痒。用法 口服：一次 6～9g，一日 2 次。制剂水丸：每袋装 6g。禁忌 该品清热燥湿，故寒湿痹阻、脾胃虚寒者忌用。注意 服药期间，宜食用清淡易消化之品，忌食辛辣、油腻之品，以免助湿生热。医保 乙类。

湿热痹颗粒(胶囊、片)

组成 苍术、忍冬藤、地龙、连翘、黄柏、薏苡仁、防风、川牛膝、粉萆薢、桑枝、防己、威灵仙。功能主治 祛风除湿，清热消肿，通络定痛。用于湿热痹证，其症状为肌肉或关节红肿热痛，有沉重感，步履艰难、发热、口渴不欲饮，小便黄淡。用法 口服：颗粒剂，开水冲服，一次 1 袋，一日 3 次；胶囊剂，一次 4 粒，一日 3 次；片剂，一次 6 片，一日 3 次。禁忌 孕妇禁用；关节冷痛者勿服。注意 该品清热利湿，寒湿痹阻及素有脾胃虚寒者慎服；服药期间，宜食用清淡易消化之品，忌食辛辣、油腻之品，以免助热生湿。医保 乙类。

四妙丸

组成 黄柏(盐炒)、苍术、薏苡仁、牛膝。功能主治 清热利湿。用于湿热下注所致的痹病，症见足膝红肿、筋骨疼痛。用法 口服：一次 6g，一日 2 次。注意 风寒湿痹，虚寒痿证慎用；方中含牛膝，活血通经、引药下行，有碍胎气，孕妇慎用；服药期间饮食宜用清淡易消化之品，忌饮酒，忌食鱼腥、辛辣油腻之品。医保 乙类。

痛风定胶囊(片)

组成 秦艽、黄柏、川牛膝、延胡索、赤芍、泽泻、车前子、土茯苓。功能主治 清热祛湿，活血通络定痛。用于湿热瘀阻所致的痹病，症见关节红肿热痛，伴有发热、汗出不解、口渴心烦、小便黄、舌红苔黄腻、脉滑数；痛风见上述证候者。用法 口服：胶囊剂，一次 4 粒，一日 3 次；片剂，一次 4 片，一日 3 次。不良反应 服用该品可能导致胃肠反应，表现为胃痛、纳差等症状。禁忌 风寒湿痹者忌用。注意 该品含有活血通络、渗利之品，孕妇慎用；服药后不宜立即饮茶；服药期间宜食清淡食品，忌食肉类、鱼虾、豆类、油腻、辛辣之品以防助湿生热，宜忌酒。医保 乙类。

祛风除湿剂

雷公藤片

组成 雷公藤提取物。功能主治 具有抗炎及免疫抑制作用。用于治疗类风湿关节炎。用法 口服：一次 1～2 片，一日 2～3 次。不良反应 有患者服用该品后引起药物性肝炎、面部色素沉着，及超大剂量服用中毒致死。禁忌 孕妇及肝肾功能不全者忌用。注意 该品对肝肾功能有影响，应定期检查肝肾功能；老年患者慎用；该品可引起骨髓抑制，发生周围红细胞、白细胞和血小板减少，贫血、白细胞减少及血小板减少者不宜使用；该品可引起女性月经紊乱、不规则或经闭，男子精子密度下降和活动能力减退，有生育要求者慎用。医保 甲类。

风湿马钱片[兴]

组成 马钱子（制）、僵蚕（炒）、全蝎、乳香（炒）、没药（炒）、牛膝、苍术、麻黄、甘草。功能主治 祛风除湿，活血化瘀，通络定痛。用于风湿闭阻、瘀血阻络所致的痹病，症见关节疼痛、刺痛或疼痛较甚；风湿性关节炎、类风湿关节炎、坐骨神经痛见上述证候者。用法 口服：片剂，常用量一次 3～4 片；极量一次 5 片，一日 1 次。睡前用温开水送服，连服 7 日为一疗程，两疗程间需停药 2～3 日。禁忌 该品含有毒药材马钱子及活血药，孕妇忌用；高血压、心脏病、肝肾功能不全、癫痫、破伤风、甲亢患者忌用。注意 该品为风湿闭阻，瘀血阻络痹病所设，若属风湿热痹者慎用；儿童、老弱者慎服；该品含乳香、没药，脾胃虚弱者慎用；该品含马钱子有大毒，过量使用可引起肢体颤抖、惊厥、呼吸困难，甚至昏迷，因此不可过服、久服，如出现中毒症状时，应立即停药并采取相应急救措施。医保 乙类。

虎力散（胶囊、片）

组成 制草乌、三七、断节参、白云参。功能主治 祛风除湿，舒筋活络，行瘀，消肿定痛。用于风湿麻木，筋骨疼痛，跌打损伤，创伤流血。用法 口服：散剂，一次 0.3g，一日 1～2 次；胶囊剂，一次 1 粒，一日 1～2 次；片剂，一次 1 片，一日 1～2 次。开水或温酒送服。外用：研细，撒于伤口处。禁忌 该品性味辛温，属风湿热痹者忌用；该品含草乌及活血药，孕妇禁用。注意 该品含乌头碱，应严格在医生指导下按规定量服用，不可过服、久服。服药后如果出现唇舌发麻、头痛头昏、腹痛腹泻、心烦欲呕、呼吸困难等情况，应立即停药并到医院就医。医保 乙类。

麝香追风膏[兴]

组成 麝香、独活、香加皮、海风藤、苏木、海桐皮、延胡索、生川乌、生草乌、威灵仙、血竭、木香、乳香、没药、乌药、红花、当归、熟地黄、地黄、麻黄、牛膝、薄荷脑、冰片、樟脑、桉油、肉桂油、丁香罗勒油、水杨酸甲酯。功能主治 祛风散寒，活血止痛。用于风湿痛、关节痛、筋骨痛、神经痛、腰背酸痛、四肢麻木、扭伤、挫伤。用法 外用：贴于患处。不良反应 偶见过敏反应。禁忌 该品为外用药，禁止内服；皮肤破溃处禁用；孕妇禁用。注意 忌食生冷、油腻食物；经期及哺乳期妇女慎用；儿童、年老体弱者应在医师指导下使用；该品不宜长期或大面积使用，用药后皮肤过敏者应停止使用，症状严重者应去医院就诊；用药 3 天症状无缓解，或出现局部红肿、疼痛、活动受限等不适症状时应去医院就诊。医保 乙类。

疏风定痛丸[共]

组成 马钱子(制)、麻黄、乳香(醋制)、千年健、地枫皮、桂枝、羌活、独活、木瓜、牛膝、杜仲(盐水制)等味。功能主治 祛风散寒,活血止痛。用于风寒湿闭阻、瘀血阻络所致的痹病,症见关节疼痛、冷痛、刺痛和疼痛致甚、屈伸不利、局部恶寒、腰腿疼痛、四肢麻木及跌打损伤所致的局部肿痛。用法 口服:水蜜丸,一次 4g(20 丸),一日 2 次;大蜜丸,一次 1 丸,一日 2 次。禁忌 该品性味辛温,主治风湿寒痹,风湿热痹者忌用;该品含有毒及活血药材,孕妇忌服;高血压、心脏病、肝肾功能不全、癫痫、破伤风、甲亢患者忌用。注意 该品含乳香、没药,脾胃虚弱者慎用;体弱者慎服;该品含马钱子有大毒,过量使用可引起肢体颤抖、惊厥、呼吸困难,甚至昏迷,因此不可过服、久服,如出现中毒症状时,应立即停药并采取相应急救措施。医保 乙类。

正清风痛宁胶囊(片)

组成 青风藤。功能主治 祛风除湿,活血通络,消肿止痛。用于风寒湿痹证。症见肌肉酸痛、关节肿胀、疼痛、屈伸不利、麻木僵硬等及风湿与类风湿关节炎具有上述症候者。用法 口服:胶囊剂,一次 3～4 粒,一日 3 次;片剂,一次 1～4 片,一日 3 次。饭前服,2 个月为一疗程或遵医嘱。不良反应 皮肤潮红、灼热、瘙痒、皮疹;偶见胃肠不适、恶心、食欲减退、头昏、头痛、多汗;少数患者发生白细胞减少和血小板减少。禁忌 孕妇或哺乳期妇女忌用;有哮喘病史及对青藤碱过敏者禁用。注意 该品性偏温,适于风寒湿痹,湿热痹者慎用;如出现皮肤瘙痒、皮疹,或少数患者发生白细胞减少等副作用时,停药后可自行消失,严重者给予抗组胺药对症处理。医保 乙类。

化瘀祛湿剂

内科用药

通络祛痛膏[基]

组成 当归、川芎、红花、山柰、花椒、胡椒、丁香、肉桂、干姜、荜茇、大黄、薄荷脑、冰片、樟脑。功能主治 活血通络,散寒除湿,消肿止痛。用于腰部、膝部骨性关节炎属瘀血停滞,寒湿阻络证,症见关节刺痛或钝痛,关节僵硬,屈伸不利,畏寒肢冷。用法 外用:贴患处,一次 1～2 贴,一日 1 次。不良反应 贴敷处偶见皮肤瘙痒、潮红、皮疹。禁忌 皮肤破损处忌用;孕妇忌用。注意 关节红肿热痛者慎用;对橡胶膏剂过敏者慎用。医保 乙类。

盘龙七片

组成 盘龙七、当归、丹参、重楼、红花、乳香、没药、缬草、木香、过山龙、羊角七、八里麻、支柱蓼、老鼠七、青蛙七、珠子参、秦艽、络石藤、壮筋丹、伸筋草、白毛七、祖师麻、川乌、草乌、铁棒锤、五加皮、竹根七、杜仲、牛膝。功能主治 活血化瘀,祛风除湿,消肿止痛。用于风湿性关节炎,腰肌劳损,骨折及软组织损伤。用法 口服:一次 3～4 片,一日 3 次。不良反应有文献报道该品对血压、心脏、胃肠道有一定影响。禁忌 孕妇及哺乳期妇女禁服；严重心脏病，高血压，肝、肾疾病忌服。注意 该品含乌头碱，应严格在医师指导下按规定量服用，不得任意增加服用量和服用时间。服药后如果出现唇舌发麻、头痛头昏、腹痛腹泻、心烦欲呕、呼吸困难等情况，应立即到医院救治。医保 乙类。

肾炎四味胶囊(片、丸、颗粒)

组成 细梗胡枝子、黄芩、石韦、黄芪。功能主治 清热利尿，补气健脾。用于湿热内蕴兼气虚所致的水肿，症见浮肿、腰痛、乏力、小便不利；慢性肾炎见上述证候者。用法 口服：胶囊剂，一次 8 粒，一日 3 次；片剂，一次 8 片，一日 3 次；丸剂，一次 5g，一日 3 次；颗粒剂，开水冲服，一次 5g，一日 3 次。不良反应 个别患者发生恶心，食欲缺乏，腹胀，口干，口苦。注意 孕妇及哺乳期妇女慎用；肝肾阴虚、脾肾阳虚所致水肿以及风水水肿不宜；为避免助热生湿，服药期间饮食宜用清淡易消化、低盐、低脂之品，忌食辛辣、油腻之品。医保 甲类(胶囊、片)；乙类(丸、颗粒)。

瘀血痹颗粒(胶囊、片)

组成 乳香(炙)、没药(炙)、威灵仙、丹参、川芎、当归、红花、川牛膝、姜黄、香附(炙)、炙黄芪。功能主治 活血化瘀，通络定痛。用于瘀血阻络的痹证。症见肌肉关节疼痛剧烈，多呈刺痛感，部位固定不移，痛处拒按，可有硬节或瘀斑。用法 口服：颗粒剂，开水冲服，一次 10g，一日 3 次；胶囊剂，一次 4 粒，一日 3 次；片剂，一次 5 片，一日 3 次。不良反应 有文献报道，患者服用常规剂量的该品后，出现月经量多、胃肠道症状。禁忌 该品含川乌、草乌、马钱子及活血药，孕妇忌用。注意 本方含有乳香、没药，脾胃虚弱者慎用；该品活血化瘀，月经过多者慎用；有出血倾向者慎用；该品含川乌、草乌有毒，应在医生指导下使用，不可过量服用。医保 乙类。

消肿利水剂

五苓散(胶囊、片)[基]

组成 泽泻、茯苓、猪苓、白术(炒)、肉桂。功能主治 温阳化气，利湿行水。用于阳气不化，水湿内停所致的水肿，症见小便不利、水肿腹胀、呕逆泄泻、渴不思饮。用法 口服：散剂，一次 6～9g，一日 2 次；胶囊剂，一次 3 粒，一日 2 次；片剂，一次 4～5 片，一日 3 次。注意 湿热下注，气滞水停，风水泛滥所致水肿不宜用；阴虚津液不足之口渴、小便不利者不宜用；痰热犯肺，气喘咳嗽者不宜用；湿热下注，伤食所致泄泻不宜用；该品含温热及渗利药物，孕妇慎用；服药期间饮食宜清淡，忌辛辣、油腻和煎炸类食物。医保 甲类。

黄葵胶囊

组成 黄蜀葵花。功能主治 清利湿热，解毒消肿。用于慢性肾炎之湿热症，症见浮肿、腰痛、蛋白尿、血尿、舌苔黄腻。用法 口服：一次 5 粒，一日

3 次；8 周为一疗程。不良反应 个别患者用药后出现上腹部胀满不适。禁忌 孕妇忌服。注意 该品宜饭后服用。医保 乙类。

尿毒清颗粒[基]

组成 大黄、黄芪、甘草、茯苓、白术、制何首乌、川芎、菊花、丹参、姜半夏等。功能主治 通腑降浊、健脾利湿、活血化瘀。用于慢性肾衰竭氮质血症期和尿毒症早期、中医辨证属脾虚湿浊症和脾虚血瘀症者。可降低肌酐、尿素氮、稳定肾功能，延缓透析时间；对改善肾性贫血，提高血钙、降低血磷也有一定作用。用法 温开水冲服，一日 4 次，6、12、18 小时各服 5g，22 时服 10g。每日最大服用量为 40g；也可另定服药时间，但两次服药间隔勿超过 8 小时。注意 应在医生指导下按主治证候用药，按时按量服用；按肾衰竭程度，采用相应的肾衰竭饮食，忌豆类食品；服药后大便呈半糊状为正常现象，如呈水样需减量使用；该品可与对肾功能无损害的抗生素、化学药降压、利尿、抗酸、降尿酸药并用；忌与氧化淀粉等化学吸附剂合用。医保 乙类。

肾炎消肿片

组成 桂枝、泽泻、陈皮、香加皮、苍术、茯苓、姜皮、大腹皮、黄柏、椒目、冬瓜皮、益母草。功能主治 健脾渗湿，通阳利水。用于急、慢性肾炎脾虚湿肿证候。临床表现为肢体浮肿，晨起面肿甚，午后腿肿较重，按之凹陷，身体重困，尿少，脘胀食少，舌苔白腻，脉沉缓。用法 口服：一次 4～5 片，一日 3 次。注意 风水水肿者均不宜使用；方中含清热渗湿，活血化瘀之品，有碍胎气，孕妇慎用；该品所含香加皮有一定的心脏毒性，心脏病患者慎用；服药期间饮食宜清淡、低盐、低脂，忌食荤腥、辛辣、油腻食品及烟酒刺激物品。医保 乙类。

清热通淋剂

三金胶囊（片[基]、颗粒）

组成 菝葜、羊开口、积雪草、金沙藤、金樱根。功能主治 清热解毒，利湿通淋，益肾。用于下焦湿热所致的热淋，小便短赤、淋沥涩痛、尿急频数；急慢性肾盂肾炎、膀胱炎、尿路感染见上述证候者。用法 口服：胶囊剂，一次 2 粒，一日 3～4 次；片剂，小片一次 5 片，大片一次 3 片，一日 3～4 次；颗粒剂，开水冲服，一次 14g，一日 3～4 次。禁忌 孕妇禁用。注意 忌烟、酒及辛辣食物；不宜在服药期间同时服用滋补性中药。医保 甲类（胶囊、片）；乙类（颗粒）。

八正颗粒（胶囊、片、合剂）

组成 川木通、车前子（炒）、萹蓄、瞿麦、滑石、大黄、栀子、灯芯草、甘草。功能主治 清热，利尿，通淋。用于湿热下注，小便短赤，淋沥涩痛，口燥咽干。用法 口服：颗粒剂，开水冲服，一次一袋，一日 3 次；胶囊剂，一次 4 粒，一日 4 次；片剂，一次 3～4 片，一日 3 次；合剂，一次 15～20ml，一日 3

次，用时摇匀。禁忌 双肾结石或结石直径≥1.5cm或结石嵌顿时间长的病例忌用；孕妇、绞窄性肠梗阻患者及结、直肠黑变病患者禁用。注意 该品不宜大量、长期服用；腹泻患者慎用；忌服辛辣刺激性食物；不宜在服药期间同时服用温补性中成药；严格按用法用量服用，久病体虚者、儿童、老年人慎用；淋证属于肝郁气滞或脾肾两虚、膀胱气化不行者不适用。医保 乙类（颗粒、胶囊、片）；非医保（合剂）。

导赤丸

组成 黄连、栀子（姜炒）、黄芩、连翘、木通、大黄、玄参、赤芍、滑石、天花粉。功能主治 清热泻火，利尿通便。用于火热内盛所致的口舌生疮、咽喉疼痛、心胸烦热、小便短赤、大便秘结。用法 口服：一次1丸，一日2次；周岁以内小儿酌减。禁忌 该品苦寒，脾虚便溏者忌用。注意 方中含有泻下之品，有碍胎气，孕妇慎用；服药期间饮食宜清淡，忌油腻之品及烟酒等刺激性物品，以免助湿生热；本药苦寒，易伤正气，体弱年迈者慎服；用该品治疗口腔炎、口腔溃疡时，可配合使用外用药。医保 乙类。

复方金钱草颗粒

组成 广金钱草、车前草、石韦、玉米须。功能主治 清热利湿，通淋排石。用于湿热下注所致的热淋、石淋，症见尿频、尿急、尿痛、腰痛等；泌尿系结石、尿路感染见上述证候者。用法 开水冲服：一次1～2袋，一日3次。禁忌 肝郁气滞、膀胱气化不利所致实淋或久淋不愈见脾肾阳虚所致虚淋者，均当忌用；双肾结石或结石直径≥1.5cm或结石嵌顿时间长的病例忌用。注意 治疗期间不宜进食辛辣、油腻和煎炸食物。医保 乙类。

复方石淋通胶囊（片）

组成 广金钱草、海金沙、石韦、滑石粉、忍冬藤。功能主治 清热利湿，通淋排石。用于下焦湿热所致的热淋、石淋，症见肾区绞痛、尿频、尿涩痛；尿路结石、泌尿系感染见上述证候者。用法 口服：胶囊剂，一次6粒，一日3次；片剂，一次6片，一日3次。不良反应 少数患者服用后会有口干、口苦。禁忌 该品药性苦寒，易伤阴败胃，肾阴虚，脾胃虚寒者忌用；方中含通利之品，孕妇忌用；双肾结石或结石直径≥1.5cm或结石嵌顿时间长的病例忌用。注意 通常结石直径≤0.5cm排石成功率较高；淋证属于肝郁气滞或脾肾两虚、膀胱气化不行者不宜使用；服药期间饮食宜清淡，忌油腻之品及烟酒等刺激性物品，以免助湿生热；注意多饮水，避免过度劳累。医保 乙类。

癃清胶囊（片）[基]

组成 败酱草、白花蛇舌草、金银花、黄连、黄柏、泽泻、车前子、牡丹皮、赤芍、仙鹤草。功能主治 清热解毒，凉血通淋。用于下焦湿热所致的热淋，症见尿频、尿急、尿痛、腰痛、小腹坠胀。用法 口服：胶囊剂，一次4粒，重症：一次5～6粒，一日3次；片剂，一次6片，一日2次，重症：一次8片，一日3次。禁忌 体虚胃寒者不宜服用；淋证属于肝郁气滞或脾肾两虚，膀胱气化不行者不宜使用。注意 服药期间饮食宜清淡，忌油腻之品及烟酒等刺激物品，以免助湿生热。医保 乙类。

尿感宁颗粒

组成 海金沙藤、连钱草、凤尾草、紫花地丁、葎草。功能主治 清热解毒，利尿通淋。用于膀胱湿热所致淋证，症见尿频、尿急、尿道涩痛、尿色偏黄、小便淋沥不尽等；急慢性尿路感染见上述证候者。用法 开水冲服：一次1袋，一日3～4次。不良反应 极少数患者有胃部不适感和食欲减退。禁忌 淋证属于肝郁气滞或脾肾两虚，膀胱气化不行者不宜使用。注意 方中含苦寒之品，体虚、脾胃虚寒者慎用；服药期间饮食宜清淡，忌油腻之品及烟酒等刺激性物品，以免助湿生热；注意多饮水，避免过度劳累。医保 乙类。

前列安栓

组成 黄柏、虎杖、大黄、栀子、大黄、泽兰、毛冬青、吴茱萸、威灵仙、石菖蒲、荔枝核等。功能主治 清热利尿，通淋散结。用于湿热壅阻所致的精浊、白浊、劳淋，症见少腹痛、会阴痛、睾丸疼痛、排尿不利、尿频、尿痛、尿道口滴白、尿道不适；慢性前列腺炎见上述证候者。用法 将栓剂塞入肛门3～4cm，一次1粒，一日1次。一月为1疗程或遵医嘱。不良反应 有文献报道，约有9.5%的患者使用该品后觉有肛门不适及排便感；0.12%的病例有腹痛、腹泻症状；将该品塞入更深位置后，患者的症状可减轻或消失。禁忌 该品苦寒清热，活血化瘀，脾肾亏虚所致的劳淋、气淋等忌用；该品含大黄及活血化瘀药物，孕妇忌用；忌食辛辣等刺激性食物；戒酒。注意 该品塞入肛门后，如有便意感，腹痛，腹泻等不适症状，可将栓剂外涂植物油或将栓剂塞入更深处，待适应后自觉症状减轻或消失；宜多饮水，忌憋尿和饮酒、过食辛辣。医保 乙类。

前列通胶囊(片)

组成 蒲公英、泽兰、黄柏、薜荔、车前子、琥珀、黄芪、两头尖、八角茴香油、肉桂油。功能主治 清利湿浊，化瘀散结。用于热瘀蕴结下焦所致的轻、中度癃闭，症见排尿不畅、尿流变细、小便频数，可伴尿急、尿痛或腰痛；前列腺炎和前列腺增生见上述证候者。用法 口服：胶囊剂，一次4粒，一日3次；片剂，大片一次4片，小片一次6片，一日3次，30～45日为一疗程。禁忌 孕妇忌服；本药用于膀胱湿热之癃闭实证，若肝郁气滞，中气不足，肾阳衰惫者忌用。注意 对小便闭塞，点滴全无已成尿闭者，或前列腺增生导致尿路梗阻严重者，非该品所宜，当请外科诊治；忌食辛辣及酒类；该品所含两头尖有毒，不宜过服、久服。医保 乙类。

热淋清颗粒(胶囊、片)

组成 头花蓼。功能主治 清热泻火，利尿通淋。用于下焦湿热所致的热淋，症见尿频、尿急、尿痛；尿路感染、肾盂肾炎见上述证候者。用法 口服：颗粒剂，开水冲服，一次 1～2 袋，一日 3 次；胶囊剂，一次 4～6 粒，一日 3 次；片剂，一次 4～6 片，一日 3 次。禁忌 双肾结石或结石直径≥1.5cm或结石嵌顿时间长的病例忌用。注意 通常结石直径≤0.5cm 使用该品排石成功率较高；肝郁气滞，脾肾两虚，膀胱气化不行所致淋证不宜使用；服药期间饮食宜清淡，忌油腻之品及烟酒等刺激性物品，以免助湿生热；注意多饮水，避免过度劳累。医保 乙类。

肾舒颗粒

组成 白花蛇舌草、海金沙藤、瞿麦、大青叶、黄柏、淡竹叶、萹蓄、茯苓、地黄、甘草。功能主治 清热解毒，利水通淋。用于尿道炎，膀胱炎，急、慢性肾盂肾炎。用法 开水冲服：一次 2 袋，一日 3 次。小儿酌减或遵医嘱。禁忌 该品为膀胱湿热所致热淋而设，若肝郁气滞，脾肾亏虚，膀胱气化不行所致淋证不宜使用。注意 该品药性苦寒，易伤正气，不可过服、久服；宜多饮水，避免憋尿和劳累；治疗期间宜节制房事；服药期间不宜进食辛辣、油腻和煎炸类食物，以免助湿生热；该品含利尿通淋、活血通经药物，孕妇忌服。医保 乙类。

野菊花栓

组成 野菊花。功能主治 清热解毒。用于热毒蕴结下焦所致的热淋，症见尿频，尿道灼热疼痛，小腹、会阴或腰骶部坠胀疼痛；慢性前列腺炎及慢性盆腔炎见上述证候者。用法 肛门给药：一次 1 粒，一日 1～2 次，或遵医嘱；便后或睡前使用为佳。禁忌 肝郁气滞，肾阴不足，脾肾两虚所致的淋证不宜使用；脾肾两虚，寒湿带下不宜使用。注意 饮食宜清淡，忌饮酒、辛辣食物。医保 乙类。

化瘀通淋剂

癃闭舒胶囊[基]（片）

组成 补骨脂、益母草、琥珀、金钱草、海金沙、山慈菇。功能主治 益肾活血，清热通淋。用于肾气不足、湿热瘀阻所致的癃闭，症见腰膝酸软、尿频、尿急、尿痛、尿线细，伴小腹拘急疼痛；前列腺增生症见上述证候者。用法 口服：胶囊剂，一次 3 粒，一日 2 次；片剂，一次 3 片，一日 2 次。不良反应 个别患者服药后有轻微的口渴感，胃部不适、轻度腹泻不影响继续服药。禁忌 肺热壅盛，肝郁气滞，脾虚气陷所致的癃闭不宜用。注意 服药期间忌辛辣、生冷、油腻食物，忌烟酒。医保 甲类。

尿塞通胶囊（片）

组成 王不留行、川楝子、败酱、小茴香、陈皮、白芷、丹参、桃仁、红花、泽兰、赤芍、黄柏、泽泻。功能主治 理气活血，通淋散结，用于气滞血瘀、下焦湿热所致的轻、中度癃闭，症见排尿不畅、尿流变细、尿频、尿急；前列腺增生见上述证候者。用法 口服：胶囊剂，一次 4～6 粒，一日 3 次；片剂，一次4～5片，一日3次。禁忌 肺热气壅、肺失宣降，或肝郁气滞，或脾气不升，肾元亏虚所致癃闭者忌用；对小便闭塞，点滴全无，已成尿闭者，或前列腺增生症导致尿路梗阻严重者，非该品所宜，当选择手术疗法；本方含有活血化瘀药物，孕妇忌用。注意 该品用于湿热瘀阻所致癃闭实证；服药期间忌食辛辣及酒类。医保 乙类。

前列舒乐颗粒(胶囊、片)

组成 淫羊藿、黄芪、川牛膝、蒲黄、车前草。功能主治 补肾益气，化瘀通淋。主治肾脾双虚，气滞血瘀，前列腺增生，慢性前列腺炎；面色皖白，神疲乏力，腰膝疲软无力，小腹坠胀，小便不爽，点滴不出，或尿频、尿急、尿道涩痛。用法 口服：颗粒剂，开水冲服，一次4g，一日3次；胶囊剂，一次5粒，一日3次；片剂，一次4片，一日3次。禁忌 膀胱湿热，肝郁气滞所致的淋证不宜使用；肝郁气滞，脾虚气陷所致癃闭不宜使用。注意 服药期间忌食辛辣、生冷、油腻食物及饮酒。医保 乙类。

泽桂癃爽胶囊(片)

组成 泽兰、皂角刺、肉桂。功能主治 行瘀散结，化气利水。用于膀胱瘀阻所致的癃闭，症见夜尿频多、排尿困难、小腹胀满；前列腺增生症见上述证候者。用法 口服：胶囊剂，一次2粒，一日3次；片剂，一次2片，一日3次。30天为一疗程。不良反应 个别患者发生恶心，胃部不适，腹泻。禁忌 肝郁气滞，脾虚气陷，下焦湿热所致小便癃闭不通者忌用。注意 该品宜饭后服用；服药期间饮食宜清淡，忌饮酒、辛辣食物，忌房事；体弱者，或属阴虚、湿热下注者慎用。医保 乙类。

扶正祛湿剂

风湿液[基]

组成 寄生、牛膝、鹿角胶、鳖甲胶、羌活、独活、秦艽、防风、当归、白芍、川芎、红花、白术、红曲、木瓜、甘草。功能主治 补益肝肾，养血通络，祛风除湿。用于肝肾血亏、风寒湿邪所致的痹病，症见骨节疼痛、四肢麻木；风湿性关节炎、类风湿关节炎见上述证候者。用法 口服：一次10～15ml，一日2～3次。不良反应 有文献报道，有患者服用常规剂量该品后出现胸闷、呼吸困难、面部出汗，或皮肤潮红、丘疹、瘙痒等过敏反应。禁忌 儿童、孕妇、月经期妇女禁用。注意 忌寒凉及油腻食物；宜饭后服用；不宜在服药期间同时服用其他泻火及滋补性中药；热痹者不适用，主要表现为关节肿痛如灼、痛处发热，疼痛为窜痛、无定处，口干唇燥；对酒精过敏者禁用。医保 甲类。

内科用药

普乐安胶囊(片)[基]

组成 油菜花花粉。功能主治 补肾固本。用于肾气不固所致癃闭，症见腰膝酸软、排尿不畅、尿后余沥；慢性前列腺炎及前列腺增生症见上述证候者。用法 口服：胶囊剂，一次4～6粒，一日3次；片剂，一次3～4片，一日

3 次。不良反应 少数患者用药后有轻度大便溏薄现象。注意 忌辛辣、生冷、油腻食物；感冒发热患者不宜服用；该品宜饭前服用。医保 甲类。

痹祺胶囊[共]

组成 马钱子(调成粉)、党参、白术、茯苓、丹参、三七、川芎、牛膝、地龙、甘草。功能主治 益气养血，祛风除湿，活血止痛。用于气血不足，风湿瘀阻，肌肉关节酸痛，关节肿大、僵硬变形或肌肉萎缩，气短乏力；风湿、类风湿关节炎，腰肌劳损、软组织损伤属上述证候者。用法 口服：一次 4 粒，一日 2～3 次。禁忌 该品含有毒药材及活血通络之品，孕妇忌用；该品含有马钱子，高血压、心脏病、肝肾功能不全、癫痫、破伤风、甲亢患者忌用。注意 该品为气血不足，风湿痹阻痹病而设，风湿热痹者不宜使用；该品含马钱子有大毒，过量使用可引起肢体颤抖、惊厥、呼吸困难，甚则昏迷，因此不可过服、久服；服用若出现恶心、头晕、口干症状应停止用药，症状轻者可灌以冷茶水或用甘草、绿豆各 60g 煮汤；如出现中毒症状时，应立即停药并采取相应急救措施。医保 乙类。

尪痹颗粒[基](胶囊[基]、片[基])

组成 淫羊藿、续断、骨碎补、狗脊(制)、羊骨、附子(制)、独活、桂枝、防风、威灵仙、伸筋草、红花、皂刺、熟地黄、地黄、白芍、知母。功能主治 补肝肾，强筋骨，祛风湿，通经络。用于久痹体虚，关节疼痛，局部肿大，僵硬畸形，屈伸不利及类风湿关节炎见有上述证候者。用法 口服：颗粒剂，开水冲服，一次 6g，一日 3 次；胶囊剂，一次 5 粒，一日 3 次；片剂，一次 7～8 片，一日 3 次。注意 湿热实证慎用；孕妇慎用；服药期间忌生冷、油腻食物；禁与含有藜芦的药品合用。医保 甲类。

萆薢分清丸

组成 粉萆薢、益智仁(炒)、乌药、石菖蒲、甘草。功能主治 分清化浊，温肾利湿。用于肾不化气、清浊不分所致的白浊、小便频数。用法 口服：一次 6～9g，一日 2 次。禁忌 膀胱湿热壅盛所致小便白浊及尿频淋沥涩痛者不宜使用。注意 服药期间忌食油腻、茶、醋及辛辣刺激性物。医保 乙类。

独活寄生丸(合剂、颗粒)

组成 独活、桑寄生、防风、秦艽、桂枝、细辛、川牛膝、杜仲(盐炙)、当归、白芍、熟地黄、川芎、党参、茯苓、甘草。功能主治 养血舒筋，祛风除湿，补益肝肾。用于风寒湿闭阻、肝肾两亏、气血不足所致的痹病，症见腰膝冷痛、屈伸不利。用法 口服：丸剂，成人一次 1 丸，一日 2 次，7 岁以上儿童服成人的 1/2 量；合剂，一次 15～20ml，一日 3 次，用时摇匀；颗粒剂，开水冲服，一次 5g，一日 3 次。禁忌 该品含有活血温散之品，有碍胎元，孕妇禁用。注意 该品补肝肾，祛风湿，主治痹病，属寒湿闭阻，肝肾不足者或关节红肿热痛，热痹实证者忌用；发热患者暂停使用。医保 乙类。

杜仲颗粒

组成 杜仲、杜仲叶。功能主治 补肝肾，强筋骨，安胎，降血压。用于肾虚腰痛，腰膝无力，胎动不安，先兆流产，高血压症。用法 开水冲服：一次5g，一日2次。禁忌 湿热痹阻、外伤瘀血所致腰痛者不宜使用。注意 可于饭前半小时服用；该品所含杜仲有降压作用，低血压患者或与其他降压药同期服用时，应监测血压。医保 乙类。

前列舒丸

组成 附子(制)、桂枝、淫羊藿、韭菜子、熟地黄、山茱萸、山药、薏苡仁、冬瓜子、苍术、泽泻、茯苓、桃仁、牡丹皮、甘草。功能主治 扶正固本，益肾利尿。用于肾虚所致的淋证，症见尿频、尿急、排尿滴沥不尽；慢性前列腺炎及前列腺增生症见上述证候者。用法 口服：水蜜丸，一次6～12g，一日3次；大蜜丸一次1～2丸，一日3次。禁忌 膀胱湿热、肝郁气滞所致的淋证以及肝郁气滞、脾虚气陷所致癃闭不宜使用。注意 服药期间饮食宜清淡，忌饮酒、辛辣食物。医保 乙类。

肾康宁颗粒(胶囊、片)

组成 黄芪、淡附片、山药、锁阳、丹参、益母草、泽泻、茯苓。功能主治 温肾，益气，活血，渗湿。用于慢性肾炎，肾气亏损，肾功能不全所引起的腰酸、疲乏、畏寒及夜尿增多。用法 口服：颗粒剂，一次5g，一日3次；胶囊剂，一次5粒，一日3次；片剂，一次5片，一日3次。不良反应 部分患者有口干现象，停药后即消失；偶见一过性心律失常，但不影响继续治疗，停药后恢复正常。禁忌 孕妇禁用；肝肾阴虚及湿热下注所致的水肿不宜。注意 忌辛辣、生冷、油腻食物，宜低蛋白饮食，避免剧烈运动；感冒发热患者不宜服用；该品宜饭后服用且不宜长期服用。医保 乙类。

肾炎康复片[基]

组成 人参、西洋参、山药、地黄、杜仲(炒)、土茯苓、白花蛇舌草、黑豆、泽泻、白茅根、丹参、益母草、桔梗。功能主治 益气养阴，补肾健脾，清除余毒。主治慢性肾小球肾炎，属于气阴两虚，脾肾不足，毒热未清证者，表现为神疲乏力，腰酸腿软，面浮肢肿，头晕耳鸣；蛋白尿，血尿等。用法 口服：一次8片，一日3次，小儿酌减或遵医嘱。禁忌 该品含活血祛瘀，利湿通窍之品，有碍胎气，孕妇忌用。注意 急性肾炎所致的水肿不宜；服药期间饮食宜清淡、低盐，忌烟酒及辛辣油腻食品，以免助湿生热。医保 乙类。

通痹胶囊(片)[兴]

组成 制马钱子、金钱白花蛇、蜈蚣、全蝎、地龙、天麻、人参、当归、制川乌等。功能主治 祛风胜湿，活血通络，散寒止痛，调补气血。用于寒湿闭阻、瘀血阻络、气血两虚所致的痹病，症见关节冷痛、屈伸不利；风湿性关节炎、类风湿关节炎见上述证候者。用法 口服：胶囊剂，一次1粒，一日

2～3次；片剂，一次2片，一日2～3次。饭后服用或遵医嘱。不良反应 有文献报道服用该品可引起心悸伴唇舌麻木。禁忌 孕妇忌用；高血压、心脏病、肝肾功能不全、癫痫、破伤风、甲亢患者忌用。注意 该品用治寒湿痹阻，凡热痹实证，关节红肿热痛者不宜服用；忌食生冷、油腻食品；该品含马钱子有大毒，过量使用可引起肢体颤抖、惊厥、呼吸困难、甚则昏迷，因此不可过服、久服，如出现中毒症状时，应立即停药并采取相应急救措施。医保 乙类。

壮骨伸筋胶囊

组成 淫羊藿、熟地黄、鹿衔草、骨碎补（炙）、肉苁蓉、鸡血藤、红参、狗骨、茯苓、威灵仙、豨签草、延胡索（醋制）、山楂、洋金花、葛根。功能主治 补益肝肾，强筋壮骨，活络止痛。用于肝肾两虚、寒湿阻络所致的神经根型颈椎病，症见肩臂疼痛、麻木、活动障碍。用法 口服：一次6粒，一日3次；4周为一疗程，或遵医嘱。不良反应 有临床报道该品可致视力损害、急性尿潴留及过敏反应。禁忌 青光眼患者和孕妇忌服。注意 关节红肿热痛者慎用；该品含洋金花，毒性较大，应在医生指导下使用，不可过服、久服；高血压、心脏病患者慎用。医保 乙类。

壮腰健肾丸（片、口服液）

组成 狗脊、桑寄生、黑老虎、牛大力、菟丝子（盐制）、千斤拔、女贞子、金樱子、鸡血藤。功能主治 壮腰健肾，养血，祛风湿。用于肾亏腰痛，膝软无力，小便频数，风湿骨痛，神经衰弱。用法 口服：丸剂，一次1丸，一日2～3次；片剂，一次4片，一日2～3次；口服液，一次10ml，一日3次。4周为一疗程。禁忌 孕妇忌服，儿童禁用，感冒发热者忌服。注意 该品宜饭前服用；风湿热痹，关节红肿热痛者慎用。医保 乙类（丸剂、片剂）；非医保（口服液）。

化浊降脂剂

血脂康胶囊[基]

组成 红曲。功能主治 除湿祛痰，活血化瘀，健脾消食。用于脾虚痰瘀阻滞症的气短、乏力、头晕、头痛、胸闷、腹胀、食少纳呆等；高脂血症；也可用于由高脂血症及动脉粥样硬化引起的心脑血管疾病的辅助治疗。用法 口服：一次2粒，一日2次，早晚饭后服用；轻、中度患者一日2粒，晚饭后服用或遵医嘱。不良反应 胃肠道不适如胃痛、腹胀、胃部灼热等；血清氨基转移酶和肌酸磷酸激酶可逆性升高；罕见乏力、口干、头晕、头痛、肌痛、皮疹、胆囊疼痛、浮肿、结膜充血和泌尿道刺激症状。禁忌 活动性肝炎或无法解释的血清氨基转移酶升高者禁用。注意 用药期间应定期检查血脂、血清氨基转移酶和肌酸磷酸激酶，有肝病史者尤其要监测肝功能；不推荐孕妇及乳母使用；儿童用药的安全性和有效性尚未确定。医保 甲类。

丹田降脂丸

组成 丹参、三七、何首乌、人参、黄精、泽泻、当归、川芎、肉桂、淫羊藿、五加皮。功能主治 活血化瘀，健脾补肾，能降低血清脂质，改善微循环。用于高脂血症。用法 口服：一次 1～2g，一日 2 次。不良反应 个别患者服用后有口干症状；少数患者服用该品第一周内出现腹胀、上腹痛、腹泻等症，减少剂量或短期停药后消失，不影响完成疗程；少数患者可出现皮疹、一过性血清蛋白减少等反应，继续服药恢复正常。禁忌 外感发热，阴虚火旺者忌用；月经期及有出血倾向者禁用。注意 孕妇慎用；饮食宜清淡、低糖、低盐、低脂；食勿过饱；忌食辛辣、油腻之品，忌烟酒、浓茶。医保 乙类。

荷丹胶囊(片)

组成 荷叶、山楂、丹参、番泻叶、补骨脂(盐炒)。功能主治 化痰降浊，活血化瘀。用于痰浊、瘀血所致的高脂血症。用法 口服：胶囊剂，一次 4 粒，一日 3 次；片剂，一次 2 片，一日 3 次；饭前服用，8 周为一疗程，或遵医嘱。不良反应 偶见腹泻、恶心、口干。禁忌 脾胃虚寒，便溏者忌用；月经期及有出血倾向者忌用；孕妇忌用。注意 饮食宜清淡、低糖、低盐、低脂；食勿过饱；忌食辛辣、油腻之品，忌烟酒、浓茶；脾胃虚寒，便溏者勿用。医保 乙类。

降脂灵片

组成 制何首乌、枸杞子、黄精、决明子、山楂。功能主治 补肝益肾，养血，明目，降脂。用于肝肾阴虚，头晕，目昏，须发早白，高脂血症。用法 口服：片剂，一次 5 片，一日 3 次。注意 气虚便溏者慎用；饮食宜清淡、低糖、低盐、低脂，食勿过饱，忌食辛辣、油腻食品。医保 乙类。

山楂精降脂片

组成 山楂提取物。功能主治 降血脂。用于治疗高脂血症，亦可作为冠心病和高血压的辅助治疗。用法 口服：一次 1～2 片，一日 3 次。注意 脾胃虚弱者慎服；饮食宜清淡、低盐、低脂；食勿过饱；忌烟酒、浓茶。医保 非医保。

桑葛降脂丸

组成 桑寄生、葛根、山药、山楂、丹参、红花、大黄、泽泻、茵陈、蒲公英。功能主治 补肾健脾，通下化瘀，清热利湿。用于脾肾两虚、痰浊血瘀型高脂血症。用法 口服：一次 4g，一日 3 次。30 天为一个疗程或遵医嘱。不良反应 偶见上腹部不适及腹泻。禁忌 月经期及有出血倾向者禁用。注意 孕妇慎用；脾虚便溏者慎用；饮食宜清淡、低糖、低盐、低脂；食勿过饱；忌食辛辣、油腻之品。医保 非医保。

脂脉康胶囊

组成 普洱茶、山楂、荷叶、三七、茺蔚子、莱菔子、何首乌、杜仲、桑寄生、刺五加、黄芪、大黄(酒制)、葛根、菊花、槐花。功能主治 消食,降脂,通血脉,益气血。用于瘀浊内阻、气血不足所致的动脉硬化症、高脂血症。用法 口服:一次5粒,一日3次。不良反应 服用后可出现便溏。注意 脾虚便溏者慎用;该品含活血药物,孕妇慎用;饮食宜清淡、低糖、低盐、低脂,食勿过饱,忌食辛辣、油腻食品。医保 非医保。

外科用药

清热剂

清利肝胆剂

消炎利胆片(颗粒、胶囊)[基]

组成 穿心莲、溪黄草、苦木。功能主治 清热，祛湿，利胆。用于肝胆湿热所致的口苦、胁痛；急性胆囊炎、胆管炎见上述证候者。用法 口服：片剂，一次6片，一日3次；颗粒剂，开水冲服，一次15g，一日3次；胶囊剂，一次4粒，一日3次；小儿酌减。不良反应 据文献报道，该品有过敏性休克，药疹，剧烈咳嗽等不良反应。注意 该品药性苦寒，脾胃虚寒者慎用；孕妇慎用；慢性胆囊炎及胆石症不属急性发作期慎用；服药期间饮食宜清淡，忌食辛辣、油腻、鱼腥食物，戒烟酒，以免加重病情；该品所含苦木有一定毒性，不宜过量、久服；用于治疗急性胆囊炎感染时，应密切观察病情变化，若发热、黄疸、上腹痛等症状加重时，应及时请外科处理。医保 甲类。

胆宁片

组成 大黄、虎杖、青皮、陈皮、郁金、山楂、白茅根。功能主治 疏肝利胆，清热通下。用于肝郁气滞、湿热未清所致的右上腹隐隐作痛、食入作胀、胃纳不香、嗳气、便秘；慢性胆囊炎见上述证候者。用法 口服：一次5片，一日3次。饭后服用。不良反应 可引起大便次数增多，偶有轻度腹泻。注意 孕妇及过敏体质者慎用；服用该品后，如每日排便次数增至三次以上，应酌情减量服用；药品性状发生改变时应禁止使用。医保 乙类。

金胆片

组成 龙胆、金钱草、虎杖、猪胆膏。功能主治 利胆消炎。用于急、慢性胆囊炎；胆石症及胆道感染。用法 口服：一次5片，一日2～3次。注意 孕妇慎用；该品苦寒，脾胃虚寒者慎用，寒湿阴黄、肝阴不足胁痛者不宜服用；服药期间饮食宜清淡，忌食辛辣、油腻、鱼腥食物，戒烟酒，以免加重病情；服药期间如若发热、黄疸或上腹痛加剧者，应及时请外科处理。医保 乙类。

胆石清片

组成 牛胆汁、羊胆汁、郁金、大黄、皂矾、硝石、芒硝、鸡内金、山楂、威灵仙。功能主治 消石化积，清热利胆，行气止痛。用于肝胆湿热、腑气不通所致的胁肋胀痛、大便不通；胆囊结石见上述证候者。用法 口服：一次5～8片，一日3次；或遵医嘱。禁忌 孕妇忌用；严重消化道溃疡，心脏病及重症肌无力者忌用。注意 该品药性苦寒，脾胃虚寒者慎用，肝阴不足所致胁痛者不宜应用；服药期间饮食宜清淡，忌食辛辣、油腻、鱼腥食物，戒烟酒，以免加重病情；若因气滞瘀血、肝阴不足所致胁痛者不宜应用；服药过程若出现黄疸加剧，或发热，或上腹剧痛者，应立即请外科按急症处理。医保 非医保。

利胆排石片（颗粒）

组成 金钱草、茵陈、黄芩、木香、郁金、大黄、槟榔、枳实（麸炒）、芒硝、厚朴（姜炙）。功能主治 清热利湿，利胆排石。用于湿热蕴毒、腑气不通所致的胁痛、胆胀，症见胁肋胀痛、发热、尿黄、大便不通；胆囊炎、胆石症见上述证候者。用法 口服。片剂：排石，一次 6～10 片，一日 2 次；炎症，一次 4～6 片，一日 2 次。颗粒剂：排石，一次 2 袋，一日 2 次；炎症，一次 1 袋，一日 2 次。禁忌 孕妇禁用。注意 有严重心血管疾病和老年患者慎用；避免和含碱性药物同时服用；体弱，肝功能不良者慎用。医保 乙类。

胆舒胶囊

组成 薄荷素油。功能主治 疏肝理气、利胆。主要用于慢性结石性胆囊炎，慢性胆囊炎及胆结石肝胆郁结，湿热胃滞证。用法 口服。一次 1～2 粒，一日 3 次；或遵医嘱。注意 服药期间忌烟酒及辛辣油腻食物。医保 乙类。

复方胆通片

组成 胆通、溪黄草、茵陈、穿心莲、大黄。功能主治 清热利胆，解痉止痛。用于急、慢性胆囊炎、胆管炎，胆囊、胆道结石合并感染，胆囊术后综合征，胆道功能性疾患等。用法 口服。一次 2 片，一日 3 次。注意 忌烟酒及辛辣油腻食物。医保 乙类。

胆石通胶囊

组成 蒲公英、水线草、绵茵陈、广金钱草、溪黄草、大黄、枳壳、柴胡、黄芩、鹅胆粉。功能主治 清热利湿，利胆排石。用于肝胆湿热所致的胁痛、胆胀，症见右胁胀痛、痞满呕恶、尿黄口苦；胆石症、胆囊炎见上述证候者。用法 口服。一次 4～6 粒，一日 3 次。禁忌 严重消化道溃疡、心脏病及重症肌无力者忌服。注意 孕妇慎用；忌烟酒及辛辣油腻食物。医保 乙类。

清热解毒剂

季德胜蛇药片[基]

组成 七叶一枝花，蟾蜍皮，蜈蚣，地锦草等药味。功能主治 清热解毒，消肿止痛。用于毒蛇、毒虫咬伤。用法 口服：第一次 20 片，以后每隔 6 小时续服 10 片，危重症者将剂量增加 10～20 片并适当缩短服药时间；不能口服者，可行鼻饲法给药。此外，被毒蛇咬伤后，以该品溶于水外搽，即可消肿止痛。禁忌 孕妇禁用。注意 毒蛇咬伤用该品治疗效果不显著者，应改用其他疗法治疗；如伤口因感染发生溃烂时，应配合外科治疗；该品含有蟾蜍、蜈蚣，不可过服久服，肝肾功能不全者慎用。医保 甲类。

连翘败毒丸（膏、片）[基][兴]

组成 连翘、金银花、紫花地丁、天花粉、黄芩、黄连、黄柏、大黄、苦参、荆芥穗、防风、白芷、羌活、麻黄、薄荷、柴胡、当归、赤芍、甘草。功能主治 清热解毒，消肿止痛。用于脏腑积热，风热湿毒引起的疮疡初起，红肿疼痛，憎寒发热，风湿疙瘩，遍身刺痒，大便秘结。用法 口服：水丸，一次6g，一日2次；膏剂，一次15g，一日2次；片剂，一次4片，一日2次。禁忌 孕妇禁用。注意 忌食辛辣、烟、酒、油腻、海鲜等食品；不宜在服药期间同时服用滋补性中药；运动员慎用。医保 甲类。

湿润烧伤膏[基][共]

组成 黄连、黄柏、黄芩、地龙、罂粟壳。功能主治 清热解毒，止痛，生肌。用于各种烧、烫、灼伤。用法 外用：涂于烧、烫、灼伤等创面（厚度薄于1mm），每4～6小时更换新药；换药前，须将残留在创面上的药物及液化物拭去，暴露创面用药。禁忌 皮损处有溃烂、渗液者禁用。注意 芝麻过敏者慎用；忌烟酒、辛辣、油腻及腥发食物；用药期间不宜同时服用温热性药物；用药部位如有烧灼感、瘙痒、红肿等应停止用药，以清水洗净，必要时应向医师咨询；运动员慎用。医保 乙类。

地榆槐角丸[基]

组成 地榆（炭）、槐角（蜜炙）、槐花（炒）、大黄、黄芩、地黄、当归、赤芍、红花、防风、荆芥穗、枳壳（麸炒）。功能主治 疏风凉血，泻热润燥。用于脏腑实热、大肠火盛所致的肠风便血、痔疮肛瘘、湿热便秘、肛门肿痛。用法 口服：一次1丸，一日2次。禁忌 孕妇禁用。注意 忌烟酒、辛辣、油腻及刺激性食物；该品性偏寒凉，脾胃虚寒者慎用，用药期间不宜同时服用温热性药物；经期及哺乳期妇女慎用，儿童、年老体弱者、有高血压、心脏病、肝病、糖尿病、肾病等慢性病严重者应在医师指导下服用；内痔出血过多或原因不明的便血应去医院就诊。医保 甲类。

京万红软膏[共]

组成 地榆、地黄、当归、桃仁、黄连、木鳖子、罂粟壳、血余炭、棕榈、半边莲、穿山甲、白蔹、土鳖虫、黄芩、黄柏、栀子、大黄、槐米、金银花、紫草、苦参、胡黄连、红花、川芎、血竭、赤芍、乳香、没药、木瓜、五倍子、乌梅、白芷、苍术、冰片。功能主治 清热解毒，凉血化瘀，消肿止痛，祛腐生肌。用于轻度水、火烫伤，疮疡肿痛，皮肤损伤，创面溃烂。用法 外用：用氯化钠溶液清理创面，涂敷该品或将该品涂于消毒纱布上，敷盖创面，用消毒纱布包扎，每日换药一次。注意 轻度烧烫伤者，用药一天症状无改善或有创面、脓苔应去医院就诊；重度烧伤者应去医院就诊，不宜自我治疗；用药后如出现皮肤过敏者应及时停用；该品使用时应注意全身状况，如有高热、全身发抖等症状时，应及时去医院就诊；木鳖子有毒，不可久用；孕妇、运动员慎用。医保 甲类。

拔毒膏贴膏

组成 金银花、连翘、大黄、桔梗、地黄、栀子、黄柏、黄芩、赤芍、当归、白芷、白蔹、川芎、木鳖子、蓖麻子、玄参、苍术、蜈蚣、樟脑、穿山甲、没药、儿茶、乳香、红粉、血竭、轻粉。功能主治 清热解毒，活血消肿。用于热毒瘀滞肌肤所致的疮疡痛发，症见肌肤红、肿、热、痛，或已成脓。用法 外用：加热软化，贴于患处，隔日换药一次，溃脓时每日换药一次。禁忌 疮疡阴证者禁用；肿疡未成脓者禁用。注意 该品含轻粉、红粉、木鳖子，不可久用；忌食辛辣、油腻、海鲜等食品；孕妇慎用。医保 乙类。

丹参酮胶囊

组成 丹参提取物（其中主要有效成分为隐丹参酮）。功能主治 抗菌消炎。用于骨髓炎、痤疮、扁桃腺炎、外耳道炎、疖、痈、外伤感染、烧伤感染、乳腺炎、蜂窝织炎等。用法 口服，一次 4 粒，一日 3～4 次。不良反应 偶见皮肤过敏反应，停药即可恢复正常。禁忌 孕妇禁用。注意 服药期间，千万不要用手挤压患处；用药期间不宜同食服用温热性药物；忌烟酒、辛辣、油腻及腥发食物；如扁桃体化脓及全身高热者和有多量结节、囊肿、脓疱等应去医院就诊；痤疮服用此药物 2 周、其他适应证服药 3 天症状无缓解，应去医院就诊。医保 乙类。

康复新液

组成 美洲大蠊干燥虫体的乙醇提取物。功能主治 通利血脉，养阴生肌。内服：用于瘀血阻滞，胃痛出血，胃、十二指肠溃疡；阴虚肺痨，肺结核的辅助治疗。外用：用于金疮、外伤、溃疡、瘘管、烧伤、烫伤、褥疮之创面。用法 口服：一次 10ml，一日 3 次，或遵医嘱；外用：用医用纱布浸透药液后敷于患处，感染创面先清创后再用该品冲洗，并用浸透该品的纱布填塞或敷用。注意 使用纱布覆盖或浸渗药液时，所用纱布均应采用灭菌医用纱布；在使用该品前，应将创面清创干净后再使用；创面较大时，应结合用抗生素治疗；该品可直接向创面滴用，再用纱布覆盖；也可将药液浸湿纱布敷用，应根据病情决定；大面积烧伤、烫伤以浸透药液的纱布覆盖为宜，换药时患者略有疼痛，属正常；使用后应将瓶盖及时盖紧，谨防污染。医保 乙类。

生肌玉红膏

组成 白芷、甘草、当归、轻粉、紫草、血竭、虫白蜡。功能主治 解毒，祛腐，生肌。用于热毒壅盛所致的疮疡，症见疮面色鲜、脓腐将尽，或久不收门；亦用于乳痈。用法 疮面洗清后外涂本膏，一日 1 次。禁忌 肿疡未溃者禁用。注意 溃疡脓毒未清，腐肉未尽时，不可早用；该品含轻粉，不可久用；该品为外用药，不可内服；服药期间饮食宜清淡，忌食辛辣、油腻、鱼腥食物，戒烟酒，以免加重病情。医保 乙类。

锡类散

组成 象牙屑、青黛、壁钱炭、人指甲（滑石粉制）、珍珠、冰片、人工牛黄。功能主治 解毒化腐，敛疮。用于心胃火盛所致的咽喉糜烂肿痛。用法 每用少许，吹敷患处，每日1～2次。注意 口疮感染严重，有发热等全身症状者，酌情应用抗生素，以促使炎症尽快消退；用该品治疗口疮时，可配合使用漱口液含漱，以保持口腔清洁，增强疗效；口腔内喷或敷药时请不要呼吸，儿童请勿哭闹，以防药粉等进入呼吸道引起咳嗽。医保 甲类。

烫伤油

组成 马尾连、黄芩、紫草、大黄、地榆、冰片。功能主治 消炎，止痛，去腐生肌。用于Ⅰ度、Ⅱ度烧烫伤和酸碱灼伤。用法 外用：创面经消毒清洗后，用棉球将药涂于患处，盖于创面，如有水疱，可先将水疱剪破再涂药，必要时可用纱布浸药盖于创面。注意 忌食辛辣、油腻食物；用药后如出现皮肤过敏者应及时停用。医保 乙类。

牛黄醒消丸[共]

组成 人工牛黄、人工麝香、乳香(制)、没药(制)、雄黄。功能主治 清热解毒，消肿止痛。用于痈疽发背，瘰疬流注，乳痈乳岩，无名肿毒。用法 用温黄酒或温开水送服，一次3g，一日1～2次；患在上部，临睡前服；患在下部，空腹时服。禁忌 孕妇禁服。注意 运动员慎用。医保 乙类。

拔毒生肌散

组成 冰片、炉甘石(煅)、龙骨(煅)、红粉、黄丹、轻粉、虫白蜡、石膏(煅)。功能主治 拔毒生肌。用于疮疡阳证已溃，脓毒未清，久不生肌。用法 外用适量，撒布患处，或以膏药护之。禁忌 孕妇及哺乳期妇女禁用。注意 该品有毒，不可内服；创面过大者不宜久用。医保 乙类。

五福化毒丸

组成 水牛角浓缩粉、连翘、青黛、黄连、牛蒡子(炒)、玄参、地黄、桔梗、芒硝、赤芍、甘草。功能主治 清热解毒，凉血消肿。用于血热毒盛，小儿疮疖，咽喉肿痛，口舌生疮，牙龈出血。用法 口服：一次1丸，一日2～3次。禁忌 疮疡阴证者禁用。注意 孕妇及小儿体质虚弱者慎用；忌食辛辣、油腻、海鲜食品；该品不宜长期服用，服药三天症状无缓解，应去医院就诊。医保 乙类(限儿童)。

冰石愈伤软膏[共]

组成 大黄、炉甘石、人工牛黄、珍珠、白矾(煅)、石膏(煅)、人工麝香、冰片。功能主治 解毒止痛，祛腐生肌。用于烧烫伤，烧烫伤Ⅱ度面积小于16%，症见局部疼痛、水疱、水肿，去表皮后创伤面湿润或微湿，创底鲜红或苍白等。用法 外用：按每100cm^{2}涂抹5g在无菌纱布上。无菌清创，将药膏均匀地涂在单层纱布上，再贴在创面上，酌情包扎或半暴露，一日换药一次，疗程2～4周。禁忌 孕妇禁用。注意 当烧伤面积大于16%时，没有应用经验；运动员慎用。医保 非医保。

去腐生肌散

组成 红粉、铅粉、轻粉、生龙骨、象皮、乳香、没药、冰片。功能主治 去腐生肌。用于诸般疮疖，溃烂流脓，久不收口。用法 外用，取适量撒与创面腐肉上，每日1次。不良反应 偶有皮肤过敏的报道。禁忌 孕妇禁用。注意 外用药，不可内服；溃疡初期不适用。医保 非医保。

紫草油

组成 紫草、当归、地榆、黄芩、黄柏、甘草、白芷、冰片、麻油。功能主治 凉血解毒，化腐生肌。用于血热毒盛，斑疹紫黑，麻疹不透，疮疡，水火烫伤；还可用于预防及治疗婴幼儿尿布疹、皮肤溃烂、湿疹。用法 外用，直接取该品适量涂患处，每日一次；或用无菌纱布浸渍后敷于创面，每2天换药1次，有感染者清除分泌物后上药。注意 第一次使用时先少量涂抹，有过敏反应者慎用；该品使用时应注意全身情况，如有恶寒发热等症状时，应及时去医院就诊；用药一至两天后症状无改善或创面有脓苔应去医院就诊。医保 非医保。

清热利湿剂

马应龙麝香痔疮膏[基][兴]

组成 人工麝香、人工牛黄、珍珠、炉甘石（煅）、硼砂、冰片、琥珀。功能主治 清热燥湿，活血消肿，去腐生肌。用于湿热瘀阻所致的各类痔疮、肛裂，症见大便出血、或疼痛、有下坠感；亦可用于肛周湿疹。用法 外用：涂擦患处。不良反应 有报道该药引起皮肤溃烂1例，致月经不调20例。禁忌 孕妇禁用。注意 孕妇慎用或遵医嘱；服药期间饮食宜清淡，忌食辛辣、油腻、鱼腥食物，戒烟酒，以免加重病情；用毕洗手，切勿接触眼睛、口腔等黏膜处；保持大便通畅；内痔出血过多或原因不明的便血应去医院就诊；运动员慎用。医保 甲类。

如意金黄散[基]

组成 姜黄、大黄、黄柏、苍术、厚朴、陈皮、甘草、生天南星、白芷、天花粉。功能主治 清热解毒，消肿止痛。用于热毒瘀滞肌肤所致疮疡肿痛、丹毒流注，症见肌肤红、肿、热、痛，亦可用于跌打损伤。用法 外用：红肿，焮热，疼痛，用清茶调敷；漫肿无头，用醋或葱酒调敷；亦可用植物油或蜂蜜调敷；一日数次。不良反应 该品外敷有引起过敏性皮疹不良反应的报道。禁忌 疮疡阴证者禁用。注意 儿童、孕妇、哺乳期妇女、年老体弱者应在医师指导下使用；忌食辛辣、油腻、海鲜等食品；该品为外用药，不可内服；该品不宜长期或大面积使用，用药后局部出现皮疹等过敏表现着应停用。医保 甲类。

消痔灵注射液[兴]

组成 明矾、鞣酸、三氯叔丁醇、低分子右旋糖酐注射液、枸橼酸钠、亚硫酸氢钠、甘油。功能主治 收敛，止血。用于内痔出血，各期内痔，静脉曲张性混合痔。用法 肛门镜下内痔局部注射。内痔出血，早期内痔，用该品原液注射到黏膜下层，用量相当于内痔的体积为宜；中、晚期内痔和静脉曲张性混合痔按四部注射法进行：第一步注射到内痔上方黏膜下层动脉区；第二步注射到内痔黏膜下层；第三步注射到黏膜固有层；第四步注射到齿线上方痔底部黏膜下层。第一步和第四步用1%普鲁卡因注射液稀释该品原液，使成1∶1；第二步和第三步用1%普鲁卡因注射液稀释该品原液，使成2∶1，根据痔的大小，每个内痔注入6～13ml，总量20～40ml。不良反应 偶见便血。禁忌 内痔嵌顿发炎，皮赘性外痔忌用。注意 急性肠炎，内痔发炎时须待消炎后使用；运动员慎用。医保 甲类。

创灼膏

组成 炉甘石（煅）、石膏（煅）、甘石膏粉、白及、冰片。功能主治 清热解毒，消肿止痛，祛腐生肌。用于烧伤，冻疮，褥疮，外伤，手术后创口感染，慢性湿疹及常见疮疖。用法 外用：涂敷患处，如分泌物较多，每日换药1次；分泌物较少，2～3日换药1次。禁忌 溃疡阴证者禁用；肿疡未溃者禁用。注意 忌食辛辣、油腻、海鲜等食品。医保 乙类。

肛泰软膏（栓）[共]

组成 地榆（炭）、五倍子、冰片、盐酸小檗碱、盐酸罂粟碱。功能主治 凉血止血，清热解毒，燥湿敛疮，消肿止痛。用于湿热下注所致的内痔、混合痔的内痔部分Ⅰ、Ⅱ期出现的便血、肿胀、疼痛，以及炎性外痔出现单位肛门坠胀疼痛、水肿、局部不适。用法 外用：一次1g，一日1次，睡前或便后使用；使用时先将患部用温水洗净，擦干，然后取下药盖，刺破管口，套上配备的保洁头，插入肛门内适量给药或外涂于患部，用药后用纸巾擦净保洁头，套上护盖，以备下次使用；为防止药物污染内裤，可将配备的无纺胶布贴于内裤上。不良反应 少数患者出现食欲不振、腹泻、腹痛。禁忌 严重肝肾功能不全者禁用。注意 忌食辛辣油腻食物；该品仅对痔疮合并有少量便血，肿胀及疼痛者有效，如便血量较多，内痔便血后脱出不能自行还纳肛门，需到医院就诊；运动员慎用。医保 乙类。

九华膏

组成 银朱、川贝母、硼砂、龙骨、滑石粉、冰片。功能主治 清热，消肿，止痛，生肌。用于湿热郁阻大肠所致的外痔、内痔嵌顿，直肠炎，肛窦炎，亦可用于内痔术后（压缩法、结扎法、枯痔法等）。用法 外用：每日早晚或大便后敷用或注入肛门内。不良反应 用药后有排便感。注意 该品含有银朱，为含汞制剂，不宜长期使用；孕妇慎用；忌食辛辣、油腻、海鲜食品；该品为外用药，不可内服。医保 乙类。

九华痔疮栓

组成 大黄、浙贝母、侧柏叶（炒）、厚朴、白及、冰片、紫草。功能主治 清热凉血，化瘀止血，消肿止痛。用于血热毒盛所致的痔疮、肛裂等肛肠疾病。

用法 外用：大便后或临睡前用温水洗净肛门，塞入栓剂1粒，一日1次，痔疮严重或出血量较多者，早晚各用1粒。不良反应 有导致腹泻的不良反应报道。禁忌 孕妇禁用。注意 忌食辛辣、油腻、海鲜等食品；该品置入肛门时宜轻柔适度，以免刺激疼痛或滑出；内痔喷射状出血或出血过多应去医院就诊；该品为外用药，禁止内服。医保 乙类。

普济痔疮栓

组成 熊胆粉、冰片、猪胆粉。功能主治 清热解毒，凉血止血。用于热证便血，对各期内痔、便血及混合痔肿胀有较好的疗效。用法 直肠给药：一次1粒，一日2次。不良反应 偶见腹泻、肛门瘙痒，对症治疗后症状消失。医保 乙类。

消痔软膏

组成 熊胆粉、地榆、冰片。功能主治 凉血止血，消肿止痛。用于炎性、血栓性外痔及Ⅰ、Ⅱ期内痔属风热瘀阻或湿热壅滞证。用法 外用，用药前用温水清洗局部。治疗内痔：将注入头轻轻插入肛门，把药膏推入肛内；治疗外痔，将药膏均匀涂覆于患处，外用清洁纱布覆盖。一次2～3g，一日2次。禁忌 治疗期间忌食辛辣之品。注意 孕妇慎用；保持大便通畅；该品为外用药，不可内服；该品仅对痔疮合并有少量出血，肿胀及疼痛者有效，如便血量较多，内痔便后脱出不能自行还纳肛门，需到医院就诊。医保 乙类。

痔疮片（胶囊、栓）

组成 大黄、蒺藜、功劳木、白芷、冰片、猪胆汁。功能主治 清热解毒，凉血止痛，祛风消肿。用于各种痔疮，肛裂，大便秘结。用法 口服：片剂，一次4～5片，一日3次；胶囊剂，一次4～5粒，一日3次；栓剂，直肠给药，一次1粒，一日2～3次，使用前可以温开水坐浴，7天为一疗程或遵医嘱。禁忌 孕妇禁用。注意 忌烟酒、辛辣、油腻及刺激性食物；脾虚大便溏者慎用；内痔出血过多或原因不明的便血应到医院就诊；经期及哺乳期妇女慎用；肛裂患者不宜使用。医保 乙类。

痔康胶囊（片）

组成 豨莶草、金银花、槐花、地榆（炭）、黄芩、大黄。功能主治 清热泻火，凉血止血，消肿止痛，润肠通便。用于Ⅰ～Ⅱ期内痔属风热及湿热下注所致的便血、肛门肿痛、有下坠感。用法 口服：胶囊剂，一次3粒，一日3次；片剂，一次3片，一日3次，7天为一疗程，或遵医嘱。不良反应 部分患者服药后可有轻度腹泻，减少服药量后可缓解。禁忌 孕妇禁用。注意 该品不宜用于门静脉高压症，习惯性便秘导致的内痔需配合原发病治疗；脾胃虚寒者慎用；忌食辛辣、油腻、刺激性食物；内痔出血过多或原因不明的便血应到医院就诊；严格按用法用量服用，该品不宜长期服用。医保 乙类。

紫金锭[共]

组成 山慈菇、红大戟、千金子霜、五倍子、人工麝香、朱砂、雄黄。功能主治 避瘟解毒，消肿止痛。用于中暑，脘腹胀痛，恶心呕吐，痢疾泄泻，小儿痰厥；外治疔疮疖肿，痄腮，丹毒，喉风。用法 口服，一次 0.6～1.5g，一日 2 次；外用，醋磨调敷患处。禁忌 孕妇禁用。注意 运动员慎用。医保 乙类。

通淋消石剂

排石颗粒[基]

组成 连钱草、车前子(盐水炒)、木通、徐长卿、石韦、忍冬藤、滑石、瞿麦、苘麻子、甘草。功能主治 清热利水，通淋排石。用于下焦湿热所致的石淋，症见腰腹疼痛、排尿不畅或伴有血尿；泌尿系结石见上述证候者。用法 开水冲服：一次 1 袋，一日 3 次，或遵医嘱。禁忌 双肾结石或结石直径≥1.5cm 或结石嵌顿时间长伴肾积水者禁用。注意 脾虚便溏者及孕妇慎用；服药期间应多饮水并适当活动，忌油腻食物。医保 甲类。

结石通片

组成 广金钱草、玉米须、石韦、鸡骨草、茯苓、车前草、海金沙、白茅根。功能主治 清热利湿，通淋排石，镇痛止血。用于泌尿系统感染，膀胱炎，肾炎水肿，尿路结石，血尿，淋沥混浊，尿道灼痛等。用法 口服：一次 5 片，一日 3 次。禁忌 该品含滑泄利窍之品，孕妇忌服；双肾结石或结石直径≥1.5cm 或结石嵌顿时间长的病例忌用。注意 通常结石直径≤0.5cm 排石成功率较高；肝郁气滞，脾肾亏虚，膀胱气化不行所致淋证不宜使用；若石淋日久，伤气耗阴者，当配益气滋阴药同用；服药期间饮食宜清淡，忌食辛辣、油腻、油炸类食物，以免助湿生热。医保 甲类。

金钱草颗粒(片)

组成 金钱草。功能主治 清热利湿，利尿通淋。用于湿热下注所致的热淋、石淋，症见肾区绞痛、尿频、尿急、尿赤涩痛；尿路结石见上述证候者。用法 口服：颗粒剂，开水冲服，一次 3～6g，一日 3 次；片剂，一次 4～8 片，一日 3 次。禁忌 肝郁气滞，脾肾两虚，膀胱气化不利所致淋证者不宜；双肾结石或结石直径≥1.5cm 或结石嵌顿时间长的病例忌用。注意 通常结石直径≤0.5cm 排石成功率较高；该品性寒，脾胃虚寒者慎用；服药期间饮食宜清淡，忌食辛辣、油腻、油炸类食物，以免助湿生热；注意多饮水，避免劳累过度。医保 乙类。

尿石通丸

组成 广金钱草、海金沙、茯苓、车前草、苘麻子、川木通、丝瓜络、鸡内金、枳实、牛膝。功能主治 清热祛湿，行气逐瘀，通淋排石。适用于气滞湿阻型尿路结石以及震波碎石后者。用法 口服：一次 4g，一日 2 次，一个半月为一疗程。不良反应 个别患者发生恶心、纳呆、口淡等不良反应。禁忌孕妇慎用。注意 该品应在医生指导下使用，尤其是尿路狭窄、结石合并感染或鹿角状结石者；服药期间可适当饮水，以利排石。医保 乙类。

肾石通颗粒

组成 金钱草、王不留行(炒)、萹蓄、延胡索(醋制)、鸡内金(烫)、丹参、木香、瞿麦、牛膝、海金沙。功能主治 清热利湿，活血止痛，化石，排石。用于肾结石，肾盂结石，膀胱结石，输尿管结石。用法 温开水冲服：一次 1 袋，一日 2 次。禁忌 肝郁气滞、脾肾亏虚所致淋证不宜使用；该品含活血通经药，孕妇及有出血倾向者禁用；双肾结石，结石直径≥1.5cm 或结石嵌顿时间长的病例忌用。注意 通常结石直径≤0.5cm 排石成功率较高；该品为湿热瘀阻所致石淋而设，石淋久病不愈见脾虚阴亏者，当配益气、滋阴药同用；服药期间不宜进食辛辣、油腻和煎炸类食物，以免助湿生热。医保 乙类。

软坚散结剂

内消瘰疬丸[基](片)

组成 夏枯草、玄参、大青盐、海藻、浙贝母、薄荷、天花粉、蛤壳(煅)、白蔹、连翘、熟大黄、甘草、地黄、桔梗、枳壳、当归、玄明粉。功能主治 化痰，软坚，散结。用于痰湿凝滞所致的瘰疬，症见皮下结块、不热不痛。用法 口服：一次 9g，一日 1～2 次；片剂，一次 4～8 片，一日 2 次。注意 孕妇慎用；疮疡阳证者慎用；大便稀溏者慎用；服药期间饮食宜清淡，忌食辛辣、油腻、鱼腥食物，戒烟酒，以免加重病情。医保 甲类(丸剂)；乙类(片剂)。

小金丸(胶囊)[兴]

组成 人工麝香、木鳖子(去壳去油)、制草乌、枫香脂、乳香(制)、没药(制)、五灵脂(醋炒)、当归(酒炒)、地龙、香墨。功能主治 散结消肿，化瘀止痛。用于痰气凝滞所致的瘰疬、瘿瘤、乳岩、乳癖，症见肌肤或肌肤下肿块一处或数处、推之能动，或骨及骨关节肿大、皮色不变、肿硬作痛。用法 口服：丸剂，打碎后内服，一次 1.2～3g，一日 2 次；胶囊剂，一次 4～10 粒，一日 2 次；小儿酌减。不良反应 偶有皮肤红肿、瘙痒等过敏反应，停药后上述症状自行消失。禁忌 孕妇、哺乳期妇女禁用；疮疡阳证者禁用。注意 运动员慎用；忌食辛辣、油腻、海鲜等食物；脾胃虚弱者慎用；该品不宜长期服用；肝、肾功能不全者慎用。医保 乙类。

茴香橘核丸

组成 小茴香(盐炒)、八角茴香、橘核(盐炒)、荔枝核、补骨脂(盐炒)、肉桂、川楝子、延胡索(醋制)、莪术(醋制)、木香、香附(醋制)、青皮(醋炒)、昆布、槟榔、乳香(制)、桃仁、穿山甲(制)。功能主治 散寒行气，消肿止痛。用于寒凝气滞所致的寒疝，症见睾丸坠胀疼痛。用法 口服：一次 6～9g，一日 2 次。禁忌 湿热下注睾丸红肿痛者不宜使用。注意 服药期间忌食生冷食物。医保 乙类。

肿瘤用药

抗肿瘤药物

平消胶囊(片)[共]

组成 郁金、仙鹤草、五灵脂、白矾、硝石、干漆(制)、枳壳(麸炒)、马钱子粉。功能主治 活血化瘀,散结消肿,解毒止痛。对热毒瘀结所致的肿瘤患者具有缓解症状、缩小瘤体,提高人体免疫力,延长患者生存时间的作用。用法 口服:胶囊剂,一次4～8粒,一日3次;片剂,一次4～8片,一日3次。不良反应 少数患者服药后有恶心、药疹,偶见头晕、腹泻,停药后上述症状可自行消失。禁忌 该品含有活血化瘀及有毒药物,孕妇禁用。注意 用药过程中饮食宜清淡,忌食辛辣刺激之品;该品含有硝石、马钱子、干漆,有毒,应在医生指导下使用;不可过量、久服;运动员慎用。医保 甲类(限肝癌)。

安替可胶囊

组成 当归、蟾皮。功能主治 软坚散结、解毒定痛、养血活血。用于瘀毒内结所致的食管癌,与放疗合用可提高疗效;用于晚期原发性肝癌瘀毒症,对不宜手术、放化疗患者有一定的抑制肿瘤增长的作用,可改善生存质量;用于中晚期胃癌瘀毒症的化疗辅助治疗,配合5-FU-DDP方案(5-FU、MMC、DDP),可改善临床症状和生存质量。用法 口服:一次2粒,一日3次,饭后服用;疗程6周,或遵医嘱。不良反应 少数患者使用后可出现恶心、血糖降低;过量连续久服可致心慌。禁忌 孕妇忌用。注意 该品含有蟾皮,有一定毒性,应在医生指导下使用,不可过服、久服;服药期间饮食宜清淡,忌食辛辣刺激之品;心脏病患者慎用;用药期间应注意观察血象。医保 乙类(限食管癌)。

肝复乐片

组成 党参、鳖甲(醋制)、重楼、白术(炒)、黄芪、陈皮、土鳖虫、大黄、桃仁、半枝莲、败酱草、茯苓、薏苡仁、郁金、苏木、牡蛎、茵陈、川木通、香附(制)、沉香、柴胡。功能主治 健脾理气,化瘀软坚,清热解毒。用于以肝郁脾虚为主证的原发性肝癌,症见上腹肿块,胁肋疼痛,神疲乏力,食少纳呆,脘腹胀满,心烦易怒,口苦咽干等。用法 口服:一次10片(糖衣片)或6片(薄膜衣片),一日3次;Ⅱ期原发性肝癌疗程2个月,Ⅲ期患者疗程1个月,乙型肝炎肝硬化3个月为一疗程,或遵医嘱。不良反应 少数患者服药后出现腹泻,一般不影响继续治疗,多可自行缓解。禁忌 该品含有活血化瘀药物,孕妇禁用。注意 有明显出血倾向者慎服;服药期间饮食宜清淡,忌食辛辣、油腻、鱼腥食物,戒烟酒,以免加重病情;少数患者服药时出现腹泻，脾胃虚寒者慎用。医保 乙类（限肝癌）。

复方斑蝥胶囊

组成 斑蝥、人参、黄芪、刺五加、三棱、半枝莲、莪术、山茱萸、女贞子、熊胆粉、甘草。功能主治 破血消瘀，攻毒蚀疮。用于瘀毒内结所致的原发性肝癌、肺癌、直肠癌、恶性淋巴瘤、妇科恶性肿瘤等。用法 口服：一次3粒，一日2次。禁忌 该品含有破血堕胎之品，妇女月经过多及孕妇均忌用。注意 该品为活血化瘀之剂，有出血倾向者慎用；服药期间饮食宜清淡，忌食辛辣刺激之品；该品含有斑蝥有毒，易损害肝功能，应在医生指导下使用，不可过量、久服；糖尿病患者及糖代谢紊乱者慎用。医保 乙类（限消化系统肿瘤）。

艾迪注射液

组成 斑蝥、人参、黄芪、刺五加。功能主治 清热解毒，消瘀散结。用于瘀毒内结所致的原发性肝癌、肺癌、直肠癌、恶性淋巴瘤、妇科恶性肿瘤等。用法 静脉滴注：成人一次50～100ml，以0.9％氯化钠注射液或5％～10％葡萄糖注射液400～450ml稀释后使用，一日1次；与放、化疗合用时，疗程与放、化疗同步；手术前后使用该品10天为一疗程；介入治疗10天为一疗程，单独使用15天为一周期，间隔3天，2周期为一疗程；晚期恶病质患者，连用30天为一疗程，或视病情而定。不良反应 首次使用该品，偶有患者出现面红、荨麻疹、发热等反应，极个别患者有心悸、胸闷、恶心等反应。禁忌 孕妇及哺乳期妇女禁用。注意 该品药性温热，阴虚火旺者慎用；该品含有斑蝥素有毒，易损害肝肾功能，有出血倾向者慎用，外周静脉给药时注射部位有一定刺激，可在静滴该品前后给予2％利多卡因5ml加入0.9％氯化钠注射液100ml静滴；服药期间饮食宜清淡，忌食辛辣燥热之品，以免加重病情；该品不宜与其他药物同时滴注，以免发生不良反应。医保 乙类（限中晚期癌症）。

复方苦参注射液

组成 苦参、白土苓。功能主治 清热利湿，凉血解毒，散结止痛。用于湿热瘀毒内结所致的癌性疼痛，出血。用法 肌内注射：一次2～4ml，一日2次；静脉滴注：一次12ml，以氯化钠注射液200ml稀释后使用，一日1次，儿童酌减，全身用药总量200ml为一疗程，一般可使用2～3个疗程。不良反应 其不良反应偶有报道，主要有头晕、便秘、恶心、过敏等，有速发型和缓发型两类。注意 该品清热利湿，药性苦寒，若阴虚火旺、脾胃虚寒者慎用；严重心肾功能不全者慎用；服药期间饮食宜清淡，忌食辛辣、油腻、鱼腥食物，以免助热生湿；该品不宜与其他药物同时滴注，以免发生不良反应。医保 乙类（限中晚期肿瘤）。

康莱特注射液

组成 注射用薏苡仁油。功能主治 益气养阴，消癥散结。适用于不宜手术的气阴两虚，脾虚湿困型原发性非小细胞肺癌及原发性肝癌；配合放、化疗有一定的增效作用；对中晚期肝癌患者具有一定的抗恶病质和止痛作用。用法 静脉滴注：缓慢静脉滴注 200ml，一日 1 次，21 天为一疗程，间隔 3～5 天后可进行下一疗程，联合放、化疗时可酌减剂量。不良反应 临床偶见过敏现象，如寒战、发热、轻度恶心及肝转氨酶可逆性升高，使用 3～5天后此症状大多可自然消失而适应。禁忌 在脂肪代谢严重失调时（急性休克、急性胰腺炎、病理性高脂血症、脂性肾病变等患者）禁用；孕妇禁用。注意 该品对周围血管有刺激作用，首次使用时滴注速度应缓慢，开始 10 分钟滴速应为 20 滴/分钟，20 分钟后可持续增加，30 分钟后可控制在 40～60 滴/分钟；肝功能严重异常者慎用；该品可能引起血脂增高，高脂血症者慎用，并应密切观察血脂变化；该品不宜与其他药物同时滴注，以免发生不良反应。医保 乙类（限中晚期肺癌）。

鸦胆子油乳注射液

组成 精制鸦胆子油。功能主治 清热解毒，消癥散结。用于热毒瘀阻所致的消化道肿瘤、肺癌、脑转移瘤。用法 静脉滴注：一次 10～30ml，用 5% 葡萄糖注射液 500ml 稀释后缓慢滴注，用药 7 天，休息 1～2 天，4 周为一疗程，或遵医嘱。不良反应 有少数患者用药后有油腻感，恶心、厌食等消化道不适反应。禁忌 孕妇禁用。注意 该品外观如有分层，应停止使用；该品有毒，易损害肝功能，应在医生指导下使用，不可过量；服药期间出现过敏者，应及时停药，并给予相应的治疗措施；脾胃虚寒者慎用；该品不宜与其他药物同时滴注，以免发生不良反应。医保 乙类（限中晚期肺癌）。

华蟾素注射液（口服液、片）

组成 干蟾皮提取物。功能主治 解毒，消肿，止痛。用于邪毒壅聚所致的中、晚期肿瘤，慢性乙型肝炎等症。用法 肌内注射：一次 2～4ml，一日 2 次；静脉滴注：一次 10～20ml，用 5%葡萄糖注射液 500ml 稀释后缓慢滴注，用药 7 天，休息 1～2 天，4 周为一疗程，或遵医嘱。口服：口服液，一次 10～20ml，一日 3 次；片剂，一次 3～4 片，一日 3～4 次。不良反应 偶有腹痛、腹泻等胃肠道刺激反应，可自行消失。禁忌 孕妇禁用。注意 该品有一定毒性，应在医生指导下使用，不可过量；避免与剧烈兴奋心脏药物（强心药物）配伍使用；该品不宜与其他药物同时滴注，以免发生不良反应。医保 甲类（注射液，限癌症疼痛）；非医保（口服液、片剂，限癌症疼痛）。

肿瘤辅助用药

百令胶囊

组成 发酵虫草菌粉。功能主治 补肺肾，益精气。用于肺肾两虚引起的咳嗽、气喘、咯血、腰背酸痛；慢性支气管炎、慢性肾功能不全的辅助治疗。用法 口服：一次 2～6 粒，一日 3 次。慢性肾功能不全：一次 4 粒，一日 3

次；疗程8周。不良反应 个别患者咽部不适。注意 忌辛辣、生冷、油腻食物。医保 非医保。

金水宝胶囊

组成 发酵虫草菌粉。功能主治 补益肺肾，秘精益气。用于肺肾两虚，精气不足，久咳虚喘，神疲乏力，不寐健忘，腰膝酸软，月经不调，阳痿早泄；慢性支气管炎、慢性肾功能不全、高脂血症、肝硬化见上述证候者。用法 口服：一次3粒，一日3次。慢性肾功能不全，一次6粒，一日3次。医保 非医保。

贞芪扶正胶囊

组成 黄芪、女贞子。功能主治 补气养阴，用于久病虚损，气阴不足。有提高人体免疫功能，保护骨髓和肾上腺皮质功能；用于各种疾病引起的虚损；配合手术、放射治疗、化学治疗，促进正常功能的恢复。用法 口服：一次6粒，一日2次。注意 该品极易吸潮，用后请立即加盖并拧紧。医保 乙类(限恶性肿瘤放化疗血象指标低下)。

博尔宁胶囊

组成 炙黄芪、女贞子(酒制)、山慈菇、马齿苋、重楼、龙葵、紫苏子(炒)、鸡内金(炒)、大黄、冰片、僵蚕(炒)。功能主治 扶正祛邪，益气活血，软坚散结，消肿止痛。该品可配合化疗使用，有一定的减毒、增效作用。用法 口服，一日3次，一次4粒，或遵医嘱。不良反应 个别患者用药后有轻度恶心、腹泻。禁忌 孕妇、哺乳期妇女禁用。注意 建议在医师指导下使用。医保 非医保。

胃复春片

组成 红参、香茶菜、枳壳(麸炒)。功能主治 健脾益气，活血解毒。用于治疗胃癌癌前期病变、胃癌手术后辅助治疗、浅表性胃炎属脾胃虚弱症者。用法 口服。一次4片，一日3次。医保 非医保。

云芝胞内糖肽胶囊

组成 主要成分为云芝胞内糖肽。功能主治 用于慢性乙肝、肝癌的辅助治疗，亦可用于免疫功能低下者。用法 口服。一次1～2粒，一日3次。注意 糖尿病患者慎用或遵医嘱。医保 非医保。

香菇菌多糖片

组成 主要成分为香菇菌多糖。功能主治 用于自身免疫力低下引起的各种疾病，并用于慢性病毒性肝炎、保肝治疗；也可用于肿瘤化疗辅助用药。用法 饭后口服。一日20～40mg，儿童用量酌减。注意 糖尿病患者慎用或遵医嘱；该品仅能使低下的免疫功能提高，不能使正常免疫功能再提高；该品疗效不与剂量成正比关系，仅在规定剂量范围内有效；该品有抗血小板聚集的作用，有出血患者慎用。医保 非医保。

槐耳颗粒

组成 槐耳菌质。功能主治 扶正固本，活血消癥。适用于正气虚弱，瘀血阻滞，原发性肝癌不宜手术和化疗者辅助治疗用药，有改善肝区疼痛、腹胀、乏力等症状的作用；在标准的化学药品抗癌治疗基础上，可用于肺癌、胃肠癌和乳腺癌所致的神疲乏力、少气懒言、脘腹疼痛或胀闷、纳谷少馨、大便干结或溏泄、或气促、咳嗽、多痰、面色㿠白、胸痛、痰中带血、胸胁不适等症，改善患者生活质量。用法 口服：一次 20g，一日 3 次，一个月为一疗程，或遵医嘱。不良反应 个别患者出现恶心，呕吐。禁忌 尚不明确。注意 该品味苦有异味，少数患者服用后有恶心、胃脘不适，脾胃虚弱者慎用。医保 乙类（限肝癌）。

复方红豆杉胶囊

组成 红豆杉皮、红参、甘草、二氧化硅。功能主治 祛邪散结。用于气虚痰瘀所致的中晚期肺癌化疗的辅助治疗。用法 口服。一次 2 粒，一日 3 次，21 为一疗程。不良反应 服药后可出现恶心、呕吐等轻度的胃肠道反应；轻度的白细胞降低；偶见肌肉酸痛。注意 白细胞低于 2.5×10^9/L 时，慎用。医保 非医保。

生血宝颗粒

组成 制何首乌、女贞子、桑葚、墨旱莲、白芍、黄芪、狗脊。功能主治 滋补肝肾，益气生血。用于肝肾不足、气血两虚所致的神疲乏力、腰膝酸软、头晕耳鸣、心悸、气短、失眠、咽干、纳差食少；放、化疗所致的白细胞减少，缺铁性贫血见上述证候者。用法 开水冲服：一次 8g，一日 2～3 次。禁忌 体实及阳虚者禁用。注意 该品为肝肾不足、气血两虚证而设；感冒者慎用，以免表邪不解；该品药性滋腻，凡脘腹痞满、痰多湿盛者应慎用；服药期间饮食宜选清淡易消化之品，忌食辛辣、油腻、生冷之品；用于治疗失眠时，睡前勿吸烟，勿喝酒、茶和咖啡。医保 乙类（限恶性肿瘤放化疗血象指标低下）。

益血生胶囊

组成 阿胶、龟甲胶、鹿角胶、鹿血、牛髓、紫河车、鹿茸、茯苓、黄芪（蜜炙）、白芍、当归、党参、熟地黄、白术（麸炒）、制何首乌、大枣、炒山楂、炒麦芽、炒鸡内金、知母（盐制）大黄（酒制）、花生衣。功能主治 健脾补肾，生血填精。用于脾肾两虚，精血不足所致的面色无华、眩晕气短、体倦乏力、腰膝痿软；缺铁性贫血、慢性再生障碍性贫血见上述证候者。用法 口服：一次 4 粒，一日 3 次，小儿酌减。不良反应 有文献报道引起过敏性哮喘 1 例。注意 阴虚火旺者慎用该品；感冒者慎用，以免表邪不解；服药期间饮食宜清淡，忌食辛辣、油腻不易消化之品；用于缺铁性贫血，可合用铁剂以增强疗效，并结合病因治疗；再生障碍性贫血必要时采取综合治疗措施。医保 乙类（限恶性肿瘤放化疗血象指标低下）。

参芪扶正注射液

组成 党参、黄芪、氯化钠(注射用)。功能主治 益气扶正。用于肺脾气虚引起的神疲乏力，少气懒言，自汗眩晕；肺癌、胃癌见上述证候者的辅助治疗。用法 静脉滴注：一次 250ml，一日 1 次，21 天为一疗程；与化疗合用，在化疗前 3 天开始使用，疗程可与化疗同步结束。不良反应 非气虚证患者用药后可能发生轻度出血；少数患者用药后，可能出现低热、口腔炎、嗜睡；偶有皮疹、恶寒、寒战、高热、呕吐、胸闷、心慌等。禁忌 有内热者忌用，以免助热动血。注意 该品应认真辨证用于气虚症者；有出血倾向者慎用；该品不得与化疗药混合使用。医保 乙类。

黄芪注射液

组成 黄芪。功能主治 益气养元，扶正祛邪，养心通脉，健脾利湿。用于心气虚损、血脉瘀阻之病毒性心肌炎，心功能不全及脾虚湿困之肝炎。用法 肌内注射：一次 2～4ml，一日 1～2 次；静脉滴注：一次 10～20ml，一日 1 次，或遵医嘱。不良反应 过敏反应：常见药物热、药疹、注射部位红肿等；罕见急性过敏反应、过敏性休克等严重不良反应。呼吸系统：常见喉头水肿、呼吸困难、哮喘、胸闷。循环系统：偶见低血压、迟发性静脉炎；罕见加速心房纤颤。消化系统：偶见肝功能损害、呕吐、腹泻。其他：偶见剧烈头痛、肾功能损害；罕见溶血性贫血；有报道静滴该品致热原反应。禁忌 该品为温养之品，心肝热盛，脾胃湿热者禁用；新生儿，婴幼儿禁用。注意 严禁混合配伍，谨慎联合用药；该品与氯霉素存在配伍禁忌。该品不能与青霉素类高敏类药物、头孢类合并使用，禁止与抗生素联合使用；禁止使用静脉推注的方法给药；建议一个疗程不宜大于 2 周，防止长期用药。对长期使用者在每疗程间要有一定的时间间隔；对孕妇、哺乳期的安全性尚未确立，请谨慎使用；服药期间忌食生冷食物，忌烟酒、浓茶，保持精神舒畅，劳逸适度，忌过度思虑，避免恼怒、惊恐等不良情绪。医保 乙类(限恶性肿瘤放化疗血象指标低下及免疫功能低下)。

康艾注射液

组成 黄芪、人参、苦参素。功能主治 益气扶正，增强机体免疫功能。用于原发性肝癌、肺癌、直肠癌、恶性淋巴瘤、妇科恶性肿瘤；各种原因引起的白细胞低下及减少症；慢性乙型肝炎的治疗。用法 缓慢静脉注射或滴注：一日 1～2 次，每日 40～60ml，用 5％葡萄糖或 0.9％氯化钠溶液 250～500ml 稀释后使用；30 天为一疗程或遵医嘱。不良反应 罕见过敏反应。禁忌 禁止和含有藜芦的制剂配伍使用。注意 对过敏性体质的患者，用药应慎重，并随时进行观察。医保 乙类(限中晚期肿瘤)。

猪苓多糖注射液

组成 猪苓多糖。功能主治 该品能调节机体免疫功能、对慢性肝炎、肿瘤有一定疗效。与抗肿瘤化疗药物合用，可增强疗效，减轻毒副作用。用法肌内注射：一次 2～4ml，一日 1 次，小儿酌减或遵医嘱。注意 该品不可供静脉注射。医保 乙类（限恶性肿瘤免疫功能低下）。

安多霖胶囊

功能主治 益气补血，扶正解毒。主治气血两虚证。适用于放、化疗引起的白细胞下降、免疫功能低下、食欲不振、神疲乏力、头晕气短等症。对肿瘤放射治疗中因辐射损伤造成的淋巴细胞微核率增高等有改善作用。可用于辐射损伤。用法 口服：一次 4 粒，一日 3 次。医保 乙类。

螺旋藻胶囊（片）

组成 螺旋藻。功能主治 益气养血，化瘀降浊。用于气血亏虚，瘀浊内蕴，面色萎黄，头晕头昏，四肢倦怠，食欲不振；病后体虚，贫血，营养不良属上述证候者。用法 口服：胶囊剂，一次 2～4 粒，一日 3 次；片剂，一次 3～5 片，一日 3 次。不良反应 偶见高蛋白过敏症状。注意 该品宜饭前服用；忌油腻食物。医保 乙类（限恶性肿瘤放化疗血指标低下）。

复方皂矾丸

组成 海马、西洋参、皂矾、肉桂、核桃仁、大枣（去核）。功能主治 温肾健髓，益气养阴，生血止血。用于再生障碍性贫血、白细胞减少症、血小板减少症、骨髓增生异常综合征及放疗和化疗所致的骨髓损伤、白细胞减少属肾阳不足、气血两虚证者。用法 口服：一次 7～9 丸，一日 3 次，饭后服用。不良反应 少数病例初服该品有轻微的消化道反应，减量服用数日，即可耐受。注意 本方所含皂矾，多服能引起呕吐腹痛，脾胃虚弱者慎服；服药期间忌食辛辣、油腻、生冷之品；忌茶水。医保 乙类（限中晚期肿瘤）。

妇科用药

理血剂

妇科十味片[基]

组成 香附(醋制)、川芎、当归、延胡索(醋制)、白术、甘草、大枣、白芍、赤芍、熟地黄、碳酸钙。功能主治 养血舒肝，调经止痛。用于血虚肝郁所致月经不调，痛经，月经前后诸证，症见经行后错，经水量少，有血块，经行小腹疼痛，血块排出痛减，经前双乳胀痛，烦躁，食欲不振。用法 口服：一次4片，一日3次。禁忌 孕妇慎用。注意 感冒发热患者不宜服用；过敏体质慎用；平素月经正常，突然出现月经过少，或经期错后，或阴道不规则出血者应去医院就诊；服药期间忌食生冷、辛辣、油腻之品。医保 甲类。

益母草膏(颗粒、胶囊、片)[基]

组成 益母草。功能主治 活血调经。用于血瘀所致的月经不调、产后恶露不绝，症见经水量少、淋漓不净、产后出血时间过长；产后子宫复旧不全见上述证候者。用法 口服：膏剂，一次10g，一日1～2次；颗粒剂，开水冲服，一次15g，一日2次；胶囊剂，一次2～4粒，一日3次；片剂：一次3～4片，一日2～3次，每片含盐酸水苏碱15mg。不良反应 服用该品后有皮肤发红、胸闷心慌、呼吸增快等过敏反应的报道。禁忌 孕妇忌用。注意 气血两虚引起的月经量少，色淡质稀，头晕心悸，疲乏无力者不宜用；各种流产后腹痛伴有阴道出血应去医院就诊。服药期间饮食宜清淡，忌食生冷、油腻之品；青春期少女及更年期妇女应在医师指导下服用。医保 甲类。

妇可靖胶囊[基]

组成 北败酱、车前子、蒲公英、香附(醋制)、赤芍、红花、丹参、延胡索、三七、秦艽、地骨皮、鳖甲、海藻、党参、白术(炒)、茯苓、熟地、当归、马齿苋、柴胡。功能主治 清热利湿，化瘀散结，行气止痛，调补气血。用于由瘀毒内结、气滞血瘀所致的盆腔炎，症见白带增多，小腹坠痛，腰骶酸痛，下腹结块，或有发热等。用法 口服：一次3粒，一日3次。不良反应 个别患者出现恶心、呕吐等消化道症状。禁忌 孕妇禁用。注意 请遵医嘱。医保 非医保。

当归丸[基]

组成 当归、黄芪(蜜炙)。功能主治 养血补气，调经止痛。用于气血不足导致的月经不调及血虚证。月经量少，月经提前或错后，经期下腹隐痛，见有头昏乏力。用法 口服：一次1丸，一日2次。不良反应 尚不明确。禁忌 尚不明确。注意 本药不宜和感冒药同时服用；月经提前量多，色深红者不宜服用；经前或经期腹痛拒按，伴乳胁胀痛者不宜选用；平素月经量正常，突然出现月经后错，经量很少，须去医院就诊；一般服药一个月经周期，其症状无改善，或出现其他症状者应去医院就诊。医保 乙类。

丹黄祛瘀胶囊

组成 黄芪、丹参、党参、山药、土茯苓、当归、鸡血藤、芡实、鱼腥草、三棱、莪术、全蝎、败酱草、肉桂、白术、炮姜、土鳖虫、延胡索、川楝子、苦参。功能主治 活血化瘀，软坚散结。用于气虚血瘀，痰湿凝滞引起的慢性盆腔炎，症见白带增多。用法 口服：一次 2～4 粒，一日 2～3 次。不良反应 偶见皮肤瘙痒、烦热、口渴、便秘、胃脘不适、头晕、恶心、腹泻、皮疹、心悸、皮肤多油、多汗。禁忌 孕妇忌用。医保 乙类。

坤复康胶囊

组成 赤芍、乌药、香附、南刘寄奴、粉萆薢、萹蓄、猪苓、女贞子、苦参。功能主治 活血化瘀，清利湿热。用于气滞血瘀，湿热蕴结之盆腔炎，症见带下量多，下腹疼痛等症。用法 口服：一次 3～4 粒，一日 3 次。禁忌 孕妇禁用。医保 乙类。

散结镇痛胶囊

组成 龙血竭、三七、浙贝母、薏苡仁。功能主治 软坚散结，化瘀定痛。用于痰瘀互结兼气滞所致的继发性痛经、月经不调、盆腔包块、不孕、子宫内膜异位症见上述证候者。用法 口服：一次 4 粒，一日 3 次；月经来潮第一天开始服药，连续三个月经周期为一疗程，或遵医嘱。不良反应 偶见皮肤瘙痒、烦热、口渴、便秘、胃脘不适、头晕、恶心、腹泻、皮疹、心悸、皮肤多油、多汗，一般不影响继续使用；偶见转氨酶、尿素氮轻度升高，心电图改变，尿中出现红细胞，目前尚不能肯定是由本药所致。禁忌 孕妇禁用。医保 乙类。

少府逐瘀丸(颗粒、胶囊)

组成 当归、蒲黄、五灵脂(醋炒)、赤芍、小茴香(盐炒)、延胡索(醋制)、没药(炒)、川芎、肉桂、炮姜。功能主治 温经活血，散寒止痛。用于寒凝血瘀所致月经后期痛经、产后腹痛，症见经行后错、行经小腹冷痛、经血紫暗、有血块、产后小腹疼痛喜暖、拒按。用法 口服：丸剂，一次 1 丸，一日 2～3次；颗粒剂，开水冲服，一次一袋，一日 3 次；胶囊剂：一次 3 粒，一日 3 次；用温黄酒或温开水送服或遵医嘱。不良反应 偶见胃肠道不适及轻度皮肤过敏反应报道。禁忌 孕妇禁用。注意 月经过多者慎用；服药期间忌食寒凉之品；治疗产后腹痛应排除胚胎或胎盘组织残留，服药后腹痛不减轻时应请医生诊治；外感时不宜服用；服药期间不宜同时服用人参或其制剂；治疗痛经宜在经前 3～5 天开始服药，连服一周，如有生育要求应在医师指导下服用。医保 乙类。

葆宫止血颗粒

组成 牡蛎(煅)、白芍、侧柏叶(炒炭)、地黄、金樱子、柴胡(醋炙)、三七、仙鹤草、椿皮、大青叶。功能主治 固经止血,滋阴清热。用于冲任不固、阴虚血热所致月经过多,经期延长,症见月经量多或经期延长,经色深红,质稠,或有小血块,腰膝酸软,咽干口燥,潮热心烦,舌红少津,苔少或无苔,脉细数;功能性子宫出血及上环后子宫出血见上述证候者。用法 开水冲服:一次一袋,一日 2 次,月经后开始服药,14 天为一疗程,连续服用 2 个月经周期。医保 乙类。

茜芷胶囊

组成 川牛膝、三七、茜草、白芷。功能主治 活血止血,祛瘀生新,消肿止痛。用于气滞血瘀所致子宫出血过多,时间延长,淋漓不止,小腹疼痛;药物流产后子宫出血量多见上述证候者。用法 饭后口服:一次 5 粒,一日 3 次,连服 9 天为一个疗程,或遵医嘱。不良反应 少数患者服药后胃脘不适,一般不影响继续用药;偶见皮疹,可对症治疗。禁忌 孕妇禁用。注意 大出血者注意综合治疗。医保 乙类。

致康胶囊

组成 大黄、黄连、三七、白芷、阿胶、龙骨(煅)、白及、没药(制)、海螵蛸、茜草、龙血竭、甘草、珍珠、冰片。功能主治 清热凉血,化瘀止血。用于呕血、崩漏及便血等。用法 口服:一次 2～4 粒,一日 3 次;或遵医嘱。禁忌 孕妇禁用。注意 治疗剂量内未发现有血栓形成倾向,长时间超剂量服用应在医师指导下进行;在服用该品期间,尤其用于胃及十二指肠溃疡、急慢性胃炎、溃疡性结肠炎等消化系统疾病患者,饮食宜清淡,忌酒及辛辣、生冷、油腻食物。医保 非医保。

大黄蛰虫丸

组成 熟大黄、土鳖虫(炒)、水蛭(制)、虻虫(去翅足,炒)、蛴螬(炒)、干漆(煅)、桃仁、苦杏仁(炒)、黄芩、地黄、白芍、甘草。功能主治 活血破瘀、通经消癥。用于瘀血内停所致的闭经,症见腹部肿块、肌肤甲错、面色黯黑、潮热羸瘦、经闭不行。用法 口服:一次 30 粒,一日 1～2 次。禁忌 孕妇禁用。注意 服药后有皮肤过敏者停服;脾胃虚弱及有出血倾向者慎用;患有感冒时停用;该品破血攻伐之力较强,易耗伤正气,体弱年迈着慎用;体质壮实者也当中病即止,不可过用,久用;服药期间忌食寒凉之品。医保 非医保。

经带宁胶囊

组成 虎耳草、徐长卿、连钱草、老鹳草。功能主治 清热解毒,除湿止带,调经止痛。用法 口服。一次 3～4 粒,一日 3 次。禁忌 孕妇禁用。注意 带下清稀者不宜选用;胃寒者应饭后服用,便溏或月经过多者不宜服用;伴有尿频、尿急、尿痛或赤带者,应去医院就诊;外阴白色病变、糖尿病所致的瘙痒不宜使用。医保 非医保。

妇科调经颗粒(片、胶囊)

组成 当归、川芎、香附(醋制)、白术(麸炒)、白芍、赤芍、延胡索(醋制)、熟地黄、大枣、甘草。功能主治 养血柔肝，理气调经。用于肝郁血虚所致的月经不调、经期前后不定、经行腹痛。用法 开水冲服：一次 14g(1 袋)，一日 3 次；片剂：一次 4 片，一日 4 次；胶囊剂：一次 4 粒，一日 4 次。禁忌 感冒未愈者禁用；单纯血虚所致月经不调者禁用；孕妇禁用；糖尿病患者禁用。注意 平素月经正常，突然出现月经过少，或经期错后，应去医院就诊；治疗痛经，宜在经前 3～5 天开始服药，连服一周，如有生育要求应在医师指导下服用；忌食生冷食物。医保 乙类。

妇女痛经丸(颗粒)

组成 延胡索(醋制)、五灵脂(醋炒)、蒲黄(炭)、丹参。功能主治 活血，调经，止痛。用于气血凝滞所致的痛经、月经不调，症见经行不畅、有血块，或经量较多、经期腹痛、经水畅行后痛缓。用法 口服：丸剂，一次 50 粒，一日 2 次；颗粒剂，开水冲服，一次 5g，一日 2 次。禁忌 孕妇忌用。注意 服本药时不宜服用人参或其制剂；气血亏虚所致的痛经不宜选用，其表现为经期或经后小腹隐痛喜按。痛经伴有其他疾病者，应在医师指导下服用。服药时间：一般宜在月经来潮前 3～7 天开始，服至疼痛缓解；如有生育要求(未避孕)宜经行当日开始服药；该品为活血通经之品，若兼气血亏虚，肝肾不足者不宜单独使用；气虚体弱者慎用；感冒者停用；服药期间忌食生冷食物，并宜调节情绪。医保 乙类。

经舒颗粒

组成 丹参、香附(醋制)、延胡索(醋制)、桂枝。功能主治 活血化瘀、温经通脉、理气止痛。用于气滞寒凝血瘀所致的痛经。症见行经小腹胀痛或冷痛，经行不畅，经血暗有血块，或乳房胀痛，或胸闷，或手足不温，舌暗或有瘀斑等。用法 开水冲服：一次 1 袋(12g)，一日 2 次；月经来潮前 3 天开始服药，连服 7 天或遵医嘱，3 个月经周期为一疗程。禁忌 血虚内热者忌用。注意 月经过多，月经提前者忌用；服药期间忌食生冷食物。医保 乙类。

田七痛经胶囊

组成 三七、五灵脂(醋炒)、蒲黄、延胡索、川芎、木香、小茴香、冰片。功能主治 通调气血，止痛调经。用于经期腹痛及因寒所致的月经不调。用法 口服：经期或经前 5 日，一次 3～5 粒，一日 3 次；经后可继续服用，一次3～5 粒，一日 2～3 次。注意 经期忌生冷饮食，不宜洗凉水澡；不宜同时服用人参或其制剂；气血亏虚所致的痛经、月经失调不宜选用，其表现为经期或经后小腹隐痛喜按；有生育要求宜经行当日起服用至痛经缓解。医保 乙类。

桂枝茯苓丸(胶囊)

组成 桂枝、茯苓、牡丹皮、赤芍、桃仁。功能主治 活血，化瘀，消癥。用于妇人瘀血阻络所致癥块、经闭、行经腹痛、产后恶露不尽；子宫肌瘤、慢性盆腔炎包块、痛经、子宫内膜异位症、卵巢囊肿见上述证候者;也可用于女性囊性增生病属瘀血阻络证,症见乳房疼痛、乳房肿块、胸肋胀闷;或用于前列腺增生属瘀阻膀胱证,症见小便不爽、尿细如线、或见点滴而下、小腹胀痛者。用法 饭后口服:丸剂,一次 9 丸,一日 1～2 次;胶囊剂,一次 3 粒,一日 3 次;前列腺增生疗程 8 周,其余适应证疗程 12 周,或遵医嘱。不良反应 偶见饭后胃脘不适、隐痛,停药后可自行消失。禁忌 孕妇忌用。注意 体弱、阴道出血量多者慎用;素有癥瘕,妊娠后漏下不止,胎动不安者,需经医师诊断认可后服用,以免误用伤胎;调和情志,保持心情舒畅;经期及经后 3 天停服;忌食生冷、肥腻、辛辣之品。医保 乙类。

痛经宝颗粒

组成 红花、当归、肉桂、三棱、莪术、丹参、五灵脂、木香、延胡索(醋制)。功能主治 温经化瘀,理气止痛。用于寒凝气滞血瘀,妇女痛经,少妇冷痛,月经不调,经色暗淡。用法 温开水冲服:一次 1 袋,一日 2 次,于月经前一周开始,持续至来月经三天后,连续服用三个月经周期。禁忌 孕妇慎用;热证、体虚、出血患者忌用。注意 血热瘀滞引起的痛经不宜使用;忌食寒凉之品;不宜同时服用人参或其制剂;感冒发热患者不宜服用,如有生育要求应在医师指导下服用。医保 乙类。

安宫止血颗粒

组成 益母草、当归、赤芍、丹参、枳壳、牛膝、茜草。功能主治 活血化瘀,清热止血。用于产后出血、人工流产后出血、放环后出血、子宫肌瘤出血、功能失调性子宫出血等妇科出血性疾病的治疗。用法 开水冲服:一次 4g,一日 3 次,7～10 日为一疗程。禁忌 孕妇慎用。注意 该品不适用于因胎盘、胎膜残留引起的产后出血;用药期间注意阴道出血量的变化。医保 乙类。

当归调经丸

组成 党参、白术、茯苓、甘草、熟地、当归、白芍、阿胶、杜仲、续断、桑寄生、菟丝子、香附、元胡、砂仁、陈皮、艾叶、肉桂、丹皮、黄芩、白薇、荆芥炭。功能主治 理气和血,调经止痛促孕。用于气郁血滞,月经不调,经来腹痛,崩漏白带。用法 温开水送服,一次 1 丸,一日 2 次。禁忌 尚不明确。注意 月经过多者不宜服用本药;感冒时不宜服用;忌食寒凉、生冷食物。医保 非医保。

七制香附丸

组成 香附(醋制)、鲜牛乳、地黄、茯苓、当归、熟地、川芎、白术(麸炒)、白芍、益母草、艾叶(炭)、黄芩、山茱萸(酒制)、天冬、酸枣仁(炒)、艾叶、稻米、小茴香(盐制)、人参、甘草、食盐。功能主治 开郁顺气,调经止血。用于月经错后,胸肋胀痛,小腹冷痛。用法 口服。一次 1 袋,一日 2 次。禁忌 孕妇忌服。注意 服用本药时不宜同时服用藜芦、五灵脂,皂荚及其制剂;不宜喝茶和吃萝卜以免影响药效;不宜和感冒药同时服用;忌食生冷食物。医保乙类。

五加生化胶囊

组成 刺五加浸膏、当归、川芎、桃仁、干姜、甘草。功能主治 益气养血，活血祛瘀。适用于经期及人流术后、产后气虚血瘀所致阴道流血，血色紫暗或有血块，小腹疼痛按之不减，腰背酸痛，自汗，心悸气短，舌淡、兼见瘀点，脉沉弱。用法 口服：一次 6 粒，一日 2 次。注意 服药期间忌食辛辣、黏腻及生冷食物。医保 乙类。

生化丸

组成 当归、川芎、桃仁、干姜(炒炭)、甘草。功能主治 养血祛瘀。用于产后受寒、寒凝血瘀所致的产后恶露不行或行而不畅、夹有血块、小腹冷痛。用法 口服：一次 1 丸，一日 3 次。禁忌 血热证者忌用。注意 产后出血量多者慎用。医保 乙类。

清热剂

妇科千金片(胶囊)[基]

组成 千斤拔、金樱根、穿心莲、功劳木、单面针、当归、鸡血藤、党参。功能主治 清热除湿，益气化瘀。用于湿热瘀阻所致的带下病，腹痛，症见带下量多，色黄质稠，小腹疼痛，腰骶酸痛，神疲乏力；慢性盆腔炎见有上述证候者。用法 口服：片剂，一次 6 片，一日 3 次；胶囊剂，一次 2 粒，一日 3 次。禁忌 尚不明确。注意 气滞血瘀证、寒凝血瘀证者不宜用；有高血压、心脏病、肝病、糖尿病、肾病等慢性病严重者应在医师指导下服用；饮食宜清淡，忌食辛辣油腻之品；青春期少女、孕妇、绝经后患者均应在医师指导下服用；伴有赤带者，应去医院就诊；腹痛较重者，应及时去医院就诊。医保 甲类。

宫血宁胶囊[基]

组成 重楼。功能主治 凉血止血，清热除湿，化瘀止痛。用于崩漏下血、月经过多，产后或流产后宫缩不良出血及子宫功能性出血属血热妄行证者，以及慢性盆腔炎之湿热瘀结证所致少腹痛、腰骶痛、带下增多。用法 口服：月经过多或子宫出血期，一次 1～2 粒，一日 3 次，血止停服；慢性盆腔炎，一次 2 粒，一日 3 次，4 周为一疗程。禁忌 脾虚、肾虚、血瘀证出血者忌用；妊娠期出血忌用。注意 胃肠道疾病、脾胃虚寒者慎用，或减少剂量；暴崩者慎用；饮食忌肥甘厚味及辛辣之品。医保 甲类。

花红片(胶囊、颗粒)[基]

组成 一点红、白花蛇舌草、地桃花、白背叶根、鸡血藤、菥蓂、桃金娘根。功能主治 清热利湿，祛瘀止痛。用于湿热型的妇女带下量多，色黄质稠，下腹胀痛。用法 口服：片剂，一次 4～5 片，一日 3 次，七天为一疗程；胶囊剂，一次 3 粒，一日 3 次；颗粒剂，开水冲服，一次 15g，一日 3 次；七天为一疗程，必要时可连服 2～3 疗程，每疗程之间休息 3 天。禁忌 孕妇禁用。注意 妇女经期、哺乳期、月经过多者慎用；忌食辛辣、生冷、油腻食物；带下清稀者不宜选用，伴有赤带者，应去医院就诊。医保 乙类。

金鸡颗粒（片、胶囊[基]）

组成 金樱根、鸡血藤、千金拔、功劳木、两面针、穿心莲。功能主治 清热解毒，健脾除湿，通络活血。用于附件炎，子宫内膜炎，盆腔炎属湿热下注证者。用法 温开水冲服。颗粒剂：一次 8g，一日 2 次。10 天为一疗程；片剂：一次 6 片，一日 3 次；胶囊剂：一次 4 粒，一日 3 次。禁忌 孕妇慎用。注意 忌辛辣、生冷、油腻食物；带下清稀者不宜选用，伴有赤带者，应去医院就诊。医保 乙类。

海桂胶囊[基]

组成 肉桂、高良姜、海螵蛸、白及、黄连、三七、苍术、木香、半枝莲。功能主治 温中和胃，清热止痛。用于寒热错杂所致的胃脘疼痛，喜温喜按，口苦口干，吞酸嘈杂，嗳气，胃脘痞满等十二指肠球部溃疡见上述症候者。用法 口服：一次 6 粒，一日 3 次，4 周一疗程。不良反应 尚不明确。禁忌 尚不明确。注意 本品尚无妊娠及哺乳期妇女的有效性和安全性研究数据；Hp 感染阳性者需行 Hp 根除治疗；应注意检测血红细胞、血红蛋白。医保 非医保。

金刚藤丸（糖浆[基]、颗粒、胶囊）

组成 金刚藤。功能主治 清热解毒，消肿散结。用于湿热瘀阻所致的癥瘕、腹痛，症见腹痛包块，带下黄稠；慢性盆腔炎见上述证候者。用法 口服：丸剂，一次 4g，一日 3 次；糖浆剂，一次 20ml；颗粒剂，开水冲服，一次 4g；胶囊剂，一次 4 粒；一日 3 次，2 周为一疗程或遵医嘱。禁忌 尚不明确。注意 该品用于湿热瘀阻证，血虚失荣腹痛及寒湿带下者慎用；服药期间饮食宜清淡，忌食辛辣油腻之品；糖尿病患者慎用。医保 乙类。

妇乐颗粒（胶囊）

组成 忍冬藤、大血藤、甘草、大青叶、蒲公英、牡丹皮、赤芍、川楝子、延胡索（制）、大黄（制）。功能主治 清热凉血、活血化瘀、消肿止痛。用于急性盆腔炎、急性附件炎、急性子宫内膜炎等引起的带下、腹痛。用法 口服：颗粒剂，开水冲服，一次 12g，一日 2 次，疗程 15 天；胶囊剂，一次 6 粒，一日 2 次；一个月为一疗程。注意 孕妇慎用。医保 乙类。

妇炎舒胶囊

组成 忍冬藤、大血藤、甘草、大青叶、蒲公英、赤芍、大黄（制）、丹参、虎杖、川楝子（制）、延胡索（制）。功能主治 清热凉血、活血止痛。用于妇女盆腔炎症引起的带下量多，腹痛。用法 口服：一次 5 粒，一日 3 次。禁忌 孕妇及妇女月经期禁用。医保 乙类。

康妇炎胶囊

组成 蒲公英、败酱草、薏苡仁、赤芍、苍术、当归、川芎、香附、延胡索(制)、泽泻、白花蛇舌草。功能主治 清热解毒，化瘀行滞，除湿止带。用于月经不调，痛经，附件炎，阴道炎，子宫内膜炎及盆腔炎等妇科炎症。用法 口服：一次3粒，一日2次。禁忌 孕妇慎用。注意 忌食辛辣、生冷、油腻食物；便溏或月经过多者不宜服用；带下清稀者不宜选用，带下伴阴痒或有赤带者应去医院就诊；伴有尿频、尿急、尿痛着应去医院就诊。医保 乙类。

宫炎平片

组成 地稔、两面针、当归、五指毛桃、柘木。功能主治 清热利湿，祛瘀止痛，收敛止带。用于湿热瘀阻所致小腹隐痛、带下病，症见小腹隐痛，经色紫暗、有块，带下色黄质稠；慢性盆腔炎见上述证候者。用法 口服：一次3～4片，一日3次。禁忌 尚不明确。注意 服药期间忌食辛辣、生冷、油腻食物。医保 乙类。

妇炎消胶囊

组成 酢浆草、败酱草、天花粉、大黄、牡丹皮、苍术、乌药。功能主治 清热解毒，行气化瘀，除湿止带。用于妇女生殖系统炎症，痛经带下。用法 口服：一次3粒，一日3次。不良反应 个别患者偶有轻微腹泻，停药后可自行消失。禁忌 孕妇禁用。注意 服药期间忌食辛辣、生冷、油腻食物。医保 乙类。

白带丸

组成 黄柏(酒炒)、椿皮、白芍、当归、香附(醋制)。功能主治 清热、除湿、止带。用于湿热下注所致的带下病，症见带下量多、色黄、有味。用法 口服：一次6g，一日2次。禁忌 尚不明确。注意 忌辛辣、生冷、油腻食物；伴有赤带者，应去医院就诊；少女、孕妇、绝经后患者应在医师指导下服用。医保 乙类。

妇炎平胶囊

组成 苦参、蛇床子、苦木、珍珠层粉、冰片、枯矾、薄荷脑、硼酸、盐酸小檗碱。功能主治 清热解毒，燥湿止带，杀虫止痒。用于湿热下注，带脉失约，赤白带下，阴痒阴肿，以及滴虫、霉菌、细菌引起的阴道炎、外阴炎。用法 外用，临睡前洗净阴部，置胶囊于阴道内，一次2粒，一日1次。注意 该品为外用药，不可内服。医保 乙类。

固经丸

组成 黄柏(盐炒)、黄芩(酒炒)、椿皮(炒)、香附(醋制)、白芍(炒)龟甲(制)。功能主治 滋阴清热，固经止带。用于阴虚血热，月经先期，经血量多，色紫黑，白带量多。用法 口服。一次6g，一日2次。禁忌 尚不明确。注意 脾虚便溏者应在医师指导下服用；平时月经正常，突然出现月经过少，或经期错后，或阴道不规则出血者应去医院就诊；忌辛辣、生冷食物；

感冒发热患者不宜服用。医保 乙类。

宫炎康颗粒

组成 当归、赤芍、北败酱、香附(醋制)、炮姜、泽兰、川芎、红花、柴胡、海藻、车前子(盐炙)、海藻、延胡索。功能主治 活血化瘀，解毒消肿。用于慢性盆腔炎。用法 开水冲服。一次 18g，一日 2 次。禁忌 孕妇禁用。医保 非医保。

扶正剂

艾附暖宫丸[基]

组成 艾叶(炭)、香附(醋制)、吴茱萸(制)、肉桂、当归、川芎、白芍(酒炒)、地黄、炙黄芪、续断。功能主治 理气养血，暖宫调经。用于血虚气滞、下焦虚寒所致的月经不调、痛经，症见经行后错、经量少而有血块、小腹疼痛、经行小腹冷痛喜热、腰膝酸痛。用法 口服：小蜜丸，一次 9g，大蜜丸，一次 1 丸，一日 2～3 次。禁忌 孕妇禁用。注意 平时月经正常，突然出现月经过少，或经期错后，或阴道不规则出血者应去医院就诊；经行有块伴腹痛拒按或胸胁胀痛者不宜用；治疗痛经，宜在经前 3～5 天开始服药，连服 1 周；如有生育要求应在医师指导下服用；感冒发热患者不宜服用；服药期间饮食宜清淡，忌食辛辣油腻之品。医保 甲类。

八珍益母丸(胶囊)[基]

组成 益母草、党参、白术(炒)、茯苓、甘草、当归、白芍(酒炒)、川芎、熟地黄。功能主治 益气养血，活血调经。用于气血两虚兼有血瘀所致的月经不调，症见月经周期错后、行经量少、淋漓不净、精神不振、肢体乏力。用法 口服：水蜜丸，一次 6g；小蜜丸，一次 9g；大蜜丸，一次 1 丸，一日 2 次；胶囊剂，一次 3 粒，一日 3 次。不良反应 偶有超敏反应，四肢、口唇、颈部出现大小不等紫红色的斑疹及水疱，局部轻度瘙痒，稍有全身不适。禁忌 孕妇、月经过多者禁用。注意 治疗气血不足导致的妇科病，有时需要长期服药；肝肾不足，阴虚血亏所致月经不调者不宜单用；服药期间出现其他妇科疾病时应去医院就诊；青春期少女及更年期妇女应在医师指导下服用；服药期间不宜吃生冷食物。医保 甲类。

乌鸡白凤丸[基](胶囊[基]、片[基])

组成 乌鸡(去毛、爪、肠)、鹿角胶、鳖甲(制)、牡蛎(煅)、桑螵蛸、人参、黄芪、当归、白芍、香附(醋制)、天冬、甘草、地黄、熟地黄、川芎、银柴胡、丹参、山药、芡实(炒)、鹿角霜。功能主治 补气养血，调经止带。用于气血两虚，身体瘦弱，腰膝酸软，月经量少、后错，带下。用法 口服：水蜜丸一次 6g，小蜜丸一次 9g，大蜜丸一次 1 丸；一日 2 次；胶囊剂，一次 2～3 粒，一日 3 次；片剂，一次 2 片，一日 2 次；颗粒剂，开水冲服，一次 2g，一日 2 次；口服液，一次 10ml，一日 2 次。不良反应 服用有引起过敏反应的报道。禁忌 孕妇忌用。注意 经行有块伴腹痛拒按或胸胁胀痛者不宜用；感冒时不宜服用；气滞血瘀或血热实证引起的月经不调或崩漏不宜用；服用该品时不宜同时服用藜芦、五灵脂、皂荚及其制剂；服药期间忌食辛辣生冷食物。医保 甲类（丸剂、胶囊剂、片剂）；乙类（颗粒剂、口服液）。

更年安片[基]

组成 地黄、泽泻、麦冬、熟地黄、玄参、茯苓、仙茅、磁石、牡丹皮、珍珠母、五味子、首乌藤、制何首乌、浮小麦、钩藤。功能主治 滋阴清热，除烦安神。用于肾阴虚所致的绝经前后诸证，症见潮热汗出、眩晕耳鸣、手足心热、失眠、烦躁不安；更年期综合征见上述证候者。用法 口服：片剂，一次6片，一日2～3次；胶囊剂，一次3粒，一日3次。注意 眩晕症状较重者，应去医院就诊；脾肾阳虚者不宜用；感冒时不宜用；服药期间忌辛辣、油腻食物。医保 甲类（片剂）；乙类（胶囊剂）。

安坤颗粒

组成 牡丹皮、栀子、当归、白术、白芍、茯苓、女贞子、墨旱莲、益母草。功能主治 滋阴清热，健脾养血。用于放环后引起的出血，月经提前、量多或月经紊乱、腰骶酸痛，下腹坠痛，心烦易怒，手足心热。用法 开水冲服：一次10g，一日2次。注意 忌食辛辣、生冷、油腻食物。医保 乙类。

产复康颗粒

组成 益母草、当归、人参、黄芪、何首乌、桃仁、蒲黄、熟地、香附（醋制）、昆布、白术、黑木耳。功能主治 补气养血，祛瘀生新。用于气虚血瘀所致的产后恶露不绝，症见产后出血过多，淋漓不净，神疲乏力，腰膝酸软。用法 开水冲服：一次20g，一日3次；5～7日为一疗程，产褥期可长期服用。禁忌 尚不明确；产后大出血禁用。注意 益气养血、祛瘀生新，血热证者忌用；若阴道出血时间长或量多应进一步查找出血原因，采取其他止血方法。医保 乙类。

定坤丹

组成 红参、鹿茸、西红花、鸡血藤、三七、白芍、熟地、当归、白术、枸杞子、黄芩、香附、茺蔚子、川芎、鹿角霜、阿胶、延胡索、红花、益母草、五灵脂、茯苓、柴胡、乌药、砂仁、杜仲、干姜、细辛、川牛膝、肉桂、炙甘草。功能主治 滋补气血，调经舒郁。用于气血两虚、气滞血瘀所致的月经不调、行经腹痛、崩漏下血、赤白带下、血晕血脱、产后诸虚、骨蒸潮热。用法 口服：一次半丸至一丸，一日2次。禁忌 孕妇慎用。注意 出现血晕血脱时，应中西医结合救治；青春期少女及更年期妇女应在医师指导下服用；伤风感冒时停服；服药期间饮食宜清淡，忌生冷、油腻及刺激性食物；崩漏患者用药后症状不减者，应请医生诊治。医保 乙类。

坤泰胶囊

组成 熟地黄、黄芩、白芍、阿胶、茯苓。功能主治 滋阴清热，安神除烦。用于绝经期前后诸证，阴虚火旺者，症见潮热面红、自汗盗汗，心烦不宁，失眠多梦，头晕耳鸣，腰膝酸软，手足心热；妇女卵巢功能衰退、更年期综合征见上述表现者。用法 口服：一次4粒，一日3次，2～4周为一疗程，或遵医嘱。不良反应 偶见服药后腹胀、胃痛；可改为饭后服药或停药处理。禁忌 阳虚体质者忌用。注意 忌食辛辣、少进油腻；不宜与感冒药同时服用。医保 乙类。

女金丸（胶囊、片）

组成 鹿角霜、砂仁、赤石脂（煅）、陈皮、茯苓、白薇、熟地、甘草、当归、白芍、阿胶、党参、白术（炒）、益母草、牡丹皮、没药（制）、延胡索（醋制）、川芎、香附（醋制）、肉桂、藁本、白芷、黄芩。功能主治 益气养血，理气活血，止痛。用于气血两虚、气滞血瘀所致的月经不调，症见月经提前、月经错后、月经量多、神疲乏力、经水淋漓不净、行经腹痛。用法 口服：丸剂，水蜜丸一次5g，大蜜丸一次1丸，一日2次；胶囊剂，一次3粒，一日2次，一个月为一疗程；片剂，一次4片，一日3次。禁忌 孕妇慎用。注意 经行有块伴腹痛拒按或胸胁胀痛者不宜用；治疗痛经，宜在经前3～5天开始服药，连服1周；如有生育要求应在医师指导下服用；湿热蕴结、阴虚火旺所致月经失调者不宜使用；月经量多者，服药后经量不减，应请医生诊治；服药期间忌食寒凉之品。医保 乙类。

千金止带丸

组成 党参、白术（炒）、当归、白芍、川芎、香附（醋制）、木香、砂仁、小茴香（盐炒）、延胡索（醋制）、杜仲（盐炒）、续断、补骨脂（盐炒）、青黛、鸡冠花、椿皮（炒）、牡蛎（煅）。功能主治 健脾补肾，调经止带。用于脾肾两虚所致的月经不调、带下病，症见月经先后不定期、量多或淋漓不净、色淡无块，或带下量多、色白清稀、神疲乏力、腰膝痿软。用法 口服：水丸，一次6～9g，一日2～3次；大蜜丸，一次1丸，一日2次。禁忌 肝郁血瘀证、湿热证、热毒证者忌用。注意 感冒时不宜服用该品；少女、孕妇、绝经后患者应在医师指导下服用；伴有赤带者，应去医院就诊。医保 乙类。

调经促孕丸

组成 鹿茸（去毛）、淫羊藿（炙）、仙茅、续断、桑寄生、菟丝子、枸杞子、覆盆子、山药、莲子（去心）、茯苓、黄芪、白芍、酸枣仁（炒）、丹参、赤芍、鸡血藤、钩藤。功能主治 温肾健脾，活血调经。用于脾肾阳虚，瘀血阻滞所致的月经不调、闭经、痛经、不孕，症见经期后错，经水量少，有血块，行经小腹冷痛，经水日久不行，久不受孕，腰膝冷痛。用法 口服：一次5g（50丸），一日2次，自月经周期第5天起连服20天；无周期者每月连服20天，连服3个月或遵医嘱。禁忌 孕妇慎用。注意 服药期间禁食生冷、辛辣、油腻之品；阴虚火旺，月经过多者不宜服用。医保 非医保。

安坤赞育丸

组成 香附（醋制）、鹿茸、阿胶、紫河车、白芍、当归、牛膝、川牛膝、北沙参、没药(醋制)、天冬、补骨脂(盐制)、龙眼肉、茯苓、黄柏、龟甲、锁阳、杜仲(盐制)、秦艽、鳖甲(醋制)、艾叶(炭)、白薇、延胡索(醋制)、山茱萸(酒制)、红花、川芎、乳香(醋制)、枸杞子等。功能主治 益气养血，调补肝肾。用气血两虚、肝肾不足所致的月经不调、崩漏、带下病，症见月经量少、淋漓不尽、月经错后、神疲乏力、腰膝痿软、白带量多。用法 口服。一次 1 丸，一日 2 次。禁忌 孕妇慎用。注意 服药期间忌辛辣生冷食物；服用前应除去蜡皮、塑料球壳；该品可嚼服，也可整份吞服。医保 乙类。

鹿胎颗粒

组成 红参、当归、益母草、熟地、香附(醋制)、龟甲(醋制)、地骨皮、延胡索(醋制)、莱菔子(炒)、白术(麸炒)、阿胶、肉桂、木香、丹参、赤芍、甘草、小茴香(盐炙)续断、蒲黄、鹿胎。功能主治 补气养血，调经散寒。用于气血不足，虚弱羸瘦，月经不调，行经腹痛，寒湿带下。用法 口服，一次 1 袋，一日 2 次，一个月为一疗程。禁忌 孕妇慎用；糖尿病患者禁服。注意 月经量多、口干便燥，带下色黄或黏腻者不宜选用；感冒时不宜服用。医保 非医保。

调经益灵片

组成 当归、香附、地骨皮、人参、白芍、艾叶(炭)、牡丹皮、鳖甲、白术、川芎、茯苓、黄芪、青蒿。功能主治 调经养血，开郁舒气。用于妇女血虚气滞，腰膝酸痛，月经不调。用法 口服。每晚睡前服 8 片或早晚各服 4 片。禁忌 孕妇慎用。注意 感冒时不宜服用本药；月经过多者不宜服用本药。医保 非医保。

消肿散结剂

乳癖消片(胶囊、颗粒、片)[基]

组成 鹿角、蒲公英、昆布、天花粉、鸡血藤、三七、赤芍、海藻、漏芦、木香、玄参、牡丹皮、夏枯草、连翘、红花。功能主治 软坚散结，活血消痈，清热解毒。用于痰热互结所致的乳癖、乳痈，症见乳房结节、数目不等、大小形态不一、质地柔软，或产后乳房结块、红热疼痛；乳腺增生，乳腺炎早期见上述证候者。用法 口服：颗粒剂，开水冲服，一次 8g，一日 3 次；胶囊剂，一次 5～6 粒，一日 3 次；片剂，小片一次 5～6 片，大片一次 3 片，一日 3 次。不良反应 有出现水肿，伴全身不适感和胸闷不良反应的报道。禁忌 孕妇慎用。注意 乳痈化脓者慎用；乳痈患者应保持乳汁通畅；忌辛辣、油腻、海鲜等食品；保持心情舒畅。医保 甲类。

宫瘤宁片[基]

组成 海藻、三棱、蛇莓、石见穿、半枝莲、拳参、党参、山药等。功能主治 软坚散结，活血化瘀，扶正固本。用于子宫肌瘤(肌壁间、浆膜下)气滞血瘀证，症见经期延长，经量过多，经色紫黯有块，小腹或乳房胀痛等。用法 口服：一次 6 片，一日 3 次，3 个月经周期为一疗程。不良反应 偶见服药初期胃脘不适。禁忌 孕妇忌用。注意 女性月经期间应暂停服用。医保 乙类。

宫瘤清颗粒(胶囊、片)

组成 熟大黄、土鳖虫、水蛭、桃仁、蒲黄、黄芩、枳实、牡蛎、地黄、白芍、甘草。功能主治 活血逐瘀,消癥破积,养血清热。用于瘀血内停所致的妇女癥瘕,症见小腹胀痛、经色紫暗有块、经行不爽,以及子宫壁间肌瘤及浆膜下肌瘤见上述证候者。用法 开水冲服:一次 10g,一日 3 次;胶囊剂,一次 3 粒,一日 3 次;片剂,一次 3 片,一日 3 次;或遵医嘱。禁忌 孕妇慎服。注意 调和情志,保持心情舒畅;经期及经后 3 天停服;忌食生冷、肥腻、辛辣之品。医保 乙类。

乳核散结胶囊(片)

组成 柴胡、当归、黄芪、郁金、山慈菇、漏芦、昆布、海藻、淫羊藿、鹿衔草。功能主治 疏肝解郁,软坚散结,理气活血。用于肝郁气滞、痰瘀互结所致的乳癖,症见乳房肿块或结节、数目不等、大小不一、质软或中等硬,或乳房胀痛、经前疼痛加剧,乳腺增生病见上述证候者以及乳腺纤维腺瘤和男性乳房发育等。用法 口服:胶囊剂,一次 4 粒;片剂,一次 4 片;一日 3 次。注意 孕妇慎用;保持心情舒畅;该品含昆布、海藻等碘含物,甲亢患者慎服;该品所含山慈菇有小毒,过服、久服可引起胃肠道不适等不良反应;月经期间,停止服用。医保 乙类。

乳康丸(颗粒、胶囊、片)

组成 黄芪、丹参、夏枯草、海藻、牡蛎、瓜蒌、玄参、三棱、莪术、乳香、没药、浙贝母、天冬、白术、鸡内金(炒)。功能主治 疏肝解郁,理气止痛,破血消瘀,消积化痰,软坚散结,补气健脾。用于肝郁气滞、痰瘀互结所致的乳癖,症见乳房肿块或结节、数目不等、大小形态不一、质地软或中等硬、或经前胀痛,乳腺增生病见上述证候者。用法 饭后口服:丸剂,一次 0.5～0.75g,一日 2 次;颗粒剂,开水冲服,一次 1 袋,一日 2 次;胶囊剂,一次 3～5粒,一日 3 次;片剂,一次 2～3 片,一日 3 次;20 天为一个疗程,间隔 5～7 天,继续第 2 个疗程,亦可连续服用。不良反应 极少数患者服药后有轻度恶心、腹泻、月经期提前、量多及轻微药疹,一般停药后可自愈。禁忌 孕妇慎用。注意 忌食生冷、肥腻、辛辣之品;女性患者宜在月经来潮前 10～15 天开始服用;胃弱者慎用;保持心情舒畅。医保 乙类。

乳块消颗粒(胶囊、片)

组成 橘叶、丹参、皂角刺、王不留行、川楝子、地龙。功能主治 疏肝理气,活血化瘀,消散肿块。用于肝气郁结、气滞血瘀所致乳腺增生、乳房胀痛。用法 口服:颗粒剂,一次 10g,一日 3 次;胶囊剂:一次 4～6 粒,一日 3 次;片剂:一次 4～6 片,一日 3 次。禁忌 孕妇慎用。注意 保持心情舒畅;服药期间应当定期到医院检查。医保 乙类。

乳宁颗粒

组成 柴胡、当归、香附（醋制）、丹参、白芍（炒）、王不留行、赤芍、白术（炒）、茯苓、青皮、陈皮、薄荷。功能主治 疏肝养血，理气解郁。用于肝气郁结所致的乳癖，症见经前乳房胀痛、两胁胀痛、乳房结节、经前疼痛加重，乳腺增生见上述证候者。用法 开水冲服：一次 15g，一日 3 次；20 天为一疗程，或遵医嘱。禁忌 孕妇慎用。注意 忌食辛辣、生冷、油腻食物。医保 乙类。

乳疾灵颗粒

组成 柴胡、香附（醋制）、青皮、赤芍、丹参、鸡血藤、王不留行（炒）、牡蛎、昆布、海藻、菟丝子、淫羊藿。功能主治 疏肝活血，祛痰软坚。用于肝郁气滞、痰瘀互结所致的乳癖，症见乳房肿块或结节、数目不等、大小不一、质软或中等硬、或经前疼痛；乳腺增生病见上述证候者。用法 开水冲服：一次 1～2 袋，一日 3 次，小儿酌减。禁忌 孕妇慎用。注意 保持心情舒畅；服药期间应定期到医院检查。医保 非医保。

乳安胶囊

组成 牡蛎、黄芪、三棱、麦芽、丹参、天冬、没药、淫羊藿、白术、海藻、柴胡、莪术、鸡内金、青皮、乳香。功能主治 理气化瘀，软坚散结。用于乳癖属气滞血瘀证者。用法 口服：一次 5～8 粒，一日 2 次。禁忌 孕妇慎用。注意 忌食辛辣刺激、生冷、油腻食物。医保 非医保。

外用药

洁尔阴洗液[基]

组成 蛇床子、艾叶、独活、石菖蒲、苍术、薄荷、黄柏、黄芩、苦参、地肤子、茵陈、土荆皮、栀子、山银花。功能主治 清热燥湿，杀虫止痒。主要用于妇女湿热带下。症见阴部瘙痒红肿，带下量多，色黄或如豆渣状，口苦口干，尿黄便结。适用于霉菌性、滴虫性阴道炎见上述症状者；还可用于湿疹（湿热型）、接触性皮炎（热毒夹湿型）、体股癣（风湿热型）等皮肤病。用法 外阴、阴道炎：用 10％浓度洗液（即取本品 10ml 加温开水至 100ml 混匀），擦洗外阴，用冲洗器将 10％的洁尔阴洗液送至阴道深部冲洗阴道，一日 1 次，7 天为一疗程；接触性皮炎、湿疹：用 3％浓度洗液（即取本品 3ml 加冷开水至 100ml 混匀）湿敷患处，皮损轻者一日 2～3 次，每次 30～60 分钟，无溃破者，可直接用原液涂擦，一日 3～4 次，7 天为一疗程。体股癣：用 50％浓度洗液（即取本品 50ml 加冷开水至 100ml 混匀）涂擦患处，一日 3 次，21 天为一疗程。不良反应 个别患者皮损处出现皮肤潮红加重、刺痛等。禁忌 经期、孕期妇女禁用。注意 本品为外用药，禁止内服；严格按说明书要求使用，不可随意提高浓度；未婚或绝经后患者，应在医师指导下使用；外阴白色病变、糖尿病所致的瘙痒不宜使用；治疗期间忌房事，配偶如有感染应同时治疗；带下伴血性分泌物，或伴有尿频、尿急、尿痛者，应去医院就诊；若使用中出现刺痛，皮肤潮红加重，暂停使用；带下量多用药 7 天，湿疹及体股癣用药 2 周症状无缓解，应去医院就诊；外阴、肛门等处勿直接用原液涂擦；切勿接触眼睛、口腔等黏膜处。皮肤破溃处禁用；对本品过敏者禁用，过敏体质者慎用。医保 非医保。

保妇康栓(泡沫剂)

组成 莪术油、冰片。功能主治 行气破瘀，生肌止痛。用于湿热瘀滞所致的带下病，症见带下量多、色黄，时有阴部瘙痒；霉菌性阴道炎、老年性阴道炎、宫颈糜烂见上述证候者。用法 外用：栓剂，洗净外阴部，将栓剂塞入阴道深部，至少一中指深，或在医生的指导下用药，每晚 1 粒，7～8 天为一疗程，重症每天用药 2 粒；气雾剂，使用前先装上导管，振摇均匀，倒置容器，将导管轻轻插入阴道约 7cm，揿压阀门，以泡沫刚好溢出阴道口为准。不良反应 有个别老年阴道炎患者用药后出现发热，减药或停药后自行消失。禁忌 妊娠 12 周内禁用。注意 该品用于湿热瘀阻证，脾肾阳虚所致带下慎用；月经期前至经净 3 天内停用；切忌内服；服药期间饮食宜清淡，忌食辛辣厚味之品。医保 乙类。

苦参软膏

组成 苦参总碱。功能主治 清热燥湿，杀虫止痒。用于霉菌性阴道炎和滴虫性阴道炎湿热下注证所致的带下、阴痒，症见带下量多，质稠如豆腐渣样或黄色泡沫样，其气腥臭，阴道潮红、肿胀，外阴瘙痒，甚则痒痛，尿频急、涩、痛，口苦黏腻，大便秘结或溏而不爽，小便黄赤等。用法 阴道用药：每晚一支，将软膏轻轻挤入阴道深处，连用 7 日为一疗程，或遵医嘱。不良反应 偶有胸闷、头晕、恶心等不良反应发生，一般静卧休息即可缓解。禁忌 孕妇禁用。注意 过敏体质者慎用；使用次日如有棕黄色或黄色分泌物自阴道排出，为正常现象；月经期不宜使用。医保 乙类。

洁肤净洗剂

组成 黄柏、苦参、蛇床子、百部、地肤子、土茯苓、黄芪、当归、赤芍、大青叶、苍术、花椒、苯甲酸钠等。功能主治 清热燥湿，杀虫止痒。用于治疗湿热下注所致的阴痒、带下，症见阴部瘙痒，带下量多，色黄有味等；也适用于非特异性外阴炎、滴虫性阴道炎、念珠菌性阴道炎见上述症状者。用法 外用：非特异性外阴炎，取该品 10ml，加温开水至 50ml，混匀，擦洗外阴 3～5 分钟，一日 2 次，7 天为一疗程；滴虫性阴道炎，取该品 10ml，加温开水至 50ml，混匀，送至阴道深部反复冲洗阴道壁，并使药液在阴道内保留 3～5 分钟，一日 2 次，7 天为一疗程。注意 该品为外用药，不可内服；妇女月经期间不宜使用；请摇匀后使用。医保 非医保。禁忌 孕妇禁用。

红核妇洁洗液

组成 山楂核干馏液。功能主治 解毒祛湿，杀虫止痒。用于湿毒下注所致的阴痒、带下病，症见带下量多、色黄味臭、阴部瘙痒；霉菌性阴道炎和细菌性阴道病见上述证候者。用法 外用：用药前用水清洗阴部后擦干，取10ml于稀释瓶中，加温开水至100ml，摇匀，用稀释后的药液冲洗外阴和阴道，一日2次，连用7天，重症患者用药应遵医嘱。禁忌 尚不明确。注意 该品用于湿毒下注证，脾肾阳虚所致带下慎用；月经期前至经净3天内停用，切忌内服；注意保持冲洗器的清洁；服药期间饮食宜清淡，忌食辛辣油腻之品。医保 非医保。

止带消糜栓

组成 苦杏仁、白矾、蜂蜜。功能主治 除湿解毒，杀虫止痒。用于带下量多，宫颈糜烂。用法 睡觉前洗净阴部，将栓剂塞入阴道深部，一次1粒，两日1次。不良反应 少数病例可出现外阴辣感等症状，停药后可自行消失或对症处理。禁忌 孕妇禁用。注意 妇女月经期不能使用。医保 非医保。

阴痒康洗剂

组成 苦参、蛇床子、黄柏、花椒、白芍。功能主治 清热燥湿，杀虫止痒。用于白带增多，外阴瘙痒。用法 将药液用温开水稀释成5％～10％浓度，坐浴20分钟，每晚1次，5次为一疗程。禁忌 孕妇禁用。注意 妇女月经期不能使用；外阴白色病变，糖尿病所致的瘙痒不宜使用；皮肤破溃处禁用，切勿接触眼睛、口腔等黏膜处；带下伴血性分泌物，或伴有尿频、尿急、尿痛者，应去医院就诊。在治疗期间忌房室，配偶如有感染应同时治疗。医保 非医保。

康妇消炎栓

组成 苦参、败酱草、紫花地丁、穿心莲、蒲公英、猪胆粉、紫草、芦荟。功能主治 清热解毒，利湿散结，杀虫止痒。用于湿热，湿毒所致的带下病、阴痒、阴浊，症见小腹胀痛或腰骶胀痛，带下量多，色黄，阴部瘙痒，或有低热，神疲乏力，便干或溏而不爽，小便黄；盆腔炎、附件炎、阴道炎见上述证候者。用法 直肠给药：一次1粒，一日1～2次。医保 乙类。禁忌 尚不明确。

治糜灵栓

组成 黄柏、苦参、儿茶、枯矾、冰片。功能主治 清热解毒，燥湿收敛。用于湿热下注所致带下病，症见带下量多、色黄质稠、有臭味，或有大便干燥；细菌性阴道病、滴虫性阴道炎、宫颈糜烂见上述证候者。用法 外用：每次1枚，隔一天上药一次，睡前用1∶5000高锰酸钾溶液清洗外阴部，然后用手将栓剂纳入阴道顶端，10天为一疗程。禁忌 孕妇忌用。注意 寒湿带下者慎用；忌食生冷、辛辣、厚味之品。医保 乙类。

儿科用药

解表剂

抗感颗粒

组成 金银花、赤芍、绵马贯众。功能主治 清热解毒。用于外感风热引起的感冒，症见发热、头痛、鼻塞、喷嚏、咽痛、全身乏力、酸痛。用法 开水冲服，一次 10g，一日 3 次，小儿酌减或遵医嘱。注意 孕妇慎服；风寒感冒者不适用；不宜在服药期间服用滋补性中药；发热体温超过 38.5℃者，应去医院就诊；忌烟、酒及辛辣、油腻食物。医保 非医保。

小儿双金清热口服液

组成 金银花、蒲公英、大青叶、板蓝根、赤芍、柴胡、秦艽、荆芥、淡竹叶、莱菔子、桔梗、苦杏仁、僵蚕、广藿香、石菖蒲、郁金。功能主治 疏风化湿，解毒清热。用于小儿外感发热初期，症见低热、咳嗽、咽红。用法 口服。一次10～20ml，一日 3 次。注意 风寒感冒不适用，表现为发热畏冷、肢冷、流涕、咽不红；脾虚易腹泻者慎服；婴幼儿及糖尿病患儿应在医师指导下服用。医保 非医保。

小儿柴桂退热颗粒(口服液)

组成 柴胡、桂枝、葛根、浮萍、黄芩、白芍、蝉蜕。功能主治 发汗解表，清里退热。用于外感发热，证见发热、头身痛、流涕、口渴、咽红、溲黄、便干等。用法 开水冲服：1 岁以内一次 2.5g；1～3 岁一次 5g；4～6 岁一次 7.5g；7～14岁一次 10g；口服液，1 岁以内一次 5ml；1～3 岁一次 10ml；4～6 岁一次 15ml；7～14 岁一次 20ml；一日 4 次，3 天为一疗程。不良反应 偶见胃肠反应。注意 服药期间饮食宜清淡，忌食辛辣、油腻、鱼腥食物，以免加重病情。医保 乙类。

小儿双清颗粒

组成 人工牛黄、羚羊角、水牛角浓缩粉、厚朴、板蓝根、连翘、拳参、石膏、莱菔子(炒)、荆芥穗、薄荷脑、冰片。功能主治 清热解毒，表里双解。用于小儿外感属表里俱热，证见发热，流涕，咽红，口渴，便干，溲赤，舌红，苔黄者，急性上呼吸道感染见上述证候者。用法 开水冲服：周岁以内小儿一次 1～2g；1～3 岁一次 2～3g；4～6 岁一次 3～4g；7 岁以上一次 4～5g；一日 3 次；重症者于服药后 2 小时加服一次。禁忌 风寒感冒者禁用。注意 忌食辛辣、生冷、油腻食物；婴儿及糖尿病患儿应在医师指导下服用；高热者 38.5℃以上及重症患者应及时去医院就诊；脾虚易腹泻者慎服。医保 乙类。

小儿感冒片(颗粒)

组成 羌活、防风、苍术、川芎。功能主治 发汗解肌，清热透表。用于脏腑积热引起的发热怕冷，肌表无汗，头痛口渴，鼻塞咳嗽。用法 口服：周岁以内一次1～2片，一日2次；1～3岁一次2～3片，一日2次；3岁以上一次3～5片；一日2次。注意 忌食辛辣、生冷、油腻食物；该品适用于小儿肺胃积热、外感风寒之感冒轻症，若见高热者应及时去医院就诊；脾虚易腹泻者慎服。医保 乙类。

小儿宝泰康颗粒

组成 连翘、地黄、滇柴胡、玄参、桑叶、浙贝母、蒲公英、南板蓝根、滇紫草、桔梗、莱菔子、甘草。功能主治 解表清热，止咳化痰。用于小儿风热外感，证见发热、流涕、咳嗽。用法 温开水冲服：1岁以下每次2.6g，1～3岁每次4g，3～12岁每次8g，一日3次。禁忌 糖尿病患儿禁服。注意 忌食辛辣、生冷、油腻食物；风寒感冒、高热、恶寒、咳喘者不宜服用；婴儿应在医师指导下服用；脾虚易腹泻者慎服。医保 乙类。

小儿热速清颗粒(口服液)

组成 柴胡、黄芩、板蓝根、葛根、金银花、水牛角、连翘、大黄。功能主治 清热，解毒，利咽。用于风热感冒，发热头痛，咽喉红肿，鼻塞流黄涕，咳嗽，便秘。用法 口服：颗粒剂，开水冲服，1岁以内一次0.5～1g；1～3岁一次1～2g；3～7岁一次2～3g；7～12岁一次3～4g，一日3～4次；口服液：1岁以内一次2.5～5ml；1～3岁一次5～10ml；3～7岁一次10～15ml；7～12岁一次15～20ml；一日3～4次。禁忌 风寒感冒，大便次数多者忌用。注意 该品用于风热感冒，风寒感冒或脾虚、大便稀薄者慎用；服药期间忌食生冷、油腻、辛辣食物；使用该品4小时后热仍不退者，可酌情增加剂量；若高热持续不退者应去医院。医保 乙类。

小儿豉翘清热颗粒

组成 连翘、淡豆豉、薄荷、荆芥、栀子(炒)、大黄、青蒿、赤芍、槟榔、厚朴、黄芩、半夏、柴胡、甘草。功能主治 疏风解表，清热导滞。用于小儿风热感冒挟滞证，症见发热咳嗽，鼻塞流涕，咽红肿痛，纳呆口渴，脘腹胀满，便秘或大便酸臭，溲黄。用法 开水冲服：6个月至1岁一次1～2g；1～3岁一次2～3g；4～6岁一次3～4g；7～9岁一次4～5g；10岁以上一次6g；一日3次。医保 乙类。

小儿金丹片

组成 朱砂、橘红、川贝母、胆南星、玄参、葛根、牛蒡子、薄荷脑、荆芥穗、西河柳、羌活、防风、大青叶、地黄、赤芍、冰片、清半夏、前胡、桔梗、钩藤、天麻、水牛角、羚羊角、木通、枳壳、甘草。功能主治 祛风化痰，清热解毒。用于外感风热，痰火内盛所致的感冒，症见发热、头痛、咳嗽、气喘、咽喉肿痛、呕吐及高热惊风。用法 口服：周岁一次0.6g，周岁以下酌减，一日3

次。禁忌 肺肾阴虚慢喉痹者不宜；脾虚肝旺慢脾风及阴虚风动者忌用。注意 该品含有清热镇静药，小儿脾胃虚弱者慎用；需要应用者，不可久用，中病即止；该品含有朱砂，不宜久服、过量服用；饮食宜清淡，忌食辛辣、油腻之品。医保 乙类。

小儿百寿丸

组成 钩藤、僵蚕（麸炒）、胆南星（酒制）、天竺黄、桔梗、木香、砂仁、陈皮、苍术（制）、茯苓、山楂（炒）、六神曲（麸炒）、麦芽（炒）、薄荷、滑石、甘草、朱砂、牛黄。功能主治 清热散风，消食化滞、镇惊熄风、化痰止咳。用于小儿外感风热、发热头痛、消化不良、停食停乳、厌食嗳气、咳嗽痰多、内热惊风。用法 口服：一次 1 丸，一日 2 次，周岁以内小儿酌减。注意 该品处方中含朱砂，不宜过量久服，肝肾功能不全者慎用。医保 非医保。

清热剂

健儿清解液

组成 金银花、菊花、连翘、山楂、苦杏仁、陈皮。功能主治 清热解毒，消滞和胃。用于咳嗽咽痛，食欲不振，脘腹胀满。用法 口服：一次 10～15ml；婴儿一次 4ml，5 岁以内一次 8ml，6 岁以上酌加，一日 3 次。注意 忌食生冷、辛辣食物；服本药时不宜同时服用滋补性中成药；脾胃虚弱、大便次数多者慎用；6 岁以上儿童可在医师指导下加量服用。医保 乙类。

小儿咽扁颗粒

组成 金银花、射干、金果榄、桔梗、玄参、麦冬、人工牛黄、冰片。功能主治 清热利咽，解毒止痛。用于小儿肺卫热盛所致的喉痹、乳蛾，症见咽喉肿痛、咳嗽痰盛、口舌糜烂、急性咽炎；急性扁桃腺炎见上述证候者。用法 开水冲服：1～2 岁一次 4g 或 2g（无蔗糖），一日 2 次；3～5 岁一次 4g 或 2g（无蔗糖），一日 3 次；6～14 岁一次 8g 或 4g（无蔗糖），一日 2～3 次。禁忌 虚火乳蛾、喉痹者禁用。注意 婴儿应在医师指导下服用；急性喉炎不适用，症见犬吠样咳嗽应及时到医院就诊；风寒袭肺咳嗽不适用，症见发热恶寒、鼻流清涕、咳嗽痰白等；脾虚易腹泻者慎服；扁桃体有化脓或发热，体温超过 38.5℃的患者应去医院就诊；服药期间忌食辛辣、生冷、油腻食物；服药期间症状加剧、高热不退、呼吸困难时，应及时到医院诊治。医保 乙类。

小儿化毒散（胶囊）

组成 牛黄、珍珠、雄黄、大黄、黄连、甘草、天花粉、川贝母、赤芍、乳香（制）、没药（制）、冰片。功能主治 清热解毒，活血消肿。用于热毒内蕴、毒邪未尽所致的口疮肿痛、疮疡溃烂、烦躁口渴、大便秘结。用法 口服：散剂，一次 0.6g，一日 1～2 次；胶囊剂，一次 2 粒，一日 1～2 次；3 岁以内小儿酌减；外用：敷于患处。禁忌 肺胃阴虚火旺慢喉痹者忌用；虚火上炎的口疮忌用。注意 该品含有苦寒泄热之品，脾胃虚弱、体质弱者慎用；该品含有雄黄，不宜过量久服；服药期间饮食宜清淡。医保 乙类。

赛金化毒散

组成 乳香(制)、黄连、没药(制)、甘草、川贝母、赤芍、雄黄、冰片、天花粉、牛黄、大黄(酒炒)、珍珠。功能主治 清热解毒。用于小儿毒火内热、口疮、咽炎、咳嗽、便秘。用法 口服:1～3 岁一次 0.5g,一日 2 次;周岁以下酌减。注意 该品处方中含雄黄,不宜过量久服,肝肾功能不全者慎用。医保 非医保。

牛黄千金散

组成 全蝎、僵蚕(炙)、人工牛黄、朱砂、冰片、黄连、胆南星、天麻、甘草。功能主治 清热解毒,镇痉定惊。用于小儿惊风高热,手足抽搐,痰涎壅盛,神昏谵语。用法 口服:一次 1～1.5 瓶,一日 2～3 次;3 岁以内儿童酌减。注意 忌辛辣刺激食物;该品处方中含有朱砂,不宜过量久服,肝肾功能不全者慎用。医保 非医保。

牛黄清宫丸

组成 人工牛黄、麦冬、黄芩、莲子心、天花粉、甘草、大黄、栀子、地黄、连翘、郁金、玄参、雄黄、水牛角浓缩粉、朱砂、冰片、金银花、人工麝香。功能主治 清热解毒、镇惊安神,止渴除烦。用于身热烦躁,昏迷不醒,舌赤唇干,谵语狂躁,头痛眩晕,惊悸不安,小儿急热惊风。用法 口服。一次 1 丸,一日 2 次。禁忌 孕妇禁用。医保 非医保。

止泻剂

小儿泻速停颗粒

组成 地锦草、儿茶、乌梅、焦山楂、茯苓、白芍、甘草。功能主治 清热利湿,健脾止泻,缓急止痛。用于小儿湿热壅遏大肠所致的泄泻,症见大便稀薄如水样、腹痛、纳差;小儿秋季腹泻及迁延性、慢性腹泻见上述证候者。用法 口服:6 个月以下一次 1.5～3g;6 个月至 1 岁以内一次 3～6g;1～3 岁一次 6～9g;3～7 岁一次 10～15g;7～12 岁一次 15～20g,一日 3～4 次,或遵医嘱。禁忌 虚寒泄泻者忌用。注意 该品适用于湿热泄泻;如病情较重,或服用 1～2 天后疗效不佳者,可酌情增加剂量;有脱水者,可口服或静脉补液;饮食宜清淡,忌食生冷、油腻、辛辣食物;腹泻严重,有较明显脱水表现者应及时就医。医保 乙类。

幼泻宁颗粒

组成 白术(焦)、炮姜、车前草。功能主治 健脾化湿,温中止泻。用于脾胃虚寒所致的泄泻、消化不良。用法 口服:1 至 6 个月婴儿,一次 3～6g;6 个月至 1 岁,一次 6g;1～6 岁,一次 12g;一日 3 次。禁忌 湿热蕴结、积滞胃肠或久泻伤阴者忌用。注意 服药期间饮食宜清淡,忌食辛辣、油腻食品;急性肠胃炎患者应在医师指导下服用;若久泻不止,亡津脱水者,应及时送医院诊治。医保 非医保。

苍苓止泻口服液

组成 苍术、茯苓、金银花、柴胡、葛根、黄芩、马鞭草、金樱子、土木香、槟榔、甘草。功能主治 清热除湿，运脾止泻。用于湿热所致的小儿泄泻，症见水样或蛋花样粪便，或挟有黏液，不发热或发热，腹胀，舌红苔黄等，以及小儿轮状病毒性肠炎见于以上症状者。用法 饭前口服：6 个月以下，一次 5ml；6 个月至 1 岁，一次 5～8ml；1～4 岁，一次 8～10ml；4 岁以上，一次 10～20ml；一日 3 次，3 日为一疗程；或遵医嘱。不良反应 偶见呕吐。注意 脱水及病重患儿注意补液等综合治疗。医保 乙类（限儿童）。

消导剂

健儿消食口服液

组成 黄芪、白术（麸炒）、陈皮、麦冬、黄芩、山楂（炒）、莱菔子（炒）。功能主治 健脾益胃，理气消食。用于小儿饮食不节损伤脾胃引起的纳呆食少，脘胀腹满、手足心热、自汗乏力、大便不调，以至厌食、恶食等症。用法 口服：3 岁以内一次 5～10ml，3 岁以上一次 10～20ml；一日 2 次，用时摇匀。注意 该品为健脾益胃，理气消食，实热积滞所设，若属胃阴不足者慎用；服药期间应调节饮食，纠正不良饮食习惯，建立有规律的生活制度。医保 乙类。

化积口服液

组成 茯苓（去皮）、海螵蛸、鸡内金（炒）、三棱（醋制）、莪术（醋制）、红花、槟榔、雷丸、鹤虱、使君子仁。功能主治 健脾导滞，化积除疳。用于脾胃虚弱所致的疳积，症见面黄肌瘦、腹胀腹痛、厌食或食欲不振、大便失调。用法 口服：1 岁以内，一次 5ml，一日 2 次；2～5 岁，一次 10ml，一日 2 次；5 岁以上，一次 10ml，一日 3 次；或遵医嘱。注意 忌食生冷油腻及不易消化的食物；婴儿及糖尿病患儿应在医师指导下服用；感冒时不宜服用；如腹胀腹痛较重，或长期厌食、体弱消瘦者应去医院就诊。医保 乙类（限儿童）。

肥儿丸

组成 肉豆蔻（煨）、木香、六神曲（炒）、麦芽（炒）、胡黄连、槟榔、使君子仁。功能主治 健胃消积，驱虫。用于小儿消化不良，虫积腹痛，面黄肌瘦，食少腹胀泄泻。用法 口服：一次 1～2 丸，一日 1～2 次，3 岁以内小儿酌减。注意 忌食生冷油腻。医保 非医保。

王氏保赤丸

组成 大黄、黄连、巴豆霜、川贝母、荸荠粉、天南星、朱砂等。功能主治 清热泻下，健脾，涤痰平喘。用于小儿乳滞疳积，痰厥惊风，喘咳痰鸣，乳食减少，吐泻发热，大便秘结，四时感冒以及脾胃虚弱，发育不良等症；也可用于成人肠胃不清，痰食阻滞见上述证候者。用法 口服：小乳儿可以在哺乳时将药丸置于乳头上，与乳汁一起服下；大孩子可放在柔软且易消化的食物中吃下；6 个月以内每次 5 粒；6 个月至 2 岁每增加一个月增加一粒；2～7 岁每增加半岁增加 5 粒；病轻者每日一次，重者每日 2～3 次。禁忌 孕妇及肝肾功能不全者禁用。注意 该品含有峻下冷积药巴豆霜，不宜与含有牵牛子的药物同服；该品有毒，不宜过服，也不宜少量久服。医保 乙类（限儿童）。

小儿消食片

组成 山楂、六神曲（炒）、麦芽（炒）、鸡内金（炒）、槟榔、陈皮。功能主治 消食化滞，健脾和胃。用于食滞肠胃所致积滞，症见食少、便秘、脘腹胀满、面黄肌瘦。用法 口服：1～3 岁一次 2～4 片，3～7 岁一次 4～6 片，一日 3 次；成年人一次 6～8 片，一日 3 次。不良反应 有报道 3 岁幼儿因过量服用出现腹部剧痛、面红目赤等不良反应。注意 脾胃虚弱，内无积滞者慎用；服药期间饮食宜清淡。医保 非医保。

一捻金

组成 大黄、牵牛子（炒）、槟榔、人参、朱砂。功能主治 消食导滞，祛痰通便。用于脾胃不和、痰食阻滞所致的积滞，症见停食停乳、腹胀便秘、痰盛喘咳。用法 口服：1 岁以内一次 0.3g，1～3 岁一次 0.6g，4～6 岁一次 1g，一日 1～2 次，或遵医嘱。禁忌 该品药力较猛，脾胃虚弱，内无痰湿积滞者忌用。注意 服药期间不宜过食生冷肥腻之物；该品中含有朱砂，不宜久服，肝肾功能不正常者慎用。医保 乙类（限儿童）。

小儿七星茶颗粒（口服液）

组成 薏苡仁、稻芽、山楂、淡竹叶、钩藤、蝉蜕、甘草。功能主治 定惊消滞。用于小儿消化不良，不思饮食，二便不畅，夜寐不安。用法 口服：颗粒剂，开水冲服，一次 3.5～7g，一日 3 次；口服液，一次 10～20ml，一日 2 次；婴儿酌减。注意 忌食生冷、油腻等不易消化的食品；治疗一周后症状未见改善者，应及时到医院咨询医师；如正在使用其他药物，使用该品前请咨询医师或药师。医保 乙类。

小儿香橘丸

组成 木香、陈皮、苍术（米泔炒）、白术（麸炒）、茯苓、甘草、白扁豆（去皮）、山药（麸炒）、莲子、薏苡仁（麸炒）、山楂（炒）、麦芽（炒）、六神曲（麸炒）、厚朴（姜制）、枳实（麸炒）、香附（醋制）、砂仁、半夏（制）、泽泻。功能主治 健脾和胃，消食止泻。用于脾虚湿滞所致的呕吐便泻、脾胃不和、身热腹胀、面黄肌瘦、不思饮食。用法 口服：一次 1 丸，一日 3 次；周岁以内小儿酌减。禁忌 风寒泻、暑湿泻以及胃阴不足厌食者忌用。注意 服药期间饮食宜清淡、易于消化，忌食生冷、油腻之品，以免伤脾生湿。医保 乙类。

化痰止咳平喘剂

小儿消积止咳口服液[基]

组成 山楂（炒）、槟榔、枳实、枇杷叶（蜜炙）、瓜蒌、莱菔子（炒）、葶苈子

(炒)、桔梗、连翘、蝉蜕。功能主治 清热肃肺，消积止咳。用于小儿饮食积滞、痰热蕴肺所致的咳嗽、夜间加重、喉间痰鸣、腹胀、口臭。用法 口服：1岁以内每次5ml，1～2岁每次10ml；3～4岁每次15ml；5岁以上每次20ml，一日3次，一疗程5天。禁忌 三个月以下婴儿禁用。注意 该品适用于饮食积滞、痰热蕴结所致的咳嗽，若属体质虚弱、肺气不足、肺虚久咳、大便溏薄者慎用；服药期间饮食宜清淡，忌食生冷、辛辣、油腻食品。医保 甲类。

小儿清热止咳口服液[兴]

组成 麻黄、苦杏仁(炒)、石膏、甘草、黄芩、板蓝根、北豆根。功能主治 清热宣肺，平喘，利咽。用于小儿外感风热所致的感冒，症见发热恶寒、咳嗽痰黄、气促喘息、口干音哑、咽喉肿痛。用法 口服：1～2岁一次3～5ml，3～5岁一次5～10ml，6～14岁一次10～15ml，一日3次。用时摇匀。注意 不宜在服药期间同时服用滋补性中药；该品用于风热感冒，风寒感冒者慎用；高血压、心脏病患儿慎用；糖尿病患儿、脾虚易腹泻者应在医师指导下服用；发热体温超过38.5℃的患者，应去医院就诊；咳喘加重应及时到医院就诊；如正在使用其他药品，使用该品前请咨询医师或药师。医保 乙类。

小儿肺热咳喘口服液[兴]

组成 麻黄、苦杏仁、石膏、甘草、金银花、连翘、知母、黄芩、板蓝根、麦冬、鱼腥草。功能主治 清热解毒，宣肺化痰。用于热邪犯于肺卫所致发热、汗出、微恶风寒、咳嗽、痰黄，或兼喘息、口干而渴。用法 口服：1～3岁一次10ml，一日3次；4～7岁一次10ml，一日4次；8～12岁每次20ml，一日3次，或遵医嘱。不良反应 大剂量服用可能有轻微胃肠不适反应。禁忌 风寒闭肺、内伤久咳者禁用。注意 服药期间饮食宜清淡，忌食辛辣、油腻、鱼腥食物；不宜在服药期间同时服用滋补性中药；风寒闭肺、内伤久咳者不适用；高血压、心脏病患儿慎用；脾虚易腹泻者应在医师指导下服用；发热体温超过38.5℃的患者，应去医院就诊。医保 非医保。

小儿咳喘灵颗粒(口服液)[兴]

组成 麻黄、金银花、苦杏仁、板蓝根、石膏、甘草、瓜蒌。功能主治 宣肺清热，止咳祛痰，平喘。用于小儿外感风热所致的感冒、咳喘，症见发热、恶风、微有汗出、咳嗽咳痰、咳喘气促；上呼吸道感染、支气管炎、肺炎见上述证候者。用法 口服：颗粒剂，开水冲服，2岁以内一次1g，3～4岁一次1.5g，5～7岁一次2g，一日3～4次；口服液，2岁以内一次5ml，3～4岁一次7.5ml，5～7岁一次10ml，一日3～4次。禁忌 风寒感冒、阴虚肺热咳喘者忌用。注意 服药期间忌食生冷、油腻、辛辣食品；避免同时服用滋补药品；高热喘憋者应及时到医院就诊；咳嗽久治不愈，或频咳伴吐，应去医院就诊。医保 乙类(颗粒剂)，非医保(口服液)。

金振口服液

组成 羚羊角、平贝母、大黄、黄芩、青礞石、石膏、人工牛黄、甘草。功能主治 清热解毒，祛痰止咳。用于小儿痰热蕴肺所致的发热、咳嗽、咳吐黄痰、咳吐不爽、舌质红、苔黄腻；小儿急性支气管炎见上述证候者。用法 口服：6个月至1岁，一次5ml，一日3次；2～3岁，一次10ml，一日2次；4～7岁，一次10ml，一日3次；8～14岁，一次15ml，一日3次；疗程5～7天，或遵医嘱。不良反应 偶见用药后便溏，停药后即可复常。禁忌 风寒咳嗽或体虚久咳者忌服。注意 不宜在服药期间同时服用滋补性中药；脾胃虚弱，大便稀溏者慎用；用药3天症状无缓解，应去医院就诊。医保 乙类。

珠珀猴枣散

组成 猴枣、珍珠、琥珀、双花、茯苓、薄荷、钩藤、防风、神曲、麦芽、天竺黄、梅片、甘草。功能主治 清热化痰，安神消积。主治小儿风热引起的发热，咳嗽痰鸣，不思饮食，烦躁易惊，舌质红，苔黄，脉浮数等症。用法 口服：用温开水和匀送服，或调和于粥、奶等食物中服食，百日内婴儿，一次0.1g，一日2～3次；百日以上1岁以下婴儿，一次0.1g，一日2～3次；1～4岁，一次服0.3g，一日2～3次；5岁以上，一次服0.45～0.6g，一日2～3次；平时每周服1～2次，可保护婴孩避免疾病，健康活泼；如遇天时不正，气候失常，更宜每日服食一次，以求达到预防流行时病的目的。注意 宜忌食生冷、油腻、煎炸、燥热等食物。医保 乙类(限小儿发热痰鸣)。

宝咳宁[共]

组成 紫苏叶、桑叶、前胡、浙贝母、麻黄、桔梗、制天南星、陈皮、苦杏仁(炒)、黄芩、青黛、天花粉、枳壳(麸炒)、山楂(炒)、甘草、人工牛黄。功能主治 清热解表，止嗽化痰。用于小儿外感风寒、内热停食引起的头痛身烧、咳嗽痰盛、气促作喘、咽喉肿痛、烦躁不安。用法 开水冲服：一次2.5g，一日2次；周岁以内小儿酌减。医保 非医保。

补益剂

醒脾养儿颗粒

组成 一点红、毛大丁草、山栀茶、蜘蛛香。功能主治 醒脾开胃，养血安神，固肠止泻。用于脾气虚所致的儿童厌食，腹泻便溏，烦燥盗汗，遗尿夜啼。用法 温开水冲服：1岁以内一次2g，一日2次；1～2岁一次4g，一日2次；3～6岁一次4g，一日3次；7～14岁一次6～8g，一日2次。禁忌 糖尿病患儿禁服。注意 忌食生冷油腻及不易消化的食物；婴儿应在医师指导下服用；长期厌食，体弱消瘦者，及腹胀重、腹泻次数增多者应去医院就诊。医保 乙类。

婴儿健脾颗粒(口服液)

组成 白扁豆(炒)、白术(炒)、鸡内金(炒)、山药(炒)、川贝母、木香、人工牛黄、碳酸氢钠。功能主治 健脾，消食，止泻。用于脾虚挟滞所致的泄泻，症见大便次数增多，质稀气臭、消化不良、面色不华、乳食少进、腹胀腹痛、睡眠不宁；婴儿非感染性腹泻见上述证候者。用法 口服：颗粒剂，开水冲服，周岁以内一次 1g，1～3 岁一次 4g，4～7 岁一次 8g；一日 2 次。口服液：6 个月以内一次 5ml，6 个月至 1 岁一次 10ml，1～2 岁一次 15ml；一日 3 次。禁忌 风寒泄泻、湿热泄泻忌用。注意 服药期间应注意调摄饮食，不宜食肥甘黏腻之品；感染性腹泻如肠炎、痢疾等疾病应立即去医院就诊；服药后若泄泻不止，出现小便短少、皮肤干燥、目眶及前囟凹陷等脱水征象者，应及时采取相应治疗措施；服药 2～3 天无症状缓解，应去医院就诊。医保 非医保。

龙牡壮骨颗粒

组成 党参、黄芪、山麦冬、醋龟甲、炒白术、山药、醋南五味子、龙骨、煅牡蛎、茯苓、大枣、甘草、乳酸钙、炒鸡内金、维生素 D、葡萄糖酸钙。功能主治 强筋壮骨，和胃健脾。用于治疗和预防小儿佝偻病、软骨病；对小儿多汗、夜惊、食欲不振、消化不良、发育迟缓也有治疗作用。用法 开水冲服：2 岁以下一次 5g 或 3g（无蔗糖）；2～7 岁一次 7.5g 或 4.5g（无蔗糖）；7 岁以上一次 10g 或 6g（无蔗糖），一日 3 次。禁忌 尚不明确。注意 忌辛辣、生冷、油腻食物；服药期间应多晒太阳，多食含钙及易消化食品；婴儿及糖尿病患儿应在医师指导下服用；感冒发热患者不宜服用；该品含维生素 D_2、乳酸钙、葡萄糖酸钙，请按推荐剂量服用，不可超量服用；服药 4 周症状无缓解，应去医院就诊。医保 非医保。

健脾生血颗粒（片）

组成 党参、茯苓、白术、甘草、黄芪、山药、炒鸡内金、龟甲（醋炙）、麦冬、醋南五味子、龙骨、煅牡蛎、大枣、硫酸亚铁。功能主治 健脾和胃，养血安神。用于脾胃虚弱、心脾两虚所致的血虚证，症见面色萎黄或㿠白、食少纳呆、腹胀脘闷、大便不调、烦躁多汗、倦怠乏力、舌胖色淡、苔薄白、脉细弱；缺铁性贫血见上述证候者。用法 口服：颗粒剂，饭后用开水冲服，周岁以内一次 2.5g，1～3 岁一次 5g，3～5 岁一次 7.5g，5～12 岁一次 10g，成人一次 15g，一日 3 次；片剂，周岁以内一次 1/2 片，1～3 岁一次 1 片，3～5岁一次 2/3 片，5～12 岁一次 2 片，成人一次 3 片，一日 3 次。或遵医嘱，4 周为一疗程。不良反应 可见上腹疼痛、便秘。少数患儿服药后，可见短暂性食欲下降、恶心、呕吐、轻度腹泻、多可自行缓解。禁忌 非缺铁性贫血（如地中海贫血）患者禁用。注意 勿与磷酸盐类、四环素类及鞣酸类药物合用，以免影响铁的吸收；服药期间部分患儿可出现牙齿颜色变黑，停药后可逐渐消失；感冒患者不宜服用；少数患儿有食欲下降、恶心、呕吐、轻度腹泻，多可自行缓解；该品含有硫酸亚铁，对胃有刺激，宜饭后服用；饮食宜清淡，忌茶、油腻食物，多食用营养丰富食品。医保 乙类。

乐儿康糖浆

组成 党参、太子参、黄芪、茯苓、山药、薏苡仁、麦冬、制何首乌大枣、焦山楂、炒麦芽、陈皮、桑枝。功能主治 益气健脾，和中开胃。用于小儿食欲不振，营养不良。用法 口服：1～2 岁一次 5ml，2 岁以上一次 10ml，一日 2～3 次。注意 患儿平时应少吃巧克力、带颜色的饮料及油腻厚味等不易消化的食品；服药 2 周症状未缓解应及时咨询医师。医保 非医保。

静灵口服液

组成 熟地黄、山药、茯苓、牡丹皮、泽泻、远志、龙骨、女贞子、黄柏、知母(盐)、五味子、石菖蒲。功能主治 滋阴潜阳，宁神益智。用于儿童多动症，见有注意力涣散，多动多语，冲动任性，学习困难，舌质红，脉细数等肾阴不足，肝阳偏旺者。用法 口服：3～5 岁一次 5ml，一日 3 次；6～14 岁一次 10ml，一日 2 次；14 岁以上一次 10ml，一日 3 次。注意 忌辛辣刺激食物，外感发热暂停服用，表证愈后可继服。医保 非医保。

小儿健脾贴膏[共]

组成 吴茱萸、丁香、五倍子、磁石、麝香、冰片。功能主治 疏通经络，温中健脾。用于小儿消化不良。用法 穴位贴敷：取穴足三里，天枢，中脘，关元，久泄者加贴脾俞穴。禁忌 外用药禁止内服。注意 明确穴位的准确位置；治疗 3～5 天症状未见好转，应及时就医。医保 非医保。

眼科用药

清热剂

明目上清片(丸)[基]

组成 黄连、黄芩、栀子(姜制)、熟大黄、连翘、石膏、菊花、天花粉、薄荷脑、荆芥油、蒺藜(去刺盐制)、桔梗、赤芍、当归、麦冬、玄参、车前子(盐制)、蝉蜕、陈皮、枳实(麸炒)、甘草。功能主治 清热散风,明目止痛。用于上焦火盛引起的暴发火眼,红肿痛痒,热泪昏花,云翳遮睛,头痛目眩,烦躁口渴,大便燥结,小便赤黄。用法 口服:片剂,一次 4 片,一日 2 次;丸剂,一次 6g,一日 2 次。禁忌 孕妇、年老体弱、白内障患者忌服。注意 脾胃虚寒者不宜用;服药期间饮食宜清淡,忌辛辣、油腻食物;使用该品时,应配合治疗暴发火眼的外用眼药,如滴眼剂、洗眼剂和外敷剂等;有严重高血压、心脏病、肾病、糖尿病等慢性病患者应在医师指导下服用;暴发火眼常并发角膜疾患,如出现头痛眼痛、视力明显下降,并伴有呕吐、恶心,应及时去医院就诊。医保 甲类(片剂);乙类(丸剂)。

珍珠明目滴眼液[基]

组成 珍珠液、冰片。功能主治 清热泻火,养肝明目,用于视力疲劳症和慢性结膜炎。能改善眼胀眼痛、干涩不舒、不能持久阅读等,用于早期老年性白内障、慢性结膜炎、视疲劳见上述证候者。用法 滴入眼睑内,滴后闭目片刻,一次 1～2 滴,一日 3～5 次。注意 药物滴入有沙涩磨痛、流泪频频者停用;用药后有眼痒,眼睑皮肤潮红,结膜水肿者应停用,并到医院就诊;用药一周后症状未减者应到医院就诊。医保 甲类。

熊胆眼药水

组成 熊胆粉。功能主治 清热解毒,祛翳明目。用于急、慢性卡他性结膜炎。用法 滴入眼睑内,一次 1～3 滴,一日 3～5 次。禁忌 眼外伤患者禁用。注意 该品为外用滴眼剂,禁止内服;孕妇慎用;该品适用于白睛红赤、目眵胶粘或白睛微红、干涩不适者;用药后如有眼痒、眼睑皮肤肿胀潮红加重者,应到医院就诊;打开瓶盖后,7 日内用完。医保 甲类。

八宝眼药[共]

组成 炉甘石(三黄汤飞)、地粟粉、熊胆、硼砂(炒)、冰片、珍珠、朱砂、海螵蛸(去壳)、麝香。功能主治 消肿止痛,退翳明目。用于肝胃火盛所致的目赤肿痛、眼缘溃烂、畏光怕风、眼角涩痒。用法 每用少许,点于眼内,每日 2～3 次。禁忌 孕妇禁用。注意 该品点眼用药不宜过多,点眼药后,轻轻闭眼 5 分钟以上,以便更好发挥疗效;方中含朱砂质重沉降,宜摇匀后再滴用;用药后,将药瓶口塞紧以防麝香、冰片走窜,气味外泄;天行赤眼具有传染性，应严格防止交叉感染；用于眼睑赤烂溃疡者，需用温开水将脓痂洗净，暴露疮面，然后用药粉涂敷于疮面。医保 乙类。

拨云退翳丸

组成 密蒙花、蒺藜（盐炒）、菊花、木贼、蛇蜕、蝉蜕、荆芥穗、蔓荆子、薄荷、当归、川芎、黄连、地骨皮、花椒、楮实子、天花粉、甘草。功能主治 散风清热，退翳明目。用于风热上扰所致的目翳外障、视物不清、隐痛流泪。用法 口服：一次 1 丸，一日 2 次。禁忌 阴虚火旺者忌用。注意 忌食辛辣及饮酒，以防助热化火，加重病情；儿童、孕妇、哺乳期妇女、年老体弱、脾虚便溏者应在医师指导下服用；服药 3 天症状无缓解，应去医院就诊。医保 乙类。

明目蒺藜丸

组成 黄连、川芎、白芷、蒺藜（盐水炙）、地黄、荆芥、旋复花、菊花、薄荷、蔓荆子（微炒）、黄柏、连翘、密蒙花、防风、赤芍、栀子（姜炙）、当归、甘草、决明子（炒）、黄芩、蝉蜕、石决明、木贼。功能主治 清热散风，明目退翳。用于上焦火盛引起的暴发火眼、云蒙障翳、羞明多眵，眼边赤烂、红肿痛痒、迎风流泪。用法 口服：一次 9g，一日 2 次。禁忌 尚不明确。注意 忌食辛辣及饮酒，忌烟、鱼、虾腥物，以防助火生变，加重病情；对脾胃虚寒，大便溏薄者慎用，对小儿、老人用量酌减。医保 乙类。

麝珠明目滴眼液[兴]

眼科用药

组成 珍珠（水飞）、麝香、冬虫夏草、石决明（煅）、黄连、黄柏、大黄、冰片、蛇胆汁、猪胆膏、炉甘石（煅）、紫苏叶、荆芥。功能主治 清热、消翳、明目。用于老年性初、中期白内障，视疲劳，症见眼部疲倦、眼酸胀痛、眼干涩、视物模糊。用法 滴眼：取该品 1 支倒入装有 5ml 氯化钠溶液的滴眼瓶中，摇匀，即可使用，每滴一滴闭眼 15 分钟；白内障者，每次 3 滴，一日 2 次；视疲劳者，每次 1～2 滴，一日 3 次，一个疗程 4 周，或遵医嘱。不良反应 偶见用药后球结膜充血，轻度水肿。禁忌 孕妇禁用。注意 忌烟、酒等刺激食物；用药后有眼痒，眼睑皮肤潮红，结膜水肿者应停用，并到医院就诊；用药后如视力下降明显者应到医院就诊检查；该品配成眼药水需在 15 天内用完；每次用药前必须摇晃均匀，再行滴用，滴时瓶口不能触及眼睑，用后将瓶盖拧紧；滴药时，将药液滴入内眦部或下睑结膜囊内，轻闭眼睑，休息不少于 5 分钟；运动员慎用。医保 乙类。

黄连羊肝丸

组成 黄连、胡黄连、黄芪、黄柏、龙胆、柴胡、醋青皮、木贼、密蒙花、茺蔚子、决明子（炒）、石决明（煅）、夜明砂、鲜羊肝。功能主治 泻火明目。用于肝火旺盛，目赤肿痛，视物昏暗，羞明流泪。口服：一次 1 丸，一日 2 次。注意 感冒时不宜服用；有高血压、心脏病、肝病、糖尿病、肾病等慢性病严重者应在医师指导下服用；儿童、孕妇、哺乳期妇女、老年体弱、脾虚便溏者应在医师指导下服用；用药后如视力下降明显应去医院就诊。医保乙类。

马应龙八宝眼膏[共]

组成 煅炉甘石、琥珀、人工牛黄、珍珠、冰片、硼砂、硇砂。功能主治 退赤，去翳。用于眼睛红肿痛痒，流泪，沙眼，眼睑红烂。用法 点于眼睑内，一日 2～3 次。禁忌 孕妇禁用。注意 忌辛辣、刺激食物，忌烟、酒及鱼腥食物；用药时有异感或用药 3 天后症状无改善者应到医院就诊；与其他眼药同用，应在间隔 1 小时后方可；药物应用后无明显沙涩磨痛方可使用；小儿应在医师指导下服用；运动员慎用。医保 乙类。

当归龙荟丸

组成 当归(酒炒)、龙胆(酒炒)、芦荟、青黛、栀子、黄连(酒炒)、黄芩(酒炒)、黄柏(盐炒)、大黄(酒炒)、木香、人工麝香。功能主治 泻火通便。用于肝胆火热，心烦不宁，头晕目眩，耳鸣耳聋，胁肋疼痛，脘腹胀痛，大便秘结。用法 口服。一次 6g，一日 2 次。禁忌 孕妇禁用。注意 忌烟、酒、辛辣食物；儿童、哺乳期妇女、年老体弱、脾虚便溏者应在医师指导下服用；服药 3 天症状无缓解，应去医院就诊；服药后大便次数增多且不成形者，应酌情减量；不宜在服药期间同时服用滋补性中药；该品不宜长期服用。医保 乙类。

扶正剂

明目地黄丸[基]

组成 熟地黄、山茱萸(制)、牡丹皮、山药、茯苓、泽泻、枸杞子、菊花、当归、白芍、蒺藜、石决明(煅)。功能主治 滋肾，养肝，明目。用于肝肾阴虚，目涩畏光，视物模糊，迎风流泪。用法 口服：一次 1 丸，一日 2 次。禁忌 暴发火眼，表现为眼白充血发红，怕光，流泪，眼屎多者禁用。注意 肝经风热、肝火上扰者不宜用；脾胃虚弱，运化失调者宜慎用；服药期间忌食辛辣、油腻食物；如有迎风流泪，又有视力急剧下降，应去医院就诊。医保 甲类。

石斛夜光颗粒(丸)

组成 石斛、人参、山药、麦冬、天冬、地黄、熟地黄、枸杞子、肉苁蓉、菟丝子、五味子、牛膝、甘草、水牛角浓缩粉、羚羊角、黄连、决明子、青葙子、菊花、蒺藜(盐炒)、川芎、防风、苦杏仁、枳壳(炒)。功能主治 滋阴补肾，清肝明目。用于肝肾两亏，阴虚火旺，内障目暗，视物昏花。用法 口服：颗粒剂，开水冲服，一次 2.5g，一日 2 次；丸剂，水蜜丸一次 6g，小蜜丸一次 9g，大蜜丸一次 1 丸，一日 2 次。注意 该品为肝肾阴虚目疾所设，若属肝经风热、肝火上攻实证者不宜使用；该品适用于早期圆翳内障(老年性白内障)；该品中补药较多，其味厚质黏，滋腻难散，故脾胃虚弱，运化失调者宜慎用；该品含牛膝，具引导下行之功，有碍胎气，孕妇慎服；用于病情较重者最好配合注射用活血化瘀、益气养血之品；白内障患者，视力下降到一定程度，宜及早选择手术治疗。医保 甲类。

复明胶囊(片)

组成 羚羊角、蒺藜、木贼、菊花、车前子、夏枯草、石决明、人参、山茱萸、枸杞子、菟丝子、女贞子、熟地黄、石斛、决明子、黄连、谷精草、牡丹皮、木通、泽泻、茯苓、槟榔、山药。功能主治 滋补肝肾，养阴生津，清肝明目。用于肝肾阴虚所致的畏光、视物模糊；青光眼，初、中期白内障见上述证候者。用法 口服：胶囊剂，一次 5 粒，一日 3 次，一疗程 30 天；片剂，一次 5 片，一日 3 次。不良反应 有文献报道用该品后出现紫癜 1 例。注意 该品中含苦寒药较多，脾胃虚寒者慎用；该品中含利水渗湿药较多，有下行滑利之性，孕妇慎用；服药期间饮食宜清淡，忌食辛辣之品；该品用于青光眼的治疗，一定要定期测量眼压，或配合外用降眼压药将眼压降至正常范围内；该品仅适用于圆翳内障的早、中期，晚期宜手术治疗。医保 乙类。

和血明目片

组成 蒲黄、丹参、地黄、墨旱莲、菊花、黄芩(炭)、决明子、车前子、茺蔚子、女贞子、夏枯草、龙胆、郁金、木贼、赤芍、牡丹皮、山楂、当归、川芎。功能主治 凉血止血、滋阴化瘀、养肝明目。用于阴虚肝旺，热伤络脉所引起的眼底出血。用法 口服：一次 5 片，一日 3 次。不良反应、禁忌、注意事项尚不明确。医保 乙类。

石斛明目丸

组成 石斛、天冬、麦冬、地黄、熟地黄、枸杞子、肉苁蓉(酒炙)、菟丝子、五味子、牛膝、人参、山药、茯苓、甘草、水牛角浓缩粉、石膏、黄连、磁石(煅、醋淬)、决明子(炒)、青葙子、菊花、蒺藜(去刺、盐炒)、川芎、防风、苦杏仁(去皮炒)、枳壳(麸炒)。功能主治 滋阴补肾，清肝明目。用于肝肾两亏、阴虚火旺所致的视物昏花、内障目暗。用法 口服：一次 6g，一日 2 次。禁忌 肝火上攻实证者忌用。注意 忌食辛辣食物；脾胃虚弱者慎用；孕妇慎用。医保 乙类。

障眼明片

组成 石菖蒲、决明子、肉苁蓉、葛根、青葙子、党参、蔓荆子、枸杞子、车前子、白芍、山茱萸、甘草、菟丝子、升麻、蕤仁(去内果皮)、菊花、密蒙花、川芎、黄精、熟地黄、黄柏、黄芪。功能主治 补益肝肾，退翳明目。用于肝肾不足所致的干涩不舒、单眼复视、腰膝痠软或轻度视力下降；早、中期年龄相关性白内障见上述证候者。用法 口服：一次 4 片，一日 3 次。注意 忌食辛辣、生冷、油腻食物；脾胃虚寒，运化失调者及老人用量酌减；如遇外感发热等应停用本药；白内障患者视力下降到一定程度宜早选择手术治疗。医保 乙类。

祛瘀剂

复方血栓通胶囊(片)

组成 三七、黄芪、丹参、玄参。功能主治 活血化瘀，益气养阴。用于治疗血瘀兼气阴两虚的视网膜静脉阻塞，症见视力下降或视觉异常，眼底瘀血征象，咽干，口干等；以及用于血瘀兼气阴两虚的稳定性劳累型心绞痛，症见胸闷痛、心悸、气短乏力、心烦口干等。用法 口服：胶囊剂，一次 3 粒，一日 3 次；片剂，一次 3 片，一日 3 次。不良反应 个别用药前 GPT 异常的患者服药过程中出现 GPT 增高，是否与服用药物有关，尚无结论。禁忌 孕妇禁用。注意 该品为气阴不足、瘀血阻络所致视瞻昏渺，属痰瘀阻络、气滞血瘀者不宜应用；该品所治病症多为相关全身性疾病的伴发病症，使用该品应结合治疗原发性疾病；在治疗过程中，应密切注意观察眼底及其相应体征的变化，以防变病发生；忌服辛辣厚味、肥甘滋腻、难以消化之食物，以免助热生湿。医保 甲类(胶囊剂)、乙类(片剂、颗粒剂)。

丹红化瘀口服液

组成 丹参、当归、川芎、桃仁、红花、柴胡、枳壳。功能主治 活血化瘀，行气通络。用于气滞血瘀引起的视物不清，突然不见；视网膜中央静脉阻塞症的吸收期。用法 口服：一次 10～20ml，一日 3 次，服时摇匀。不良反应 个别患者用药后出现口舌干燥症状。禁忌 有出血倾向者、视网膜中央静脉阻塞出血期患者及孕妇禁用。注意 气虚体弱或阴虚体质者不宜单独使用；该品所治病症常由全身疾病如高血压症、高脂血症、糖尿病等伴发，应结合治疗原发性疾病；治疗过程中，密切观察眼底及其相关检查，以防变病发生；用药期间应定期检查出、凝血时间；阳虚、阳亢者慎用。医保 乙类。

夏天无眼药水[共]

组成 夏天无提取物。功能主治 活血、明目、舒筋。用于血瘀筋脉阻滞所致的青少年远视力下降、不能久视；青少年假性近视症见上述证候者。用法 滴眼睑内，一次 1～2 滴，一日 3～5 次。不良反应 有文献报道用该品后诱发青光眼发作。禁忌 该品有散瞳作用，对青光眼患者或疑似青光眼患者不宜使用。注意 该品含有原阿片碱成分，不宜滴眼药量过多，次数过频；治疗过程中要积极配合学习有关预防近视眼的知识，纠正不良阅读习惯，控制看电视或游戏机的时间，改善饮食结构，达到均衡营养等要求；平时有头痛，眼胀，虹视等症状者慎用。医保 乙类。

耳鼻喉科用药

耳病

耳聋左慈丸[基]

组成 熟地黄、酒山茱萸、山药、泽泻、茯苓、牡丹皮、竹叶柴胡、煅磁石。功能主治 滋肾平肝。用于阴虚阳亢，耳鸣耳聋，头晕目眩。用法 口服：水蜜丸一次6粒，一日2次；小蜜丸一次9粒，一日2次；大蜜丸一次1丸，一日2次。禁忌 突发耳鸣耳聋者禁用。注意 本药主治肝肾不足，阴虚阳亢所致头晕目眩，耳鸣耳聋，若肝火上炎，痰瘀阻滞实证慎用；注意饮食调理，忌食或少食辛辣刺激及油腻之品，以防伤阴耗精，助湿生热；伴有头晕头痛，血压偏高者，应同时配合服用降压药物。医保 乙类。

耳聋丸(胶囊)

组成 龙胆、黄芩、栀子、泽泻、木通、地黄、当归、九节菖蒲、羚羊角、甘草。功能主治 清肝泻火，利湿通窍。用于肝胆湿热所致的头晕头痛、耳聋耳鸣、耳内流脓。用法 口服：丸剂，一次1丸，一日2次；胶囊剂，一次3粒，一日2次。禁忌 阴虚火旺者忌用。注意 本药苦寒，易伤正气，体弱年迈及脾胃虚寒者慎用；服药期间饮食宜清淡，忌食辛辣油腻之品，以免助热生湿；孕妇慎用；服用该品期间，注意保持耳道卫生；若有疖肿，可配合局部外用药。医保 乙类。

通窍耳聋丸

组成 龙胆、黄芩、栀子(姜炙)、芦荟、青黛、天南星(矾炙)、当归、熟地黄、柴胡、木香、青皮(醋炙)、陈皮。功能主治 清肝泻火，通窍润便。用于肝经热盛所致的耳鸣耳聋、听力下降、耳底肿痛、头目眩晕、目赤口苦、胸膈满闷、大便秘结。用法 口服：一次6g，一日2次。禁忌 阴虚火旺、脾胃虚寒者忌用。注意 该品清肝泻火，通窍润便，为治疗肝经热盛所致耳聋、耳疖的中成药；方中含有泻下药及苦寒泻降之品，有碍胎气，孕妇慎用；本药苦寒，易伤正气，体弱年迈及脾胃虚寒者慎用；服药期间饮食宜清淡，忌食辛辣油腻之品，以免助热生湿；服用该品期间，应注意保持耳道卫生；疖肿局部可配合外用药涂敷患处。医保 乙类。

冰连滴耳剂

组成 黄连、枯矾、冰片、明矾、龙骨、海螵蛸。功能主治 清热解毒，燥湿祛脓。用于风热型、肝胆湿热型急、慢性化脓性中耳炎。用法 先用棉签蘸3%双氧水清洗患耳耳道，然后用干棉签拭干外耳道。患耳向上，将耳郭向上后方轻轻牵拉，滴入该品1～3滴，轻轻按压耳屏数次，每日3次。不良反应 少数患者用药后局部有短时间的轻微疼痛。 禁忌 酒精过敏患者忌用。注意 孕妇慎用，如与其他药物同时使用可能会发生药物相互作用。医保 非医保。

鼻病

宣肺通窍剂

鼻炎康片[基][兴]

组成 野菊花、黄芩提取物、猪胆汁、麻黄、薄荷油、苍耳子、广藿香、鹅不食草、当归干浸膏、扑尔敏。功能主治 清热解毒，宣肺通窍，消肿止痛。用于风邪蕴肺所致的急慢性鼻炎，过敏性鼻炎。用法 口服：一次 4 片，一日 3 次。注意 肺脾气虚或气滞血瘀者慎用；过敏性鼻炎属虚寒证者慎用；孕妇慎用；不宜过量、长期服用；不宜在服药期间同时服用温补性中药；儿童应在医师指导下服用。医保 甲类。

鼻炎片[兴]

组成 苍耳子、辛夷、防风、荆芥、白芷、桔梗、麻黄、细辛、连翘、野菊花、知母、黄柏、五味子、甘草。功能主治 祛风宣肺，清热解毒。用于急慢性鼻炎风热蕴肺证，症见鼻塞、流涕、发热、头痛。用法 口服：一次 3～4 片（糖衣片）或 2 片（薄膜衣片），一日 3 次。不良反应 有文献报道，鼻炎片可引起肝脏损害，偶有胸痛、口干等。禁忌 风寒袭肺所致的伤风鼻塞、鼻窒不宜使用；服药期间，应戒烟酒，忌辛辣，以免生热助湿，加重病情；该品含细辛、苍耳子、不宜过量长期服用。医保 乙类。

辛芳鼻炎胶囊

组成 辛夷、白芷、荆芥穗、防风、柴胡、水牛角浓缩粉、黄芩、川芎、蔓荆子（炒）、细辛等 15 味。功能主治 发表散风，清热解毒，宣肺通窍。用于慢性鼻炎，鼻窦炎。用法 口服，一次 6 粒，一日 2～3 次。注意 忌辛辣、鱼腥食物；孕妇慎用；凡慢性鼻炎属虚寒症者慎用；高血压、心脏病、肝病等慢性病严重者，应在医师指导下服用。贮藏 遮光。医保 非医保。

千柏鼻炎片[基]

组成 千里光、卷柏、羌活、决明子、麻黄、川芎、白芷、麻黄碱。功能主治 该品清热解毒，活血祛风，宣肺通窍，用于风热犯肺，内郁化火，凝滞气血所致的伤风鼻塞，时轻时重，鼻痒气热，流涕黄稠或持续鼻塞，嗅觉迟钝，急、慢性鼻炎，鼻窦炎。用法 口服，一次 3～4 片，一日 3 次。注意 忌辛辣鱼腥食物；孕妇慎用；不宜在服药期间同时服用温补性中成药；有高血压、心脏病等慢性病者应在医师指导下服用。贮藏 密封，避光。医保 非医保。

清热通窍剂

藿胆丸（滴丸、片）[基]

组成 广藿香叶、猪胆粉。功能主治 清热化浊，宣通鼻窍。用于风寒化热，胆火上攻引起的鼻塞欠通，鼻渊头痛。用法 口服：丸剂，一次 3～6g，一日

耳鼻喉科用药

2次；滴丸剂，一次4～6粒，一日2次；片剂，一次4～6粒，一日2次。禁忌 慢性鼻炎属虚寒证者不宜用。注意 脾虚大便溏者慎用；孕妇慎用；忌烟酒、辛辣、油腻食物；不宜在服药期间同时服用温补性中药；儿童应在医师指导下服用。医保 甲类。

鼻炎宁颗粒

组成 蜜蜂巢脾。功能主治 清湿热，通鼻窍，疏肝气，健脾胃，用于慢性鼻炎，慢性副鼻窦炎，过敏性鼻炎，亦可用于急性传染性肝炎，慢性肝炎，迁延性肝炎。用法 开水冲服，一次15g(1袋)，一日2～3次。不良反应 全身及皮肤：主要为过敏样反应，临床表现为面色潮红、皮疹、瘙痒、面部水肿、寒战、发热等，严重者可出现过敏性休克。消化系统：恶心、呕吐、腹痛、腹泻。呼吸系统：胸闷、憋气、呼吸困难、喉水肿。心血管系统：心悸。神经系统：头晕、头痛、四肢麻木、抽搐。禁忌 妊娠期禁用。注意 该药在妇女经期服用月经量可能增加，故应慎用；首次用药及用药后30分钟内注意观察，出现面色潮红，皮肤瘙痒等，早期过敏症状应引起重视，及时停药，必要时就医，对症处理。医保 非医保。

鼻渊软胶囊(片)

组成 苍耳子、金银花、野菊花、辛夷、茜草。功能主治 清热毒，通鼻窍，用于慢性鼻炎及鼻窦炎。用法 口服，一次3～4粒/6～8片，一日3次。注意 鼻渊软胶囊含有苍耳子，因苍耳子有肝肾毒性且鼻渊软胶囊中苍耳子用量较大，肝肾功能异常者慎用。医保 非医保。

鼻炎糖浆[共]

组成 黄芩，白芷，麻黄，苍耳子，辛夷，鹅不食草，薄荷。功能主治 清热解毒，消肿通窍。用于急慢性鼻炎。用法 口服。一次20ml，一日3次。不良反应 在服用该品期间，如果感到不适要尽快告诉医师或药师；情况紧急可先停止使用，必要时到医院就诊。注意 伤风鼻塞应及时调治，以免留邪诱发鼻窒；用药后感觉唇部麻木者，应立即停药；服药期间饮食宜清淡，忌食辛辣、油腻之品，并应戒烟戒酒；运动员慎用，或在医师指导下使用；该品含细辛，反藜芦，不宜与含黎芦类的药物同用；该品含甘草，不宜与含甘遂、大戟、海藻、芫花的药物同用；该品含麻黄，不可与强心药、降压药联用。贮藏 遮光。医保 非医保。

鼻康片

组成 鹅不食草、鱼腥草、大蓟根、漆姑草、绣线菊、路路通、羊耳菊等。功能主治 清热解毒，疏风消肿，利咽通窍，用于风热所致的急慢性鼻炎、鼻窦炎及咽炎。用法 口服，一次4～5片，一日3次；饭后服。禁忌 孕妇禁用。注意 忌烟酒、辛辣、鱼腥食物；不宜在服药期间同时服用温补性中药；脾虚大便溏者慎用。医保 非医保。

鼻舒适片

组成 苍耳子、野菊花、鹅不食草、白芷、防风、墨旱莲、白芍、胆南星、蒺藜、甘草、扑尔敏。功能主治 清热、消炎、通窍。用于治疗慢性鼻炎引起的喷嚏、流涕、鼻塞、头痛、过敏性鼻炎、慢性鼻窦炎。用法 口服，一次 4～5 片，一日 3 次。注意 胃溃疡患者宜饭后服用，用药期间不宜驾驶车辆，管理机器及高空作业等。医保 非医保。

鼻通滴鼻剂

组成 苍耳子(炒)、辛夷、白芷、鹅不食草、薄荷、黄芩、甘草。辅料为聚山梨酯、甘油、氯化钠、无水亚硫酸钠。功能主治 清风热，通鼻窍。用于外感风热或风寒化热，鼻塞流涕，头痛流泪，慢性鼻炎。用法 外用滴鼻。一次 2～3 滴，一日 3～4 次。不良反应 鼻腔干燥。注意 该品仅供滴鼻用，禁止内服；忌烟酒、辛辣、鱼腥食物；切勿接触眼睛，鼻黏膜损伤者慎用；不宜在用药期间同时服用温补性中药；儿童、孕妇、年老体弱或其他慢性病患者应在医师指导下使用；对酒精过敏者禁用。贮藏 避光，置阴凉处(不超过 20℃)。医保 非医保。

祛风通窍剂

鼻窦炎口服液

组成 苍耳子、辛夷、白芷、薄荷、荆芥、柴胡、川芎、栀子、黄芩、龙胆、木通、茯苓、黄芪、桔梗。功能主治 疏散风热，清热利湿，宣通鼻窍。用于风热犯肺，湿热内蕴所致的鼻塞不通，流黄稠涕；急、慢性鼻炎，鼻窦炎见上述证候者。用法 口服：一次 10ml，一日 3 次，20 天为一个疗程。制剂口服液：每支装 10ml。注意 该品疏散风热，清热利湿，宣通鼻窍，用于风热犯肺，湿热内蕴所致伤风鼻塞、鼻窒、鼻渊；若外感风寒、肺脾气虚及气滞血瘀者慎用；该品含木通，孕妇慎用；服药期间，应戒烟酒，忌辛辣，以免生热助湿，加重病情；该品含苍耳子，故不宜过量、久服；及时清除鼻腔积留鼻涕，多做低头，侧头运动，以利鼻内涕液排出。贮藏 密封，遮光置阴凉处。医保 乙类。

通窍鼻炎颗粒(胶囊、片)

组成 苍耳子(炒)、黄芪、白术(炒)、防风、白芷、辛夷、薄荷。功能主治 散风固表，宣肺通窍。用于风热蕴肺、表虚不固所致的鼻塞时轻时重、鼻流清涕或浊涕、前额头痛；慢性鼻炎、过敏性鼻炎、鼻窦炎见上述证候者。用法 口服：颗粒剂，开水冲服，一次 2g，一日 3 次；胶囊剂，一次 4～5 粒，一日 3 次；片剂，一次 5～7 片，一日 3 次；小儿酌减。注意 该品散风固表，宣肺通窍。用于风热蕴肺，表虚不固所致的鼻窒、鼻鼽、鼻渊的中成药；若属外感风寒或气滞血瘀者慎用；服药期间应戒烟酒，忌辛辣，以免生热助湿，加重病情；该品含有苍耳子，不宜过量久服。医保 乙类。

鼻渊通窍颗粒[※]

组成 辛夷、苍耳子(炒)、麻黄、白芷、薄荷、藁本、黄芩、连翘、野菊花、天花粉、地黄、丹参、茯苓、甘草。功能主治 疏风清热，宣肺通窍。用于急性鼻渊属外邪犯肺证，证见前额或颧骨部压痛，鼻塞时作，流涕黏白或黏黄，或头痛，或发热，苔薄黄或白，脉浮。用法 开水冲服：一次 15g，一日 3 次。不良反应 偶见腹泻。注意 脾虚腹胀者慎用；运动员慎用；忌食辛辣、生冷、油腻食物。医保 乙类。

鼻渊舒胶囊(口服液)

组成 辛夷、苍耳子、栀子、黄芩、柴胡、薄荷、川芎、细辛、白芷、茯苓、木通、桔梗、黄芪。功能主治 疏风清热，祛湿通窍。用于鼻炎、鼻窦炎属肺经风热及胆腑郁热证。用法 口服：胶囊剂，一次 3 粒，一日 3 次；口服液，一次 10ml，一日 2～3 次；一周为一个疗程或遵医嘱。不良反应 有文献报道服用该品引起过敏和面部皮疹。注意 该品散风清热，祛湿通窍，为治疗风热蕴肺所致伤风鼻塞、鼻窒的中成药，若肺脾气虚或气滞血瘀者慎用；孕妇慎用；服药期间，应戒烟酒，忌辛辣，以免生热助湿，加重病情；注意清洁鼻腔，去除积留的鼻涕，保持鼻道的通畅，多做低头，侧头运动，以利鼻内涕液排出；不宜过量、长期应用。医保 乙类。

香菊胶囊(片、颗粒)

组成 化香树果序(除去种子)、夏枯草、黄芪、防风、辛夷、野菊花、白芷、川芎、甘草。功能主治 祛风通窍，解毒固表。用于风热袭肺、表虚不固所致的急慢性鼻窦炎、鼻炎。用法 口服：胶囊剂，一次 2～4 粒，一日 3 次；片剂，一次 5 片，一日 3 次；颗粒剂，开水冲服，一次 10g，一日 3 次；小儿酌减。注意 该品祛风通窍，解毒固表，为治疗风热袭肺，表虚不固所致的急、慢鼻渊、鼻窒的中成药；若虚寒者慎用；胆腑郁热所致鼻渊也不宜使用；服药期间，应戒烟酒，忌辛辣，以免生热助湿，加重病情；注意清洁鼻腔，去除积留鼻涕，保持鼻道通畅，多做低头，侧头运动，以利鼻内涕液排出。医保 乙类(胶囊剂、片剂)；非医保(颗粒剂)。

辛芩片(颗粒)

组成 白术、黄芪、防风、细辛、荆芥、桂枝、白芷、苍耳子、黄芩、石菖蒲。功能主治 益气固表，祛风通窍。用于肺气不足、风邪外袭所致的鼻痒、喷嚏、流清涕、易感冒；过敏性鼻炎见上述证候者。用法 口服：片剂，一次 3 片，一日 3 次；颗粒剂，开水冲服，一次 20g，一日 3 次；20 天为 1 个疗程。注意 该品益气固表，祛风通窍，为治疗肺气不足，风邪外袭所致鼻鼽，鼻窒的中成药；外感风热或风寒化热者慎用；兼肾阳虚衰，正气不足者，应配合补肾药同用；服药期间，应戒烟酒，忌辛辣，以免生热助湿，加重病情；该品含有苍耳子、细辛，不宜过量、长期应用。医保 甲类(颗粒剂)；乙类(片剂)。

利鼻片

组成 蒲公英、黄芩、苍耳子、辛夷、薄荷、白芷、细辛。功能主治 清热解毒，祛风开窍。用于风热蕴肺所致的伤风鼻塞、鼻渊、鼻流清涕或浊涕。用法 口服：一次 4 片，一日 2 次。注意 该品清热解毒，祛风开窍，为用于风热蕴肺所致的伤风鼻塞、鼻渊的中成药；若外感风寒或肺脾气虚者慎用；服药期间，应戒烟酒，忌辛辣，以免生热助湿，加重病情；该品含细辛、苍耳子，不宜过服、久服；伤风鼻塞应及时调治，以免留邪诱发鼻窒。医保 非医保。

滴通鼻炎水[共]

组成 蒲公英、细辛、苍耳子、辛夷、麻黄、白芷、黄芩、石菖蒲。功能主治 祛风清热，宣肺通窍。用于风热蕴肺所致的伤风鼻塞、鼻窒、鼻鼽、鼻渊，症见发热、恶风、头痛、鼻塞、鼻痒、鼻流清涕或浊涕；慢性鼻炎、鼻窦炎、过敏性鼻炎见上述证候者。用法 外用喷入鼻腔内，一次 1～2 揿（每揿约为 0.07ml），一日 3～4 次。注意 肺脾气虚或气滞血瘀者慎用；服药期间饮食宜清淡，忌食辛辣、油腻之品，以免助热生湿；伤风鼻塞应及时调治，以免留邪诱发鼻窒；高血压、青光眼患者慎用；该品含有细辛、苍耳子，不宜过量久用。医保 非医保。

辛夷鼻炎丸

组成 苍耳子、山白芷、菊花、三叉苦、薄荷、南板蓝根、广藿香、鹅不食草、防风、鱼腥草、辛夷、甘草等 13 味。功能主治 祛风，清热，解毒。用于治疗鼻炎。用法 口服，一次 3g，一日 3 次。注意 忌辛辣、鱼腥食物；用药后如感觉唇部麻木者应停药。医保 乙类。

防芷鼻炎片

组成 苍耳子、野菊花、鹅不食草、白芷、防风、墨旱莲、白芍、胆南星、甘草、蒺藜。功能主治 清热消炎，祛风通窍。用于治疗慢性鼻炎引起的喷嚏、鼻塞、头痛、过敏性鼻炎、慢性鼻窦炎。用法 口服，一次 5 片，一日 3 次。饭后服用。注意 胃溃疡病患者慎用。医保 非医保。

鼻渊糖浆（片）

组成 苍耳子、辛夷、野菊花、金银花、茜草。功能主治 祛风宣肺、清热解毒，通窍止痛。用于鼻塞鼻渊，通气不畅，流涕黄浊，嗅觉不灵，头痛，眉棱骨痛。用法 口服，一次 15ml，一日 3 次；小儿酌减。医保 非医保。

滴通鼻炎水

组成 蒲公英、细辛、黄芩、麻黄、苍耳子、石菖蒲、白芷、辛夷。辅料：甘油，聚山梨酯-80、羟苯乙酯、枸橼酸钠、氢氧化钠。功能主治 祛风清热，宣肺通窍。用于伤风鼻塞，鼻窒（慢性鼻炎），鼻鼽（过敏性鼻炎）、鼻渊（鼻窦炎）。用法 外用滴鼻，一次 2～3 滴，一日 3～4 次。禁忌 肝肾功能不全者禁用；儿童、孕妇及哺乳期妇女禁用。注意 该品仅供滴鼻用，禁止内服；忌烟酒、辛辣、鱼腥食物；不宜在用药期间同时服用温补性中药；高血压、心脏病患者慎用。医保 非医保。

祛痰通窍剂

仙露贝滴剂

组成 欧龙胆、报春花、羊接骨木、酸模、马鞭草。功能主治 分泌物化解药。用于急性鼻窦炎。用法 口服：第1～5天，一次100滴；第6～10天，一次50滴；一日3次。制剂滴剂：每瓶装50ml。不良反应 罕见胃部不适或者过敏反应（皮疹、呼吸异常）。医保 非医保。

鼻咽清毒颗粒

组成 野菊花、苍耳子、重楼、蛇泡、两面针、夏枯草、龙胆、党参等。功能主治 清热解毒，化痰散结。用于热毒蕴结鼻咽，鼻咽肿痛，以及鼻咽部慢性炎症，鼻咽癌放射治疗后分泌物增多等症。用法 口服，一次20g，一日2次，30天为一疗程。注意 由于鼻咽清毒颗粒清热效力较强，身体极度虚弱者慎用；儿童用量，5岁以上半量，5岁以下1/3量。医保 乙类。

咽喉病

开音爽咽剂

黄氏响声丸[基]

组成 桔梗、薄荷、薄荷脑、蝉蜕、诃子肉、胖大海、浙贝母、儿茶、川芎、大黄（酒制）、连翘、甘草。功能主治 疏风清热，化痰散结，利咽开音。用于风热外束、痰热内盛所致的急慢性喉喑，症见声音嘶哑、咽喉肿痛、咽干灼热、咽中有痰，或寒热头痛，或便秘尿赤；急慢性喉炎及声带小结、声带息肉初起见上述证候者。用法 口服：炭衣丸，一次8丸（每丸重0.1g），或6丸（每丸重0.133g）；糖衣丸，一次20粒；一日3次，饭后服用，儿童减半。注意 阴虚火旺所致急慢喉喑者慎用；声嘶、咽痛，兼见恶寒发热、鼻流清涕等外感风寒者慎用；胃寒便溏者慎用；孕妇慎用；服药期间饮食宜清淡，忌辛辣、油腻食物，戒烟酒；不宜在服药期间同时服用温补性中成药。医保 甲类。

金嗓清音丸（胶囊）

组成 地黄、玄参、麦冬、丹皮、赤芍、石斛、黄芩、蝉蜕、胖大海、木蝴蝶、薄荷、僵蚕（麸炒）、川贝母、泽泻、薏苡仁（炒）、甘草。功能主治 养阴清肺，化痰利咽。用于肺热阴虚所致的慢性喉喑、慢性喉痹，症见声音嘶哑、咽喉肿痛、咽干；慢性喉炎、慢性咽炎见上述证候者。用法 口服：大蜜丸一次1～2丸；水蜜丸一次60～120粒（6～12g）；一日2次。制剂大蜜丸，每丸重9g；水蜜丸，每10粒重1g。注意 该品为治疗肺热阴伤所致慢喉痹、慢喉喑的中成药，若急喉痹、急喉喑者慎用；服药期间饮食宜清淡，忌食辛辣油腻食物，以免助热生湿；忌烟酒。医保 乙类。

金嗓散结丸(胶囊)

组成 金银花、丹参、板蓝根、马勃、蒲公英、桃仁(去皮)、红花、三棱(醋炒)、莪术、玄参、麦冬、浙贝母、泽泻、鸡内金(炒)、蝉蜕、木蝴蝶。功能主治 清热解毒,活血化瘀,利湿化痰。用于热毒蕴结、气滞血瘀所致的声音嘶哑,声带充血、肿胀;慢性喉炎、声带小结、声带息肉见上述证候者。用法 口服:丸剂,水蜜丸一次 60～120 粒,大蜜丸一次 1～2 丸,一日 2 次;胶囊剂,一次2～4粒,一日 2 次。禁忌 孕妇禁用。注意 该品具有解毒化瘀作用,为热毒血瘀喉喑所设,若属虚火喉喑者慎用;服药期间饮食宜清淡,忌食辛辣、油腻食物,忌烟酒,以免生痰生湿,并应避免过度用声,以利嗓音恢复;该品适用于声带小结、声带息肉初起,凡声带小结肌肉纤维化应考虑手术治疗。医保 乙类。

金嗓利咽丸(胶囊)

组成 青皮(炒)、枳实(炒)、槟榔、紫苏梗、厚朴(制)、合欢皮、茯苓、砂仁、法半夏、橘红、豆蔻、胆南星、蝉蜕、木蝴蝶、生姜、神曲(炒)。功能主治 疏肝理气,化痰利咽。用于痰湿内阻、肝郁气滞所致的咽部异物感、咽部不适、声音嘶哑;声带肥厚见上述证候者。用法 口服:丸剂,水蜜丸一次60～120粒,一日 2 次;大蜜丸一次 1～2 丸,一日 2 次;胶囊剂,一次 2～4 粒,一日 2 次。注意 阴虚火旺、痰火内阻所致上述咽喉疾患者慎用;服药期间饮食宜清淡,忌食辛辣油腻食物,以免助热生湿;对精神抑郁,情绪不稳定者,应配合思想情绪的疏导,以利于病情恢复。医保 非医保。

甘桔冰梅片

组成 桔梗、薄荷、射干、蝉蜕、乌梅(去核)、冰片、甘草、青果。功能主治 清热开音。用于风热犯肺引起的失音声哑。用法 口服:一次 2 片,一日 3～4 次,小儿酌减。注意 服药期间饮食宜清淡,忌食辛辣、油腻、鱼腥食物,戒烟酒,以免加重病情;不宜在服药同时服用温补性中药;孕妇慎用;儿童宜在医生指导下服用;凡因声带小结或息肉引起的失音,应去医院就诊。医保 乙类。

金喉健喷雾剂

组成 艾纳香油、大果木姜子油、薄荷油、甘草酸单胺盐。辅料为乙醇。功能主治 祛风解毒,消肿止痛、清咽利喉。用于风热所致咽痛、咽干、咽喉红肿、牙龈肿痛、口腔溃疡。用法 喷患处,每次适量,一日数次。禁忌 对酒精过敏者禁用。注意 孕妇慎用;儿童应在医师指导下使用。医保 乙类。

解毒利咽剂

冰硼散

组成 冰片、硼砂(煅)、朱砂、玄明粉。功能主治 清热解毒,消肿止痛。用于热毒蕴结所致的咽喉疼痛、牙龈肿痛、口舌生疮。用法 吹敷患处,每次少量，一日数次。注意 该品为热毒蕴结所致的咽喉疼痛、牙龈肿痛、口舌生疮，若病属虚火上炎者慎用；该品含有辛香走窜，苦寒清热之品，有碍胎气，孕妇慎用；服药期间饮食宜清淡，忌食辛辣、油腻食物，戒烟酒，以免加重病情；方中含有玄明粉，可泌入乳汁中，哺乳期妇女慎用；该品所含朱砂有毒，不宜长期大剂量使用，以免引起蓄积中毒；急性咽炎、牙周炎、严重口腔溃疡，有发热等全身症状者，应在医生指导下应用。医保 甲类。

六神丸[共]

组成 人工麝香等6味。功能主治 清热解毒，消肿利咽，化腐止痛。用于烂喉丹痧，咽喉肿痛，喉风喉痈，单双乳蛾，小儿热疖，痈疡疔疮，乳痈发背，无名肿毒。用法 口服：1岁一次1粒，2岁一次2粒，3岁一次3～4粒，4～8岁一次5～6粒，9～10岁一次8～9粒，成人一次10粒；一日3次，温开水吞服。另可外敷在皮肤红肿处，以丸数十粒，用冷开水或米醋少许，盛食匙中化散，敷搽四周，每日数次，常保潮湿，直至肿退为止。如红肿已出脓或溃烂，切勿再敷。禁忌 该品含有麝香，辛香走窜，有碍胎气，孕妇慎用。注意 该品为治疗热毒炽盛所致急喉痹、喉风、喉痈、急乳蛾、疖肿的中成药，若病属阴虚火旺者慎用；服药期间饮食宜清淡，进食流质或半流质饮食；忌食辛辣、油腻、鱼腥食物，戒烟酒，以免加重病情；该品苦寒，易伤胃气，老人、小孩及脾胃虚弱者慎用；该品含有蟾酥、雄黄有毒，不宜长期服用；急性咽炎、急性扁桃体炎有发热等全身症状者，酌情使用抗生素，以促使炎症尽快消退。医保 甲类。

健民咽喉片

组成 玄参、麦冬、地黄、板蓝根、西青果、蝉蜕、诃子、桔梗、胖大海、薄荷素油、薄荷脑、甘草。功能主治 清利咽喉，养阴生津，解毒泻火。用于热盛津伤、热毒内盛所致的咽喉肿痛、失音及上呼吸道感染炎症。用法 含服：一次2～4片(小片)或2片(大片)，每隔1小时1次。注意 该品为治疗热盛津伤，热毒内盛所致喉痹的中成药，若属风寒喉痹者慎用；服药期间饮食宜清淡，忌食辛辣、油腻、鱼腥食物，戒烟酒，以免加重病情；服药时需注意适寒暖，防感冒，少用嗓，儿童用药遵医嘱；用该品治疗急性咽炎时，宜配合使用漱口液和含片，减轻咽部不适症状。医保 非医保。

牛黄消炎片

组成 人工牛黄、蟾酥、雄黄、大黄、珍珠母、青黛、天花粉。功能主治 清热解毒，消肿止痛。用于热毒蕴结所致的咽喉肿痛、疖、痈、疮疖。用法 口服：一次1片，一日3次，小儿酌减；外用研末调敷患处。禁忌 孕妇忌用。注意 该品为治疗湿热火毒所致喉痹、疔、痈、疮疖的中成药，若虚火喉痹、阴疽慢肿者忌用；服药期间饮食宜清淡，忌食辛辣、油腻、鱼腥食物，戒烟酒，以免助热生湿；急性咽炎、疮疖伴发热等全身症状者，酌情应用抗生素，以促使炎症尽快消退；用该品治疗急性咽炎时，可配合使用漱口液含漱，以保持口腔清洁，或配合外用药吹敷患处，以增强疗效；该品含有蟾酥、雄黄，不宜过服、久服；疖肿应配合局部用药，以增强疗效。医保 非医保。

咽炎清丸

组成 肿节风、天然冰片、薄荷脑。功能主治 清热解毒、消肿止痛、用于喉痹（急慢性咽炎）、口疮（复发性口疮、疮疹性口炎）、牙周炎。用法 含服，一次 2～4 粒、一日数次。医保 非医保。

芩黄喉症胶囊

组成 黄连、人工牛黄、栀子、郁金、大黄、黄芩浸膏、冰片。功能主治 清热解毒，消肿止痛。用于热毒内盛所致的咽喉肿痛。用法 口服，一次 2 粒，一日 3 次。禁忌 孕妇及哺乳期妇女禁用。注意 忌烟酒、辛辣、鱼腥食物；不宜在服药期间同时服用滋补性中药；脾虚便溏者慎用；属风寒感冒咽痛者，症见恶寒发热、无汗、鼻流清涕者慎用。医保 非医保。

双料喉风散

组成 珍珠、人工牛黄、冰片、黄连、山豆根、甘草、青黛、人中白（煅）、寒水石。功能主治 清热解毒，消肿利咽。用于肺胃热毒炽盛所致咽喉肿痛，齿龈肿痛。用法 用量口腔咽喉诸证，喷敷患处，一日 3 次。禁忌 孕妇禁用。注意 忌烟酒、辛辣、鱼腥食物；不宜在用药期间同时服用温补性中药；儿童、年老体弱者应在医师指导下使用；脾虚大便溏者慎用；属风寒感冒咽痛者，症见恶寒发热、无汗、鼻流清涕者慎用；咽喉肿痛者，喷药时不要吸气，防止把药粉呛入气管。医保 乙类

喉疾灵胶囊（片）

组成 人工牛黄、板蓝根、山豆根、桔梗、诃子、了哥王、天花粉、连翘、冰片、珍珠层粉、广东土牛膝、猪牙皂。功能主治 清热，解毒，散肿止痛。用于腮腺炎，扁桃体炎，急性咽炎，慢性咽炎急性发作及一般喉痛。用法 用量口服，一次 3～4 粒，一日 3 次。禁忌 孕妇禁用。注意 忌烟酒、辛辣、鱼腥食物；不宜在用药期间同时服用温补性中药；脾虚大便溏者慎用；属风寒感冒咽痛者，症见恶寒发热、无汗、鼻流清涕者慎用；扁桃体有化脓及全身高热者应去医院就诊。医保 非医保。

喉痛灵颗粒

组成 水牛角浓缩粉、板蓝根、野菊花、荆芥穗等。功能主治 清热，解毒，消炎，利咽喉。用于咽喉炎，急性化脓性扁桃体炎，感冒发热，上呼吸道炎，疔疮等。用法 口服，一次 5g，一日 3～4 次。注意 忌辛辣、鱼腥食物；不宜在服药期间同时服用温补性中成药；不适用于外感风寒之咽喉痛者；糖尿病患者慎用。医保 非医保。

润燥利咽剂

玄麦甘桔胶囊（颗粒）

组成 玄参、麦冬、桔梗、甘草。功能主治 清热滋阴，祛痰利咽。用于阴虚

火旺，虚火上浮，口鼻干燥，咽喉肿痛。用法 口服：胶囊剂，一次 3～4 粒；颗粒剂，开水冲服，一次 10g，一日 3～4 次。注意 该品清热滋阴，祛痰利咽，为治疗阴虚火旺、虚火上炎所致慢喉痹、慢乳蛾的常用中成药，若属风热喉痹、乳蛾者慎用；服药期间饮食宜清淡，忌食辛辣、油腻、鱼腥食物，戒烟酒，以免加重病情；用药时须注意适寒暖，防外感，少用嗓，儿童用药应遵医嘱；用该品治疗慢性咽炎时，可配合使用漱口液、含片等，以减少咽部不适。医保 乙类。

清音丸

组成 诃子肉、川贝母、百药煎乌梅肉、葛根、茯苓甘草、天花粉。功能主治 清热利咽，生津润燥。用于肺热津亏，咽喉不利，口舌干燥，声哑失音。用法 口服：温开水送服或噙化，一次 1 丸，一日 2 次。注意 忌食辛辣食物；有高血压、心脏病、肝病、糖尿病、肾病等慢性病严重者应在医师指导下服用；声哑失音较重者，应及时去医院就诊；儿童、孕妇、哺乳期妇女、年老体弱、脾虚便溏者应在医师指导下服用。医保 乙类。

疏风利咽剂

桂林西瓜霜（散、胶囊）[基]

组成 西瓜霜、黄芩、黄连、黄柏、射干、山豆根、大黄、浙贝母、青黛、薄荷脑、无患子果（炭）、硼砂（煅）、冰片、甘草。功能主治 清热解毒，消肿止痛。用于风热上攻、肺胃热盛所致的乳蛾、喉痹、口糜，症见咽喉肿痛、喉核肿大、口舌生疮、牙龈肿痛或出血；急慢性咽炎、扁桃体炎、口腔炎、口腔溃疡、牙龈炎见上述证候者及轻度烫伤（表皮未破者）。用法 外用：散剂喷、吹或敷于患处，一次适量，一日数次。口服：重症患者兼服散剂，一次 1～2g，一日 3 次；胶囊剂，一次 2～4 粒，一日 3 次。禁忌 阴虚火旺者忌用。注意 该品含有苦寒清热，辛香走窜药物，有碍胎气，孕妇慎用；服药期间饮食宜清淡，忌食辛辣、油腻、鱼腥食物，戒烟酒，以免加重病情；该品苦寒，易伤胃气，老人、儿童及素体脾胃虚弱者慎用；该品含有山豆根有毒药物，不宜过量服药或长期服用；如用药于口腔、咽喉处，先漱口清除口腔食物残渣，用药后禁食 30～60 分钟，以免影响药效；该品外用时，应先清洁患处，然后取适量药物敷于患处；咽炎、扁桃体炎、口腔炎感染严重，有发热等全身症状者，应在医生指导下使用。医保 乙类（散剂）；非医保（其他剂型）。

复方草珊瑚含片[基]

组成 薄荷脑、薄荷素油、肿节风浸膏。功能主治 疏风清热，消肿止痛，清利咽喉。用于外感风热所致的喉痹，症见咽喉肿痛、声哑失音；急性咽喉炎见上述证候者。用法 含服：一次 2 片（小片），每隔 2 小时 1 次，一日 6 次；或一次 1 片（大片），每隔 2 小时 1 次，一日 5～6 次。注意 该品疏风清热，清音利咽，消肿止痛。用于外感风热所致喉痹，若阴虚火旺者慎用；服药期间饮食宜清淡，忌食辛辣、油腻、鱼腥食物，戒烟酒，以免加重病情；急性咽喉炎，可配合使用外用药物，以增强疗效；注意保持口腔的清洁卫生，经常漱口，以减少邪毒滞留的机会。医保 非医保。

金嗓开音丸（颗粒、胶囊、片）

组成 金银花、连翘、板蓝根、黄芩、桑叶、菊花、胖大海、牛蒡子、蝉蜕、前胡、僵蚕、苦杏仁（去皮）、泽泻、玄参、赤芍、木蝴蝶。功能主治 清热解毒，疏风利咽。用于风热邪毒所致的咽喉肿痛，声音嘶哑；急性咽炎、喉炎见上述证候者。用法 口服：丸剂，大蜜丸一次 1～2 丸，水蜜丸一次 6～12g，一日 2 次；片剂，一次 3 片，一日 2 次；胶囊剂，一次 3 粒，一日 2 次。注意 该品为风热邪毒内袭所致急喉痹、急喉喑而设，若属虚火喉痹、喉喑者慎用；服药期间饮食宜清淡，忌食辛辣、油腻、鱼腥食物，戒烟酒，以免加重病情；急性喉炎感染严重，伴发热等全身症状者，酌情应用抗生素，以促使炎症尽快消退。医保 乙类。

咽立爽口含滴丸

组成 天然冰片、艾纳香油、薄荷素油、薄荷脑。功能主治 疏风散热，消肿止痛，清利咽喉。用于急性咽炎，慢性咽炎急性发作，咽痛，咽黏膜红肿，咽干，口臭等症。用法 含服：一次 2～4 丸，一日 4 次。注意 忌食辛辣、鱼腥食物；不宜在服药期间同时服用温补性中药；孕妇慎用；哺乳期妇女、儿童、老人应在医师指导下服用。医保 乙类。

骨伤科用药

活血化瘀剂

跌打丸(片)[基]

组成 三七、当归、白芍、赤芍、牡丹皮、桃仁、红花、自然铜(煅)、土鳖虫、甜瓜子、血竭、北刘寄奴、骨碎补(烫)、续断、苏木、乳香(制)、没药(制)、姜黄、三棱(醋制)、防风、木通、桔梗、枳实(炒)、甘草。功能主治 活血散瘀,消肿止痛。用于跌打损伤,筋断骨折,瘀血肿痛,闪腰岔气。用法 口服:一次1丸,一日2次;片剂,一次4～8片,一日2～3次。禁忌 孕妇禁用。注意 骨折、脱臼者宜手法复位后,再用药物治疗;本方含有乳香、没药,饭后服用可减轻胃肠反应;脾胃虚弱者慎用。医保 甲类(丸剂);乙类(片剂)。

接骨七厘片[基]

组成 自然铜(煅)、土鳖虫、骨碎补(烫)、乳香(醋炙)、没药(醋炙)、大黄(酒炒)、血竭、当归、硼砂。功能主治 活血化瘀,接骨续筋。用于跌打损伤,闪腰岔气,骨折筋伤,瘀血肿痛。用法 口服:一次5片,一日2次;黄酒送下。不良反应 服用该品后偶见便秘、胃胀气、口干。禁忌 孕妇禁用。注意 有移位的骨折先复位固定后,再用药物治疗;该品含有乳香、没药,脾胃虚弱者慎用;服药期间忌生冷、油腻食物。医保 甲类。

三七伤药颗粒(胶囊、片)

组成 三七、草乌(蒸)、雪上一枝蒿、冰片、骨碎补、红花、接骨木、赤芍。功能主治 舒筋活血,散瘀止痛。用于急慢性挫伤、扭伤、关节痛、神经痛、跌打损伤等。用法 口服:颗粒剂,开水冲服,一次1g,一日3次;胶囊剂,一次3粒,一日3次;片剂,一次3片,一日3次;或遵医嘱。禁忌 孕妇忌用。注意 该品药性剧烈,应按规定量服用;心血管疾病患者慎用。医保 甲类。

伤科接骨片[基][兴]

组成 红花、土鳖虫、朱砂、马钱子粉、甜瓜子、鸡骨(炙)、自然铜(煅)、海星(炙)、乳香(醋炙)、没药(醋炙)、三七、冰片。功能主治 活血化瘀,消肿止痛,舒筋壮骨。用于跌打损伤,闪腰岔气,筋伤骨折,瘀血肿痛。用法 口服:成人一次4片,10～14岁儿童一次3片,一日3次;温开水或黄酒送服。禁忌 孕妇禁用;10岁以下儿童禁用。注意 有移位的骨折应先行复位固定后,再用药物治疗;该品含有乳香、没药,脾胃虚弱者慎用;用药期间忌食生冷油腻食物;该品不可随意增加服用量,增加时,须遵医嘱;该品含马钱子,不可过服、久服;如出现中毒症状时,应立即停药并采取相应急救措施;运动员慎服。医保 甲类。

云南白药(胶囊、片)[基]

功能主治 化瘀止血,活血止痛,解毒消肿。用于跌打损伤,瘀血肿痛,吐血,咯血,便血,痔血,崩漏下血,疮疡肿毒及软组织挫伤,闭合性骨折,支气管扩张及肺结核咯血,溃疡病出血,以及皮肤感染性疾病。用法 口服:刀、枪、跌打诸伤,无论轻重,出血者用温开水送服;瘀血肿痛与未流血者用酒送服;妇科各症,用酒送服;但月经过多、红崩,用温水送服;毒疮初起,服0.25g,另取药粉,用酒调匀,敷患处,只需内服;其他内出血各症均可内服。凡遇较重的跌打损伤可先服保险子1粒,轻伤及其他病症不必服。散剂,一次0.25～0.5g,一日4次(2～5岁按1/4剂量服用;5～12岁按1/2剂量服用);胶囊剂,一次1～2粒,一日4次(2～5岁按1/4剂量服用;6～12岁按1/2剂量服用)。禁忌 孕妇禁用。注意 皮肤破损处不宜用;经期及哺乳期妇女慎用;皮肤过敏者停用;每次贴于皮肤的时间少于12小时,使用中发生皮肤发红,瘙痒等轻微反应时可适当减少粘贴时间;服药1日内,忌食蚕豆、鱼类及酸冷食物;小儿、年老患者应在医师指导下使用。医保 甲类。

复方伤痛胶囊

组成 熟大黄、当归、天花粉、桃仁、红花、柴胡、延胡索(醋制)、甘草。功能主治 活血祛瘀,行气止痛。用于急性胸壁扭伤之瘀滞证。用法 口服:一次3粒,一日3次,疗程为10天。禁忌 孕妇禁用。注意 长期慢性腹泻者慎用。医保 乙类。

七厘散(胶囊)[共]

组成 血竭、乳香(制)、没药(制)、红花、儿茶、冰片、麝香、朱砂。功能主治 化瘀消肿,止痛止血。用于跌打损伤、血瘀疼痛,外伤出血。用法 口服:散剂,一次1～1.5g,一日1～3次;胶囊剂,一次2～3粒,一日1～3次。外用:散剂,一次1～1.5g,调敷患处;胶囊剂,一次2～3粒,内容物调敷患处。禁忌 孕妇禁用。注意 骨折、脱臼者宜手法复位后,再用药物治疗;该品含有朱砂,应在医生指导下使用,不宜过量、长期服药;本方含有乳香、没药,饭后服用可减轻胃肠反应;皮肤过敏者勿用。医保 乙类。

沈阳红药胶囊

组成 三七、川芎、土鳖虫、红花、白芷、当归、延胡索。功能主治 活血止痛、祛瘀生新。用于跌打损伤、筋骨肿痛,风湿麻木。用法 口服:一次2粒,一日3次,儿童减半。禁忌 孕妇禁用。注意 妇女月经期停服。医保 乙类。

愈伤灵胶囊

组成 三七、当归、红花、黄瓜子(炒)、落新妇提取物、土鳖虫、自然制(煅)、续断、冰片。功能主治 活血散瘀,消肿止痛。用于跌打损伤、瘀血阻络所致的筋骨肿痛,亦可用于骨折的辅助治疗。用法 口服:一次4～5粒,一日 3 次。禁忌 孕妇禁用。注意 骨折患者应先行复位后，再用药物治疗。医保 乙类。

骨愈灵胶囊

组成 三七、血竭、红花、当归、川芎、赤芍、乳香(制)、没药(制)、大黄、续断、骨碎补、五加皮等十六味。功能主治 活血化瘀，强筋壮骨。用于骨质疏松及骨折。用法 口服，一次 5 粒，一日 3 次；饭后服用。禁忌 孕妇禁服。注意 忌食生冷、油腻食物；感冒时不宜服用；高血压、心脏病、糖尿病、肝病、肾病等慢性病严重者应在医师指导下服用。医保 乙类。

活血通络剂

活血止痛散[基](胶囊[基]、片)

组成 土鳖虫、自然铜(煅)、当归、三七、乳香(制)、冰片。功能主治 活血散瘀，消肿止痛。用于跌打损伤，瘀血肿痛。用法 口服：散剂，一次 1.5g，一日 2 次；胶囊剂，一次 4 粒，一日 3 次；片剂，一次 4 片，一日 2 次；分次用温黄酒或温开水送服。禁忌 孕妇禁用；6 岁以下儿童禁用；肝肾功能异常者禁用。注意 饭后半小时服用；该品含乳香，脾胃虚弱者慎用，且不宜大剂量应用；经期及哺乳期妇女慎用；服药期间忌生冷、油腻食品。医保 甲类。

颈舒颗粒[基][兴]

组成 三七、当归、川芎、红花、肉桂、天麻、人工牛黄。功能主治 活血化瘀，温经通窍止痛。适用于神经根型颈椎病瘀血阻络证，症见颈肩部僵硬、疼痛、患侧上肢窜痛等。用法 温开水冲服：一次 6g，一日 3 次。不良反应 服药该品后偶见轻度恶心。禁忌 孕妇禁用。注意 服药期间忌生冷、油腻食物；高血压、心脏病、肝病、糖尿病、肾病慢性病严重者应在医师指导下服用；儿童、经期及哺乳期妇女、年老体弱者应在医师指导下服用。医保 甲类。

舒筋活血丸(片)[基][兴]

组成 红花、鸡血藤、香附(制)、狗脊(制)、槲寄生、香加皮、络石藤、伸筋草、泽兰叶、自然铜(煅)。功能主治 舒筋活络，活血散瘀。用于筋骨疼痛，肢体拘挛，腰背疼痛，跌打损伤。用法 口服：丸剂，一次 1 丸，一日 2 次；片剂，一次 5 片，一日 3 次。禁忌 孕妇禁用。注意 经期及哺乳期妇女慎用；服药期间忌生冷、油腻食物。医保 甲类。

抗骨髓炎片

组成 金银花、蒲公英、地丁、半枝莲、白头翁、白花蛇舌草。功能主治 清热解毒，散瘀消肿。用于附骨疽及骨髓炎属热毒血瘀者。用法 口服，一次 8～10片，一日 3 次，或遵医嘱，儿童酌减。注意 孕妇慎用。医保 乙类。

骨刺宁胶囊

组成 三七、土鳖虫。功能主治 活血化瘀,通络止痛。用于治疗颈椎病,腰椎骨质增生症的瘀阻脉络证,具有缓解疼痛,改善活动功能的作用。用法 口服:一次4粒,一日3次,饭后服。禁忌 孕妇禁用。注意 服药期间忌生冷、油腻食物。医保 乙类。

骨刺平片

组成 黄精、独活、威灵仙、鸡血藤、骨碎补、熟地黄、两面针、制川乌、锁阳、狗脊、枸杞子、莱菔子。功能主治 补精壮髓,壮筋健骨,通络止痛。用于骨质增生(包括肥大性腰椎炎,胸椎炎,颈椎综合征,四支骨节增生)。用法 口服,一次5片,一日3次,50天为一疗程。禁忌 孕妇及哺乳期妇女禁服。注意 该品含川乌,应严格在医生指导下服用,不得任意增加服量,不宜长期连续服用;心脏病患者慎服;若出现恶心、呕吐、腹痛、腹泻、头昏眼花、口舌四肢及全身发麻、畏寒,继之瞳孔散大、视物模糊、呼吸困难、手足抽搐、躁动、大小便失禁即应停服,迅速到医院就诊;严重肝、肾功能损害者慎服。医保 非医保。

颈复康颗粒[基]

组成 黄芪、党参、白芍、威灵仙、秦艽、羌活、丹参、花蕊石(煅)、王不留行(炒)、川芎、桃仁(去皮)、红花、乳香(制)、没药(制)、土鳖虫(酒炙)、苍术、石决明、葛根、地龙(酒炙)、生地黄、黄柏。功能主治 活血通络,散风止痛。用于风湿瘀阻所致的颈椎病,症见头晕、颈项僵硬、肩背酸痛、手臂麻木。用法 开水冲服:一次5～10g,一日2次,饭后服用。禁忌 孕妇禁用。注意 该品含有乳香、没药,宜饭后服用,脾胃虚弱者慎用。医保 乙类。

颈痛颗粒

组成 三七、川芎、延胡索、羌活、白芍、威灵仙、葛根。功能主治 活血化瘀,行气止痛。用于神经根型颈椎病属血瘀气滞、脉络闭阻证。症见颈、肩及上肢疼痛,发僵、麻、痛。用法 开水冲服:一次4g,一日3次,饭后服用;两周为一疗程。不良反应 有皮疹、瘙痒等不良反应报道。禁忌 孕妇禁用。注意 服药期间忌食寒凉、辛辣之品;宜定期检查肝功能。医保 乙类。

痛舒胶囊

组成 七叶莲、灯盏细辛、玉葡萄根、三七、珠子参、栀子、重楼、甘草。功能主治 活血化瘀,舒筋活络,化痞散结,消肿止痛。用于跌打损伤,风湿性关节痛,肩周炎,痛风性关节痛,乳腺小叶增生。用法 口服:一次3～4粒,一日3次。禁忌 孕妇禁用。医保 乙类。

腰痹通胶囊

组成 三七、川芎、延胡索、白芍、狗脊、独活、熟大黄、牛膝。功能主治 活血化瘀,祛风除湿,行气止痛。用于腰腿疼痛,痛有定处,痛处拒按,轻者俯仰不便，重者则因剧痛而不能转侧，腰椎间盘突出症见上述证候者。用法 口服：宜饭后服，一次 3 粒，一日 3 次；30 天为一疗程。禁忌 孕妇禁用。注意 消化性溃疡患者慎服或遵医嘱。医保 乙类。

腰痛宁胶囊[共]

组成 马钱子粉（调制）、全蝎、乳香、没药、土鳖虫、僵蚕、川牛膝、苍术、麻黄、甘草。功能主治 消肿止痛，疏散寒邪，温经通络。用于寒湿瘀阻经络所致的腰椎间盘突出症、坐骨神经痛、腰肌劳损、腰肌纤维炎、风湿性关节炎，症见腰腿痛、关节痛及肢体活动受限者。用法 口服：一次 4～6 粒，一日 1 次，睡前半小时用黄酒兑少量温开水送服，或遵医嘱。不良反应 文献报道有患者在服用常规剂量的该品后，出现大疱表皮松解坏死型药疹及其他严重过敏反应等病症。禁忌 孕妇及小孩忌服。注意 该品含乳香、没药、饭后服用可减轻胃肠反应；该品含马钱子有大毒，过量使用可引起肢体颤抖、惊厥、呼吸困难，甚至昏迷，因此不可过服、久服，如出现中毒症状时，应立即停药并采取相应急救措施；该品含有麻黄，心脏病、高血压患者慎用。医保 乙类。

筋骨痛消丸

组成 丹参、鸡血藤、香附、乌药、川牛膝、桂枝、威灵仙、秦艽、白芍、地黄、甘草。功能主治 活血行气，温经通络，消肿止痛。用于血瘀寒凝、膝关节骨质增生引起的膝关节疼痛、肿胀、活动受限等症。用法 口服：一次 6g，一日 2 次，温开水送服。30 天为一疗程。禁忌 孕妇禁服。注意 属阳热证患者不宜使用。医保 非医保。

补肾壮骨剂

骨刺丸（胶囊）[共]

组成 川乌（制）、草乌（制）、天南星（制）、秦艽、白芷、当归、甘草、薏苡仁（炒）、穿山龙、绵萆薢、红花、徐长卿。功能主治 祛风止痛。用于骨质增生，风湿性关节炎，风湿病。用法 口服：水蜜丸一次 6g，大蜜丸一次 1 丸，一日 2～3 次；胶囊剂，一次 3 粒，一日 3 次；片剂，一次 6～8 片，一日 3 次。注意 忌食辛辣、生冷、油腻食物。医保 甲类。

仙灵骨葆胶囊[基]

组成 淫羊藿、续断、补骨脂、丹参、地黄、知母。功能主治 滋补肝肾，活血通络，强筋壮骨。用于肝肾不足，瘀血阻络所致骨质疏松症，症见腰脊疼痛，足膝酸软，乏力。用法 口服：一次 3 粒，一日 2 次；4～6 周为一疗程，或遵医嘱。制剂胶囊剂：每粒装 0.5g。禁忌 孕妇禁用。注意 感冒时不宜服用；服药期间忌生冷、油腻食物；高血压、心脏病、糖尿病、肝病、肾病等慢性病严重者应在医师指导下服药。医保 甲类。

骨仙片

组成 骨碎补、熟地黄、黑豆、女贞子、牛膝、仙茅、菟丝子、防己、枸杞子。

功能主治 填精益髓，壮腰健肾，强壮筋骨，舒筋活络，养血止痛。用于因骨质增生引起的疾患。用法 口服：一次 4～6 片，一日 3 次。注意 感冒发热者勿用。医保 乙类。

抗骨增生丸(片)

组成 熟地黄、肉苁蓉(蒸)、狗脊(盐制)、女贞子(盐制)、淫羊藿、鸡血藤、牛膝、骨碎补、莱菔子(炒)。功能主治 补肝肾，强筋骨，活血止痛。用于骨性关节炎肝肾不足、瘀血阻络证，症见关节肿胀、麻木、疼痛、活动受限。用法 口服：水蜜丸一次 2.2g，小蜜丸一次 3g，大蜜丸一次 1 丸，一日 3 次；胶囊剂，一次 5 粒，一日 3 次；片剂，一次 4 片，一日 2 次。医保 乙类。

强骨胶囊

组成 骨碎补总黄酮。功能主治 补肾，强骨，止痛。用于肾阳虚所致的骨质疏松和骨量减少，症见骨脆易折、腰背或四肢关节疼痛、畏寒肢冷或抽筋、下肢无力、夜尿频多；原发性骨质疏松症、骨量减少见上述证候者。用法 饭后口服：一次 1 粒，一日 3 次，三个月为一疗程。不良反应 偶见口干、便秘，一般不影响继续治疗。注意 忌食辛辣、生冷、油腻食物；感冒发热患者不宜服用。医保 乙类。

壮骨关节丸(胶囊)

组成 狗脊、淫羊藿、独活、骨碎补、续断、补骨脂、桑寄生、鸡血藤、熟地黄、木香、乳香(醋炙)、没药(醋炙)。功能主治 补益肝肾，养血活血，舒筋活络，理气止痛。用于肝肾不足、血瘀气滞、脉络痹阻所致的骨性关节炎、腰肌劳损，症见关节肿胀、疼痛、麻木、活动受限。用法 口服：浓缩丸一次 10 丸，一日 2 次，早晚饭后服用；水丸一次 6g，一日 2 次，早晚饭后服用。不良反应 肝损害、高血压、过敏等。禁忌 肝功能不全、孕妇及哺乳期妇女禁用。注意 关节红肿热痛者慎用；该品含有乳香、没药，脾胃虚弱者慎用；治疗期间应注意肝功能监测，如发现肝功能异常，应立即停药，并采取相应的处理；应在医师指导下严格适应证使用，避免过服、久服。医保 乙类。

复方鹿茸健骨胶囊

组成 鹿茸、制何首乌、龟甲、杜仲、紫河车、当归、三七、水蛭、砂仁。功能主治 补肾壮骨，活血止痛。用于治疗骨质疏松症，属肝肾不足证者，症见腰背疼痛、腰膝酸软、足跟疼痛、头目眩晕、耳聋耳鸣等。用法 口服，每次 5 粒，一日 3 次，餐后服用，6 个月为一疗程。不良反应 口干、消化不良、便秘、皮疹。禁忌 月经期、孕产期、哺乳期妇女禁用。医保 非医保。

附桂骨痛颗粒

组成 附子(制)、制川乌、肉桂、党参、当归、白芍(炒)、淫羊藿、乳香(制)。功能主治 温阳散寒，益气活血，消肿止痛。用于阳虚寒湿型颈椎及膝关节增生性关节炎。症见局部骨节疼痛，屈伸不利，麻木或肿胀，遇热则减，畏寒肢冷等。用法 口服：一次5g(1袋)，一日3次，饭后服，疗程3个月；如需继续治疗，必须停药一个月后遵医嘱服用。不良反应 服药后少数可见胃脘不舒，停药后即可自行消除。禁忌 孕妇及哺乳期妇女，有出血倾向者，阴虚内热者禁用；严重心脏病，高血压，肝、肾疾病忌服。注意 服药期间注意血压变化；高血压，严重消化道疾病慎用。医保 乙类。

抗骨增生胶囊

组成 熟地黄、肉苁蓉(酒蒸)、狗脊(盐制)、女贞子(盐制)、淫羊藿、鸡血藤、莱菔子(炒)、骨碎补、牛膝等。功能主治 补腰肾，强筋骨，活血止痛。用于骨性关节炎肝肾不足、瘀血阻络证，症见关节肿胀、麻木、疼痛、活动受限。用法 口服：一次5粒，一日3次。医保 乙类。

外用药

云南白药膏[基]

功能主治 活血散瘀，消肿止痛，祛风除湿。用于跌打损伤，瘀血肿痛，风湿疼痛等症。用法 贴患处。禁忌 孕妇禁用。注意 皮肤破损处不宜用；经期及哺乳期妇女慎用；皮肤过敏者停用；每次贴于皮肤的时间少于12小时，使用中发生皮肤发红，瘙痒等轻微反应时可适当减少粘贴时间；服药1日内，忌食蚕豆、鱼类及酸冷食物；小儿、年老患者应在医师指导下使用。医保 甲类。

云南白药酊[基]

功能主治 活血散瘀，消肿止痛。用于跌打损伤、风湿麻木、筋骨及关节疼痛及冻伤等症。用法 口服：常用量一次3～5ml，一日3次；极量一次10ml。外用：取适量擦揉患处，每次3分钟左右，一日3～5次，可止血消炎；风湿筋骨疼痛，蚊虫叮咬，Ⅰ、Ⅱ度冻伤可擦揉患处数分钟，一日3～5次。禁忌 孕妇禁用；酒精过敏者禁用。注意 皮肤破损处不宜用；经期及哺乳期妇女慎用；皮肤过敏者停用；服药1日内，忌食蚕豆、鱼类及酸冷食物；小儿、年老患者应在医师指导下使用。贮藏 遮光。医保 甲类。

云南白药气雾剂[基]

功能主治 活血散瘀，消肿止痛。用于跌打损伤，瘀血肿痛，肌肉酸痛及风湿性关节疼痛等症。用法 外用：喷于伤患处，一日3～5次，凡遇较重闭合性跌打损伤者，先喷云南白药气雾剂保险液，若剧烈疼痛仍不缓减，可间隔1～2分钟后重复给药，一天使用不得超过3次；喷云南白药气雾剂保险液间隔3分钟后，再喷云南白药气雾剂。制剂 气雾剂：每瓶重50g、85g；气雾剂保险液：每瓶重30g、65g、100g。禁忌 孕妇禁用；酒精过敏者禁用。注意 该品只限于外用，切勿喷入口、眼、鼻；皮肤过敏者停用；皮肤破损处不宜用；使用云南白药气雾剂保险液时先动摇，喷嘴离皮肤5～10cm，喷射时间应限制在3～5秒钟，以防止局部冻伤；小儿、年老患者应在医师指导下使用；使用时勿近明火，切勿受热，应置于阴凉处保存。医

保 甲类。

红药贴膏(喷雾剂)

组成 三七、白芷、土鳖虫、川芎、当归、红花、冰片、樟脑、水杨酸甲酯、薄荷脑、硫酸软骨素、盐酸苯海拉明、颠茄流浸膏。功能主治 去瘀生新，活血止痛。用于跌打损伤，筋骨瘀痛。用法 外用：贴膏，洗净患处，贴敷，1～2日更换一次；喷雾剂，喷于患处，每日4～6次。禁忌 对橡皮管过敏及皮肤有破损出血者禁用；孕妇禁用。注意 外用药禁止内服；该品不宜长期或大面积使用，用药后皮肤过敏如出现瘙痒、皮疹等现象时，应停止使用。医保 乙类。

狗皮膏[基][兴]

组成 生川乌、生草乌、肉桂、官桂、羌活、独活、清风藤、香加皮、防风、铁丝威灵仙、苍术、蛇麻子、麻黄、高良姜、小茴香、白芷、丁香、木瓜、油松节、当归、赤芍、苏木、大黄、续断、川芎、乳香、没药、冰片、樟脑。功能主治 祛风散寒，活血止痛。用于风寒湿邪、气血瘀滞所致的痹病，症见四肢麻木、腰腿疼痛、筋脉拘挛；或跌打损伤、闪腰岔气、局部肿痛；或寒湿瘀滞所致的脘腹冷痛、行经腹痛、寒湿带下、积聚痞块。用法 外用：用生姜擦净患处皮肤，将膏药加温软化，贴于患处或穴位。禁忌 孕妇禁用；皮肤破溃或感染处禁用。注意 风湿热痹，局部红肿热痛者不宜用；经期妇女、哺乳期妇女慎用；忌生冷、油腻食物；儿童、年老体弱者应在医师指导下使用；该品不宜长期或大面积使用，用药后皮肤过敏如出现瘙痒、皮疹等现象时，应停止使用。医保 甲类。

跌打万花油

组成 野菊花、乌药、水翁花、徐长卿、大蒜、马齿苋、葱、金银花、蛇床子、铁包金、地耳草、一点红、防风、侧柏、蓖麻子、三棱、皂角、白芷、骨碎补、黄连、赤芍、蒲黄、砂仁、紫草、松节油、水杨酸甲酯。功能主治 止血止痛，消炎生肌，消肿散瘀，舒筋活络。用于治疗跌打损伤、撞击扭伤、刀伤出血、烫伤等症。用法 外用：搽敷患处。禁忌 孕妇禁用；皮肤破溃或感染处禁用。注意 该品不宜长期或大面积使用，用药后皮肤过敏如出现瘙痒、皮疹等现象时，应停止使用。医保 乙类。

消痛贴膏

组成 独一味、棘豆、姜黄、花椒、水牛角(炙)、水柏枝。功能主治 活血化瘀，消肿止痛。用于急慢性扭挫伤、跌打瘀痛、骨质增生、风湿及类风湿疼痛。亦适用于落枕、肩周炎、腰肌劳损和陈旧性伤痛等。用法 外用：将小袋内润湿剂均匀涂在药垫表面，直接贴于患处或穴位，每贴敷一天为宜。不良反应 过敏型体质患者可能有胶布过敏或药物接触性瘙痒反应，甚至出现红肿、水疱等。禁忌 开放性创伤忌用。注意 皮肤破伤处不宜使用；皮肤过敏者停用；孕妇慎用。医保 非医保。

消肿止痛酊

组成 大罗伞、小罗伞、黄藤、栀子、三棱、莪术、川芎、木香、沉香、五加皮、牛膝、红杜仲、防风、荆芥、白芷、薄荷脑、细辛、桂枝、徐长卿、两面针、樟脑。功能主治 舒筋活络，消肿止痛。用于跌打扭伤，风湿骨痛，无名肿毒及腮腺炎肿痛。用法 外用：擦患处。口服：必要时饭前服用，一次 5～10ml，一日 1～2 次。禁忌 儿童、孕妇及哺乳期妇女禁用；肝肾功能不全者禁止口服；对酒精过敏者禁用。注意 外用时不宜擦腹部；痄腮患者注意及时隔离，以防传染；对酊剂过敏者勿用。医保 非医保。

骨痛灵酊

组成 雪上一枝蒿、干姜、国产血竭、乳香、没药、冰片。功能主治 温经散寒，祛风通络，活血止痛。用于腰、颈椎骨质增生，骨性关节炎，肩周炎，风湿性关节炎，症见筋骨肌肉疼痛麻木、关节不利、活动受限等。用法 外用：一次 10ml，一日 1 次，将药液浸于敷带上贴敷患处 30～60 分钟；20 天为一疗程。禁忌 孕妇及皮肤破损者禁用。注意 风湿热痹，关节红肿热痛者慎用；该品只供外用，不可内服；用药后 3 小时内不得吹风，勿接触冷水；该品放置后稍有混浊，不影响疗效；该品含有雪上一枝蒿，有大毒，皮损之处忌用；对酊剂过敏者勿用。医保 乙类。

骨友灵搽剂

组成 红花、延胡索、鸡血藤、制川乌、威灵仙、蝉蜕、防风、续断、制何首乌。功能主治 活血化瘀，消肿止痛。用于瘀血阻络所致的骨性关节炎、软组织损伤，症见关节肿胀、疼痛、活动受限。用法 外用：涂于患处，热敷 20～30 分钟，一次 2～5ml，一日 2～3 次；十四日为一疗程，间隔 1 周；一般用药 2 个疗程或遵医嘱。不良反应 有临床报道反映该品可致剥脱性皮炎及接触性皮炎。禁忌 孕妇禁用。注意 该品含有有毒药物，应在医生指导下使用，不可久用；个别患者用药后出现皮肤发痒，发热及潮红，且勿挠抓，停药后症状即可消失。医保 乙类。

骨质宁搽剂

组成 云母石、枯矾、黄连。功能主治 活血化瘀、消肿止痛。用于瘀血阻络所致骨性关节炎、软组织损伤，症见肿胀、麻木、疼痛及活动功能障碍。用法 外用：取适量涂于患处，一日 3～5 次。医保 乙类。

正骨水

组成 九龙川、木香、海风藤、土鳖虫、豆豉姜、猪牙皂、香加皮、莪术、买麻藤、过江龙、香樟、徐长卿、降香、两面针、碎骨木、羊耳菊、虎杖、五味藤、千斤拔、朱砂根、横经席、穿壁风、鹰不扑、草乌、薄荷脑、樟脑。功能主治 活血祛瘀，舒筋活络。用于跌打扭伤以及体育运动前后消除疲劳。用法 用药液轻搽患处；重症者用药液湿透药棉敷患处 1 小时，每日 2～3 次。不良反应 偶发皮肤瘙痒、皮疹。禁忌 孕妇禁用；血虚无瘀者禁用。注意 外用药禁止内服；用毕洗手，切勿接触眼睛、口腔等黏膜处；勿搽入伤口；不宜长期、大面积使用，用药过程中如有瘙痒起疹，暂停使用。医保 乙类。

正红花油[基]

组成 白油、人造桂油、白樟油、桂叶油、松节油、桂醛、冬青油、血竭。功能主治 消炎去肿、止血止痛。用于心腹诸痛、四肢麻木、风湿骨痛、腰酸背痛、扭伤瘀肿、跌打刀伤、烫火烧伤、蚊虫蜂咬、恶毒阴疽等。用法 跌打损伤、外科诸痛即用此油抹搽患处，立即有效；烫火刀伤、血流不止，用纱布药棉浸油敷于患处可以止血或遵医嘱。注意 该品为外用药，禁止内服；用毕洗手，切勿接触眼睛、口腔等黏膜处；勿搽入伤口；不宜长期、大面积使用，用药过程中如有瘙痒起疹，暂停使用。医保 乙类。

麝香壮骨膏[兴]

组成 人工麝香、生川乌、生草乌、薄荷脑、水杨酸甲酯、硫酸软骨素、冰片、山奈、白芷、盐酸苯海拉明、樟脑、八角茴香、麻黄、苍术、当归、干姜等。功能主治 镇痛、消炎。用于风湿痛，关节痛，腰痛，神经痛，肌肉酸痛，扭伤，挫伤。用法 外用：贴于患处。禁忌 孕妇禁用；开放性伤口忌用。注意 有皮肤病者慎用，皮肤破溃或感染处禁用；哺乳期妇女慎用；不宜长期、大面积使用，用药过程中如有瘙痒起疹，暂停使用。医保 非医保。

元七骨痛酊

组成 三七、延胡索（制）、急性子、细辛、花椒、老鹳草、当归、土鳖虫、莪术、重楼、血竭、乳香、没药、骨碎补（制）、丁香油、乌梢蛇、水杨酸甲酯。功能主治 活血化瘀、祛风散寒、通络止痛。用于治疗骨性关节炎（筋脉瘀滞证）腰椎、骨关节等部位疼痛、肿胀、麻木重着、遇寒加重、关节屈伸不利、活动功能障碍等。用法 外用，涂擦于患处，每次 2～5ml，每日 3 次，重证患者涂药后揉擦 10 余分钟。禁忌 乙醇过敏者慎用；孕妇不宜使用。注意 该品为外用药，勿入口眼，置于儿童不能接触的地方。医保 非医保。

皮肤科用药

白灵胶囊(片)

组成 当归、赤芍、牡丹皮、三七、桃仁、红花、防风、白芷、苍术、黄芪、马齿苋。功能主治 活血化瘀，祛风通络。用于经络阻隔、气血不和所致白癜风，症见白斑散在不对称，边界较清楚，皮色苍白。用法 口服：胶囊剂，一次 4 粒，一日 3 次；片剂，一次 4 片，一日 3 次；同时使用外搽白灵酊涂搽患处，一日三次，三个月为一疗程。禁忌 孕妇禁用。注意 阴血亏虚者慎用；妇女月经量多者，在经期停服；本病病程经过缓慢，治疗时间应在 3 个月以上。医保 乙类。

斑秃丸

组成 熟地黄、制何首乌、当归、丹参、地黄、白芍(炒)、五味子、木瓜、羌活。功能主治 补益肝肾，养血生发。用于肝肾不足、血虚风盛所致的油风，症见毛发成片或全部脱落，多伴有头晕失眠、目眩耳鸣、腰膝痿软；斑秃、全秃、普秃见上述证候者。用法 口服：水蜜丸，一次 5g；大蜜丸，一次 1 丸，一日 3 次。禁忌 假性斑秃及脂溢性脱发禁用。注意 忌食辛辣食品；服药期间应保持平静的心态及充足的睡眠。医保 乙类。

当归苦参丸

组成 当归、苦参。功能主治 活血化瘀，燥湿清热。用于湿热瘀阻所致的粉刺、酒皶，症见颜面、胸背粉刺疙瘩，皮肤红赤发热，或伴脓头、硬结、酒渣鼻、鼻赤。用法 口服：一次 1 丸，一日 2 次。注意 脾胃虚寒者慎用；忌食辛辣、油腻、海鲜食品；切忌用手挤压患处，特别是鼻唇周围。医保 乙类。

肤痒颗粒

组成 苍耳子(炒、去刺)、地肤子、川芎、红花、白英。功能主治 祛风活血，除湿止痒。用法 开水冲服：一次 1～2 袋，一日 3 次。禁忌 孕妇禁用。注意 消化道溃疡者慎用；因肾病、糖尿病、黄疸、肿瘤等疾病引起的皮肤瘙痒，应以治疗病因为主，若需用该品时，应在医师指导下服用；服药期间如出现口唇发麻应立即停药；如皮肤出现红斑、丘疹、水疱等其他皮疹时，应去医院就诊；用药一周后，症状无改善者，应去医院就诊；药品性状发生改变时禁止服用。医保 乙类。

复方青黛胶囊(丸)

组成 青黛、紫草、土茯苓、萆薢、蒲公英、马齿苋、贯众、丹参、白鲜皮、白芷、乌梅、五味子(酒)、建曲、山楂(焦)。功能主治 清热凉血，解毒消斑。用于血热所致的白疕、血风疮，症见皮疹色鲜红、筛状出血明显、鳞屑多、瘙痒明显，或皮疹为原形、椭圆形红斑，上附糠秕状鳞屑，有母斑；银屑病进行期、玫瑰糠疹见上述证候者。用法 口服:胶囊剂,一次 4 粒,一日 3 次;水丸,一次 6g,一日 3 次。不良反应 肝损害、月经紊乱、药物性肝炎、胃出血、手指甲变黑、剧烈腹泻、固定红斑型药疹、便血。禁忌 孕妇禁用。注意 脾胃虚寒者不宜服用;忌食白酒、羊肉等辛辣厚味及刺激性食物;年老体弱及哺乳期妇女慎用;儿童药量不宜过大;该品含青黛,连服四周以上应定期检查血象及肝功,如异常应停服。医保 乙类。

复方土槿皮酊

组成 土槿皮、苯甲酸、水杨酸。功能主治 杀真菌药,多用于脚癣、体癣、股癣。用法 外用:涂搽患处,每日涂 1～2 次。禁忌 勿用于面部、眼部、体腔;严禁内服。注意 用后密封贮藏。医保 乙类。

黑豆馏油软膏

组成 黑豆馏油、桉油、冰片、氧化锌。功能主治 消炎、收敛、止痒。用于神经性皮炎,慢性湿疹。用法 外用:取适量涂抹于患处,一日 1～2 次。注意 皮肤有化脓、破溃、糜烂者不得使用;该品有特殊气味和颜色,易污染衣被,使用时请注意;涂药部位出现灼热感、瘙痒、红肿等应停止使用;涂用该品时,不宜同时使用有光敏作用的药物;连续使用一周后,皮损无变化,应向医师咨询。医保 乙类。

皮肤康洗液

组成 金银花、蒲公英、马齿苋、土茯苓、大黄、赤芍、蛇床子等。功能主治 清热解毒,凉血除湿,杀虫止痒。用于湿热阻于皮肤所致湿疹、见有瘙痒、红斑、丘疹、水疱、渗出,糜烂和湿热下注所致阴痒,白带过多;皮肤湿疹及各类阴道炎见有上述证候者。用法 外用:皮肤湿疹,取适量药液直接涂抹于患处,有糜烂面者可稀释 5 倍量后湿敷,一日两次;妇科病,先用清水冲洗阴道,取适量药液用温开水稀释 5～10 倍,用阴道冲洗器将药液注入阴道内保留几分钟;或坐浴,每日两次;或遵医嘱。禁忌 该品为外用药,禁止内服。注意 若有皮肤过敏,立即停用。医保 乙类。

湿毒清胶囊

组成 地黄、当归、苦参、白鲜皮、土茯苓、黄芩、丹参、蝉蜕、甘草。功能主治 养血润肤,祛风止痒。用于血虚风燥所致的风瘙痒,症见皮肤干燥、脱屑、瘙痒,伴有抓痕、血痂、色素沉着;皮肤瘙痒症见上述证候者。用法 口服:一次 3～4 粒,一日 3 次。注意 湿热俱盛或火热炽盛者慎用;孕妇慎用;忌食辛辣、海鲜食品。医保 乙类。

乌蛇止痒丸

组成 当归、人参须、蛇床子、乌梢蛇、苍术、牡丹皮、苦参、黄柏、人工牛黄、蛇胆汁、防风。功能主治 养血祛风,燥湿止痒。用于风湿热邪蕴于肌肤所致的瘾疹、风瘙痒,症见皮肤风团色红、时隐时现、瘙痒难忍,或皮肤瘙痒不止、皮肤干燥,无原发皮疹;慢性荨麻疹、皮肤荨麻疹见上述证候者。

用法 口服：一次 2.5g，一日 3 次。禁忌 孕妇禁用。注意 用于药疹，应与其他药物配合使用；饮食宜清淡、易消化食物，忌食辛辣、油腻食物；哺乳期妇女应慎用。医保 乙类。

消风止痒颗粒

组成 荆芥、防风、苍术（炒）、蝉蜕、石膏、木通、地骨皮、亚麻子、当归、地黄、甘草。功能主治 清热除湿，消风止痒。用于风湿热邪蕴阻肌肤所致的湿疮、风疹瘙痒、小儿瘾疹，症见皮肤丘疹、水疱、抓痕、血痂，或见梭形或纺锤形水肿性风团，中央出现小水疱，瘙痒剧烈，湿疹、皮肤瘙痒症、丘疹性荨麻疹见上述证候者。用法 口服：周岁以内一次 15g；1～4 岁一次 30g；5～9 岁一次 45g；10～14 岁一次 60g；15 岁以上一次 90g；分 2～3 次服用；或遵医嘱。注意 阴血亏虚者不宜服用；孕妇慎用；饮食宜清淡，易消化，忌辛辣、油腻、海鲜食品；服药期间出现胃脘疼痛或腹泻者应及时停用。药医保乙类（限中医师处方）。

润燥止痒胶囊[基]

组成 何首乌、生地黄、桑叶、苦参、红活麻。功能主治 养血滋阴，祛风止痒，润肠通便。用于血虚风燥所致的皮肤瘙痒；热毒蕴肤所致的痤疮肿痛，热结便秘。用法 口服：一次 4 粒，一日 3 次，2 周为一疗程；或遵医嘱。注意 用药期间不宜同时服用温热性药物；患处不宜用热水洗烫；孕妇慎用；儿童，年老体弱及患有其他疾病者应在医师指导下服用；因糖尿病，肾病，肝病，肿瘤等疾病引起的皮肤瘙痒，不属于该品适应范围；切忌用手挤压患处，如有多量结节，囊肿，脓疱等应去医院就诊。医保 乙类。

皮肤科用药

消银颗粒（片）[基]

组成 地黄、玄参、牡丹皮、金银花、大青叶、当归、赤芍、红花、苦参、白鲜皮、防风、牛蒡子、蝉蜕。功能主治 清热凉血，养血润肤，祛风止痒。用于血热风燥型白疕和血虚风燥型白疕，症见皮疹为点滴状、基底鲜红色、表面覆有银白色鳞屑，或皮疹表面覆有较厚的银白色鳞屑、较干燥、基底淡红色、瘙痒较甚。用法 开水冲服：一次 3.5g，一日 3 次，一个月为一疗程；片剂：一次 5～7 片，一日 3 次，一个月为一疗程。不良反应 文献报道，患者服用常规剂量该品后出现丙氨酸转氨酶（ALT）升高 1 例，诱发急性白血病 1 例，出现男性性功能障碍 2 例，长期服用该品引起光感性皮炎 1 例。禁忌 孕妇禁用。注意 脾胃虚寒者慎用；忌食辛辣、油腻、海鲜食品；儿童用量宜减或遵医嘱。医保 乙类。

银屑灵颗粒

组成 土茯苓、生地黄、当归、苦参、防风、金银花、连翘、黄柏、白鲜皮、赤芍、蝉蜕、甘草。功能主治 清热燥湿，活血解毒。用于湿热蕴肤、瘀滞不通所致的白疕，症见皮损呈红斑湿润、偶有浅表小脓疱、多发于四肢屈侧部位；银屑病见上述证候者。用法 口服：一次 20g，一日 2 次；或遵医嘱。

不良反应 有报道服用该品后出现剥脱性皮炎型药疹。禁忌 孕妇禁用。注意 血虚风燥型银屑病不适宜服用；忌食腥发海鲜及刺激性食物。医保 非医保。

癣湿药水

组成 土荆皮、蛇床子、大风子仁、百部、花椒、凤仙透骨草、吴茱萸、防风、蝉蜕、当归、侧柏叶、斑蝥。功能主治 祛风除湿，杀虫止痒。用于鹅掌风，灰指甲，湿癣，脚癣。用法 外用：擦于洗净的患处，一日3～4次；治疗灰指甲应先除去空松部分，使药液渗入。禁忌 切忌入口，严防触及眼、鼻、口腔等黏膜处。注意 不适宜浸渍糜烂型湿疹；饮食宜清淡，忌食辛辣、海鲜食品；该品所含斑蝥有毒，不可久用；该品所含斑蝥有刺激性，如出现过敏反应应及时停用。医保 乙类。

养血生发胶囊

组成 熟地黄、当归、白芍、制何首乌、菟丝子、川芎、羌活、天麻、木瓜。功能主治 养血祛风，益肾填精。用于血虚风盛、肾精不足所致的脱发，症见头发松动或呈稀疏状脱落、毛发干燥或油腻、头皮发痒；斑秃、全秃、脂溢性脱发与病后、产后脱发见上述证候者。用法 口服：一次4粒，一日2次。禁忌 脾虚湿滞者禁用。注意 假性斑秃（患处头皮萎缩，不见毛囊）不适用；服药期间饮食宜清淡，忌辛辣刺激性食物；本病病程缓慢，应坚持治疗2～3个月为宜，生活应有规律，保证充足睡眠。医保 非医保。

复方珍珠暗疮片

组成 金银花、蒲公英、木通、当归尾、地黄、黄芩、玄参、黄柏、大黄（酒炒）、猪胆汁、赤芍、珍珠层粉、羚羊角粉、水牛角浓缩粉、北沙参。功能主治 清热解毒，凉血消斑。用于血热蕴阻肌肤所致的粉刺、湿疮，症见颜面部红斑、粉刺疙瘩、脓疱，或皮肤红斑丘疹、瘙痒；痤疮、红斑丘疹性湿疹见上述证候者。用法 口服：一次4片，一日3次。注意 脾胃虚寒者慎用；孕妇慎服；忌食辛辣、油腻、海鲜食品。医保 非医保。

润伊容胶囊

组成 蒲公英、千里光、侧柏叶、柴胡、皂角刺、川木通、白芷、大血藤。功能主治 祛风清热，解毒消痤。用于风热上逆所致的痤疮、黄褐斑。用法 口服：一次2粒，一日3次。医保 非医保。

消痤丸

组成 升麻、柴胡、麦冬、野菊花、黄芩、玄参、生石膏、石斛、龙胆草、大青叶、金银花、竹茹、蒲公英、淡竹叶、夏枯草、紫草。功能主治 清热解毒，用于痤疮。用法 口服：一次30粒，一日3次。注意 忌食辛辣、生冷、油腻食物。医保 非医保。

脚癣一次净

组成 珊瑚姜、麻柳等。功能主治 杀菌、止痒。主治脚癣(脚气)。用法 外用:将塑料脚套套在脚上,取药液倒入脚套内,一般每只脚套内倒入药液50～100ml,浸泡患脚15～30分钟,浸泡时可穿上拖鞋在室内活动。不良反应 少数患者用药后出现轻度接触性皮炎,不经处理可自行消退。禁忌 糜烂型手足癣或皮肤有裂口者禁止直接使用。注意 糜烂型手足癣或皮肤有裂口者,应先用杀菌收敛药棉卡放在患部,待溃裂愈合后使用;治疗期间应将患者鞋袜洗净放入药液中浸泡30分钟,以彻底杀灭真菌,防止重复感染。医保 非医保。

复方苦参水杨酸散(足光粉)

组成 苦参、水杨酸、苯甲酸、硼酸。功能主治 杀菌、止痒。用于各型手足癣。用法 外用:一日1次,一次40g,连续3日为一疗程;每袋加沸水1000～1500ml,搅拌,溶解,待放温后,浸泡患处。不良反应 偶有过敏反应发生,可致局部红肿、痒、痛。禁忌 大面积皮肤损害处禁用。注意 专供外用,切忌入口;置于小儿不能触及处。医保 非医保。

疤痕止痒软化乳膏

组成 五倍子、威灵仙、牡丹皮、泽兰、冰片、薄荷脑、樟脑、水杨酸甲酯。功能主治 活血柔皮,除湿止痒。用于灼伤或手术后的增殖性瘢痕等。用法 外用:涂覆于患处,每日三次。注意 如瘢痕表面有破溃或起泡者,应暂停使用;孕妇慎用。医保 非医保。

羌月乳膏

组成 月见草油、羌活提取物。功能主治 祛风,除湿,止痒,消肿。适用于亚急性湿疹,慢性湿疹。用法 外用:涂于患处,一日2～3次。注意 避免接触眼睛;皮损有糜烂、渗液者不宜使用;用药部位如有烧灼感、瘙痒、红肿等应停止用药,以清水洗净,必要时向医师咨询。贮藏 在冷暗处保存。医保 非医保。

积雪苷霜软膏

组成 积雪苷总苷。功能主治 有促进创伤愈合作用。用于治疗外伤、手术创伤、烧伤、瘢痕疙瘩及硬皮病。用法 外用:涂患处,一日3～4次。不良反应 偶有用药局部的瘙痒和刺激反应。注意 孕妇慎用;局部涂抹后宜按摩5分钟。医保 非医保。

荨麻疹丸

组成 金银花、鸡蛋花、木棉花、槐花、葛花、甘草等。功能主治 清热祛风,除湿止痒。用于风、湿、热而致的荨麻疹、湿疹、皮肤瘙痒。用法 口服:一次10g,一日2次。制剂丸剂:每丸重10g。禁忌 忌食鱼虾海鲜类及酒、辛辣食物。注意 饮食宜清淡;孕妇慎用;风寒型荨麻疹不适用。医保 非医保。

润肌皮肤膏

组成 大枫子仁、红粉、核桃仁、蓖麻子、樟脑、松香、蜂蜡。功能主治 消斑，燥湿，活血。用于皮肤疮癣，粉刺疙瘩，酒渣鼻，雀斑，汗斑，白癜风，湿毒脚气。用法 外用：用纱布包药擦患处，用药后如不痛，可直接敷于患处，一日 2～3 次。注意 如有过敏反应，应即停药。医保 非医保。

肤疾洗剂

组成 苦参、百部、花椒、白鲜皮、硼砂、雄黄。功能主治 解毒杀虫，止痒收敛，活血祛瘀。用于疥疮，湿疹，脂溢性皮炎，瘙痒性皮肤病，花斑癣。用法 外用：用温水将患部洗净，使用前将所附的小袋雄黄颗粒加入药液中摇匀，取出部分药液，按 1∶150 的比例用温水稀释，外搽或外洗患部，早晚各一次，用量可按患部面积大小而定，或遵医嘱。禁忌 孕妇禁用。注意 该品仅供外用，切忌入口；该品不宜长期使用。医保 非医保。

荆肤止痒颗粒

组成 荆芥、地肤子、防风、野菊花、鱼腥草、茯苓、山楂(炒焦)。辅料为糊精、环拉酸钠。功能主治 祛风，除湿，清热解毒，止痒。用于儿童风热型或湿热型丘疹性荨麻疹。症状可见脓疱疮、风团、水疱、瘙痒等。疗程 3～6天。用法 开水冲服：6～14 岁每次 1 袋，一日 3 次；3～5 岁每次 1 袋，一日 2 次；1～2 岁每次半袋，一日 3 次；1 岁以下每次半袋，一日 2 次。不良反应 个别患儿用药后出现恶心、呕吐，停药后症状可消失。注意 饮食宜清淡，忌食油腻鱼虾海鲜类及辛辣食物，服用或注射某种药物而发生的荨麻疹为药物过敏(药疹)所致，应及时到医院就诊；婴儿或患有其他疾病者应在医师指导下服用；如出现脓疱疮，应在医师指导下服用；因肾病、糖尿病、黄疸、肿瘤等疾病引起的皮肤瘙痒，应以治疗病因为主，若需用该品时，应在医师指导下服用。医保 乙类。

黄蒲洁肤洗剂

组成 黄柏、蛇床子、黄连、土茯苓、白鲜皮、苦参、百部、虎杖、蒲公英、丹参、丁香、薄荷等 16 味。功能主治 清热燥湿，杀虫止痒。适用于湿热蕴结所致的妇女带下量多，色黄或呈泡沫状，气味臭秽；亦可用于湿疹，手足癣(水疱型)。用法 外用：洗浴、外擦或冲洗，一日 1～2 次。带下病，可取该品适量外擦患部，或将装入适量药液的冲洗器送入阴道内直接冲洗(冲洗器用完后应用清水冲洗干净，妥善保存，下次使用前再用开水冲洗一次)；湿疹、手足癣，可取该品 10ml 加 90ml 温水，搅匀后洗浴，或直接用该品外。禁忌 带下病患者经期、孕期妇女禁用。注意 该品为外用药，禁止内服；忌食辛辣、生冷、油腻食物；切勿接触眼睛、口腔等黏膜处；皮肤破溃处禁用；治疗期间忌房事，配偶如有感染应同时治疗；未婚或绝经后患者，应在医师指导下使用；外阴白色病变、糖尿病所致的瘙痒不宜使用；带下伴血性分泌物，或伴有尿频、尿急、尿痛者，应去医院就诊。贮藏 密封，遮光。医保 非医保。

洁肤净洗剂

组成 黄柏、苦参、蛇床子、百部、地肤子、土茯苓、黄芪、当归、赤芍、大青叶、苍术、花椒。功能主治 清热燥湿，杀虫止痒。用于治疗湿热下注所致的阴痒、带下，症见阴部瘙痒、带下量多、色黄有味等；也适用于非特异性外阴炎、滴虫性阴道炎、念珠菌性阴道炎见上述症状者。用法 非特异性外阴炎：取该品 10ml，加温开水至 50ml，混匀，擦洗外阴 3～5 分钟，一日 2 次，7 天为一疗程。滴虫性阴道炎、念珠菌性阴道炎：取该品 10ml，加温开水至 50ml，混匀，送至阴道深部反复冲洗阴道壁，并使药液在阴道内保留 3～5 分钟，一日 2 次，7 天为一疗程。注意 妇女月经期间不宜使用，请摇匀后使用。医保 非医保。

肤舒止痒膏

组成 苦参、土茯苓、淫羊藿、人参、天冬、麦冬、玉竹、黑芝麻、冰片。功能主治 清热燥湿，养血止痒。用于血热风燥所致的皮肤瘙痒症。用法 外用：取该品 5～10g，于温毛巾上抹擦皮肤，揉摩 5～10 分钟，用清水冲净即可，每天一次。注意 该品为外用药，禁止内服；忌烟酒、辛辣、油腻及腥发食物；切勿接触眼睛、口腔等黏膜处；皮肤破溃处禁用；患处不宜用热水洗烫；孕妇慎用；因糖尿病、肾病、肝病、肿瘤等疾病引起的皮肤瘙痒，不属该品适应范围。医保 非医保。

肤净康洗剂

组成 刺柏、烈香杜鹃、大籽蒿、麻黄、水柏枝、熊胆粉、马尿泡、雄黄、胆矾、麝香、薄荷。功能主治 急、慢性皮炎，皮肤瘙痒，手癣，足癣，外阴炎等。用法 外用，取该品 10～20ml，加温水 1000ml，浸洗患处，一日 2～3 次。注意 该品仅供外用，切忌入口；该品不宜长期使用。医保 非医保。

妇肤康喷雾剂

组成 爵床、千里光。功能主治 神经性皮炎引起的瘙痒，真菌引起的手、足癣，蚊虫叮咬引起的皮肤瘙痒，好发于女阴、阴囊、肛周、小腿和头皮部位的皮肤瘙痒。用法 每次用量仅 3～5ml，药液 pH 值为 4.5 接近正常阴道 pH 3.8～4.4。注意 使用时勿将喷雾瓶倒置；经期停用；用于治疗阴道炎时，使用前后应用水清洗喷管，每次用量以药液充满阴道又不溢出为准，同时应喷洒外阴 2～4 次。医保 非医保。

英文缩写目录

MRSA	耐甲氧西林金黄色葡萄球菌
SMZ	磺胺甲噁唑
TMP	甲氧苄啶
HMG-CoA	3-羟基-3-甲基戊二酸单酰辅酶A还原酶
ACEI	血管紧张素转化酶抑制药
ARB	血管紧张素Ⅱ受体阻滞药
CLL	慢性淋巴细胞白血病
CML	慢性髓性白血病
APL	急性早幼粒细胞白血病
LHRH	促黄体素释放素
EGFR	表皮生长因子受体
SSRI	选择性5-羟色胺再摄取抑制剂
PDE	磷酸二酯酶
PCI	经皮冠状动脉介入治疗
HIV	人类免疫缺陷病毒
ALT	谷丙转氨酶
AST	谷草转氨酶

参考文献

[1] 国家药典委员会. 中华人民共和国药典临床用药须知(化学药和生物制品卷)[S]. 北京:人民卫生出版社,2005.
[2] 国家药典委员会. 中华人民共和国药典临床用药须知(中药卷)[S]. 北京:人民卫生出版社,2005.
[3] 陈新谦,金有豫,汤光,等. 新编药物学[M]. 17 版. 北京:人民卫生出版社,2011.
[4]《中国国家处方集》编委会. 中国国家处方集(化学药品与生物制品卷)[S]. 北京:人民军医出版社,2010.
[5] 国家药典委员. 中华人民共和国药典(一部)[S]. 2010 年版. 北京:化学工业出版社,2010.
[6]《国家基本药物临床应用指南》编委会. 国家基本药物临床应用指南(中成药)[S]. 北京:人民卫生出版社,2010.
[7] 张家铨. 袖珍药物手册[M]. 2 版. 北京:人民卫生出版社,2006.
[8] PRESSACCO J. 临床药物治疗手册[M]. 史丽敏,译. 北京:化学工业出版社,2008.
[9] TEJANI S, SANOSKI C. Davis's Pocket Clinical Drug Reference [M]. Philadelphia: F A Davis Company,2009.
[10] SWEETMAN S. Martindale: The Complete Drug Reference [M]. 35th ed. Chicago: Pharmaceutical Press,2006.
[11] 卫生部. 国家基本药物目录(基层医疗卫生机构配备使用部分). [S]. 2012 年版. 卫生部令第 93 号.
[12] 食品药品监管总局,公安部,国家卫生计生委. 麻醉药品品种目录(2013 年版)[S]. 食药监药化监〔2013〕230 号.
[13] 食品药品监管总局,公安部,国家卫生计生委. 精神药品品种目录(2013 年版)[S]. 食药监药化监〔2013〕230 号.
[14] 国家体育总局,商务部,国家卫生计生委,海关总署,国家食品药品监督管理总局. 2016 年兴奋剂目录公告.
[15] 人力资源社会保障部. 国家基本医疗保险、工伤保险和生育保险药品目录[S]. 2009 年版.
[16] 卫生部. 处方常用药品通用名目录[S]. 2007 年版.
[17] 卫生部合理用药专家委员会. 中国医师药师临床用药指南[M]. 2 版. 重庆:重庆出版社,2014.

附　录

附录 1:FDA 妊娠期药物危险性分级

A **级(安全)**:临床研究中未发现本类药物对妊娠早期(3 个月)胎儿有致畸风险,也没有证据表明对 3 个月后胎儿有致畸风险。妊娠期患者可以安全使用。

B **级(相对安全)**:动物试验显示使用本类药物对胚胎无致畸风险,但尚未经临床研究证实;或者动物试验显示本类药物有不良反应(非生育能力的降低),但妊娠早期的临床研究中并未得到证实,也无证据表明在以后的妊娠阶段会出现风险。有明确指征时慎用。

C **级(相对危险)**:动物试验显示本类药物对胚胎有不良影响,但未开展临床研究;或者动物试验和临床研究均未开展。只有当药物的潜在益处大于潜在风险时,才建议使用本类药物。

D **级(危险)**:有确切证据证实本类药物对胎儿有不良影响,但当孕妇患有严重疾病需要治疗时可以考虑使用,如孕妇患有致命性疾病,且无更安全的药物可选用;或更安全的药物治疗无效。

X **级(高度危险)**:动物试验和(或)临床研究显示严重威胁胎儿健康,而且危险性超过了可能带来的任何益处,孕妇或可能怀孕的妇女均应禁用。

附录 2:肾功能损害时的药物剂量调整方法

剂量调整一般是基于患者内生肌酐清除率(Ccr)的估测值,该值可通过如下公式计算:

$$\text{男性内生肌酐清除率(ml/min)}=\frac{(140-\text{年龄})\times\text{理想体重(kg)}}{72\times\text{血清肌酐浓度(mg/dl)}}$$

$$\text{女性内生肌酐清除率(ml/min)}=\frac{(140-\text{年龄})\times\text{理想体重(kg)}}{72\times\text{血清肌酐浓度(mg/dl)}\times0.85}$$

男性理想体重(kg)＝50＋2.3×[(身高厘米－152.4)÷2.54]

女性理想体重(kg)＝45＋2.3×[(身高厘米－152.4)÷2.54]

血清肌酐浓度(mg/dl)＝血清肌酐浓度(μmol/L) ÷88.4

剂量调整方法:

1. 主要由肾脏排泄的药物,根据下列算式调整给药剂量或给药间隔时间:

$$\text{药物调整剂量}=\frac{\text{Ccr(患者)}}{\text{Ccr(正常)}}\times\text{正常剂量}$$

或

$$\text{给药间隔时间}=\frac{\text{Ccr(正常)}}{\text{Ccr(患者)}}\times\text{正常间隔时间}$$

注:Ccr 正常值通常以 100 计算。

2. 部分由肾清除的药物,可通过下列公式计算剂量调整系数:

$$Q=(1-F)+F\times\frac{\text{Ccr(患者)}}{\text{Ccr(正常)}}$$

其中:Q 为剂量调整系数,F 为药物经肾脏排泄百分比,$(1-F)$为药物肾外排泄百分比。

附录 3:小儿给药剂量计算方法

计算小儿给药剂量时,一般可根据年龄、体重、体表面积及成人剂量进行换算。方法如下:

(1)根据小儿体重计算

$$小儿剂量 = \frac{成人剂量 \times 小儿体重(kg)}{成人体重(50 或 60kg)}$$

根据上式算出的剂量,与按照小儿 kg 体重剂量算出的剂量相比偏低,对新生儿来说更为突出。大多数药物以采用体表面积计算更接近临床实际用量。

(2)根据小儿体表面积计算

$$小儿剂量 = \frac{成人剂量 \times 小儿体表面积}{成人体表面积}$$

成人体重 60kg 时,其相应的表面积约为 $1.70m^2$。

(3)小儿体表面积计算

①仅按体重测算小儿体表面积

注:因只有体重一个参数,故较简便,但计算出的体表面积较为粗略,可不准确。

a. 30kg 以下者

体表面积(m^2)=体重(kg)×0.35+0.1

b. 30～50kg 者

体表面积(m^2)=[体重(kg)－30] ×0.02+1.1

对 10 岁以上儿童,每增加体重 5kg,增加体表面积 0.1(m^2)。体重超过 50kg 时,则每增加体重 10kg,增加体表面积 0.1(m^2)。

②按身高与体重测算小儿体表面积

注:因有身高与体重两个参数,故测算出的体表面积值较准确,但稍繁琐。目前多制成体表面积图或体表面积表供直接查阅。

公式 1

体表面积(m^2)=0.007184×身高$(cm)^{0.725}$×体重$(kg)^{0.425}$

公式 2

体表面积(m^2)=0.0061×身高(cm)+0.0128×体重(kg)－0.1529

药品名称索引

西药部分(汉英对照)

B

C

D

E

F

L

M

N

O

P

Q

R

S

T

W

X

Y

中药部分

G

H

J

T

W

X

Y

Z

西药部分(英汉对照)

A

C

D

E

F

G

H

I

J

K

L

N

O

P